THE ENCYCLOPEDIA OF

MIND

BODY

SPIRIT

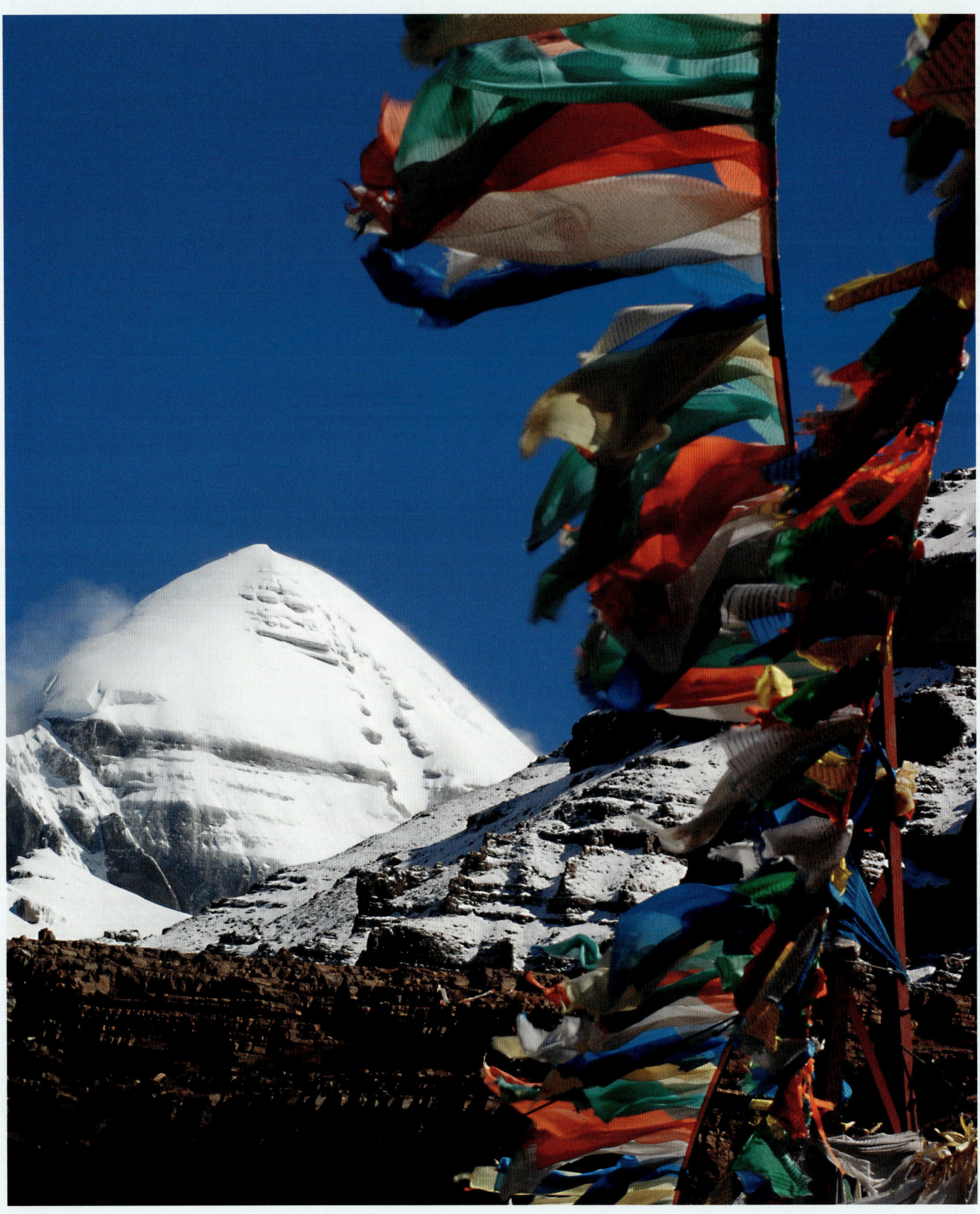

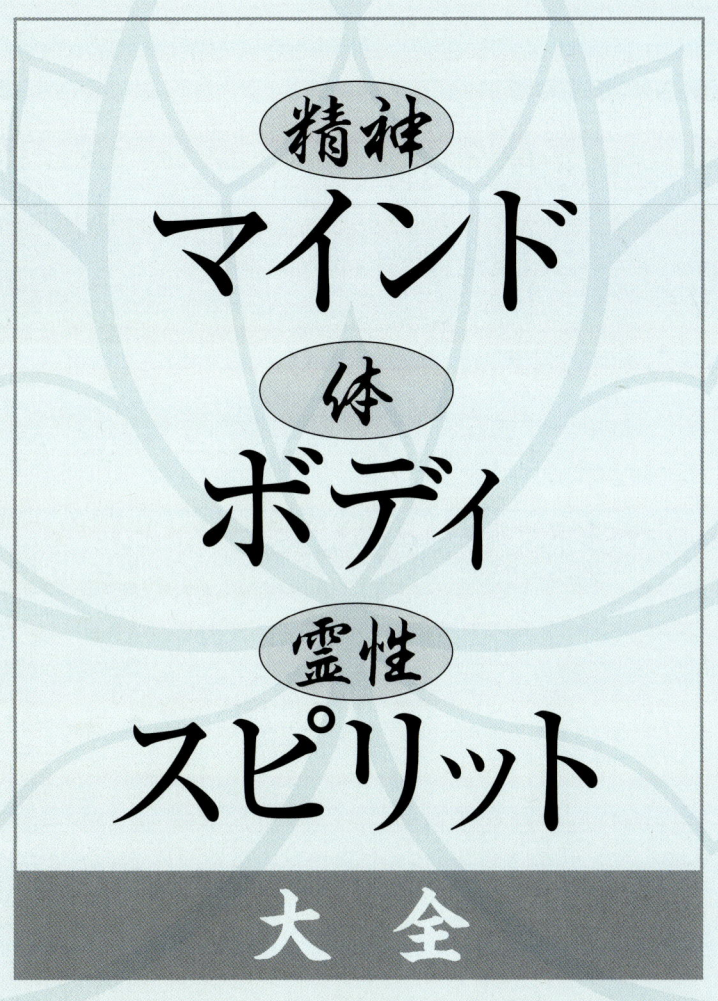

精神 マインド 体 ボディ 霊性 スピリット 大全

監修
帯津 良一

コンサルタントエディター
ウィリアム・ブルーム／ジュディ・ホール／デーヴィッド・ピーターズ

翻訳
鈴木 宏子／福山 良広

監修者序文

　著者の1人であるウエストミンスター大学のデーヴィッド・ピーターズ教授には二度お会いしたことがあります。一度はケンブリッジだったかオックスフォードだったかさだかではないのですが、もう一度はまちがいなく東京でした。
　その際のスピーチで、彼は言いました。

「西洋医学は主として身体（BODY）を対象としているのに対して、代替療法は生命（SPIRIT）を対象にしています。身体を超えて生命に注目するのが本来の医学だとすると、代替療法こそ本来の医学なのですよ。」

　この言や好し！
　20世紀は西洋医学が主として身体を対象に目覚しい発展を遂げ、一大体系医学を築きました。人類の幸福に資するところ計り知れないものがあります。
　ところが世紀を改むるに当たって、早くも壁に打ち当たりました。身体だけではなく、心にも生命にも深くかかわる病が少なからず積み残されてしまったのです。
　生命とは生命場のエネルギー。心は刻々と変化する生命場の状況が脳細胞をとおして外部に表現されたものと考えれば、心の本体も生命場ということになります。
　21世紀の期待の星は、生命場に注目するエネルギー医学です。その一つの現われが代替療法の台頭から統合医学へ、さらにはホリスティック医学へと向かう世界の潮流です。
　同時に私たちの健康観も変ろうとしています。これまでの養生は、身体を労わって病を未然に防ぎ、天寿を全うするといった、どちらかといえば消極的で守りの養生でした。
　これからは違います。健康観の対象が身体を超えて生命場に移動します。つまり、これからの養生は、生命すなわち生命場のエネルギーを日々高めつづけるという積極的で攻めの養生の台頭です。
　もちろん医学や養生に限ったことではありません。20世紀はあらゆる分野で、身体に焦点を合わせて人類が一大文明を築いた時代でした。ひるがえって、21世紀は主として生命場に焦点を合わせて新しい文明を開く時代ではないでしょうか。
　そんな時代を生きる1人として、座右に置きたい本ですよ、この本は。

帯津　良一

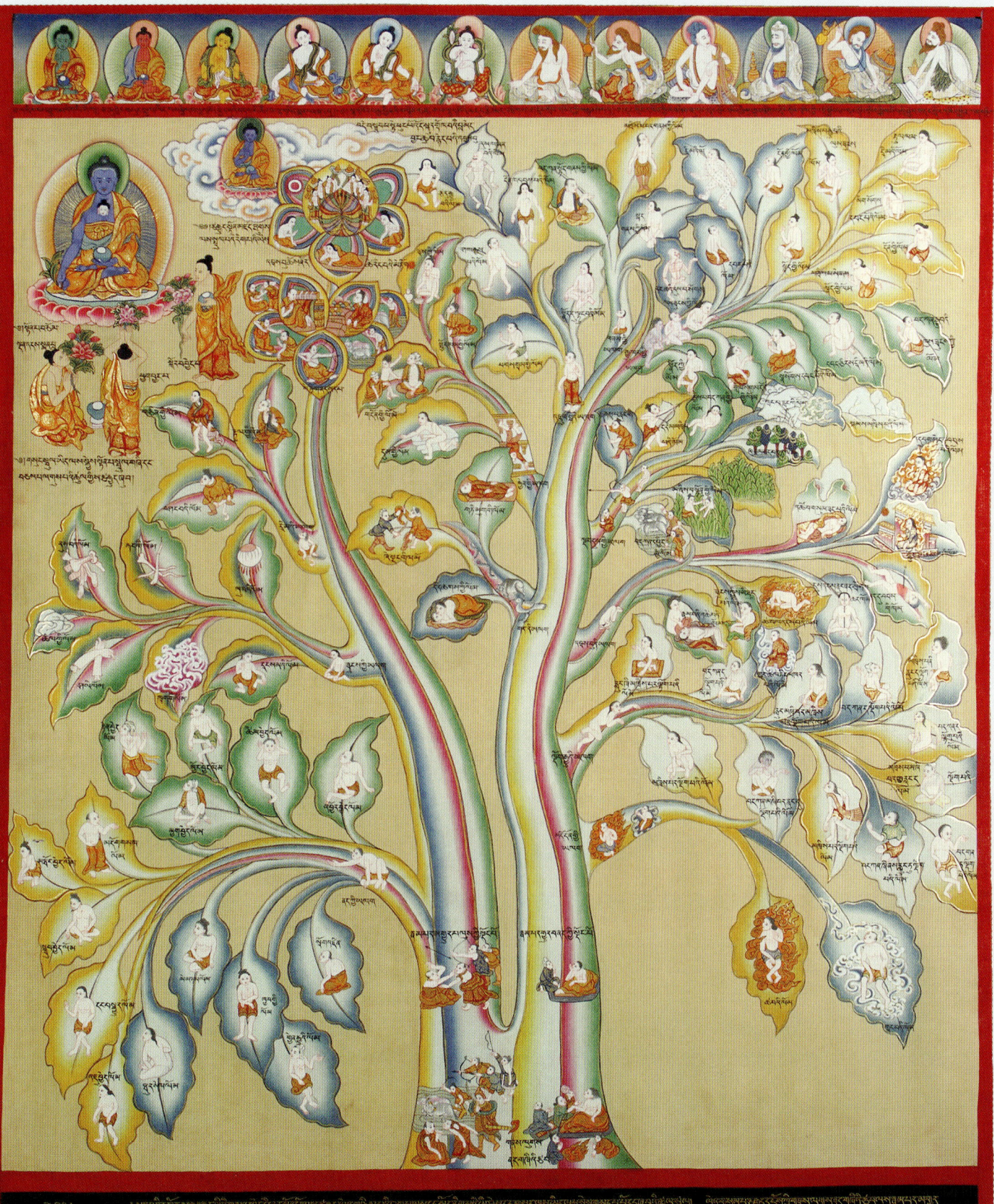

目　次

監修者序文　帯津 良一　4
はじめに　8

パート1
マインド 10

心理学的アプローチ 14
精神と脳　16
無意識の解明　18
集合的無意識　20
夢と夢分析　22
心理的タイプ　24
行動主義と愛着理論　26
人間性心理学　27
認知行動療法とマインドフルネス　28
ヒプノセラピー　30
神経言語プログラミング　31
サイコシンセシス　32
創造的ヴィジュアライゼーションと誘導イメージ法　33
超自然的状態と超越状態　34

サイキックスキルとマインドの様々な側面 36
直観・予知・予感　38
サイキックスキル　40
チャネリング　42
サイキックプロテクション　44
体外離脱体験　46
特異体験　48
過去世と過去世セラピー　50
コズミックオーダリングと豊かさ　52

占　術 54
西洋占星術　56
中国占星術　58
ヴェーダ占星術　60
タロット　62
ルーン　64
数秘術　66
手相占い　68
易経　70
他の占術　72

マインドとボディ 74
精神神経免疫学　76
瞑想　78
自律訓練法とエンドルフィン効果　80
呼吸法　81
ボディセンタードセラピー　82
感情の神経生物学　84
バイオフィードバック　86
エネルギー心理学セラピー　87

パート2
ボディ 88

東洋的アプローチ 92
アーユルヴェーダ　94
中国伝統医学　98
チベット医学　102

ボディワーク 104
ヨーガ　106
ピラティス　110
太極拳　112
気功　114
武術　116
アレクサンダーテクニーク　118
スウェディッシュマッサージ　120
タイマッサージ　122
インディアンヘッドマッサージ　123
指圧　124
鍼治療　126
押圧法　127
リフレクソロジー　128
カイロプラクティックとオステオパシー　132
クラニオセイクラルセラピー　136
フェルデンクライスメソッド　137
ボウエンテクニック　138
ロルフィング　139
虹彩学　140
ベイツメソッド　141

栄養学とハーブによるアプローチ 142
ナチュロパシー　144
ビタミンとミネラル　146
スーパーフード　147
フードコンバイニング　148
マクロビオティック　149
断食とデトックス　150
薬草療法　152

エネルギーセラピー 154
- アロマセラピー 156
- フラワーエッセンス 158
- ホメオパシー 160
- カラーセラピー 162
- サウンドセラピー 163
- 水によるヒーリング 164
- クリスタルヒーリング 166
- アプライドキネシオロジー 168
- ポラリティセラピー 169

ボディとスピリット 170
- チャクラとオーラ 172
- レイキ 174
- スピリチュアルヒーリングとセラピューティックタッチ 176

パート3
スピリット 178

西洋の信仰 182
- 西洋の神秘主義思想 184
- ユダヤ教 186
- カバラ 188
- キリスト教 190
- グノーシス主義の福音書 192
- 心霊主義 194
- イスラム教 196
- スーフィズム 198
- バハイ教 200

東洋の信仰 202
- ヒンドゥー教 204
- ヒンドゥー教の聖典 206
- 仏教 208
- 仏教の経典 210
- チベット仏教 212
- 禅宗 213
- タントラ教 214
- 道教 216
- 道教の経典 218
- 儒教 220
- ジャイナ教 222
- シク教 223

部族、シャーマン、アニミズムの伝承 224
- シャーマニズム 226
- オーストラリア・アボリジニの信仰 228
- オセアニア 230
- アメリカ先住民の信仰 232
- アフリカの伝統的信仰 234
- 神道 236
- ペイガニズム 238
- ウィッカ 240
- ドルイド教 242

地球の神秘 244
- 聖地 246
- 風水 248
- 聖なる幾何学 250
- 巨石と土塁 252
- 天文考古学 254
- 地球のエネルギー 256
- 地表に描かれた直線 258
- エコロジーと霊性 260

神秘主義教団、秘密結社、オカルト教団 262
- テンプル騎士団 264
- 薔薇十字団 266
- イルミナティ 267
- フリーメイソン 268
- 神智学 270
- ルドルフ・シュタイナーと人智学 272

古代のミステリー 274
- アトランティス 276
- 古代エジプト人の英知 278
- ユダヤ・キリスト教の伝承 280
- 聖杯 282
- ノストラダムスの予言 284
- マヤの予言 285
- 伝説上の動物 286

霊的世界の探求 288
- 天使 290
- 妖精 292
- 女神信仰 294
- 錬金術 296
- 巡礼と内観 298
- 宗教指導者 300
- エネルギー 302
- 現代の霊性 304

索引 306

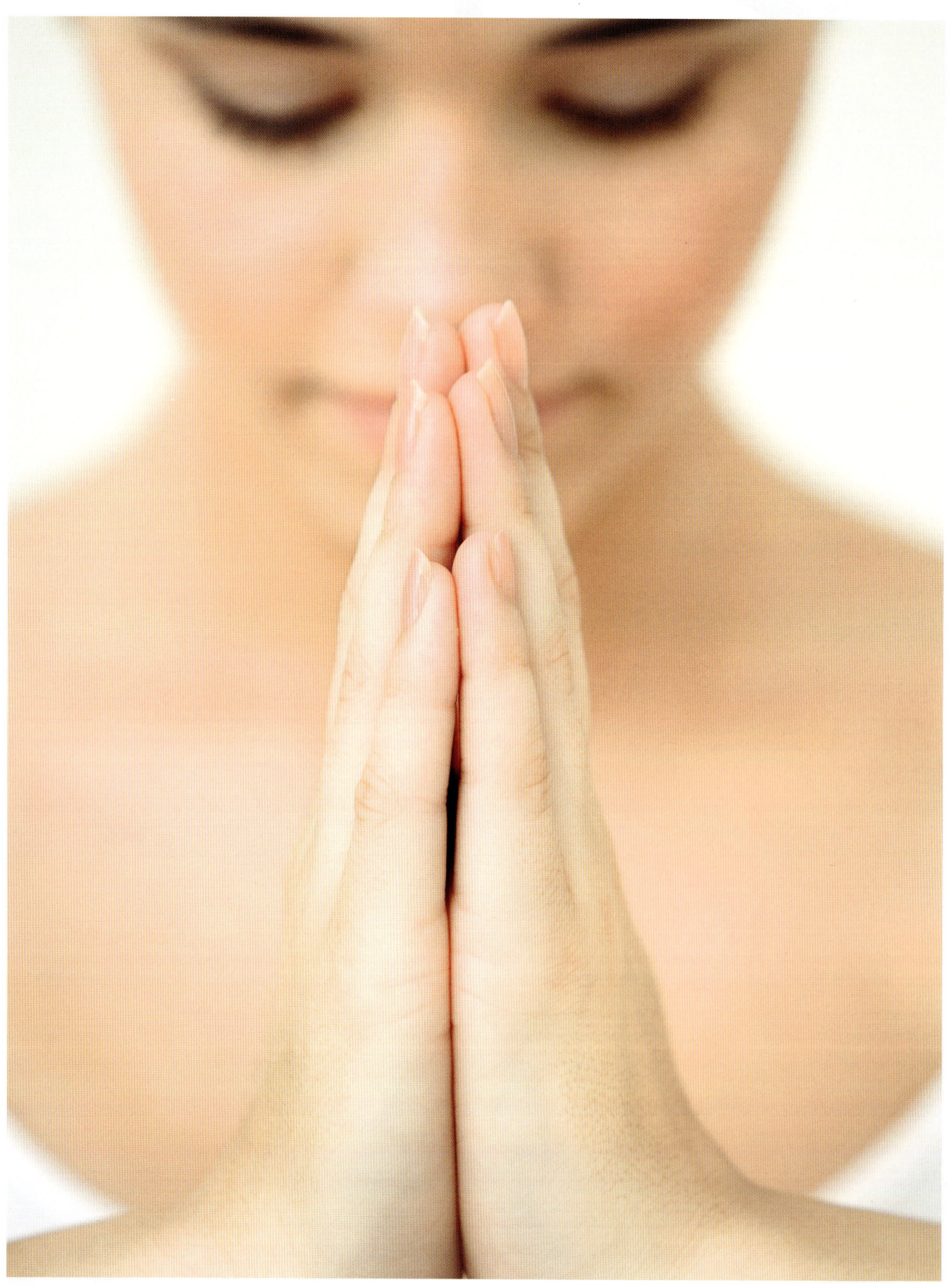

はじめに

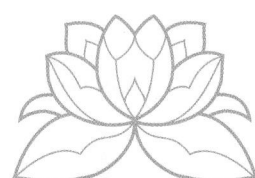

本書には心理療法とサイキックスキル、ボディワーク、エネルギーセラピーに加え、どうすればより幸福で健康的、そして充実した生活を送れるかが自ずとわかる知識とガイダンスがつまったスピリチュアルな伝統について記されています。マインド、ボディ、スピリット（MBS）運動はニューエイジ運動またはホリスティック運動とも呼ばれ、1960年代と70年代に社会的に大きな流れとして起こりました。ひとつは広範囲の文化に触れる機会が多くなったこと、もうひとつは西欧の伝統的なアプローチに幻滅していたことがその理由でしょう。この運動が花開いたのは比較的最近ですが、MBS分野に含まれる多くのアプローチは非常に長い歴史を持っています。例えばヨーガは数千年も昔からあって世界中の何百万人もの健康をサポートしていますし、鍼治療は少なくとも4千年前から行われています。本書はヘルスケアとスピリチュアルな伝統の系譜をさかのぼり、現行の形も加えて、現在は一般的にどう利用されているかを提示しています。

近年、精神と肉体が互いに影響しあっていること、エネルギーとバイタリティの本質、人間と環境の相互依存関係などについて科学が新たな面を解き明かしてもいます。本書では心身医療と変性意識状態についての知識など、これらの分野における最新の研究結果を掘り下げていきます。

本書の使い方

MBSに分類される項目は数多くあるため、素早くスムーズな情報入手はなかなか難しいものです。本書は総合的な内容もさることながら、見出し事項が見つけやすく異なる項目間での結びつきもたどれるような使いやすい作りになっています。

3つのパート

マインド、ボディ、スピリットの3パートに分けられています。各パートではMBS分野における第一人者である著者やプラクティショナーの3人がそれぞれ各部分の序文を記しています。セラピストでありエソテリックな分野のスペシャリストであるジュディ・ホールは、夢と夢分析・ヒプノセラピー・創造的ヴィジュアライゼーション・占術などマインドと意識が持つ、興味深い複雑性を探っています。現役のホメオパスでありオステオパスであるデーヴィッド・ピーターズ教授は、中国伝統医学やピラティス、そしてマクロビオティックやアロマセラピーなど、私たちの心身の健康を理解する様々なアプローチを紹介しています。スピリチュアルな師であり活動家であるウィリアム・ブルーム博士は、主要な信仰からよりエソテリックでシャーマニックなアプローチに至るまで世界中の伝統を幅広く視野に入れ、豊かでスピリチュアルな知識を幅広く伝えてくれています。

各章について

この3つのメインパートはさらに各分野のエキスパートが執筆した章で構成されています。それぞれの章はボディワークや栄養療法などのテーマによって重要なセラピーやアプローチがまとめられています。さらに章ごとにリフレクソロジーや薬草療法など特定のアプローチについて記された各項目に分かれています。

本書が扱う分野のテーマはその多くが関係し合っているため、各パートと次パートのつながりを探る章を設けています。つまりパート1の"マインド"とパート2の"ボディ"は、エネルギー心理学セラピーなどマインドが心身の健康と直接的に結びついている様を解き明かす研究について論じることで融合しあうような構成になっているわけです。パート2の"ボディ"はスピリチュアルヒーリングやレイキなどボディとスピリット療法に関わるアプローチによってパート3の"スピリット"と結びついています。

各項目

各項目の題名の脇には、読者が興味をそそられると思われる関連トピックのリストとページ数も添えられています。これによって項目同士の相互関連をたどるとともに理解を深めることができます。例えば"瞑想"の項目からは認知行動療法・ヒプノセラピー・ヨーガ・東洋の聖典などに行けます。

また項目はそれぞれ2つのレベルで読むことが可能です。最初の小記事は短い定義になっているため、百科事典とはいっても辞書のような利用もできます。また小記事内に太字で目立たせてある語はそれぞれの内容のキーワードで、文章の中でさらに詳しく述べられています。

マインド、ボディ、スピリットを探究する理由

私たちは皆生きていく上で発見の旅を続けており、自分自身や環境、それに私たちを豊かにして最も深い部分で求めているものを満たすために一番必要なものについて学んでいます。

本書があなたの旅のガイドとなり、平和と叡知のある場所へと導く重要な標点・手がかり・道標となることを願っています。

マインド、ボディ、スピリット 本書で取りあげるセラピーやスピリチュアルな知識は、心の平和と充実感を得るのに必要なインスピレーションとガイダンスとなるはず。

パート1
マインド

心理学的アプローチ　14

サイキックスキルと
マインドの様々な側面　36

占　術　54

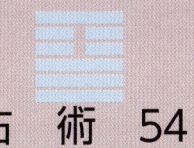
マインドとボディ　74

パート1
マインド

私は生まれついてのサイキックです。そこにはないものを"見"て、死者と語り、数多くのデジャヴ体験をしてきました。最初に臨死体験をしたのは5歳の時で、肉体からはほぼ離れた状態でした。そのため自分が単なる肉体以上の存在であることは分かっていましたし、意識が自由にさまよい出たりもしていました。このおかげで、1970年代に信仰と魂の進展について様々な面を探究したいと学問の世界に足を踏み入れた時は苦労する羽目にもなりました。

1637年、フランスの哲学者であり数学者であるルネ・デカルトが"我思う、ゆえに我あり"と記して以来、マインドは近代社会でより上の位置を与えられてきました。この思想はデカルトが生みだしたものではありませんが、"私は肉体である"ではなく"私は肉体を持っている"と表現したことで、ボディとマインドを分断する"機械の中の幽霊"という概念を長く残し、完全にスピリットを疎外してしまったのでした。デカルトは"精神はどうやっても分割できない"とも語っていますが、現在マインドの中にいくつものレベルが認識され、そこから多数の心理学的アプローチや直観・超心理学・意識を探る研究が生まれたことを知ったら驚愕することでしょう。

古代の人々はマインド・ボディ・スピリットがひとまとまりであることを知っていましたし、それはすなわち私たちが生きて活動し、存在しているこの宇宙の一部でもあります。この全体性、つまりホリズムを復活させたのがMBS運動でした。また古代人は死後も"何か"——魂またはスピリット、マインド、意識——が残ること、そして生きている間も肉体から離れて活動する場合があることを信じていました。この"何か"とそのパワー及び能力を対象にするのが形而上学です。しかし現在一部の進んだ科学者は、臨死体験や、これに類似する身体を抜け出した意識が別に存在する体験のことを特異体験と呼んでいます。この体験は関わった人間の世界観を豊かにし、拡大し、深部から変えてしまうのです。科学的な現実と私の形而上的な現実がようやくすりあわされつつあると感じています。

遠隔地の情景を見る、マインドを通じて情報を交換する、未来を読むなど古代では当然とされていた能力についても広く試験が行われています。しかし科学では再現性のある一貫した結果が求められます。直観などのサイキックなスキルはそういうものではありません。むらがあり、不確かで、予測がつきません。しかしだからこそ面白く、意識の新たな次元を開いたり、占術やシャーマニズムなど古代に行われていた術に立ち戻ったりする機会となります。科学者はマインドと意識の概念そのもの、そしてこれらと脳との分かちがたい結びつきについて詳細に研究して熱い議論を交わしていますが、私のように死亡を宣告されながらも存在し続けた経験者ならば間違いなく意識が永続すると断言できます。

エネルギー心理学ではマインドとボディの相互関係を用いて顕著な効果が確認されており、遅まきながらマインドの絶大なパワーが把握されつつあります。MBS運動の大きな貢献の1つは、意識のフロンティアを拓き、マインドが時空を越えてあらゆるものに浸透できることを見いだした事実でしょう。そしてこのあらゆるものとはやはり意識なのです。私が一番心躍るのはマンジー・サマンタ=ロートン博士が指摘したこの概念です。

"この…世界は意味や思考を欠く存在ではない。意識を備えていて、私たちは神の精神で満たされたその光の野原で踊っている"

ジュディ・ホール

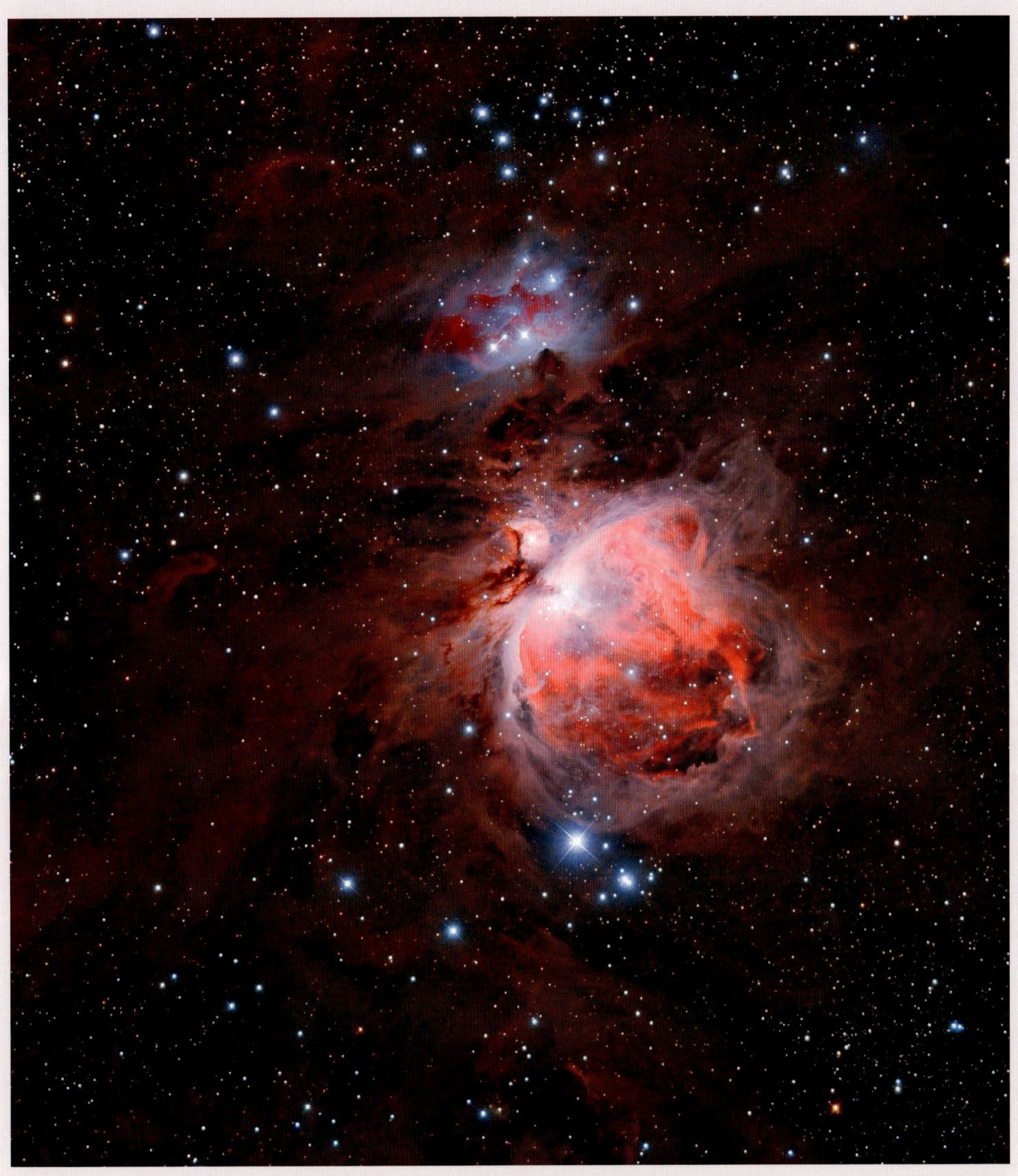

神か人間か 古代の人々は"上のごとく下も然り"という格言を信じていたが、その彼らも銀河の彼方をまたぐ星雲、"走る男"には驚いたことだろう。

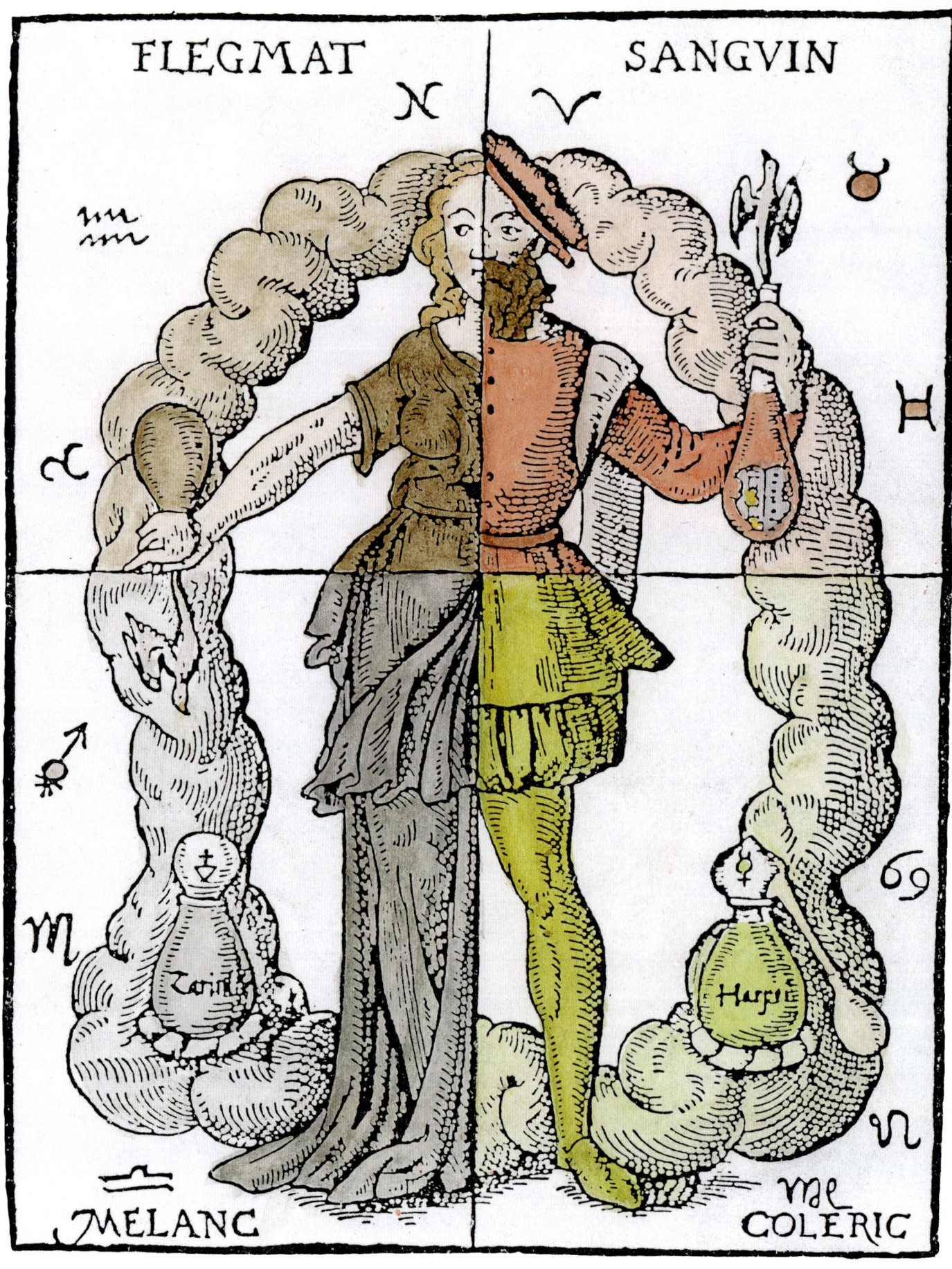

心理学的アプローチ

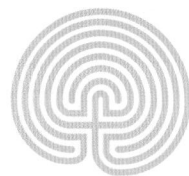
記憶・知覚・認知（どのように考えるか）などの精神的プロセスと、感情的な体験および人間関係の両方を考察するのが心理学である。人間の行動にははるか昔から関心が寄せられていたし、胆汁質・多血質・憂鬱質・粘液質の4つの基本的な気質タイプに分ける分類法は早くに確立されていたが、独立した科学としての近代心理学は1879年にヴィルヘルム・ヴントがライプツィヒに初の心理学実験室を設立した時に成立したと考えるのが一般的だ。ヴント（1832-1920）は精神を研究するに当たって厳密な科学的手法を取り、人間の意識を確認しうるパーツに分けようとし、自らの発見を立証する実験に重点を置いた。記憶と学習プロセスの研究について先駆的な成果を上げたのはヘルマン・エビングハウス（1850-1909）である。彼は次第に技術を習得する様を示す"学習曲線"を詳細に示した最初の人物でもある。心理学上でも影響の大きさでは指折りの思想家、ロシアのイワン・パヴロフ（1849-1936）は犬による実験をベースに精神的条件付けの過程について述べた。パヴロフの実験は人間の行動が経験によってどのように変化するかを明らかにし、心理学の行動主義的な潮流の下地を作った。

プシケの探究

しかし近代心理学では後に大きな影響をもたらす別の思想も生まれた。実験から離れてプシケ（精神）の内側の深み、すなわち無意識を探究する考え方である。精神分析学者のジークムント・フロイト（1856-1939）は抑圧された強い感情が封印されている場所が無意識であり、個人が癒されるためにはその感情を認識して表現しなければいけないという理論をうち立てた。フロイトと同時代の心理学者であり、後に決別したものの友人でもあったカール・ユング（1875-1961）は、集合的無意識の中に人類の元型的な夢や記憶が存在するという概念を生みだした。フロイトとユングの思想は当時も多大な影響を及ぼしたが、引き続き世界中の人々に重要視されている。

現代の発展

現在、認知行動療法などの心理療法や精神分析、アートセラピー及びドラマセラピーなどのアプローチが広く利用でき、感情的な問題を理解し、過去の問題を解決するのに役立っている。ここ数十年で神経科学者によって心理学的な知識が広げられ、決まった機能と関連する脳の部位の特定も大きく進んだ。磁気共鳴映像（MRIスキャン）と放射断層撮影（PETスキャン）などの機器を使うことで活動中の脳について非常に興味深い発見がなされている。

大論争

神経科学や心理学が進歩しても、未だ精神の働きを完全に解明することはどうしてもかなわず、意識の本質は熱い論争が交わされるテーマでもある。神経科学が脳の複雑極まりない機能を解き明かすとその分だけ新たな疑問が浮かび上がる。複雑な構造の脳細胞と化学的伝達物質がこれほどうまく効率的に協調して機能するのはなぜなのか。素晴らしい芸術作品はどのように生まれ、深遠な直観はどのように得られるのか。パワフルで神秘的な超越体験はどう説明すればよいのか。科学はまだ完全な答えを出してはいない。英国の解剖学者にして生物学者のトマス・ハクスリー（1825-1895）はこのように記している。

> "意識状態としてこれほど顕著なものが刺激を受けた神経組織から生じるということが、アラジンがランプをこすると登場するジンと同じく説明ができないのはなぜだろう"

このセクションでは、精神の本質を説明し、感情の問題を癒し、精神の驚くべき能力を利用しようとする重要な心理学的アプローチのいくつかを取り上げる。マイヤーズ・ブリッグズ・タイプ指標（MBTI）やエニアグラムなどの性格タイプの形成、行動主義などの重要な運動の発展の他、神経言語プログラミング（NLP）、認知行動療法（CBT）、ヒプノセラピーを含むごく最近のアプローチなどである。

4つの気質　テオフラストス（紀元前371-287）は、ヒポクラテスの黒胆汁・血液・粘液・黄胆汁からなる4つの気質すなわち四体液説をもとに、胆汁質・多血質・憂鬱質・粘液質という性格分類を考えた。体液説という概念はごく最近の19世紀まで広く信じられていた。

精神と脳

精神（マインド）は"意識と思考の能力、

考えて論理的に判断する人間の能力、知性"と定義されている。

精神の本質を、脳と意識自体とは別のものとする考え方については

議論が続けられている。精神と意識がどのようなものかの定義については

科学者や心理学者、神秘主義者による意見と視点はいずれも大きく異なる。

精神と脳に興味がある場合は以下も参照。
- 特異体験、p.48-49
- 精神神経免疫学、p.76-77
- 感情の神経生物学、p.84-85
- サイキックスキル、p.40-41
- チャネリング、p.42-43

脳とは何か

科学によって脳のとてつもなく複雑な構造がかなり分かってきている。現在では脳が何百万年という時間をかけ、後脳、中脳、前脳という3つの主要ブロックからなる作りに進化したことも知られている。後脳は脳でも最も古い部分で、呼吸・心拍数・消化などをコントロールする自律神経反射、協調運動、感覚認識を引き受けている。中脳は動物の中でも霊長類と人類で発達している。体温と細かい動作をコントロールし、感情の表現に関わる部位である大脳辺縁系で重要な役割を果たす。前脳は大脳半球——右脳と左脳——を含み、一番最近になって進化した部分だ。複雑な認識・感覚・運動機能に加え、生殖・摂食・睡眠機能、感情の表現を司る。

大きな関心が寄せられているのが脳の2つの半球である。1960年代にてんかんを制御するために行われた両半球分割手術の結果から、それぞれの半球が非常に異なる機能を引き受けており、最大限の能力を発揮するには両方が協調する必要があることが分かっている。左半球は分析・理性的・論理的処理に関連し、右半球は抽象的思考・非言語的意識・視覚―空間認識、そして感情の表現と調整を受け持つ。2つの半球は協調して機能することで互いを補い合い、それぞれが情報の欠落を埋めて日々の実生活を十分に経験できるようにしている。

つまり脳の解剖学と機能についてはかなりのことが分かっているわけだが、大きな疑問が浮かんできてすっきりしない人も多い。脳は各パーツの単なる総計以上のものではないのだろうか。多くの人が脳の上に"マインド"があるのではないかと主張している。

マインドとは何か

マインドとは具体的に何かという命題こそ"私たちは高機能の機械以上のものではないか"という問いの中核だ。オックスフォード英語辞典によればマインドは"意識と思考の能力、考えて論理的に判断する人間の能力、知性、人間の記憶力、注意力、意志、決断力"と定義されている。しかし、思考や知性、論理的判断はマインドの能力のほんの一部であると受けとめている人が大半だ。マインドの能力には創造性・直観・夢・サイキック能力、プラシーボ効果（参照→p.75）や心身症といった精神と肉体の相互作用などの実に様々なスキルや性質に加え、いわゆる特異体験（臨死体験・超越体験・神秘体験）も含まれる。後者の多くは数千年も前から現実の実相を探究するために神秘主義者や聖職者、シャーマンが利用してきた。

意識とは何か

マインドの定義と切っても切れない関係にあるのが、私たちの認識状態及び知覚、すなわち意識とは何かという問いである。ある意識の定義によれば、私たちが感じているものは肉体的な感覚情報を脳がフィルターした産物にすぎないという。また別の定義によれば"現実"の体験にはホルモンと感情が一役買っているという。しかし仏教の考えによれば諸相はマインドが作りだした幻であるとされるし、マインドはより大きな普遍的意識の一部だと信じる人もいる。

オックスフォード英語辞典では意識（consciousness）が"マインドによるそれ自身及び世界の認識、何かに気づくまたは知覚すること"と定義されている。これは神経科学者が範とする定義で、知覚による意識と認識行為が中心に据えられている。しかしある調査によってもっと広い意識の定義も示唆されている。1978年、英国の精神生理学者セシル・マクスウェル・ケード（1918-1984）がEEG記録（脳波図）によって熟練の瞑想者による脳の活動を測定し、様々な意識状態について調査した結果を発表した。調査結果をもとに、彼は5つの意識状態が観察できたと主張した。

1. 夢を見ている睡眠。外界を認識せず、心象という内的世界に集中している。
2. 入眠時（覚醒と睡眠の間）及び出眠時（睡眠と覚醒の間）の状態。外界に対する認識は増すが、肉体を完全にコントロールしきれておらず、まだ睡眠状態の心象にアクセスしている。
3. 覚醒状態。日常的な意識レベル。
4. 瞑想状態。外界から意識を引っこめて内部に注意を向ける。
5. ケードが対象にした最も熟練の瞑想者による"覚醒したマインド"状態。被験者は自己認識すなわち内的認識と、外界に対する継続的な認識の両方を維持することができた。この状態だと瞑想状態と似た脳波パターンになったが、高次の認識機能に関連するβ波も検出された。β波は覚醒状態に見られるのが普通である。またケードの調査ではβ波が2つの脳半球からバランスよく検出されたため、左脳と右脳の思考のバランスがとれていることもうかがえる。

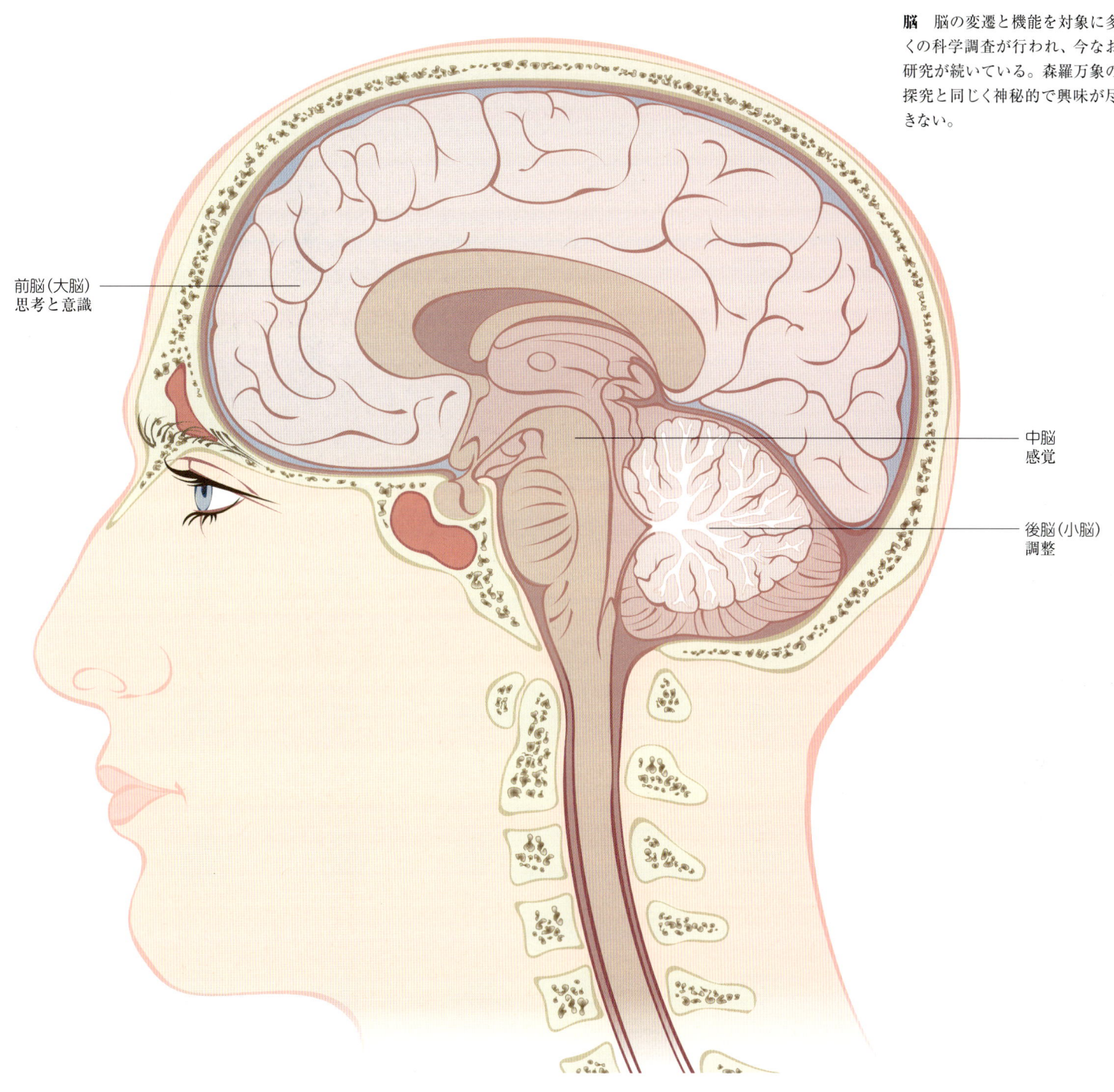

脳 脳の変遷と機能を対象に多くの科学調査が行われ、今なお研究が続いている。森羅万象の探究と同じく神秘的で興味が尽きない。

前脳(大脳)
思考と意識

中脳
感覚

後脳(小脳)
調整

　これらの発見から意識の連続スペクトルがあること、そして到達または達成可能な最高レベルの意識と脳の機能は通常の覚醒状態ではないことが示唆される。
　形而上学者や心霊学者、神秘主義者は意識とマインドについてさらに広く解釈している。彼らの見地からすると意識は世界に内在するもので、相異なるものでも分離したものでもなく、万物を融合させているエネルギー的な糊だという。

精神と脳 | 17

無意識の解明

無意識の研究は、現代心理学の進展の中でも引き続き大きな影響をもたらしている分野の1つである。心理学者の間でも無意識の具体的な本質については異論があるが、多くの人々にとってはフロイトの示した、通常の覚醒状態では認識されないままの強力な欲求や欲望――いわゆる無意識の衝動――の貯蔵庫という概念が一般的で分かりやすい定義だろう。フロイトと同時代に活躍したカール・ユングも無意識のパワーを認識し、無意識が人間の性格形成に与える影響を探った。

無意識の解明に興味がある場合は以下も参照。
- 集合的無意識、p.20-21
- 夢と夢分析、p.22-23
- 超自然的状態と超越状態、p.34-35
- 西洋占星術、p.56-57
- 錬金術、p.296-297

無意識の研究

近代の心理学的な意味で"無意識"を初めて調査したのは、リジューの司教であるニコル・オレーム（1323頃-1382）だといえる。オレームは14世紀の数学者・哲学者・物理学者であり、意識と無意識の"2つの認識"理論をうち立てた。16世紀にはパラケルスス（1493-1541）も無意識に言及している。彼の臨床的及び医学的研究が近代の科学的心理学の幕開けとされることも多い。パラケルススは著書『Von den Krankheiten』の中で病気における精神の役割について"このように、好色性舞踏病という病気の原因は想像から決めつけられた単なる見解または概念であり、その類のものを信じる人間に影響を与えているだけだ"と記している。無意識についてはなおも相反する論が交わされている。例えば現代の認知心理学では、無意識は知覚認識によって伝達されない心理過程にすぎないとされている。

フロイトと無意識の衝動

オーストリアの精神科医ジークムント・フロイト（1856-1939）は心理学における精神分析を創始し、無意識は防御メカニズムとしての抑圧であるという理論や、精神分析を臨床的に行ったことで知られる。また夢の解釈を無意識の働きを知る知識の宝庫ととらえた研究、クライアントの"感情転移"理論、"自由連想法"などの治療法でも有名である。

フロイトの研究の主要な土台となったのは、無意識の衝動は私たちの生活に顕著な影響を与え、これらの無意識の願望を認識または認知しないと人生で本当に進歩することはできないという概念だ。フロイトは心労や抑うつなどの心理的不調は無意識下にある未解決の問題に根があると信じていた。また性欲を人間の基本的で本能的な無意識の衝動ととらえた研究でも知られる。

フロイトは、意識は積極的な認識と知覚という精神状態からなり、無意識は個人が退け、拒否または否定したものを抑圧した場所であり、個人を動かす原動力となる強力な潜在力であると理論化した。

フロイトのパーソナリティ論は無意識から受ける影響がベースになっている。彼はパーソナリティは3つの要素、すなわちイド・自我（エゴ）・超自我（スーパーエゴ）からなると考えた。イドは無意識であり、外の現実とは結びついていない。完全に快感原則によって動いている――そのため快感を求め、苦痛を避ける。自我は幼児が成長するにつれて形成されて外界の境界を感じ始める。快感原則に従おうとし続けるが、合意的現実の境界内で機能する。超自我は私たちの道徳観で、自分の行動の正否を考慮する。フロイトは、自我がその欲求を満たすために無意識の手段を用いて現実をゆがめると主張した。フロイトによれば、イドと自我、超自我の要求が衝突する時に不安が起こり、抑圧は自我がこの衝突を解決する最も効果的な方法の1つだという。

カール・ユングの理論

スイスの心理学者カール・ユング（1875-1961）は20世紀を通して影響を与え続けた思想家である。彼は哲学・宗教・芸術・錬金術・占星術・神話学を通じてプシケの働きを研究し、東洋の神秘主義的な体験を探究した他、集合的無意識とシンクロニシティ、元型の理論でもよく知られる。無意識の概念に対するユングの主な貢献は集合的無意識という理論を生み出したことだ。

フロイトとは違い、ユングは個人のホリスティックな健康には生命のスピリチュアルな面が必要だと考えていた。加えて本来あるべき自分になるには内在するポテンシャルを見い出さねばならないと考え、このプロセスを"個性化"と表現した。生きていく上で無意識が強力な力であり、私たちのパーソナリティが無意識の働きによって形作られるという点についてはユングもフロイトと同意見だった。ペルソナについては、人間が社会に提示するアイデンティティだが、"アニマ"、"アニムス"、"シャドウ"など無意識による影響を隠すことも多いと考えた。

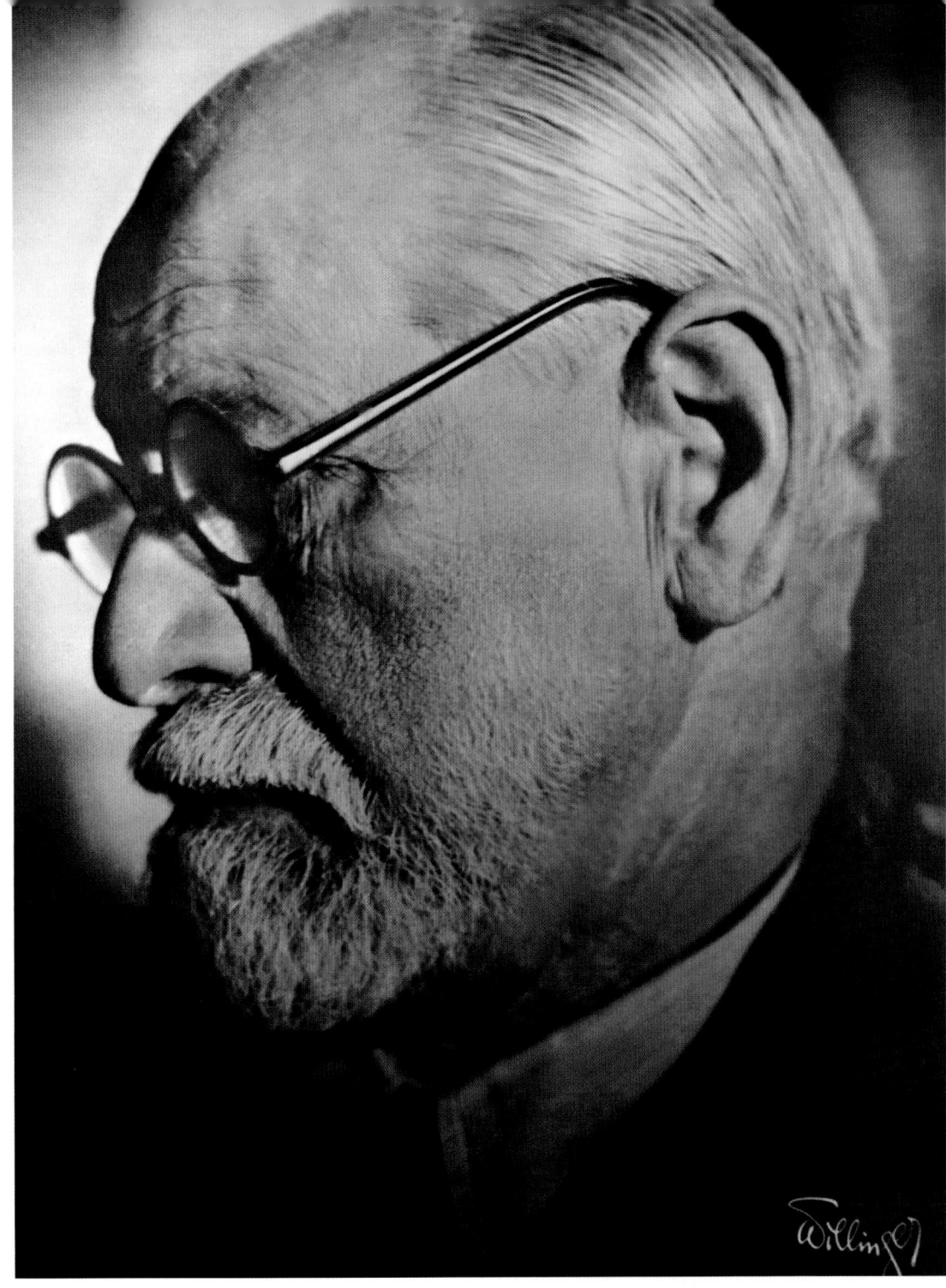

ジークムント・フロイト　精神分析学の創始者。夢分析と無意識に関する革新的な業績は現在も賞賛されている。

アニマ、アニムス、シャドウセルフ

　ユングは社会が伝統的な男性または女性のペルソナを作りあげ、それらが深いアイデンティティを隠すと考え、男性のプシケの女性的な側面が形を取ったものが"アニマ"（感情）で、女性のプシケの男性的側面が形を取ったものが"アニムス"（論理と理屈）であるという学説を立てた。さらにアイデンティティの3番目の側面が"シャドウ"で、抑圧された弱さや受け入れることのできない性質、不合理な恐れがしまい込まれている無意識の一部であり、私たちのより原始的な側面へのリンクとなるという。意識的に自らの"シャドウセルフ"を認識する機会が少なければ少ないほどシャドウは暗さと濃さを増すとユングはとらえた。

しかし"人間の闇を蓄えるという役目にもかかわらず──もしくはそれゆえに──シャドウは創造性の源である"とも語っている。シャドウには愛情や喜び、欲求などポジティブな気持ちも抑圧されているのだ。

　心理学的な健康を達成するにはこれらの相反する力を認識して包含し、"アニマ"、"アニムス"、"シャドウセルフ"を受け入れることが基本だとユングは信じた。また彼はプシケは自分に欠けている、もしくは否定している性質を体現した人や出来事を無意識に引きよせて完全性を手に入れようとするという"無意識の共謀"なる概念を主張している。

集合的無意識

集合的無意識に興味がある場合は以下も参照。
- 道教、p.216-217
- 仏教、p.208-209
- コズミックオーダリングと豊かさ、p.52-53

集合的無意識という概念は心理学者のカール・ユングが患者を対象に心理分析を行い、世界の神話と信仰を研究して生まれたもので、人類ははるか先史時代にまでさかのぼる記憶と経験を共有しているという理論の中核をなすものである。ユングは複数の文化を調べて世界の起源を説明する話に共通点があると結論づけた。彼はこの"人類という種の経験の貯蔵所"に含まれる内容を元型と呼び、シンクロニシティの概念と神話の研究がいずれも元型の理解の鍵であると考えていた。

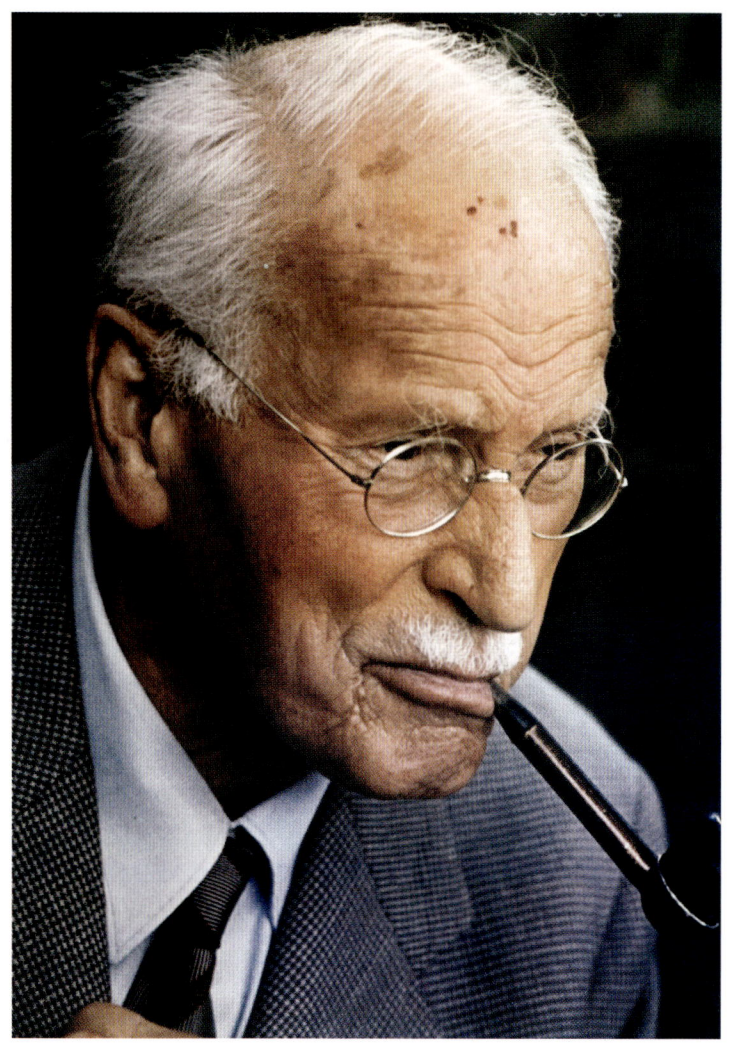

カール・グスタフ・ユング "集合的無意識"に関する先駆的な業績により、分析心理学の創始者として知られる。

元　型

ユングは元型から集合的無意識ができていると考えた。"元型（アーキタイプ）"は"元のパターンまたはモデル"という意味で、ギリシャ語で"最初のモデル"または"最初に成形された"を意味する"archetypo"が語源である。彼は元型を"人類の偉大な夢"と描写し、万人共通の青写真として魂に埋めこまれているものととらえた。ユング説の有名な元型には"シャドウセルフ"、"アニマ（男性のプシケ内にある女性的原理）"、"アニムス（女性のプシケ内にある男性的原理）"、"英雄"、"トリックスター"、"子供"などがある。

ユングは患者を観察し、"母親"または"父親"などの重要な元型に言及すると強く反応するケースが多いことから、"コンプレックス"という概念を考え出した。また強力な無意識もしくは抑圧された記憶、連想などの一団が元型を軸にしてコンプレックスとなるととらえた。

シンクロニシティ

シンクロニシティは理屈上無関係または因果関係もない出来事が意味を持つような形で同時に起こる体験を表す。親しい友人同士がそっくりな夢を見る、またはお互いのことを考えていた古い友人同士が偶然出会うなどがその例だ。ユングのシンクロニシティ理論は集合的無意識の理解に重要である。ユングは世界の相互関連性が"意味のある偶然"、すなわち彼のいう"シンクロニシティ"の原理を通じて現れるととらえていたためだ。後にユングは集合的無意識を"オブジェクティブプシケ"と呼ぶようになる。夢・元型・直観によって、最初から決められていたものになっていく"個性化"へと自我を導くからである。ここから、偶然の出来事は集合的無意識が機能して私たちの個人的な成長と発達に必要な事象をもたらしている証拠であり、細心の注意を払わねばならないとユングは考えた。

神　話

ユングは神話も私たちの祖先の声であり、従って私たち自身の内なる声だととらえて集合的無意識の働きを表すと考えた。私たちは神話を通

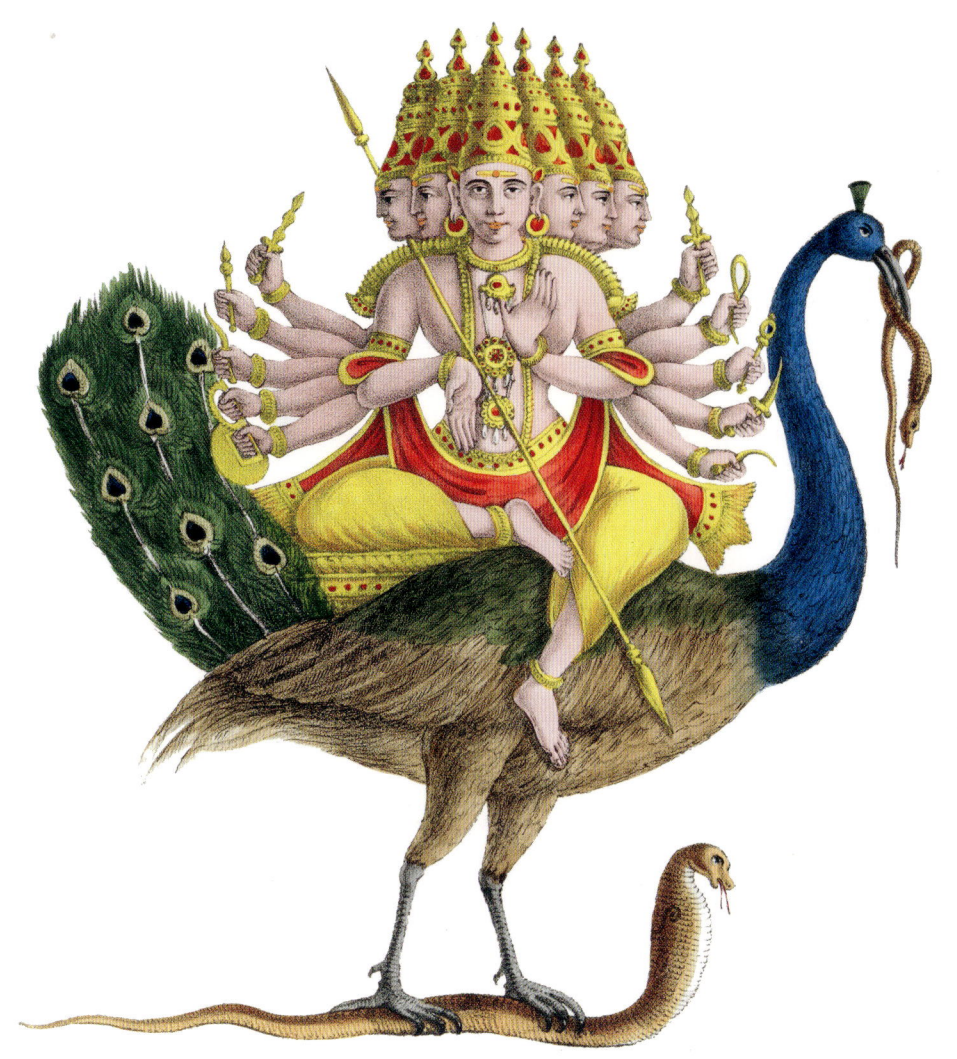

シヴァ ヒンドゥー神話に登場する像は、親を表す強力な元型だとユングは考えた。破壊と育成が混在するシヴァの性質は集合的無意識の親的側面を表す。

じて自らの普遍的な性質にもう一度つながることができるのである。どれほど自分を個人として独立した存在だと信じこんでいても、私たちを全体性（集合的無意識であり個人でもある）というタペストリーに織りこむ潜在的な糸が神話によって示されているとユングは思った。

ユングはまた数多くの文化に伝わる神話に強力な元型が含まれていることを確認している。例えば育成と破壊の性質を合わせ持つ父親像には、ヒンドゥー神のシヴァや、子供に主権を奪われるのを防ぐため生きたまま子供を呑みこむギリシャ神のクロノスなどがあげられる。母親も強力な元型で、デメテルなどの女神によって表される。デメテルは娘のペルセフォネがさらわれた際に悲しみのあまり大地を荒れ果てた不毛の地に変えてしまった。この神話には愛情や保護など母親の役割や復讐的な破壊の性質が含まれている。

米国の作家で教授のジョセフ・キャンベル（1904-1987）はユングの元型と神話という見解に大きな影響を受けた。キャンベルは世界の神話と信仰に普遍的な真実が体現されており、神話を比べることでその真実が明かされると考えた。1949年に出版された著書『The Hero with a Thousand Faces（邦訳：『千の顔を持つ英雄』）』では、人類の経験に関わる超越的な真実を包含する基本的な神話パターンがあるという"原質神話"という概念を提唱している。彼はオシリス、プロメテウス、モーセ、仏陀、キリストの話は全て同じ元型パターンを踏んでいて、世界をよくするために英雄が求道の旅に出るという概念を表していると主張した。

元型的心理学

心理学者のジェイムズ・ヒルマンはユングの考えをさらに発展させて"元型的心理学"を生みだした。ヒルマンによると20世紀の心理学では魂（ソウル）またはプシケが軽んじられてきたというが、これは魂とプシケに焦点を当てたものである。彼は心理学において自らが信じるしかるべき位置に"魂"または"プシケ"を戻そうとした。1997年に出版された著書『The Soul's Code（邦訳：『魂のコード』）』で、子供時代の経験や後の人生でたどった道には関わりなく誰もが唯一無二の成長の潜在力を持っているとの持論を展開している。私たちが生まれ持った目的を果たすためには魂と再度結びつく必要があり、それは個人の手に任されているという。ヒルマンは神話やイメージ、幻想の中で魂が働きかけているのを見て取り、神話に登場する様々な神と女神がプシケの持つ無数の側面を示していると考えた。ヒルマンにとっては"心理学は現代的なドレスをまとった神話を提示し、神話は古代のドレスをまとった深層心理学を提示する"ものなのである。

集合的無意識 | 21

夢と夢分析

夢は睡眠中に起こる精神・視覚・聴覚・イメージ・触感・感情などの連続的な感覚と定義できる。夢は**世界共通で重要視**され、多くの文化が神聖な源からのスピリチュアルなメッセージだと位置づけている。さらに20世紀になるとフロイトの『The Interpretation of Dreams（邦訳：『夢判断』）』の出版や**夢についてのユングの説**によって夢の解釈は大変革を受け、重ねて**現代の学説**が夢の本質に光を当てるのに役立っている。

夢と夢分析に興味がある場合は以下も参照。
- 無意識の解明、p.18-19
- 集合的無意識、p.20-21
- 創造的ヴィジュアライゼーションと誘導イメージ法、p.33
- アメリカ先住民のスピリチュアリティ、p.232-233
- 特異体験、p.48-49

世界共通で重要視される夢

全ての文化が夢を非常に重要視しているといってもよいだろう。聖書にはヨセフの夢を解釈する能力について記されているし、古代ギリシャでは神に夢を授けてもらうため巡礼者が特別な"夢の"神殿で眠った。アメリカ先住民の間でもヴィジョンクエストの形で同様の儀礼が行われている。青年期を迎えた男子が成人儀式として特別な場所へ赴いて強力なヴィジョンを得るのである。その時見たヴィジョンはこれから人生で進む方向へのガイダンスとなるとされた。

夢の解釈

1900年頃に出版され、甚大な影響をもたらしたフロイトの著書、『夢分析』は精神分析におけるターニングポイントとなった。フロイトは夢の意味を非常に重要視し、"無意識の精神的プロセスを理解する王道である"と述べ、個人の最も深い所にある願望や欲望――覚醒しているマインドによって拒絶されることの多い欲望を示すと考えた。フロイトはこれら秘密の願望が関門をすり抜け、偽装された形で夢に現れるととらえた。夢から浮かんだアイディアや感覚、イメージをセラピストと話しあうよう求められる"自由連想"というテクニックによって、隠された、すなわち本当の意味を明らかにできるという。

夢についてのユングの説

ユングは夢に対して神秘主義的なアプローチを取り、個人及び集合的無意識全体の複雑さを反映していると考えた。"シャドウセルフ"、"英雄"、"戦士"などの元型は人間または夢のシンボルとして現れ、"偉大な"または深遠な夢は集合的無意識の最も深いレベルからやってくるもので普遍的な概念を体現しているというのである。しかしユングは夢を見た本人自身の体験や状況を反映するパーソナルな夢もあること、クライアントの問題と関連づけて夢を探るべきであることも認めていた。願望の実体化もさることながら、夢は精神的により健康な状態へ向かう後押しをしてくれると考えたのである。彼は夢が道を示し、場合によっては本人の態度を改めるよう促し、意識しているまたは無意識下の信条のバランスを取ると主張した。

ドイツの精神分析学者フリッツ・パールズ（1893-1970）はユングの説を発展させ、夢に登場するキャラクターは全て本人が持つ何らかの側面を表すと考えた。無生物もまた本人を表すものであり、抑圧または否定された自我の投影だととらえたのである。

現代の学説

20世紀後半に行われた研究によって夢の本質の理解が進んだ。1953年には米国シカゴ大学のナサニエル・クライトマン（1895-1999）とユージン・アゼリンスキー（1921-1998）によって睡眠時の急速眼球運動（レム）期が発見され、この睡眠期に鮮明な夢を見るというのが一般的な見解である。ノンレム睡眠時にも夢は見るが、実験からこの期間の夢は言葉や思考、知性に関連する傾向があることが分かっている。

夢は健康にも欠かせないことが研究から示唆されている。睡眠研究者のウィリアム・C・デメントは1950年代に夢を見せないとどうなるかを調査したところ、被験者がレム睡眠を取れないように起こしてもすぐにレム睡眠に戻り、通常通り眠るのを許されるとレム睡眠期が長く伸びたという。ここから私たちが正常に活動するにはレム睡眠、ひいては夢が必要だということがうかがえる。ただし後の研究者はこの発見に疑問を持ち、眠らせないことによる影響と夢を見せない影響を区別するのが難しい点を指摘している。

夢を見る理由については今も議論が交わされている。神経科医のヒューリングス・ジャクソン（1835-1911）は、夢を見ることで前日の記憶と経験を重要なものとそうでないものに分類していると主張した。また別の研究者は、夢を見ることで本人が過去と現在の出来事を結びつけられるようになり夢が心理療法の役目を果たしたりすること、また夢が感情的な予想パターンを補完してストレスを軽減することを示唆している。米国の夢研究者カルヴィン・S・ホール（1909-1985）は、夢は様々な思考を次々と続けて提示する視覚的な働きで、完全にランダムではあるが深い所にある問題を暗に象徴していると考えた。

最近になって、米国サンタクルーズにあるカリフォルニア大学のウィ

心理学的アプローチ

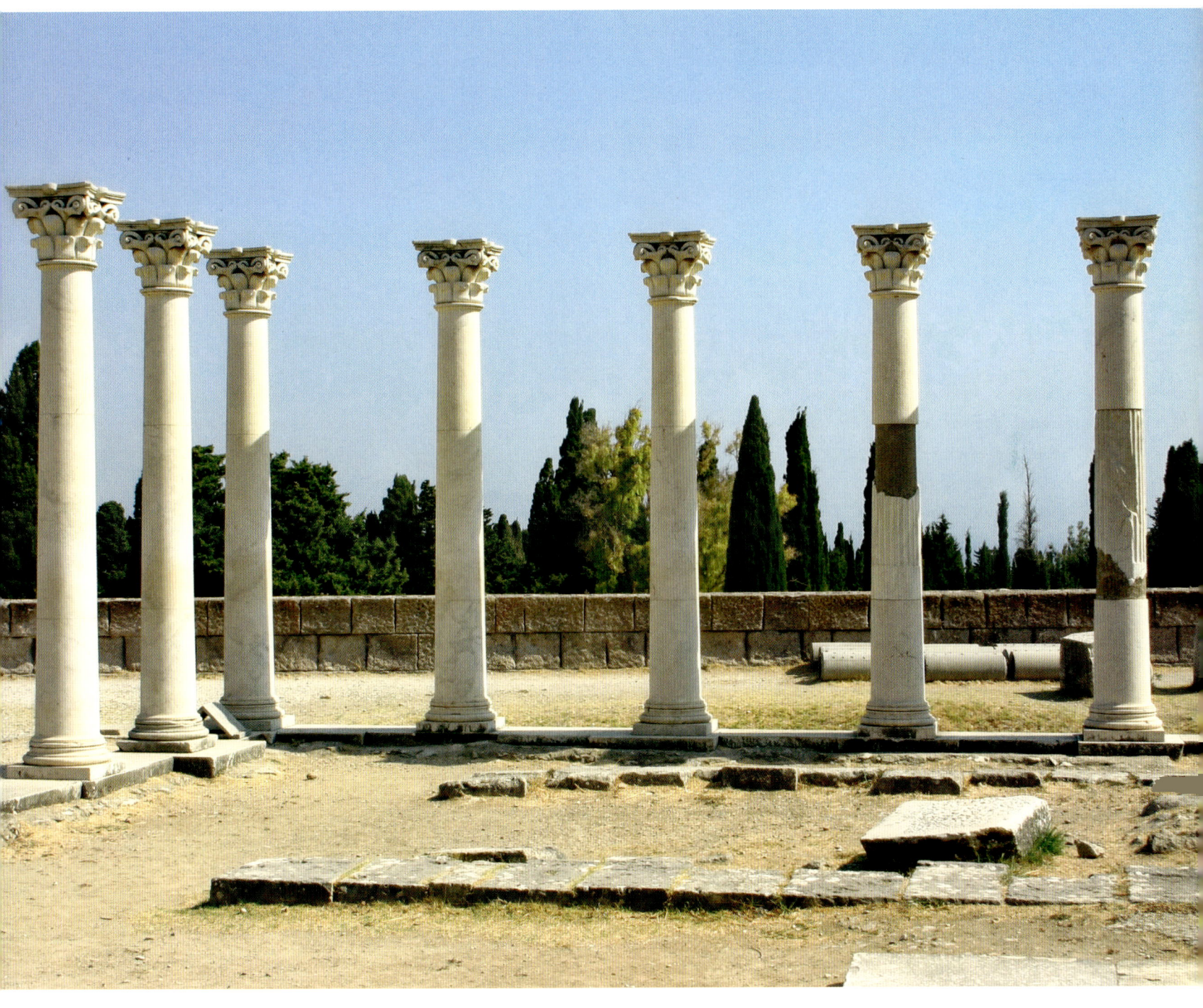

リアム・ドムホフなどの研究者が"連続仮説"を主張している。これは、夢の内容は覚醒時の現実からかけ離れたものではなく、単に本人の大きなテーマや懸念が生きていくうちに進展または変化するのを表し続けているだけだという内容だ。反復夢はくり返して同じテーマで頻繁に見る夢で、文化の違いに関わりなくほとんどの人に共通している。落ちる、追いかけられる、飛ぶ夢、性的な夢などが含まれる。

明晰夢

現在、明晰夢は特異体験に分類されている。これは本人が夢を見てい

アスクレピオン "アスクレピオン"という癒しの神殿はギリシャの医神アスクレピウスに捧げられたもの。これはコス島にあるアスクレピオン。巡礼者が神官に夢を語り、治療法を聞くための場所として建てられた。ヒポクラテスはここで訓練を受けた。

ると分かっていて、場所を変えるなど自分で展開をコントロールできる夢である。その多くが体外離脱体験と関連する"飛ぶ夢"として始まる。明晰夢が深い癒しまたは問題の解決策をもたらしたと語る人も多い。

心理的タイプ

心理的タイプに興味がある場合は以下も参照。
- 西洋占星術、p.56-57
- 数秘術、p.66-67
- 手相占い、p.68-69
- アーユルヴェーダ、p.94-95

パーソナリティや性格の分析もマインドを研究する1つの側面である。

紀元前340年、プラトンは芸術的・良識的・直観的・理性的と大きく4つの性格に分けた。一方20世紀の哲学者エーリヒ・フロム（1900-1980）は搾取的・貯蔵的・受容的・市場的という人間の4つの性向をあげた。現在パーソナリティの理解によく使われるツールとしては、**ユングの心理的タイプ**、**マイヤーズ・ブリッグズ・タイプ指標**、そして最近になって再度関心が寄せられている**エニアグラム**などがある。

ユングの心理的タイプ

1921年、カール・ユングは心理的タイプについての発見を記した著書を出版した。ユングは人間のパーソナリティは外界への対応法――どのように心理が機能するか――と態度によって分類されると主張し、その態度には内向と外向の2つの大きなタイプがあるという学説を立てた。内向的なタイプは自分の内側に目を向け、思慮深く、1人でいるのを好み、外向的なタイプは外界に目を向け、好奇心が強く、周囲と関わりたがる。彼は誰でも両方の傾向を持っていて、無意識の中に表現されない態度が隠れており、それが主要な原動力となっていると考えた。

外界への対応の点からは4つの基本的な心理機能、感覚・直観・思考・感情に分類した。感覚タイプは五感で情報を集めるのを好み、計測及び証拠立てられるものを信用する。直観タイプは自らの直観を信じる方を優先し、言外の含みを読んで想像力を重んじる傾向がある。思考タイプは客観性と分析に焦点を当て、感情タイプは問題に自分がどれくらい関心を持っているか、それが正しいと感じるかどうかで判断を下す。

ユングによると誰しも4つの機能全てを用いるが、それぞれ最も頻繁に使う好みの機能があるという。これは優位機能と呼ばれる。機能の傾向と態度を組み合わせることで、ユングは8つの心理的タイプをあげている。すなわち外向的感覚タイプ、外向的直観タイプ、外向的思考タイプ、外向的感情タイプ、内向的感覚タイプ、内向的直観タイプ、内向的思考タイプ、内向的感情タイプである。

マイヤーズ・ブリッグズ・タイプ指標

マイヤーズ・ブリッグズ・タイプ指標（MBTI）はユングが考えた8つの心理的タイプをベースにしたもので、1940年代にキャサリン・クック・ブリッグズ（1875-1968）と娘のイザベル・ブリッグズ・マイヤーズ（1897-1980）が考案した。第二次世界大戦中、女性が一番適している職業を判断するのが目的だった。

MBTIはパーソナリティの基準にさらに2つの選択肢、判断と知覚を加えた。判断／知覚の2つは個人が外界にどのように対処するかを分類するものである。判断タイプは用心深くて決断力があり、系統立った

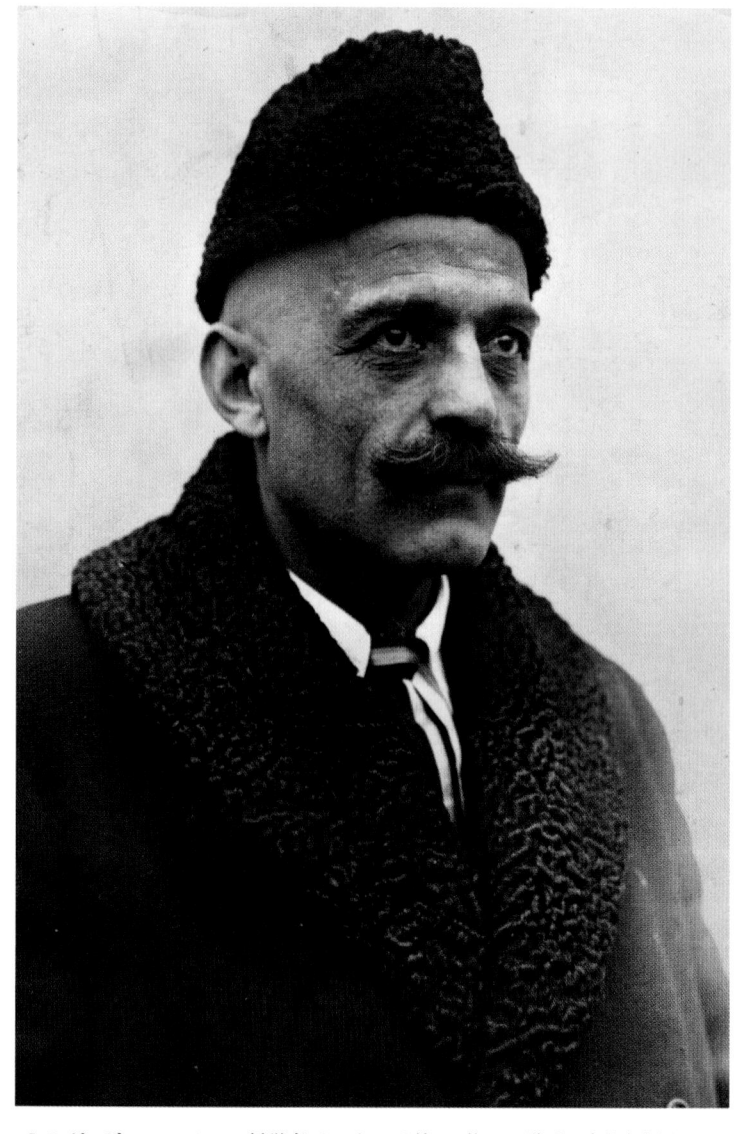

G・I・グルジェフ ロシアの哲学者グルジェフは彼の"第四の道"という教えを通じてエニアグラムを広めた。"第四の道"とはパーソナリティを変容させるエクササイズを指す。

平和をもたらす人 9

統率する人 8　　　　　1 改革する人

熱中する人 7　　　　　　　2 助ける人

忠実な人 6　　　　　　　　3 動機づける人

　　　　　5　　4
　　調べる人　個性的な人

エニアグラム エニアグラムは古代の九芒星をベースに、9つの性格に分けるシステム。

傾向がある。知覚タイプは好奇心が強くて適応能力があり、オープンな傾向を持つ。ユングの心理的タイプにこれらの要素を加えることで計16種類のタイプになる。

パーソナリティを分類するMBTIの質問法マニュアルは1962年に出版されて広く使える形になった。現在でもマーケティングやキャリアカウンセリング、ライフコーチング、結婚カウンセリング、リーダーと管理職のトレーニングで心理学的な傾向を測るのに利用されている。ヨーロッパ版は強制選択制（2つの選択肢から答えを選ぶ方法）の88項目の質問からなり、米国版は93項目の質問からなる。

エニアグラム

エニアグラムはエニアグラムの性格論ともいわれ、古代の九芒星をベースに9つの性格タイプを表すシステムである。エニアグラムという言葉はギリシャ語で"9"を意味する"ennea"と"文書"または"図案"を意味する"gammon"に由来する。また1～9までの主な性格タイプ同士の関係と、9つの頂点で結ばれた他の性格的な側面の関係も表現される。最初にエニアグラムが知られるようになったのは1930年代、ギリシャ系とアルメニア系の両親を持つ神秘主義者G・I・グルジェフ（1866頃-1949）が"第四の道"というパーソナリティ変容のための教義を説いた時のことである。ただし性格タイプの指標としてエニアグラムを発達させた実際の功労者はボリビア生まれのオスカー・イチャーソとチリの精神科医クラウディオ・ナランホである。

12星座のように、9つの性格タイプにはそれぞれ様々な行動特性やパターンが割りあてられている。エニアグラムでは基本的な関心の中心がどこにあるかを知ることで、どうすれば本人が自己肯定感を広げ、自己認識を強め、自分の選択を意識できるかが分かるようになっている。心理学・心理療法・キャリアコーチング・教育・ビジネストレーニングなどにおいてスピリチュアルな発達を促すツールとしてもよく用いられる。通常は質問票を用いて基本的な性格ナンバーを判断し、さらに自問テストを行って意識的に伸ばす必要のあるその他の性格的特色を知る。

エニアグラムの性格タイプ

1. 改革する人：批判的、断定的、完全主義者、道徳的。
2. 助ける人：思いやりがある、寛大、要求が多いが有能。
3. 動機づける人：賞賛を求める、認めてもらいたがる、ただし勤勉。
4. 個性的な人：感情的、繊細、芸術家的。
5. 調べる人：客観的、冷静、博識。
6. 忠実な人：用心深い、臆病、直観的。
7. 熱中する人：楽しいことが好き、冒険的、曖昧。
8. 統率する人：支配的、擁護的、熱心。
9. 平和をもたらす人：同情的、境界線がない、仲裁や外交が得意。

エニアグラムはさらに3つのサブ項目である"トライアド"（三つ組）、すなわち感情・思考・本能に分けられる。この3つによって個人の心理学的な傾向が明らかになる。感情トライアドは助ける人・動機づける人・個性的な人で構成され、感情とセルフイメージを優先する。思考トライアドは調べる人・忠実な人・熱中する人からなり、思考プロセスや安全確保を優先する。本能トライアドは統率する人・平和をもたらす人・改革する人からなり、本能や人間がどのように外界と関わるかを重視する。

"ウイング"は基本的な性格の両側に隣り合う性格ポイントで、その人の基本的な性格に影響を与える。ウイングは個人のパーソナリティの2番目の側面で、基本的性格とウイングを組み合わせてさらに19のサブタイプに分類される。

心理的タイプ | 25

行動主義と愛着理論

行動主義と愛着理論に興味がある場合は以下も参照。
● 認知行動療法とマインドフルネス、p.28-29

20世紀中、心理学への学術的アプローチといえばほぼ**行動主義**が中心だった。行動主義は人間の行動が環境によってコントロールされていることを証明しようとするものである。

愛着理論はジョン・ボウルビィによって提唱されたもので、幼少期に密着した愛着関係を結ぶ重要性に焦点を当てている。

行動主義

米国のジョン・ワトソン（1878-1958）は『Psychology as the Behaviorist Views It（行動主義者から見た心理学）』と題した論文（1913年）の中で行動主義の概念を述べている。ワトソンはロシアの心理学者イワン・パヴロフの研究とパヴロフが1903年に行った犬における古典的条件付けの実験に影響を受けた。パヴロフは実験用の犬に餌をやる直前にベルを鳴らすと、次第に餌がなくてもベルの音を聞かせるだけで犬が唾液を出すことを発見した。つまり犬は餌を期待する"条件付け"がなされたのである。

パヴロフは人間の学習にも同様の原理を当てはめた。例えば一度犬にかまれた子供は全ての犬に恐怖感を覚えて恐怖症になるという。恐怖症は逆条件付けというプロセスによって克服できると考えられている。つまり安全な環境で子供を犬に慣れさせ、ほとんどの犬はかまないことを学習させるわけである。

行動主義者は、個人は外的な刺激によってコントロールされ、心理学で有効な評価基準は観察できる行動のみであると証明しようと試みた。そのため内的思考プロセスや感情、主観的な動機は問題とされなかった。ワトソンはフロイトの精神分析などの内観的な方法をことごとく否定し、心理学を観察に基づく還元主義的な方法論のみに限定しようとした。

B・F・スキナー（1904-1990）は"オペラント条件付け"についての研究により、20世紀中期では最も影響力の大きい心理学者の1人となった。オペラント条件付けとは、ある行動を強化する"報酬"や、行動を弱化する"罰"などの要因によって左右される学習行動のことである。他の著名な行動主義者にはカナダのアルバート・バンデューラがいる。彼は1960年代初期、子供の行動が模倣によって学習されることを証明するボボ人形の実験によって有名になった。この実験では、攻撃的な大人が人形をいじめるところを見た子供はその行動を真似る傾向があり、その結果自らも攻撃的な行動を取ることが明らかになった。

愛着理論

児童精神科医のジョン・ボウルビィ（1907-1990）は1950年代後半から1960年代初期にかけて愛着理論を構築した。人間は自分を主に養育してくれる相手との愛着関係を形成・維持しようとする性質が生物学的に備わっているとするのがその基本的概念である。この愛着は子供が生後3ヵ月～3歳までの間に最も容易に形成され、強い感情体験の基礎を形成する。ボウルビィは"パーソナリティの形成において、子供時代の家族との体験ほど大きな影響を及ぼすものはない"と主張している。彼は不安定な、もしくは不安を伴う愛着は幸福かつ安定した人間関係を結ぶ子供の能力を長期に渡って左右し、その後の人生を通じて影を落とすと考えた。愛着理論は現代心理学にもなお強い影響を残している。

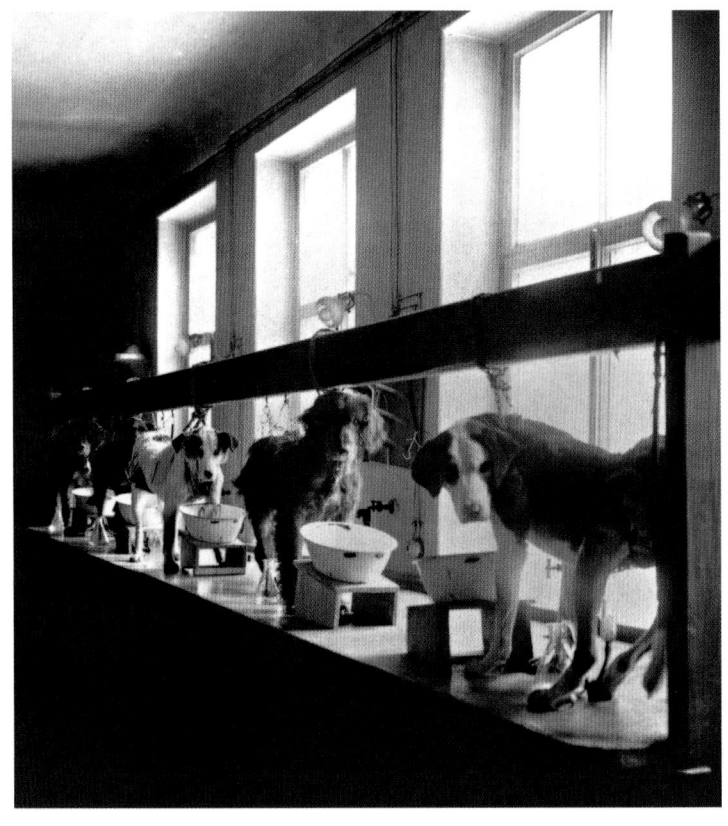

パヴロフの犬 ロシアの心理学者イワン・パヴロフが行った動物の心理学的条件付け実験は有名。恐怖症研究の基礎となり、"パヴロフ（条件）反射"という用語が生まれた。

人間性心理学

行動主義を受けて起こったのが人間性心理学で、行動を研究するのではなく、人間全体を分析する方へと心理学の対象を戻した。人間性心理学では個人は自由意志で選択をすると考え、個人の成長と充足が人間の基本的な動機付けであるととらえた。人間性心理学派の最先端に立つ研究者には米国のアブラハム・マズローとカール・ロジャーズがいる。

人間性心理学に興味がある場合は以下も参照。
- 神経言語プログラミング、p.31
- 認知行動療法とマインドフルネス、p.28-29
- 無意識の解明、p.18-19
- 集合的無意識、p.20-21

アブラハム・マズロー

1943年、アブラハム・マズロー（1908-1970）は論文『A Theory of Human Motivation（人間の動機についての理論）』を発表して大きな影響を与えた。人間は個人的な成長と変容を求めるよう動機付けられているという学説を立て、このプロセスを自己実現と名づけた。彼は自己実現した人間について"何も期待しないとしたら、予期もせず懸念も持たないとしたら、ある意味で未来がないとしたら・・・驚きも絶望もないだろう・・・そして予想しないということは心配も不安も懸念も嫌な予感もないということだ"と述べた。

マズローはアルバート・アインシュタイン、アブラハム・リンカーン、ウォルト・ホイットマンなど自己実現を果たしたと思われる人間を研究し、そのライフストーリーから人間が自己実現を果たすために満たさねばならない15の欲求をあげた。この欲求の階層はピラミッド型に構成され、最下層の根源的な欲求から上へと進んでいく。

マズローは誰もがこのピラミッドを昇って自己実現することが可能だが、失職や離婚などの人生経験によってこの成長が阻害されることがあると考えた。上の2層は"存在"すなわち成長の欲求で、"その人がなれる全てのものになる"ように導く。後の1962年、人間は一生を通じて常に"何かになる"プロセスにあるとマズローはコメントしている。

カール・ロジャーズ

マズローによる個人的成長の主張に賛同したカール・ロジャーズ（1902-1987）はクライアント中心療法といわれる方法を開発した。これは伝統的な医師／患者モデルではなく、セラピストがクライアントとより個人的な関係にまで踏み込む療法である。人間の行動は単に外的現実へ反応する機能ではなく、個人自身の世界観によって形作られた本人固有の個人的体験から生ずるとロジャーズは考えた。彼によるとセラピストの役目はクライアントの世界観をより深く理解するためにクライアントに感情移入し、共感しようと努めることである。また幸福と個人的成長を実現するには他者からの尊重と自尊が重要だととらえた。従って彼は自尊心の重要性を認識した最初のセラピストの1人といえる。

マズローのピラミッド アブラハム・マズローは人間が自己実現を果たすために満たさねばならない欲求をこのピラミッド図で表した。

自己実現	自分の潜在能力の現実化、個人的成長の追求、自己認識、創造性、偏見のなさ、自発行動、問題解決
美の欲求	自然や芸術の美、バランス、ハーモニー、秩序
承認の欲求	知識、好奇心、意義、探究
自尊の欲求	他者の尊敬、熟練、自己受容、自尊
愛と所属の欲求	親密さ、愛情、信頼、受容
安全の欲求	安全、遵法、安定、風雨などからの保護
生理的欲求	食物、性、酸素、休息

認知行動療法とマインドフルネス

認知行動療法とマインドフルネス
に興味がある場合は以下も参照。
- 仏教、p.208-209
- 瞑想、p.78-79
- 心理的タイプ、p.24-25

1950年代にアルバート・エリスによって創始された**論理情動行動療法**は、
不安または重篤な抑うつなど好ましくない行動の原因は
異常な思考プロセスだという仮定に基づくものである。
10年程後、これと似たアプローチが生まれる。
認知行動療法（CBT）は人間の行動を変えるテクニック（行動療法）とともに、
個人の感情に影響する思考様式の重要性を認めて発展したものだ。
最近では東洋の伝統に由来する**マインドフルネス**に
多くのCBTセラピストが関心を寄せている。

論理情動行動療法

米国の心理学者アルバート・エリス（1913-2007）は、誰でもその人固有の特別な前提（アサンプション）があるという学説を立てた。その一方で、イラショナルアサンプション（非合理的な前提）を持ち、非合理的に反応することで成功や幸福を手に入れるチャンスを制限してしまう人もいる。"何もかもできなければいけない"、"万人に愛されなければいけない"、"自分の思い通りの人生でなければ最悪だ"などがイラショナルアサンプションの例である。エリスは体験についてより合理的な信条を持てるように作られたラショナルビリーフのABCテクニックというテクニックを用いた。このシステムでは'A'が"アクティベーティングエージェントもしくはイベント（出来事）"すなわち不安や憂うつな思いを引きおこす原因、'B'はそのイベントから起こるその人のビリーフ（思い込み）、'C'がこれらの思いやビリーフによるコンシークエンス（結果）である。つまり例えばジョンが運転免許試験に落ちたとする。すると運転免許試験の失敗がアクティベーティングエージェントで、ジョンが無能／値打ちがない／力不足というものがビリーフ、コンシークエンスはジョンが落ち込む、もしくは何か／誰かの期待を裏切るということになる。この場合セラピストはイラショナルビリーフ（非合理的な思い込み）を"リフレーム（枠組みを変える）"し、運転免許試験に落ちたからといってジョンに値打ちがないもしくは無能と"証明"することにはならないと分からせる。もしくは彼のアサンプションまたはビリーフを前向きなビリーフに向けるか変える。

認知行動療法

エリスのクライアントに対する姿勢は厳しく教師のようなものだったが、1960年代にアーロン・T・ベックよって考案された認知行動療法はセラピー的なアプローチを取った。CBTは個人の日常生活に実際的な変化をもたらす行動テクニックも用いる。

CBTではまず自分のネガティブな思考を認識し、次にポジティブな思

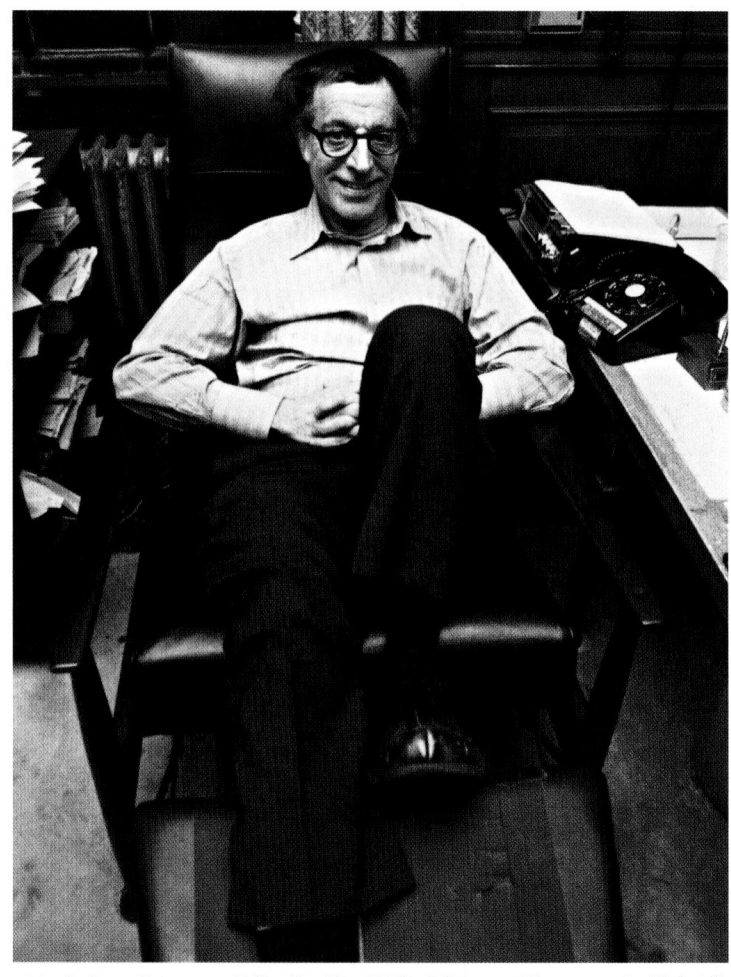

アルバート・エリス 1970年代、机の脇で椅子にもたれているところ。エリス博士は論理情動行動療法とイラショナルアサンプションの概念を研究し、CBTへの道を開いた。

考に変えるよう促される。同時に不幸と苦痛の悪循環を引きおこしていると思われる行動を変えるように働きかけられる。つまり、社会不安障害や内気に悩む人にはいつもの引っ込み思案を変えるべくパーティに出るように勧めるわけである。同時にパーティでの自分の振るまいや回りの人の反応についてのネガティブな考えや予想に立ち向かうよう促す。クライアントは自らの考え・思い・行動を記録する日記をつけ、どのようにネガティブな思考が感情の状態に影響し、それがさらに行動にどんな悪影響を及ぼすかを観察するよう求められる。暗い考えがネガティブな気持ちにつながり、ネガティブな気持ちが後ろ向きな行動につながり、また暗い考えを呼ぶという悪循環を断ち切るのが目標である。

CBTは抑うつ・依存症・気分障害、その他のパニック及び不安障害の治療に用いられて成果を上げている。

マインドフルネス

現代心理学では、癒しをもたらす環境内で人々を助けるべく古代の健康法への関心が高まっている。最近では抑うつと不安にうち勝つテクニックとしてマインドフルネスすなわちサティという仏教の行が教授されている。

マインドフルネスは今この瞬間を意識し、今ここにあることに注意を向けることと表現される。つまりこれは"自己認識"の行であり、自分の思考は単なる思考に過ぎず自分の感覚は感覚に過ぎないと気づき、そして私たちは思考や感覚とイコールの存在ではないと理解することなのだ。この点でCBTのネガティブな思考と気持ちを問い直す試みに似ている。マインドフルネスな状態では自己批判や判断をせずにネガティブな思考を見守り、これらの思考に固執しない。この瞬間にのみ注意を払えば過去や未来にとらわれることもない。昔の状態に留まったり先行きを心配したりする代わりに、これらの思考をそのまま単なる思考としてとらえられるようになる。

マインドフルネスによってあらゆる執着、特に悲観的な見方や、仮定と予定行動をくり返すパターンから解放される。歩いている時や走っている時、皿洗いをしている時、バスを待っている時ですら自分の頭の中で多くの物語が展開していくことに気づけば、断定的な物の見方を意のままに断つことができるはずだ。もしマインドフルな状態を選択すれば、自分が自分の思考以上の存在であると気づく。例えばバスを待っている時、(どうして早く来ないんだろう。待っているのにも飽きてしまった。自動車で行くべきだったかな。遅刻したら職場で何ていわれるだろう)などと考えていないだろうか。これは全て出来事または経験に対する断定的な物の見方である。

マインドフルネスはこういう実況についての解釈や次々と浮かび上がる思いを超越して、それらをそのまま単なる思考としてとらえることである。マインドが描くパターンをはっきりと見て取り、ネガティブな思いを認識できるようになり、未来や過去に気を揉むのではなくこの瞬間に集中するよう努めることで、抑うつ患者にも効果があることが証明されている。ゲシュタルト療法では自己認識として知られ、その重要な要素でもある。また認知行動療法・アクセプタンス&コミットメントセラピー・弁証法的行動療法・ストレス管理などでも精神療法ツールとしてよく用いられる。

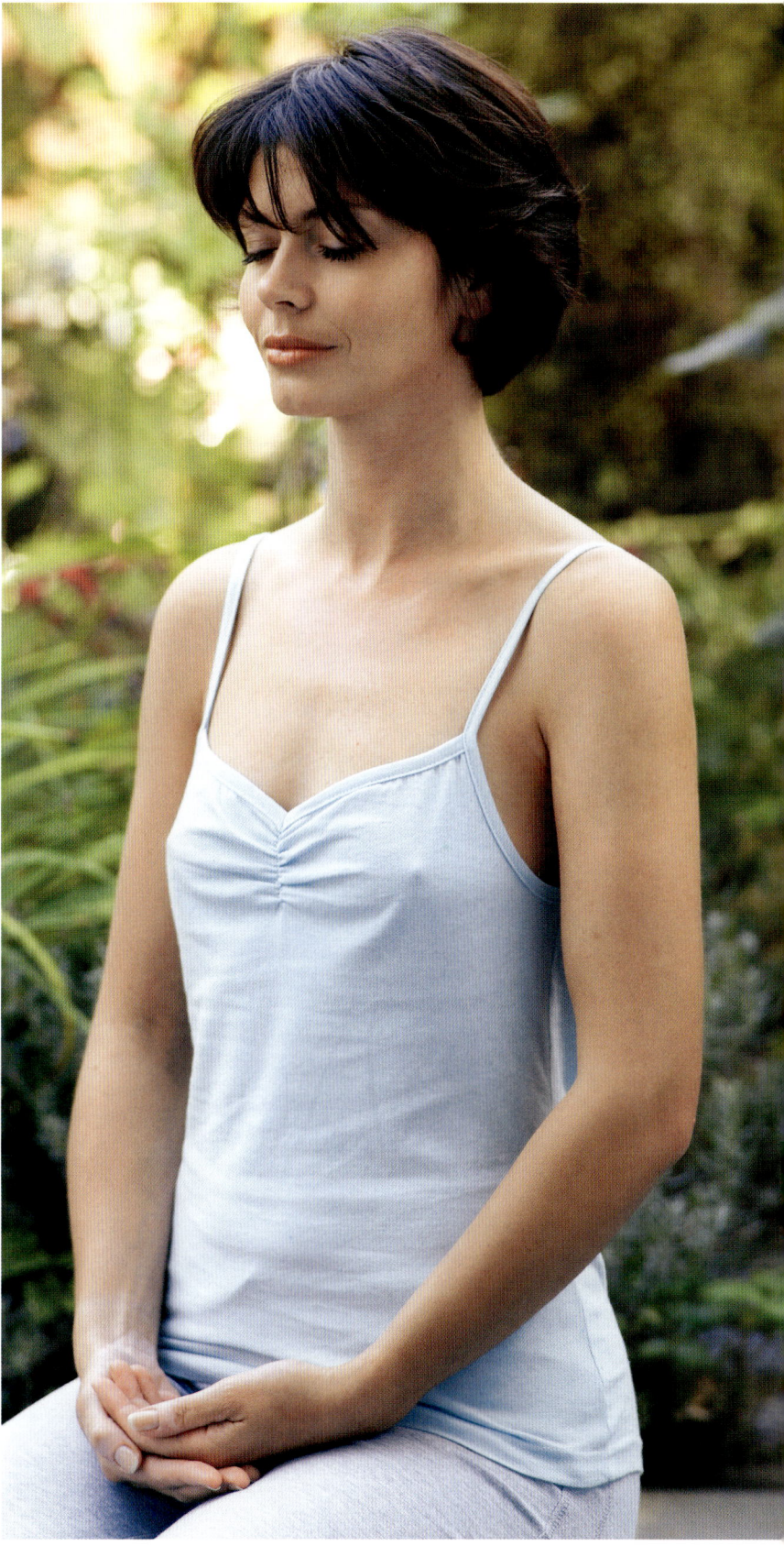

マインドフルネス マインドフルネスという仏教の行はこの瞬間に注意を向けるもので、不安・抑うつなどの心理学的な問題へとつながるネガティブな思いに対抗するのに効果的。

ヒプノセラピー

ヒプノセラピーに興味がある場合は以下も参照。
- 瞑想、p.78-79
- 創造的ヴィジュアライゼーションと誘導イメージ法、p.33
- 神経言語プログラミング、p.31
- 過去世と過去世セラピー、p.50-51

ヒプノセラピーでは、ストレスや感情または行動上の問題を解決するため
クライアントがリラックスしつつも意識を集中した状態へ誘導される。
催眠状態に入るとマインドが**変性意識状態**になり、
クライアントが意識の深いレベルへアクセスして有益な暗示を受け入れやすくなる。

催眠を受ける

クライアントはまずヒプノセラピストの助けを借りて催眠状態に入る。これは催眠誘導といわれるプロセスだ。この時クライアントは目を閉じて深呼吸し、特定のイメージに意識を集中するなどの指示を受ける。クライアントが深いリラックス状態に入ったところでセラピストは行動または態度を変化させるようポジティブな暗示を与えたり問題の原因を探り始めたりする。トリートメントの対象はストレスから禁煙まで多岐に渡る。中には他の人に比べて"暗示にかかりやすい"人がいるが、これは催眠状態に入りやすいということでもある。それでも今なお増えつつある多くの調査によって、ヒプノセラピーは様々な人に有益であることが示唆されている。

ヒプノセラピーの発達

1843年、スコットランドの神経外科医ジェームズ・ブレイド（1795-1860）は、患者をトランス様の状態に導く一種のセラピーである"メスメリズム"を研究した後にニューロヒプノティズム（神経催眠、神経系の睡眠）という言葉を作り出した。メスメリスト（催眠術師）らは彼らのいう"動物磁気"の影響によって効果が上がると主張したが、ブレイドは患者が通常の意識でも本当の睡眠状態でもない状態にあることに気づいた。その後彼の研究はフランスの医師アンブロワーズ＝オーギュスト・リエボー（1823-1904）に影響を与え、リエボーはフランスの神経科医イポリート・ベルネーム（1840-1919）とともに心理療法のナンシー派を設立する。後に彼はヒプノセラピーの創始者として認められるようになる。ナンシー派に学んだ研究者にはジークムント・フロイトの他、エミール・クエ（1857-1926）がいる。クエはフランスの有名な心理学者で、"楽観的自己暗示法（オプティミスティック）"と呼ばれる自己改善療法を導入した。この療法は1920年代に流行した。

最も有名で影響力の大きい現代のヒプノセラピストの1人に米国のミルトン・エリクソン（1901-1980）がいる。エリクソンは無意識の創造力を強く確信し、催眠こそ無意識を活用する重要なツールだと考えた。彼によると、誰でも1日を通して容易かつ頻繁に、例えばバスを待っている間や窓から外を見る時などでもトランス状態もしくは催眠状態に入り込むという。彼はさらにクライアントが自らトランス様状態に入るよう促す間接的な催眠法を考案した。また権威的な指示はクライアントが拒絶すると考え、クライアントの無意識が自らの要求に合わせて当てはめられる"意図的に曖昧にした"指示を使うよう勧めた。

変性意識状態

催眠状態がどのようなものかについては多くの議論が交わされている。催眠状態になると無意識にアクセスできるというのが一般的な考え方だが、最新の研究によれば、落ち着いてリラックスし、なおかつ注意が集中して意識がはっきりしており、外界に気を取られないのが催眠状態だという。ただしこれら2つの観点は相容れないわけではない。催眠状態は、意識が明確ながら心定まっている瞑想状態と多くの点で似ている。最近、ロンドンのインペリアルカレッジの研究者らが磁気共鳴映像（MRI）スキャンによって、催眠状態にある人間の脳の活動を計測した。同チームは、非常に暗示を受けやすい被験者は、誤りの検知・反応、感情反応の評価、高次の認知処理などを受け持つ脳の部位に顕著な活動が見られることを発見した。

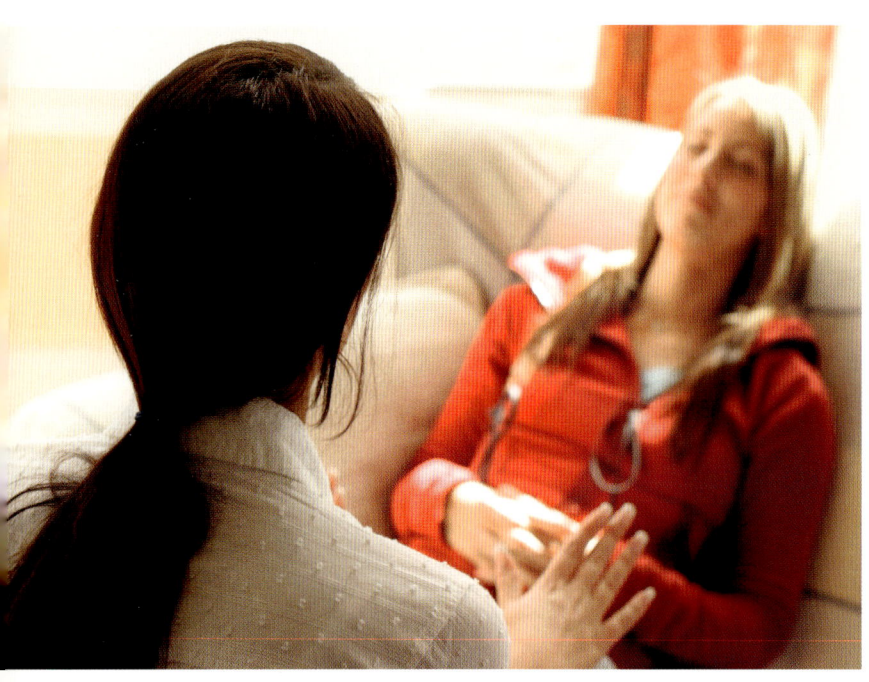

ヒプノセラピー 現在、催眠はストレス・不安・多くの依存症など様々な疾患に有効な療法としてほぼ世界的に認められている。

神経言語プログラミング

現在はシンプルにNLPとも呼ばれる神経言語プログラミングとは、個人がどのように思考・行動・言語を独自のメンタルマップ内に体系化するかを理解する手段である。NLPを用いると、個人やグループ、時には会社も、目的とする分野のエキスパートの手腕をモデルにした方式に倣うことが可能になる。

神経言語プログラミングに興味がある場合は以下も参照。
- 無意識の解明、p.18-19
- 心理的タイプ、p.24-25
- ヒプノセラピー、p.30

メンタルマップ

1970年代初期に米国サンタクルーズのカリフォルニア大学でジョン・グリンダーとリチャード・バンドラーが創始したもので、天才的もしくは物事に長けた人がいるのはなぜかという好奇心から生まれた。誰でも世界について自分の中でメンタルマップを作り、そのマップは個人固有のものであるというのがNLPの背景となる中心コンセプトだ。マップは自分の五感を用いて周囲の世界から情報を取り込むことで形成される。例えば視覚的に情報を処理するのを好む人もいれば、触感や運動感覚で情報を処理する方が得意な人もいる。また私たちは自分の使用する言語で世界を理解するため、これもどんな情報の取り込み方を好むかを知る手がかりになる。例えば"もう把握できない"、"これについては手を打っておかなければ"など"触感"系の比喩を多用する人ならば、運動感覚的に世界をとらえるのを好むと考えられる。どのように情報を処理するか、相手の好みを観察すればより効果的にコミュニケーションを取れるようになる。

モデリング

NLP用語のモデリングとは、ある活動に優れる誰かの言動を模倣するプロセスを指す。グリンダーとバンドラーはゲシュタルト療法士のフリッツ・パールズ、家族療法のヴァージニア・サティア(1916-1988)、精神科医でヒプノセラピストのミルトン・エリクソンを研究した。彼らは皆セラピー分野で活躍しており、つまりは変化の作用因子である。NLPプラクティショナーは自らも同じく変化の作用因子だと位置づける。モデル作成者のグリンダーとバンドラーはこの3人の"天才"の言動の特徴を選び、その情報を言語ベースのモデルにコード化した。エリクソンのアプローチをもとにしたミルトンモデルやパールズとサティアのアプローチをもとにしたメタモデルなどがその例である。ミルトンモデルは"意図的に曖昧にした"言葉を用いて意識をそらし、無意識のリソースへアクセスすることで相手とラポール(信頼関係)を作る。メタモデルはこれと対照的で、人々の言葉遣いの中で省略・歪曲・一般化を特定し、その意味を明確にしようとする。

NLPには主観的な体験が欠かせない。1人ひとりにとって現実はその人固有のものであるから、NLPプラクティショナーは相手の現実感覚にそって対処する必要がある。また意識的か無意識的かを問わず、人間は変化に必要な手段を内に備えており、マインドは方法さえ分かれば進んで自らを変化または進歩させようとするとNLPプラクティショナーは考えている。

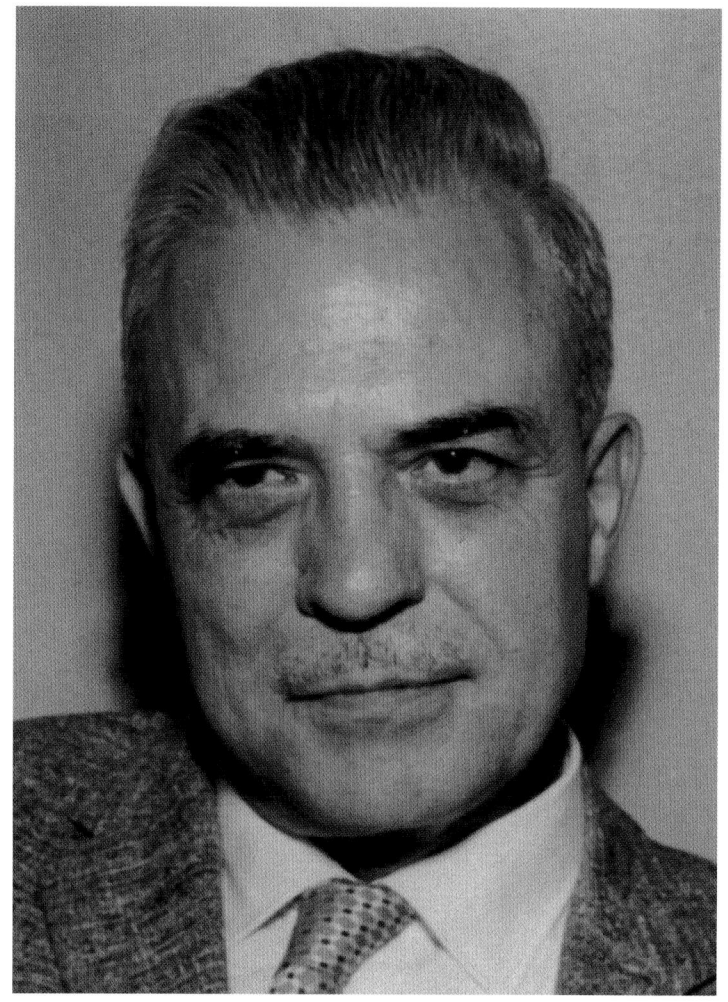

ミルトン・エリクソン ミルトン・エリクソンは米国の精神科医でありヒプノセラピスト。この写真は1965年に撮られたもの。NLPのミルトンモデルは彼の言葉遣いや行動をもとにしている。

現在NLPは利益の上がるビジネスになっており、数え切れないほどのワークショップや教師、書籍、エクササイズが存在する。しかしトレーニングの基準には差違があるし、各モデルの正否についてもプラクティショナーの間で大きく意見が異なっている。NLPはビジネス・会社・リーダーシップ・教育・マーケティング・自己啓発など実に様々な分野に応用できる。

サイコシンセシス

サイコシンセシス（精神統合療法）はイタリアの精神科医ロベルト・アサジョーリ（1888-1974）が20世紀初期に創始した。幼年期のトラウマからアイデンティティと生きる目的の問題まで、人間が経験する全ての面を癒して統合し、**自己実現**することと**超意識**すなわち高次の意識とコンタクトするのが目的である。

サイコシンセシスに興味がある場合は以下も参照。
- 人間心理学、p.27
- 創造的ヴィジュアライゼーションと誘導イメージ法、p.33
- 認知行動療法とマインドフルネス、p.28-29

ロベルト・アサジョーリ

アサジョーリはもともと心理分析学者として教育を受け、フロイトやユングと同時代に活躍していた。しかし彼は過去のトラウマを明らかにする重要性は認識していたものの、精神分析ではスピリチュアルな領域の肝要性が理解されていないと考えた。スピリチュアルな領域とはすなわち、現在一般的には個人が幸福へ向けて成長していく途上の"トランスパーソナル"という領域を指す。彼はこの見落とされた領域にインスピレーション・愛・知恵・スピリチュアルな信仰があるととらえた。また精神分析学はプシケの"土台"を探究するが、サイコシンセシスはプシケの"構造"すべてに注意を向けるものと位置づけた。

自己実現

現在サイコシンセシスは、特別なテクニックを用いて目標を達成する療法ではなく、自分自身を理解する総合的なアプローチだと認識されている。従ってプラクティショナーはこの個人的な成長と統合をサポートするため様々な方法を利用する。ドリームワーク、ヴィジュアライゼーション、アートセラピー、ドラマセラピー、また認知行動療法（CBT）や家族療法などのアプローチなどがその例だ。クライアント1人ひとりにそれぞれの要求があり、個人の好みと関心を反映させたテクニックを使う必要があるとされる。他の"療法"とは異なり、サイコシンセシスには人間が"こうあるべき"という前提がない。むしろ自分自身または自分がなりたい自分になるのが目的である。トランスパーソナル心理学の一形態でもあるサイコシンセシスは、西欧文化に蔓延する"意義の危機"が訪れた時に役立つ。自己の調和と統合によってこういう危機の治癒に向けて働きかけるのである。

精神分析が"何かを種類の異なるパーツに分けてその性質と機能を理解する"ものだとすれば、サイコシンセシスはさらに踏み込んで、これらのパーツをより調和した状態に戻して完全な統一体にするものだ。つまりサイコシンセシスは肉体・精神・感情・スピリチュアルな健康を含めたホリスティックな療法なのである。

超意識

サイコシンセシスの主眼の1つは超意識すなわち高次の意識を認める所にある。アサジョーリは、芸術的及びスピリチュアルな洞察・利他主義・

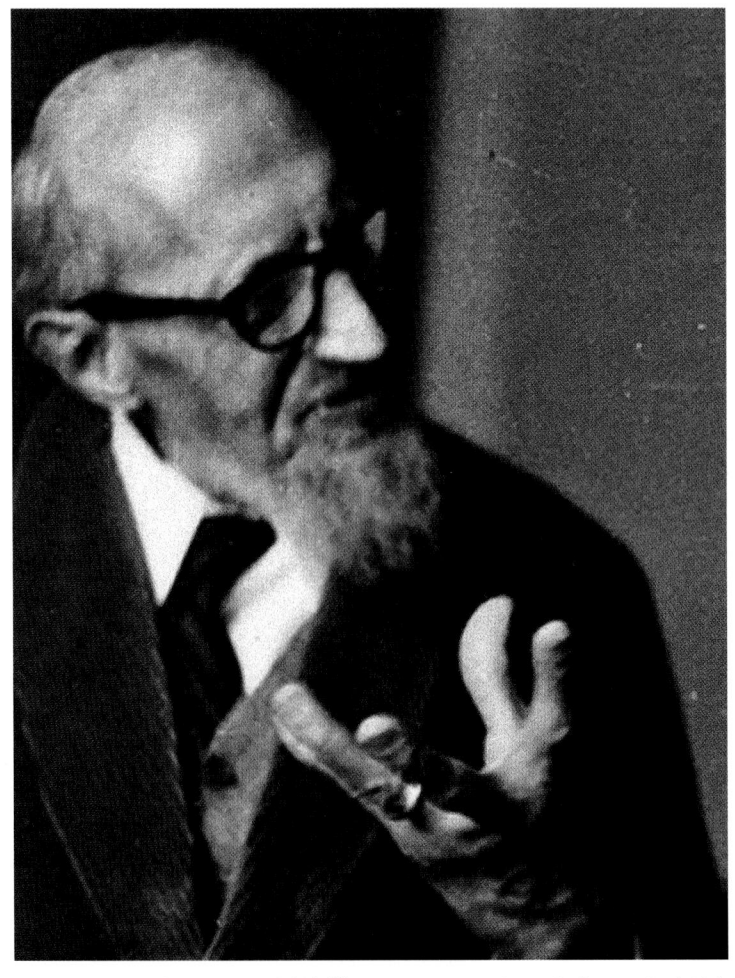

ロベルト・アサジョーリ 20世紀初期イタリアのロベルト・アサジョーリは、自己実現への総合的アプローチおよび人間が自らの霊性を見出す手助けとしてサイコシンセシスを創始した。

人道的行動・意義と目的意識など、私たちの最上位の衝動の源泉が超意識であり、アイデンティティのこの部分を抑圧することは過去のトラウマを抑圧するのと同様に有害だと考えた。サイコシンセシスの多くのテクニックが高次の意識へのコンタクトとその叡知へのアクセスを目標としている。

創造的ヴィジュアライゼーションと誘導イメージ法

創造的ヴィジュアライゼーションは誘導イメージ法としても知られる。マインドのパワーを用いて場面や体験をヴィジュアライズ（視覚化）し、考え方や感じ方をポジティブに変えようとするものである。ヴィジュアライゼーションテクニックと誘導イメージ法はポジティブなイメージに集中するよう促して癒しをもたらすのが目的で、リラクゼーションを助ける手段としても用いられる。

創造的ヴィジュアライゼーションと誘導イメージ法に興味がある場合は以下も参照。
- 過去世と過去世セラピー、p.50-51
- 瞑想、p.78-79
- 仏教、p.208-209
- 精神神経免疫学、p.76-77
- ヒプノセラピー、p.30
- カラーセラピー、p.162

マインドのパワー

ヴィジュアライゼーションのパワーは、言葉を使い始めるよりも遙かに前から心的イメージを介して世界を理解する事実と関係があるとされる。ここから多くのサイコセラピストがイメージこそ人間の無意識の核心だととらえている。自分がどんな人間か、何を受けるに値するかについての考え方を形作るのもイメージであるから、積極的にポジティブなイメージを作りあげれば強力に自分の無意識に働きかけて変化をもたらすというわけである。

臨床所見によると、マインドは実際の出来事と想像の中で起こる出来事を区別できないことがよくあるという。実験でも過去のショックだった経験を思い出すよう求めると、脈拍数の上昇・発汗・血圧上昇などの生理現象が観察された。いずれも実際に物理的な危険が迫っているとマインドが身体に信号を送っていることがうかがえる現象だ。これらの観察結果からマインド内に鎮静またはヒーリング効果のあるイメージを抱けば、それに伴って身体にも鎮静・ヒーリング効果が現れると予想される。ヴィジュアライゼーションと誘導イメージ法はよくある様々な軽症の疾患や問題の治療に有効として瞬く間に人気を得た。対象としてはストレス軽減や疼痛管理、近親者の死や悲嘆への対応などがあげられる。

ヴィジュアライゼーションテクニック

ヴィジュアライゼーションを行う際はまずリラックス状態に入る。マインドがイメージを受け入れやすい状態になるとされているためだ。さらに五感全てをイメージの構築に使ってヴィジュアライゼーションのパワーを高めるよう指示を受ける。例えば今度のミーティングに向けてポジティブなイメージを作るなら、その部屋のにおい、椅子の座り心地、会議中の音などを想像し、心の目に映るイメージをできるだけ強力なものにする。その場面がすっかりイメージできたらマインドの中でもう1度最初から再生し、ポジティブな要素と自分が望む結果を取り込む。

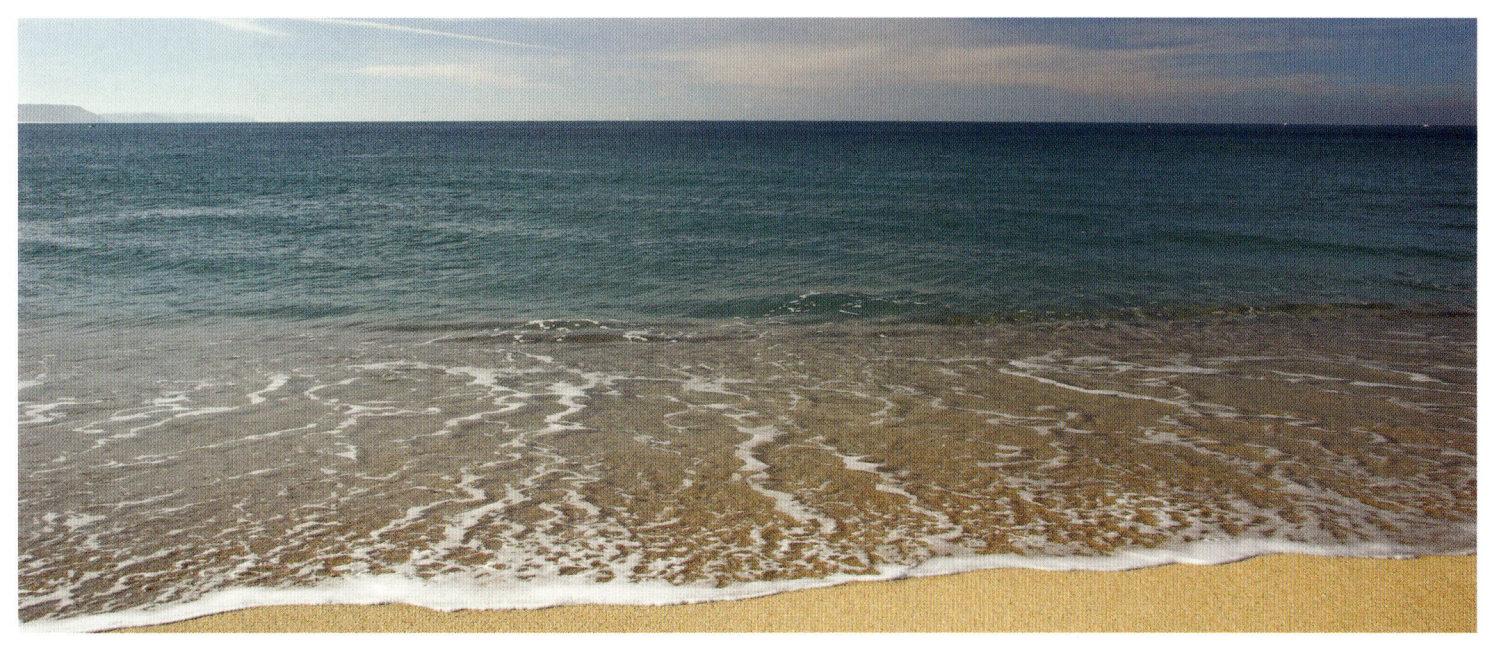

ヴィジュアライゼーション　空の色・浜に打ち寄せる波の音・海の香りなどヴィジュアライゼーションテクニックでは五感全てを動員する。

超自然的状態と超越状態

超自然的（ミスティカル）状態または超越状態とは、別世界についての意識的な気づき、または宇宙・神・スピリチュアルな真理との一体感を指す。瞑想やヨーガなど多くのスピリチュアルな行の最終目標でもある。1960年代にはティモシー・リアリーが幻覚剤によって変性状態に到達する可能性について西欧に紹介した。

超自然的状態と超越状態に興味がある場合は以下も参照。
- 西欧の神秘主義思想、p.184-185
- 特異体験、p.48-49
- シャーマニズム、p.226-227
- スーフィズム、p.198-199
- ヒンドゥー教、p.204-250
- タントラ教、p.214-215

超越状態と信仰の結びつき

ここでいう超越とは"自己を越える"または"自分の外側へ行く"という意味である。超自然的経験は、"自己"または"エゴ"を置き去りにするもしくは捨てるという自己超越状態のことだ。すると宇宙や神と一体になったように感じる。全てが新たな視点から見え、初めて"リアル"に感じられる。

超自然的状態は宗教やエソテリックな信仰、スピリチュアルな行などに共通する目的だが、別の方法でも達成または経験できる。"ミスティシズム（神秘主義）"という言葉はギリシャ語で神秘信仰への新入門者を表す"mystikos"に由来する。ここから超自然的状態は"自我を神性に参入（イニシエート）させる"と表現されることもある。

超自然的経験とスピリチュアルな行

瞑想など仏教及びヒンドゥー教の行の最終的な目的は"ニルヴァーナ（涅槃）"といわれる超越状態に達することである。ニルヴァーナは欲望・怒り・苦しみから解放された心の状態だとされる。輪廻からも解放された完璧な静謐である。またニルヴァーナは究極の変性意識状態と関連し、そこに至ると事象の本質が空であることに気づき、一種の"光り輝く意識"を経験するととらえる伝統もある。仏教聖典の総称である三蔵の涅槃経ではニルヴァーナの性質をこう定義している。

"地も水も火も風もない次元がある。無限の空間の広がりでもなく、無限の意識の広がりでもなく、無の無限の広がりでもなく、想も無想もない。この世でも次の世でも、太陽でも月でもない。そして来るものも行くものも静止するものもない。消えゆくものも起こるものもない。足場も土台もたよりもない。これが、これこそが苦痛の終わりである（Thanissaro Bikkhuによる）"

この状態は他の流派の神秘主義者が述べる状態とも似ている。アヴィラの聖テレサ（1515-1582）は信仰的な恍惚を体験して自叙伝に書き記している。彼女は魂が向上する過程には4段階あり、最後の段階は"恍惚あるいは歓喜の没頭"であると結論づけている。これは受動的な状態と表現され、肉体感覚が消え、記憶・意識・想像力の全てが神と融合して一体感または完全感を味わうという。

儀式を用いて信奉者がこの超越状態に至るようにするスピリチュアルな伝統も多い。チャント（詠唱）・瞑想・黙祷・隠遁などがよく使われる。スーフィー教ではセマという音楽とダンスの儀式の形でアッラーの名を讃える。この儀式ではダルウィーシュが円になって旋回して回りを囲む中でシャイフがその場で旋回する。またほぼ全てのシャーマニックな伝統でドラミングやチャントを通じて、もしくは精神活性効果の

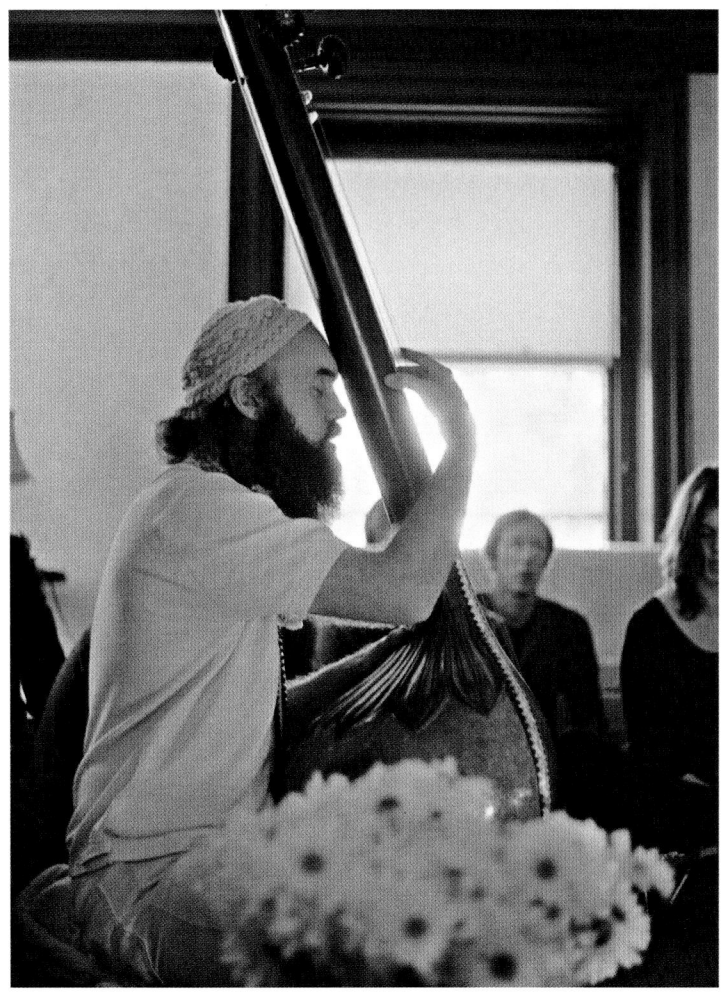

ババ・ラム・ダス かつてハーヴァード大学に籍を置いていた研究者。ティモシー・リアリーとともに幻覚剤の利用を促進するサイロシブプロジェクトの立役者。

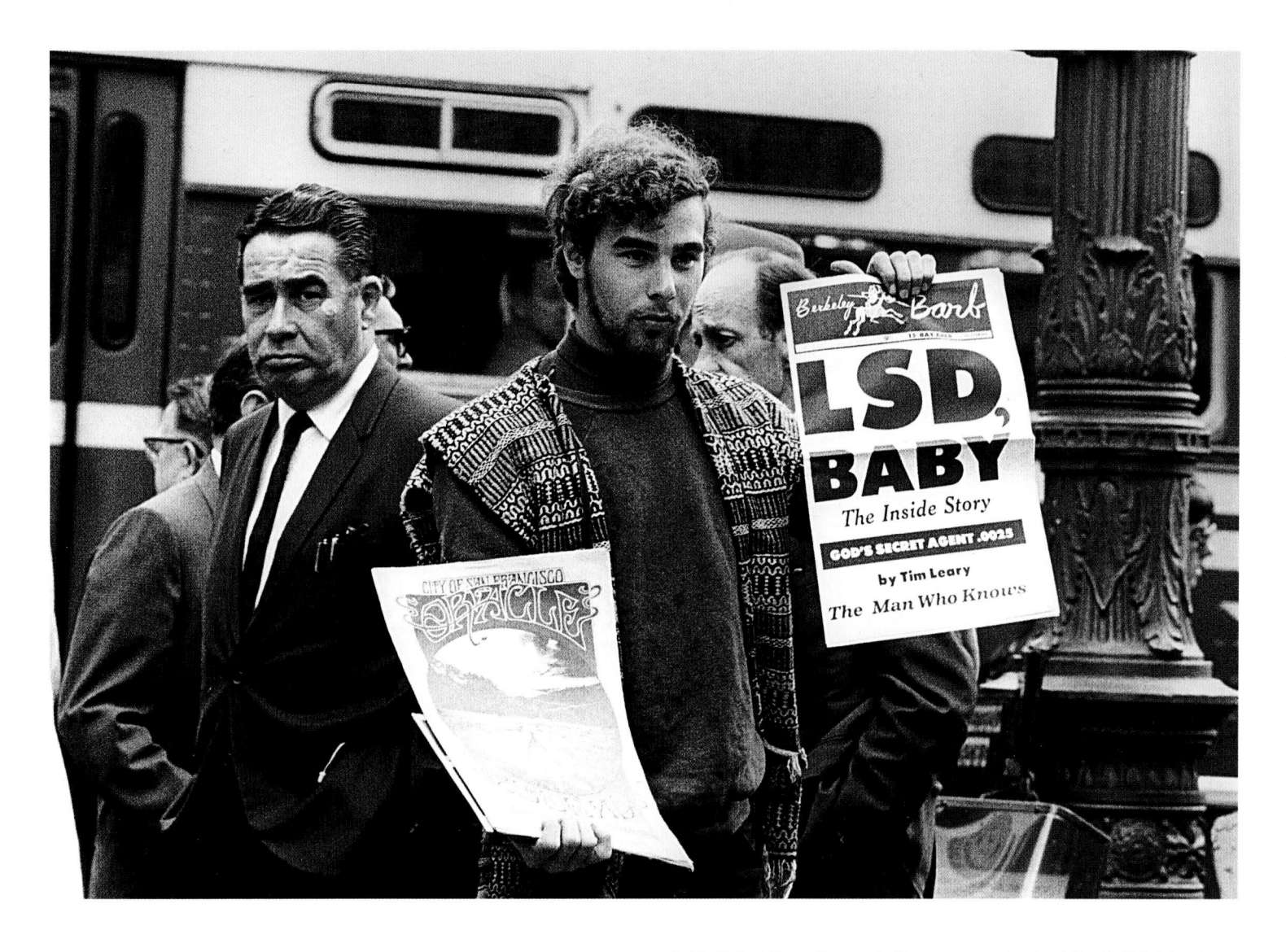

サイケデリックドラッグ 1960年代、ティモシー・リアリーとその信奉者などのドラッグ支持者は、LSDなどドラッグによる向精神効果にスピリチュアルな有用性があると考えていた。

ある薬草を調合したものを飲んで超自然的状態を得る。ただしこういう文化ではこの種の調合薬を飲むのは儀式の時だけと厳しく定められている。20世紀になると西欧の研究者もこの種の物質の向精神効果に強い興味を抱くこととなった。

ティモシー・リアリーとサイケデリック

"サイケデリック"という言葉は1975年、精神科医のハンフリー・オズモンド(1917-2004)によって作り出された。しかし一般に知られるようになったのは1960年代で、広めたのは米国の作家で心理学者のティモシー・リアリー(1920-1996)である。リアリーが1964年に出版した、チベット死者の書をベースにした著書『The Psychedelic Experience (邦訳：『チベットの死者の書-サイケデリック・バージョン』)』の中で彼は"サイケデリックな経験は新たな意識の領域への旅であり･･･その特性は言語概念や時空次元、エゴすなわちアイデンティティの超越である"と記している。

リアリーは幻覚剤を摂取することがこの新たな意識の領域へ至る道だと主張した。1960年のメキシコ訪問中に彼は初めて*Psilocybe mexicana*、すなわちマジックマッシュルームを試す。この体験から幻覚剤にはスピリチュアルな効果及び治療効果があると確信し、同年彼とリチャード・アルパート(後にラム・ダスの名で知られるようになる)はこのキノコやその他の幻覚剤の利用を促進しようとハーヴァード・サイケデリックプロジェクトを立ちあげた。リアリーは1963年にハーヴァード大学の教職を解かれたが、1996年に死去するまで米国カウンターカルチャーの主要人物であった。『The Psychedelic Experience』でもドラッグはそれ自体が目的ではなくひとえにマインドの別次元への鍵であると表明し、ヨーガや瞑想、信仰心などのアプローチもこの超越状態へ導く効果があると述べた。

現在、伝統的にシャーマンに用いられている精神活性(エソボタニック)植物物質や脳の中で内生する(自然に分泌される)神経化学物質による効果、またそれらの神秘体験及び意識の多次元性との関係について膨大な調査が進められている。

超自然的状態と超越状態 | 35

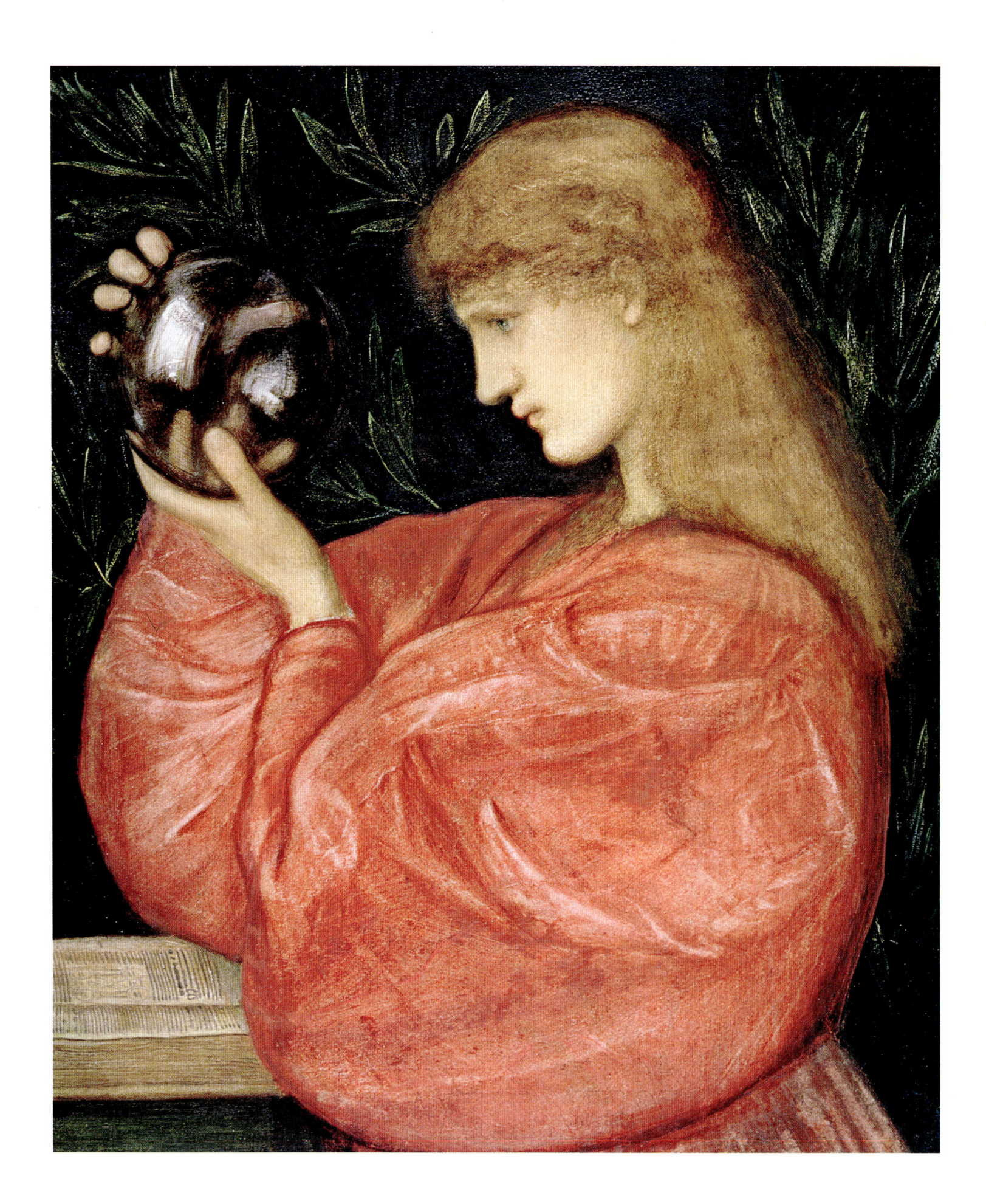

サイキックスキルと
マインドの様々な側面

心理学とその前身である精神哲学は観察と実験を通してマインドを理解しようとするものだ。しかしテストまたは測定するのが難しいにも関わらず、多種多様な社会や文化が特殊極まりない精神的能力を大事にし、非常に尊んできた。占星術師や占い師、預言者、シャーマンは皆"未知の力"を持っていると考えられ、古代ヒンドゥー教の聖典には、シッディと呼ばれる空中浮揚・テレポーテーション・テレパシー、占術などのサイキック能力の技能・才能について多少の記述がある。マインドに関する特殊能力を持つ人物には、古代エジプトのラー神官、デルフォイの神託を取りしきる女性神官のピュティア、フランスの予言者ノストラダムス（1503-1566）、最近では20世紀に米国で活躍したサイキック、エドガー・ケイシー（1877-1945）などがいる。しかしこれらの人々が備えていた能力とはいったい何なのだろうか。

サイキックセンス

現在"サイキック"という言葉は、クレアボヤンス・直観・テレパシー・チャネリングなど様々なスキルを持つ人々を総括する表現のようになっている。サイキッカーは通常五感では感じられないことを感じ取ることができ、隠された知識の扉を開き、自分だけではなく他の人の状態についても知ることができるというのが一般的な認識だ。"サイキック"な人は通常（絶対というわけではない）死者ではなく生者とコネクトするため、ここがサイキックと霊媒の違いだとされている。一方"霊"や"亡くなった人"からメッセージを受けて交信できる霊媒とシャーマンもサイキックといえる。

アインシュタインと相対性

サイキック現象はどのように説明すればよいのだろうか。東洋の伝統では生きとし生けるもの全てに"気"または"プラーナ"と呼ばれる宇宙エネルギーが流れているとされる。近代物理学もこの考え方を支持しており、アルバート・アインシュタイン（1879-1955）などの偉大な科学者も万物はエネルギーからできていると述べている。もしそうならいわゆる霊的に敏感な人はこの宇宙エネルギーまたは宇宙意識を認識してアクセスできるわけで、他の人のエネルギー場にアクセスし、時間と場所の制限を超えて相手の考えや経験を感じとることが可能ということになる。さらにアインシュタインの相対性理論によると、空間と時間は絶対的な概念ではない。アインシュタイン以前でも空間内にある物体は他の物体との関係によってのみ定義されると気づいていた人は多い。しかしアインシュタインはある事象から光が観察者に届くまでには時間がかかるため、時間も相対的なものだと主張した。通常はこの時間が極めて短いので私たちはイベントが即時に起こると考えている。しかし実はこれもそう見えているだけなのだ。多くの室内実験により、粒子がほぼ光速で移動している際は時間も相対的になることが確認されている。空間と時間が相対的なものならば、敏感な人がどのように過去と未来や物理的に離れた場所のことを見通しているのかについて、現代物理学——特に量子物理学——がその基本的な仕組みを解明してくれるかもしれない。サイキックと神秘主義者ならば意識は遍在していて分断しておらず、どこでもアクセスできるとさらりというだろう。

獲 得

昔から東洋の哲学者と賢人は空間と時間の相対性という概念を持っていた。こういう概念はマインドの産物であり、私たちの意識が拡大すれば現実に対する見方の限界が自ずと見えてくるはずだという。仏教の古い聖典『中論』にはこう記されている。

"仏陀はこういわれた。諸僧方よ、過去も未来も物的な空間も、人も、名前や思考の形、通称に過ぎず、皮相的な現実でしかない"

では誰もがサイキックパワーを手に入れることは可能なのだろうか。シッディ、すなわちスピリチュアルパワー及びサイキックパワーについて記されているヒンドゥー教の聖典には、クリシュナ神から直接授けられたという興味深い答えが載っている。

"自らの五感や呼吸、精神を完全に従え、自制心を持ち、いつも私を思う瞑想に没頭している賢人ならば、シッディが難しいことがあろうか"

占星術 水晶玉をのぞきこむ女性。19世紀のラファエロ前派、エドワード・バーン＝ジョーンズ画。

直観・予知・予感

直観は何らかの状況や対象、人について、

教わってもいないのにまたは瞬時に推論能力を超えて理解することである。

"第六感"と同義に用いられることも多く、**予感、予知、デジャヴ**などの経験も対象になる。

アインシュタインは"唯一本当に価値のあるものは直観だ"と語った。

直観・予知・予感に興味がある場合は以下も参照。
- サイキックスキル、p.40-41
- 無意識の解明、p.18-19
- 夢と夢分析、p.22-23
- タロット、p.62-63
- 過去世と過去世セラピー、p.50-51

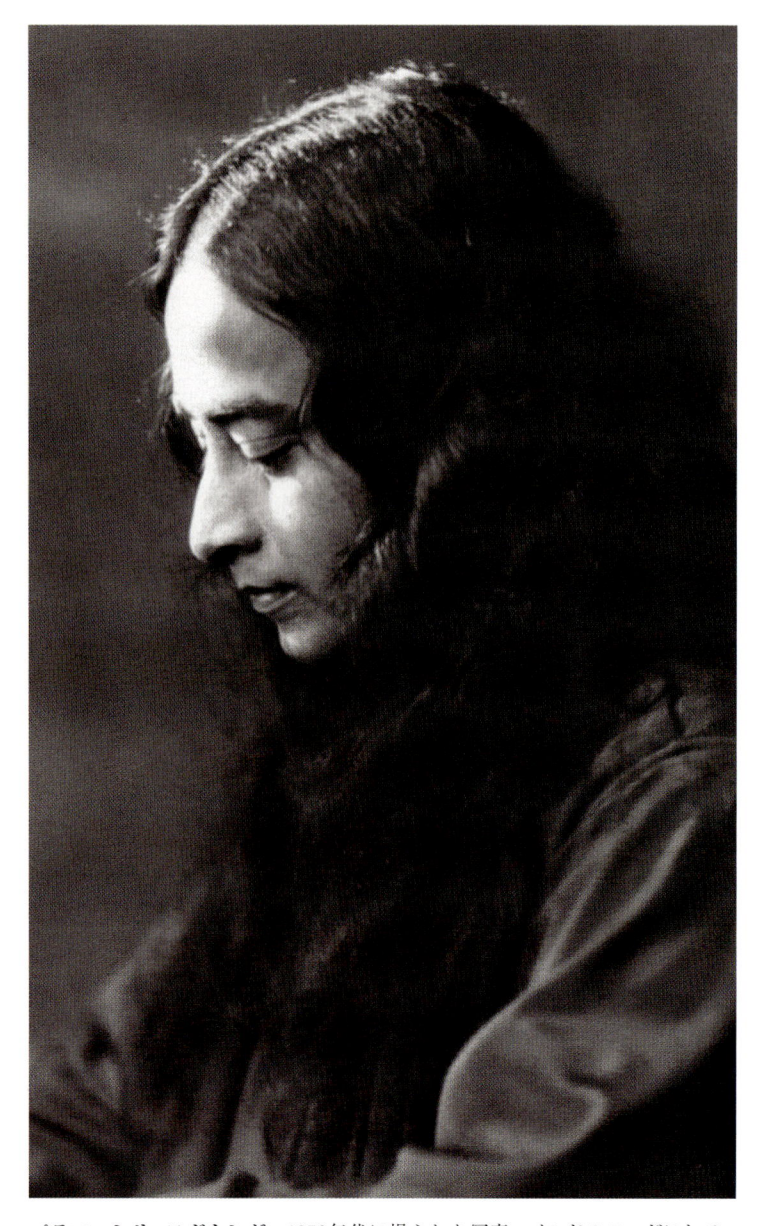

パラマハンサ・ヨガナンダ 1950年代に撮られた写真。インドのヨーギにしてグルのパラマハンサ・ヨガナンダは直観に従うよう弟子に教えた。

直観

英語で直観を表す"intuition"は、ラテン語で"中"または"〜で"を意味するinと、"〜を見る"または"見守る"を表すtueriに由来する。直観は人または状況に関して突然完全に"分かる"もしくは"確信する"ことと定義でき、ほぼ瞬時に起こる。実際に直観がどのような形で起こるかについては異論がある。実験心理学者と神経学者は脳の右側（参照→p.16）、すなわち視覚・音楽的スキル・創造性・感受性に関連する半球が関わるプロセスであると説明する。右脳が出来事を処理する時に強く感情が取り込まれるため、その出来事についての自分の行動または解釈が、通常の推論の範囲を越えて"絶対に"正しいと強烈に"思い込む"というのである。しかしどのような形で現れるにしても直観は奥深い神秘的な知る能力として私たちを"見守って"いるように思える。

別の解釈もある。無意識へと瞬時にリンクし、多くのニューエイジ系理論家が"知識の普遍的な倉庫"または"高次の意識"と表現する領域にアクセスするのが直観だというのだ。20世紀初期に活動したエソテリシズム作家のアリス・ベイリー（1880-1949）は、外部の神聖なパワーが直観で、それを個人が受け取って個人を通して発露すると考えていた。

発露の仕方はどうであれ、一般的に直観はパワフルな力だと認識されている。インドのヨーギにしてグル（導師）のパラマハンサ・ヨガナンダ（1893-1952）は直観について"光のようなもので知識の炎であり、魂からやって来る。知るべきこと全てを知る多角的なパワーを持つ"と述べている。またスイスの精神科医カール・ユング（1875-1961）は"直観は意識の側面であり、曲がり角の向こうを見ることを可能にしてくれる"と語った。

第六感

超感覚的知覚（ESP）とは既知の五感以外の感覚で情報を受け取る能力のことだ。ESPは"直観"、"第六感"、または砕けた表現だと"虫の知らせ"、"カン"、"ひらめき"などとも呼ばれる。"第六感"という言葉は、ノーベル賞を受賞した生理学者シャルル・リシェ（1850-1935）が1928年に出版した『Notre Sixième Sense（第六感）』の中で初めて使った。彼は他の感覚が処理できない特別な波動を感じとる第六感があるはずと結論づけている。予知・クレアボヤンス（透視）・テレパシーなどほとんどのサイキックスキルは何らかのESPが関わっていると考えられる

38 | サイキックスキルとマインドの様々な側面

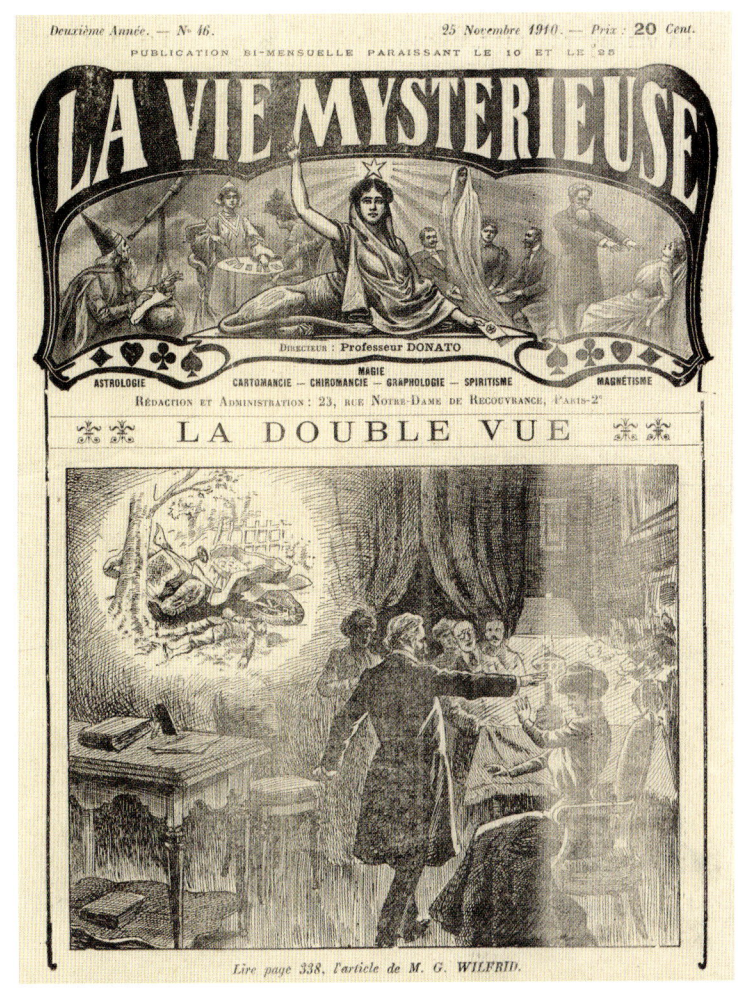

クレアボヤンス この本には、フランスのクレアボヤントが自動車事故にいとこが巻き込まれる様をトランス状態で語った記事が載っている。後に、まさにその日の夜に事故が起きたことが分かっている。

が、いずれも科学的手法ではまだ説明がつかない。

20世紀を通じ、ESPと直観に関する研究が科学者と心理学者によって数多く行われた。1930年代、ジョゼフ・ライン（1895-1980）と妻のルイーザは実験心理学についてサイキックな面から研究を始めた。霊媒や幽霊、霊などとの関わりを否定するためこの研究には"パラサイコロジー（超心理学）"という名がつけられる。1940年代と50年代、ラインに加え米国のコロラド大学とニューヨーク州ハンター大学の心理学者たちがそれぞれ試験や実験を行い、ESPが確認し得る現象であることを示唆する意義深い結果を報告した。しかしそのような現象が起こる理由についてはやはり説明ができなかった。ラインは無意識下におけるプロセスや人間のパーソナリティについてさらなる研究が必要だと主張し、その後数十年にわたって多くの研究者がこの命題を引き継いで今なお調査が続けられている。

予知

英語で予知を表すprecognitionの語源はラテン語で"先見の明"を意味する言葉である。予知とは未来を直接知る経験のことで、通常は夢の中で起こるが覚醒時にヴィジョンを見たり思いついたりする場合もある。またチャネリングや神懸かり状態、霊媒能力などによって誘発されることもある。予知については20世紀中に科学者が膨大な研究を行ってきた。英国の航空技師J・W・ダン（1875-1949）は自分の経験と調査から、私たちが気づいている以上に予知夢が多いことを発見した。予知を説明する理論として、予知の際にサイコキネシスエネルギーが解放されるというものがある。エネルギーが解放されると世界に連鎖反応が起こって予見された出来事が起こるというのだ。

予感

予知と混同されることも多いが、英語で予感を意味するpremonitionはラテン語で"前もって警告する"を表す言葉に由来する。予感は何かが起こるような気がするが正確に分からないことと表現できる。通常は覚醒時、その何かを言葉にはできないが、これから嫌なことが起こりそうだという虫の知らせを感じる。心理学者は楽しいことよりも不安に感じることのほうに敏感になるのが普通だからだと主張するが、こういう"虫の知らせ"を実際に感じる理由や仕組みはまだ解明されていない。

デジャヴ（既視感）

デジャヴは"未来を覚えていること"とも表現される。デジャヴはフランス語で"既に見た"という意味で、矛盾した不思議な現象だ。この言葉を作ったのはフランスの哲学者エミール・ブワラック（1851-1917）で、彼は1917年に出版されたサイキック能力に関する著書『L'Avenir des sciences psychiques（超心理学の将来）』でよく知られる。デジャヴとは、既に経験したことをくり返している、またはふとした時に、何かをする一瞬前にもうすでに経験しているような気がする、遠い過去に同じことをしていたように感じるなどの経験を指す。知っているのに知らない、つまり詩人のT・S・エリオットの言葉を借りれば、まるで出発した場所に戻り自分を初めて知った、という感じなのだ。

歴史的にもデジャヴは非常に興味を引くテーマだった。例えば14世紀の日本の僧、吉田兼好は"また、如何なる折りぞ、ただ今、人の言ふことも、目に見ゆる物も、我が心の中に、かかる事のいつぞやありしかと覚えて、いつとは思いでねども、まさしくありし心地のするは、我ばかりかく思ふにや"と記している。一方"ジャメヴ（未視感）"は、慣れた状況で理屈上は知っているはずなのに経験したことがないと感じることである。"ジャメヴ"を経験した人は一様に不可解で奇妙な感覚だったとコメントするが、この場合は過去を覚えていないわけではなく、慣れている感じが起こらないという。

デジャヴは短期記憶と長期記憶（短期記憶は現在の出来事を記録し、長期記憶は過去の出来事を記録する）の単なる神経学的な混乱であると証明しようとする科学者や心理学者も多い。他の種類のデジャヴは、デジャヴェキュ（既体験）、デジャセンティ（既感覚）、デジャヴィジティ（既訪問）などの言葉が当てられている。パラムネシア（記憶錯誤）——虚偽記憶症候群という言葉もある。

サイキックスキル

サイキックスキルに興味がある場合は以下も参照。
- 西洋占星術、p.56-57
- タロット、p.62-63
- 他の占術、p.72-73
- チャクラとオーラ、p.172-173

具体的なサイキックスキルとテクニックには**クレアボヤンス、サイコメトリー、テレパシー、サイコキネシス**などがある。これらのスキルを備える人は時間・空間・事象の他の次元にアクセスできるとされる。このスキルは生得的なものとされることが多いが、特殊なテクニックを練習することで身につけることも可能だ。

クレアボヤンス（透視）

13世紀までさかのぼれるフランス語、clairvoyantに由来する言葉で"はっきりと見る"を意味する。一般的にクレアボヤンスは"第2の視覚"を持っている、または"第3の目"もしくは"心眼"で見ることとされる。これは超感覚的知覚（ESP）により他人について正確に知る能力である。クレアボヤントは人間・経験・出来事などの情報を読み出し、無くなった物を見つけ出し、隠された情報を明らかにし、相手のオーラを見て、霊とコミュニケーションを取れると信じられている。

クレアオーディエンス（透聴）

この言葉はフランス語でそれぞれ"クリア"と"聴く"を指すclairとaudienceに由来し、超感覚的に"はっきりと聴く"という意味を持つ。クレアオーディエンス能力を持つ人は音やトーン、場合によっては音楽を敏感に聞き取る。ただし通常の聴覚によって聞くのではない。また生物の声や思いはもちろん霊の声も聞き取ることができる。

クレアセンシェンス（透感）

クレアセンシェンスという語はフランス語で"クリア"を指すclairと"感じる"を指すsentienceに由来する。クレアセンシェンス能力を持つ人は心的イメージではない強烈な感じを覚える。それによって相手または状況について何かを"感じる"もしくは探知することが可能になる。多くのサイキックがこの方法を利用して他の人のエネルギーや気分・感情・気持ちを感じとる。クレアセンシェンスと関連する他のサイキック感覚には"クレアガスタンス（味を感じる）"と"クレアエイリエンス（においを感じる）"がある。

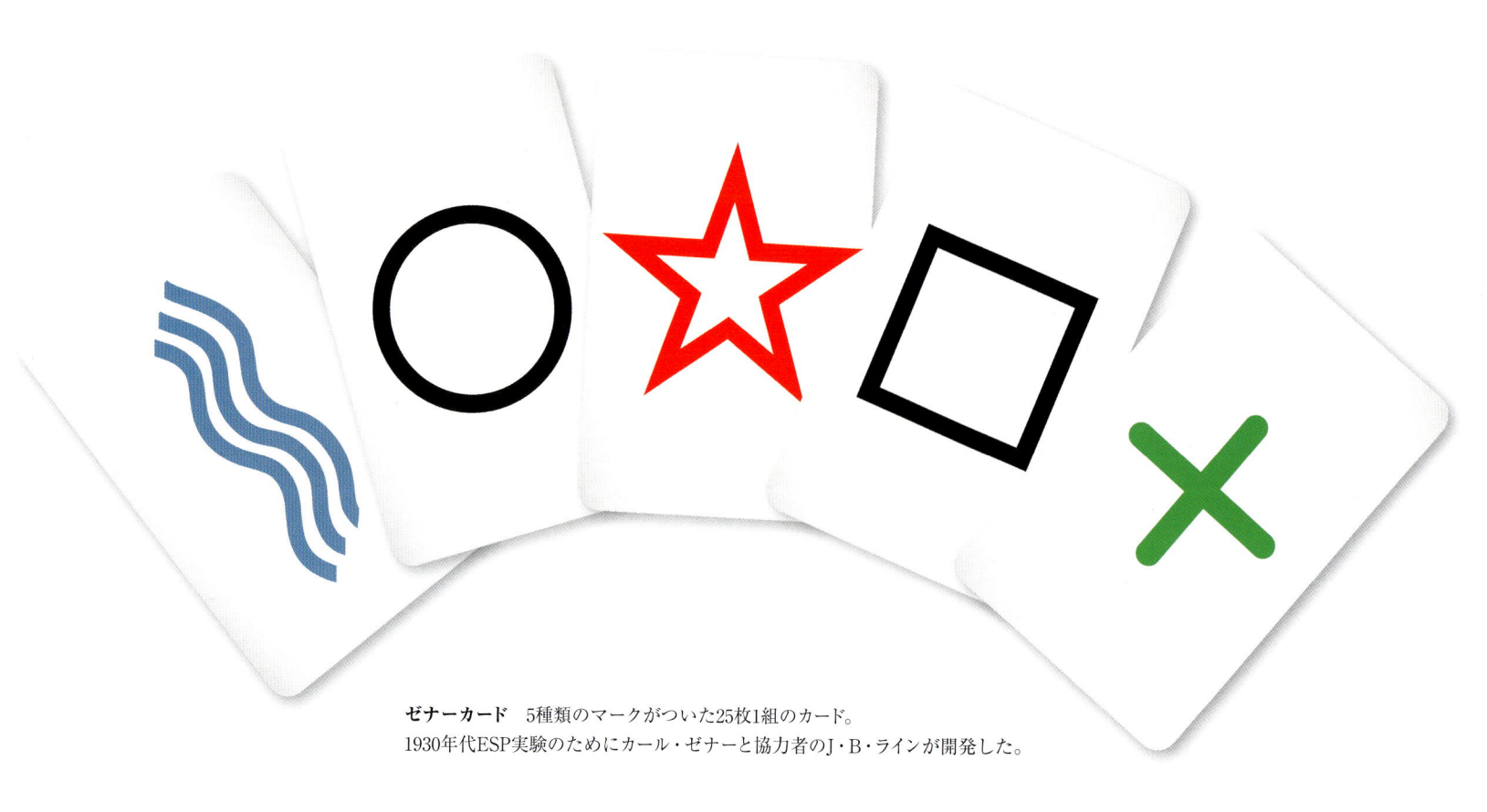

ゼナーカード 5種類のマークがついた25枚1組のカード。1930年代ESP実験のためにカール・ゼナーと協力者のJ・B・ラインが開発した。

サイキックスキルとマインドの様々な側面

クレアコグニザンス（透知）

フランス語で"クリア"を指すclairと"知る"を指すconoissanceに由来する言葉で、やはりこれもESPの1種だ。他の人について、なぜ、どのように知ったのか正確には分からないままサイキックな情報を受け取る人のことである。

サイコメトリー

サイコメトリーはギリシャ語のpsyche（魂）とmetron（測る）に由来する言葉で、腕時計や服の一部など持ち物に触れることで相手の情報をサイキック的に読み取る能力の事である。サイコメトリーという言葉は1840年代にジョセフ・ローズ・ブキャナン（1814-1899）が考案した。サイコメトリーは観客から提供された持ち物について分析するショーとして人気を博した。持ち物に触れた後、サイコメトリー能力者が観客に向かって本人以外誰も知らない身辺のことを語るわけである。

テレパシー

テレパシーという言葉はギリシャ語で"遠く"を表すteleと"〜に影響を受ける"を意味するpatheiaに由来する。2人以上の人の間でESPを介して思考・気持ち・考えが伝わる現象を指す。心霊現象研究協会の創設者でもある古典学者のW・H・マイヤーズ（1843-1901）が、それまで用いられていた"思考伝達"という言葉に代わる表現として提唱した。古代ヒンドゥー教の文献にもテレパシーが登場し、5つのシッディの1つまたはヨーガと瞑想によって得られる能力だと記述されている。

20世紀のパラサイコロジスト（超心理学者）はゼナーカードで個人間のテレパシー交流をテストする実験法を考案した。これは5つの異なる特徴的なマークを使う方法だ。"送信者"は1枚のカードに集中してそのマークを頭に描くよう求められる。別の1人、"受信者"はESPによってその情報を受けとめようとする。テレパシーに距離は関係ない。1971年、宇宙飛行士のエドガー・ミッチェルは月からゼナーテレパシー実験を行っている。またガンツフェルト実験法という手法では、送信者は受信者から遙かに離れた場所にいて、受信者は管理され電磁気的に遮断された環境下で一切の感覚インプットのない状態に置かれる。そして送信者が受信者にテレパシーで同時に、または遅れて情報を伝えられるかどうか確かめる。

シルバメソッド

これは1940年代にホセ・シルヴァ（1914-1999）が考案した自助プログラムで、その後1960年代に市場に出た。右脳の使い方を学ぶことでIQを高めてサイキックな意識を強化できるという。ポジティブ思考やヴィジュアライゼーションテクニック、瞑想などの手法を実行すると、サイキックな領域のソースにアクセスが可能になる。この方法により、まだ開発されていない生得的感覚にリンクできるようになるというのがシルヴァの主張だ。さらには遠方にある物や場所を見る、または高次の知性とリンクしてガイダンスを求めるなど自分の精神力を特定の目的に向けることができるようになる。シルバメソッドは人間性心理学に似た潜在能力回復運動というセラピーテクニックと合わせて使われることも多い。

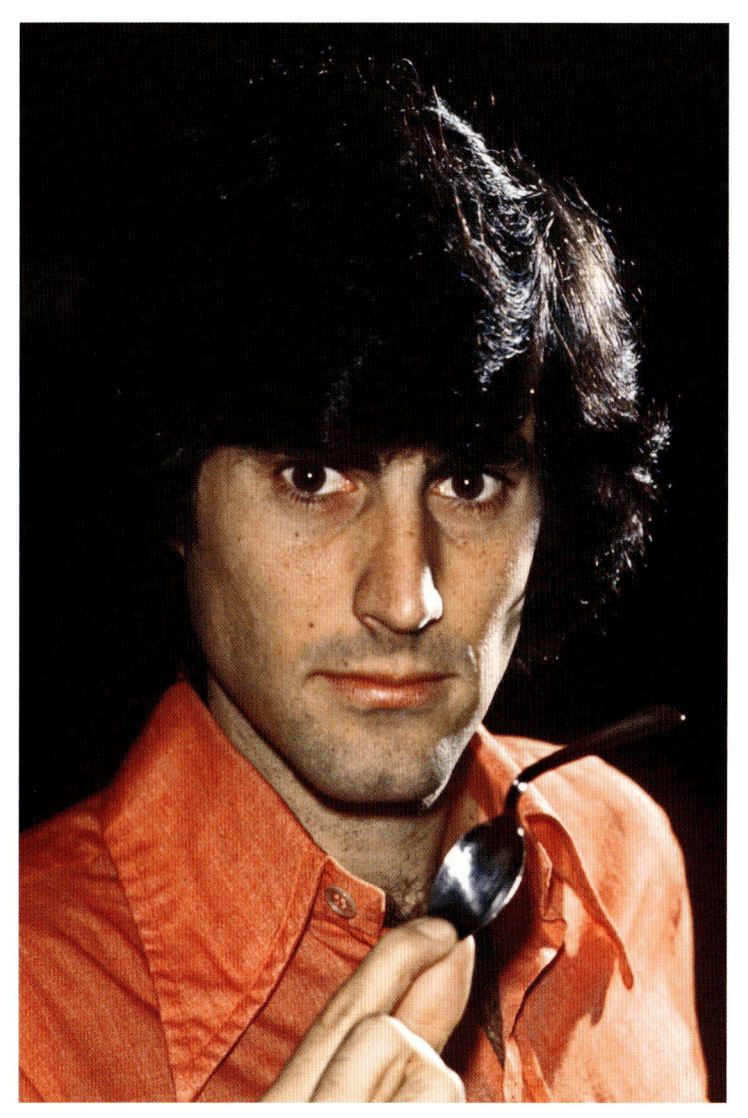

ユリ・ゲラー　イスラエル生まれのユリ・ゲラーはマインドのパワーのみを用い、サイコキネシスでスプーンを曲げられるという。

サイコキネシス（念力）

サイコキネシスという言葉はギリシャ語で"魂"または"活気づけるスピリット"を指すpsycheと、"動き"を表すkinesisに由来する。1914年、作家であり出版業者でもあるヘンリー・ホルト（1840-1926）が、物理的に力を加えなくてもマインドまたは"魂"が対象物を動かす力を持つことを表すために作った用語である。空中浮揚・変身・テレポーテーション・思考投影・オブジェクト変形（マジシャンであるユリ・ゲラーのスプーン曲げなど）はいずれも一般的にサイコキネシスに分類される。後の1934年にはパラサイコロジストのジョゼフ・ラインによってサイコキネシスという言葉が心理学界に紹介される。古代ヒンドゥー教の文献にもテレポーテーションがシッディとして記され、熟達者に可能な技とされている。

テレキネシスはさらに限定的で、ESPによって対象物または物質を動かすものとされる。ロシアのサイキック研究家アレクサンダー・N・アクサコフ（1832-1903）が1890年に提唱した言葉で、当時はポルターガイスト事件など幽霊・スピリット・超自然的な能力による物体の移動を指すものだった。

チャネリング

これは特殊な霊媒行為を指すニューエイジ用語である。チャネラーは"高次のソース"とリンクして情報にアクセスし、クライアントにこの情報を伝える。チャネリング法には様々な種類があるが、通常はスピリットガイド、アセンデッドマスター、グリッド、もしくはチャネラーの"ハイヤーセルフ"を通して行われる。

チャネリングに興味がある場合は以下も参照。
- 神智学、p.270-271
- 瞑想、p.78-79
- アメリカ先住民の信仰、p.232-233
- 心霊主義、p.194-195
- 聖なる幾何学、p.250-251

チャネリング法

チャネリングにはいくつかの方法がある。1つはスピリットガイドとコミュニケーションをとる方法。もう1つはチャネラーがトランス様状態になり、積極的に自分の身体を貸す形でスピリットガイドに語ってもらう方法である。この場合声や使う言葉が本人と大きく異なるケースが多い。チャネラーは文字通りコミュニケーションのための"チャネル"もしくは"導管(水路)"となるわけだ。トランスチャネリングはアメリカ先住民のシャーマンや古代エジプトの神官、デルフォイの神託を降ろす巫女などが行った。また19世紀末に広まった降霊会でも霊媒が好んで用いた。ただしチャネリングと霊媒行為には大きな違いがある。霊媒は亡くなった霊や魂とコンタクトするが、チャネラーは高度に進化したスピリットティーチャーまたはマスターを探し出してコミュニケーションを取るのが普通である。

スピリットガイド

より深遠な意識に至るまでチャネラーを見守り、教え導き、癒して助ける存在だとされる。1人につくスピリットガイドの数は本人の経験によって異なる。教え導くスピリットは多くの名で呼ばれ、1度に複数の人間とリンクできる。スピリットがヒーリング・スピリチュアルな進歩・問題解決など特定の目的のためにチャネラーの元を訪れることもある。人気が高く著名なチャネラーにはジェーン・ロバーツ(1929-1984)とそのスピリットガイドのセス、マーガレット・マッケルロイとマイトレーヤ、J・Z・ナイトとラムさらがいる。

アセンデッドマスター

多くのニューエイジチャネラーがアセンデッドマスターと呼ばれるガイドとコミュニケーションを取っている。アセンデッドマスターとは"アセンション"というプロセスを経て高次のスピリチュアル意識に到達し、

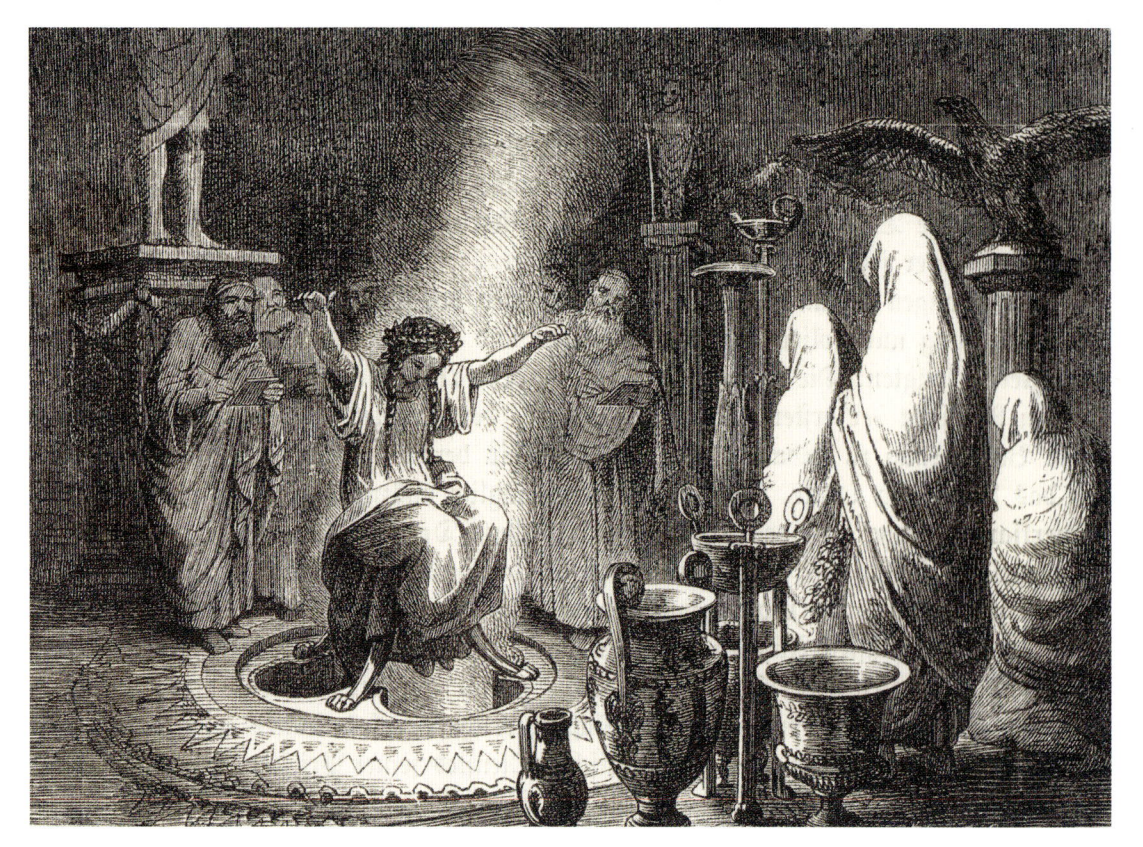

デルフォイの神託
これはデルフォイで神託を受けるピュティアの図。トランス様状態に入って神からのメッセージをチャネリングし解釈する。

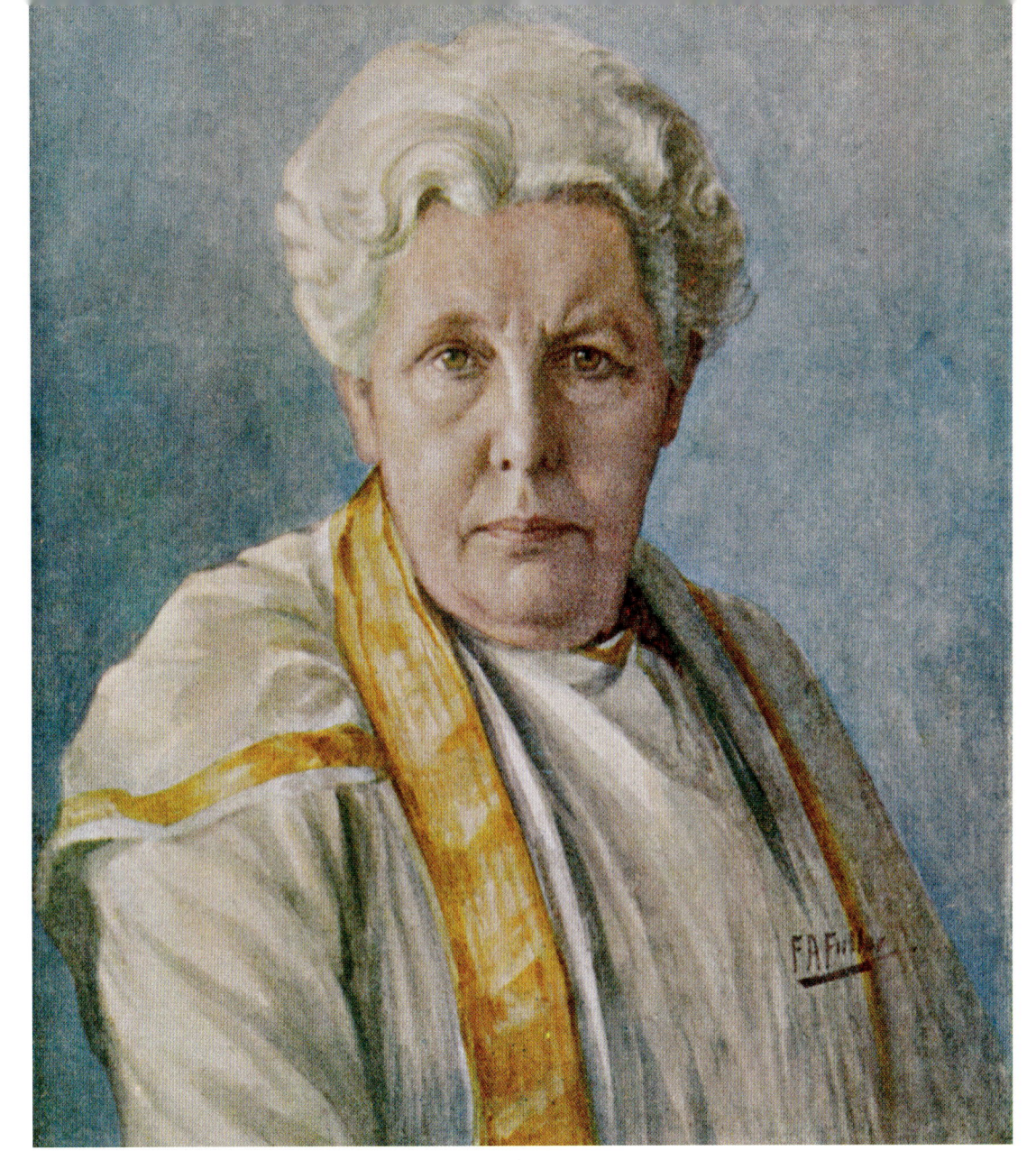

アニー・ベサント
神智学協会の会長、アニー・ベサント。過去世の存在を固く信じ、セント・ジャーメインなどアセンデッドマスターの過去世を詳細に描写した。

天の聖なる場所から人類のために挺身しているとされる存在だ。一般的にはイエスや聖母マリアなどのスピリチュアルな人物がアセンデッドマスターだと考えられている。

19世紀には神智学の創立者であるマダム・ブラヴァツキー（1831-1891）がヒマラヤに住む高度に進化した存在である"マハトマ"というマスターからメッセージをチャネリングで受け取り、アセンションした霊的指導者の存在が注目を浴びることになった。ブラヴァツキーは"…私たちは彼らから全ての神智学的真理を引き出した"とコメントしている。ブラヴァツキーのガイドの別名はクートフーミという。

神智学協会におけるブラヴァツキーの継承者、アニー・ベサント（1847-1933）とチャールズ・B・リードビーター（1854-1934）はアセンデッドマスターという概念を提唱し、その過去世を詳細に記述した。中でも有名な人物の例がセント・ジャーメインである。別名をマスター・ラコジまたはマスターRといい、最後にフランシス・ベーコンとして生を受けた後にアセンションしたとされる。彼の過去世にはアトランティスの司祭長であるマーリンやクリストファー・コロンブスなどがある。

神智学の教えによると、アセンデッドマスターらは人類全体としてのスピリチュアルな求めに気を配っているという。この点において仏教の菩薩やキリスト教の聖人に似ている点がある。

スピリチュアルな進化と"アセンション"の概念はうまくかみくだかれて1993年にセレスティンシリーズで『The Celestine Prophecy（邦訳：『聖なる予言』）』という小説に描写されている。

"グリッド"

情報にアクセスするニューエイジ的なアプローチには"クリスタリングリッド"を読むというものがある。これは神聖幾何学の原則から生まれた概念だ。この"グリッド"は配電盤のようなもので、世界の命あるもの全てと万物を結びつけ一定の周波数で振動している。ある人間がチャネリングをするとその"グリッド"の周波数に接触（接続という方が近いかもしれない）することになる。例えばあるスピリットにチャネリングしたいならばその周波数標識にチューニングしてメッセージを聞くわけである。つまりラジオの周波数ダイヤルを合わせるようなもので、各"ステーション（放送局）"は特定の周波数で振動しており、それが色・チャクラ・オーラ・オカルトのシンボルと対応するとされる。

チャネリング | 43

サイキックプロテクション

サイキックプロテクションとはマインドと意志の力を利用して個人のエネルギーと環境を強化するものだ。儀式・ヴィジュアライゼーション・浄化テクニック・クリスタル・サイキック能力強化法・**クロージングダウン**を用い、ネガティブなエネルギー・呪い・霊の憑依・サイキックアタック・ジオパシックストレス等から守る**サトルプロテクション**を得るとされている。サイキックプロテクションは落ち着いてバランスの取れた心と**ポジティブな態度**が基本である。

サイキックプロテクションに興味がある場合は以下も参照。
- 体外離脱体験、p.46-47
- ヨーガ、p.106-109
- チャクラとオーラ、p.172-173
- クリスタルヒーリング、p.166-167
- コズミックオーダリングと豊かさ、p.52-53

サトルプロテクション

　直観やサイキックスキルを使う人は、自分のエネルギー場をクリアに保ち、安全な空間でワークができるようにサイキックプロテクションも行うことが多い。チャネリングを行う、または体外離脱体験を誘発する際は霊体を引きよせないようにするためにサイキックプロテクションが必須だとされる。サイキックプロテクションはサイキックアタックや呪い、外界からのネガティブなエネルギー吸収から身を守ったり対抗したりする手段のことだ。また自分の内部にある不安やネガティブな要素の影響を受けなくなる効果もある。まず肉体にきちんとグラウンディングするのが最適なプロテクション法で、さらに腹式呼吸による深呼吸を行い地球に深くリンクする意識を保つことでこれをサポートする。

　浄化して適切なプログラムを施したクリスタルを携帯するのも安全を確保する手軽な方法の1つだ。ブラックトルマリン・琥珀・スモーキークォーツなどを用い、毎日1日の終わりに流水で浄化する。

　不安を持たないこと、賢明にワークを行うこと、エネルギー場をクリアに保つこともサイキックプロテクションとして有効だが、儀式やサイキック能力強化法、ヨーガやチャクラワークなど特定の信条や浄化テクニックを用いる他、他人・状況・場所のエネルギー場が個人の微細エネルギー場とどのように影響し合うかを理解しておくこともサイキックプロテクションになる。

ヴィジュアライゼーション

　これはマインドのパワーを使って心の目にイメージを映し出すことである。ただし実際に何かを"見"なくてもヴィジュアライゼーションのパワーは引き出せる。例えば守られているという思いを持ち、右ページにあるように光のバブルに包まれていると感じるだけでもプロテクションとしては十分だ。守護天使・守護動物・守りの剣・明るい白色光が周囲の空間をなぎはらってネガティブな要素を一掃する様をヴィジュアライズしてもよい。ヴィジュアライゼーションテクニックはプロセスに集中するのに役立つ。効果は文字通り心の中にしかるべきイメージを"見る"のでも、ポジティブな態度でイメージを強く思う方法でも同じである。

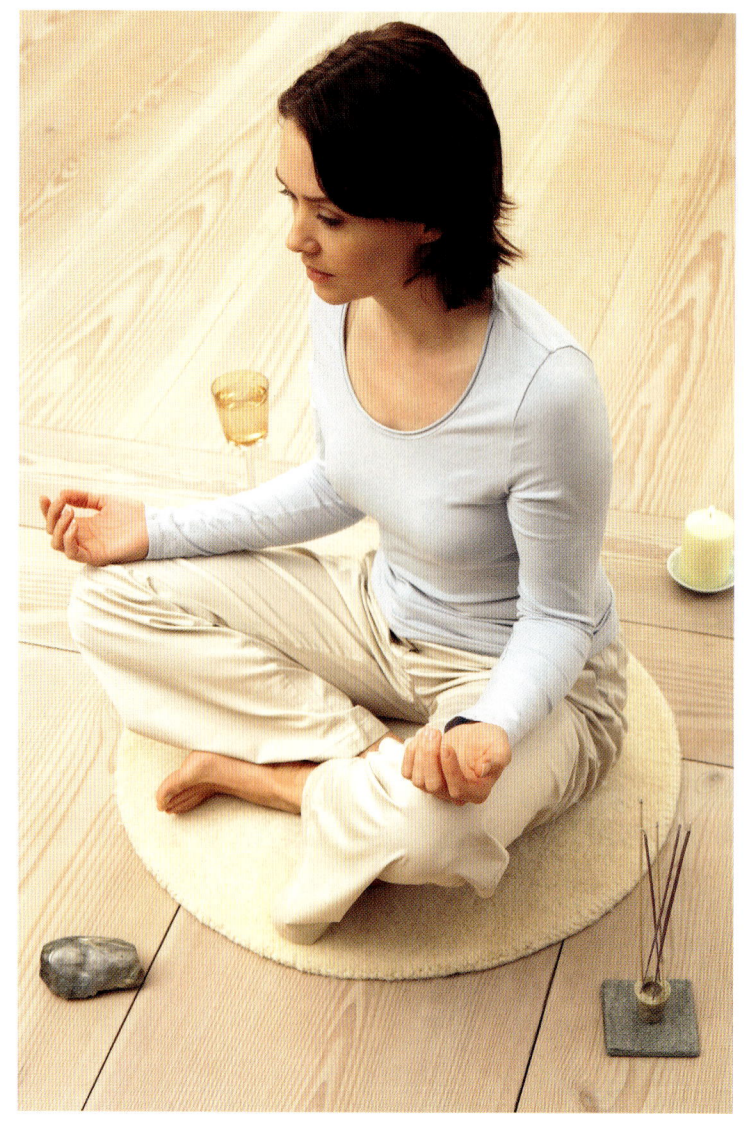

魔法円　風・火・水・地のエレメントを用いて手軽に魔法円を作ることもできる。この形には強力なプロテクション効果がある。

44　｜　サイキックスキルとマインドの様々な側面

光の防御バブル

これはあらゆる場合に有効なサイキックプロテクション法で、マインドのパワーを用いて身のまわりに防御フィールドを作る。1日の始まりにバブルをヴィジュアライズするとよい。以下は手順を説明するエクササイズ。

目を閉じて軽く穏やかに呼吸をする。身体の前方、腕の長さ程の位置に注意を向ける。明るい光のバブルをイメージする。バブルはゆっくりとふくらんであなたを包み、あなたは光のバブルの中心に座っている。バブルは足の下、頭の上、背中の後ろ、身体の前を巡るように包み込んでいる。この守りの明るい光のエネルギーがあなたに降り注ぎ、あなたのオーラを浄化して強固にする。そしてバブルの外側がクリスタルの表面のように固くなり結晶化する。どこに行こうともこのバブルがあなたを守ってくれる。

浄化テクニック

伝統的な浄化テクニックは数多くある。例としては湯に塩を入れて入浴するまたは戸口に塩を置く、スイートグラスかセージ、またはインセンスでスマッジングをする(煙でいぶす)、エッセンシャルオイルを焚く、ベルまたはチベットのシンギングボウルかティンシャ(小さなシンバル)を鳴らすなどがあげられる。以下のエクササイズのように呼吸も昔から身体の浄化に使われてきた。

少し間をあけてしっかりと両足を床につける。膝は力を抜いて弾力を持たせておく。両手はへその上にV字型に当てる。次に腹部に向けて深く息を吸い、手のひらの下のスペースに浄化のための空気を引き込む。そこで一瞬息を止め、大きなため息をつくように一気に息を吐き尽くす。ネガティブなエネルギー・破壊的な感情・ストレス・緊張が全て息と共に身体を出ていくのが感じられるはずだ。そこで一瞬間を置き、もう1度腹部に向けて、深部まで浄化するべく大きく息を吸い込む。いったん息を止めてからフーッと息を吐きだし、さらにエネルギーを浄化する。最低4回くり返す。

次に息を吸いながら光のバブルがいくつも身体の中にあふれんばかりに入ってきて、あなたという存在のあらゆるスペースを喜びにあふれたまぶしいエネルギーで満たす様をイメージする。息を吐く時もこの光は身体の中に保っておく。

クロージングダウン

サイキックなリンクの切り離し方を知っておくことは、最初にリンク法を覚えるのと同じくらい重要である。足を踏みならすのはよく使われる方法の1つで、セッションの終わりを象徴する。夕暮れ時に花びらが閉じるように各チャクラ(参照→p.172)が閉じる様をヴィジュアライズするのも効果的とされる。

ポジティブな態度

安心感を得られない原因としてありがちなのが不安やネガティブな思い込み、感情の抑圧である。ネガティブな考えや感情はネガティブな出来事を引きよせるとされる。そのため効果的にサイキックプロテクションを行うためにはポジティブな態度を取るように努め、楽しい気持ちとポジティブな信念に集中する方がよい。例えば今までの人生で一番嬉しかったことを思いうかべ、再び自分の中にそれと同じ気持ちを再現しようと思い定めるのも1つの方法だ。

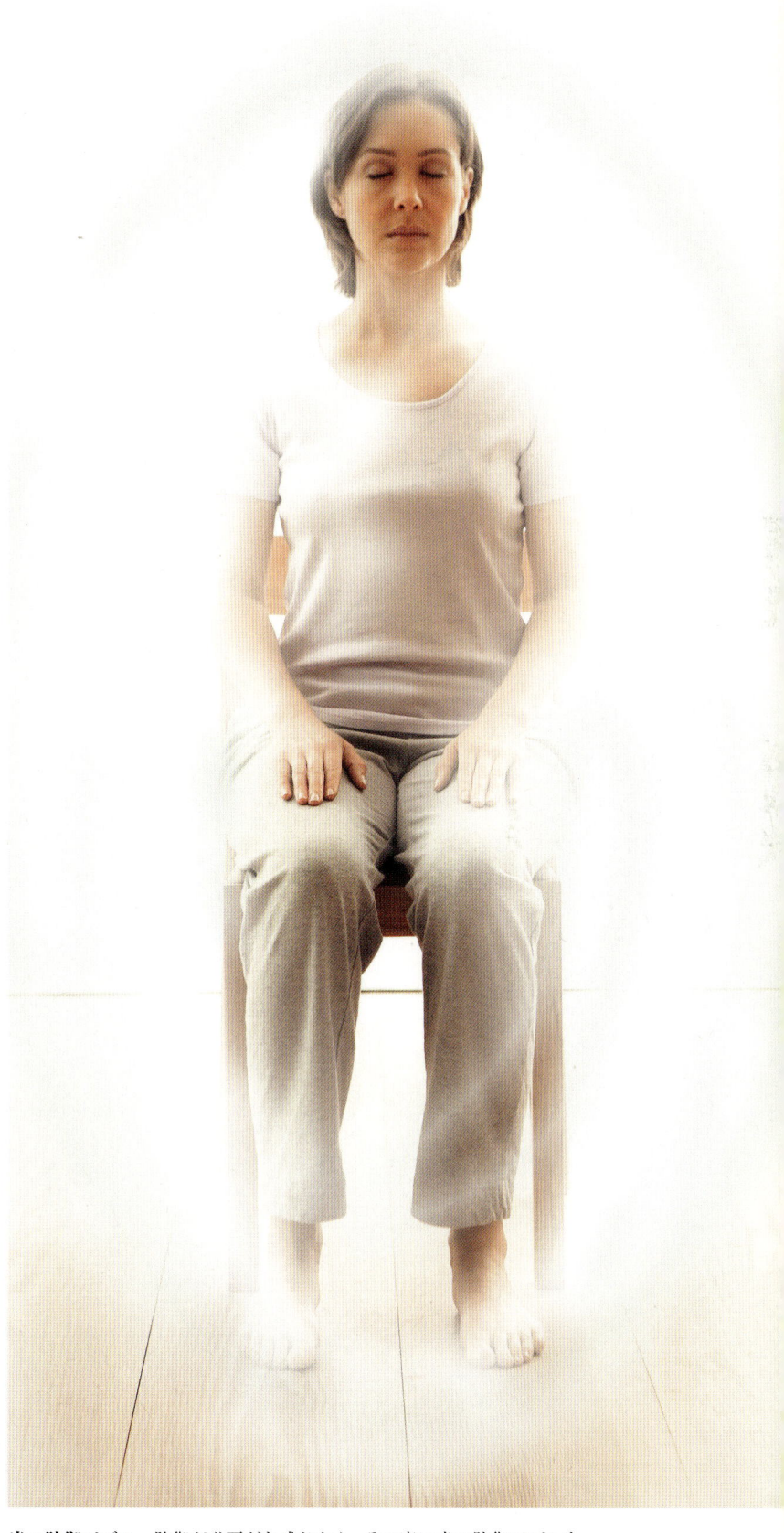

光の防御バブル 防御が必要だと感じたら、その度に光の防御バブルをヴィジュアライズする。

体外離脱体験

体外離脱体験（OBE）とは肉体から離れ、

マインドが身体とは別に活動する感覚を覚えることだ。

この体験は無意識の内に起こることもあるし、様々な手段を用いて誘導することも可能だ。

密接に関連するスピリチュアルな状態にはアストラルプロジェクションがある。

またリモートヴューイングは肉体を抜け出して自分を見るというサイキック能力である。

体外離脱体験に興味がある場合は以下も参照。
- 特異体験、p.48-19
- 夢と夢分析、p.22-23
- 超自然的状態と超越状態、p.34-35

体外離脱体験が起こる時と理由

一般的に体外離脱体験は寝入りばなや急速眼球運動（REM）期に入る時と出る時、明晰夢を見ている時に起こりやすいようで、強い不安を感じたり深く心が動かされたりすることもある。体外離脱を体験したという人の話によると、自らの意志で肉体から抜けた、何か分からない力によって引っ張り出された、または不意に肉体の外にいる状態に気づいたなどと状況は多様だ。体外離脱体験は文字通りの現象だというシンプルな説明もある——人間の意識が人体から離れ、物質界の物質的な枠に妨げられることなく移動するというわけである。

神経科学では、脳の様々な部位が刺激を受けることで体外離脱体験が起こると説明される。講師であり作家であるスーザン・ブラックモアは、体外離脱体験中の本人は身体からの感覚入力が遮断されていると考えている。本人が見ている世界は感覚情報によるものではなく、毎晩夢で見ているように実世界のレプリカを作り出す脳の能力によって投影されたものだという。しかしこの理論では、多数のOBEに共通する特徴といえる、肉体から少なからぬ距離で起こった出来事や遠方の人について見てきたことを語れるのはなぜか説明がつかない。

体外離脱体験の誘導

意識的に体外離脱状態になる方法は数多くある。作家でありOBEのパイオニアであるシルヴァン・マルドゥーン（1903-1969）が用いた前腕"トリック"もその一例だ。マルドゥーンはベッドで眠りに落ちる際に前腕を直立させておいた。意識を失うと腕が倒れるが、これによってマインドが覚醒状態に戻る。意図的に覚醒状態と睡眠状態の狭間に留まることでトランス様効果が誘導され、体外離脱体験の感覚のきっかけを作る効果がある。OBEを引き起こす他の方法としては、明晰夢を見る他、深いトランス状態になる、ヴィジュアライゼーションワークをするなどがあげられる。またヴィジュアルイメージには浮遊感や心中の思いが空中に投影される現象などが伴う。

心理学者や科学者は、脳に磁気刺激を与える、感覚を遮断する、感覚に過負荷を与える、脳波を同期させるなど機械的に体外離脱体験を起こす導入法をそれこそ数多く用い、調査してきた。体外離脱体験はケタミンやDMT（ジメチルトリプタミン）などの幻覚剤でも誘導できる。米国の神経科学者マイケル・パーシンガー、そして最近では英国のヘンリック・エールソンがOBEが起こる機構について研究と実験を行い、通常の神経学的理由があることを証明している。

アストラルプロジェクション

アストラルプロジェクションの概念は、人間には肉体とは別に非物質界を移動できるスピリチュアルボディがあるとする点で体外離脱体験と

幻想の絵 この絵は1970年代にスーザン・ブラックモアが自ら体外離脱を体験した後に描いたもの。体験中に見た木のトンネルが見て取れる。

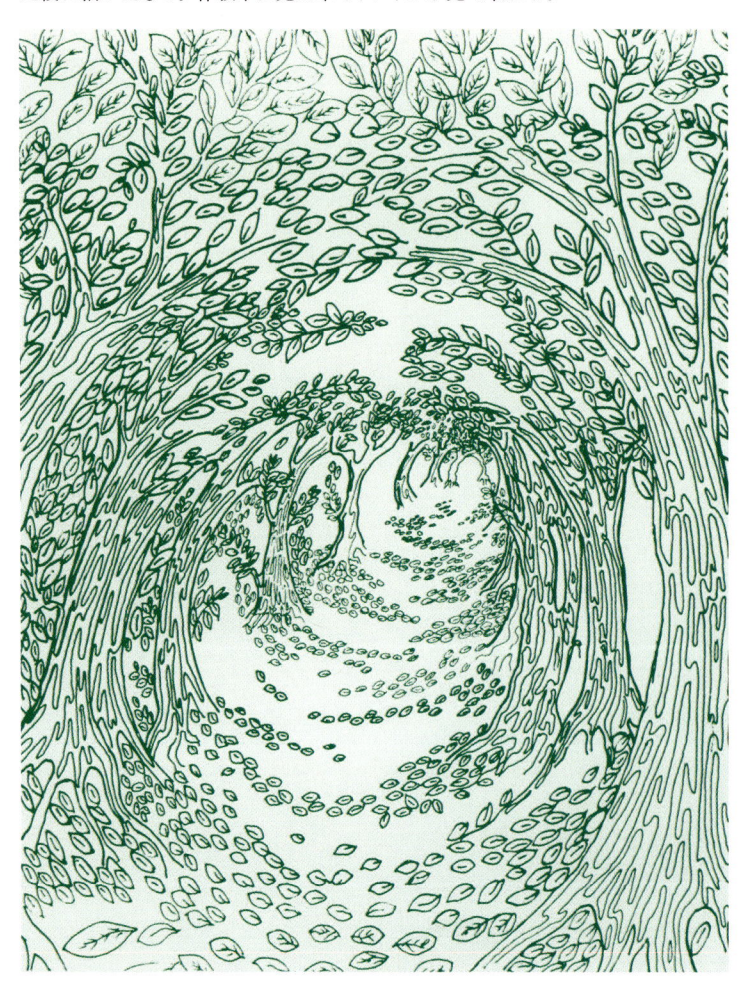

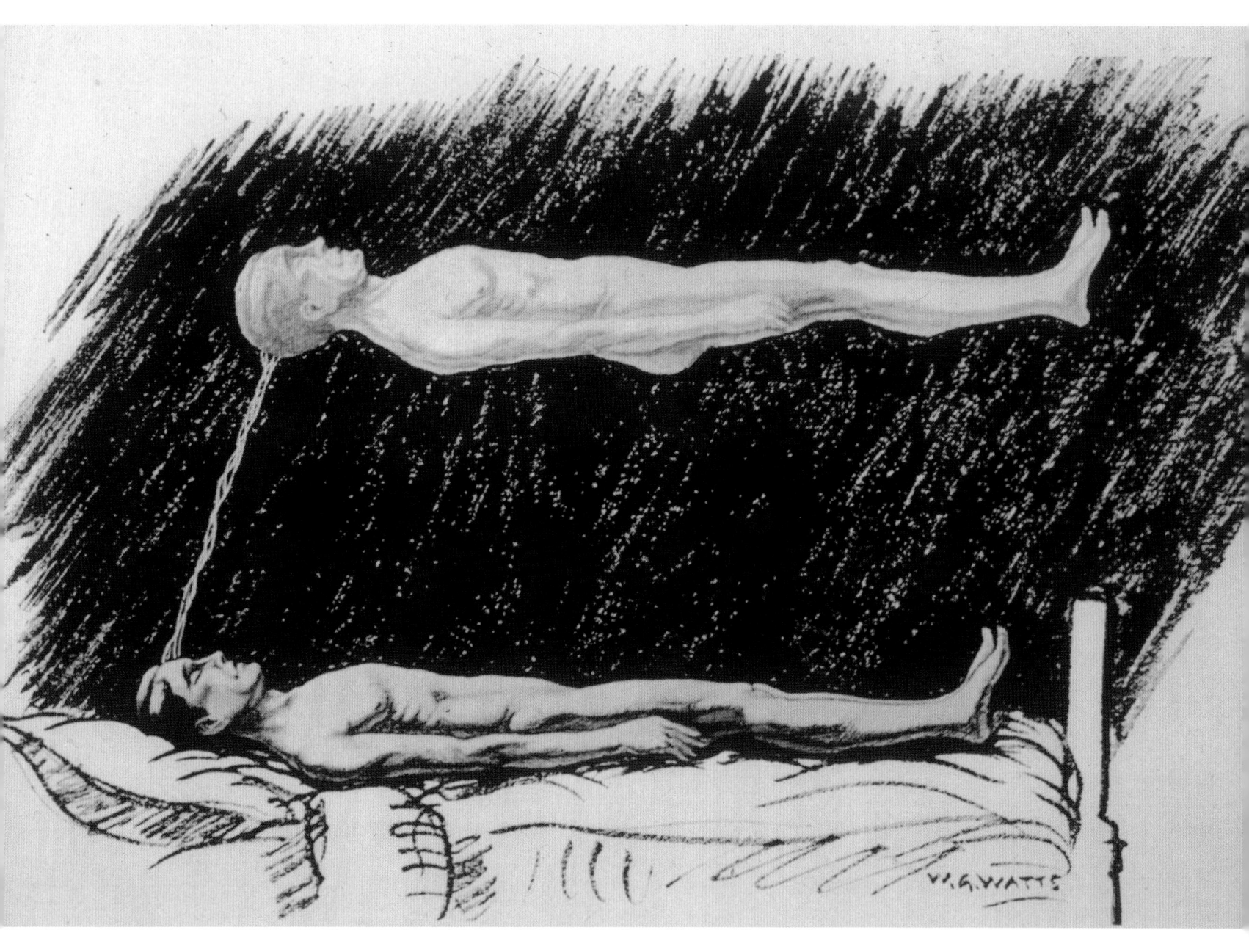

やや異なる。この非物質界（次元）はアストラルまたはエーテル、スピリチュアル界などと呼ばれる。つまり"アストラ"すなわちスピリットが身体から抜け出してこの次元を移動するのがアストラルプロジェクション体験である。このためアストラルプロジェクション中はほぼ制約なく意識の移動が可能だが、物質は感知せず、別次元のアストラル体やアストラル的存在のみを認識する。アメリカ先住民のシャーマンがこの状態について語っている他、古代ヒンドゥー教の文献にも記録されている。

リモートヴューイング

"リモートヴューイング"とは1974年に物理学者のラッセル・タークとハロルド・パソフが考案した言葉で、見えないように隠されている遠方の対象物について情報収集する方法のことだ。ロッドを用いて水脈を探すダウジングに似ているが、ロッドの代わりにマインドを使う。無くした指輪探しから秘密の会合の間諜、遠くの惑星の透視まで実に様々な

アストラルプロジェクション このイラストレーションは1929年にシルヴァン・マルドゥーンによって描かれたもの。アストラル体がフィジカル体の上に浮いている。2つの体はコードでつながっている。

活用法がある。リモートヴューイングが広く知られるようになったのは1990年代、物議を醸した米国のスターゲイト計画が明るみに出た後のことである。ロシアでも同様の計画が行われていた。スターゲイト計画はジョー・マクモニーグルなどのサイキックを採用して秘密の情報を探ろうとした。計画はその有効性について議論が交わされた結果公には1994年に終結した。現在は脳のアルファー波レベルの増加・変化を根拠にリモートヴューイングの極意を解き明かすというウエブサイトが多数ある。

特異体験

特異体験に興味がある場合は以下も参照。
- 夢と夢分析、p.22-23
- 体外離脱体験、p.46-47
- 瞑想、p.78-79
- 超自然的状態と超越状態、p.34-35

特異体験には様々な**特徴**があるが、肉体や日常的意識から離れ、通常は体験後にも変容が続く深遠な気づきをもたらすような、人生を豊かにする自発的"超越体験"と総括することができる。臨死体験、UFOとの遭遇、その他のサイキック体験などが特異体験に含まれる。

特異体験の特徴

明晰夢や臨死体験、体外離脱体験については長年調査が行われてきたが、特異体験は比較的最近に作られた包括的用語で、かつて米国ノースカロライナ州ダラムにあるデューク大学超心理学研究室のリサーチフェローだったリーア・A・ホワイト(1931-2007)が考案したものだ。通常の研究者は特異体験が幻覚または神経学的もしくは脳内の現象ではないか、臨死体験者は臨床的に死んでいたのかという点に注目するが、ホワイトは特異な体験が変容をもたらす残効に関心を寄せた。特異体験は心理学や神経学、物理学では説明がつかず、ホワイトが"新たな視界が開ける窓"と表現した窓を開ける。特異体験は手術・瞑想・サイキックワーク・催眠時や幻覚剤の使用中に起こることもある。厳密にいえば体外離脱体験や臨死体験は体験者の人生において深遠な影響を残したケースに限って特異体験に分類することができるが、特異体験はこの種の体験すべてを包括する言葉になってしまっている。

ホワイトは以下のように特異体験の特徴を定めたが、その妥当性については異論があり、本人が体外離脱体験や明晰夢を自ら誘導できるようになった場合に特異体験と呼べるかどうかも問われている。

- 自発的に起こる。
- 生理的及びスピリチュアル的に高められた状態になる。
- 超越的な体外離脱意識。
- 自我及び宇宙の他の次元と互いに結びつき合った感覚、一体感。
- 体験者の自分という感覚がそれまでの境界を越えて拡大する感覚：新たな現実への道が拓く、世界観の変化。
- 意識の継続的な拡大が始まる。人生が"意味で満ち"てくる。

臨死体験

臨死体験のほとんどが大手術や、自動車事故・溺れかける・心臓発作などの衝撃的な出来事の間に起こるというが、昔から臨死体験は報告されている。ごく初期の記録の1つに、BC380頃にプラトンが著した『国家』に登場する"溺れた男"の例がある。また8世紀の修道士である尊者ビードはノーサンブリアの男の話を記録している。その男は"死から甦り、見てきたことを語った。はらはらするほど恐ろしい内容もあれば、楽しい話もあった"という。

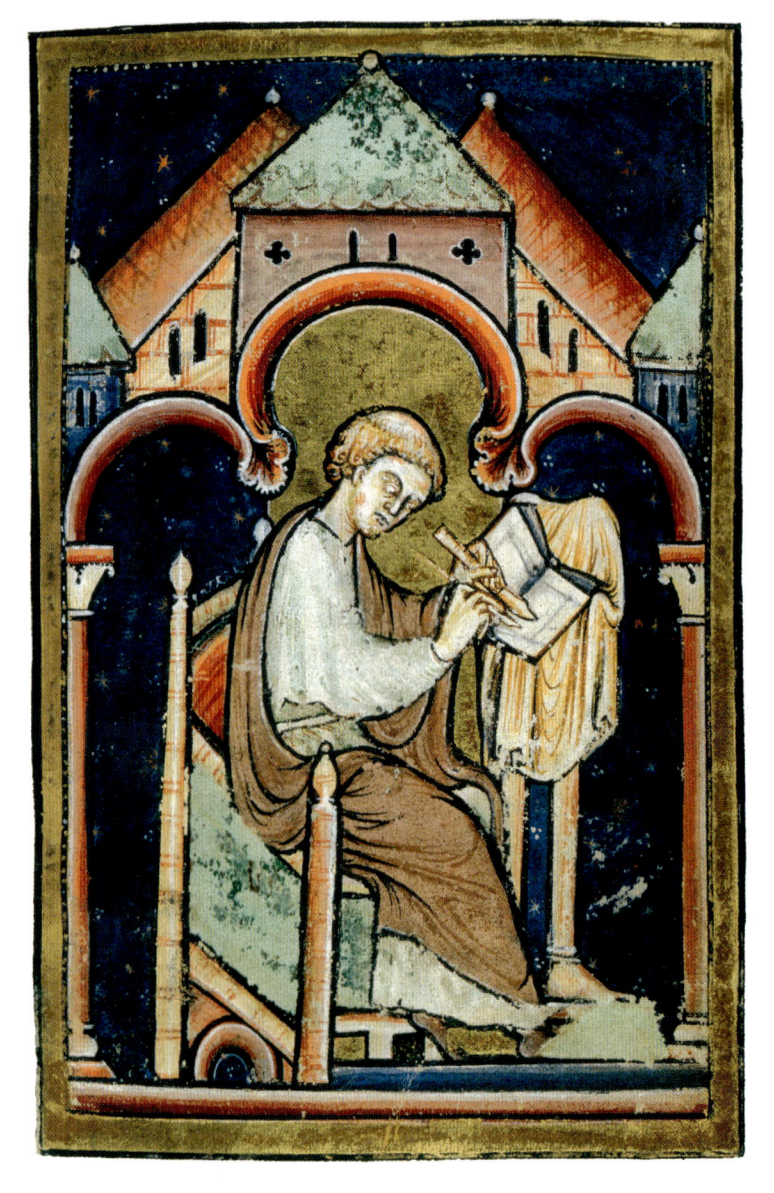

尊者ビード 12世紀後半の写本。尊者ビードは8世紀に英国で初めて著書『Historia Ecclesiastica Gentis Anglorum（イギリス教会史）』に臨死体験を記した。

48 ｜ サイキックスキルとマインドの様々な側面

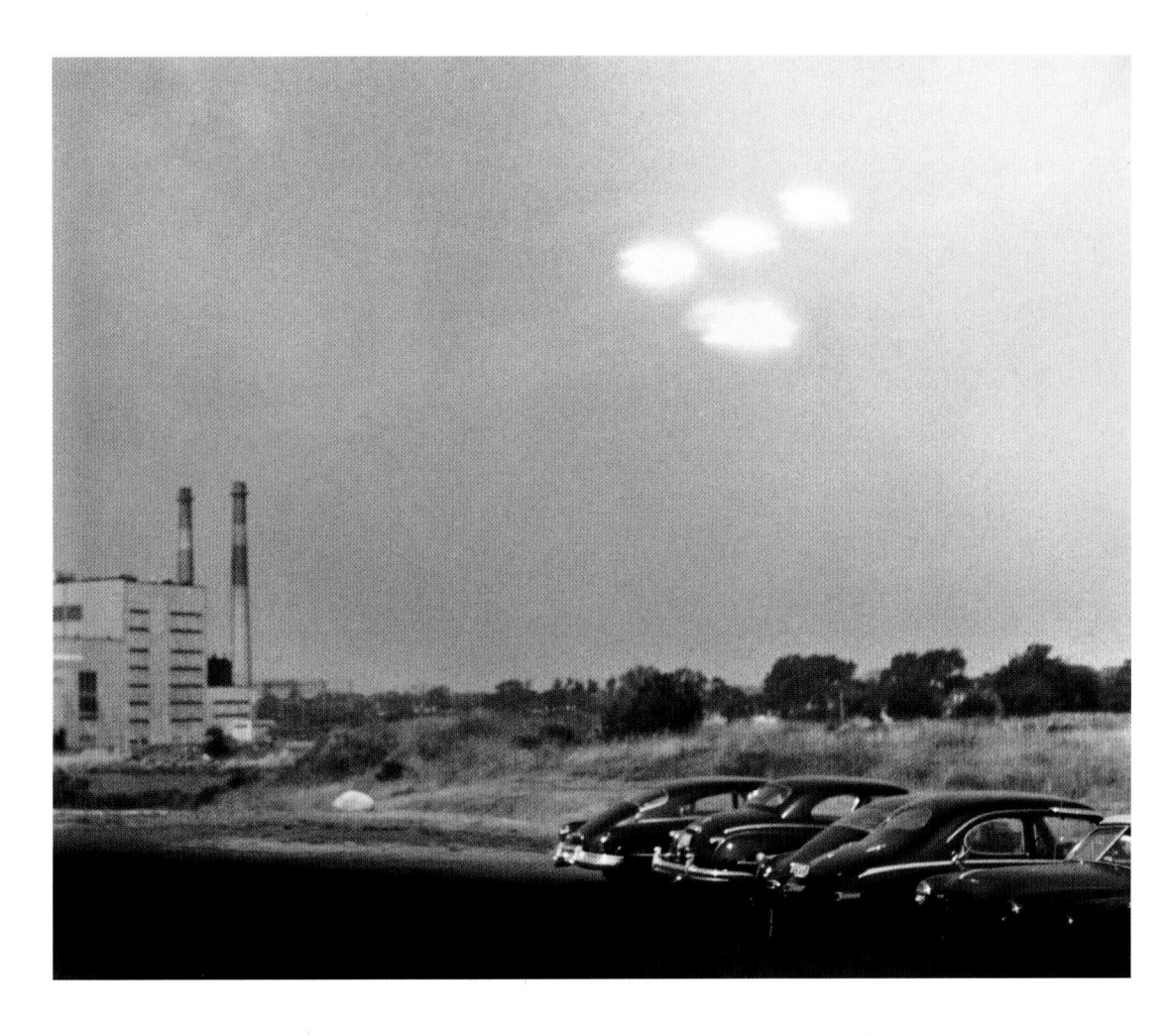

UFO
この写真には明るく輝く4つの未確認飛行物体が写っている。1952年7月15日9：35amにマサチューセッツ州セーレムの駐車場上空に出現した。

　最近の臨死体験者にはジョン・C・ホイーラーがいる。彼は溺れて死亡を宣告されたが翌日生き返った。その手記には自分の身体の回復など経過を全て描写できたと語られている。肉体に戻るのは嫌で仕方なかったが強制的に戻されたとも記し、人生を変えてしまう臨死体験の効果を"あの体験をするまで私は不可知論者だった･･･しかし人生に対する見方全てが変わった。あれ以来スピリチュアルな存在状態を露ほども疑ったことはない。人間は二元的な存在で肉体はその劣った部分だ。こうなのではないかという可能性をいっているのではなく、事実を語っているのだ。私にとってそれは分かり切ったことなのだ。"とまとめている。

　臨死状態でも"身体"を持っている感じはしたが、後に残してきた身体とは大きく性質の異なるものだったと語る体験者が多い。共通しているのが既にこの世を去った血縁者や友人を見かけ、この世と霊界の境を象徴する何らかの障壁や境界に近づくという点だ。圧倒されんばかりに強烈な歓喜・愛情・安らぎに満たされるのが普通だが、全員が安らかな思いを感じるわけではない。また盲目の人が臨死体験をすると非常に鮮明な視界が開け、自らの肉体をケアしてくれている人たちの服の色や容姿を描写することができる。

　2008年からはサウサンプトン大学のサム・パーニア博士により、いくつか選ばれた英国の病院で臨死体験を対象にした3ヶ年の調査計画が実施されている。

　以下にあげるように臨死体験の報告には定番的な特徴が見られる傾向がある。
● 肉体は概して完全に意識不明または"死亡"状態にある。
● 前もって意図していたわけではないのに意識が不意に肉体を離れる。
● 深い安らぎ感に満たされる。
● 体験者は光のトンネルを抜けていく。
● 体験者は輝くように愛情を放つ存在に迎えられる。これは信仰上の人物であることが多い。
● 亡くなった親族が現れる。
● 体験者には美しい音楽が聞こえ、素晴らしい光景が見える。
● 魂が鮮烈に、また感慨を抱いて人生をふり返る。
● 体験者はまだ途中の課題とその道程を認識する。
● 体験者は選択肢を与えられるか戻るように告げられる。

　臨死体験については実に多くの議論が交わされている。精神医学の準教授リック・ストラスマンは内因性（自然に分泌される）DMT（ジメチルトリプタミン）によって意識が身体を離れるのが助長されるのではないかと示唆して物議を醸した。一目置かれている英国の顧問精神神経科医ピーター・フェンウィック博士は300例以上の臨死体験を調べて"･･･我々には大変な科学的問題が残された･･･まるで精神と脳が――データが正しいとすれば――別々に存在するように思われるのだ"と述べている。

特異体験 | 49

過去世と過去世セラピー

過去世と過去世セラピーは、生まれ変わりの信仰と、人は過去世を経験していて過去世を知ることで"今生"の目的を理解するのに役立つという概念を軸とする。チベット仏教などのスピリチュアルな活動では過去世が重要なテーマだ。現在は過去世退行、中間世退行、過去世リーディングなど受けられる過去世セラピーが増えつつある。

過去世と過去世セラピーに興味がある場合は以下も参照。
- ヒプノセラピー、p.30
- 創造的ヴィジュアライゼーションと誘導イメージ法、p.33
- 仏教、p.208-209
- ヒンドゥー教、p.204-205
- アメリカ先住民の信仰、p.232-233

過去世

過去世信仰は生まれ変わりを信じていることが前提だ。言葉を変えれば人間の霊的存在すなわち魂が違う肉体を得て再び生まれるということである。生まれ変わりは古代からある概念で、多くの伝統的信仰の核となっている。例えば紀元前800頃にさかのぼれるインドの『ウパニシャッド』という聖典では生まれ変わりが重要な要素である。他にも古代ギリシャ・古代スカンジナヴィア・イヌイットなどのアメリカ先住民・スーフィー教・ヒンドゥー教・チベット仏教に加えて現代のスピリチュアリズムの一部では、人間の霊的存在は死後もう1度生まれ、別の人間の肉体へ転生するという思想を信奉している。この本質は"魂"、"霊"、"霊的本質"、"気"、"ハイヤーセルフ"などと呼ばれる。

生まれ変わり

仏教の転生信仰では独立した不変の"魂"が生まれ変わるのではなく、宇宙エネルギーが新たな形を取って生ずると考える。この点でニューエイジやヒンドゥー教を土台とする信仰とは異なる。しかし人間の"魂"は1つの肉体に居を定め、その肉体が死ぬと魂はそのうち他の肉体に"生まれ変わる"とする見解が一般的だ。また近代の多神教やアフリカの信仰の一部、秘教信奉者、神秘主義的哲学者においては、ある人生から次の人生に移る前に何らかのスピリチュアルな段階または次元を通り抜けねばならないと信じられている。"来世"信仰は過去世の存在が前提だ。転生するにはまず過去世がなければ始まらないからだ。

生まれ変わりの主な教義の1つに"カルマ"がある。これはどんな人生を送ったかが次の人生に影響するという考えである。カルマ（サンスクリット語で"行為"を意味する）の概念は多岐に渡るが、全て（"善行"や"悪行"）に結果が伴う一連の過程であり、刻一刻と変化しているという。

過去世は人智学やサイエントロジーなどの運動の核でもある。人智学の創始者ルドルフ・シュタイナー（1861-1925）は、"魂"は1つの文化や人種に留まらず、転生する度に新たな洞察と経験を得ていくと考えた。シュタイナーによれば未来と過去は絶えず衝突状態にあり、この緊張から現在が生まれるという。過去の出来事とこれから起こる出来事の間には、個人が自由に選択でき、自分の運命を作れるスペースがあるという考え方なのだ。

過去世を生きていたと信じる有名人も多い。ヘンリー・フォード（1863-1947）はかつてゲティズバーグの戦いで殺された兵士だったと確信していたし、ジョージ・S・パットン将軍（1885-1945）は自分がカルタゴのハンニバルの生まれ変わりだと信じていた。元ビートルズのジョン・レノン（1940-1980）は自分がナポレオンの生まれ変わりでオノ・ヨーコはナポレオンの妻のジョゼフィーヌだったと考えていた。

過去世セラピー

現在利用できる主な過去世セラピーには過去世退行・中間世退行・過去世リーディングの3つがある。1980年代に中間世退行を創始したパイオニアの1人、米国のヒプノセラピストであるマイケル・ニュートンのセッションは最長4時間程続いた。過去世退行セラピーは1950年代初期から広範に発達し、ヘレン・ウォンバック（1925-1986）、ブライアン・ワイス、ロジャー・ウルガー、ジュディ・ホール、アンディ・トムリンソンなどの主要な著者による文献がある。

過去世退行

これはセラピストが誘導イメージ法やボディワーク、軽い催眠状態を用いてクライアントの過去世の記憶を呼びだすテクニックである。過去世退行は感情または心理的な問題の解決によく用いられる。また過去世を思い出すことでスピリチュアルな覚醒をもたらす目的にも利用される。ほとんどのクライアントに現世の問題を解き明かす手がかりとなる過去世のエピソードがある。例えば親密な関係を築くのが怖い人は、過去世で手ひどく裏切られたためかもしれない。過去世退行セラピストは過去世から解決されないまま持ちこした傷（魂の"カルマ"）が現在の心理的問題の原因で、"リフレーム"などの方法で癒すことが可能だという。

中間世退行

これはセラピストがクライアントに催眠をかけて2つの人生の中間に退行させるテクニックだ。つまり"中間世"にある魂・霊・霊的本質と再リンクするということである。これは霊的（スピリチュアル）退行とも呼ばれる。中間世退行を受けたクライアントの多くが過去世からの旅立ちやどのように霊界を通過したかを思い出すなど、似たような経験または"記憶"を語る。中間世に退行している際、本人はスピリットガイドまたは進化を

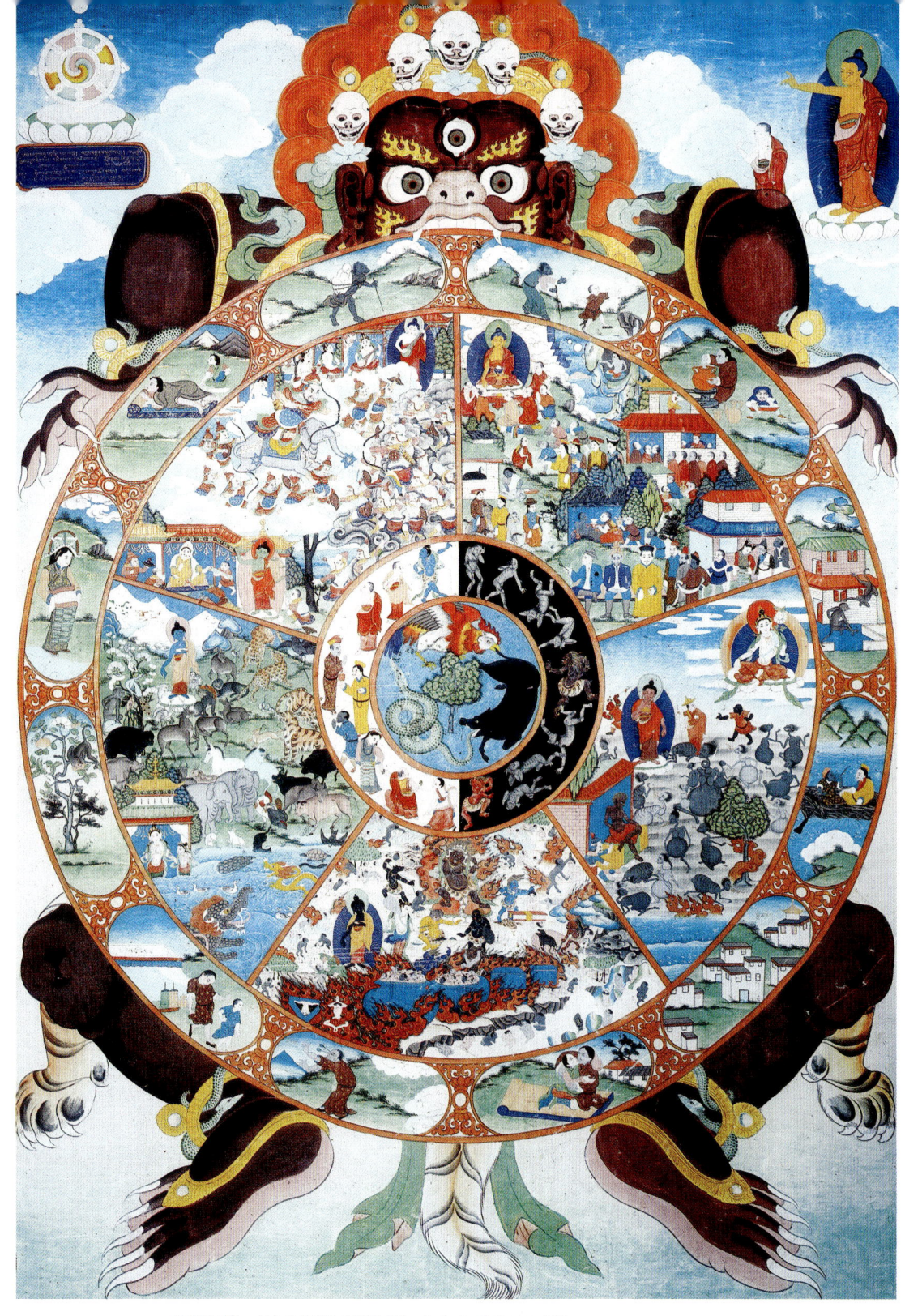

輪廻の輪 これは輪廻の輪を描いたチベットのマンダラ。
仏教の瞑想でよく使われ生まれ変わりの概念を表している。

遂げた魂の助けを借りて過去世を見返し、次の人生の計画を立てて、現世を好転させるのに役立つ過去世での強みを選び出す。

過去世リーディング

リーディングをするセラピストはある過去世の特定の時期に注目することもあるし、いくつかの人生を通覧してとある期間で止まり、重要な出来事に目を留めることもある。1つの人生から次の人生に持ちこされる未解決の感情的問題は、現世で生きるためのガイドととらえることも人生という旅路で足止めを食らわせる障害と見ることもできる。

過去世と過去世セラピー | 51

コズミックオーダリングと豊かさ

現在、人生をより良い方向へ変える方法として**ポジティブ思考のパワー**への関心が非常に高まっている。しかしその人生を変えるような潜在力は昔から知られていた。コズミックオーダリングはポジティブ思考のパワーをもう1歩進めたものだ。**宇宙にオーダーすれば**宇宙がそれを形にするという考え方が基本的な原理である。

コズミックオーダリングと豊かさに興味がある場合は以下も参照。
- 精神と脳、p.16-17
- 認知行動療法とマインドフルネス、p.28-29
- ヒプノセラピー、p.30
- 創造的ヴィジュアライゼーションと誘導イメージ法、p.33

ポジティブ思考のパワー

近年コズミックオーダリングや引き寄せの法則──思考はエネルギーを持ち、類似する宇宙エネルギーを引き寄せて現実化するという概念──などポジティブ思考への関心が爆発的に大きくなっている。これが成功と幸福という豊かさへの道につながるという。

ポジティブ思考はあらゆる出来事をどうとらえて解釈するかを決める心の姿勢のことだ。ポジティブ思考の持ち主は経験の良い面を見て、人間や出来事について楽観的である。

ポジティブ思考こそ幸福・健康・富・成功の鍵となる要素だと支持者はいう。ただし一般的なイメージとは異なり、ポジティブ思考はむやみに楽観視ししたりネガティブな要素を無視したりすることではない。ネガティブな要素を否定するのではなく、コインの反対側、すなわちポジティブへと向かう可能性にエネルギーを集中するよう心を定めるのである。雨降りや職場での嫌なこと、恋人との喧嘩などのトラブルも受けとめるが、落胆のスパイラルに引っぱり込まれずに問題を解決するべく行動を取る。それが無理ならば考え方のほうを変えるのだ。

ロンダ・バーン オーストラリアの作家でありプロデューサー、ロンダ・バーン。著作の『ザ・シークレット』は出版後6ヵ月で400万部以上を売り上げた。

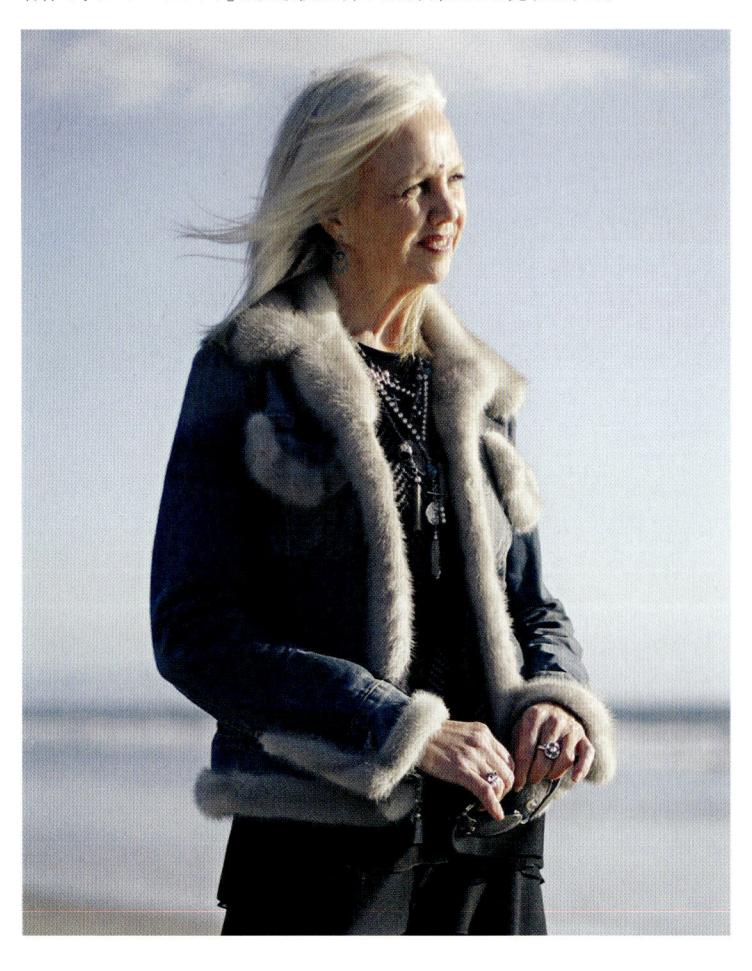

歴史の中のポジティブ思考

いつの時代もポジティブ思考のパワーが認識されていた証拠が考古学や歴史書の中に見て取れる。この概念はBCE3000年頃に作られた石板、いわゆるヘルメス・トリスメギストスのエメラルドタブレット（参照→p.185）の教えにも刻まれている。バビロニアやエジプト、ギリシャなどの古代文明でも記録が残っている。旧約聖書にも載っていて、例えば箴言23:7には"心の中で思えばその通りになる"と記されている。神秘主義・ヒンドゥー教・ユダヤ教・キリスト教・イスラム教・仏教など世界中の主要な宗教全てにもこの原理が見られる。仏教の開祖ゴータマ・シッダールタ王子（紀元前560頃-483）は"今の自分の有りようは全て思いの結果である。心こそ全てだ。私たちは自分が思ったものになる・・・"と述べている。

個人の心の状態のみならず、その人生の方向までも決めるポジティブ思考のパワーについて探究した世界の偉大な思索家もいる。アルバート・エリス（1913-2007）とアーロン・ベックは心的態度が感情や経験を形作る役目を持つことを明確に明かしている。また過去1世紀に渡って多くの人気作家が──ナポレオン・ヒル（1883-1970）の『Think and Grow Rich（1937）（邦訳：『思考は現実化する』）』、ノーマン・ヴィンセント・ピール（1898-1993）の『The Power of Positive Thinking（1952）（邦訳：『積極的考え方の力──ポジティブ思考が人生を変える』）』、また最近では映画化もされたジェームズ・レッドフィールドの小説『The Celestine Profecy（1993）（邦訳：『聖なる予言』）』、ロンダ・バーンの『The Secret（2006）（邦訳：『ザ・シークレット』）』など──ポジティブ思考の概念を描き、多数の読者に読まれている。

宇宙にオーダーする

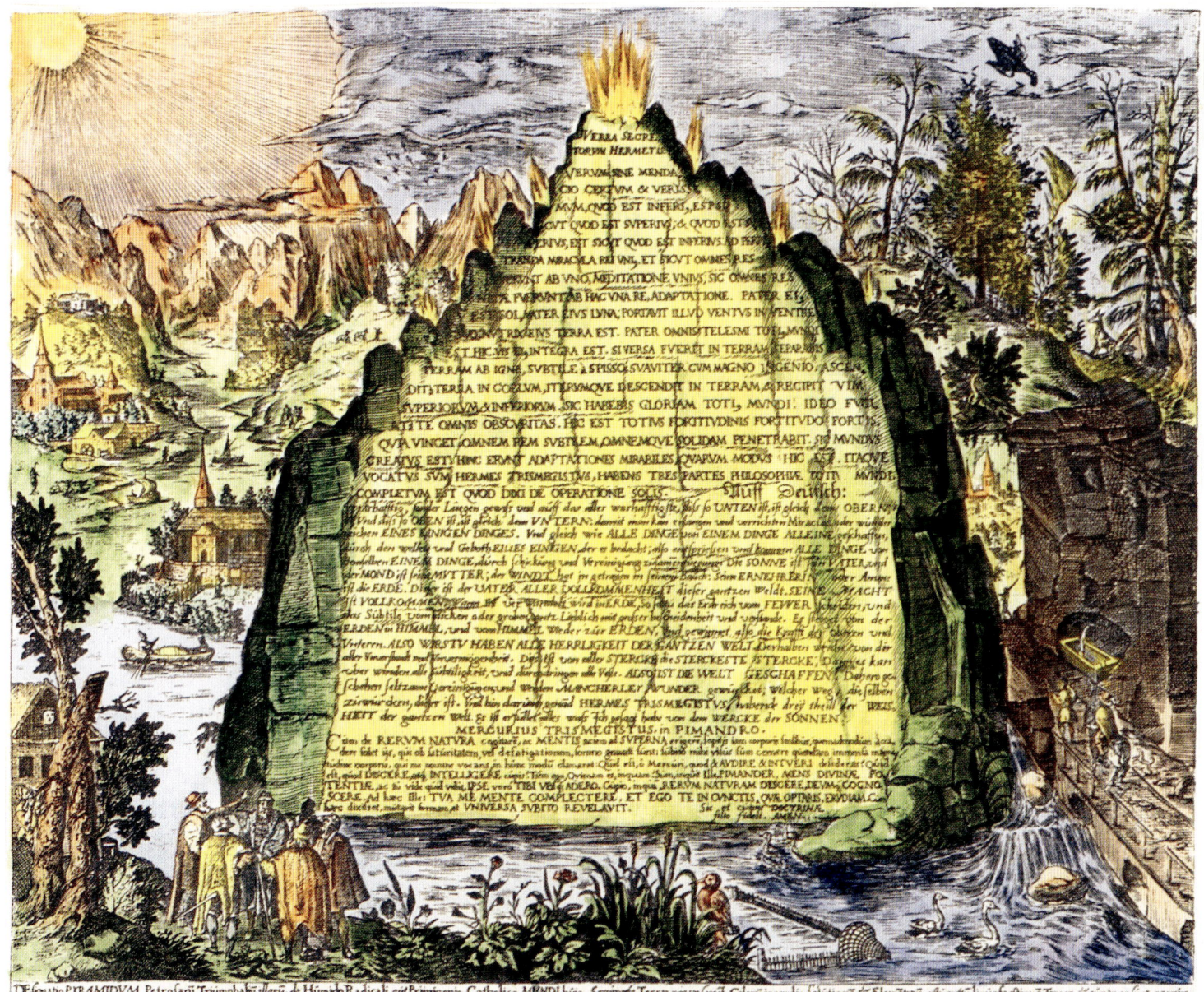

　コズミックオーダリングはポジティブ思考のパワーをもう1歩進めたもので、宇宙にオーダーすれば宇宙がそれを形にするという考え方が基本的な原理である。この理論はベルベル・モーアの『The Cosmic Ordering Service:A Guide To Realizing Your Dreams（2000）（邦訳：『その望みは宇宙がかなえてくれる』）』という著作に由来する。モーアによると、望みや欲望をかなえるにはポジティブ思考だけでは足りないという。私たちは誰もが最も基礎的なレベルで、宇宙のマトリックスすなわち"統一場"とも呼ばれる所とつながっている——これがモーアの理論の基本だ。

　コズミックオーダリングの信奉者は、量子物理学によって科学とスピリチュアリティが共通基盤を見い出したと考えている。互いに遠く離れた距離にある粒子が影響し合う、2つの異なる場所に粒子が同時に存在する、また出来事を観察するだけでも影響をもたらす、これら全てが"統一場"理論に何らかの根拠を与える秘密だとされる。ただしこの主張は概して科学界では支持されていない。現在はインターネット上でコズミックオーダリングを行うことも可能である。

エメラルドタブレット　このエメラルドタブレットのイラストレーションはハインリッヒ・クンラートの『Amphitheatrum Sapientiae Aeternae（永遠の叡知の円形劇場）』1602年版から取ったもの。コズミックオーダリングと引き寄せの法則の鍵の1つ、"上なるもののごとく、下もしかり"を示している。

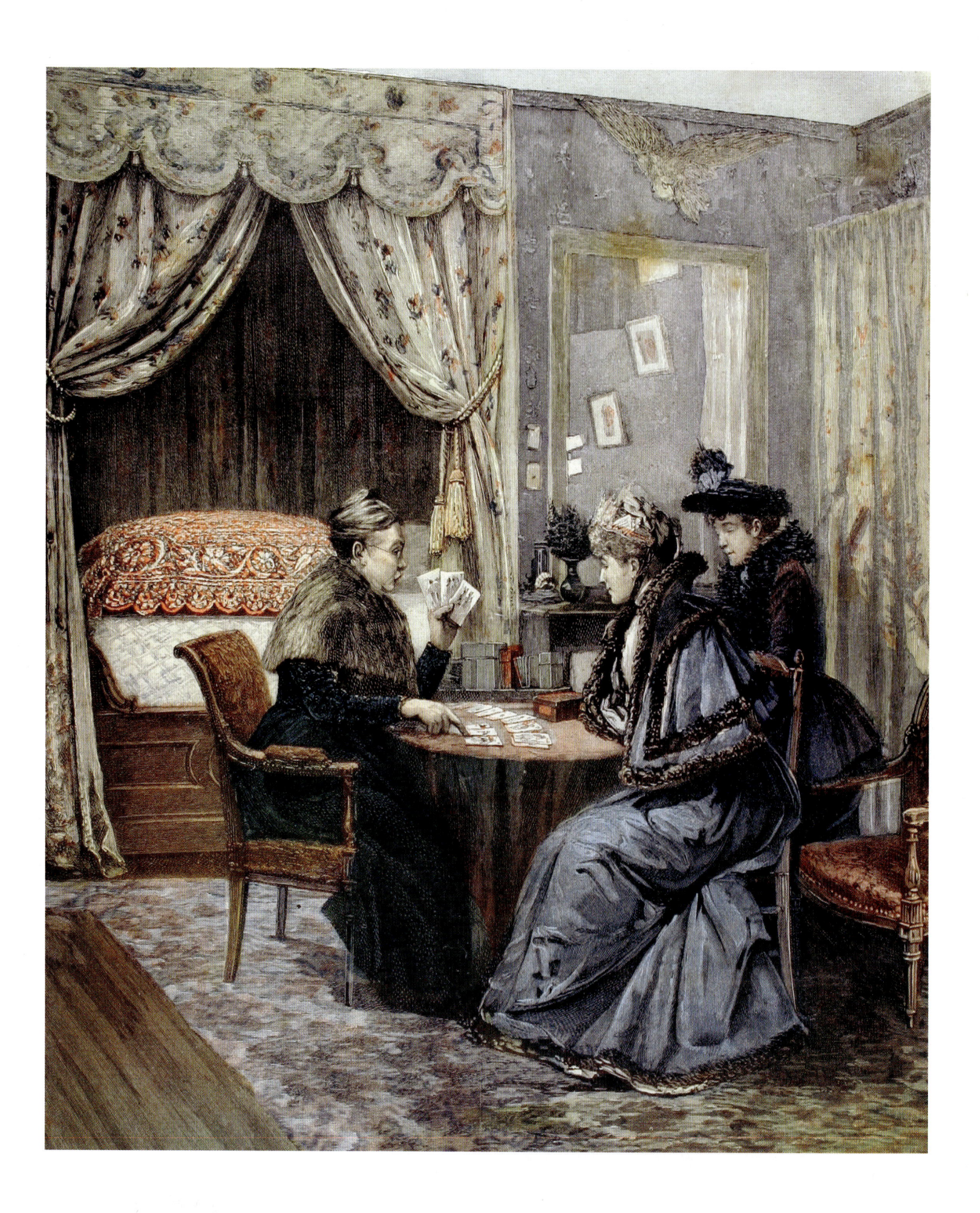

占術

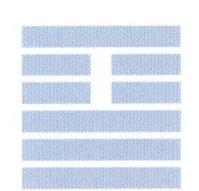

どんな時代に生きていても人間はいつもどのような未来が待っているのかを知りたがってきた。それはまるで人間に備わった性質の一部のようで、多くの人々の強い願いでもある。問いかけの細かい内容はそれぞれの状況によって異なるだろうが、幸せになれるだろうか、愛する相手は無事だろうか、お金は十分あるだろうか、何もかも思い通りに運ぶだろうか——と、その本質は同じだ。だが答えはどこで見つかるのだろうか。

選択肢の1つが占いだ。私たちの遠い祖先は動物の骨を投げ、水の中をのぞき込み、天空の動きを観察した。他にも占術は数多くある。聖書の時代の古代エジプトでは夢が大変真剣に受けとめられており、ヨセフはファラオの夢を見事に解釈したおかげでエジプトの宰相になった。古代ギリシャの人々はデルフォイの巫女の元を訪れて未来への好奇心を満足させていた。この巫女はアポロ神とコンタクトしていたという。戦争や飢餓、地震など困窮の時は、未来が落ち着いているかどうか知りたいという思いも増す。動物の内臓、鳥の飛び方、立ち上る煙の流れ、そして地面に塩の結晶を投げた時に描かれるパターンなど、手近だがはかないもので占う方法もよく行われた。

現在は利用できる占術用ツールが幅広くあり、以下のセクションでも数多く紹介する。それぞれ他にない特徴を持っているが、どれも未来に待っているものをより深く見通す手がかりになる。これらのテクニックは比較的シンプルなものから極めて複雑なものまで様々だ。その中でも占星術やタロットなどいくつかのテクニックは自分がいる状況を理解するのに役立つ。またその状況に関わっている他の人が何に駆り立てられて行動するか、またどう感じるかについても貴重な直観が得られる。手相占いや人相占いなどのテクニックも、人間の特徴が未来を左右する重要な役割を果たしていること、人となりと人生の先行きが分かちがたく結びついていることを思い出させてくれる——特徴は運命なのだ。このような点からどの占術テクニックも、託宣のみならず瞑想とガイダンスにおいても重視される。

タロットのリーディング これは19世紀のイラストレーション。パリのとある居間で占い師が占っているところ。当時、中流及び上流階級でこの種のプライベートなリーディングの人気が高まっていた。

サイキック能力による影響

占術で未来が見通せるならそれはなぜかという疑問が浮かぶ。タロットを例にあげると、シャッフルされて一見無作為に並べられたカードが相手の過去と現在を正確にいい当て、未来を語り、何が起こるかを予想できるのはなぜなのか。どれも偶然の一致だろうか。それとも特別なサイキックフォースが働いているのだろうか。これは昔から多くの人々が首を傾げている謎だ。例えばスイスの心理学者カール・ユング(1875-1961)はオカルトを様々な面から研究し、中でも占星術と易経に強く惹かれた。彼はこの2つの占術を複数の出来事が顕著な結びつきを持って同時に起こるいわゆる"シンクロニシティ"の例だと考えた。

エネルギー場の役割

エネルギー場という概念は昔から科学で取り上げられてきたし、占術とも関わりがあるといってよいだろう。サイキック現象が起こる理由を説明するのにも役立つ。タロットカードをリーディングする時、たずねたい質問を思いうかべる際に送るエネルギーが何らかの形でカードに吸収され、答えを告げるべく"正しい"カードが展開されるのだろうか。英国の生物学者ルパート・シェルドレイクは長年をかけて"形態形成場"という理論を自ら展開・探究した。形態形成場によって本来ならランダムな行動パターンになる所に特殊なパターンが生じるのだという。タロットカードをリーディングする時はこのエネルギー場が関与するのだろうか。

説明がつかなくても役立つもの

科学はまだ占いの仕組みを解き明かしてはいないが、それは決して占いの効果や正確さ、苦境にある人にアドバイスや安堵、希望をもたらす力を減じるものではない。

西洋占星術

西洋占星術に興味がある場合は以下も参照。
- 中国占星術、p.58-59
- ヴェーダ占星術、p.60-61

一般的に西洋占星術は太陽や**星座**のみを扱うと思われているが、
実際はもっと深みのあるものだ。**惑星**や**天文学**的な特徴による影響も対象に解析する。
出生日時をもとに作られた**占星術チャート**を解釈すると、
そのパーソナリティの奥底に作用しているものが分かる。
ただし特定のものを占うための**形の異なる占星術**も数多くある。

占星術と天文学

　遥か昔から人間は夜空を見つめ、天の運行と身のまわりの出来事に関連があることを悟っていた。シュメール人は紀元前4300年頃から占星術を行っていたことが知られている。ただしその起源は石器時代のごく初期にあると考えられる。占星術師であり天文学者でもあったギリシャのプトレマイオス（100-170頃）が2世紀に記した『テトラビブロス』は占星術の教科書として完本が残っている最古のものだとされる。占星術師が多くの天文学的な発見をした中世ヨーロッパでは占星術が大変広く浸透していた。当時は現代と違って占星術と天文学はほとんど区別されていなかった。

　占星術は頭上の空と日々変化する情勢を直接観察して生まれたものだ。従って実際は地球が太陽の回りを回っているのだが（少なくとも古代の占星術師の一部はこの事実を知っていたようだ）、地球から見た"地球中心説的な"視点となっている。初期シュメール文明の占星術では恒星および惑星とルミナリー（太陽と月）は全く線引きされておらず、全て神と見なされていた。その後次第に裸眼で見える5つの惑星（水星・金星・火星・木星・土星）とルミナリーは"惑星"として認識されるようになる。新たな惑星（天王星・海王星・冥王星）が発見されてその影響が観察されると、これらも"惑星"の目録に加えられた（2006年に冥王星は国際天文学連合によって準惑星に格下げされたが、ほとんどの占星術師は今なお惑星であるととらえている）。占星術は確固たる天文学的事実――太陽・月・惑星・恒星・小惑星が、天の赤道（地球の赤道を天球に投射したもの）と23度をわずかに超える角度で交わる黄道、すなわち太陽が1年かけてめぐる空の帯にそって移動する位置――をもとに計算されている。

　西洋占星術では黄道を30度ずつ12の部分に分けたトロピカル式黄道十二宮を用いる。この12の区分は星宮と呼ばれ、牡羊座・牡牛座・双子座・蟹座・獅子座・乙女座・天秤座・蠍座・射手座・水瓶座・魚座の12の星座の名がつけられている。ただし歳差と呼ばれる現象（プトレマイオスの時代以前から占星術師は認識していた）のせいで、現在はこれらの星座と天文学的な位置が正確には一致していない。

占星術チャート

　占星術師はチャート（ホロスコープとも呼ばれる）をもとに占う。これは緯度と経度で特定される特定の地点の特定の瞬間における惑星の位置を平面上に表したものだ。最近までこのチャートは数学と対数表を用い長時間かけて手作業で計算していた。現在はほとんどの占星術師がコンピュータで計算しているが、解釈はやはり自ら行っている。

星座・惑星・ハウス

　12星宮にはそれぞれ4つのエレメント（火・地・風・水）の1つと3つの相（活動宮・不動宮・柔軟宮）の1つが割りあてられ、さらに支配星がある。つまり同じエレメントと同じ相を持つ星座はなく、どれもがユニークなものである。

　各惑星も特別な意味を持ち、特有の影響を及ぼしている。それぞれの惑星は地球から見て空を巡りつつ12星座の1つに位置し、その星座の性質に影響を受けている。例えば水瓶座に月が位置していると月が持つ天性の育成という性質が人道を優先する水瓶座的な形で表現されるとするわけだ。

　通常チャートはハウスと呼ばれる12の区分に分けられ、そこに惑星が割りあてられる。各ハウスは人生の異なる面を支配し、ある星座内の惑星の影響がどのようにもたらされるかを示す。

　さらにチャートからはアングルやアスペクトなど重要な要素が分かり、どれもチャートが表す特性の複雑で詳細な図を読み解くのに役立つ。

形の異なる占星術

　占星術で一番ポピュラーなのはバースチャートを読み取る方法だ。占星術師はネイタルチャートを構成する種々の要素を分析する。中には相反する要素もあるし、くり返されるテーマには特別な注意が払われる。また占星術師は様々なテクニックを駆使してクライアントの未来に何が起こるかを調べる。

　占星術には他の用途もある。エレクショナル占星術は結婚または企業の立ち上げなどイベントや事業を行うのに最適な日時を選んだりす

ネイタルチャート

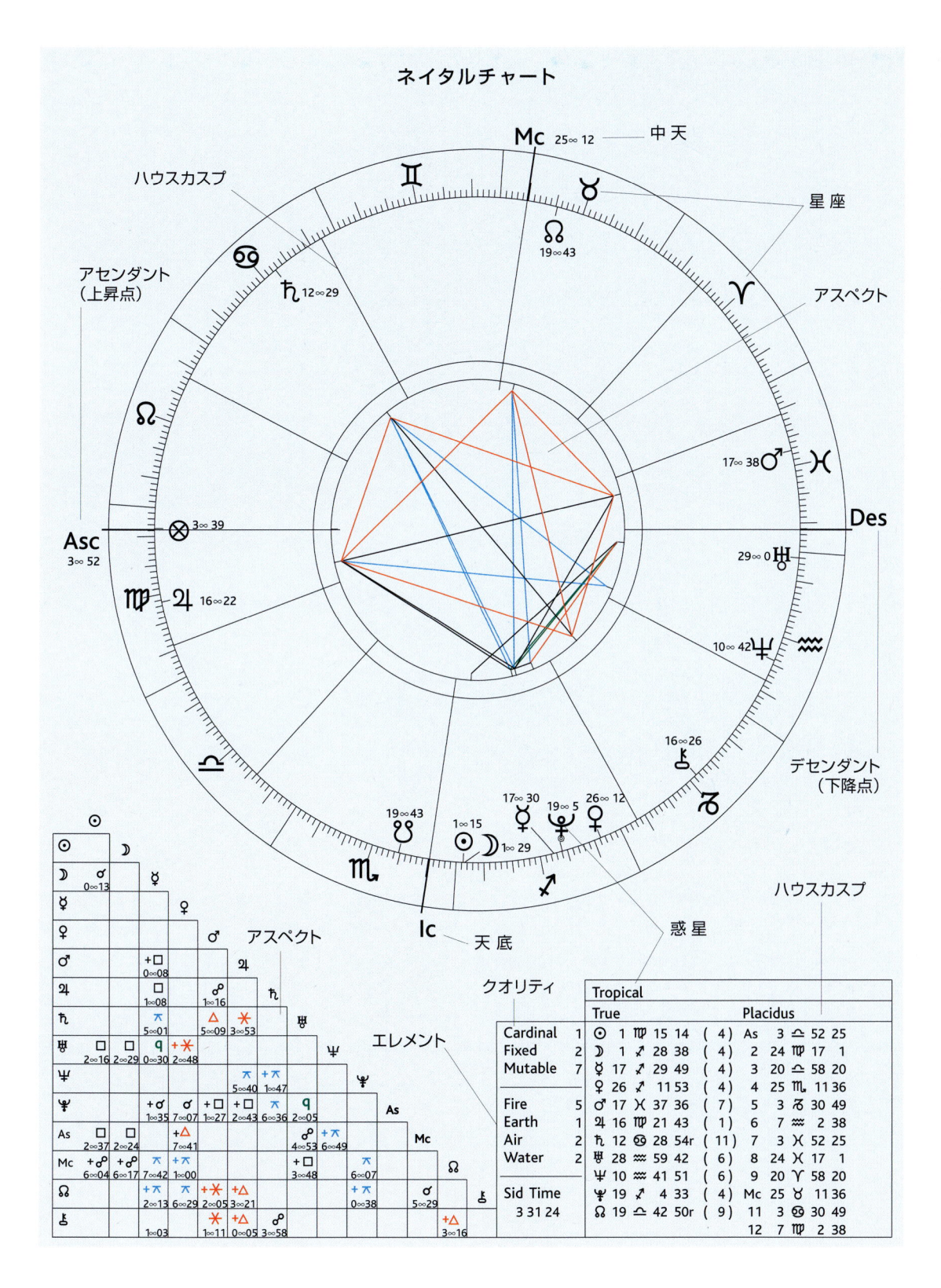

2003年11月23日、11:22p.m.のネイタルチャート この日、新月が射手座1°で食に入る。アセンダントは乙女座で、中天は牡牛座。下方左の図はアスペクト（惑星同士が構成する幾何学的関係）とそれらの間の影響範囲の大きさを示す。ネイタルチャート中央の色線はこれらのアスペクトを表す。占星術師はこのチャートを分析して相手の性格と人生行路を読み取る。

るものだ。ホラリー占星術では占星術師がチャートを操ってクライアントの質問に答える。デカンビチュアチャートは病に伏した時間をもとに作られ、その原因と治療法を探る。マンデン占星術は世界情勢や惑星が新たな星座に入る時期などを見る占術だ。シナストリーは複数のチャートを見比べるもので、特に2人の人間の占星術的な関係を探る際に用いられる。過去世占星術は前世から持ち越した要素を知るための方法である。

西洋占星術 | 57

中国占星術

中国占星術に興味がある場合は以下も参照。
- 西洋占星術、p.56-57
- ヴェーダ占星術、p.60-61
- 易経、p.70-71
- 道教の経典、p.218-219
- 儒教、p.220-221
- 風水、p.248-249

中国占星術の起源は4000年以上も昔にさかのぼることができ、

今なお数え切れない程の愛好者を引きつけている。

十二支（十二生肖）の鮮明なイメージも多くの人々の想像力を刺激して止まない。

しかし一見シンプルなシステムに思えるこの術も実際は非常に複雑で、

五行と十二支を組み合わせた干支とこれに関連する組み合わせが織り合わされている。

中国占星術の起源

伝説によると十二支——子・丑・寅・卯・辰・巳・午・未・申・酉・戌・亥——は死の床にある仏陀のもとにかけつけた12種類の動物にちなんで名づけられたという。仏陀は他の動物の中でもわざわざ訪れてくれたものたちに感謝してこの12種類の動物の名を十二支にしたのだった。実際はもっと昔、紀元前2497-2398年にかけて帝位にあったという黄帝が決めたとされ、体系が発展するにつれ哲学者の孔子（紀元前551-479頃）と老子（紀元前604-531）が工夫を加えたという。

十二支（十二生肖）

生まれた月と日によって星座が決まる西洋占星術やヴェーダ占星術とは違い、中国占星術では生まれた年によって十二支が割りあてられる。各年は一般的な1月末から2月中旬に当たる中国暦の新年（正月）から始まる。西洋の占星術的にいうとこれは水瓶座の新月の頃だ。従って1月から2月にかけて生まれた場合は中国の新年がどの日に当たるかをきちんと調べた方がよい。中国の十二支は世界そのものを反映したものとされ、哲学的な深い含みを持っている。

場合によって十二支の名が異なることがある。丑が水牛に、卯が猫に、また未は山羊になることもある。亥は中国では豚だが、猪とする所もある。ただし名称が違っても十二支の意味は変わらない。

干支

中国占星術は60年で1周する、相互に関係する2つの周期に基づいている。周期の1つは十二支に関するもので"地支"とも呼ばれ、12年のサイクルになる。もう1つの周期は五行、すなわち木・火・土・金・水と関連するもので、五行の順番は変わらず、それぞれに2年ずつが割りあてられるため10年で1周期になる。これを総称して十干または天干と呼ぶ。この2つの周期は同時に巡っているが、子から始まる十二支と木から始まる地支の周期のスタートが合うのは60年に1度ということになり、この暦を干支と呼ぶ。現在の干支は1984年2月に始まり2044年の1月に終わる。

この2つの周期によって60年の周期における各十二支の詳しい性質が決まる。同じ動物でも微妙な、しかし重要な性質の違いが出てくるのである。例えば1946年8月生まれの人は火の戌で、12年後の同月に生まれた人は地の戌となる。

もう1つ重要な要素が陰陽で、万物全てに影響を与えているとされる。陰は女性的で冷たく、陽は男性的で熱い性質を持つ。十二支も子の陽から始まって交互に陰陽が割り当てられている。

他の組み合わせ

このシンプルなレベルの中国占星術でも深い性格分析ができ、他の十二支の人との相性の目安がわかる。また1年ごとに十二支と五行の1つが割り当てられるため、自分の十二支が年を追ってどんな様相になるかが分かる。正確な出生日時をもとに計算することでさらに深層にある情報が得られる。各月や日、時刻にも十二支の1つが割り当てられている。特に重要なのは出生時刻だ。"秘密の動物"、すなわち一番奥底にあるパーソナリティを示すからである。時刻も2時間ずつ12の時辰に分けられ、空にかかる太陽の位置を表している。これはサマータイムなど時間調整があるため現地時間とは一致しない。100以上の星が配置される十二宮（室）などの要素も計算に含められる。

これら多くの情報を用いると、ある人間の性質について極めて詳細な図が浮かび上がる。中国のバースチャートである命盤には十二支と五行が入り混ざって記されているためだ。風水でも十二支とそれぞれの陰陽とのバランスが非常に重要視される。風水とは古代中国で生まれた物の配置を判断する技で、各個人の身のまわりの気の流れを整え、世界との複雑な作用がうまく運ぶようにするものだ。

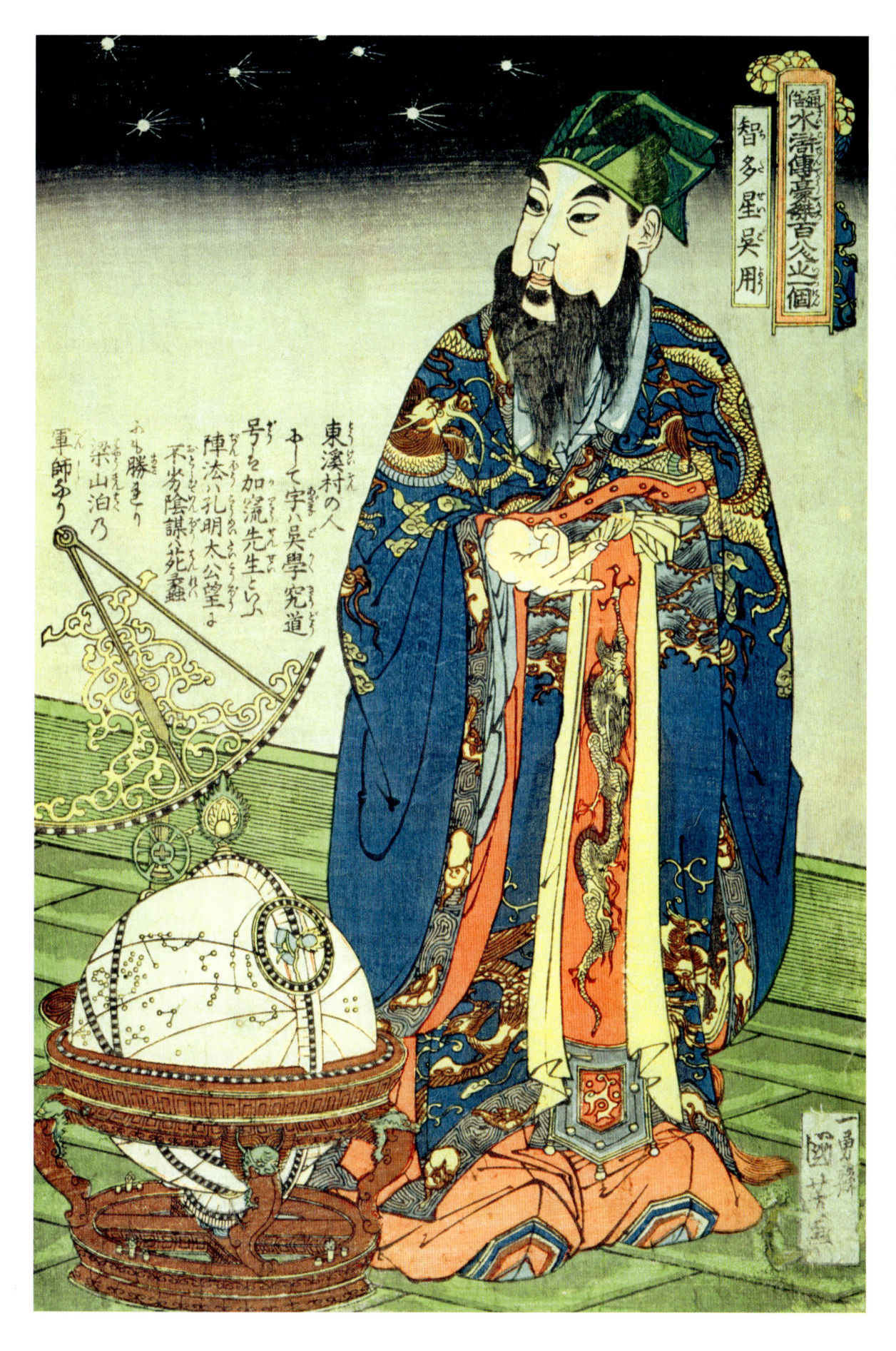

中国の占星術師 これは19世紀の木版画。中国占星術師の扮装をしたフェルディナント・フェルビースト宣教師（1623-1688）が描かれている。彼はフランドル出身の天文学者兼数学者で、中国の天文学系よりもヨーロッパ天文学の方が正確であることを証明し、康熙帝の依頼を受けて中国暦を修正した。

中国占星術 | 59

ヴェーダ占星術

インドの占星術システムの起源は古代にあるため、
インド哲学や精神性と多くの点で密接な結びつきを持つ。
その重要な要素が**カルマの法則**である。**恒星獣帯**をベースにしたヴェーダ占星術は
サイン（宮）内の**惑星**の位置を分析し、中でも月を重視する。

ヴェーダ占星術に興味がある場合は以下も参照。
- ヒンドゥー教の聖典、p.206-207
- アーユルヴェーダ、p.94-95
- 西洋占星術、p.56-57

ヴェーダ占星術の起源

インドでは昔からヴェーダ占星術が非常に尊重されてきた。これは4つのヴェーダ（ヒンドゥー教の聖典）から発展したものであるため、数千年もの歴史を持つインド哲学に深く根ざす。伝説によると創造主ブラフマーがリシ（賢者）を通じて世界にヴェーダ占星術をもたらし、リシが弟子に教えたという。最初は口伝で受けつがれていたが、5000年以上前にマハリシ・パラシャラが『ブリハット・パラシャラ・ホーラ・シャストラ』という書にまとめた。これは最初のヴェーダ占星術の書だと考えられている。

ブラフマー ヒンドゥー教の聖典では世界の創造主ブラフマーが最初のヴェーダ占星術の書『ブリハット・パラシャラ・ホーラ・シャストラ』を授けたと記されている。

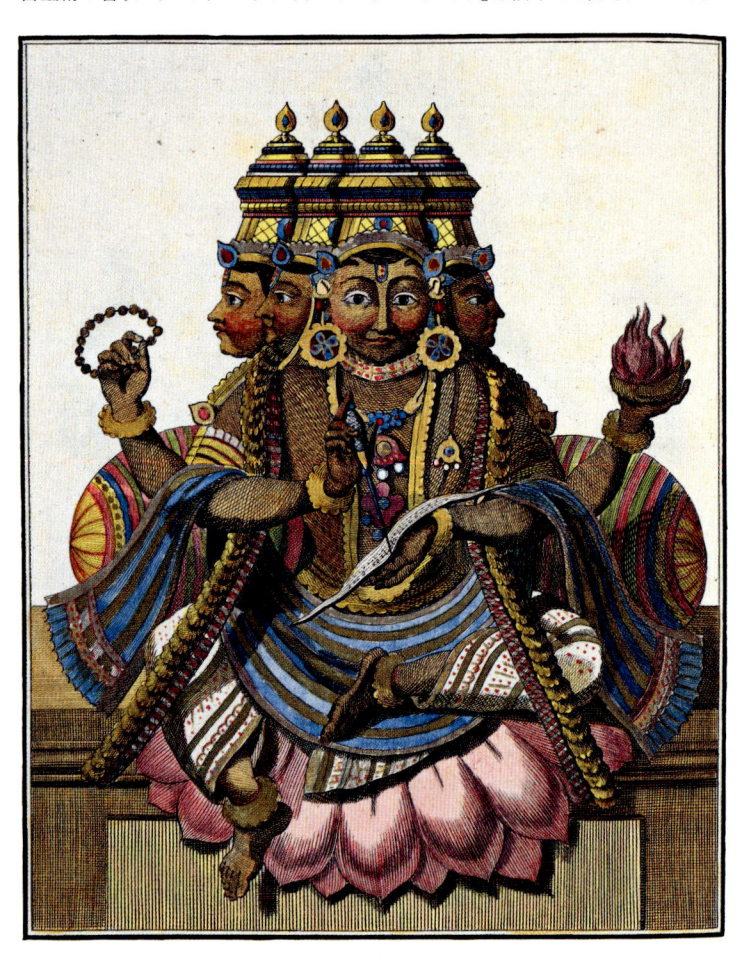

カルマの法則

ヴェーダ占星術の教えの1つに、今生はいくつもの人生の1つに過ぎず、人間は霊的に進化してこの終わりのないサイクルを断ち、モクシャを果たす（解脱する）までくり返し転生するというものがある。そこに至るまでに私たちは様々な形のカルマを解消しなければならない。カルマには過去世と現世による不変のカルマの積み重ねであるサンチッタカルマ、現世で積んだ不変のカルマであるプララブタカルマ、現世で正しい行いをすることで変えられるクリヤマナカルマなどがある。ヴェーダ占星術はサンスクリット語のジョーティシュという名でも知られるが、これは"光の目"という意味だ。またバースチャートを読み取って人々がこれからトラブルに遭うのを防ぎ、転生する中で積んだネガティブなカルマを減らすのも主な目的の1つである。

恒星獣帯

西洋占星術とヴェーダ占星術には多くの類似点があるが、規則と占術は異なる。ヴェーダ占星術は恒星獣帯を軸にしている。つまり現在空に見えている通りの惑星と星々の関係を見るものだ。しかし西洋占星術で扱う十二宮とその名のもととなった星座との天文的位置はもはや正確には一致していない。ヴェーダ占星術の恒星獣帯の場合、分点歳差という現象を起こす地軸の揺れも計算に入れる。歳差により、天の赤道と黄道（地球から見て太陽が1年かけて描く軌道）が交差する分点は72年ごとに1度後退する。このことから現在、ヴェーダ占星術でアヤナムシャと呼ばれる数学的な差違があり、恒星獣帯と回帰獣帯では約24度ずれている。従って西洋占星術でとあるサインに配されている惑星はヴェーダ占星術だと1つ前のサインに位置することになる。

惑星と星座

ヴェーダ占星術ではナヴァグラハの名で知られる9つの惑星の位置を読む。西洋占星術でも用いられる裸眼で見える7つの惑星に加え、2つの象徴的な天文的位置を惑星として扱う。この占星術上の惑星はスーリヤ（太陽）、チャンドラ（月）、ブダ（水星）、シュクラ（金星）、マンガラ（火星）、ブリハスパティ（木星）、シャニ（土星）で、それぞれ1つまたは

複数のサインを支配する。もう2つの惑星はチャイヤグラハ（影の惑星）でラーフとケートゥという。これらは月の昇降点、すなわち月の軌道が太陽の軌道と交差する黄道上のポイントである。食の際は必ず太陽と月の近くにあり、占星術では非常に重要視され、太陽と月と地球の関係を表す。ケートゥ（南の昇降点）は過去のカルマ、ラーフ（北の昇降点）は現在と未来のカルマを示している。またどの時点でもこの9つの惑星は特定のサインに位置している。

ヴェーダ占星術のユニークな面の1つは、ナクシャトラという27の星宿を使う所だ。各ナクシャトラは十二宮図を13度20分ずつに分割したもので、インドの月の十二宮と太陽の十二宮が組み合わされていて、魂の進化には欠かせないとされる。黄道十二宮よりも遙かに重大な意味がある。またナクシャトラにおける月の位置が最も重要視される。

ハウス

占星術チャートは12のパーヴァ（ハウス）に分割される。ハウスには吉または凶、もしくはマーラカ（死期を示す）とされるものがある。ハウスにはそれぞれ支配星があり、ハウスにある惑星の影響を良い方向へ変えたり悪い方向へ変えたりする。

ヴェーダのツール

ヴェーダ占星術でも特に有名なのが、ラーシ（バースチャート）でよくない部分（惑星が凶のハウスに位置するなど）を修正手段や物を使ってバランスを取るという開運法だ。これには特別な宝石やマントラを用いる、ちょっとした行動を起こすなどがあげられる。

ヴェーダ占星術の用途

ヴェーダ占星術は特に結婚前の2人の占星術的な相性を良くする目的に利用される。他に人気のあるテクニックといえばムフルタがあげられる。これはあることを行うのに縁起の良い時間を選ぶものである。

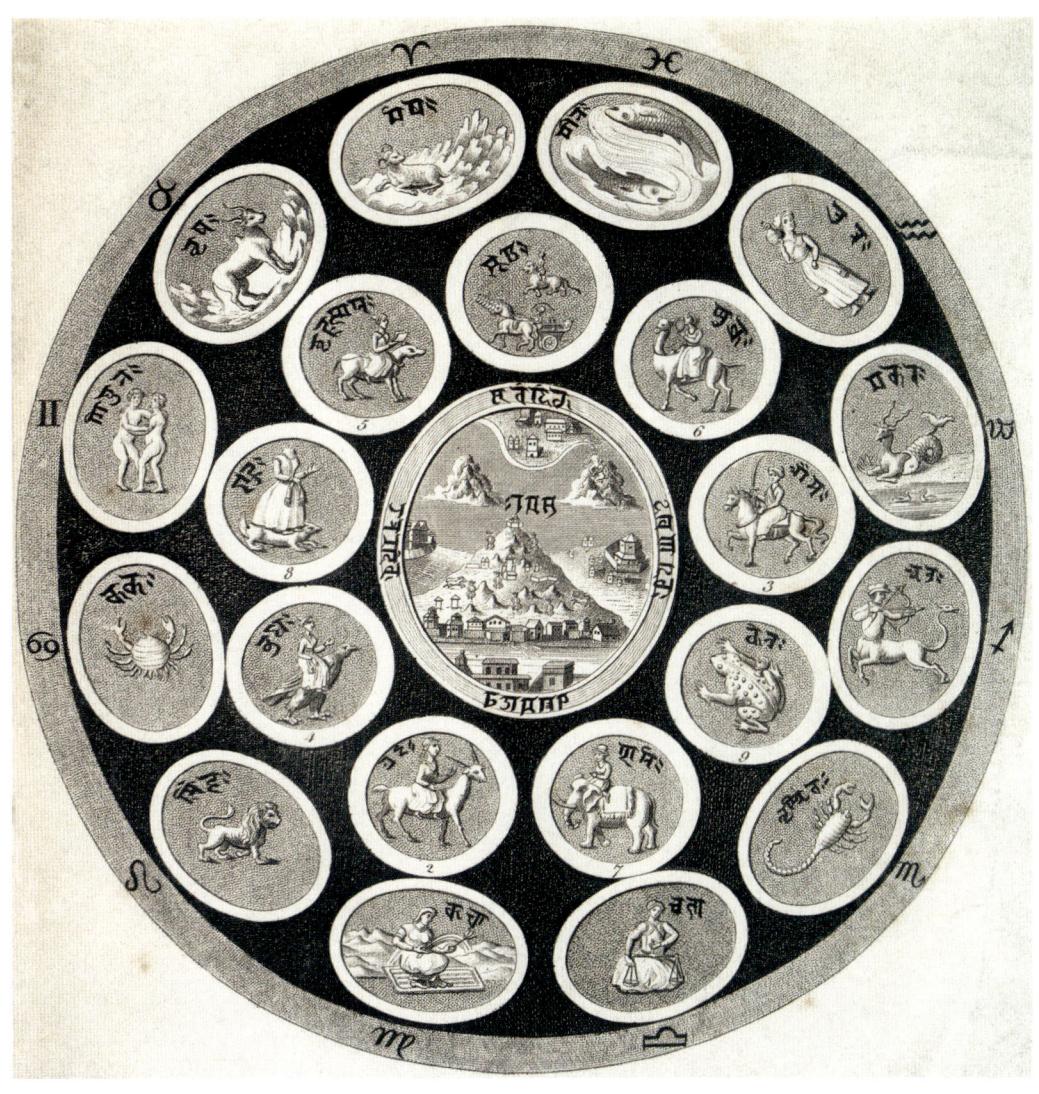

インドの十二宮図 これは19世紀初期に作られたインドの十二宮図。十二宮は一番上の牡羊座から反時計回りに十二宮環の外側に配置されている。

タロット

タロットに興味がある場合は以下も参照。
- 集合的無意識、p.20-21
- 西洋占星術、p.56-57
- 錬金術、p.296-297

600年以上もの**歴史**を持つタロットは様々な神秘思想や

エソテリックな影響力はもちろん、**心理学的な解釈**とも結びつけられ、

多彩な**カードのデザイン**が生まれた。

タロット1組は78枚からなり、**大アルカナ**22枚と**小アルカナ**56枚に分けられる。

2種類を一緒にシャッフルし**スプレッド**（展開）するのが占術法である。

歴史

　タロットの起源は今なお論議されている。いつどこで作られたのか決定的な証拠がないためだ。しかし一般的には15世紀にイタリアで生まれたと考えられている。当時は普通の数札に"切り札"とも呼ばれた大アルカナの一部が加わったシンプルなカードゲームであったと思われる。後に数札も少し増えて小アルカナとなった。

　占術としてのタロットが最初に広がったのは18世紀後期のフランスだ。次第に種々の神秘思想をまとうようになり、19世紀半ばには本格的に普及した。

タロットと心理学

　19世紀後半、タロットの占術的な側面に心理学的な解釈及びイメージが重ねられ始めた。その流れの顕著な例が1909年に初版が製作されたライダー＝ウエイト版である。カードに描かれたイラストレーションの多くが神話や占星術、錬金術を題材にしている。20世紀初期、スイスの心理学者カール・ユング（1875-1961）がタロットに興味を持ち、大アルカナのイメージの多くが変容の元型（集合的無意識から引き出されたシンボル）であることを確認した。

大アルカナ

　タロットデッキの中で、22枚から構成される大アルカナは一般的に人生の旅を表すとされる。カードの正確な順番はデザイナーの神秘思想によってデッキごとに異なる。例えば"力"は"正義"の前に来る場合もあるが、他のデッキでは順番が逆になったりする。大アルカナのカードは必ず全面に絵が描かれている。

小アルカナ

　タロットデッキで56枚のカードから構成され、"ワンド（スターヴ）"、"ペンタクル（ディスク）"、"ソード"、"カップ"の4スートに分けられる。各スートはエースから10までの数字をふられた10枚の"ピップ"カード（数札）と4枚のコートカード（人物札：キング・クィーン・ナイト・ペイジ）からなる。小アルカナは人生で出会う細々した状況や、出会う可能性のある人（コートカードによって示される）を扱う。全面にイラストが描かれたデッキの他、スートのシンボルだけが記されたデッキもある。

カードのデザイン

　20世紀が終わろうとする1990年代にタロットへの関心が急速に伸びたため、現在は実に様々なデッキが存在する。クラシックなものから現代的で革新的なものまで、歴史的またはエソテリックな絵柄や猫や妖精など特別な嗜好のイラストなど種類も幅広い。

タロットのリーディング

　タロットカードは自分を占うこともできるし、相手のために占うことも可能だ。カードをリーディングする回数に制限はないが、自分のことを続けて占うとカードからのメッセージが混乱するため、やはりしばらく間を開ける必要がある。

　リーディングをする時はまずカードをシャッフルする必要がある。理由のひとつはカードを混ぜるため、もうひとつはこれからリーディングをする人のエネルギーとカードのエネルギーをなじませるためである。シャッフルしながらカードにたずねたい質問のことだけを考え続ける。次にスプレッドといわれる特別なパターンにカードを並べる。裏返しにデッキの一番上から展開してもよいし、デッキ全体から無作為に選び出してもよい。

タロットのスプレッド

　21枚用いるボヘミアンスプレッドや10枚用いるケルト十字スプレッドなど複数枚のカードを展開するものから、1枚のみを引くごくシンプルなものまで複雑さには大きな幅がある。どのケースでもカードを決められたパターンに置くが、その中の位置にはそれぞれ特定の意味が込められている。シグニフィケーターというリーディングの対象となる人間を表すカードを選ぶスプレッドもある。カードがリバース（逆位置）だと特別な意味に受け取る場合も逆位置かどうかを考慮しない場合もあり、これは占者によって異なる。占者はスプレッド内の位置を考慮しながらカードを解釈する必要があり、タロットリーディング技術の中で一番の比重を占めるのはこの点である。

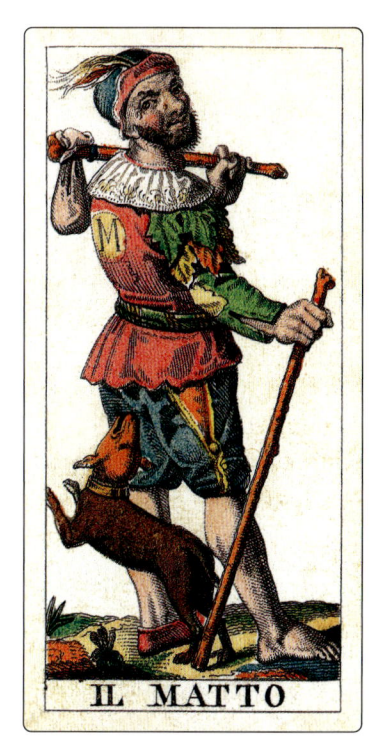

クラシックタロット これはロ・スカラベオ社が現在発行しているクラシックタロットの大アルカナからピックアップしたもの。1823年にミラノのカルロ・デッラロッカがオリジナルの銅版画を作成した。1400年代中期に描かれた、知られている内で最古のタロットであるヴィスコンティ版と絵が似ている。現在最も普及しているタロットには、歴史上も有名な、小アルカナの"ピップ"カードに各スートのシンボルが描かれているマルセイユ版と、小アルカナ全てにその意味を示すイラストが描かれているライダー＝ウェイト版の2つがあげられる。どちらも数多くの版の手本となった。

愚者 始まりを示す。大きな希望と期待を抱いて始まることが多い。賢明な動きとなることも、結果的に無鉄砲な行動になることもある。

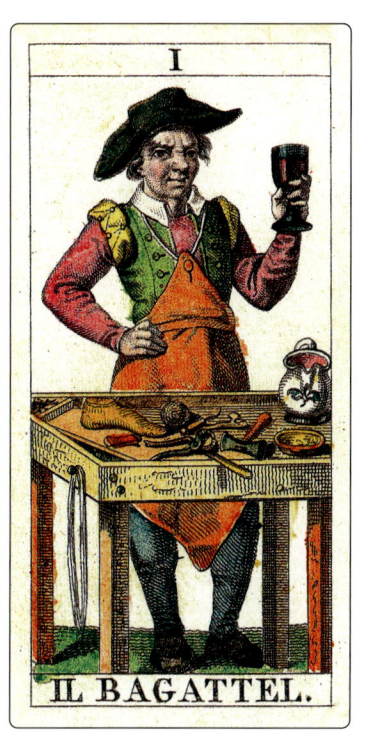

魔術師 影響力が大きいのに頼れない人間。またはある人が持つ多くの才能や能力を思い出させるカード。

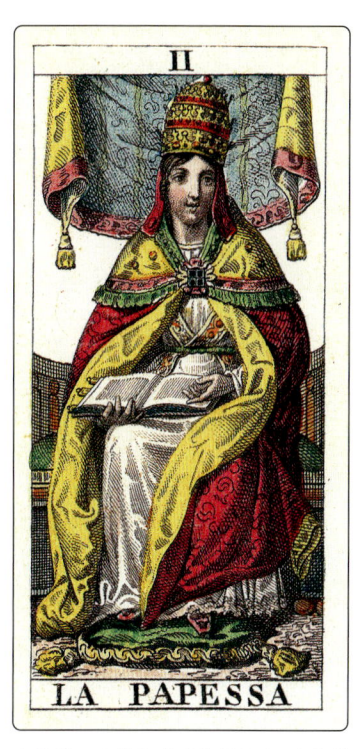

女教皇 本能と直感を信じる、また夢やスピリチュアルなことに注意を払うのによい時期。

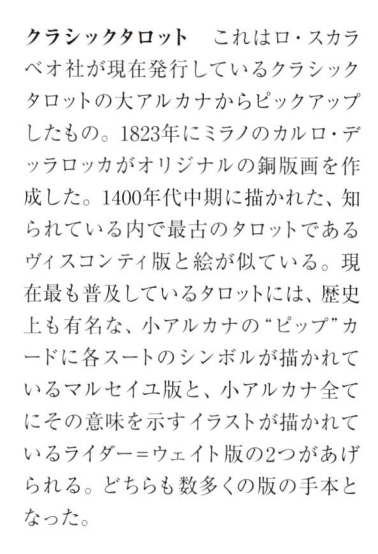

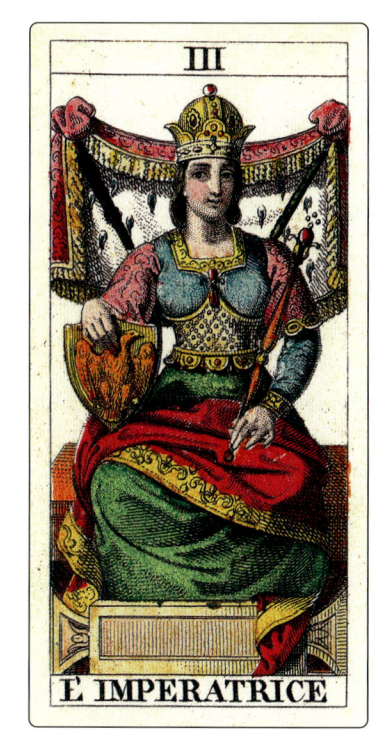

女帝 文字通りまたは比喩的に極めて肥沃で創造的な段階。また自然に囲まれる必要性を示す場合も多い。

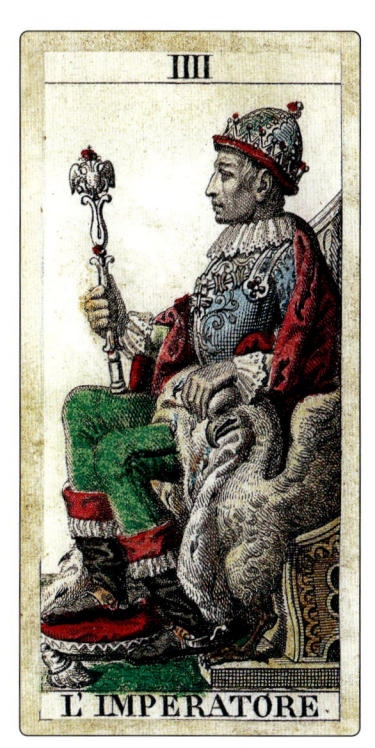

皇帝 増大するパワー、おそらくは何らかの問題で戦う必要。手を差しのべてくれる権威ある人物を指すことも。

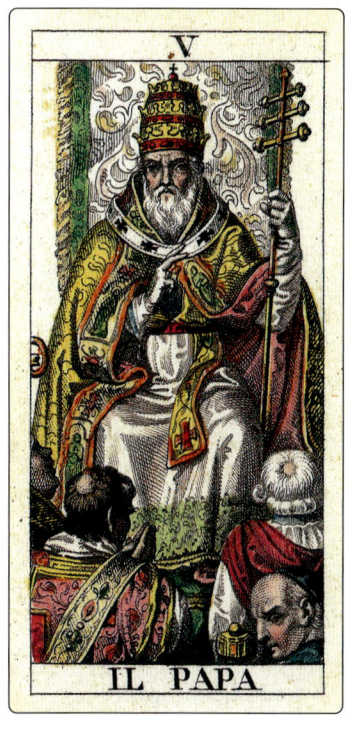

教皇 伝統的で保守的、注意深い方法で事をなす必要性。スピリチュアルな要求と目的の増大を示すことも。

ルーン

ルーンに興味がある場合は以下も参照。
- タロット、p.62-63
- 瞑想、p.78-79
- 集合的無意識、p.20-21

あらゆる占術でおそらく一番神秘的なのはルーンだろう。その理由の1つとして意味の複雑さがあげられる。ルーンはスカンジナヴィアの**古代アルファベット**として生まれ、後になって未来を占う目的に用いられるようになった。これは**エルダーフサルク**と呼ばれる。現在ルーンの素材は木・石・プラスティックなど様々で、簡単に自作することもできる。使わない時は布製の袋かポーチにしまっておくのが普通だ。**キャスティング法**によって**ルーンを解釈**するが、タリズマンとしても利用できる。

古代アルファベット

古代スカンジナヴィアから伝わるルーンの起源を知るとそのパワーと魅力が一層際立つ。伝説によると魔術と冥界の神であるオーディンが槍で自らを突き刺し、イグドラシルという世界樹の枝に足を縛りつけて宙づりのまま9昼夜を過ごしたという。叡知を得ようとするその苦行は報われ、下の地面に落ちているルーンを見つけたのだった。

無粋ではあるが現実的にルーン文字の起源をさかのぼると、古代ゲルマン語のアルファベットとして生を受けたようだ。時の経過とともにルーン文字は小さな木片に1文字ずつ刻まれて占いに用いられるようになった。ルーンのキャスティング——ルーンを布の上にまく方法——は厳粛な儀式で、その土地の僧か男性の家長によって行われた。

エルダーフサルク

本来のゲルマン語アルファベットは次第に発展して広がったが、占いに用いられるルーン文字と混同してはいけない。伝統的なルーンは24文字でまとめて"エルダーフサルク"という。"alphabet"がギリシャ文字の最初の2つである"alpha"と"beta"を合わせた名称であるように、"Futhark"もルーンの最初の6文字を取ったものだ。エルダーフサルクは8つのルーンからなるアエティールという3つのカテゴリーに分類できる。各アエティールは特定の意味と雰囲気を持っている。第1のアエティールは創造の女神フレイヤが司り、人生の基本的な部分を表す。第2のアエティールは雹を司る9番目のルーン、ハガラズの支配するヘグルのアエティールだ。ここからこのアエティールは私たちの力の及ばない状況に関連する。最後のアエティールは正義と戦争の神ティウのアエティールで、変容を表す。

近年、ウィアドとも呼ばれる25番目のブランクルーンの妥当性が多くの議論を呼んでいる。ウィアドが入っているルーンセットも、含まれていないセットもある。ウィアドは人生のターニングポイントを表すという。

ルーン文字はどれも直線で描かれる。木片に刻んだり石に書いたりするのが簡単だからである。正位置でも逆位置でも同じ形のルーンもあり、これはノンインヴァーティブルルーンと呼ばれ、意味は1つしかない。上下を逆にすると形が異なるルーンは正位置と逆位置にそれぞれ1つずつ、合わせて2つの意味を持つ。

ルーンの解釈

ルーンはタロットのように明快に未来を予告するわけではない。むしろ漠然とした形で状況を表すため慎重な分析が求められる。また多くの内省が促される。例えばウルズは危険な動物である野牛に関係するルーンだ。従ってこの雄牛を群れにまとめるためのパワーと力、または自らの攻撃性をコントロールする必要性と解釈できる。逆位置では荒々しくて統御できないエネルギーを表す。

キャスティング法

ルーンのキャスティング法はいくつかある。1つは平らな面に裏返しにルーンを置き、決まった数を選んでスプレッドという特定のパターンに並べる方法だ。もう1つはルーンを全て袋またはカップに入れて特別な布の上にばらまくものだ。この時表になったルーンだけを解釈し、他は取り上げない。もっとシンプルに、ルーンをポーチに入れて質問または助言が欲しい状況に集中しながらポーチを振り、ルーンを1つ引く方法もある。状況についてのコメント、またはどう対処すべきかのガイダンスとして意味を読み取る。

タリズマンとしてのシジル

ルーンにはタリズマンとしての用途もある。自分の名前をルーン文字で書き、完成したものをお守りのシジルとして使う。また特定のルーンを持ち歩いてそのパワーをもらってもよい。適切なルーンを選んで瞑想の対象にすることもできる。

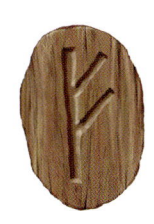

フェイフュー	感情的・スピリチュアル的・肉体的、いずれであっても一番あなたを抱き育むものに集中する必要がある。
ウルズ	性格の強さ、意志の力、肉体の強靭さ。自分の行動に責任を持つ重要性も指す。
スリサズ	破壊的で混沌とした状況が起こりそうだが、それには理由がある。不意にやって来る嵐を乗り切るべき時。
アンスズ	アドバイスを求める、誰かの思い出話を聞く、自分の知恵を誰かと分かちあうなどあらゆる形のコミュニケーションの好機。
ライド	肉体的・精神的・感情的・スピリチュアル的、形を問わずあらゆる種類の旅。また人生で前進する必要性。
カウナズ	人生をもっと理解し先を見るため、人生に光を当てる重要性。
ゲーボ	あらゆる形の愛。全人類に利する高い目的に加え、贈りものと寛容さも表す。
ウンジョー	幸福な関係から、または自分の運命に満足する能力から生まれる喜び。
ハガラズ	自分でコントロールできない状況。その中でできるのは1日1日をていねいに生き、真の勇気を持つことだけだ。
ナウシズ	肉体的・感情的・スピリチュアル的、いずれにしても何かが必要だという感じ。また人間同士の摩擦の警告。
イサ	何かがブロックされている、または滞っているために前進しにくくなっている。どうしても現状にしがみつきたいという気持ちも表す。
ジェラ	時間と経験によって訪れる知恵。またこのルーンはカルマとも結びつけられる。
エイワズ	困難や試練に面しても強くあることの大切さ。エイワズはあらゆる形の継承にも結びつけられる。
パース	人生の神秘。特に自分で説明できないまたは理解できない何かに巻き込まれた時など。
アルジズ	あらゆる意味で自分自身をケアすることの大切さ。このルーンは瞑想中またはヒーリングを行っている間に強力なサイキックプロテクションをもたらすとされる。
ソウェイル	自信・楽観主義・バイタリティ。厳しい状況が好転する。苦境にある時には励ましとなるルーン。
テイワズ	決心、意志の強さ、苦境にある時に頑張る能力。また仕事の取引の成功を意味する。
ベルカナ	あらゆる形の誕生に関係し、最近生気を取り戻したものをケアするよう促すルーン。
エワズ	あらゆる形の旅行や移動と、他人との協調関係を確立する重要性と関連するルーン。
マンナズ	自分の行動と、それが回りの人にどんな影響を与えるかに気をつける必要性。また自分の知性を使う能力。
ラグズ	直観を利用する、または夢を分析するなど自分の無意識とリンクする好機。また人生から誰かまたは何かを取り除く必要性を意味することも。
イングズ	自然や四季と調和した生活を送る能力。またあらゆる形での豊かな実りを表す。
オシラ	家庭と、財産・性格の特徴・遺伝などあらゆる形の継承と関連する。
サガズ	変化と新たなスタート。1つのサイクルの終わりと新たなサイクルの始まり。あらゆる形の啓発も意味する。

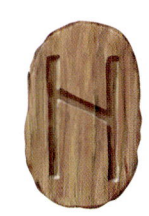

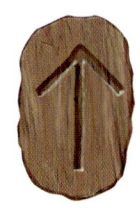

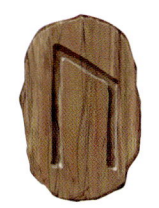

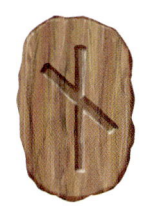

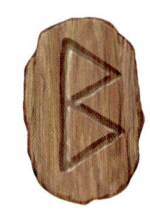

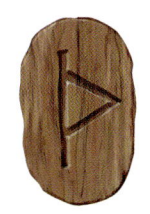

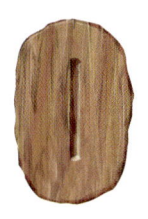

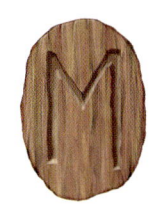

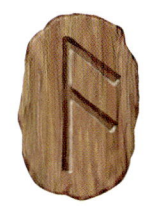

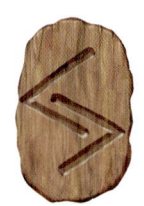

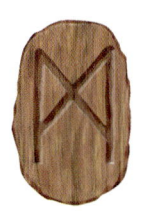

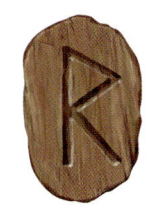

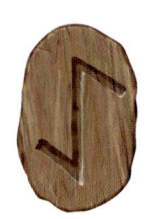

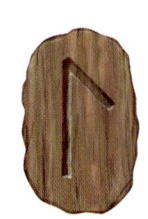

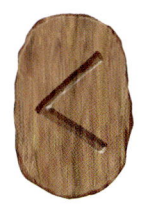

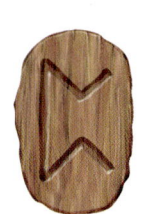

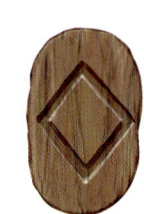

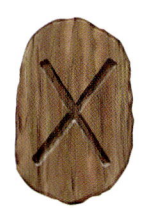

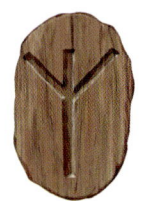

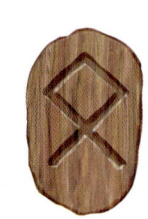

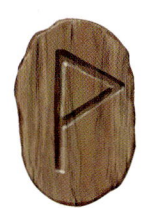

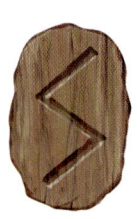

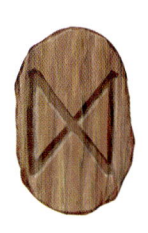

ルーン | 65

数秘術

数秘術は占術でもあり、同時に名前と数の重要性を理解する手段でもある。

通常は**ピタゴラス式**をベースに簡単な**計算**を行うが、

どの**数**も特別な**意味**とエネルギーを持ち、

私たちの心理や人間関係など人生のあらゆる面を見抜く手がかりをもたらすという。

これを知っていれば目標やパーソナリティにもっと合うよう

名前を変えることもできる。

数秘術に興味がある場合は以下も参照。
- 西洋占星術、p.56-57
- 西洋の神秘主義思想、p.184-185

ピタゴラス式

いくつかの数秘術があるが、古代ギリシャの数学者ピタゴラス（紀元前580-500頃）があみ出したピタゴラス式が一番ポピュラーだ。使いやすく分かりやすいからである。ピタゴラスは数が世界を統べていると考え、"数は形と概念の支配者であり、神と悪魔の源である"と述べたことで知られる。彼の作ったシステムではアルファベットの文字1つひとつに特定の数が割り振られている。またこの数にも意味が割り当てられている。つまり名前または数を持つものは全て数秘術で分析できるわけだ。

ピタゴラス式では、以下のように1から9までの数が各アルファベットに割り当てられている。

1	2	3	4	5	6	7	8	9
A	B	C	D	E	F	G	H	I
J	K	L	M	N	O	P	Q	R
S	T	U	V	W	X	Y	Z	

各文字に割り振られた数を足していく。2桁以上の数字はそれぞれの数を足して1から9までの数に減らす。例えば17ならば1+7で8になる。もっと複雑なピタゴラス式数秘術では複数桁の数も使う。数秘術師はマスターナンバー11と22を完成された数として1桁に変換しないで使うことが非常に多い。

こうして出された数から、誕生日・人の名前・商号・新しい年・住所など多くのものに潜む数秘術的な意味が浮かび上がる。

数同士で相性のよいものもあるし、悪い組み合わせもある。一番シンプルなレベルでは偶数同士、奇数同士相性がよいが、組み合わせると摩擦が起こる。

数の意味

1. 始まりの数。創造性・独立性・革新・独自性・リーダーシップ。
2. 仲のよい関係、他の人とうまくやっていく能力。
3. ポジティブで快活な見解を備える優れたコミュニケーションスキル。
4. 安定性・実用性。体系及び体制の必要性。
5. 移動・旅行の数。柔軟性と精神的刺激の必要性。
6. 他者と家庭への愛。他者へ奉仕する必要性。
7. 直観的・神秘的・鋭敏。ただしやや感情に欠け引きこもっている。
8. 金融的な熟練・ビジネスライク・野心的、物質界との強いつながり。
9. 人道主義・忠実・エネルギッシュ・性急。強いスピリチュアルな傾向を伴う。
11. 理想主義と天性のサイキック能力。決然、インスピレーションをもたらす。
22. 有能で高い才能、ただし完全主義者。

数秘術の計算

数秘術は主に誕生日や一番よく使う名前から計算した数字の意味を探るのに用いられる。

誕生日から導き出される運命数は特に重要だ。本人が生まれ持った数で制度上変えられないからである。これは生まれた年月日の数を足し算して計算する。例えば1962年11月1日生まれならば、1+9+6+2+1+1+1となり、足し算すると21になる。さらに2+1と計算して1桁にし、運命数3が得られる。

もう1つ重要なのが6日または19日など生まれた日にちの数だ。やはりここでも2桁の数は足して1桁にする。この数によってさらに深く本人のパーソナリティを見通すことができる。

名前からは3つの数が導きだされる。対象になるのはニックネームやファーストネームをもじった愛称などいつも使う名前だ。計算にはまず名前を書きだし（日本人はローマ字で）、各文字に対応する数を割り振る。母音の数は名前の上に、子音は下に書く。"Y"は母音ではないが、

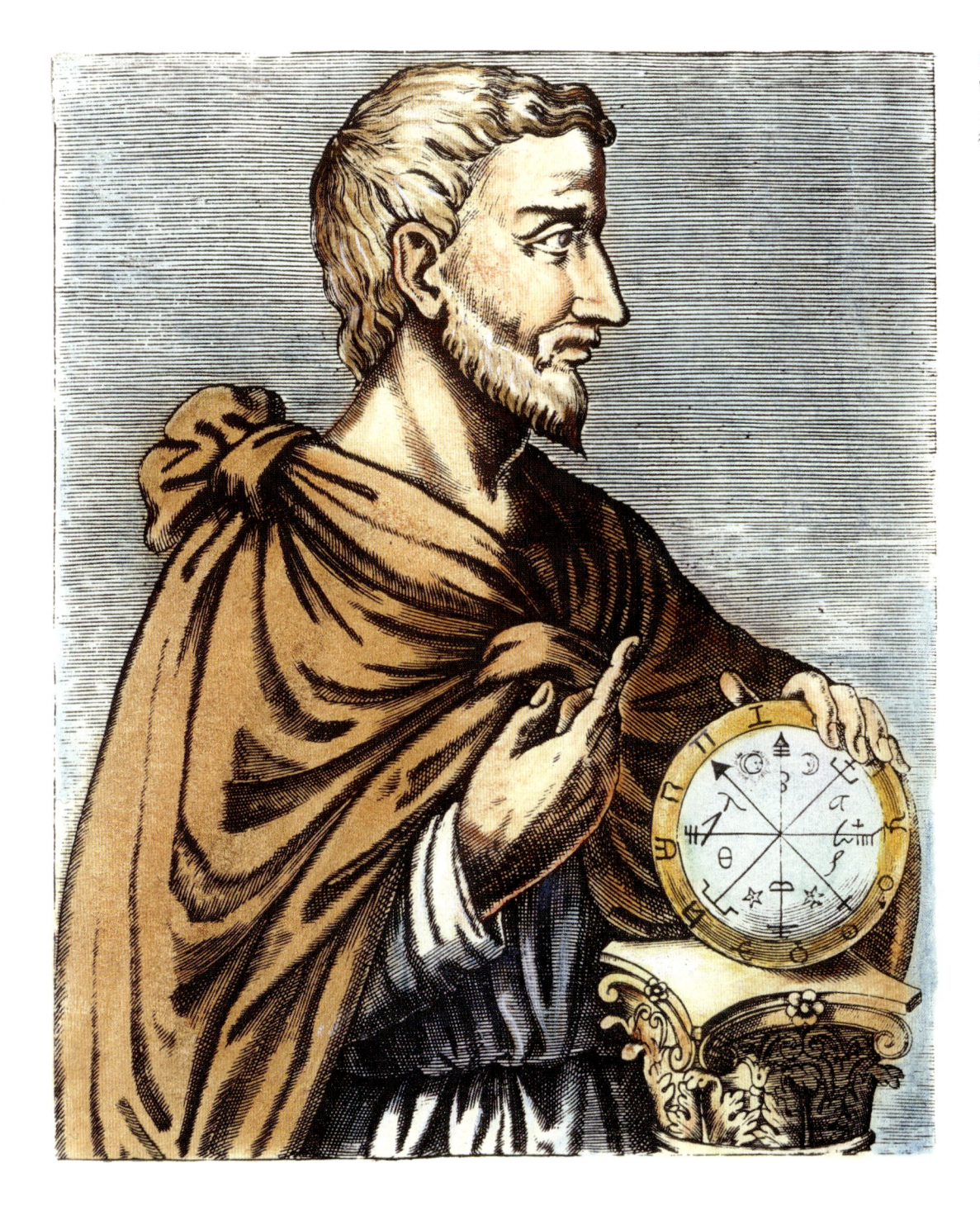

ピタゴラス 数学者のピタゴラスを描いた16世紀フランス製の版画。彼はピタゴラス式数秘術を開発し、近代数秘術の父とされる。

"Sally"のように母音に近く聞こえる場合、流派によっては母音として扱うこともあるが、子音として計算することも多い。

第1ステップは、母音の数を足し算して1から9までの1桁の数にする。この数はハート数と呼ばれ、本人の深層にある願いや欲望を表す。

次は名前の子音を表す数を足していくステップだ。やはり1桁になるまで足していく。こうして出た数は表現数といい、本人が外界へ呈するイメージを表している。

最後にハート数を表現数に足して人格数を出す。人格数は名前に含まれる全ての数から構成されるわけだ。人格数は本人の持って生まれた能力を表し、その人の強みと弱みを明らかにする。

どの数からもその人の基本的な性質について重要なことが見通せる。また数同士を比べるとさらに情報が得られる。互いに補いあうような組み合わせだと最適だ。そうでない場合は名前の綴りをかえて数秘術的な意味を改善するという方法もある。

数秘術 | 67

手相占い

手相占いに興味がある場合は以下も参照。
- 西洋占星術、p.56-57
- 他の占術、p.72-73

手相占いは古代から伝わる占術で、様々な形式はあっても手のひらを鑑定する点は変わらない。鑑定する対象は様々で、手の形や質感、指の長さと位置、手のひらの線（掌線）の特徴などがあり、これらを総合的に見てその人の性格を分析したり未来を予言したりする。

古代から伝わる占術

手相占いは数千年前に東洋で生まれたが、中世になってようやく西洋へ広まった。手相占いの本も数冊記されたが、真価が認められたのは19世紀のことである。初期の有名な手相占い師には、1800年代初期にナポレオン・ボナパルトからしばしば相談を受けたアデレード・ルノルマン（1772-1843）、20世紀初期にキロの名で活動したルイ・ハモン伯爵（1866-1936）などがいる。

手相占いの様々な形式

かつて手相占いは2つの分野に分かれていた。手の形と大きさから本人の性格を分析するカイログノミーと、手のひらの線を分析するカイロマンシーである。現在はさらに2つの分野がある。手の紋様を研究するダーマトグリフィックス（皮膚紋理学）と、動作を分析して性格を理解しようとするボディランゲージだ。現在、実際に手相占い師が手のひらをリーディングする際はこれらの流派を全て組み合わせるケースが大半だ。

最近では医科学的に手相占いが研究され始め、手の形と掌線を詳細に検討して病気を診断する膨大な調査が行われている。ただしこれは手相占いでも極めて専門的な部門であり多くの医学的知識が求められる。

手のひらの鑑定

伝統的な手相占いは手のひらの鑑定から始まる。形と大きさに加えて肌のきめを詳細に検討する。これらは全て相手の性格と気質を知る手がかりとなるからだ。手は円錐型、空想型、哲学型など7つの部分に分けるのが習わしである。現代の手相占い師は火・地・風・水の4つの手形で見るのを好む。これは西洋占星術とも関わっているが、必ずしも太陽宮と関連づける必要はない。

指

手相占い師は手の形を確認した後で爪も含めて指を1本ずつ調べていく。特に重要なのが親指で、その人の意欲の有無を表す。基本的な手の形から得られる情報をさらに詳細に物語る指先の形も見る。指と指の間、親指の付き方も検討する。これらの要素全てがパーソナリティについて有用な情報をもたらすとされる。

指紋はダーマトグリフィックスという手相占いの分野で扱うが、これも詳細に見て主に渦状紋や蹄状紋、弓状紋のどれに属するかを判断する。手のひらの紋にも注目する。

手相占い 1560年にアンドレア・トリカッサスによって描かれた絵。指の根本のふくらみにも言及され、手相占いの基本原則が記されている。

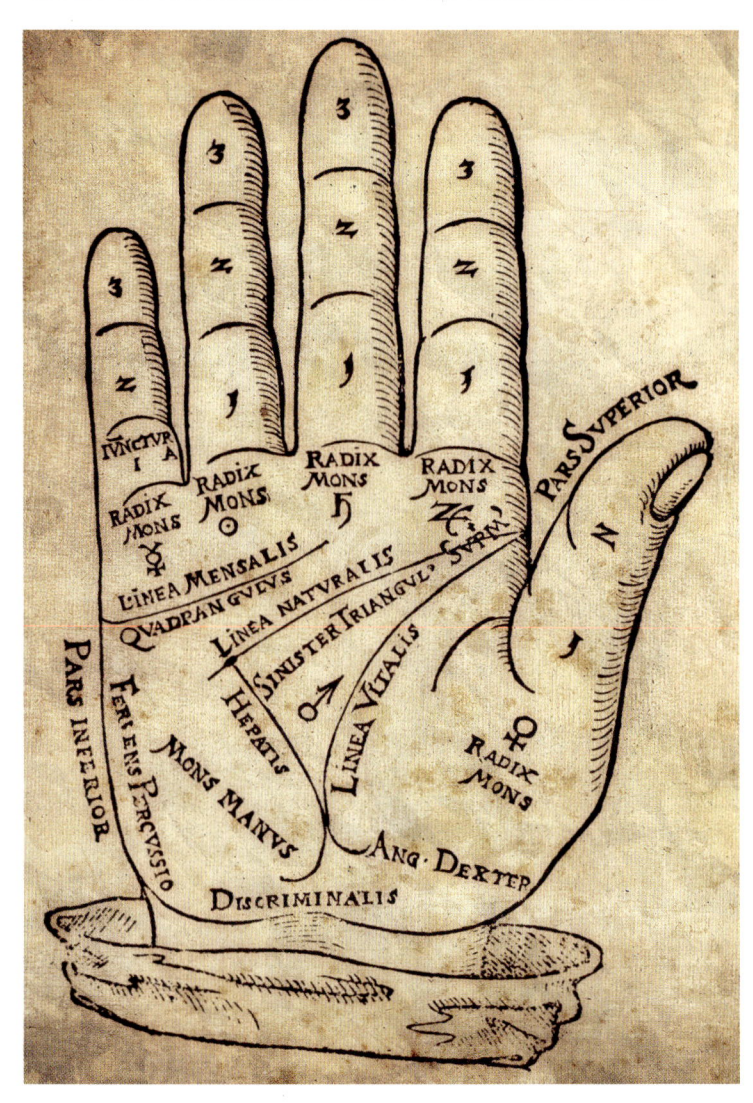

68 ｜ 占術

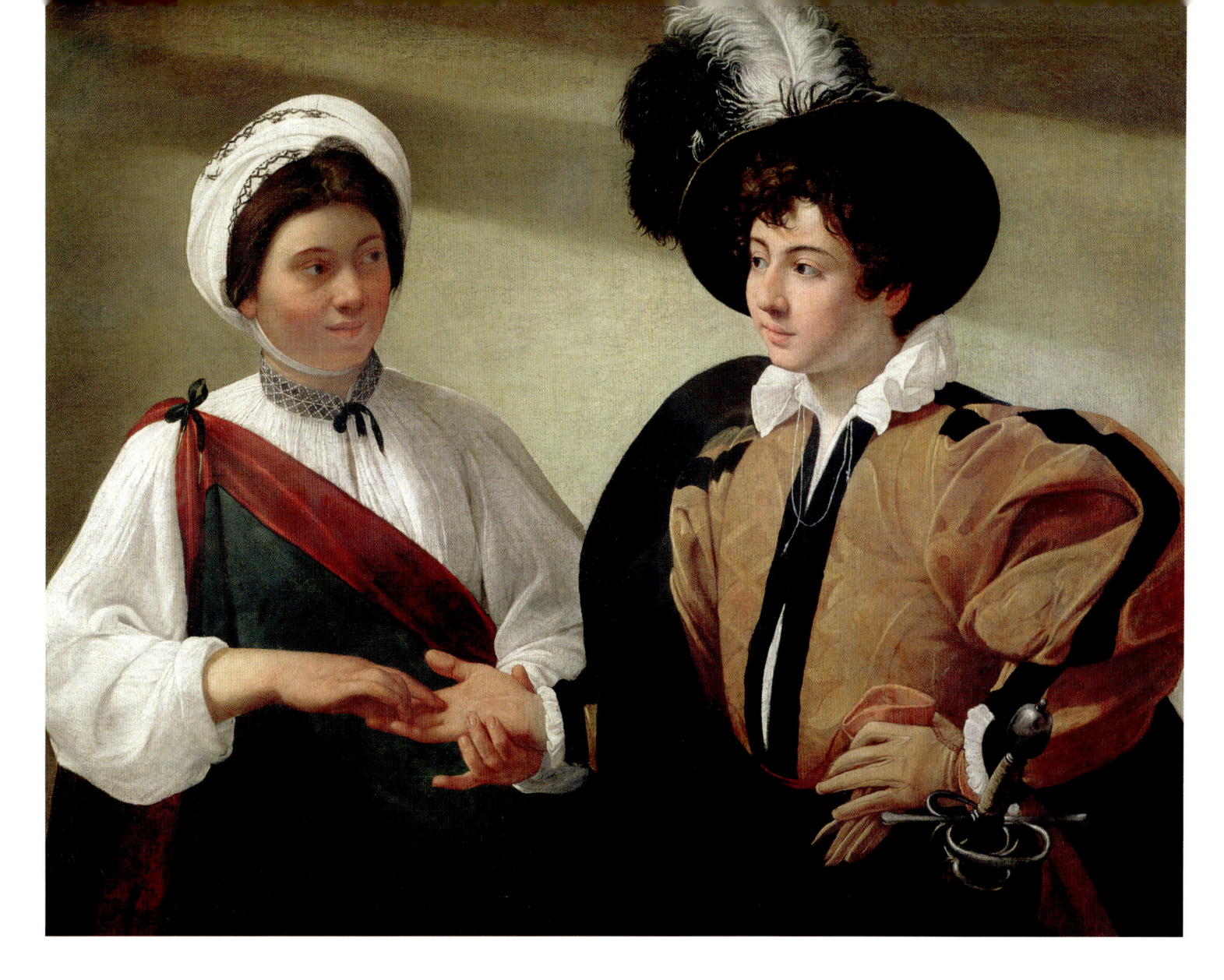

手のひらの丘──指の下にあるふくらみ──も検討する。丘がふくらんでいるかどうかはもちろん、平らであることにも意味がある。

手のひらの線（掌線）

手相占いで多くの人が興味をそそられるのが手のひらの線（掌線）を見るカイロマンシーだ。掌線はメジャーラインとマイナーラインに分けられる。メジャーラインは親指の根本を囲むようにカーブを描く生命線、手のひらの一番上にある感情線、手のひらの中央を横切る頭脳線、手首から上に向けて伸びる運命線である。手には4つのメジャーラインがそろっているのが普通だが、頭脳線と感情線が1本にまとまっている場合もあり、これは猿線と呼ばれる。マイナーラインはメジャーラインよりも重要性は少ないがやはり有用な情報が得られる。手のひらの最上部を横切るように出ることのある金星環もその例だ。

手相占い師は各線が支配する人生の局面のエネルギー状態が線の形態に現れると考えている。そのためこれらの線の特徴・力強さ・色などが詳細に調べられる。例えば手に浅く刻まれた羽のような頭脳線は優柔不断を、太くて深い感情線は強い感情を表す。線自体の特徴に加え、手のどこで始まりどこで終わるかも重要とされる。

占い師 これはミケランジェロ・メリージ・ダ・カラヴァッジオによる16世紀の絵画。手のひらをリーディングしてもらう紳士が描かれている。

切れているもしくは遮られている線、星・四角・円などのマークなども手相占いの際は考慮に入れられる。線やマークはどれも時間の経過と共に変化していく。

未来の予言

手相占い師は相手の手を見てその性格を分析した後、線を調べて未来を予想するのが普通だ。線をいくつかに分けて年齢と照合し、近い将来の位置にある切れ目やマークなどを見て予想するのである。これはかなり複雑な手順で習熟するには練習が必要だが、当たる確率が高いことが分かっている。

易 経

易経に興味がある場合は以下も参照。
- 無意識の解明、p.18-19
- 儒教、p.220-221

『易経』は占術の1つとして使われることが多いが、古代に記されたその書は哲学書として読むこともできる。心理学者からも多大な関心が寄せられ、有名な例では20世紀前半のカール・ユングが易を研究している。易は64の卦からなり、それぞれ人生で出会うような種々の状況を表す。伝統的な易の立て方は硬貨を使うが、現在はコンピュータのソフトウェアを利用するなど他の方法もある。易で占うのは簡単だが、現代人にとって難しいのは『易経』の書を昔の形のままで解釈することだ。

古代の哲学書

『易経』は紀元前2800年頃に古代中国で生まれた。初期の著者としては通常伏羲、文王、周公旦、孔子（中には孔子の関連を疑う学者もいる）の4人があげられる。しかしあまりに歴史が古く正確な詳細は分かっていない。『易経』は不変のものはないことを戒める内容から変化の書としても知られる。

八卦図 易を立てて出る可能性のある8つの卦が示されている。中心は陰陽のシンボル。

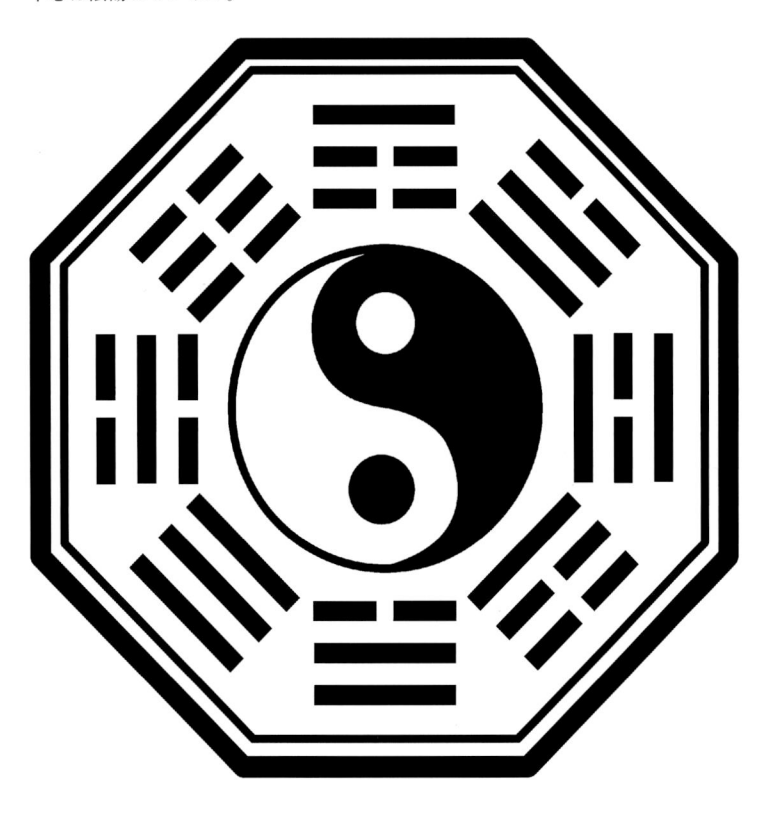

もともと50本のノコギリソウの茎を筮竹として易を立てていたが、時が経つにつれ使いにくいとされて裏表のある硬貨を3枚用いるようになった。これは現代でも一番広く使われる方法である。

『易経』が初めて編まれた際には、読んで考えを巡らし内省するための書、そして占い用と2つの用途があった。しかし占いの道具としての用途は議論を呼び、学者らはこれほど重要な哲学書が誤用されるのは許せないと強く反対した。

『易経』とユング

スイスの心理学者カール・ユングは同時に起こる2つの出来事同士の有意な関係をシンクロニシティ理論と名づけたが、この理論に易が合うかどうかに関心を持った。シンクロニシティは単なる偶然と片付けられないもので、ごく日常的な出来事でも同時に起これば大きなイベントと同等の価値があるとユングは信じていた。1949年にリチャード・ウィルヘルム（1873-1930）が17～18世紀の康熙帝の時代から伝わる『易経』をドイツ語に翻訳した際に寄せた序文で、ユングは易によってシンクロニシティ理論を試す機会を得たと記している。

易を立てる

硬貨を3枚用意する。できれば同じサイズで表と裏がはっきり分かるものがよい。易を立てながら卦（棒線や破線の爻が6本重なったもの）を書いていく紙とペンまたは鉛筆、それに『易経』の書も必要だ。

まず易を立てたい質問について考える。他の占術と同じく質問はシンプルにするほうが易の答えを解釈しやすく効果的だ。手に硬貨を持ち、テーブルか床など平らな面に投げる。どちらの面が出たかを見て、表は2、裏は3として数値をカウントする。出る数は4つあり、それぞれが異なる爻となる。6は老陰（破線に"X"とマーク）、7は少陽（棒線）、8は少陰（破線）、9は老陽（棒線に"O"とマーク）だ。初爻は卦の一番下に書く。さらに硬貨を5回投げて残りの爻を得ていくが、必ず下から上へ

向けて記していく。

　完成したら三爻同士を縦横に合わせた特殊な表から卦に振られたナンバーを見つけ、その意味を『易経』で参照する。卦に老陰か老陽（変爻ともいわれる）が含まれていたら解釈をする際にその意味を特に重視する。さらに卦を読み取ったら次に老陰と老陽を反対の爻に転じねばならない。つまり破線は棒線に、棒線は破線になるわけだ。こうして得た2番目の卦の意味も最初の卦を補うものとして読んでいく。

『易経』の解釈

　『易経』で卦のナンバーを見つけるのは簡単だ。難しいのは現代訳されていない文章の場合、たずねる質問をふまえて卦の説明を読むことである。伝統的な『易経』の文章には、"女"、"帝"、"君子"、"山"など現代人にとって理解及び解釈が難しい特殊な語句が登場する。しかし簡単に分かるような答えを期待するよりも、易経が記された通りの趣旨でアプローチし、慎重に意味を分析する方がためになる。こうすることで、何千年もの昔から『易経』を熟考のための有用なツールたらしめた哲学とスピリチュアルな知恵を再び手にすることができるのである。

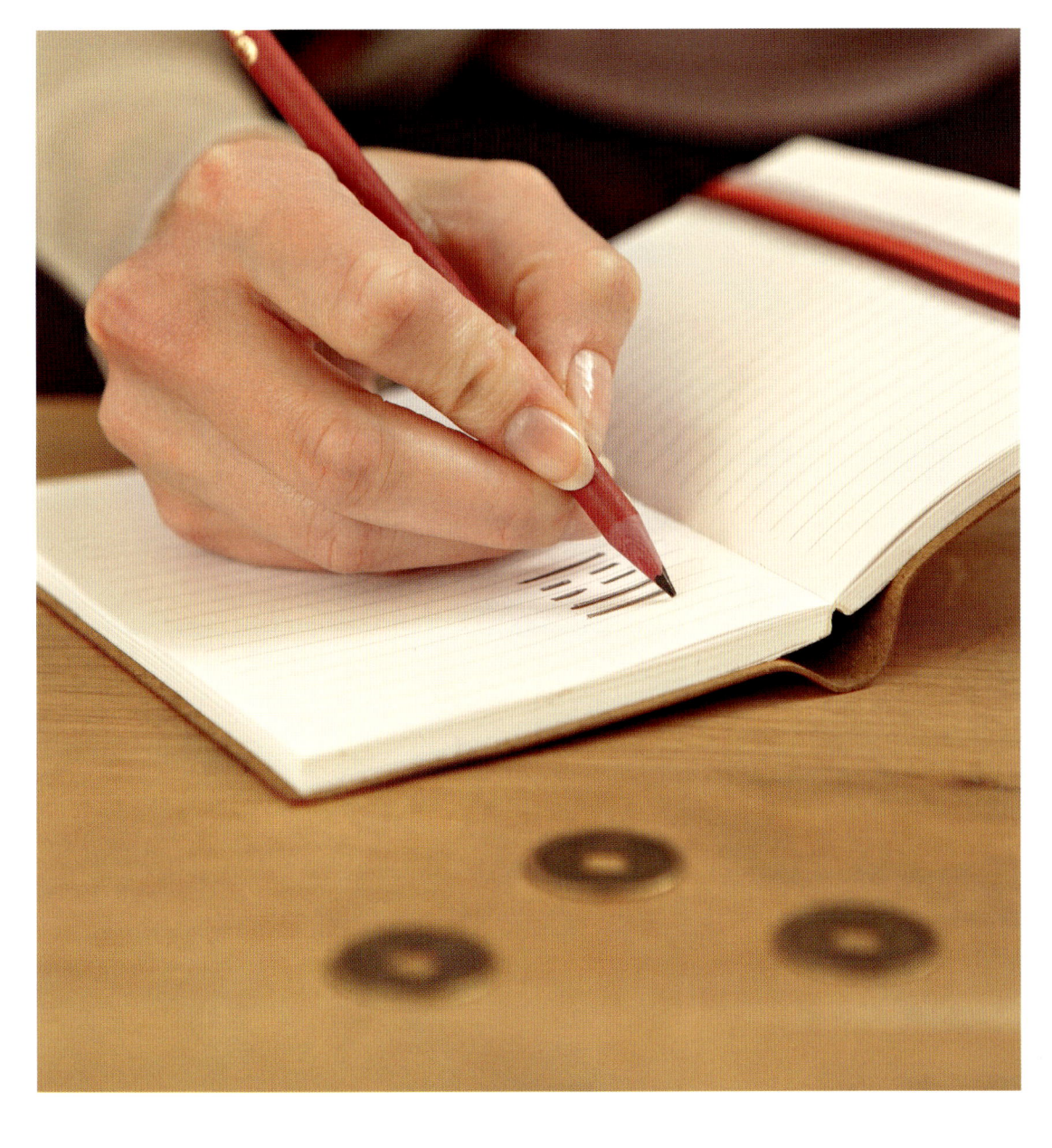

硬貨を投げる　易を立てて卦を出すには、平らな表面に硬貨3枚を6回投げる。硬貨の裏表の出方で卦が決まり、『易経』のどの部分を読めばよいかが分かる。

他の占術

他の占術に興味がある場合は以下も参照。
- タロット、p.62-63
- 数秘術、p.66-67
- 易経、p.70-71

占術の種類は数多く、

ある目的に使うテクニックを探す際には幅広い選択肢がある。

ダウジングを行うとペンデュラムが質問にストレートな答えをくれる。

人相占いでは人の顔を調べてどんな性格かを知る。

また**スクライング**と**茶葉占い**からは未来についての重要な情報を得ることができる。

ペンデュラムによるダウジング

ダウジングは昔から伝わる技術で一般的には特別なロッドを使って水脈や鉱脈、失せ物などを見つけるものだが、質問に対する答えを得る方法としても利用できる。この場合はもちろんダウジングロッドも使えるが、長めのひもをつけた既製のペンデュラム——素材には真鍮・クリスタル・木などがある——を用いるほうが簡単だ。ひもの部分を持ちペンデュラムを下げてペンデュラムに質問をすると、揺れる方向と描く形で"イエス"か"ノー"かの答えが返ってくる。例えば円を描くように揺れると"イエス"、楕円形だと"ノー"、反時計回りだと質問をもっと分かりやすく変える必要がある、という具合だ。

ペンデュラムの扱いに慣れるにも、ペンデュラムがうまく質問に答えるよう慣らすにも練習が必要である。質問は必ずシンプルな表現で1度に1つにとどめる。もう1つ、無意識の内に答えを示す動きを左右しないよう質問者が感情的に一歩引くことも重要である。

スクライング

これは古代の占術で、平らで光沢のある面をじっとのぞき込んで未来を見通したりするものだ。古代エジプトの魔術師は水やインク、血を満たしたボウルでスクライングを行い、エリザベス時代の魔術師ジョン・ディー（1527-1608）は裏を黒くした特別な鏡を用いた。

水晶球も利用されるが高価なので磨いた小さな水晶でも構わない。または水を入れたボウルや鏡も使われる。ただしどの場合も気が散って効果が減じるのを防ぐため自分の影が映らないようにする必要がある。

スクライングの結果は人によって異なる。光沢面に映画のようにヴィジョンが見える人もいるし、解釈が必要なシンボル的イメージが見える人もいる。雲のようなものが浮かぶケースもあるが、これも形と色を解釈しなければならない。また感覚的には何も見えず、表面をのぞいている最中に言葉やイメージが心の中に浮かぶなど直観的に働きかける場合もある。

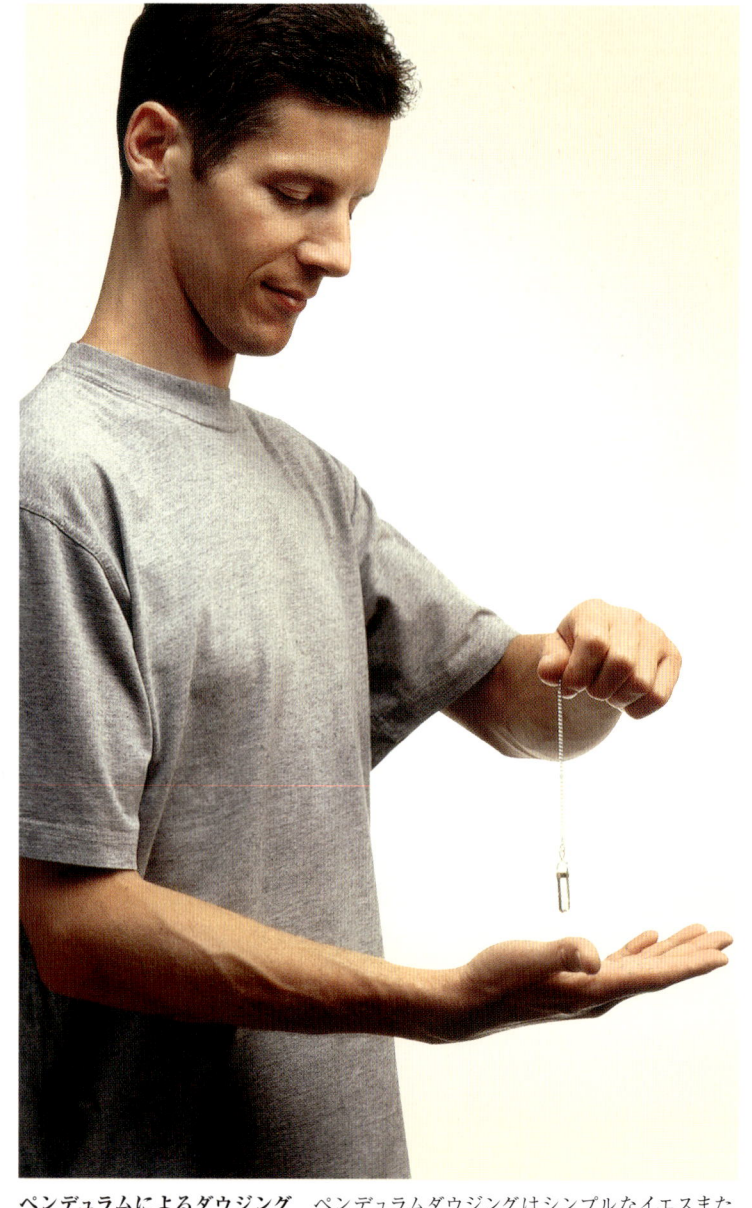

ペンデュラムによるダウジング ペンデュラムダウジングはシンプルなイエスまたはノーの質問に答えるのに適している。昔からお腹の中にいる赤ちゃんの性別判定にも用いられてきた。

72 ｜ 占術

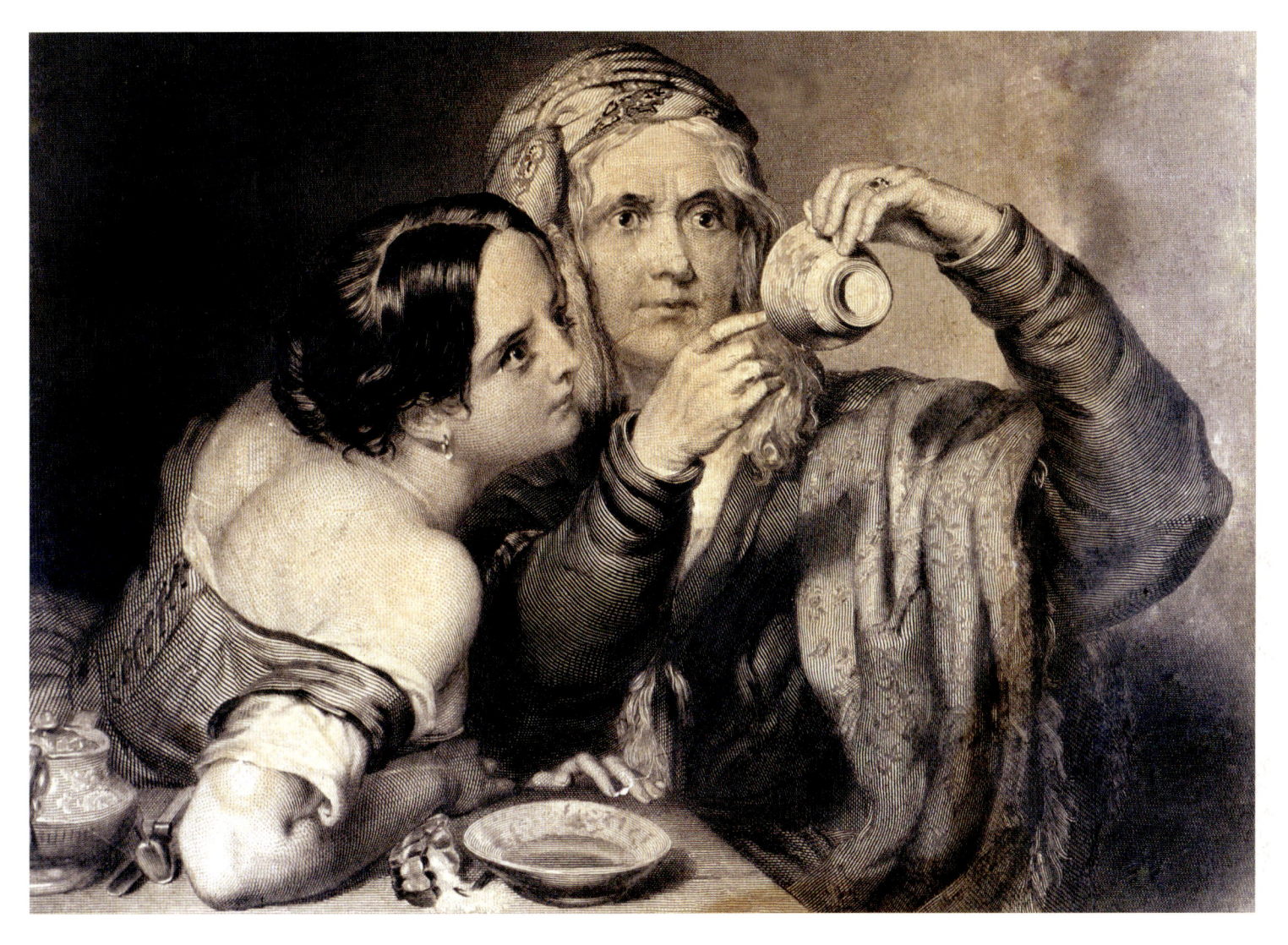

茶葉占い タセオマンシーをする場面を描いた18世紀の版画。占者の直感と技術に大きく頼る占いだ。

茶葉占い

　茶の葉をリーディングするタセオマンシーはシンプルきわまりない占術の1つだが非常に正確だ。茶葉が描く模様と形からある人の人生について知り、その未来がどうなるかを読み取る。

　タセオマンシーのメリットの1つは道具がほとんどいらないことだ。ティーポットと茶葉、カップ、皿があれば十分である。茶葉がカップに入るよう中にストレーナーのないティーポットで茶を入れる。たずねたい質問に思いを巡らしながら茶を飲む。カップに液体がわずかに残る状態になったら反時計回りに3回回し、皿で蓋をしてカップごとひっくり返し、カップが皿に伏せた状態にする。しばらくカップをそのままにして茶が下に落ちるのを待ってからカップを取り上げて茶葉の様子を見る。これは直観とリーディングの対象人物を取り巻く状況に合わせて、シンボル的またはそのものずばりを表すものとして解釈される。カップ内の茶葉の位置も重要だ。位置がタイミングを示すからである。カップの縁の近くは近い将来を、底のほうは3-4週間先を表す。

人相占い

　これまであげてきた他の占術とは違って人相占いに特別な道具は不要である。また未来を見通す方法も独特だ。人相占いは顔の造作が本人の性格を表し、そこから人生の先行きも読めるという前提のもとに顔の特徴を解釈する。

　人相占いが行われている文化は多いが、中国では特に人気があって数千年の歴史がある。中国の人相占いでは顔形を5つに分け、水・木・火・土・金の五行のいずれかのタイプとする。顔の特徴にはそれぞれ意味がある。例えば鼻は富を表し、鼻孔の見え方はその人の金銭の使い方を示すとされる。小鼻が横に広がり気味の開いた鼻孔は金銭を使うのを楽しむ人であることを指し、あまり鼻孔が見えない人は締まり屋だという。耳は知恵を表すため非常に重要だ。大きくて肉厚、長い耳たぶの耳は健康で長生きする印だ。

他の占術 | 73

Incipit liber d[...]

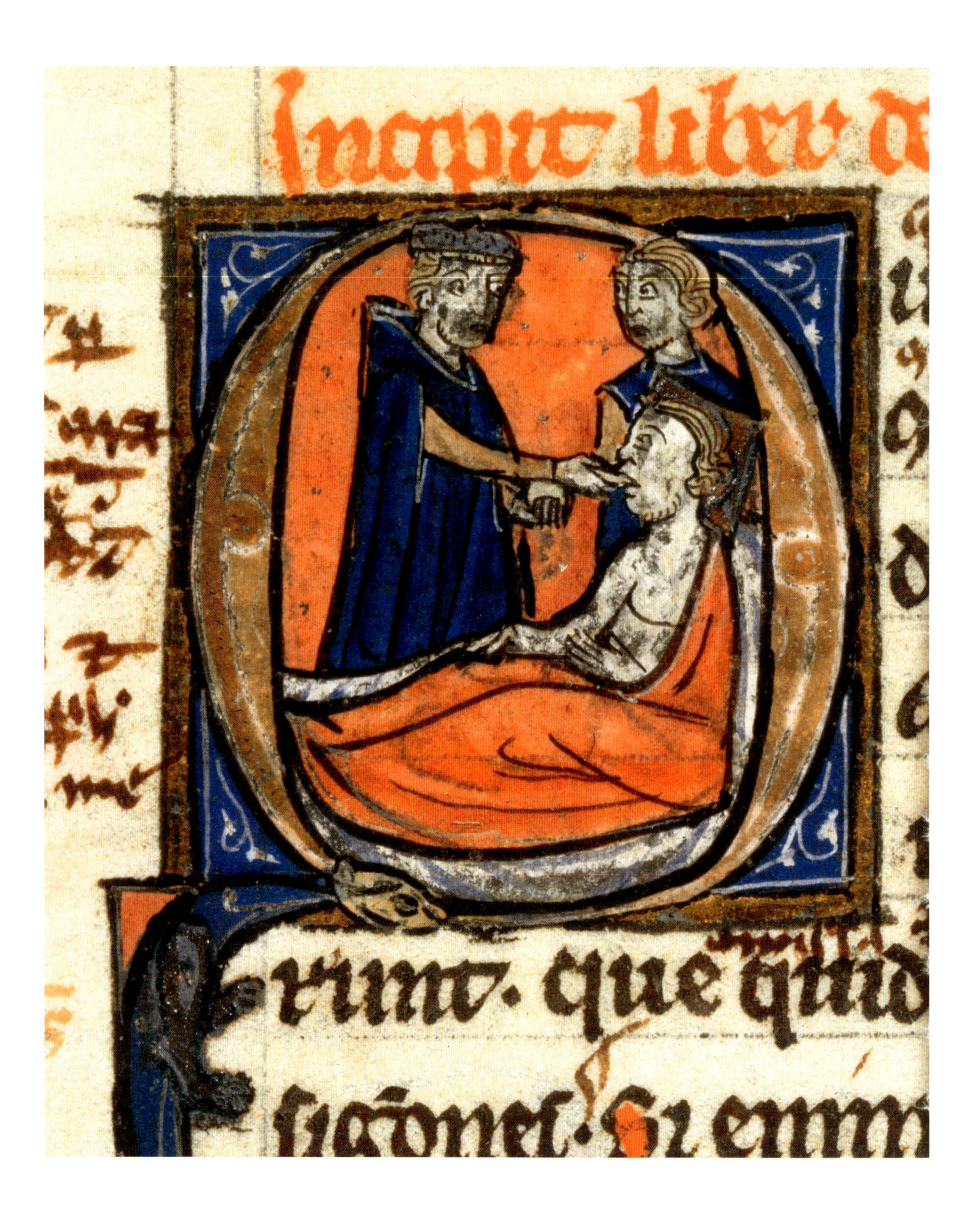

[...]rimo· que quid[...]
[...]signes· si em[...]

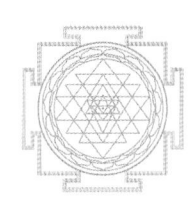

マインドと
ボディ

"マインドとボディの問題"、すなわちプシケ対ソーマは科学と哲学両方の中心にある永遠の謎だ。マインドは肉体の健康に直接影響するのだろうか。実際にマインドのパワーで病気を予防し治癒できるのだろうか。おそらく通常の医学に向けられる一番大きな批判の主因は、マインドとボディを全く別物として、生物学を心理学と引き離して扱おうとしてきた点にあると思われる。このセクションではよりホリスティックな視点に立つアプローチやセラピーを取り上げる。

プシケ対ソーマ

一般的な現代医学は生理的な不調と心理的な不調を分けて治療するのが普通だが、全く異なる視点に立つ伝統もある。インドのアーユルヴェーダ医学や中国伝統医学は遥か昔から心身の相関関係が持つ意味を認識していた。しかしこれは東洋に限ったアプローチではない。西洋医学の父であるヒポクラテス（紀元前460-377頃）は"ある人がどのような病気にかかっているかではなく、どのような人が病気なのかが重要だ"と、ホリスティックなアプローチを採るべきだと強く主張した。中世になってもヨーロッパの医学は古代ローマ時代に活躍したガレノス（130-200頃）の教えからほとんど離れていなかった。グレコ=ローマの有力な医師であったガレノスは四体液説を唱えた。これは4種類の体液の相互関係がパーソナリティ・気質・その他の心理学的側面を決め、また病気など肉体的な特徴や性質もやはり体液の相互関係から生ずるとする理論で、マインドとボディの結びつきを明確に説いていた。科学的手法がマインドとボディの間に楔を打ちこんだのは17世紀後期-18世紀にかけて啓蒙運動が起き、変わりやすい要素を特定してパーソナリティなどの一定しない要因を方程式から取り除く必要が生じてからである。

19-20世紀初期にかけてアロパシー（逆症療法）医学がヘルスケアを抑えて権威を確立するにつれ、ホメオパシーやカイロプラクティックなどの代替・補完システムはこの流れから離反し、プシケとソーマ、すなわちマインド-ボディとスピリットを包含する代替的でホリスティックなヴィジョンを推し進めた。

プラシーボ効果

1920年代、神経科学者のウォルター・キャノン（1871-1945）は動物における"闘争逃走反応"について述べ、心理的刺激が明らかにホルモン及び生理的反応と結びつくことを示した。ここに至り一般医学もマインドとボディの結びつきを認識し始める。1930年代ハンス・セリエ（1907-1982）はストレスが健康を大きく左右するという概念を提唱した。また第二次世界大戦中、アンツィオの浜辺でヘンリー・ビーチャー（1904-1976）がプラシーボ効果の劇的な効果を発見した。負傷した兵士に投与するモルヒネが足りなくなったために塩水注射を施したところ、本物のモルヒネと変わらない程度の効果が得られたのである。

プラシーボ効果はマインド-ボディの相互作用を示す顕著な例の1つだ。プラシーボ（ラテン語で"喜ばせる"の意味）すなわち偽薬とはもともと薬理活性のある物質（薬剤）の代わりに与えられる不活性物質を指す。患者に真実を知らせないまま医師がプラシーボを与えると、まるで本当の薬剤を投与されたように患者の状態が改善する"プラシーボ効果"が少なからず観察される。患者が治療の効力を信じることで治療効果が上がるようにも見えるのである。

精神神経免疫学

このような発見から精神神経免疫学（PNI）という科学の有力分野が新たに登場した。通常の医学にとってPNIは、マインドとボディの統一性を認める多数の補完セラピーが既に定着している世界へ続く通路でもある。しかしPNIの効用と重要性を認める証拠が次々に集まりつつあっても通常の医学はマインド-ボディの結びつきの重要性を正当に評価しようとしない。

このセクションではホリスティックな治癒をめざすマインド-ボディ式アプローチの正当性を認め、ヒポクラテスの"私たちの中にある自然の力こそ病気の真の癒し手だ"という言葉を例証するセラピーを数多く探っていく。

ヒポクラテス これは13世紀の書籍の挿絵で、ヒポクラテスが治療をしている場面。"医学の父"と謳われ、治療に際しては経験主義的なアプローチを主張したものの、ホリスティックにマインドとボディの健康を見る重要性を見失うことはなかった。

精神神経免疫学

中枢神経系と免疫系の研究によって、この2つの強い**関連**が明らかになった。

心理・社会的状態、特に**ストレス**は免疫系、

さらに健康状態に影響を及ぼすことがある。

ここからストレス管理プログラムや笑い療法など免疫系を増強／調節する

風変わりな**介入治療**がいくつか生まれた。

精神神経免疫学に興味がある場合は以下も参照。
- 認知行動療法とマインドフルネス、p.28-29
- ヒプノセラピー、p.30
- 自律訓練法とエンドルフィン効果、p.80
- 瞑想、p.78-79
- バイオフィードバック、p.86

マインド-免疫系の関連

1960年代まで通常の医学は免疫系が中枢神経系 (CNS)、ひいてはマインドと心理状態に影響を受ける可能性を受け入れなかった。マインド-ボディの結びつきを認知・利用する医療の歴史が、ヒポクラテス以前まで長々とさかのぼるにもかかわらずである。しかしCNSと免疫系が3つの経路で影響し合うことを明らかにする発見が続けてなされたおかげで、現在精神神経免疫学 (PNI) は医学の一分野として確立し急成長をとげている。

1. CNSは自律神経系を介して直接免疫系の一部に接合している。自律神経系とは自発的にコントロールできないプロセスを統制する神経で、胸腺・骨髄・脾臓──リンパ系の一部で免疫系には欠かせない器官──につながる神経繊維が含まれている。一方横隔膜下迷走神経は免疫系からCNSにシグナルを伝えるため双方向にコミュニケーションが行われている。

2. 内分泌系はホルモン──血流に乗って届く化学的メッセンジャー──を分泌する腺からなる。内分泌系の一部は神経系にコントロールされ、多くの免疫細胞はコルチゾールなどストレスに関連するホルモンを受け取る表面レセプターを持っている。つまりCNS-免疫系のコミュニケーションはホルモンを介してなされるわけである。例えば強いストレスを受けると血中コルチゾール値が上昇し、コルチゾールは免疫細胞に結合する。するとある程度までは細胞の働きが刺激されるが、限界を超えるとかえって細胞形成が抑制される。

3. サイトカインは免疫細胞によって作られるメッセンジャー分子で、免疫反応を監督し増強する役目がある。例えば炎症性サイトカインは損傷または感染を受けた組織に炎症を引き起こす。またサイトカインは脳の機能や神経による内分泌系コントロールにも影響を及ぼす。炎症性サイトカインはバクテリアの増殖を防ぐよう体温を上げ、また病気と闘うのに必要なエネルギーを温存するため他の体内プロセスを抑制するようCNSに信号を出す。つまりサイトカインは食欲不振や眠気、休息したいなどの"疾病行動"を起こすよう脳にシグナルを送るのである。

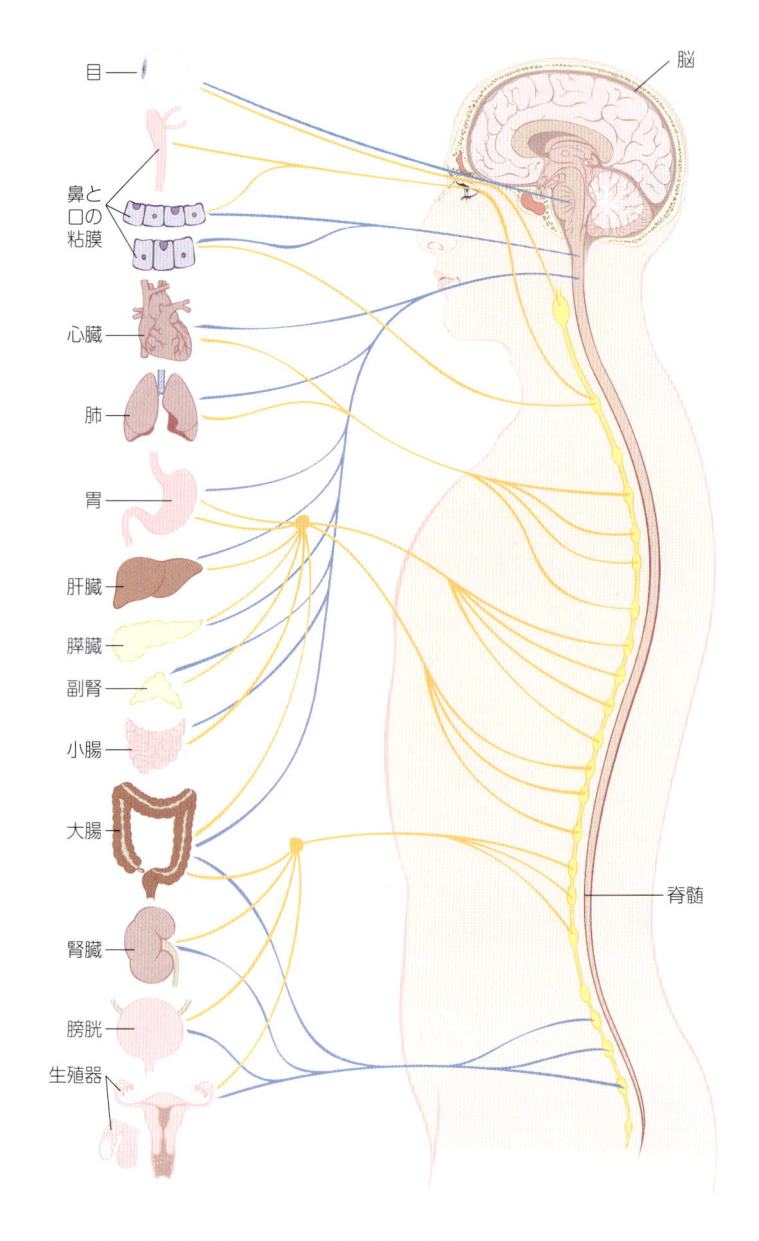

自律神経系 自律神経系の大まかな経路と自律神経系がコントロールする主な器官を示す図。

76 | マインドとボディ

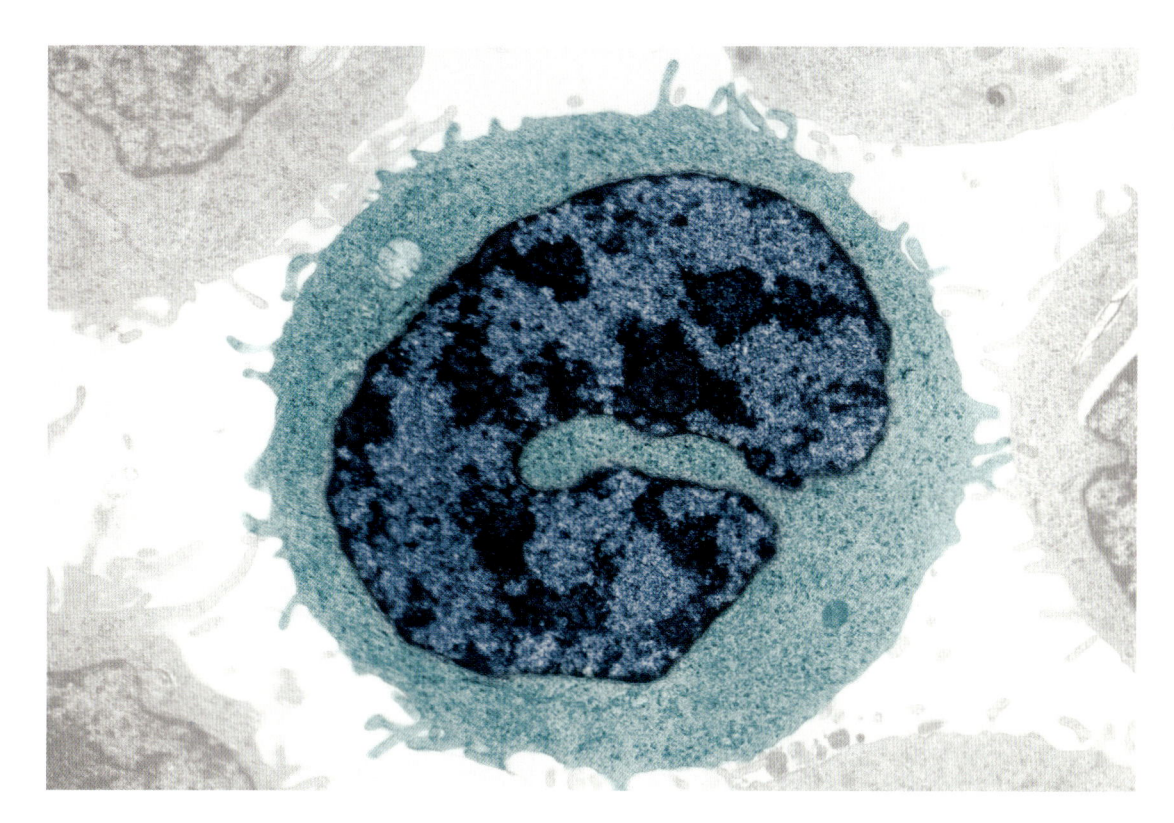

Tリンパ球
トレス管理プログラムによって白血球細胞の数が増え、免疫系が増強されることが調査で分かっている。

ストレス

多くの調査により、急性及び慢性のストレスが免疫系に対してどのように好影響または悪影響を及ぼすかが明らかにされている。急性（短期で激しい）ストレスは神経と内分泌系に"闘争逃走"反応を引き起こし、さらに大量の免疫細胞を活性化させ、抗体の産生とサイトカインの分泌増進へとつながる。一方慢性（長期に渡る）ストレスは免疫細胞の機能と抗体産生の両方を抑制する傾向があり、例えば感染症にかかりやすくなる、病気の回復が遅くなるなどの症状が起こる。大まかにいうとストレスは人を脅かし不安を感じさせるものと定義できる——寂しさも虐待を受けたという思いと同様にストレスとなりうる。

免疫系増強のための心理的介入治療

寂しさや抑うつ、慢性ストレスなどの心理的及び社会的状態が免疫系を抑制するのなら、これらを緩和する介入治療は免疫増強に役立つはずである。この研究の主な対象は、免疫系が大きく関わるガンやHIVの患者だ。

その患者の一部で、ストレス管理プログラムが、極めて重要なCD4+Tリンパ球（HIVが攻撃する白血球）などの免疫細胞の数を増やすとともにその活動を増進し、免疫機能を増強することが証明されている。例えば2002年に『American Journal of Psychiatry』でAntoniらが報告した研究では、10週間のストレス管理介入治療を行ったところ、CD4+とその他の白血球の総数が増えた。また2008年7月の『Brain, Behaviour and Immunity』ジャーナルには、"マインドフルネス-瞑想ストレス管理トレーニング"がCD4+の総数増加と関連していることを発見した研究が掲載されている。

それまで抑圧または誰にも話していなかったトラウマを、その原因となった出来事について書いたり語ったりするシンプルな介入治療によってさらけ出すと、健康が増進されるばかりか予防注射への反応も改善され、後には自己免疫疾患への抵抗力も増すことが分かっている。リラクゼーションは心理状態を改善する強力なツールであり、ヒプノシスや瞑想などリラクゼーションテクニック及びセラピーを定期的に行うと抗体値が上がり、また免疫細胞の数が増加して活動が増進するため全体的な健康状態が向上する証拠もいくつかある。例えば2004年の『Annals of the New York Academy of Sciences』でK.G. Waltonらが報告した研究では、超越瞑想の長期実践者は対照群よりもストレスホルモンであるコルチゾール値が顕著に低いことが明らかにされている。

PNIの非常に興味深い応用例は笑い療法である。笑い療法は1964年に出版されたノーマン・カズンズ（1915-1990）著『Anatomy of an Illness（邦訳：『笑いと治癒力』）』によって初めて主流医学の注目を集めた。その中でカズンズは強直性脊椎炎という痛みの強い、通常ならば不治とされる病気を自己治療したケースについて詳述している。医師ができることはあまりなさそうだと感じた彼は退院してホテルにチェックインし、マルクスブラザーズやCandid Camera（どっきりカメラ）などのコメディ映画とテレビ番組を見た。すると笑った後は痛みが緩和されて眠ることができたのである。他にも笑いが免疫系に直接よい効果をもたらすことを示唆する証拠がある。

これは特殊なタイプの介入治療だが、PNIはもっと幅広いセラピー効果の基盤となっていると思われる。大量の投薬治療が功を奏するのはプラシーボ効果のおかげだとする研究や、プラシーボ効果が手術や鎮痛薬と同様に効果的と示唆する研究もあり、PNIの重要性を強調している。

瞑想

マインドに集中して静謐とスピリチュアルな発見を得る行は

特に東洋のスピリチュアリティと深い結びつきがあるが、様々な伝統で行われている

瞑想の**本質的特徴**は共通している。

西欧では20世紀半ばに開発された**超越瞑想テクニック**なども含めて瞑想が

治療効果ゆえに重要視されており、心理学者はごく最近になって

マインドフルネスをベースにしたストレス緩和法に注目している。

瞑想に興味がある場合は以下も参照。
- 創造的ヴィジュアライゼーションと誘導イメージ法、p.33
- 超自然的状態と超越状態、p.34-35
- ヨーガ、p.106-109
- 仏教、p.208-209
- チベット仏教、p.212
- 禅宗、p.213
- 巡礼と内観、p.298-299
- 呼吸法、p.81

瞑想と東洋のスピリチュアリティ

瞑想を行うには雑念を心から追いだし意識を集中させねばならない。瞑想の形・目的・内容は様々で、リラクゼーションの一助として呼吸に集中するシンプルなものから、マントラ（言葉または音）をくり返し唱える、実在の本質を探究する、神性との合一を求めるものまで幅広くある。

瞑想はキリスト教でも重要で、通常は聖句を引いての祈りなど修道院での行として行われる。またユダヤ教（特にカバラ）やイスラム教（特にスーフィー教）でも重要な役割を担っている。しかし一般的には東洋のスピリチュアリティや信仰と結びつけられることが多い。ヴェーダのヒンドゥー教に端を発するとされ、古代ヨーガや道教でも大切な要素である。

仏教では瞑想が不可欠な特色の1つであり、仏陀はほかならぬ瞑想によって悟りを得たといわれる。仏教では通常、1つの思いに集中して心を落ち着け精神を研ぎ澄ます、またの名を止行ともいう"サマタ"と、実相について知ることを目的とする洞察の"ヴィパッサナー"を区別する。禅宗では自我を見出す鍵として、悟りに至る何よりも最上の道と位置づけられている。

瞑想の本質的特徴

ほとんどの瞑想法では心を静めて気が散る元である雑念を払う必要性を説いている。こうすることでひたすらそこにあって精神を研ぎ澄ます状態となり、ただ1つの対象に集中できるようになる。対象の種類は実に様々だが、呼吸するプロセスがよく使われる。超越瞑想（右ページを参照）では各人ごとに与えられるマントラに集中する。チベット仏教ではマンダラ（宇宙を表す円形の図）に集中し、キリスト教では主の祈りや天使祝詞などの式文を唱える。

瞑想の前にマインド・ボディ・場所を対象にした準備儀式を行うことも多い。座って脚を組んで背筋を伸ばした姿勢が一般的だが、気すなわち生命力を重視する信仰体系では特に重要だ。この姿勢がエネルギーの流れを最大限にするとされるためだ。瞑想には詠唱やロザリオなどの補助道具、音楽、インセンスが用いられたり、太極拳やスーフィー教のダルウィーシュが行う旋回舞踏など身体活動が伴ったりもする。

瞑想の治療効果

伝統的に瞑想は静謐や心身のリラクゼーション、内なる知恵、創造的かつスピリチュアルな成長、サイキックな探究、意識と神秘的及び視覚的経験の統合、実相についての洞察、究極の悟りなどに至る道だった。最近の西欧では治療上の効用を期待して瞑想行が大きく注目されている。

旋回するダルウィーシュ　ダンスという形の瞑想を披露するメウレウィー教団のスーフィーダルウィーシュ。白い衣装は屍衣、円錐形の帽子は墓石を表し、地上における死と神との神秘的合一による再生を象徴している。

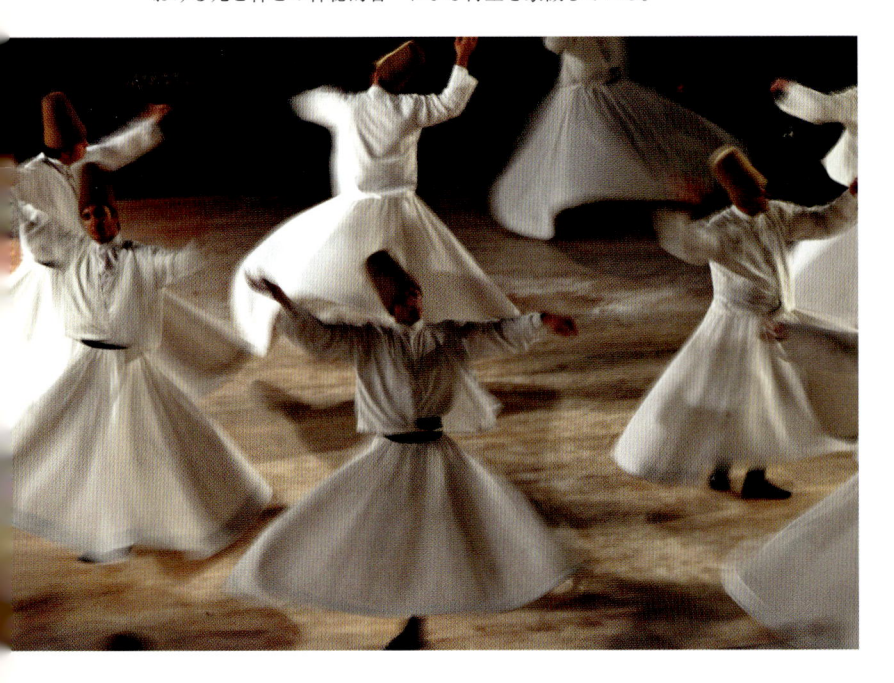

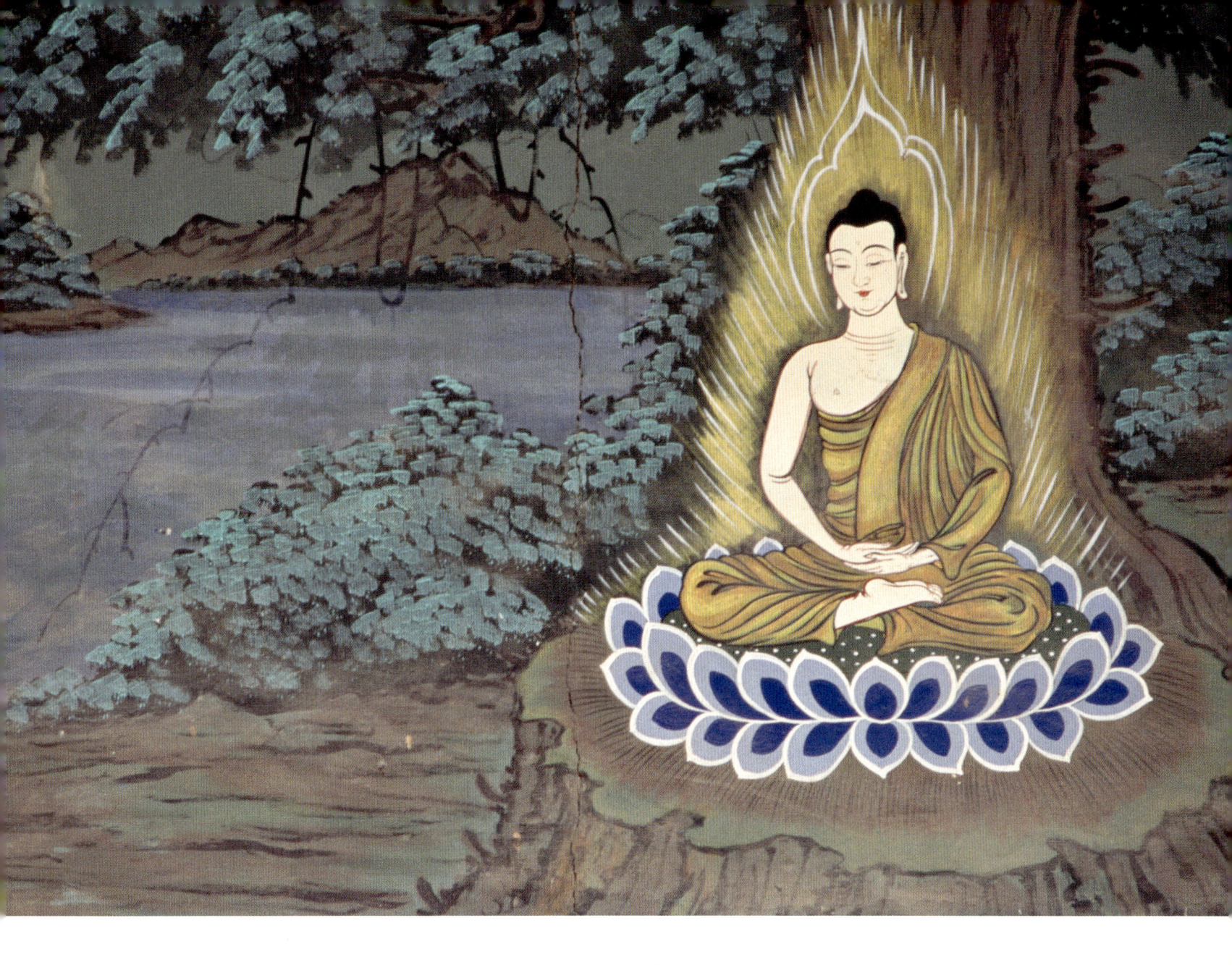

主に調査されているのはリラクゼーション効果だ。瞑想はストレスと不安を緩和し、落ちつきと静謐をもたらす。不安障害やパニック発作などの治療プログラムの一環として、また湿疹・喘息・高血圧・過敏性大腸症候群などストレスに関連する症状にも薦められている。例えば1998年『Psychosomatic Medicine』にKabat-Zinnらが報告したストレスによる乾癬の調査結果では、通常の技法よりも瞑想の方が遙かに短期間で症状の改善が得られたという。

　もっと一般的な例だと、精神・感情・社会的な健康の向上にも瞑想が重要なツールとなり得る。研究によって、免疫系を増強し、マインドとボディのバランスを取って統合し、創造性を高め、記憶力を高め、学習と精神鍛錬を助けるという科学的証拠が数を増しつつある。例えば2003年『Psychosomatic Medicine』でDavidsonらが報告した研究によれば、マインドフルネスをベースにした瞑想（参照→p.29）が被験者のワクチンに対する免疫反応を高めることが分かっている。長期に渡って瞑想を行うと心拍数・血圧・代謝率など自律神経系の作用に効果があるようだ。2004年に『Applied Psychophysiology and biofeed-

瞑想する仏陀　韓国は水原、ヨンジュ寺所蔵の仏陀の絵。菩提樹の下で瞑想姿勢を取る仏陀。東洋の芸術に多い主題だ。

back』にSolbergらが発表した研究では、瞑想の経験が長い者が瞑想行を行った後の心拍数は、同時間休息していただけの実験参加者よりも顕著に低かった。

超越瞑想

　1950年代、インドのグルであるマハリシ・マヘーシュ・ヨーギーは西欧用に古代ヴェーダの教えを分かりやすくしたものを考案し、そのシステムを超越瞑想（TM）と名づけた。TMは朝と夜の20分間、マントラを心の中でくり返すという瞑想テクニックで、宇宙意識と呼ばれる研ぎ澄まされた意識状態へと導き、気分が良くなる、エネルギーが増す、ストレスが緩和されるなどのメリットがあるという。また心拍数と血圧を下げ、酸素消費量を減らし、脳波図（EEG）記録（参照→p.86）に影響するともいわれる。

自律訓練法とエンドルフィン効果

自律訓練法（自律セラピー）はドイツの精神科医ヨハンネス・シュルツが考案開発した身体感覚とリラクゼーションに関する**エクササイズと瞑想**だ。

不安や、ストレスに伴う多くの不調を緩和する効果があると考えられている。

関連する**エンドルフィン効果**というエクササイズプログラムにも自律訓練法が取り入れられている。

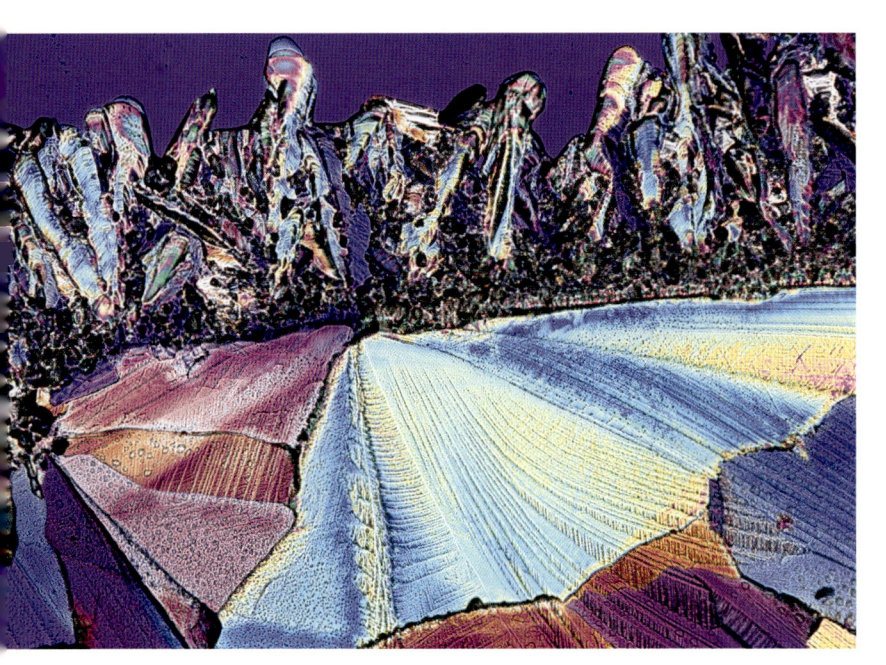

自律訓練法とエンドルフィン効果
に興味がある場合は以下も参照。
- 精神神経免疫学、p.76-77
- 認知行動療法とマインドフルネス、p.28-29
- ボディセンタードセラピー、p.82-83
- ヒプノセラピー、p.30
- 瞑想、p.78-79
- 仏教、p.208-209

ベータエンドルフィン これは痛みを緩和するオピオイドペプチドであるベータエンドルフィンの結晶を写した偏光顕微鏡写真。

自律エクササイズと瞑想

20世紀初期に行われたマインド-ボディ分野の調査をきっかけに、ヨハンネス・シュルツ（1884-1970）は誰でもトランス状態すなわち催眠状態を自己誘導できるシンプルな一連のエクササイズを考案した。英語で自律を意味する"autogenic"は"内部から"という意味で、シュルツ考案のセラピーの鍵は患者自ら催眠状態となり、その延長線上で癒しを得る術を学ぶ所にあった。一度自律テクニックを身につければ、生きていく上でコンディションの自己管理に利用できる有効なセラピーツールとなる。

中心となるエクササイズは、座るか何かに寄りかかって半身を起こした姿勢、または楽な姿勢で横になり、身体の色々な部分に意識を集中しながらシンプルな公式（手順）をくり返す。シュルツの狙いは自律的な"闘争逃走"反応をうち消して"休息と消化"反応を誘導することで、さらにエクササイズ／瞑想が続く。公式では、手足が温かく重い・腹部が温かい・額が涼しい・心臓が規則正しく打っている・深くゆっくりした呼吸になるなどリラクゼーションに結びつく身体の感覚に意識を集中する。エクササイズを行う際は"受け身の集中"状態を心がける。これは意識的自己が研ぎ澄まされた状態になりつつも受け身の観察者となる仏教の"マインドフルネス"テクニックに似たものだ。自律訓練法は1日3回の練習セッションなどを大体8-10週間以上続ける。

臨床研究によると、自律訓練法は循環系の問題（手足の冷えなど）、過呼吸症候群、胃腸の不調（便秘や下痢など）、幻肢痛、また多発性硬化症患者の疲労と感情的問題の治療法として利用できる見こみが示唆されている。さらに自律訓練法の専門家は、高血圧の治療、ストレス緩和に加え、不眠症・湿疹・パニック発作・過敏性大腸症候群などの不安が関連する不調の治療に効果的であり、定期的に自律訓練法を実行すると集中力が増し、自信がつき、時差ぼけと疲労を改善し、創造性を高めると主張している。

エンドルフィン効果

21世紀初め、英国のホリスティックヒーラーであり作家であるウィリアム・ブルームが精神神経免疫学（PNI）分野における"新たな"科学的発見と、マインド-ボディの結びつきを強調する多くの補完・代替セラピーの教えと実践内容の類似性について、特にエンドルフィン関連に重きを置いて調査した。エンドルフィンとは体内で発生するアヘン様物質でホルモン及び神経伝達物質様作用を持ち、ポジティブな感覚と感情をもたらして痛みを緩和する。

彼はアドレナリンとコルチゾール――"闘争逃走反応"に関わる"ストレスホルモン"――の産生を抑え、エンドルフィン分泌を促すためのマインド-ボディコントロール法として、シンプルな方法とエクササイズを考案した。これは"アウェアネス（気づき）"と身体に感じる感覚と状態の観察を軸にしたもので、ブルームは明確にフォーカシング（参照→p.83）と結びつけている。この"エンドルフィン効果"エクササイズには、内的感覚に注意をフォーカシング（集中）する、身体にポジティブな思いを送る、外的刺激から精神を切り離す、呼吸のペースを落としてリラックスした睡眠時のようなリズムにする、という手順が含まれる。

呼吸法

呼吸法に興味がある場合は以下も参照。
- 超自然的状態と超越状態、p.34-35
- ボディセンタードセラピー、p.82-83
- ヨーガ、p.106-109
- ヒンドゥー教、p.204-205
- 武術、p.116-117
- 太極拳、p.112-113
- エネルギー、p.302-303
- チャクラとオーラ、p.172-173

ここでいう呼吸法とは、呼吸が生命エネルギーを調節し、心理状態は呼吸の状態に反映されるという理論に基づき、心理療法または瞑想の一環として呼吸の仕方を変えるテクニックを指す。おそらく最も古い呼吸法はヨーガの**プラナヤーマ**だろう。現代、西欧の代替セラピーではグロフの**ホロトロピックブレスワーク**とオァーの**リバーシング呼吸法**が利用されている。

プラナヤーマ

サンスクリット語で"生命力をのばす"という意味のプラナヤーマ（ただしプラナは"息"とも訳せる）には、"息のコントロール"または"息の抑制"という意味もある。呼吸法を含むヨーガのエクササイズを指し、精神を静めて高次の意識状態を得ることを目的とする。

ヨーガの師はプラナヤーマを総合的なシステムの1面に過ぎないととらえているが、インドと西欧のいずれにおいても独立した行として広まり、ストレス緩和・ストレスに関連する不調・喘息・免疫機能・代謝に治療効果があるとされ、さらには精神力と判断力を高めて認知力を強化するともいわれる。

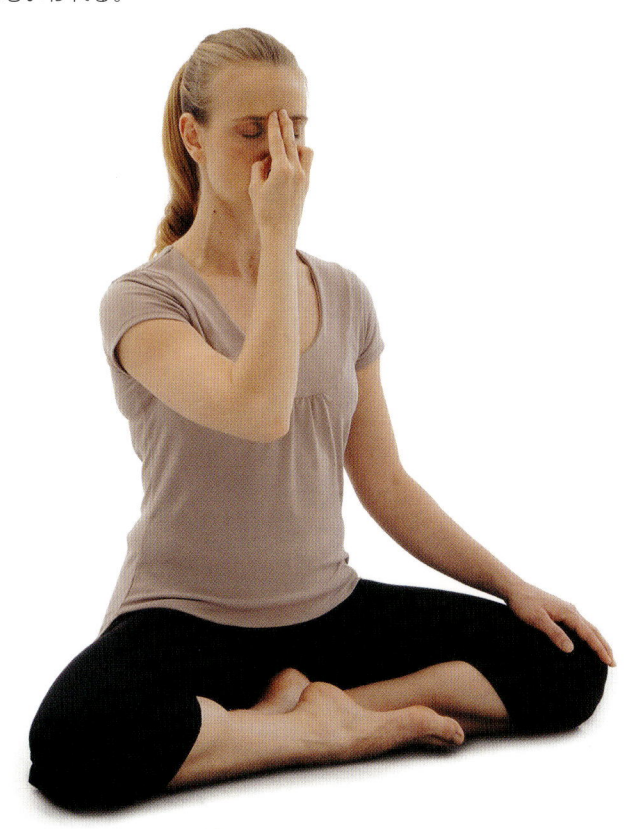

ナディ・ショーダナプラナヤーマ　左右の鼻孔で交互に呼吸する方法はヨーガの行でよく用いられる呼吸エクササイズ。

ホロトロピックブレスワーク

ホロトロピックブレスワークはスタニスラフ・グロフがそのサイケデリックな心理療法を通して考案したもので、過換気（集中的呼吸法といわれる）と音楽・ドラミング・集中ボディワーク（緊張している部分をマッサージしてマニピュレーションする）やその他の補助的な方法を組み合わせて変性意識状態にアクセスする。ホロトロピックは"全体性へ向かう"という意味で、グロフは集中的呼吸法によって天性のサイキックプロセスが強化され、セルフヒーリングを促し、ヴィジョンと神秘体験にアクセスできると考えている。

グロフは彼のシステムによってアクセスできる様々な体験をあげている。幻覚・研ぎ澄まされた意識・トラウマの再体験と解決・抑圧された感情・通常の自我の境界を越えた情報へのアクセス（体外離脱体験・元型との遭遇・重要な過去世の再体験）・出産時外傷の想起と解決（リバーシング呼吸法と似た点がある）などがその例だ。

過換気は危険を伴うためこのテクニックが有害だという批判も取り沙汰されている。グロフ自身も、てんかん患者や妊婦、精神疾患のある人など、個人または状況によっては適さない場合があることを認めている。

リバーシング呼吸法

ニューエイジのグル、レナード・オァーは出生時のプロセスによる根深い精神的トラウマを解決するテクニックとしてリバーシング呼吸法を考案した。中心軸となるテクニックは呼吸で、吸気と呼気のあいだに間を取らない。こうすることで血中酸素濃度が上がり、長年に渡って酸素供給がうまく行われてこなかったと思われる状態を改善し、心理的・肉体的抑圧状態を維持する一因である有害レベルの二酸化炭素濃度を下げる効果が期待できるという。その結果、細胞記憶に蓄えられている出生前後のトラウマにアクセスして解決を導くとされる。しかし出生前後の記憶または細胞記憶の概念を支持するに足る証拠が不十分だという批判もある。

注意：呼吸法セラピー（ブレスワーク）は、必ずそれぞれの流派でしかるべき資格を持つセラピストの監督下で行うこと。

ボディセンタードセラピー

ボディセンタードセラピーに興味がある場合は以下も参照。
- カイロプラクティックとオステオパシー、p.132-135
- アプライドキネシオロジー、p.168
- ヨーガ、p.106-109
- ピラティス、p.110-111
- アレクサンダーテクニーク、p.118-119
- 指圧、p.124-125
- ボウエンテクニック、p.138
- ロルフィング、p.139
- 虹彩学、p.140

ボディセンタードセラピーは心理療法の1分野で、心理分析家ウィルヘルム・ライヒの理論をもとに、どのように**エネルギー**・**思考**・**感情**・**パーソナリティ**が**体現**するかという考え方を軸にしたものだ。後にソマティックエモーショナルセラピー、ハコミメソッド、インテグレイティブ・ボディ心理療法、生体エネルギー療法、ラディックス（Radix）、ルベンフェルド・シナジーメソッド、フォーカシングなどを包括する治療方法の一派に発展する。

体現的な心理学

ほとんどのボディセンタードサイコセラピーはマインドとボディの関係について考え方の核が共通している。中でも一番基本的なのが、マインドとボディの間には明確な境界がないというものだ。マインドと心理の状況全てが具体的な形を取る——つまり、本人の物理的な基盤すなわち肉体の中に収容され、肉体を通して表現されると考える。感情・記憶・思い・パーソナリティは単なる精神的な産物または概念ではない。肉体に実際の存在として姿を現し、身体の構造・呼吸・姿勢・動作、そして全身の組織の働きを通して表現される。ボディセンタード心理学はホリスティックなものなのだ。

ボディセンタードサイコセラピーでは、"首の痛み"、"上唇がこわばっている"、"地に足をつける"などの表現は単なる言葉の比喩ではない。身体がどのようにその心理を表現しているか、文字通りの事実を伝えているととらえる。この種のセラピーのほとんどは呼吸や感情などを表現する動作、姿勢の修正を重視する。またタッチのセラピー効果を強調する派も多いが、これはクライアントとセラピストが合意した範囲内のみで行われる。

ボディセンタードサイコセラピーはボディ-マインドセラピーともいわれ、主に姿勢と身体の構造的な仕組みを中心にしたアレクサンダーテクニークやロルフィング、フェルデンクライスメソッドなどのボディワーク流派からセラピーの手法を受けついでいる点が本質的な特徴であるが、当然ながら感情及び精神的な状態も影響を受ける。

エネルギー

大半のボディセンタードサイコセラピーは身体を巡るエネルギーに関する理論を備えている。このエネルギーは活力・気・クンダリーニ・生体エネルギー場・波動などと表現されている。組織が機能するにはエネルギーが体内を自由かつ適切に流れていなければならず、機能不全や病変はこの流れのブロックまたは乱れと結びつけられることが多い——例えばチャクラのブロックもその一例である。ケレマンやローゼンバーグなどボディセンタードセラピーの著名なセラピストは、エネルギーがチャージされて溜まった後に放出されるサイクルが動いていれば正常に機能している状態だと述べている。このサイクルが妨げられると問題が起こる。

ウィルヘルム・ライヒの理論と実践

オーストリアの精神分析家でジークムント・フロイトの弟子でもあったウィルヘルム・ライヒ（1897-1957）はセクシャリティに関する進歩的な概念を支持し、マインド-ボディの相互作用とセラピーに対するホリスティックなアプローチ法を考案した。

人間心理の核にあるのはポジティブで人生を肯定する性的エネルギーだとライヒは主張した。特に、セラピーがうまくいった時、患者が生殖器に"何かが流れる"感覚を覚えたという分析経験を元に、体内を流れるエネルギーという概念を提唱した。精神と肉体どちらの問題もエネルギーブロックが形を取って現れたもので、そのブロックは会話ではなく"ボディワーク"——身体の整復とマニピュレーション——を通して肉体面から治療できるという。

1933年、ライヒは性的エネルギー——オーガズムのパワー——の自由な流れと表現の抑制が"性格の鎧"と呼ばれるマインド-ボディの症状を引き起こし、またそこに反映されるという理論を唱えた。性格の"頑固さ"は慢性の筋肉けいれんに現れるという。後に彼は電磁気と並ぶ新たな基本的自然力を見つけたと主張し、この新しい力を"オルゴン"と名づけた。オルゴンは性／生命エネルギーを発生させ、あらゆる変性疾患（"バイオパシー"）はオルゴンの流れがブロックまたは不足しているために起こり、その流れの滞留は感情及び社会的現象が原因だと信じていたのである。

その後ライヒの理論とそれを実践する行為は物議を醸し、米国の権威から反感を買った。彼は収監されて1957年に獄中で死亡した。それでも彼が遺したものは後に続くほぼ全てのボディセンタードセラピーに影響を与えた。

ボディセンタードサイコセラピーの流派

重要なボディセンタードサイコセラピーの種類は優に10を越える。
● 生体エネルギー療法（バイオエナジェティックス）はライヒの生徒で

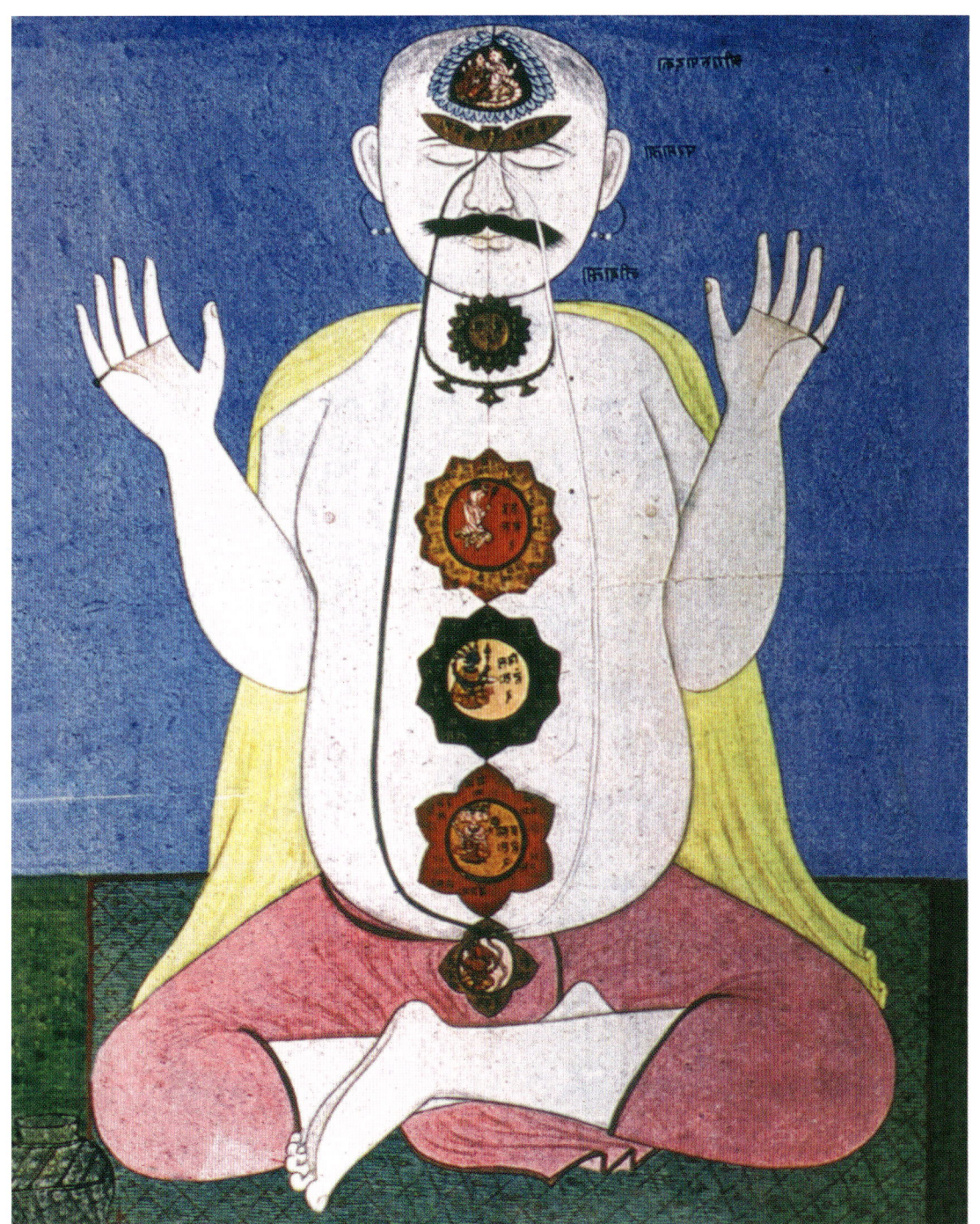

チャクラ
クンダリーニ・エネルギーを覚醒させるサイキックエネルギーの輪、チャクラの位置を示す図。

あるアレクサンダー・ローエンが考案したもので、呼吸法やヨーガ式ポーズを使う他、"ブレシングスツール"——クッションのついたベンチで、クライアントはそこに横たわって胸と背骨を伸ばす——を利用してストレッチを行う。
- ラディックス（Radix、ラテン語で"根"または"源"を表す言葉に由来する）はいわゆる"ネオ・ライヒ"セラピーの1つで、チャールズ・ケリーが考案したものだ。部分的に視覚心理学とベイツメソッドをベースにしている。ラディックスのセラピストは顔と頭部、また他の部分の筋肉の緊張を通して相手に働きかける。
- スタンリー・ケレマンはローエンの生徒であり、ソマティックエモーショナルセラピー（ソマティックは"身体に関する"の意）を考案した。ソマティックエモーショナルセラピーは筋肉に現れる感情パターンを認識する方法をクライアントに教えるもの。
- ハコミメソッドはアメリカ先住民のホピ族で使われている"あなたは誰？"を意味する言葉にちなんで名づけられた。創始者はロン・クルツで、マインドフルネス（参照→p.29）を用い、穏やかなディスカッションとボディランゲージの修正などを行う。
- インテグレイティブ・ボディ心理療法はジャック・ローゼンバーグが考案したもので、アウェアネス・呼吸法・運動を用い、自己解放テクニックによってマインド-ボディ関係の遮断を"追跡"（トラック）し、"ソマティックな知性"を開発して"ソマティックな体験"の理解を深める。
- ルベンフェルド・シナジーメソッドはイラーナ・ルベンフェルドが考案した"トーク＆タッチ"セラピー。生得的な治癒能力を高めてマインド-ボディ内の"保持パターン"を解消し、抑圧された感情を表現・消失させることで生命エネルギーを増大させる。
- フォーカシングはユージン・ジェンドリンが考案したもので、明確な形を取らない知識または感覚である"フェルトセンス"にクライアントがアクセスするのを助ける。これを意識することで"膠着状態"からクライアントを動かし、"フェルトシフト"を実現する。

ボディセンタードセラピー | 83

感情の神経生物学

感情の神経生物学に興味がある場合は以下も参照。
- 認知行動療法とマインドフルネス、p.28-29
- 精神神経免疫学、p.76-77
- 自律訓練法とエンドルフィン効果、p.80
- ボディセンタードセラピー、p.82-83
- 呼吸法、p.81

感情はマインド-ボディについての現象で肉体的及び心理的**構成要素**が関わっている。

これらは**辺縁系**と大脳皮質で処理されるが、

この2つは**情報処理モデル**に沿って互いに働きかけている。

眼球運動による脱感作と再処理法（EMDR）は物議を醸したセラピーで、

このモデルを利用してトラウマやその他の精神的な健康問題を治療・治癒させるという。

感情反応の構成要素

最新の神経科学の見解によると、感情は生理的要因と心理的要因のコンビネーションから引き出される主観的経験だという。感情の肉体的側面は神経機構（神経細胞の発火活動と脳中枢の活性化）と生理機構（ホルモンと神経伝達物質の作用とそれらによる体内の効果）が連携することで生じる。生理的プロセスは口渇症・動悸・胃のむかつきなど感情の内臓感覚といわれる状態を作り出す。

MRIスキャン これは脳と頭骨の断面を示す磁気共鳴映像。MRI機器は酸素を豊富に含む血液に多い水素原子核の磁場を検知する。つまり血流が多い部位が映像に現れる。

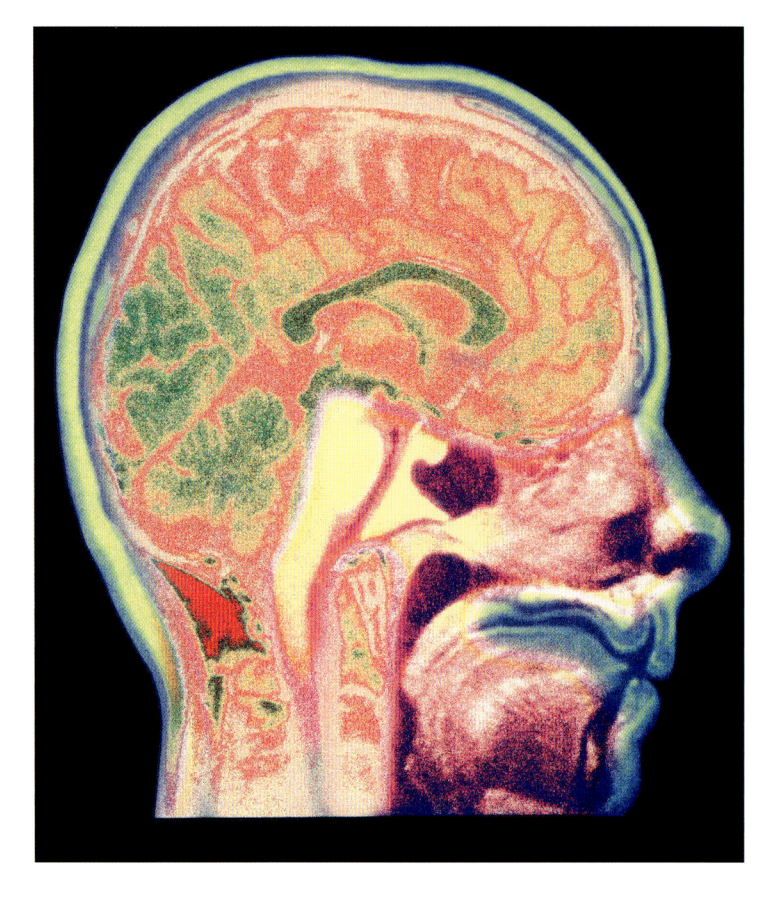

感情の心理的側面には、状況の前後関係及び学習・記憶・知識など"高次の"精神プロセスのインプットが関わってくる。これらの影響は特に羞恥・罪悪感・もの悲しさなど複雑な感情に重要な役割を持つ。

辺縁系

辺縁系は脳の奥にある構造で、思考・推論・分析が行われる"高次機能の"脳である皮質と、本能的反応を司る脳幹の両方と密接に連携している。感情の他、精神の"原始的な"面——性欲や食欲など基本的な生存本能——と記憶や学習などの複雑なプロセスを処理する中枢でもある。

辺縁系の主要な2つの構造は扁桃体と海馬だ。扁桃体の役目は感覚から得られる情報を初期評価して、これに関する感情、特に恐怖などネガティブな感情を引き起こすことだ。この評価によって辺縁系は脳内の腺と神経系の各部を活性化して生理的反応を起こし、身体が行動を取れるよう準備を整える。海馬は記憶の蓄積を処理・コントロールし、扁桃体とともに感情の内容と強さを記憶につけ加える。

辺縁系は脳幹とリンクしており、脳幹は感情による内臓感覚を引き起こす。マインド-ボディセラピー・呼吸法・自律訓練法・エンドルフィン効果などの補完及び代替健康システムにとって重要なのが、この"具体化した"感情の要素である。また皮質とのやり取りによって記憶・知識・判断力による感情の修正が行われる。特に重要なのが側頭葉で、主観的な感情体験が主に処理される。

情報処理モデル

前記のファクターは一般的に情報処理モデル内で連携し合うと考えられている。情報処理モデルでは、脳幹を経由して刺激（感覚から伝えられる情報）が届き、まず扁桃体でどのような感情反応を起こしてどの程度の強さにすべきかが判断される。同時に皮質も刺激を処理し、記憶と知識のインプット（刺激の背景など）と結びつける。辺縁系と皮質は連携して側頭葉に信号を出し、主観的な感情体験を作り出す。またそれとともに辺縁系は脳幹に生理的反応を起こすよう信号を送る。さらに辺縁系と皮質は感情の記憶を形成して保存する。

このモデルがうまく機能しないと精神的な不調が起こる。重要な例が心的外傷後ストレス障害（PTSD）だ。これは記憶と感情が混乱した状

脳弓　　　　　　　　　　　　　　　　　　　　　　　帯状回
　　　　　　　　　　　　　　　　　　　　　　　　　　視床下部

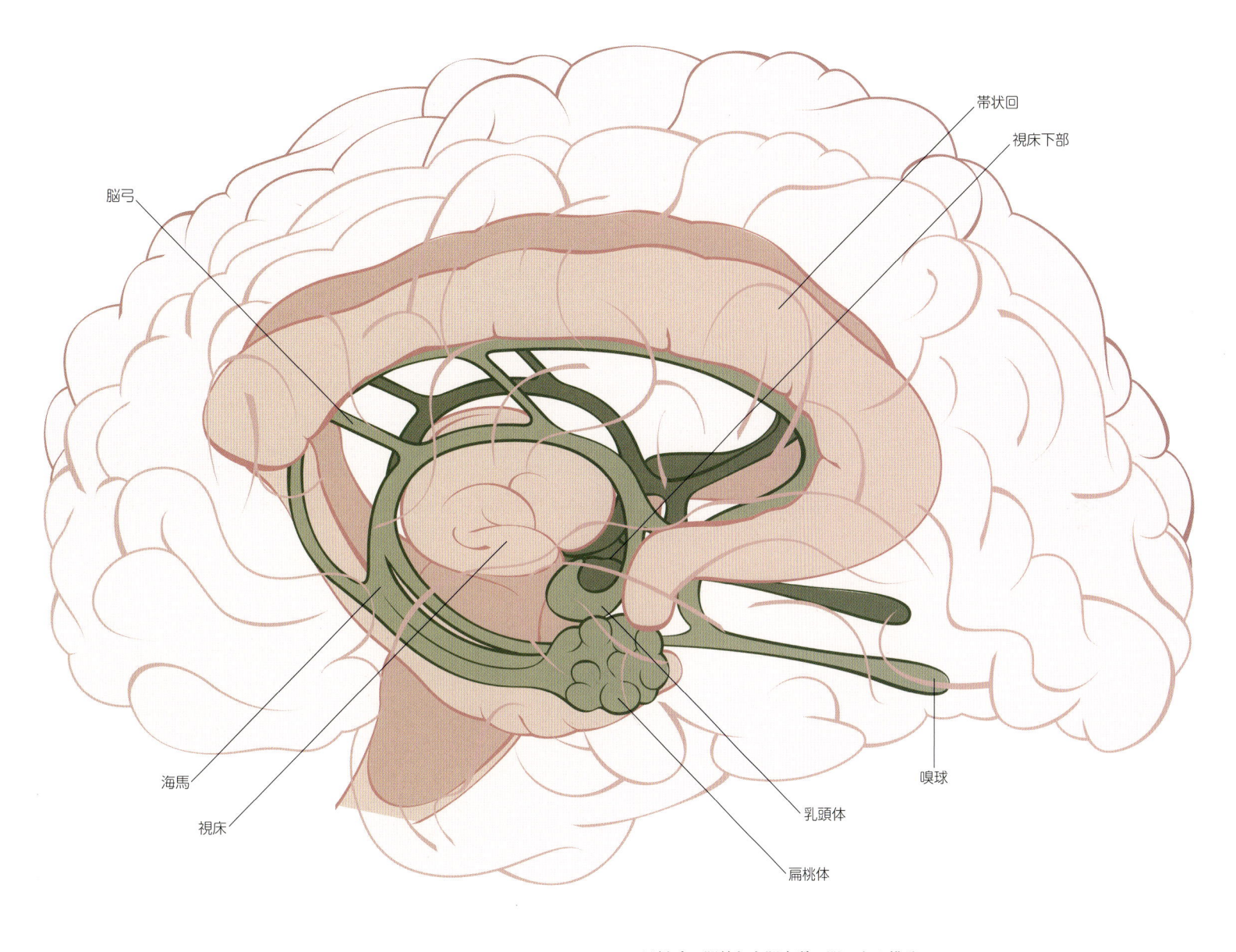

海馬　　　　　　　　　　　　　　　　　　　　　　　　嗅球
　視床　　　　　　　　　　　　　　　　乳頭体
　　　　　　　　　　　　　　　　扁桃体

辺縁系　脳幹と大脳皮質の間にある構造で、感情・記憶・学習を仲介・統制する。主要な部分は海馬と扁桃体など。

態で、双方が正常に処理されないままラベリング・保存されて結果的に苦痛をもたらす疾患である。

眼球運動による脱感作と再処理法

　"眼球運動による脱感作と再処理法"は1987年にフランシーン・シャピロが考案した治療法だが、今なお物議を醸しており、理解も進んでいない。彼女はPTSD障害者の前で指を動かし、眼で追ってもらいながら原因となった出来事を思い出してもらうと目覚ましい効果があることを発見した。記憶からつらい連想がなされなくなり、クライアントは問題を解決することができ、さらにメンタルヘルスに劇的な改善が得られたのである。このセラピーには眼球運動にの他にも"ターゲットメモリー（セラピストがクライアントに脱感作させたい心の傷をもたらした記憶）"を認識するための認知行動的な技法が数多く利用されている。

　EMDRがPTSDやその他多くの障害の治療に有効であることを示唆する証拠はあるが、作用機序については未だによく分かっていない。例え

ば左右から代わる代わる聞こえる音など側面から交互に加えられる刺激でも同等の効果が得られるようでもあり、盲目の患者の治療に別種のEMDRが用いられたりもしている。また関連するセラピーでメカニズムがさらに定かでないものにはエネルギー心理学がある。

バイオフィードバック

バイオフィードバックは、通常の意識では感知できない進行中の生理的プロセスを見ることができる方法のことだ──例えばEEGを見れば自分の脳波がどのようなものか分かり、それがまたその脳波にフィードバックされる。その後は機器がなくても自力で同様のプロセスを踏むことが可能になる。

バイオフィードバックの適用範囲は幅広く、ハートマスシステムもその一例である。

バイオフィードバックに興味がある場合は以下も参照。
- 行動主義と愛着理論、p26
- 瞑想、p.78-79
- ボディセンタードセラピー、p.82-83

バイオフィードバックの歴史

1950年代、自律神経的プロセスは意識的にコントロールすることが可能という概念を米国の動物行動学者ニール・ミラー（1909-2002）が初めて発表し、物議を醸した。彼の実験はそれを裏づけているようだった。簡単な調整テクニックを用いるだけでラットは心拍数を下げる、耳の血管を片方ずつ拡張させる、腎臓での尿産生量をコントロールするなどの離れ業を行うようにトレーニングできたのである。ミラーは科学界の異端として非難されたが、1950年代後半になってロシアの心理学者マーヤ・イヴァノヴナ・リシナが人間も同様の芸当が可能なことを証明した。彼女は血管の収縮またはリラックス状態がわかるポリグラフを被験者に装着した。するとポリグラフの記録を見せれば被験者は意識的な努力によって血管を拡張させられるようになったのである。

バイオフィードバックの適用

バイオフィードバックは心拍数・皮膚の導電率・血圧・筋肉機能その他多くのプロセスなど、モニターと表示が可能な機器を利用して行うことができる。脳波図（EEG）を用いると不安をやわらげてヴィジュアライゼーションのパワーを高めるなどリラクゼーションをもたらす強力なツールになることが分かっている。EEGはグラフまたはモニター上に脳波の活動が線状に表示され、被験者はリアルタイムで計測値を見ることができる。EEGによるバイオフィードバックセラピーは免疫機能を高め、免疫細胞の数と活動を増大させるという証拠もいくつかある。プラクティショナーによると、バイオフィードバックセラピーは運動能力のコントロールにも応用でき、緊張性頭痛及び偏頭痛・高血圧・失禁・てんかん・アルコール中毒・睡眠障害・過敏性大腸症候群・耳鳴り・喘息・湿疹・性的機能不全などの治療に有用だという。ただしこの主張を裏づける厳密な比較試験はまだ行われていない。

ハートマス

バイオフィードバックセラピーでも群を抜いて人気が高く手の届きやすいものがハートマスシステムである。ハートマスは心臓の鼓動が無秩序に変動する不規則な心拍リズムは生理的な"インコヒーレンス（矛盾）"状態の原因となり、それがさらに病気とよくない状態につながるという理論に基づいている。ハートマス支持者は心拍リズムのコントロール法を身につければ、コヒーレンス（調和）と満足感がもたらされると主張している。

ハートマス財団が販売しているエムウェーブ（emWave Personal Stress Reliever）というバイオフィードバック製品を使うのも方法の1つだ。これは心拍リズムをモニター・表示するもので、簡単なトレーニングによってユーザーは心拍リズムを調節・改善できるという。

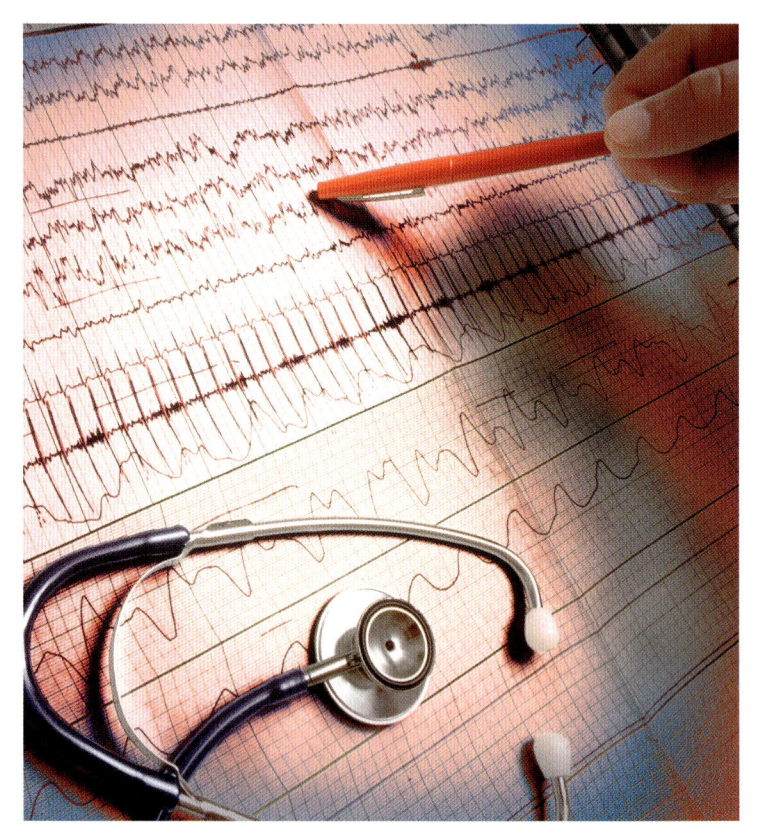

心電図 心電図（ECG）は一定の時間内の心臓の電気的活動を記録するもので、患者の心臓機能をモニターする目的に使われる。患者が記録を見ることができればバイオフィードバックトレーニングにECGを利用することができる。

エネルギー心理学セラピー

精神療法テクニックと東洋の伝統的な指圧技術を組み合わせて
経絡をコントロールするエネルギー心理学セラピーには
思考場療法や感情解放テクニックなどがある。
これらは"眼球運動による脱感作と再処理法（EMDR）"と基本的な考え方が似ているが、
聴覚または視覚的刺激ではなく圧力による刺激を加える。

エネルギー心理学セラピーに興味がある場合は以下も参照。
- 鍼治療、p.126
- 押圧法、p.127
- 感情の神経生物学、p.84-85
- エネルギー、p.302-303

経絡の調整

エネルギー心理学は中国の伝統的な鍼治療からエネルギーの概念、特に心身がしかるべく機能するにはエネルギーが経絡という体内の道を滞りなく流れていなければならないという考え方を借りている。トラウマ・不安・落胆・身体の不調はどれもこの経絡の混乱やブロックから生じるという。問題について話し合うだけでは不十分で、エネルギー心理学セラピーでは指圧と心理療法テクニック（主に認知行動療法）を組み合わせて治療する。不安を引き起こす記憶を思い浮かべながら指圧点をタッピングすれば体内を巡るエネルギーの流れのバランスが回復する——これがプラクティショナーの主張の主眼である。

もう1つ、タッピングによる圧力が機械受容器——触感を感じる神経終末——を刺激し、何らかの形で科学伝達物質（エンドルフィンなど）の放出を促すのではないかという説もある。またはEMDRのように注意をそらす／2つの対象に注意を向ける効果が、ある種の精神的プログラムの組み直しを行うという説明もなされている。

思考場療法（Thought Field Therapy、TFT）

1980年代初期に考案された思考場療法（TFT、またはキャラハンテクニック）は適切な指圧点を見つけるのに比較的複雑なテクニックを用いる。適切な手順——アルゴリズム——はキネシオロジーに似た筋肉テストによって決定される。問題または治療ターゲットによってアルゴリズムはそれぞれ違ってくる。創始者であるロジャー・キャラハンはTFTを用いればわずか5分間で恐怖症を、15分でマラリアも治療でき、依存症・不安障害・抑うつの他、心血管の病気にも対応できると主張している。

感情解放テクニック（Emotional Freedom Technique、EFT）

キャラハンとともに訓練を積んだゲアリー・クレイグは、複雑なアルゴリズムは不要であり、各点をタッピングする順番も重要ではないと考えた。彼は15の指圧点を特定し、どんな問題でも全ての点をタッピングする必要はないが、より正確なターゲティングを不要にするには最低限15点を利用すべきだと考えた。またテクニック内にEDMRの要素も取り入れている。クレイグは自らのエネルギー心理学を"鍼治療の感情バージョンで、違いは針が不要な点だ"と述べている。クライアントは自分の問題を思いうかべながら自らをタッピングし、認知行動療法式の簡単なアファーメーションをくり返す。このテクニックは速やかに効果が現れ、恐怖症・喘息・偏頭痛・高血圧・不眠症・糖尿病など、また自尊心の喪失などの感情的な状態に有用であることが分かっている。しかし試験条件下ではあまり再現性がない——微細なマインド-ボディセラピーの多くと同じである——恐れや不安、不信感は試験方法に干渉する基礎的な感情だからだろう。

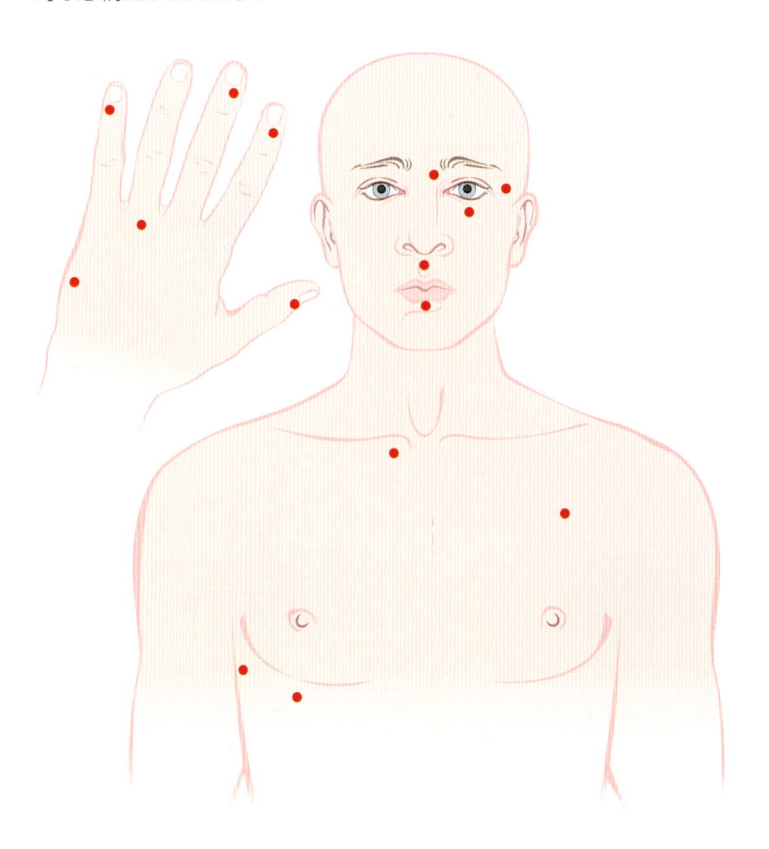

タッピング 感情解放テクニックでは伝統的な鍼治療に用いられる経絡をもとにした指圧点を用い、クライアントが様々な心理的問題を克服するのを助ける。

パート2
ボディ

東洋的アプローチ　92

ボディワーク　104

栄養学とハーブによるアプローチ　142

エネルギーセラピー　154

ボディとスピリット　170

パート2
ボディ

1970年代初期、私は自分の受けた教育が何かを見過ごしていると感じつつ医師の免許を取りました。それが何かを知らねばと思い、未来を探す多くの若者と同じように居を移しました。行き先はロンドン、そこではカウンターカルチャーが最盛期を迎えていました。東洋と西洋がゆっくりとぶつかりあっていたのです。ゲシュタルト、トランスパーソナルそしてエンカウンターグループなどのカリフォルニア生まれの思潮、さらにボディセンタードサイコセラピーが、もっと感情をオープンにするよう私たちを後押ししました。一方でアジアから流れ込んできたヨーガと瞑想の伝統によって自らのハイヤーセルフを探しもとめるよう駆り立てられもしました。エコロジー運動、フェミニスト運動、アフリカ系アメリカ人運動がこの渾然たるつぼをかき回し、社会と個人の変容はすぐそこまで来ているという思いを強めたのでした。人間のポテンシャルについての意識――人生と生活は不思議にからみあっていて、私たちの肉体は意識を持つべく作られ、潜在的にこの世界と共鳴しつつその中で進化している、そして癒しの生命力にアクセスさえすれば不可能はないという直観――も大躍進しました。21世紀に入り多くの課題に直面する今も、当時のそんな気風が色あせることなく役立つように思います。

こういう変容・変化したいという個人の衝動が補完療法の世界を下から支え続けています。人々が補完療法に惹かれる理由の一部がそこにあると私は確信しています。しかしこれらのアプローチは全体としての肉体について取り上げています――それこそが肉体を各パーツに分解してきた西欧医学が見落としてきた部分なのです。感染症や欠乏性疾患、麻酔と手術などの分野で現代西欧医学が成功を収めたことにより、パーツに治療が必要な時は医科学が役立つことが裏づけられています。しかし病気に戦争をしかけるのが医科学の役割なら、古い医学体系は身体に平和をもたらすのに役立つのではないでしょうか。

この2つのアプローチが互いに補い合えると私が信ずるのはこういう理由からです。私がホメオパシーを学んだ時（後にオステオパシーと鍼治療も学びました）、西欧医学が取りこぼしたピースがしかるべき場所に収まったように思えました。この伝統的治療法は人々が病気になっては回復していく様子を何世代にも渡って観察した結果に基づいているため、私にとっては自然治癒能力を引き出す時に頼れる知恵の宝庫となりました。つまり病気と回復のプロセスについて、そしてマインドとボディ（西欧医学では2つを分けています）がどのように作用し合っているかについて、多くのことを教えてくれるのです。伝統的な医療体系では"エネルギー"が流れているか滞っているかという表現でこのプロセスを表すことが多いようです。私がボディセンタードサイコセラピーを学んだ時も同様の言葉に出会いました。こんな表現は厳密な科学的アプローチには適合しないかもしれませんが、そこには生きているのがどういうことか、そして他の人々やこの世界とどんな風に結びついているかを実感させてくれる極めて貴重な何かがあります。

21世紀の人類にとっての大きな問いは全体性と統合、すなわちマインドとボディ、スピリットとガイアがどのように1つになっているかを見出すことです。生命の分析はヒトゲノムプロジェクトに任せてベストを尽くしてもらうことにしましょう。私たちが本当に"住まって生きている"ボディは計算などできない、それぞれのパーツの総計以上のものなのです。

デーヴィド・ピーターズ

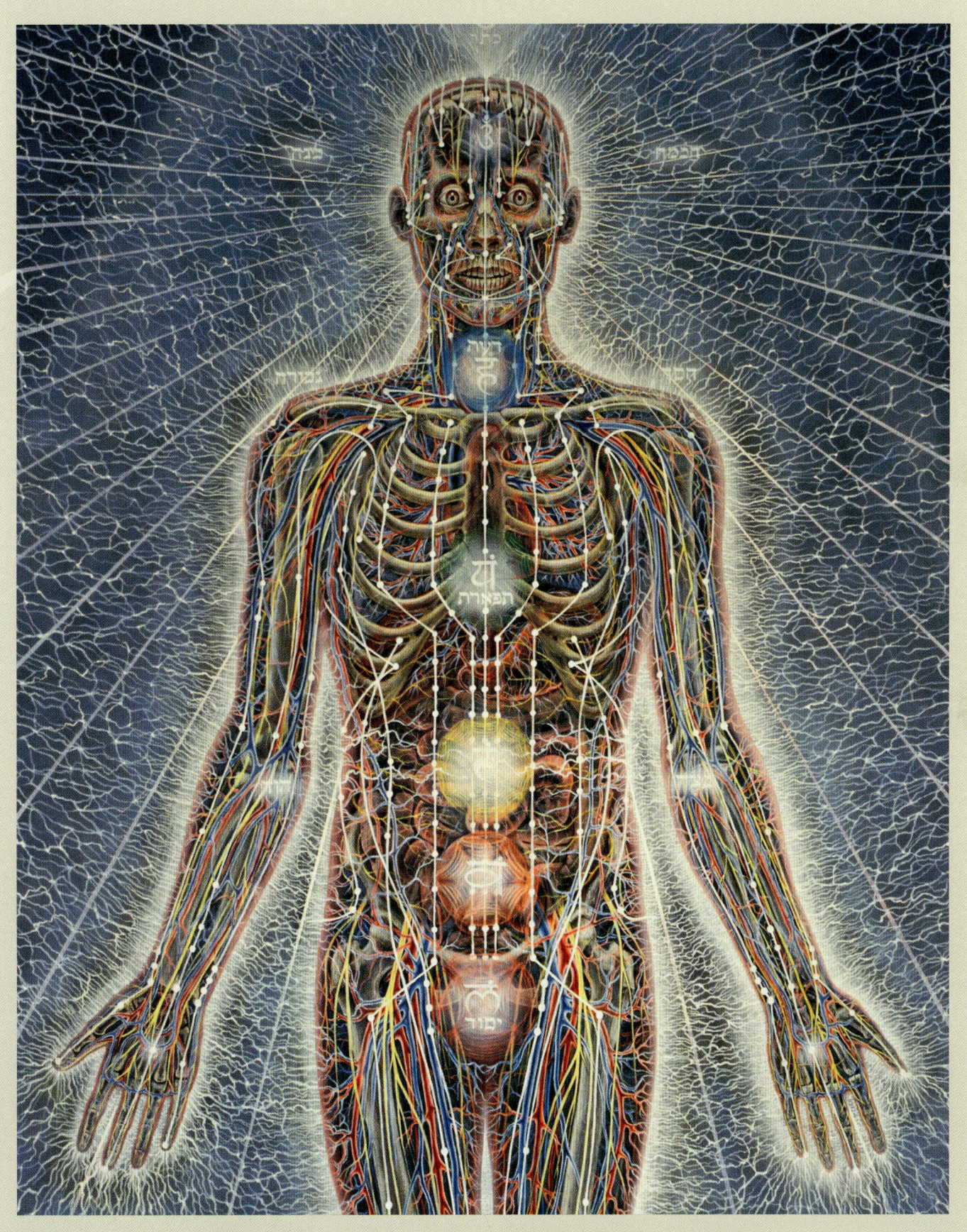

身体のエネルギー　アレックス・グレイの絵には解剖学的な人体とスピリチュアルな伝統がイメージしてきた"エネルギー体"が合わせて描かれることが多い。絶妙に進化した肉体が私たちに生命をもたらす"マインドに満ちた"宇宙と深くつながっていることを思い出させる。

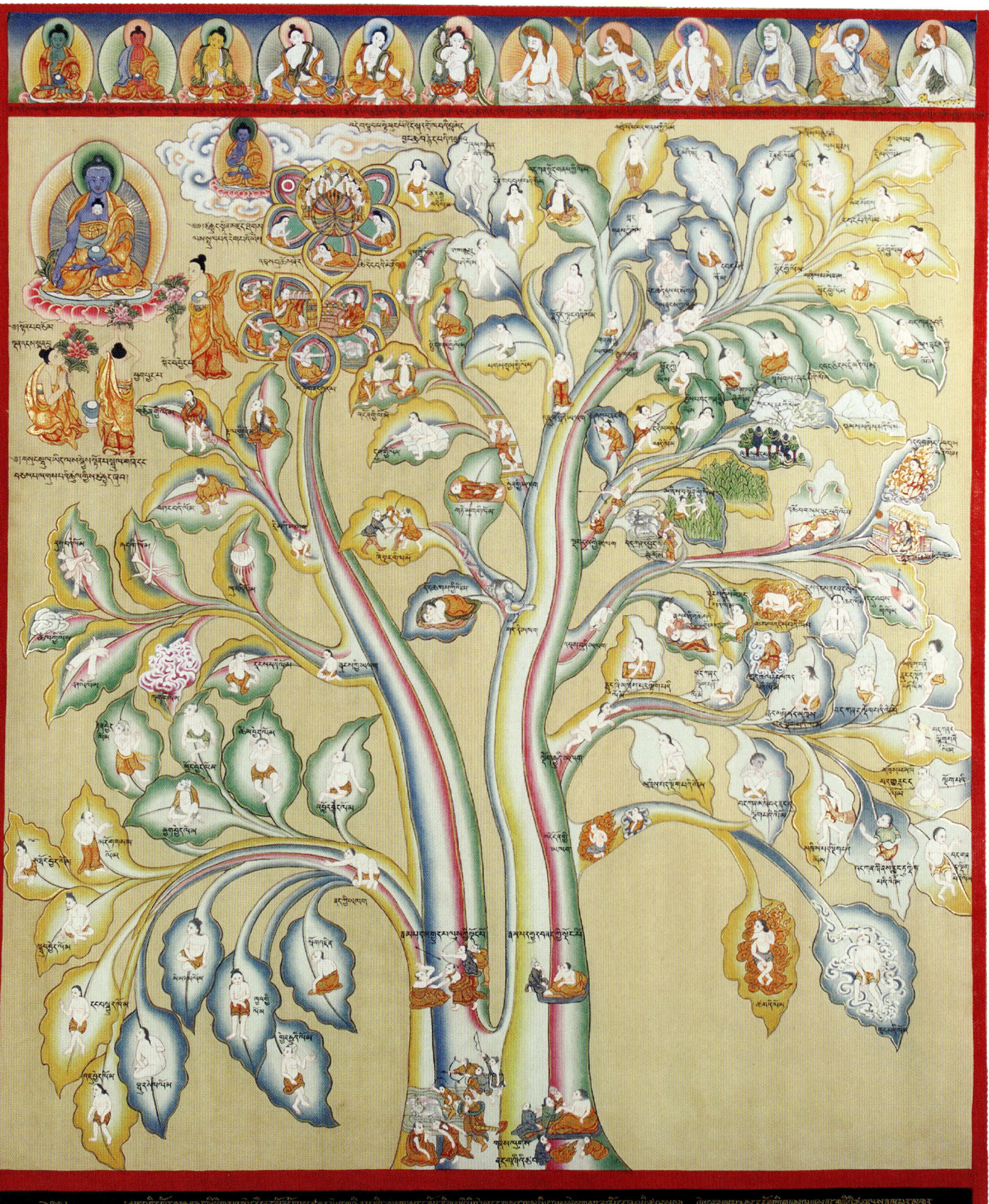

東洋的アプローチ

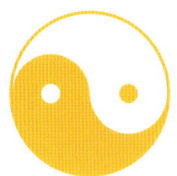

身体に対する近代の西欧的アプローチではエネルギーよりも物質が強調されている。身体はシステムとパーツが寄り集まった複雑精妙な集合体だと見なされ、専門医は1つの部分に限って熟練する——心臓・肺・分泌系などがその例だ。深刻な疾病にかかった場合、通常は一般医がまず診察をしてから患者を適切な専門医に紹介し、さらなる治療へと進む。

西欧と東洋の対比

西欧の医師は昔からマインドと感情を肉体から切り離してとらえてきた。したがって怒りや悲嘆などの強い感情は疾病の原因や進行の絶対条件ではないと考えられた。東洋の医学に対するアプローチでは病気治療についての考え方がまったく違い、全体としての人を見て——マインド・スピリット・感情も含めて——相手をダイナミックなシステムととらえる。

深刻な病気または急性の疾病が見られれば、西欧医学は命を救うべく果敢に介入する。西欧の手術技術は傷病や心臓病、ガンの治療に目覚ましい業績をあげ、ワクチン投与は何百万という人々を感染症から救った。一方で東洋医学は病気（特に慢性病）の治療はもちろんだが、予防と充足感をもたらすことに重きを置いている。となれば東洋と西欧のアプローチの両方を統合させれば病気から回復するチャンスが増し、全体的な生活の質を高められるのではないだろうか。

共通原理

アーユルヴェーダや中国伝統医学、チベット医学は、その伝統と西欧医学が相反するとはとらえていない。虫垂炎や心臓発作などの急性疾患には西欧医学がより貢献できると考えられている。

生化学と病理学をベースにする西欧医学とは異なり、アーユルヴェーダや中国伝統医学、チベット医学は人がどうすれば健康を保ち、どういう理由で病気になって回復するかを何百年にも渡って観察してきた経験をもとに編まれている。この観察結果から、環境と感情が肉体に影響を与えるという結論が引き出されたのである。"これさえ使えば誰にでも合うはず"的な治療法に与するものは1つもなく、この3つの療法はどれも、内在的な器官の不調やエネルギーの流れの乱れを目に見える形で示すパターンを、病気の徴候（特に脈や顔、舌を診る）と症状（肉体的・感情的・精神的変化）の現れ方の中に見て取ろうとする。結果的に1人ひとりが不調を起こすに至る過程は異なっているわけで、治療法もそれに合わせて設計される。病気にかかった場合、症状の治療に留まらず、治癒を促してバランスの取れたよりよい状態に身体を持っていくまでがゴールというのが3つのシステムに共通する点だ。東洋の医療は健康増進に主眼を置くが、西欧の逆症療法的医学は病気と症状に立ち向かう点に焦点を合わせる傾向がある。

キーコンセプト

アーユルヴェーダの中心となる原理は、ある人の中に存在する3つのドーシャ（生命力）のバランスを整え、本人と本人自身及び宇宙との間に調和をもたらすというものだ。一方中国伝統医学の主な狙いは体内における気すなわち生命エネルギーの流れを回復させて、全ての器官と症状が最適な形で機能しおさまるようにすることである。チベット医学はチベット固有の伝統と中国の思想、それにアーユルヴェーダの伝統がその昔に融合したもので、精神を病気の主原因ととらえて重きを置く。肉体・精神・スピリットのバランスが崩れた時に病気が起こると考えられているためだ。治療は3つの体液（アーユルヴェーダの3つのドーシャに似ている）のバランスを取ることだが、薬物療法に合わせて仏教哲学とスピリチュアルな行も応用される。

3つの療法——アーユルヴェーダ、中国伝統医学、チベット医学——はどれも予防を重視しており、どの療法でも食生活を変えるよう求められることがある。予防法としてはアーユルヴェーダのパンチャカルマなどのデトックス法、チベット医学の瞑想行、中国伝統医学の太極拳などの運動などがあげられる。

健康と病気の木 チベット医学を学ぶ者が覚えやすくするための図。健康と病気の木は病気の予防と治癒の原理を表している。

アーユルヴェーダ

アーユルヴェーダは古代インドのヘルスケアシステムであり予防医学でもある。

キーコンセプトは肉体・精神・スピリットを統合的に見る視点だ。

基本となるのが各個人の**体質（プラクリティ）**の診断で、

この体質を決めるのが3つの**生命力（ドーシャ）**と**グナ**（精神的態度）である。

アーユルヴェーダ治療の主眼はドーシャのバランス回復にある。

アーユルヴェーダに興味がある場合は以下も参照。
- ヨーガ、p.106-109
- ヒンドゥー教 p.204-205
- 仏教、p.208-209

古代インドのヘルスケアシステム

アーユルヴェーダは少なくとも5000年前からインドで主要なヘルスケアシステムとして利用されていた。はるか昔、アーユルヴェーダの技は口承で伝授されていた。この知恵の集大成はヴェーダ時代、紀元前1500-400年頃に文書に書きとめられた。神聖なサンスクリット語で記されたアーユルヴェーダの文献には内科学を扱うチャラカサンヒターと外科について述べたスシュルタサンヒターがあり、この2つが統合してアーユルヴェーダの8部門を形成している。8部門とは以下の通りだ。

1. 内科
2. 外科
3. 頭頸部の疾病
4. 婦人科、産科、小児科
5. 毒物科
6. 精神医学
7. 年配者のケア、長寿、若返り
8. 強精法

アーユルヴェーダのみに加え、通常の医学と併用した形を合わせると現在インド人口のなんと80%がアーユルヴェーダを利用している。アーユルヴェーダの医師は解剖学・病理学・診断体系・治療法について学ばねばならない。そのためには通常の医学教育と同程度の期間を要する大学院課程を修める必要がある。アーユルヴェーダはバングラディシュ・スリランカ・ネパール・パキスタンでも実践されており、ここ10年程の間に西欧や米国でも代替医療として認められ広まりつつある。

研究と根拠

オランダで1989年に実施された研究では喘息・気管支炎・高血圧・糖尿病などの慢性病患者グループをパンチャカルマとその他のアーユルヴェーダ療法で治療した。すると80%近くで改善が見られ慢性的症状が完全に消失した例もあった。その他の研究でもパンチャカルマにコレステロール値を下げて消化器の不調を改善する効果があることが証明されている。糖尿病やアクネ、アレルギーにもアーユルヴェーダ治療が有効で、アーユルヴェーダで使われる多くの薬草が臨床試験で効果的であると示されている。現在、米国国立衛生研究所が資金を提供してアーユルヴェーダ薬草療法の効果を確かめる研究が行われている。

キーコンセプト

アーユルヴェーダという言葉はサンスクリット語で"生命"を意味するayusと"科学"を意味するvedaからできている。アーユルヴェーダの目的は単なる症状の治療に留まらず、病気の原因を取り除くことまで含む。また自分で自分の心身の健康に責任を持つよう勧められる。1日のメニューとしては身体を自己チェックする、特別な運動をする、体質とスピリチュアルな行に合った適切な食事を取るなどがある。

アーユルヴェーダ医療には4つの原則がある。

1. 生物も無生物も万物は互いに結びついている。患者の問題を診断する際、アーユルヴェーダの医師は本人の人間関係、外界（できれば星も）との関係、本人の肉体及び健康との関係を考慮する。
2. 人間は全て宇宙に遍在する共通の元素、地・火・水・風・空（エーテル）からなる。体内では要素が融合しては流れ、そのバランスもしくはバランスの乱れが健康と病気を決める。
3. マインドとボディ、スピリットの調和が取れていれば感情のバランスが取れており、宇宙や他者との相互関係も健全な状態にある。すると健康状態も増進される。
4. 本人と自分自身もしくは宇宙との調和が取れていないと、肉体・感情・スピリチュアルな病気が起こることがある。

体質（プラクリティ）

アーユルヴェーダによると、ある人間の体質すなわちプラクリティは誕生時に形成される肉体的及び心理的な特性の独特な組み合わせによって決まるという。この生まれながらに持っている体質は生涯を通して変わらない。適切な治療法はプラクリティを知ることで判断される。アーユルヴェーダ医師は個人のプラクリティをもとに病気回復を助ける、もしくは健康を維持するのに役立つ食生活や行動についてガイダンスを与える。プラクリティには肉体的なもの（サリーリカ）と精神的なもの（マンシカ）の2種類がある。肉体的なサリーリカプラクリティは3つの生命力すなわちドーシャからなる。このドーシャはサンスクリット語でヴァータ・ピッタ・カパと呼ばれる。精神的なマンシカプラクリティは精神すなわちグナのサットヴァ・ラジャス・タマスの3つの傾向を基本とする。

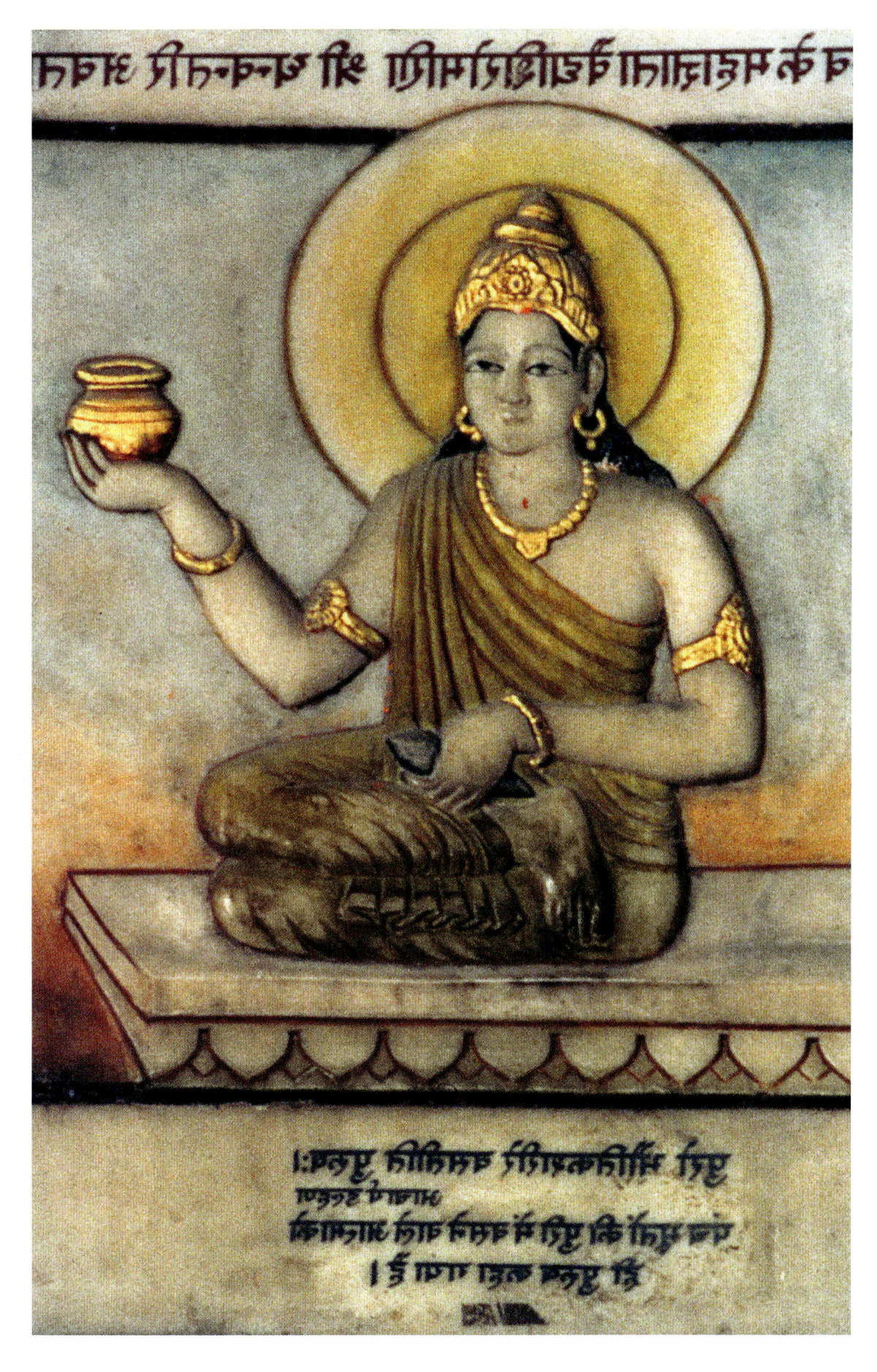

ダンヴァンタリ
これはヴェーダで神の医師、そしてアーユルヴェーダの守護聖人とされるダンヴァンタリのレリーフ。ヒンドゥー教の信者はダンヴァンタリに健康を祈る。

アーユルヴェーダ | 95

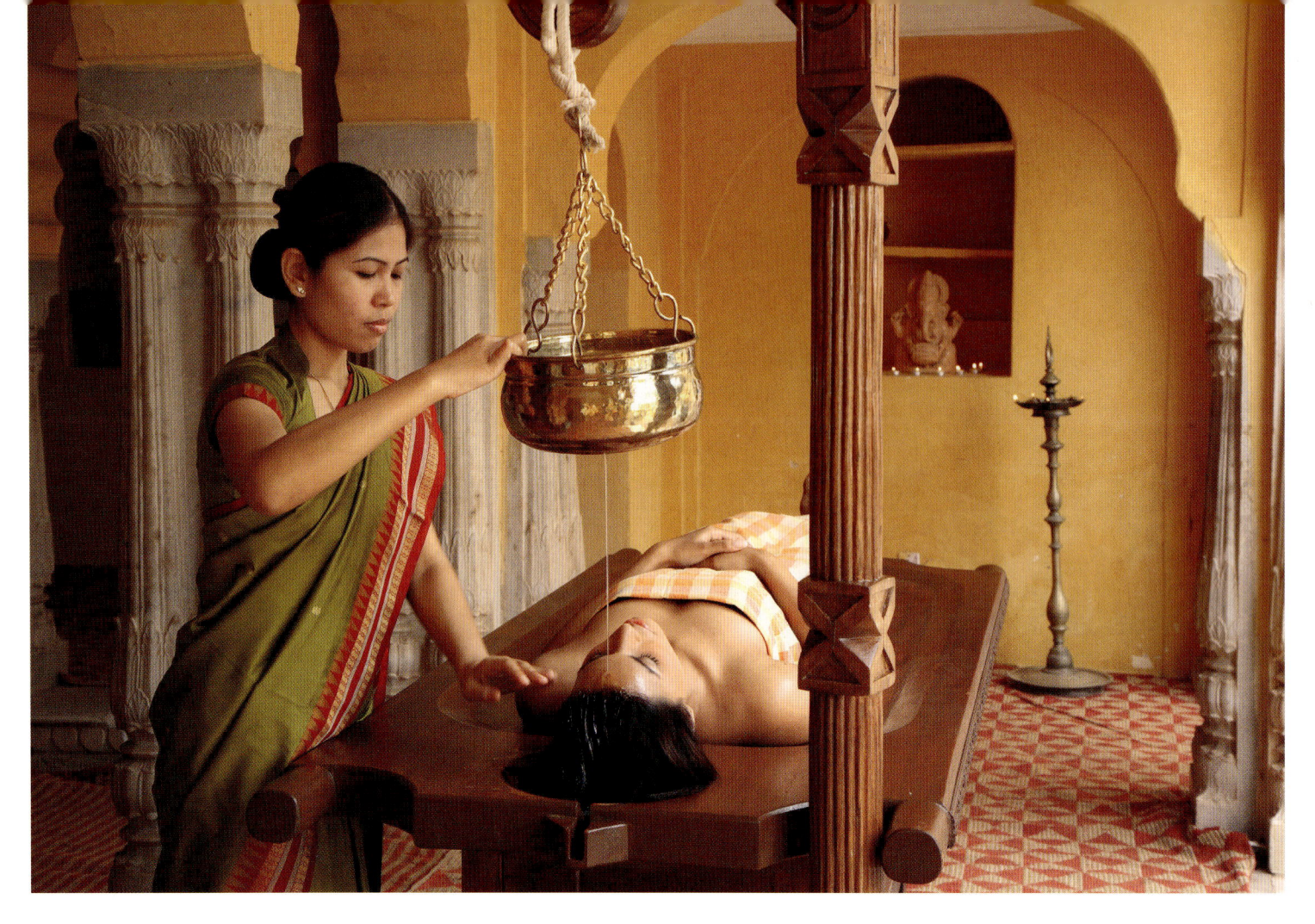

マッサージ シロダーラはアーユルヴェーダ式の療法で額にオイルをたらす。精神的ストレスと不安感を取り除き、不眠症と頭痛を改善する。

生命力（ドーシャ）

この3つの生命力のバランスが取れているかどうかと、身体の肉体的な状態・精神的態度・ライフスタイルが相まって健康を左右する。ドーシャには以下のような共通する要素がある。
- それぞれ5つの基本元素、地・火・水・風・空（エーテル）の2つからなる。
- それぞれが身体の機能の一部を司る——例えばヴァータは心臓と呼吸をコントロールしている。
- 人によってドーシャの組み合わせは異なり、通常は1つのドーシャが他の2つのドーシャよりも優勢になっている。優勢なドーシャが1つまたは2つの人もいるし、稀ではあるが3つのドーシャが均等に存在する人もいる。
- ドーシャによって肉体的・精神的特徴が異なる。
- ドーシャのバランスが崩れるとそのドーシャに関係する症状が起こる——例えばヴァータドーシャのバランスが崩れると恐怖心や不安感が起こる。

ヴァータドーシャ

ヴァータドーシャは空（エーテル）と風の元素が混合している。血液の循環・呼吸・心拍・排泄・精神など身体の主要な機能をコントロールしている。ヴァータ体質の人は体重が軽くやせ形、思考と動作が素早く、寒さや乾燥した気候を嫌う。心配性の傾向があり、眠りが浅く目を覚ましやすい。温かい食物を好む。肉体的には皮膚病・神経症・慢性関節リウマチ・心臓病にかかりやすい。バランスを崩すと恐怖心や不安感に襲われ、振せんやチックを起こす。バランスが取れていれば高い創造力を発揮する。

ピッタドーシャ

ピッタドーシャは火と水の元素を表す。ピッタはホルモン・代謝・消化系をコントロールしている。ピッタ体質の人は中肉中背で食欲旺盛、肌の色は赤みを帯びていてほくろやそばかすがあり、暑い気候を嫌って冷たい飲食物を好む。完璧主義な所がある。ピッタのバランスが崩れた人は怒りなどのネガティブな感情を持ちがちで批判的・独断的になったりする。疲労、太陽に当たりすぎ、スパイシーまたは酸っぱい食物の食べ過ぎなどによって消化が悪くなる。また高血圧・心臓病・感染症に加え、クローン病などの消化器の病気になりやすい。ピッタドーシャのバランスが取れていれば大胆・勇気・意志の強さなどの性質が形成される。

カパドーシャ

カパドーシャは水と地の元素を合わせ持つ。カパは体力と免疫力を維持するのを助け、成長をコントロールする。また体組織を滑らかにして潤いをもたらし、古い組織を取り除いて傷を癒し、ピッタとヴァータのバランスを取る。カパ体質の人は通常体重が重くがっしりした体格をし

ている。体力と耐久力が高く、何をするにしてもゆっくりと几帳面に行う。皮膚はオイリーで滑らか、髪は豊かで濃くて黒く、睡眠は深く長い。大食・昼寝・甘味や澱粉質または塩味の食べ過ぎなどによってカパのバランスが崩れる。カパ体質の人は糖尿病・ガン・呼吸器の病気にかかりやすく肥満しやすい。バランスが取れていればカパは身体に活力・体力・エネルギーを、精神には落ちつきと安定をもたらす。

グナ

グナは持って生まれた心の傾向のことで、本人の精神状態と健康に影響する主因である。3つのグナはバランスの取れた安らかな存在状態であるサットヴァ、アクティブな精神のラジャス、暗く不活発で無知なタマスだ。いつ何時でも、優勢なグナがどのように外界を認識するかを左右する。アーユルヴェーダでは食事やその他の方法を実践してサットヴァを増やそうとする。

サットヴァ

サンスクリット語でサットヴァはバランス・秩序・純潔を表す。サットヴァ的な人の精神状態は親切で冷静、鋭敏で思慮深く明晰で落ち着いている。サットヴァはラジャスとタマスを減らし、健康を増進させスピリチュアルな気づきをもたらす。アーユルヴェーダ医師はサットヴァ的な食物を食べ、喜びとポジティブな考えをもたらす活動を行い環境を楽しむことを勧めている。サットヴァ的な食物には無農薬の全粒穀物と豆、新鮮な果物と野菜、ナッツと一部の乳製品などがある。

ラジャス

ラジャス的な精神状態は人や物に対する所有欲とそれらを失う不安を生み出す。ラジャスはアクティブでエネルギッシュ、緊張していてわがままな状態だ。ラジャス的な精神でいると苦しみや貪欲、執着を味わう。ラジャスを減らすにはラジャス的な食物、過度の運動、働き過ぎ、大音量の音楽、テレビの見過ぎ、インターネットのし過ぎ、考え過ぎ、過度のショッピングを避ける。ラジャス的な食物には揚げ物、スパイシーな食物、カフェイン、チョコレートなどがある。

タマス

タマスは過剰・否定・無気力・遅鈍・怠惰を意味する。考え違いまたは無知と結びつけられることが多い。タマス的な精神状態を表出させていれば、自己破壊的でネガティブな習慣に囚われたり、無気力な状態に陥る可能性が高い。避けるべきタマス的な食物には、大量の肉、チーズ、アルコール、煙草、ニンニク、タマネギ、発酵食品に加え、熟しすぎのもの、古いもの、化学処理されたもの、栄養価に欠けるものなどがある。タマス的な食物を摂取すると不活発で貪欲になり、治癒が起こらなくなったりスピリチュアルな真理にアクセスできなくなったりする。

診断と治療

アーユルヴェーダの医師は脈を取り、舌・顔・唇・爪・眼を調べて診断をする。治療の中心はドーシャのバランスを整えることだ。最も一般的に処方される療法を以下にあげる。

- プラナヤーマ——呼吸法。
- アビヤンガ——薬草を加えたゴマ油でマッサージまたは自己マッサージし、血行を増進して体内から毒素を排出させる。
- ラサヤナ——瞑想とマントラ詠唱。
- ヨーガ——血行及び消化促進、血圧及びコレステロール値の降下、不安感と痛みの緩和に。
- パンチャカルマ——発汗法、瀉下法、催吐法などを用いて身体から毒素を排出させる。
- 薬草療法。
- 食餌療法。

アーユルヴェーダ病院 スリランカのシダレパ・アーユルヴェーダ病院の薬剤師が、患者に処方する植物ベースのハーブ薬を作っているところ。

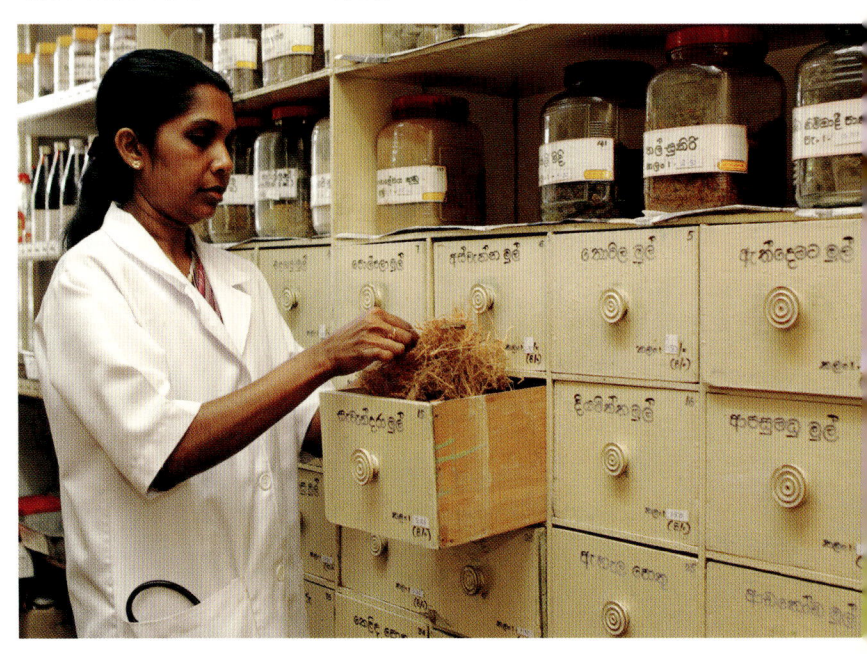

注意

- **パンチャカルマ** パンチャカルマ法の中には健康状態によって適さないものもある。例えばスヴェーダナは前もってスチームバスに入るが、糖尿病患者には禁忌となる。また子供・妊婦・年配者に行えない方法もある。女性の場合は生理期間を避けてパンチャカルマを受けるように配慮する。パンチャカルマ療法は必ず有資格医師の管理下で受け、滞在型施設で行うのがベストだ。パンチャカルマ中は毒素が排出されるため疲労感・倦怠感・頭痛・うっ血・症状の悪化が見られることがある。また過去のトラウマが揺り起こされて解放されるため精神及び感情的に混乱する場合もある。
- **薬草療法** アーユルヴェーダ薬は大量投与したり他の薬物と合わせると有毒なものがある。米国国立補完代替医療センター（NCCAM）が資金を提供して行われた調査内容が2004年に発表されたが、南アジアで製造され店頭で購入できるアーユルヴェーダ薬70種類のうち、14種類で鉛や水銀、ヒ素のいずれかもしくは2つ以上に渡って含有量が有害濃度を越えていた。

中国伝統医学

中国伝統医学（TCM）は複雑な治療体系で

5000年以上も起源をさかのぼることができる。

TCM理論を構成する重要な要素には**気・陰陽・五行・十二経脈**などがある。

症状と病気の進行具合は**八綱弁証**を用いて診断する。

診断方法は望診・聞診・問診・切診の4つだ。

治療には

漢方・鍼治療・押圧法・マッサージ・食餌療法・気功・太極拳などが用いられる。

中国伝統医学に興味がある場合は以下も参照。
- 太極拳、p.112-113
- 気功、p.114-115
- 武術、p.116-117
- 道教、p.216-217
- 儒教、p.220-221
- 鍼治療、p.126
- 押圧法、p.127
- 指圧、p.124-125

気

中国伝統医学（TCM）の基盤には気という概念がある。『易経（紀元前2800年頃）』では、全てを包みこむ見えない力で、宇宙の3つのエネルギー——天・地・人間——に浸透し統合していると気を表現している。人間の体内では気が十二経脈というエネルギーの管の中を流れているといわれる。TCMによると気の源には、受胎した時に両親から受けつぐもの、飲食から得るもの、呼吸から得るものの3つがあるという。

気は血液が動脈と静脈を循環しているように体内の経絡を巡るとされる。気の流れは調和・欠乏（気虚）・停滞（気滞）の3つの内1つの状態として表れる。

気が調和しているサインは満足・体力の充実・安眠・創造性・生産性などだ。気滞は調和を乱して様々な痛み・不快感を引き起こす。気虚は無気力・気鬱・慢性疲労につながる。

陰陽

道教の理論によると気は陰と陽を通じて具現するという。身体・精神・魂中における陰と陽の相互作用がTCMの健康と病気の理論の土台となっている。

陰はゆっくり・穏やか・虚・拡散・冷たい・暗い・内向・湿・静かという性質を持つ。陽は固い・早い・実・乾・確固・明るい・外向・熱・対決などの性質を備えている。

有名な白と黒の太極図は互いに補い合い終わることなく入れ替わる陰陽を表したものだ。外側の環はみごもった空（くう）すなわち"道（タオ）"であり、そこから陰と陽という2つの相反するエネルギー原理が生まれる。陰は黒い方、陽が白だ。それぞれ中心に互いを示す小さな円を含み、完全に静止するものなどないという創造の動的性質が象徴されている。陰は陽となり、陽は陰に転ずるのである。

陰と陽の性質と現象をいくつか以下にあげる。

陽	陰
活動	休息
熱い	冷たい
夏	冬
男性的	女性的
昼	夜
明るい	暗い
太陽	月
創造的	受動的
拡大	収縮
上昇	下降

八綱弁証

患者の症状と病気の進行具合を診断するのにTCMの医師は八綱弁証、すなわち4つの基本的な極性を用いる。医師は症状が以下のどちらかを見る。
- 虚実
- 寒熱
- 陰陽
- 表裏

気が多すぎる、または停滞・滞留していれば腫れや痛みの原因となる。欠乏していれば虚弱や疲労、顔色が悪いなどの症状が出る。熱証は発熱や紅潮として現れ、寒証は鼻水・下痢・遅脈などを引き起こす。症状が出る場所が体内の奥、内臓や血液に関係していたり、腫れや湿潤、体液過剰などが見られればその症状は陰だと考えられる。症状が筋肉や皮膚、体液欠乏などと関連していれば陽の性質を持つ。症状の原因が天候や細菌感染であれば表証だ。風邪やインフルエンザなど一般的な病気

は表証だとされる。症状が器官同士のバランスの乱れもしくはホルモン・ストレス・感情などによるものであれば裏証だと考えられる。症状は複合的に現れることもある。

五 行

　西欧世界の科学は検量・測定できるもの、すなわち"量"を何よりも重んじてきた。東洋では"質"と質同士の結びつきを重視する。TCMでは五行という概念があり、木・火・土・金・水というそれぞれ異なりながらも関連し合う要素について述べられている。五行は自然界の成長と変化を司るが、同様に肉体・感情・スピリチュアルな生活面も包含するとされる。五行は1つひとつ独特な性質を持ち、誰でも五行のうち1-2つに偏った体質を持っているという。

　各臓腑と各経絡は五行のどれかに"統御"されている。気は体内の陰陽に関連する臓腑と経絡を流れており、気がどのように体現するかは関連する五行に影響される。五行同士の相互関係は相生と相剋関係の2つある。相生関係（図を参照）では木が火を養い、火は土（灰）を作り、土は金を生み（鉱石の溶解）、金は水を生じさせ（金属製の容器が冷えると凝結する）、水は木を養う。相剋関係では水は土を流し、土は水を吸収する。水は火を消し、火は金属を溶かし、金属は木を切る。ある要素と関連する五臓／経絡が弱ければ他の部分も不調になり、ある要素と関連する五臓が強化されれば他の部分も利することになる。

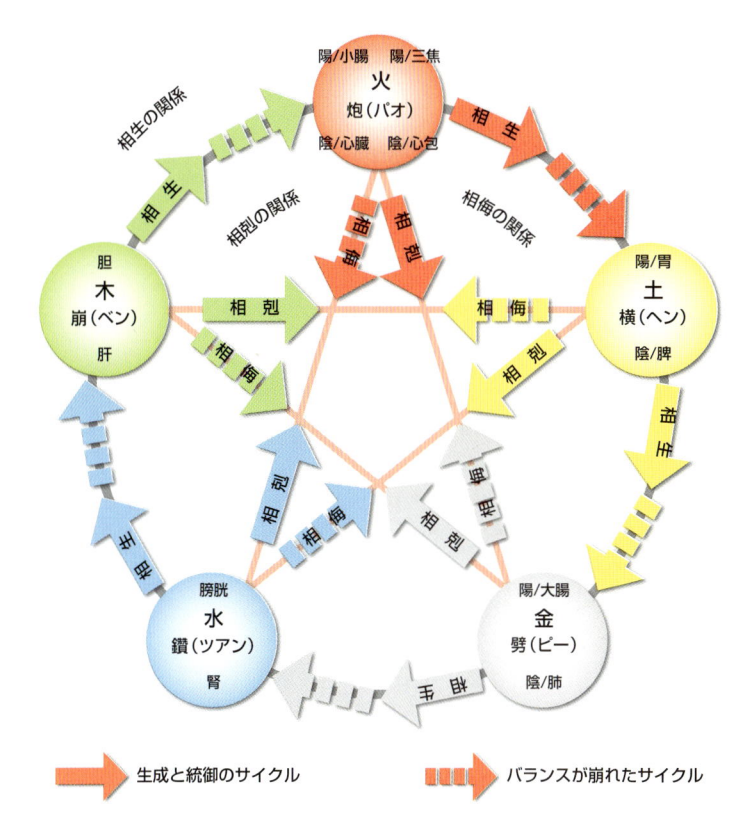

相生と相剋の関係　相生関係は生成または母と息子の関係として知られる。相剋関係は祖父母と孫の関係。

五 行

	木	火	土	金	水
五季（季節）	春	夏	土用	秋	冬
五悪（気候）	風	熱	湿	燥	寒
五時（時刻）	平旦（朝）	日中（午）	日西（午後）	日入（夕）	夜半（夜）
五臓（陰の器官）	肝	心	脾	肺	腎
五腑（陽の器官）	胆	小腸	胃	大腸	膀胱
五主（組織）	筋	血脈	肌肉	皮	骨
五官（感覚器官）	目	舌	口	鼻	耳
五塵（感覚）	視覚	声	触覚	味覚／嗅覚	聴覚
五液（体液）	泣	汗	涎／リンパ	涕	尿
五華（症状）	爪	面色	唇	毛	髪
五色（色）	緑	紅	黄	白	青／黒
五変（行動）	握	憂	噦	欬	慄
五志（感情）	怒	喜	思	悲	恐
五声（声の調子）	呼	笑	歌	哭	呻
五神	魂	神	意	魄	志
精神活動	計画／決定	統合	熟考	集中	瞑想
エネルギー	霊的	精神的	肉体的	活力	祖先
夢	森／木	火／笑い	音楽／歌う	飛ぶ	溺れる

経絡 体内をめぐるエネルギーの経路。身体の微細エネルギー的構造の一部で、具体的に図解したり外科的に実見することはできない。経絡に沿って様々な経穴があり、鍼治療や押圧法で刺激することで身体のバランスを整え健康を回復させられる。

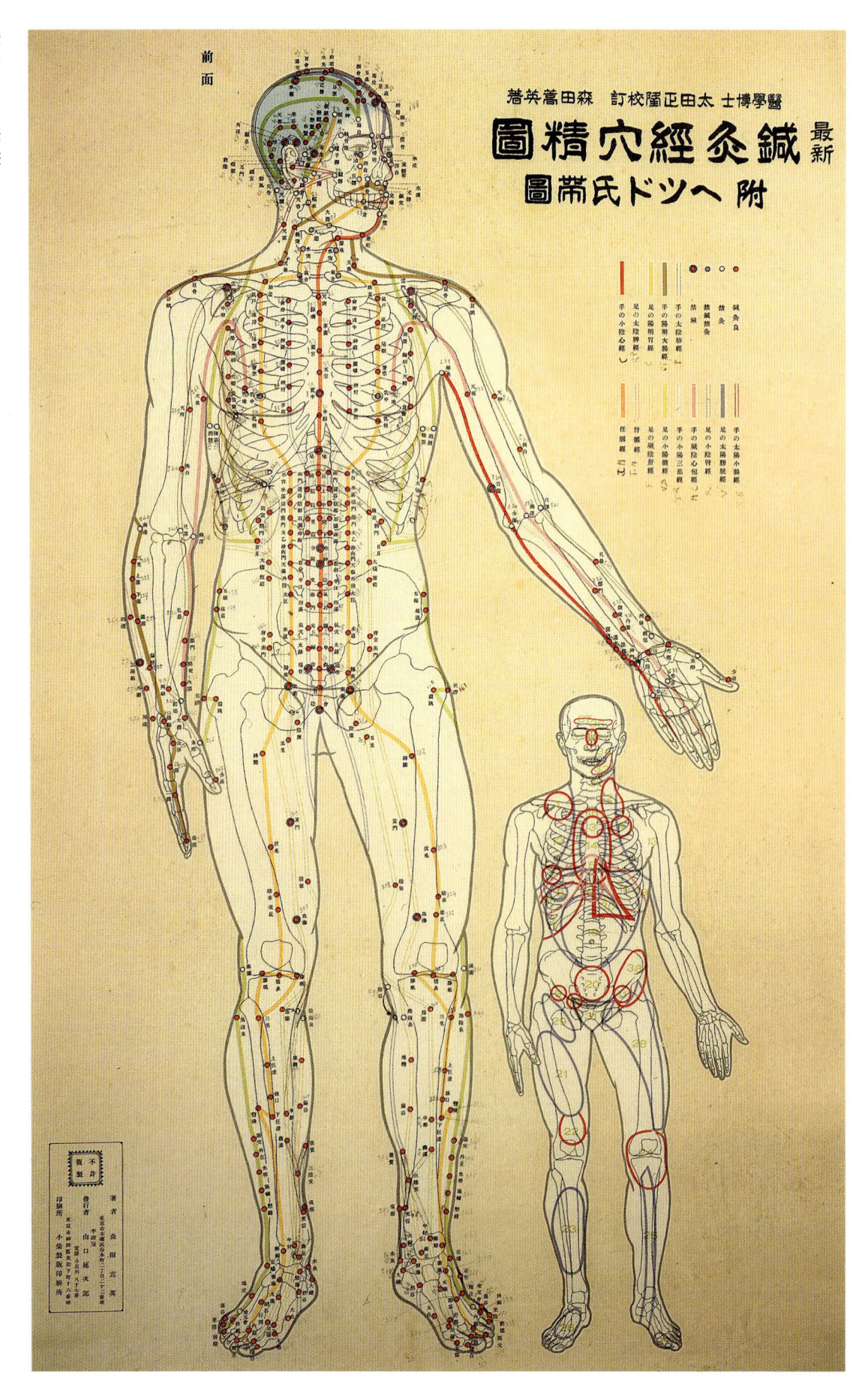

12経脈

気は経絡の中を決まった順序で流れている。主要な12の経脈はそれぞれ陰陽に6つずつ属し、全部で365ヶ所の経穴がある。経穴は気への入り口のようなもので、気の乱れの診断と治療の療法に使われる。鍼治療または押圧法によって気を刺激すれば気が欠乏または過剰な場合もバランスを取ることができる。またバランス回復のためには薬草や食餌療法なども処方される。

手太陰肺経（金） 呼吸によって空気から気を吸収する。呼吸と体内の酸素量をコントロールし心臓及び循環系と密接な関係がある。

手陽明大腸経（金） 身体が老廃物を排出し水分を吸収する能力を助ける。

足陽明胃経（土） 身体が食物と液体を取り入れる能力を助ける。

足太陰脾経（土） 食物をエネルギーに変え、身体の血液供給を調節・維持する。

手少陰心経（火） 精神・血管・血流を調節する。

手太陽小腸経（火） 食物から栄養とエネルギーを引き出す過程を調節する。

足太陽膀胱経（水） 泌尿器と排尿を統括する。

足少陰腎経（水） 生殖エネルギー・ホルモン・骨を統括する。

手厥陰心包経（火） 循環を保護・調整する。

手少陽三焦経（火） 熱を循環させ胴体の3つの部分の水分のバランスを取る。上焦（上部）は呼吸、中焦（中部）は消化、下焦（下部）排泄に関連する。

足少陽胆経（木） 食物を気に変える胆汁産生を調節する。

足厥陰肝経（木） 全身の気の流れを調節し体内の血液供給を維持する。

診断と治療

TCM治療の主眼は体内の気を整えることにある。TCMの医師は両手首の脈を取り、経絡とその経絡に関連する器官系の状態を確認して診断をする。また舌と皮膚の状態を調べ、患者の声音にも注意する。

一般的に処方される療法は以下のようなものだ。
- 鍼治療——鍼で特定の経穴を刺激する。
- 灸——経穴上またはその周辺でもぐさを燃やして熱刺激を与える。
- 推拿——経穴を刺激するマッサージで、気の乱れを正す。
- 薬草。
- 食餌療法。
- 気功と太極拳——健康とエネルギー導入を実践する行。

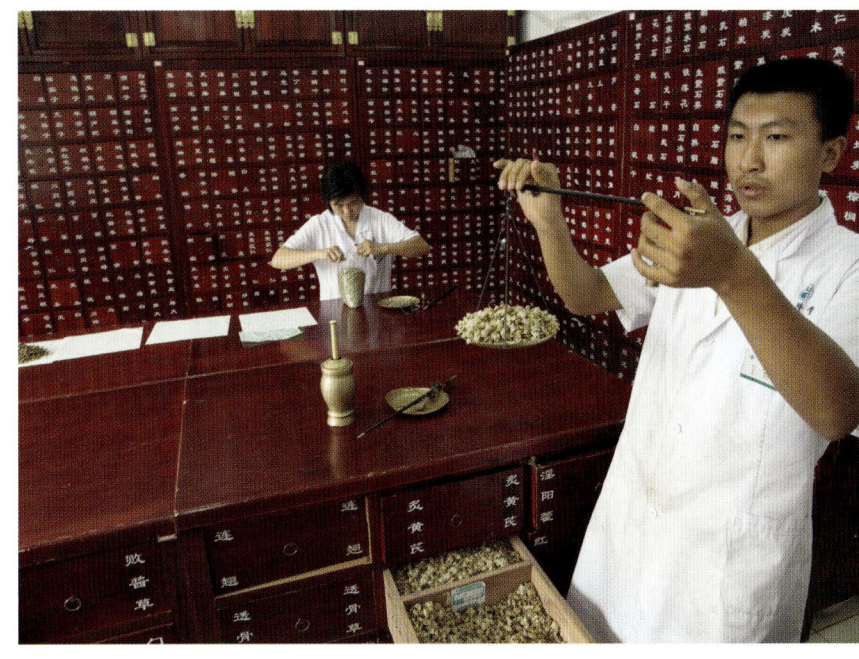

薬局 漢方薬を処方する薬剤師。中国伝統医学の薬局で材料を量っている。

注意
- **鍼治療** 鍼治療による副作用などはほとんど報告されていない。問題が起こるとすれば鍼の消毒が不十分であること、技術が未熟であることが原因である。鍼師は患者ごとに使い捨ての新しい鍼を用いねばならない。
- **漢方薬** 包装済みの漢方薬の中には重金属やバクテリアを含むものが見つかっている。適正製造基準（GMP）シールは中華人民共和国の衛生署によって認証された製品であることを証明するものなので、このシールを目安にするとよい。現在では毒性があると分かっている材料が含まれる古い処方もある。辰砂・鉛・ヒ素・磁鉄鉱などがその例だ。現代の漢方薬はこれに代わるものを使う。また現在も熊胆など製造に残酷性が伴う動物性の材料を使う処方が残っている。中国漢方薬またはサプリメントを取る場合は事前に必ず有資格のTCM医に相談すること。医師は現在の体調を全体的に考慮してから各個人に合った漢方薬を処方してくれる。

研究と根拠
鍼治療は広範囲の病状に効果的だと思われる。ただしおおむね厳密な研究は行われていない。鍼治療が術後及び化学療法に伴う吐き気と嘔吐を緩和し、歯痛を軽減させるのはよく知られるところだ。変形性関節炎による膝の痛みにも効果的である。

漢方薬療法は中国で広く研究されており、様々な症状に有効であるという報告が大半だ。西欧における研究では一概に有効とはされていないが、漢方薬が過敏性大腸症候群・アクネ・乾癬・多嚢胞卵巣の治療に有効であることが分かっている。

チベット医学

チベット医学は古代から伝わる医療体系で、様々な**伝統的**治療法を包含している。

仏教信仰をベースにし、健康と治療には精神と魂を極めて重視する。

治療は3つの体液と5つの元素のバランスを中心に行われる。

チベット医学に興味がある場合は以下も参照。
- アーユルヴェーダ、p.94-97
- 仏教、p.208-209
- 仏教の聖典、p.210-211
- チベット仏教、p.212

伝統と実践

チベット医学の体系はインド・ペルシア・ギリシャ・中国など多くの古代医療の伝統が融合したものだと考えられている。しかし主なルーツは、昔から人々が自然界と密接に関わりながら暮らし、自給自足してきたチベットにある。現在チベット医療に外部から最も大きな影響を与えているのはアーユルヴェーダと中国伝統医学だ。チベット医学は今なおチベット・インド・ネパール・ブータン・ラダク・シベリア・中国・モンゴルで実践されている。最近ではチベット医学を多少アレンジした医療をヨーロッパや北米でも受けることができる。

灸 チベットの医師がヨモギ（*Artemisia vulgaris*）を乾燥させたモグサを患者の頭頂部にある経穴に据えているところ。熱が気と体内の血液を温めるため病気の治療に役立つ。

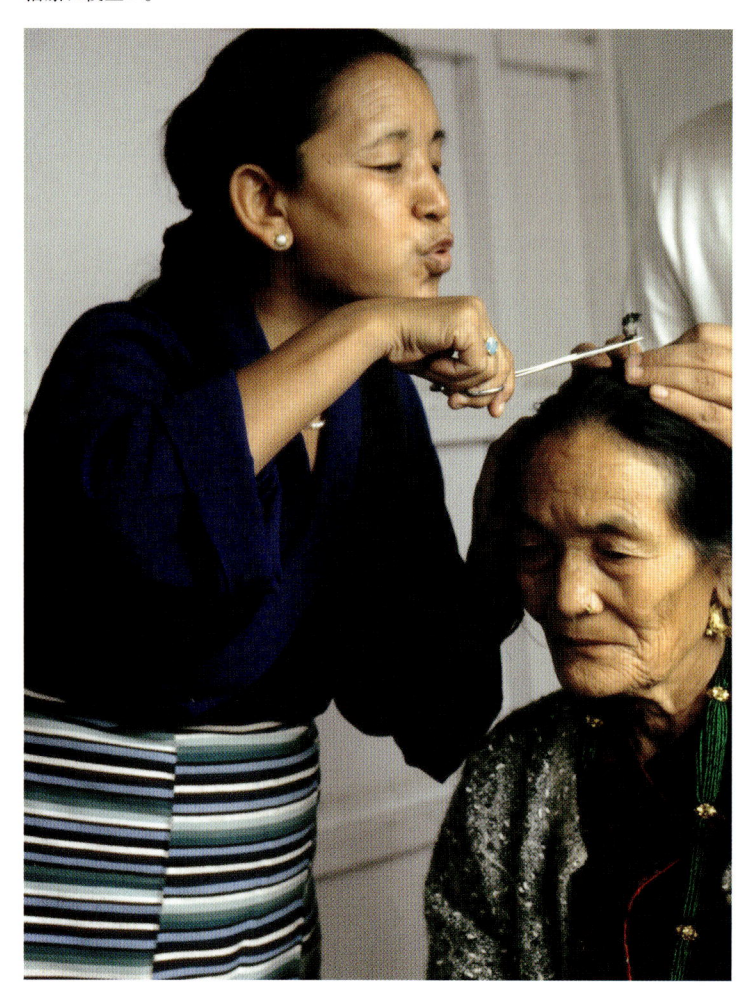

仏教の役割

チベット医学は肉体の病気と精神的・社会的・スピリチュアル的な病気が関連しているとする仏教信仰を土台にしている。突き詰めると、病気は貪・瞋・痴の"三毒"から生じるという。チベット医学は精神医学に関する診断と治療法について最も古い体系的な文献が残っていることで知られるが、それもうなずける。チベットの精神療法は物理的な療法と仏教理論とその行を組み合わせたものだ。

チベット医学の原典、『4つのタントラ』とも呼ばれる『四部医典』はまとめて『ギュー・シ』と呼ばれる。釈迦牟尼である仏陀が紀元前6世紀にインドで治癒について述べた講話だといわれ、8世紀にインドの賢人チャンドラナンダーナによって文書化されたと考えられている。これらはチベットの76巻に及ぶ医学解説図、タンカの基礎となった。このタンカは17世紀に作られたもので"ブルーベリル"とも呼ばれ、1万以上の図解からなり、それぞれがチベット医学の側面を描き出している。『ギュー・シ』とタンカは現在もチベット医療の医師を養成する授業で用いられている。

体液

チベット医学では優れた健康を保つには身体の主要な3つの機能、すなわち三体液のバランスだけではなく精神のバランスも必要だと考えられている。アーユルヴェーダと同じく体液の混合具合で人の気質と肉体的なタイプが決まるという。チベットの体液（風・胆汁・粘液）ルン チーパ ペーケンはアーユルヴェーダのドーシャ、ヴァータ・ピッタ・カパに似ている。ドーシャと同様にチベット医学が唱える体液も気候や住んでいる場所に加え、食生活や行動、精神状態などの環境に大きく左右される。

1つまたは複数の体液の乱れが原因で病気が起こるというのがおおまかな考え方だ。ただしチベット医学体系は仏教の世界観に根ざしているため、病気は全てネガティブな感情とスピリチュアルな無知の結果でもあるとされる——"三毒"、すなわち貪は風に、瞋は胆汁に、痴は粘液に体現されるという。これらの精神状態が他の影響と相まって病気を引き起こす環境を作るのだ。

東洋的アプローチ

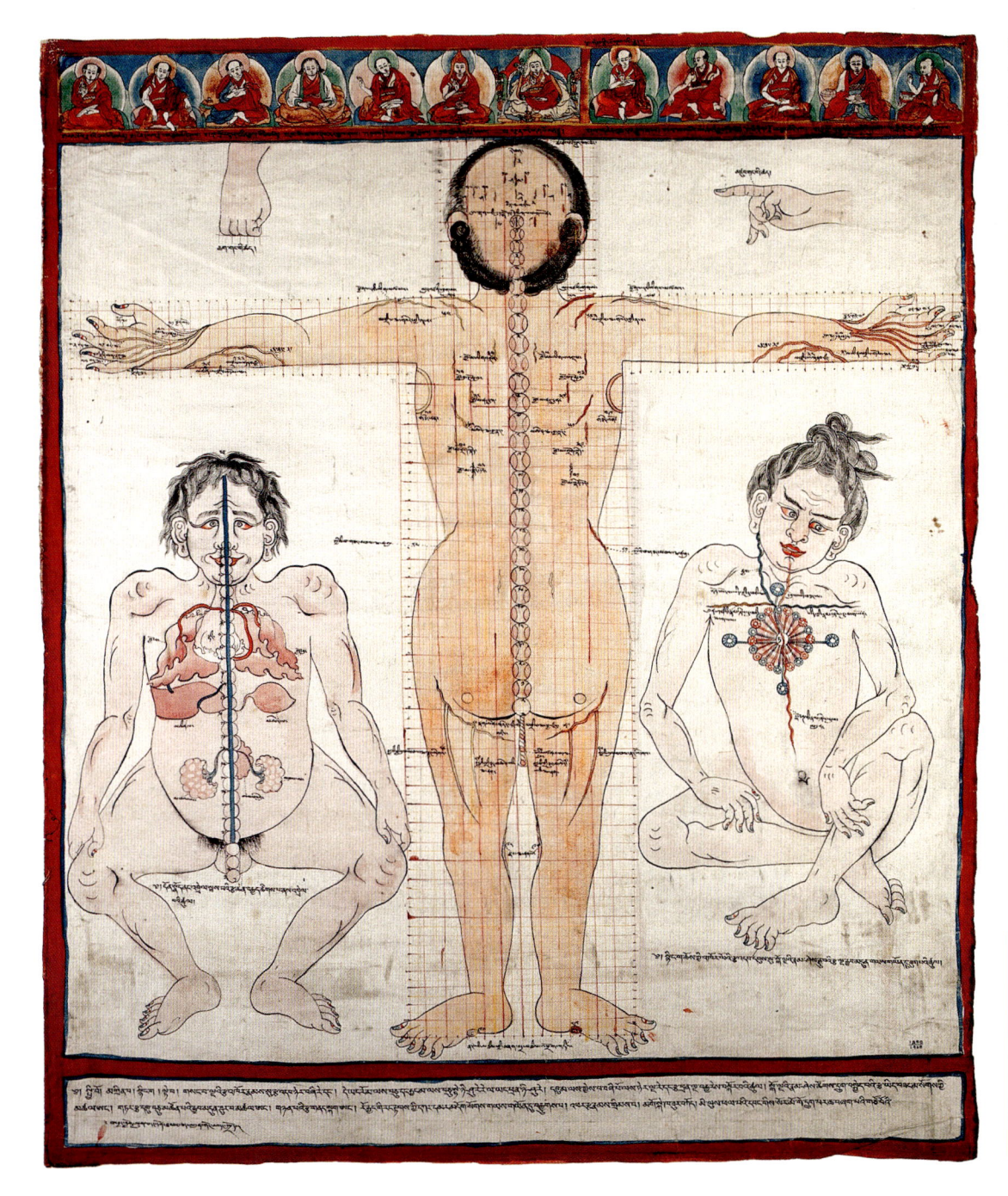

解剖学 これは19世紀に描かれたチベットの水彩画。体内の器官、脊柱、太陽神経叢、五感と関連する脈管系が示されている。

研究と根拠

米国サンフランシスコのカリフォルニア大学で、1996-1998年にかけて進行した乳ガンに対するチベット医療の有効性について調査が行われた。これに参加した11人の患者のうち1人は研究期間中に病気の進行が見られず3人が6-12ヵ月症状の落ちつきを見、4人が6ヵ月未満ではあるが症状が落ちつき1人は治療に部分反応を示した。

2002年にイスラエルはエルサレムのハダーサ大学病院で、便秘に処方されるチベット生薬Padma Laxの有効性についての研究が行われた。その結果便秘が主症状の過敏性大腸症候群にとって安全かつ効果的であることが証明された。

2005年、スイスのバーゼルにある大学病院でチベットの生薬Padma 28が血中脂質の降下に効果的であることが明らかにされた。

注意

× チベット生薬については、登録専門団体や規制がない点に注意することが重要。

5つの元素

チベット医学では仏教で説かれる"空"と相互依存の原理を認めている。外界と人体は5つの元素——空・風・火・水・土で構成され、これらが体液・天体現象・季節・方位・物質と結びついている。良好な健康状態でいるには肉体のミクロコスモスと宇宙というマクロコスモスが調和していなければならない。

診断と治療

治療は体液と精神のバランスの回復が重視される。チベット医は患者に質問し、両手首の脈を取って体内器官系の状態を判断する。また舌と全体的な身体の様子も調べる。占星術的な要素を勘案したり尿のサンプルを取ったりすることもある。治療には以下のようなものがある。

● 行動の修正——瞑想の指示、スピリチュアルなアドバイス、カウンセリング、運動、また睡眠もしくは食生活といった日々のパターンを変えるなど。
● 理学療法——鍼治療、灸、治療効果のある香を吸入する、鉱泉浴をする。
● クムニェイ——体液のバランスを取るためのマッサージ。
● 薬草療法——植物や動物性材料を用いた生薬。たいていは錠剤（リルブ）の形をしている。中には170種類以上の材料を含む錠剤もある。
● 食餌療法。

足陽明胃經 左右九十穴

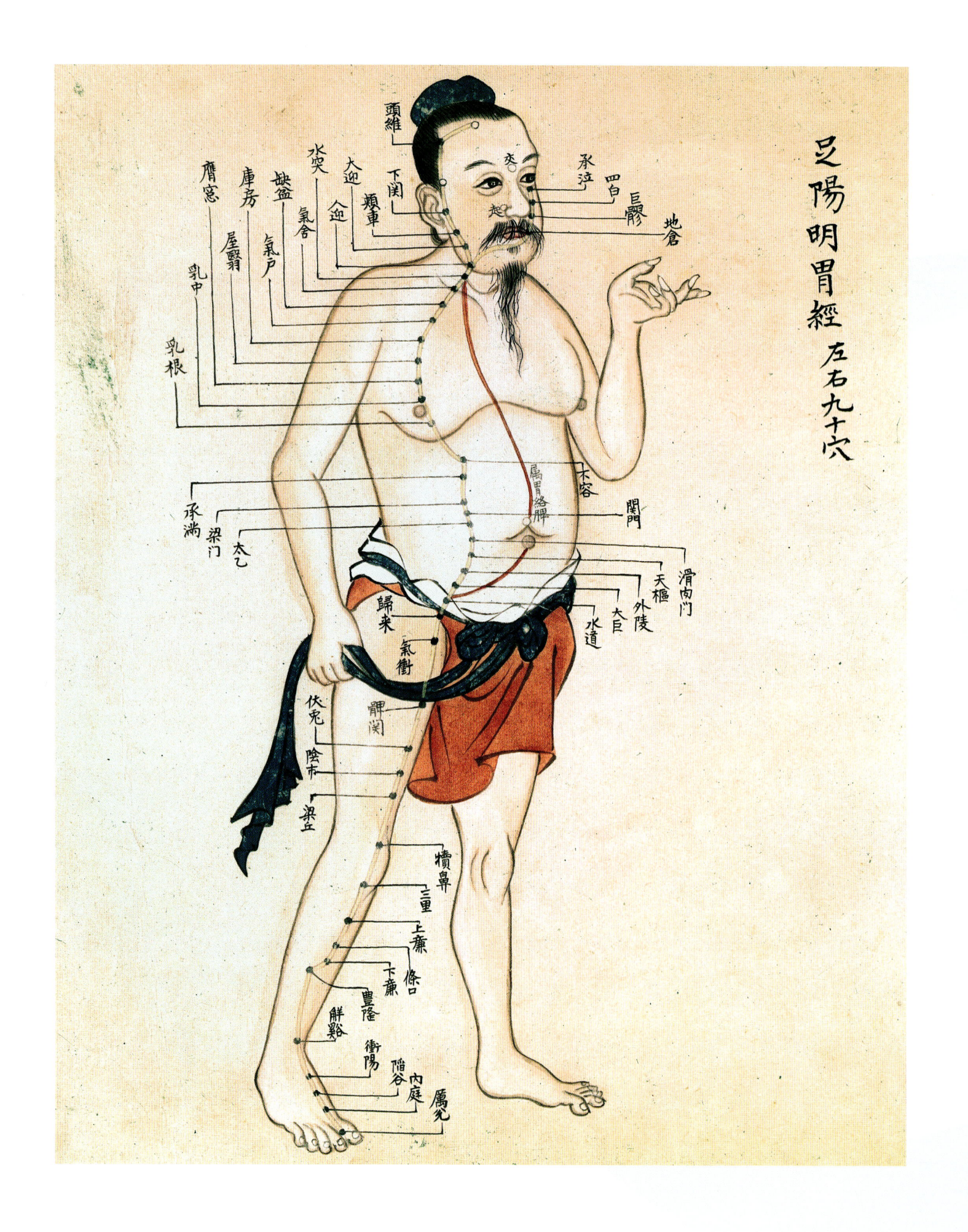

ボディワーク

その起源や哲学の違いに関係なく、健康を維持し身体の回復を促すためにはほとんどの医療体系が食生活やマッサージ、エクササイズを重視している。古代のヒーラーは身体が病んでいる状態と健康な状態を観察して身体に本来備わっている治癒過程が働く様を理解した。また中国とインドの古い医学書には"バランスの取れた状態"にある時に自然治癒能力がうまく働くと記されている。

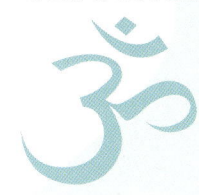

ホリスティックなアプローチ

このセクションではセラピー法を取り上げ、現在利用できる様々なボディワーク的アプローチと方法のいくつかを詳しく説明していく。一般的にその目的は身体の回復・強壮プロセスを目覚めさせて痛みを緩和し、病気を防いで最高の健康状態を得ることだ。ボディワークのプラクティショナーは主として肉体を対象にするが、人間は精神的・感情的・スピリチュアル的な存在だというのが前提である。ホリスティックなプラクティショナーは例外なく身体を絶えず変化するものとして全体的にとらえ、肉体的な健康の回復はもとより、その働きかけによって相手の別の次元も強化できると考えている。

体内エネルギーの流れのバランスを取る

人間は自然治癒能力を持っているはずだが、長年のうちに日常生活のストレスや緊張から受けた悪影響が蓄積することもある。特に筋肉系や循環系はその傾向が強い。緊張や抑圧が溜まると、一般的には身体の正常な自己調整力と治癒系が阻害される。そのうちこの"ブロック"が不快感を生み出して病気や感情的な問題の下地を作ってしまう。この観点からボディワークにアプローチすれば、通常の医学にどう併用すればよいのかが分かってくる。医師が薬物と手術を武器に病気に立ち向かうなら、ボディワーカーは可能な限り緊張と葛藤を払拭することで体内に平和をもたらすといえる。

いつの時代も変わらない、安らぎをもたらすタッチの力は全ての"マニュアルセラピー（徒手療法）"に本質的に含まれているもので、この点をひときわ強調するボディワーカーもいる。ボディワーカーも様々で、純粋に身体のトリートメントを行っていると考えている者もいる一方で、

鍼治療用の図　中国の伝統的な経絡図。胃経上の重要な経穴を示している。

全く対照的にエモーショナルボディやエネルギーボディ、さらにはスピリチュアルボディにまで働きかけているととらえるプラクティショナーもいる。かける圧の強さはクラニオセイクラルセラピーやボウエンテクニックのほとんど感知できないようなタッチから、スウェディッシュマッサージとロルフィングの深部まで届くマニピュレーションまで様々だ。

またタイマッサージやカフナボディワーク（ハワイのマッサージ、ロミロミ）などマッサージに瞑想の要素を取り入れる伝統的なマッサージセラピーもある。鍼治療や指圧、気功は"気"と呼ばれる内的な生命力すなわちエネルギー（インドでは"プラーナ"と呼ばれる）の流れを整えるのが目的だ。カイロプラクティックやオステオパシーなどは身体の骨格により直接的に働きかけ、健康に影響していると思われる筋肉のアンバランスな緊張部分を見つけて修正する。それでも緊縮状態を解消して身体の中にリラクゼーションとゆとり、流れを作り出すという意図はどのアプローチにも共通している。

精神的メリットとスピリチュアルなメリット

ヨーガや武術など、伝統的なセラピーの中には元々生き方全体を形作る哲学の一面として発達したものもある。人生をかけてこういう道を歩もうとする者は、心身の健康だけではなくスピリチュアルな成長のためのツールとして身体を動かす運動と呼吸テクニックを用いた。現在は健康維持のために肉体を対象にした手段を用いる人が大半だが、中には意識と感受性を高める目的にも役立つことを実感している人もいるようだ。

アレクサンダーテクニックやピラティス、フェルデンクライスメソッド、ヘラーワーク、トレーガーワークは方法こそ違うが、マインドとボディを訓練し、安定してたやすく動けるはずの身体の能力を制限している習慣的な反応に気づかせて修正するものだ。視覚に同様の理論を応用したのがベイツメソッドである。

まずはボディワークのプラクティショナーに相談するところが健康へ踏みだす第1歩だろう。ホリスティックなプラクティショナーは相手が自分自身の身体に注意を向け、抱えている緊張や傾向に気づくよう後押しすることが役立つと考えている。こういった自分の特徴や性向に気づいてしまえばプラクティショナーとともにワークして弱い所を強化し、身体に定着した緊張のパターンをほぐすことができるだる。また長期的には思いも寄らなかった、しかもパワフルな感情的またスピリチュアル的な変化も起こるだろう。

ヨーガ

ヨーガに興味がある場合は以下も参照。
- アーユルヴェーダ、p.94-97
- ヒンドゥー教、p.204-205
- ヒンドゥー教の聖典、p.206-207
- チャクラとオーラ、p.172-173
- 瞑想、p.78-79

インドに古代より伝わる癒しの行、ヨーガは元々**スピリチュアルな成長**の道として誕生した。しかし現在は**アーサナ**（ポーズ）と**プラーナヤーマ**（呼吸のコントロール）を用いるエクササイズ及びリラクゼーション法としてよく知られる。**行法**を続ければストレス軽減や精神が明晰になるなどの健康増進**効果**がある。

スピリチュアルな成長

ヨーガはサンスクリット語で"合一"、すなわちマインドとボディ、スピリットの合一を表す言葉に由来する。人生に対するホリスティックなアプローチ法であり、5000年程の歴史を持つ。またインド古来の医療体系アーユルヴェーダの一部でもある。記録によるとヨーガは元々ヨーギと呼ばれるヒンドゥー行者によって行われており、ヨーギは人生の肉体・感情・精神・スピリチュアル的な側面を統合することがヨーガの目的だととらえていた。

ヨーガにはいくつかの派が存在する。ラージャヨーガ（"王道"または"ヨーガの王"の意）は精神のコントロールと自我の卓越を行って内的な幸福を経験し、社会をよい方向へ変えようとするもので、他には愛と献身のバクティヨーガ、知のギャーナヨーガ、務めと義務のカルマヨーガ、浄化行のクリヤヨーガなどがある。西欧で一番普及しているのは"心身のバランス"を意味するハタヨーガで、15世紀にインドのヨーガ哲人スワトマラマヨによって導入され、『ハタヨーガ・プラディピカ』に解説されている。

ハタヨーガの体系は元々ラージャヨーガで行う瞑想と霊的修行に合わせて身体を整えるために生まれたとインドの哲人パタンジャリが『ヨーガスートラ（紀元前200-紀元後500頃）』で記している。『ヨーガスートラ』では"八支則"、すなわち霊的成長の道として8つの修行階梯が示されている。初めの2支則はヨーガの心得を説くもので、行に当たっての誓いや遵守すべきことをあげたヤマ（節制と他者への振る舞い）とニヤマ（自制と自分への振る舞い）だ。そしてさらにアーサナ（坐法）、プラナヤーマ（調息法）、プラティヤーハーラ（制感）、ダーラナー（凝念）、ディヤーナ（静慮）、サマーディ（三昧・悟り）が続く。

ハタヨーガは肉体を強化し精神を静めてバランスを整えることを重視する。流派もいくつかあり、アイアンガーは非常に厳格なヨーガで身体の正姿勢を重視し、身体の隅々まで完璧な姿勢を取るべく意識を集中する。他にはサティヤナンダ、シヴァナンダ、アシュタンガ、ビクラム、ドゥルーなどがあげられる。パワーヨーガは米国で生まれた新しい流派で活発に動いて心血管系を鍛える。

アーサナ

ポーズすなわちアーサナを行うと全身をくまなくバランス良くストレッチする効果があり、弱った筋肉を強化し、神経中枢と内臓を刺激し、血流とリンパの流れを増加させ、柔軟性・スタミナ・身体への意識を高めるよう働きかける。動的なアーサナと静的なアーサナがあり、静的なものはしばらくそのままの姿勢を保ってからくり返される。伝統的なアーサナの目的はヨーガ行でもスピリチュアルな側面を開発し探究するために心身を整えることだ。また最終的な目標は長時間気を散ずることなく静かに楽々と座してダーラナー（凝念）とディヤーナ（静慮）を行えるようにすることである。

アーサナの難易度や負担は様々で身体にストレスや緊張を与えないよう少しずつ練習してマスターしていく。アーサナにはトリコーナアーサナ（三角のポーズ）、タラーサナ（椰子の木のポーズ）、スヴァナーサナ（下向きの犬のポーズ）、ブジャンガーサナ（コブラのポーズ）、パドマアーサナ（蓮華坐）などがある。シールシャアーサナ（頭立）はアーサナの"父"、サルヴァーンガアーサナ（肩立）は"母"といわれる。

プラーナヤーマ

呼吸のコントロールはヨーガ行に欠かせない特性で、集中力を高めて明晰な思考をもたらし、心身の耐久力を増加させるという。ヨーガは"振動する基本的な生命力"であるプラーナを整え（呼吸を意識することで感知する）、心身の健康を損ないかねないブロックを軽減させるとされる。ヨーガ的な解剖学によればプラーナはナーディと呼ばれる7万2000本の管を流れており、ナーディを通じてこの生命力エネルギーが身体の隅々まで送り届けられることで身体の機能が健全に保たれるという。身体の中央を縦に貫くように走るのがスシュムナー管でチャクラ（参照→p.172）という7つの微細エネルギーセンターが存在する。

ヨーガの呼吸テクニックはまとめてプラーナヤーマと呼ばれ、統御されたゆるやかな呼吸を促すことで肺を広げてその機能を十二分に発揮させ、体内の器官と腺へ送りこむ酸素の量及び循環量を増やすのが目的だ。吸気と呼気をうまく協調させると精神的な集中力が高められ、ダーラナー（凝念）とディヤーナ（静慮）の準備及び補助法として非常に有効である。プラーナヤーマはゆっくりと長い深呼吸によって不安な気持ちを静める効果もある。

プラーナヤーマ行は肺の機能を意識して正しい呼吸法のメリットを知る所から始まる。続いてシンプルなテクニックを行うが、精神的緊張をやわらげるブラーマリー（ハチの羽音の呼吸法）やプラーナの流れを回復させて均等にしバランスを整えるナディショーダナ（左右の鼻孔で交互に呼吸する）などがある。

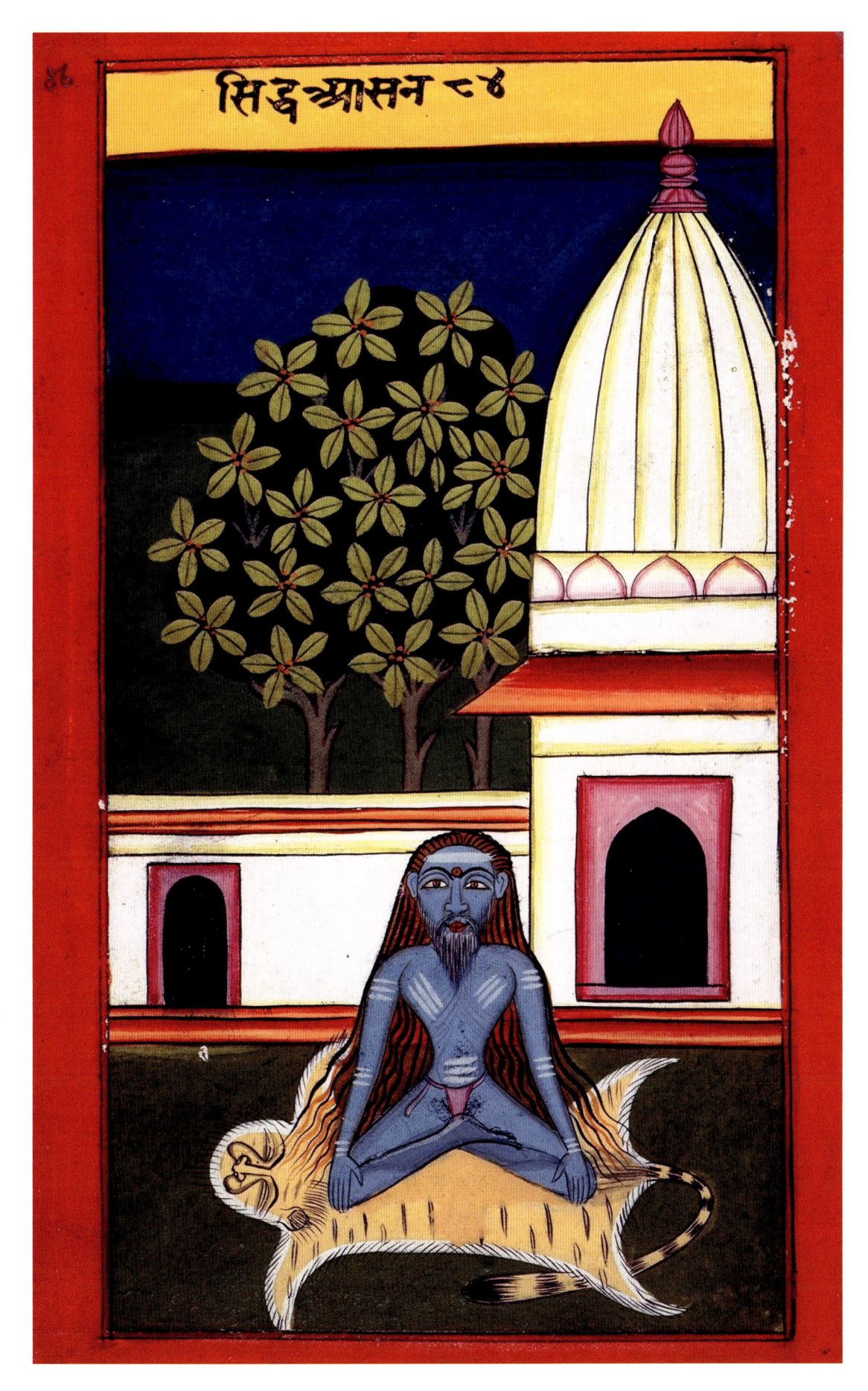

インドのヨーギ 19世紀にインドで作られた『アーサナとムドラー』の挿絵。シッダアーサナを取る、シヴァを崇拝するヨーギ。

ヨーガ | 107

行法と効果

ヨーガはクラスで習うこともあるし1対1で教わることもできる。現在は様々なクラスがあるため年齢や能力を問わず誰でも学べる。週に1度のペースで開かれることが多く、時間はおよそ60-90分間ほど、必ず有資格の教師が指導する。ほとんどのヨーガは滑らないマットの上で行う。服装は暖かく動きやすいものがよい。靴ははかない。まずは呼吸を観察し、その動きと質感を意識する所から始めるように指導するヨーガ教師が多い。それからウォーミングアップ用のストレッチを行い、続けてアーサナとプラーナヤーマを行う。レッスンはシャヴァアーサナ（死体のポーズ）を取って完全に心身をリラックスさせて締めくくる。瞑想や誘導ヴィジュアライゼーションを行ったりヨーガの理論と哲学を論じる場合もある。

ヨーガはそれぞれ自分に合ったレベルで練習するべきで、痛みや不快感を感じたらストップするほうがよい。ヨーガ教師は最初に生徒の状態を見極め、病気などの状態について話し合い、それぞれの条件にふさわしい様々なアーサナをアドバイスする必要がある。アーサナは立つものや横たわるものなど色々なポーズがあるが、個人のニーズに合わせてアレンジすることも可能だ。病院やホスピスでもヨーガは行われているし、ベッドや椅子、車椅子上でのエクササイズと合わせて実施されることもある。

クラスでポーズをマスターしたら、自宅で毎日20-30分程行うとよい。

ヨーガはストレスを軽減してリラクゼーションを促し、バイタリティと充足感を増加させ、消化を促進し、姿勢をよくして全身の筋肉を正常な状態にして強化する効果が期待できる。ヨーガ療法では腰痛など様々な症状の治療と予防にヨーガを用いて通常の治療を補完する。

注意
- ヨーガのポーズを取る場合は食事後2-3時間ほどあけてから。ピラティス・太極拳・気功・武術・アレクサンダーテクニーク（参照→p.110-119）のエクササイズも同様。
- 健康上の問題については教師に話しておく。首や背中のケガ・高血圧・心臓病などの病気がある場合、適さないポーズや動作、エクササイズがあるためだ。代わりに行えるポーズやアレンジしたポーズを教師から教わること。
- 妊娠中や生理中は注意が必要——教師に伝えて代わりにできるポーズや動作、エクササイズを教えてもらうこと。

研究と根拠
Natural Standardは国際的に協力して調査を行い、補完医療や代替医療のトピックスについて科学に基づいて論評を出す機関である。Natural Standardが科学的証拠を体系的に再検討したところ、不安障害・ストレス・喘息・高血圧・心臓病に対し、ヨーガが通常の医学の補助手段として有効であることが分かった。てんかんやある種の過敏性大腸症候群の治療やコレステロール値の低減にも有用だという証拠もいくつかある。2004年に出版された『Alternative Therapies in Health and Medicine』誌でもヤングアダルトの抑うつ治療に効果的であることが示唆されている。

太陽礼拝——スーリャナマスカーラ

何百年もの昔から朝日に向かって行うのが伝統のポーズ。身体を伸ばす2つの動作のおかげで有酸素運動にもなる。直立して両腕を上げてから立ったまま前方に身体を折り、再び上体をそらす。

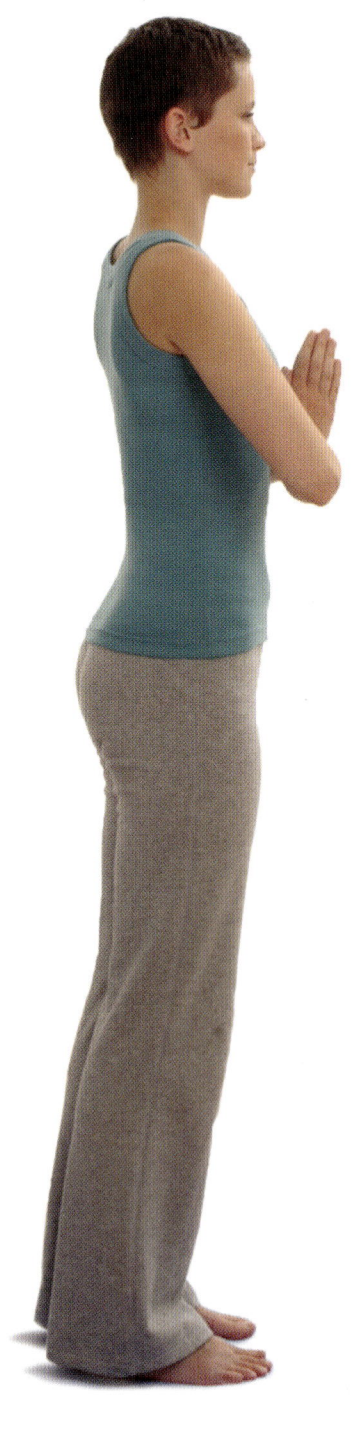

1 両足をそろえて立ち、息を吐く。手のひらは胸の前で合わせて指先は上に。

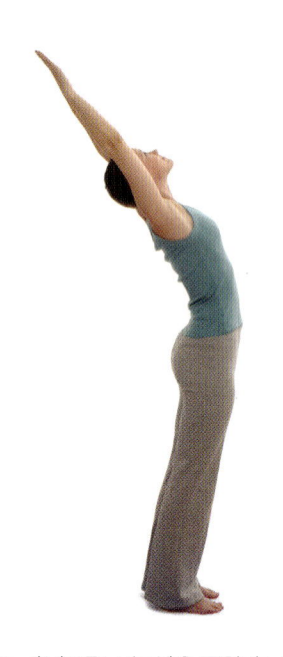

2 息を吸いながら両腕を上げ（耳の横）、胸から後ろにそって腕と指を上方に伸ばす。

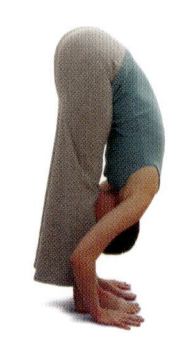

3 息を吐きながら頭が膝に触れるまで前方に身体を曲げる。必要に応じて膝を曲げてもOK。次に両手のひらを足の脇の床に平らにつける。苦しくない程度にストレッチを。

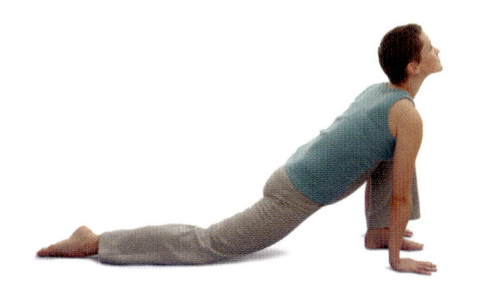

4 息を吸いながら右膝を後ろの床につける。左膝は曲げたまま両腕の間に。顔を上に上げる。

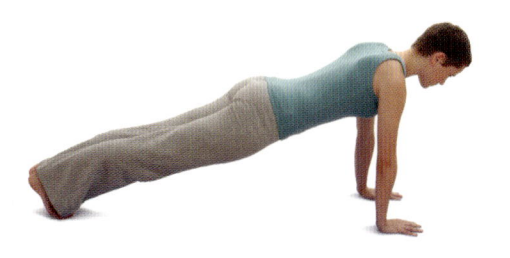

5 息を止めて左脚を伸ばし、腕立て伏せの姿勢を取る。

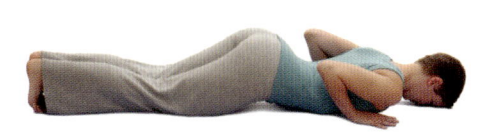

6 息を吐きながらゆっくりと両膝を曲げ、胸と額を床に降ろす。腰は床から離しておく。

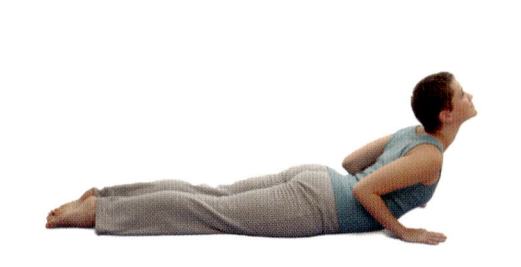

7 息を吸いながら床の上に横たわり、足の甲が床につくくらいつま先を伸ばす。ゆっくりと頭と胸を上げて上を見る。腕は曲げたまま。

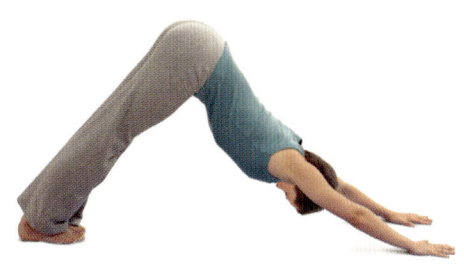

8 息を吐きながら臀部を上げ、できるだけ遠い位置で踵を床に押しつける。視線は足の方に。

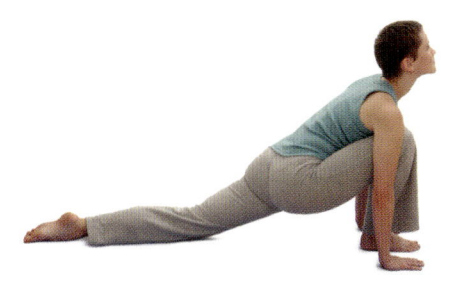

9 息を吸いながら両手の間まで右足を大きく前に引き、反対側の膝を床に降ろして足の甲をマットにつける。視線は上方に。

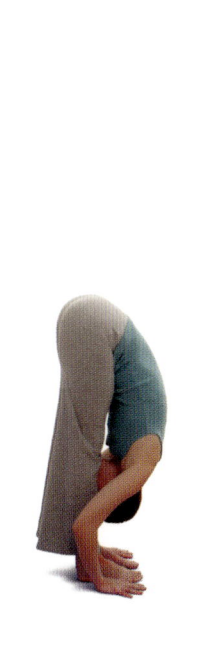

10 息を吐きながら左脚を前に引き、できるだけ両脚を伸ばして頭が膝に触れるまで上体を折る。必要に応じて膝を曲げ、両手のひらを足の脇の床に平らにつける。

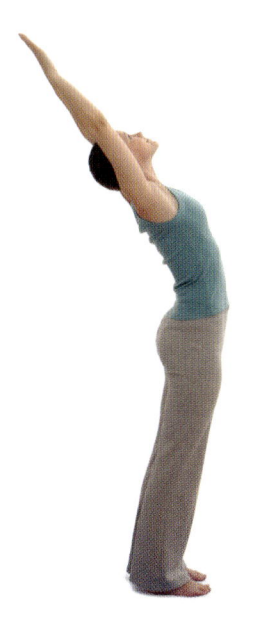

11 息を吸いながら両腕を前から上へと伸ばし、耳の横に持ってくる。胸から後ろにそり、腕と指を伸ばす。

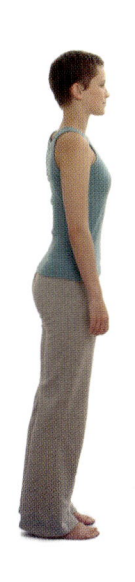

12 息を吐きながら立った姿勢に戻り、力を抜いて両腕を脇にたらす。

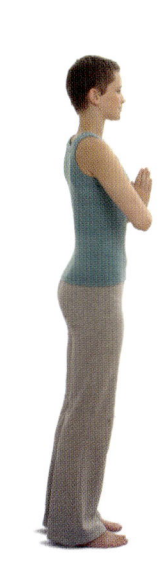

13 息を吐きながら両手を祈りの形に戻してステップ1からくり返すが、今度は4と9の動作を左脚から行う。全体を通して合計3-5回行う。

ヨーガ | 109

ピラティス

完全なエクササイズ法であるピラティスは
1900年代初期にドイツ生まれの**ジョセフ・ピラティス**によって考案された。
身体の**コアストレングス**に着目し、正確かつコントロールされた**ムーブメント**によって
姿勢を改善することで身体と精神の健康向上が図られるようになっている。

ピラティスに興味がある場合は以下も参照。
- アレクサンダーテクニーク、p.118-119
- 太極拳、p.112-113
- 気功、p.114-115
- ヨーガ、p.106-109
- カイロプラクティックとオステオパシー、p.132-135

ジョセフ・ピラティス

ピラティスの創始者、ジョセフ・ピラティス(1880-1967)は子供時代に健康を害したせいで身体に障害が残り虚弱だった。その虚弱体質を克服しようと決意したピラティスは東洋と西欧のエクササイズ法を学んで心身の両面に働きかけるシステムを考案した。1912年、彼はサーカスのパフォーマーやボクサー、護身術を教えるインストラクターとして活動すべくイングランドに移住する。第一次世界大戦中に敵の捕虜となった彼は、大半が負傷してベッドから動けない味方の捕虜にエクササイズを指導した。これによって身体の鍛練法が完成することとなる。彼のエクササイズを行ったグループは、致命的ともいえる多くの疾病を抱えていたにも関わらず、同程度の悪条件下にあった収容者に比べてまずまずの健康を保って終戦まで生きながらえることができた。

1926年ピラティスは米国に移り、ニューヨークに最初のエクササイズスタジオを開いた。正確なムーブメントを用いる彼のエクササイズ法はすぐにダンサーや音楽家、TVのニュースキャスターらに人気となり、また筋肉量を増やさず、筋肉と関節に過度の負荷をかけず均一に主要な筋肉を強化・ストレッチ・鍛錬する体系的なアプローチに惹かれた人々も多かった。

ピラティスは難易度別に500種類以上のエクササイズを考案し、ムーブメントは新たな研究や知識に基づいて常に洗練を加えられている。ピラティスは多くの理学療法士・オステオパス・カイロプラクター・医師によってリハビリテーションやケガ及び腰痛予防に勧められているほか、運動選手やダンサーもトレーニングの補助として用いている。

コアストレングス

ピラティスが重点的に取り組んだのは、骨盤底・腹部・背中の筋肉に働きかけて体幹の中央すなわち"コア"を強化・安定させることである。骨盤底・腹部・背中の筋肉はどれも正しい姿勢とバランス、身体各部の協調維持に一役買っている部分だ。スタートポイントは"ニュートラルスパイン(正しい姿勢)"で、各エクササイズを効果的かつ安全に行うにはこれが欠かせない。コアマッスル(深層部の筋肉)をしっかりキープして各部の位置関係がうまく調整されれば、それぞれの筋肉群も他の部分に負荷をかけずに動かすことが可能になる。ピラティスエクササイズは正しく行えばよけいなエネルギーを消費したり過度に緊張したりすることもない。ムーブメントと合わせて吸気及び呼気を行うことでより効率的に筋肉に働きかけることができ、集中とコントロールの維持にも役立つ。ピラティスは完璧なトレーニングであり、心身の調和を促進するといわれる。

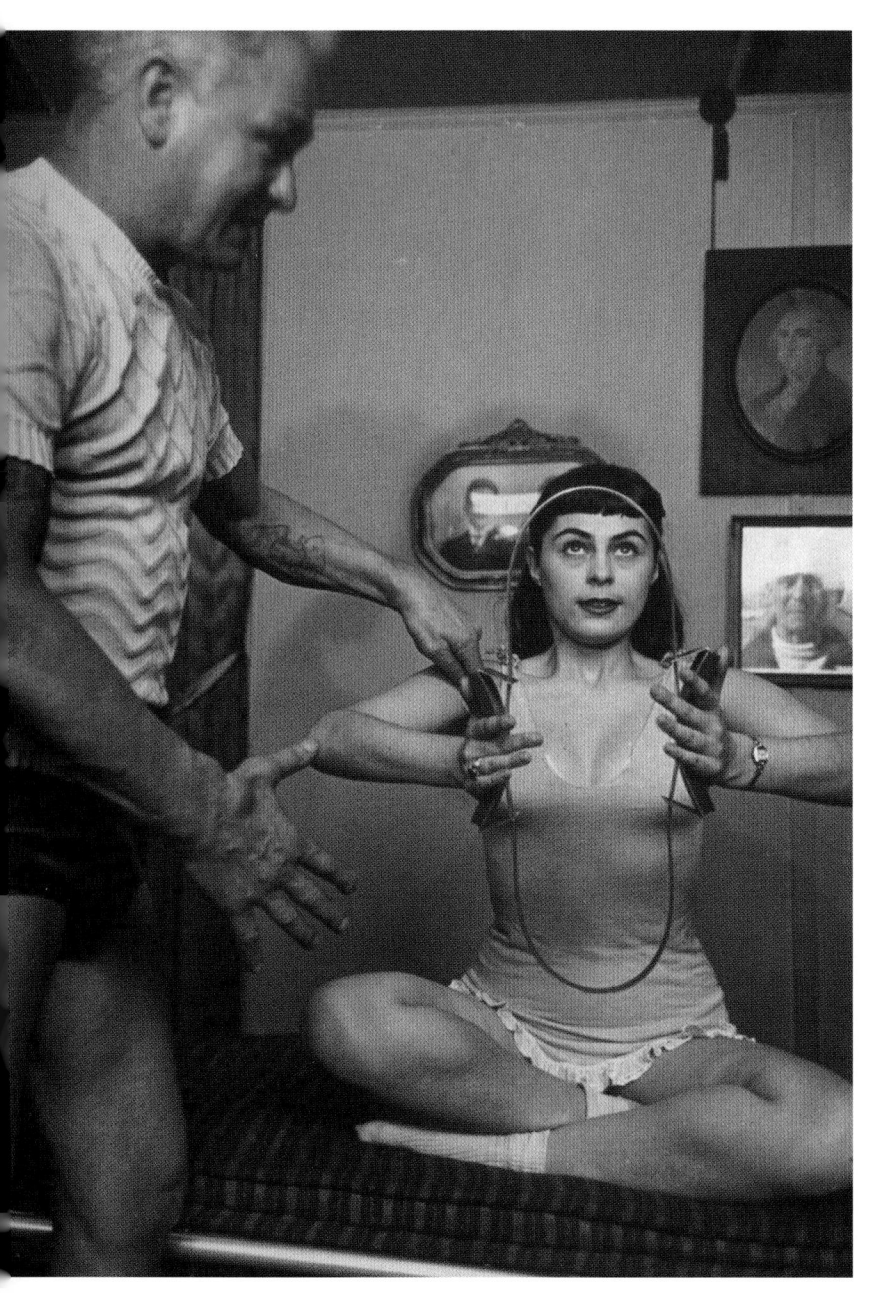

ジョセフ・ピラティス 1950年代に撮られた写真。オペラ歌手のロバータ・ピーターズがジョセフ・ピラティスとともにトレーニングを行い、初期のレジスタンスリングを押しているところ。

ムーブメントとインストラクション

重要なのはムーブメントのコントロールと質である。ムーブメントは最小限で極めて正確、くり返す回数も数回でよい場合が多い。ムーブメント1つひとつを意識的にコントロールするには集中力が必要で、これが身体に対する意識を高め、リラックスして好ましくない緊張をほぐす能力を強化すると考えられている。

何よりも大切なのはムーブメントの正確さであるため、解剖学と生理学の知識を豊富に備えた有資格のインストラクターに教わることが重要だ。ピラティスのインストラクターは1対1もしくはグループでレッスンを行い、個人に合わせてエクササイズを調整することも可能である。レッスンにかかる時間は通常1時間程、立って行うエクササイズや床に敷いたマットに横たわって行うエクササイズなどがある。時にはレジスタンスバンドやエクササイズボールも使う。ゆったりした動きやすい服装が好ましく、靴ははかない。上級クラスは"リフォーマー"など特別な道具を備えたスタジオで行われる。これはスプリングの抵抗を利用して負荷を追加するエクササイズマシーンだ。

ピラティスは年齢や健康状態に関わりなく行える。慢性の背中の不調や妊娠中など特別なニーズに合わせて調整できるエクササイズもある。

ニュートラルスパインを見つける

まずは脊椎のニュートラルポジションを見つける所からピラティスエクササイズは始まる。これは脊椎のカーブが正しく収まった自然な姿勢のことだ。ほとんどの人は骨盤が閉じ気味または開き気味で癖になっている姿勢がある。ニュートラルポジションはこの2つの姿勢の中間だ。以下のシンプルなエクササイズで自分の"ニュートラススパイン"ポジションを見つけてみよう。まず両足を平行になるように腰幅に開いて立つ。膝から余分な力を抜く。背筋を伸ばし、脚・肩・首から意識的に好ましくない緊張を取り除くようにする。次に骨盤を前後に傾けるが、この2つの姿勢を頭に入れておく。ニュートラルポジションはこの両極の中間だ。へそと腹部の筋肉を脊椎に向けて引き、骨盤が傾かないようにしてそのまま止める。呼吸は普通に。このエクササイズをあお向けと手足をつけた四つ這い状態、身体の側面を下にして横になった状態で行う。

> **注 意**
> × p.108を参照。

> **研究と根拠**
> 近年ピラティスが多くの注目を集めており事例証拠もあるが、そのメリットを裏づける科学的研究はほとんど行われていない。2006年に発表されたカナダで実施されたランダム化比較試験によると、非特異的な慢性の腰痛を抱える人にピラティスをベースにしたエクササイズ療法を行った所、通常のケアよりも効果的であることが示された。さらに効果はその後12ヵ月以上続いたという。

ヒップロール

これは腹筋を強化して股関節屈筋と腰をストレッチさせ、脊椎上部の筋肉をほぐすエクササイズ。

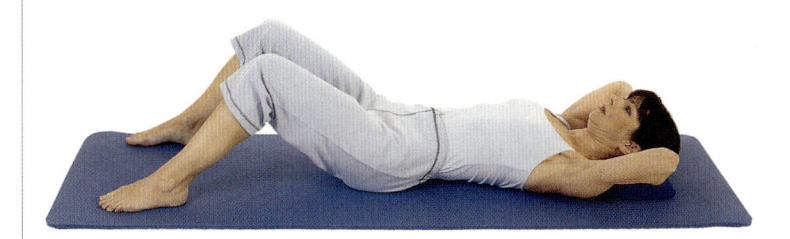

1 あお向けに横たわり膝を90度の角度に曲げる。両足は腰幅よりもわずかに広げた位置に置く。首は自然に伸ばして背筋から余分な力を抜く。両腕を曲げ、手を頭の下に入れて肘を開く。息を吸う。

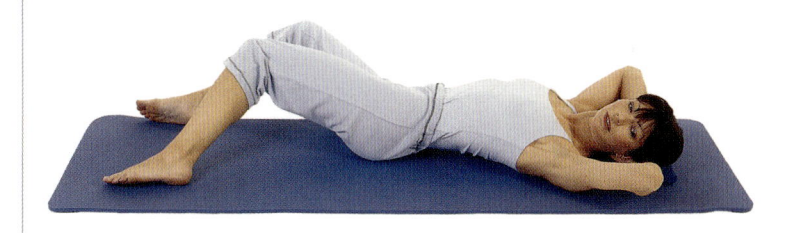

2 腹部をへこませながら息を吐き、膝を床に向けて傾ける。足裏はマットから離れても構わない。同時に膝とは反対方向に頭を傾け、全身をストレッチさせる。息を吸ってこのポジションを保つ。

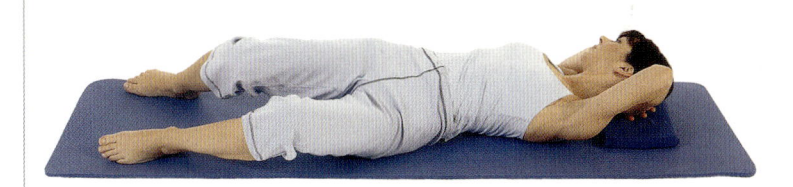

3 息を吐いて腹部をへこませ、膝を反対側へと大きく傾ける。下腹部の筋肉が脊椎を通って床まで低くなる様をイメージする。息を吸ってこのポジションを保つ。滑らかな動きで左右交互に脚を傾ける。10回くり返す。

太極拳

太極拳に興味がある場合は以下も参照。
- 気功、p.114-115
- 武術、p.116-117
- 中国伝統医学、p.98-101
- ヨーガ、p.106-109
- ピラティス、p.110-111
- 瞑想、p.78-19
- 道教p.216-217

太極拳は**武術としての起源**を持つが、

現在は健康効果の方がよく知られていて西欧でも人気が高まっている。

呼吸と同調させ、コントロールされた流れるような"**動作**"が

"気（内在エネルギー）"の流れを促すとされる。効果を最大限に得るには毎日**練習**をする。

中国では多くの人が毎日の日課として太極拳を行っている。

武術としての起源

　伝説によれば太極拳は13世紀に道士である張三峯が鶴と蛇の格闘を見て創始したという。張三峯は鶴の荒々しい動作と蛇の微妙で優雅な動きとがダイナミックに交差するのを見て感銘を受け、相補う対極である陰（柔らかい女性的原理）と陽（固い男性的原理）の協調的な相互作用をベースに武術を作り上げたということだ。太極拳は"究極の拳"という意味でもある。

　以後、太極拳は武術に興味はなくても心身の健康を増進する多くの効果に注目する人々の間に愛好者を増やしている。ただし師範は、身体のエネルギーまたは生命力である気を十全に喚起し、しかるべく協調させて方向づけることを意図する武術としての本来の目的と意味を理解する重要性を強調する。戦いで内的エネルギーを効果的に集中させるべく、全ての動作は心身を意識的なリラックス状態に置いて行わねばならないのだ。

　太極拳は武道を実践する師範によって何世紀にも渡って工夫が重ねられ、陳・楊・呉・孫・武など派生した系統の創始者である師範の名を冠した様々な流派がある。現在、西欧では楊式太極拳が一番普及している。

動　作

　太極拳はよく"動く瞑想"と称される。優雅かつ滑らかに動くことだけに気持ちを集中すると自若として精神が明晰になり内的な調和状態が誘発されやすくなるためだ。熟練者は苦もなく演武を行うように見えるが、実際は正しい型を維持し、自然な呼吸で静かに力を抜いて動作を協調させるには大変な集中力が求められる。動作はすべてゆっくりと間断なく行われ、力みや筋肉の緊張などを伴わない。またどの動作も気を脚・腰・背中・肩へと引き上げて腕と手から放出させる要素を持っている。

　太極拳の練習には1人で型を行うもの（套路(とうろ)といわれる）、2人で護身の型を行うもの（推手(すいしゅ)を含む）のほか、武道として型を行う場合もある。気功の姿勢（参照→p.114-115）でじっと立ち続けるトレーニングも大半の太極拳の練習には欠かせない。

練習と効果

　ほとんどの人は複数の人と一緒にクラスで太極拳を学ぶ形を選ぶが、1対1の教授や滞在型コースを提供している師範もいる。練習衣はゆったりして動きやすいものを使い、底が平らな靴を履く。クラスは週に1度のペースが多いが毎日の練習とくり返しが求められる。一般的に太極拳の効用を最大限引き出すには熱心さと根気が必要とされているためだ。

太極拳の師範　中国河南省の開封にある古い役所の前で演武する太極拳師範。

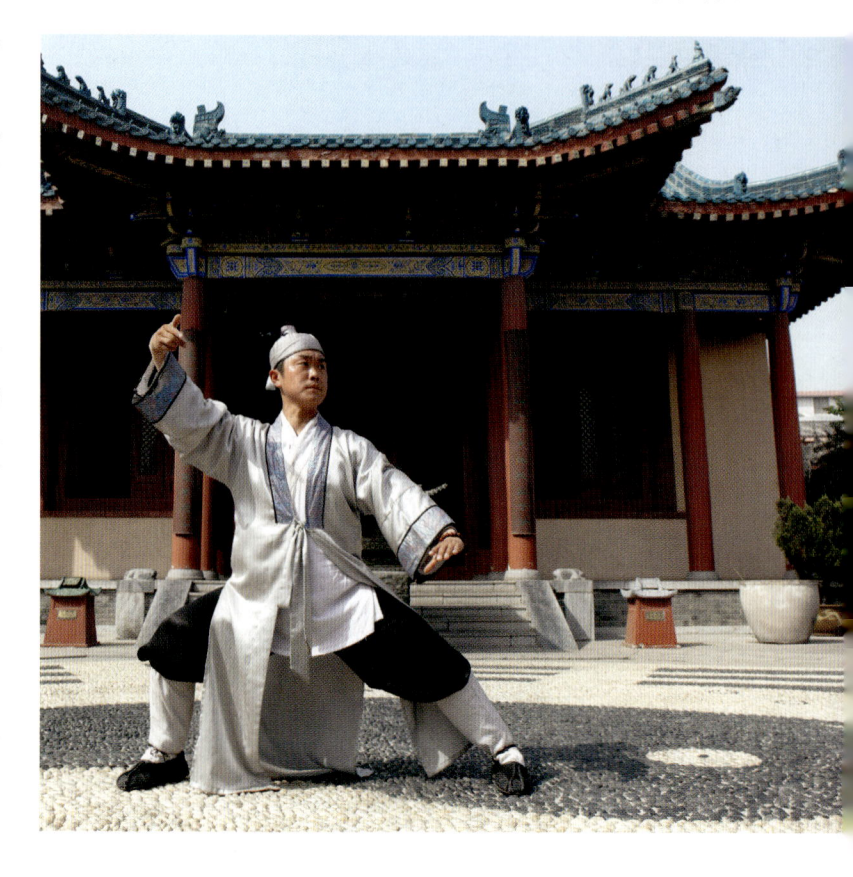

雲手

これはシンプルなエクササイズで、太極拳によってどのように関節と関連する筋肉をリラックスさせられるかが分かる例。このように緊張を解くと手と指から余分な力が抜ける。説明に従って身体の左側から行い、スタートポジションに戻って身体の右側でも動作をくり返す。

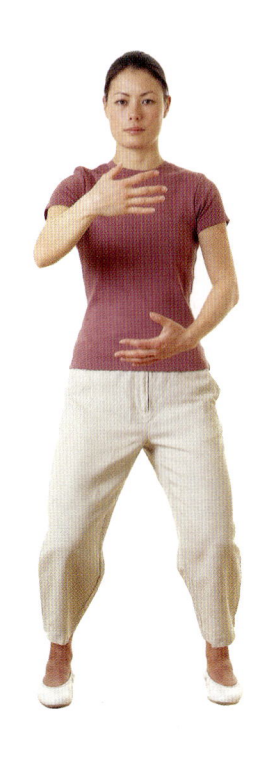

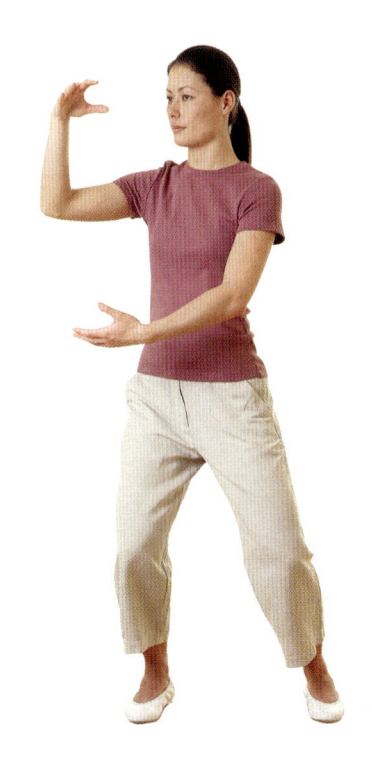

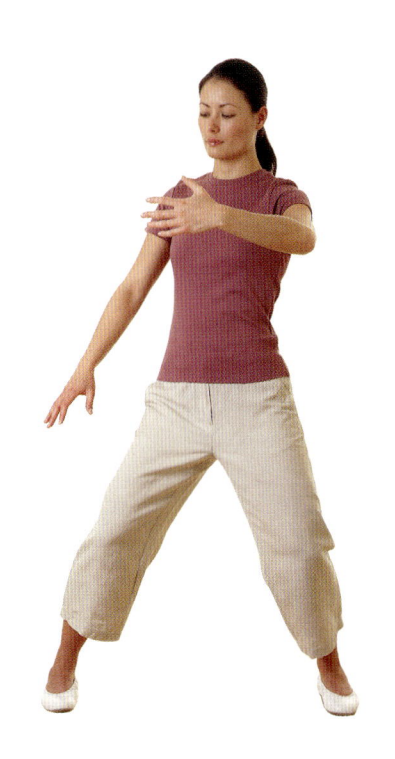

1 両足は肩幅に開いて前を向け、余分な力を抜いて立つ。膝をわずかに曲げる。両手を写真のように上下に開く。右の手のひらは喉の高さに、左手は腹部の高さに構える。

2 ゆっくりとウエストを時計方向に回し、同様にゆっくりと手首を回転させて右手を上にボールを持つような形にする。この時あまり身体を回しすぎないこと。腰を引き膝も間を十分にあけ、最後までアーチ形を保つ。

3 肩幅1つ半ほど左側に踏み出し、手を入れかえて右手を腰の高さに、左手を喉の高さに持ってくる。右手を降ろす直前に重心を左側に移す。

太極拳は身体を動かせるスペースがあればどこでもできる。また日常生活に動作を取り入れることも可能だ。屋外で練習すると新鮮な空気を吸えるだけでなく地球との結びつきをさらに強めるとされる。中国では特に早朝に公園で太極拳を練習する人も多い。

太極拳の動きは極めて穏やかなため年齢や身体能力を問わず行えて効果がある。太極拳を行うことで身体が動きやすく柔軟になり、痛みが緩和したという年配者も多い。車椅子の人やベッドから下りられない人に合わせて動作を変えることもできる。

中国伝統医学によれば、呼吸と同調させた穏やかでリズミカルな運動により身体の自己治癒を助けるという自由な気の流れが促され、健康とスタミナを維持し病気を予防するという。また続けて練習すれば心身が安定し姿勢がよくなって体力と可動範囲が増し、リラクゼーションが促されてストレスに関連する症状の軽減や管理に役立つ。

注 意
× p.108を参照。

研究と根拠
調査によって太極拳が心身の緊張を軽減し、筋肉の協調・バランス・柔軟性を向上させることが示唆されている。2008年に発表されたOregon Research Instituteの研究によって、太極拳の練習を続けると心身が安定する効用があり、在宅高齢者の転倒数が減ったことが証明されている。また小規模の米国の研究では、太極拳の練習を習慣にすると血圧降下と心臓の健康に効果があり、変形性関節炎と関節リウマチ患者の関節の腫れと圧痛を軽減し、腰痛を緩和することが報告されている。

気功

気功という言葉は"エネルギー法もしくは呼吸法"ととらえることができ、練習時には**姿勢と呼吸**の調節や**精神集中**などを行う。西欧で一番知られているのは**健康効果**で、介入治療や武術、または瞑想エクササイズとしても実践されている。

気功に興味がある場合は以下も参照。
- 太極拳、p.112-113
- 武術、p.116-117
- 道教、p.216-217
- ヨーガ、p.106-109
- ピラティス、p.110-111
- 瞑想、p.78-79

エネルギー法もしくは呼吸法

気功という言葉は2つの概念を組み合わせたものだ。"気"は生命の息または身体の活力を、"功"は技術と自己鍛錬への専念、技に対する熟達を意味する。気功の主要な目的は呼吸のトレーニングによって体内の気の流れを促進してそのバランスを取ることだ。気は身体の潜在的な治癒能力を呼び覚まし、制御のきいた動きを行うのに必要なパワーと柔軟さをもたらすといわれる。

気功は2000年以上前にまず道士と仏教の僧によって行われたと考えられ、太極拳など中国の伝統的な武術は気功の原理を取り入れている。しかし記録によると気功の名を冠されたのは1950年代半ばのようだ。文化大革命中（1966-1969）は弾圧されたものの中国では近年になって気功が見直され、北京の北京大学衛生研究所では新たな"功法"（動作）が引き続き考案されている。

姿勢と呼吸、精神集中

気功を実践する際に重要なのは"今現在にある"意識だ。落ち着いた精神とポジティブな意図を持てば、体内を巡る気の流れをうまく方向づけて流してバランスを取り、心身の健全な機能を増進し、エネルギーを増加させて緊張を解消するのに役立つと考えられる。気功師は気を溜めて送ることで相手の治癒を促進できるという。

気功は精神を集中させ、動的または静的な姿勢に呼吸法を組み合わせて行う。精神は呼吸そのものに集中させることもあるし、臍真下にある丹田に意識を置くこともある。丹田はバランスと重心の中枢であり多くの瞑想法でも意識の焦点として扱われる。身体の内外に存在する特定の"エネルギーセンター"に集中する特別な方法を取る気功も知られている。精神を集中させて傾注するにはヴィジュアライゼーションと瞑想が用いられる。

呼吸は自然かつ力を抜いて行い、身体の相対的位置の協調に重点を置く。通常は足を通じて大地と、頭頂部を通じて天と結びつく所からスタートする。また穏やかな動作のくり返し、静姿勢、バランス及び歩行テクニック、叩撃、振動なども用いる。気功で欠かせないのが"軸が定まった"及び"地に足がついた"感覚だ。肉体的にはそれほど大変ではないが、熟達するには練習と熱心さが求められる。

練習

気功はクラス単位で、または1対1で教授される。流派は様々だが、練習は通常、外界の心配事から心身を解放して今この瞬間に全意識を集中するよう誘導する所から始まる。正しく功法を行うため、どこに緊張が溜まっているか意識して姿勢を微妙に調節し、筋肉をリラックスさせる過程もここに含まれる。

座ってまたは立って行える動作も多数あるほか、車椅子に座って、またはベッドに横になった状態でできるようアレンジも可能だ。服装はゆったりして動きやすいものを身につけ、底が平らで柔らかい靴を履く。基本姿勢はすぐに覚えられるので子供から年配者まで誰にでも適している。練習には自然に囲まれた屋外がベストだ。

健康効果

効用はリラクゼーションや充足感の増進などで、毎日練習すれば数週間の内に得られる。続けることで姿勢とバランスがよくなり、身体のこわばりが緩和されて体力が増す。

中国伝統医学では気功が極めて重要な位置を占め、長寿にも役立つと信じられている。1989年から中国では多くの病院に医療気功が取り入れられ、様々な軽い不調や、病気や手術後の回復時に処方されている。

注意
× p.108を参照。

研究と根拠

1980年代から中国で行われた調査によれば、血圧降下や免疫機能の向上など気功には多くの健康効果がある。2007年、痛みの症状に対する気功の効果を確認するランダム化臨床試験についての体系的な検討結果が英国で発表され、気功が慢性の痛みを軽減させることが示唆された。ただしさらなる研究が必要だと結論づけられている。また2007年に『Disability Rehabilitation』でスウェーデンの研究が発表され、線維筋痛症の症状軽減に通常の治療の補助として効果があることが示唆されている。

虹を動かす

これは穏やかなエクササイズで背中の経絡の気の流れを刺激する。
腰の痛みを緩和し、筋肉をそっと伸ばすことで
背中上部から肩にかけての悪い姿勢を正す効果がある。

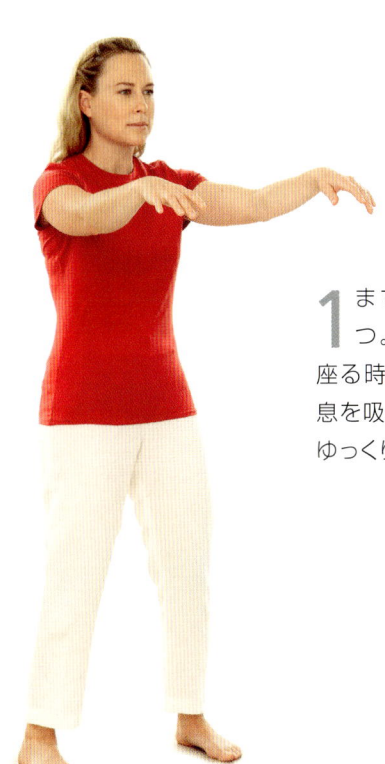

1 まず両足を肩幅に開いて立つ。膝から余計な力を抜き、座る時のようにやや腰を落とす。息を吸い、床と平行になるようにゆっくりと前方に両腕を上げる。

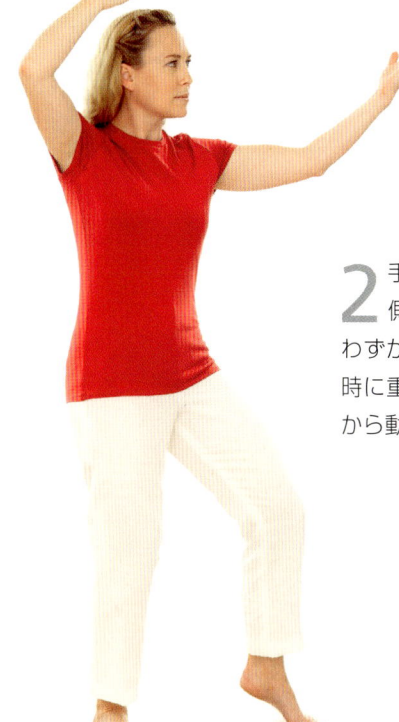

2 手のひらを上にして左腕を左側に開き、右腕は手のひらをわずかに丸めて頭上に上げる。同時に重心を右脚に移し、左足は床から動かさずに踵を上げる。

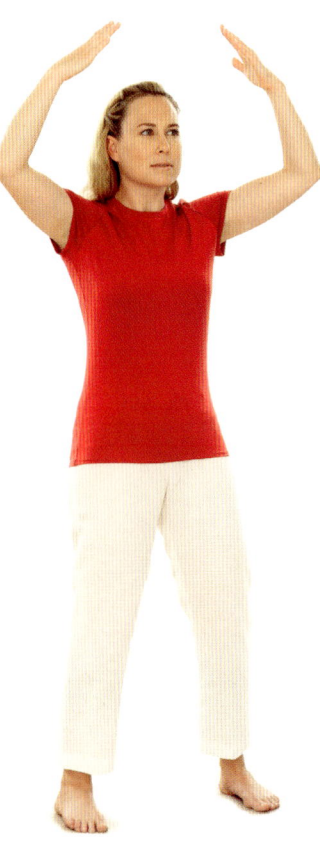

3 息を吐いて重心を左脚に少しずつ移す。同時に手のひらをわずかに丸めて左腕を頭上に上げる。体勢を変える半ばで両手を頭上に上げ、全身が左右対称になるようにする。

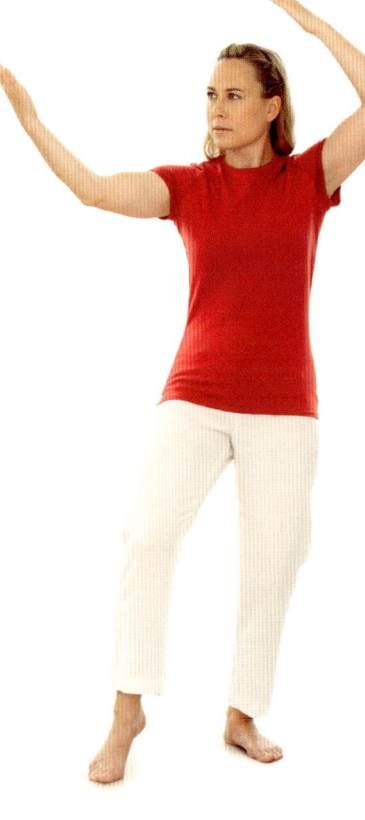

4 左脚に重心を移しながら右手を下げて右側に開き、左腕は手のひらが頭頂部を向くように頭上に持ちあげる。重心の移動は流れるように途切れなく。この体重移動を各側6回ずつくり返す。息を吸う際は右脚に重心を乗せて両腕を左に、息を吐く時は左脚に重心を乗せて両腕を右側に動かす。

気功

武 術

"武術"という名称は様々な武闘技術の**流派**を束ねるもので、

武器を使うものも使わないものもある。

主に東アジア文明に起源を持ち修行と練習を極めて重視する。護身法としての武術は

どれも**精神と肉体のトレーニングに総合的なアプローチを行っている。**

武術に興味がある場合は
以下も参照。
- 気功、p.114-115
- 太極拳、p.112-113
- ヨーガ、p.106-109
- 瞑想、p.78-79
- 呼吸法、p.81
- 道教、p.216-217

流 派

　武術には種々様々な流派があるが、その中にも何世紀もの間受け継がれてきた分派やさらに枝分かれした流派がある。練習法や動作、基礎をなす哲学などで区分されるが、どれも自己鍛錬と自発性の重要性を強調しており、技巧と技術は道徳的に責任を取れる範囲内でのみ用いられる。

　技術は大きく2つに分類される。手や足、その他許可されている部分によって打つ打撃（突き・蹴り）と、攻撃を無効化し敵のバランスを崩すための投げ技・関節技・抑込技・格闘技を用いる組み技である。刀・棒・木製または金属製の槍などの武器を用いる型もあるが小火器は決して使用されない。鍛錬を続けることで得られる精神的な効果を強調する師範もいるし、護身と心身のエクササイズを重視する師もいる。

　以下にあげるのは現在様々な環境で教授され実践されている最も一般的な武術の一部である。

空 手

　空手は武器を用いない護身術の1つで、打ち・蹴り・突きや相手の攻撃を止める受けなどの技がある。主に拳を用いるが足や他の部分も用いられる。沖縄が発祥の地で、1920年代に形を変えて日本本土に伝えられた。伝えたのは船越師範（1868-1957）で、哲学的な面を重視し生

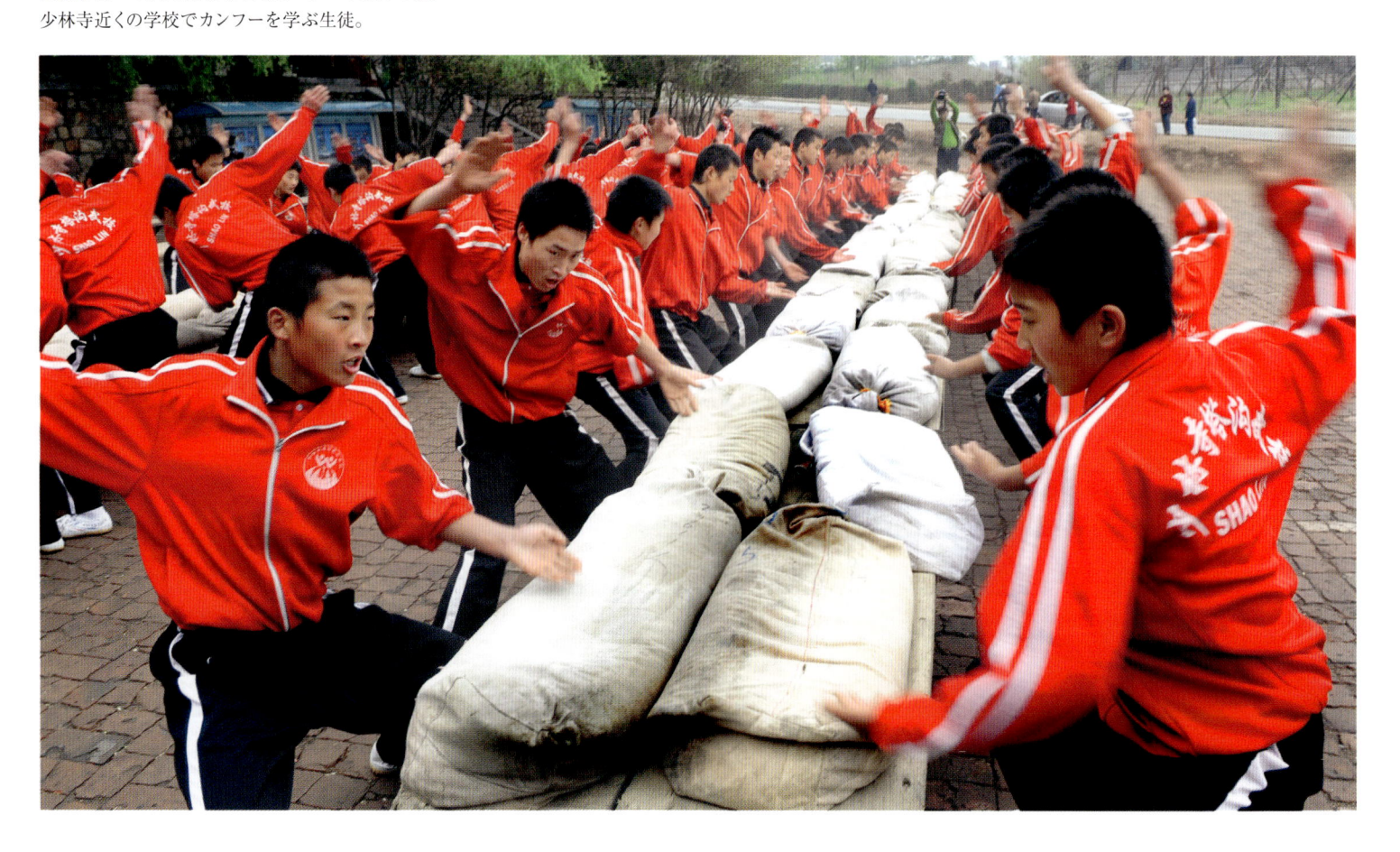

武術学校　中国で最も有名なカンフーの発祥の地、少林寺近くの学校でカンフーを学ぶ生徒。

> **研究と根拠**
> 武術がもたらす健康効果についての臨床試験はほとんどないが、米国で2008年に発表された研究によると、武術に伴う、形を反復して行うゆっくりした動作が注意障害を持つ若年者の筋肉運動の協調に効果的なことが分かった。2004年には米国柔道連盟が既存の証拠を検討し、柔道が若年者の攻撃性低下に効果的であると結論づけた。

> **注 意**
> × p.108を参照。

き方としての空手道を確立した。弟子は稽古と日々の生活においても他者への思いやりと謙遜を持って行動するよう求められた。

カンフー

カンフーは最も古い武術と考えられ、2000年ほど前に中国で発祥したとされる。カンフーすなわち功夫は"肉体的なものの技巧もしくは知識"という意味で1970年代に映画スター、ブルース・リーの素早い身のこなしによって広く知られるようになった。いくつもの流派が存在し、敵自身の力を利用して相手を制する動作を教えるもの、強いキックと打撃で直接しかける形を提唱するもの、刀・杖・棍棒などの武器を使用するものなどがある。

テコンドー

韓国が発祥の地で、韓国の国技でもある。テコンドーすなわち――拳道は"足と拳の道"という意味を持ち空手など多くの影響を吸収している。1955年に崔泓熙(チェ・ホンヒ)総裁(1918-2002)の指導のもとに創始され、総裁は韓国の軍隊をテコンドーで鍛えるように求めた。蹴り技が有名だが、敵を打ったり蹴り技や突き技をブロックするのに手も用いる。

柔 術

柔術は日本で生まれて発達した武術で基本的に武士が徒手で行う武技である。攻撃者の力を利用して攻撃を無効化する方法を重視している。関節技・絞め技・投げ技・打撃などの技を用いる。刀・棒・棍棒などの武器も使われる。

柔 道

柔術から発展した柔道は安全と身体のコンディショニングに重点を置いている。敵を倒したり制したりするのに力や強さよりも技術と身のこなしを用いる。徒手で行い、投げ技・押さえ込み技・腕ひしぎ技・当て身技・絞め技などの技がある。1964年にオリンピック種目となった。

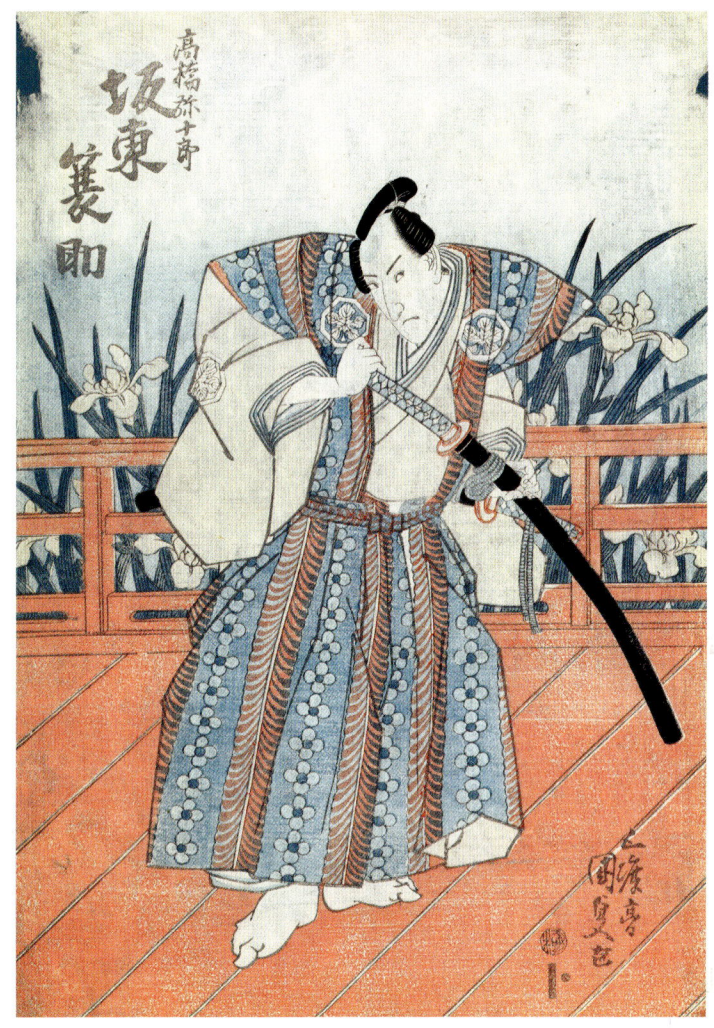

侍 侍の高橋弥十郎を演じる板東簑助。木版画、絵師:国貞。

合 気 道

やはり柔術にルーツを持ち、攻撃者の力と和合して相手を制するのが主な目的だ。投げ技や固め技などの技がある。争わないのが基本理念であり、精神面を重視する武道の1つである。

心身の鍛練

伝統的な武術の稽古は精神的な成長を求める修養と克己が目的だった。現代の武術も心身両面の成長を唱道しており、弟子は道を極めるべく技の習得に励む。練習を続けることで体力・スタミナ・柔軟性が増して身のこなしが優美になる、また充足感と自信が増す、ケガが減る、不安感が軽減するなどのメリットが得られる。武術は生き方であると考えて自己啓発を指導する師範も多い。

現在は武術を教えるクラスやクラブ、競技試合も大変多い。大抵の武術は年齢を問わず適している。子供も習うことができ、サポートしてくれる人々に囲まれた環境で心身を鍛練することでよい効果が望める。

アレクサンダーテクニーク

1890年代にオーストラリアの俳優**フレデリック・アレクサンダー**によって考案された
アレクサンダーテクニークは**心身の再教育**に重点を置き、
自然な姿勢・**楽な呼吸**・**自由な動作**を実現するものだ。
レッスンは特に舞台芸術のパフォーマーに人気が高いが、
その定評ある健康効果は世代や職業を問わず有効である。

アレクサンダーテクニークに興味がある場合は以下も参照。
- ピラティス、p.110-111
- ヨーガ、p.106-109
- カイロプラクティックとオステオパシー、p.132-135
- フェルデンクライスメソッド、p.137
- ロルフィング、p.139
- ボウエンテクニック、p.138
- 武術、p.116-117

フレデリック・アレクサンダー

フレデリック・マサイアス・アレクサンダー（1869-1955）は舞台に立つと声がかすれる体験をくり返していた。これを自ら解決しようとして生まれたのがアレクサンダーテクニークである。アレクサンダーは鏡の前でじっくりと自分を観察した。すると、どうやら舞台の上で声を出そうとする時に首の筋肉が無意識の内に緊張するのが根本的な原因らしいことが分かった。わずかな動作ではあったが、このせいで頭が後ろに反り、喉が締めつけられて呼吸に悪影響が出ていたのだ。その後アレクサンダーは自分の癖を直す方法を身につけ、結果的に声がよく出るようになるとともに全体的な心身の健康も向上した。

アレクサンダーは、特に厳しい状況やストレスがのしかかる状態で顕著に現れがちな、身体に染みついてしまった姿勢の癖や反応がパフォーマンスに影を落とすばかりか、身体機能にも悪影響をもたらし、さらには全体的な心身の健康にも有害に働くのではないかと考えた。マインド-ボディの結びつきが持つパワーを認めた初期パイオニアの1人でもある彼は、冷静かつ意識的な自意識と動作のコントロールこそ長年染みついた筋肉の緊張と誤用を改める一番効果的な方法だととらえたのである。

アレクサンダーは1900年代前半にオーストラリアから英国へ移り、最終的に1931年ロンドンにアレクサンダーテクニークの教師を育てる学校を設立した。現在はパフォーマンスを向上させる目的で音楽家や俳優、運動選手らに広く利用され、多くの国々で人気がある。また痛みや筋骨格系の問題、ストレスに伴う症状の管理に役立つとしてアレクサンダーテクニークを勧める医師もいる。

自然な姿勢

アレクサンダーテクニークの中核となる方針の1つは、マラソンの最中や電話を受ける時などあらゆる動作中に頭・首・背中の間にバランスの取れた関係を作れるようにすることだ。小さな子供の頃は苦もなく自然にできていた身のこなしや筋肉間の協調も、年を重ねるにつれて悪い姿勢習慣や反復的な動作、積もったストレスによって妨げられてしまう。筋肉の緊張が習慣的になると頭―首―背中の関係のバランスが崩れることになり、猫背や背が反るなどの問題を生ずる。

こういう習慣が定着すると悪い姿勢が全身の機能にまで悪影響を及ぼす恐れが出る。アレクサンダーテクニークの教師によると、身体の動かし方がよくないことに気づいて矯正する術を身につければ思考の明晰さが増して筋力とスタミナが向上し、腰痛と頭痛が緩和され、リラクゼーションが促され、結果的にストレスに前向きに対処する能力が強化されるという。熱心な信奉者は日常生活にこの原理を適用することで背筋も伸びて身のこなしも優雅になると考えている。

心身の再教育

教師と1対1で行う実際的なレッスンを含むテクニークは年代や体力レベルを問わず行える。最初のレッスンでは立位や座姿勢、歩行姿勢など日常的な状況における姿勢・呼吸・バランス・筋肉の協調具合などを評価するのが普通だ。教師は、子供時代から身についてしまった筋肉の習慣的な緊張パターンや無意識のパターンがどのように影響し、身軽で自由な動作が妨げられているかを見極められるようなトレーニングを受けている。

生徒は教師とともにこういう癖を認識して直すよう心がけ、関節と筋肉にかかる緊張を最小限に抑えて動くとどのように感じるかを実感する。身体がより効率的に動けるようにするため、教師は一連の動作を通じ自らの手で生徒の姿勢と動作をコントロールして改善し、修正する。レッスンは30-45分ほどかかり、週に2回のペースで行う場合が多い。回数は通常20-30回ほどが望ましいが、熱心さと家での練習も必須である。

長年の癖はなかなか直りにくいため、パターンを変えるのに必要な技術を学ぶには真剣な練習が求められる。それでも自然な動きと姿勢を自分で意識できるようになれば、最終的には筋肉の緊張が解消され、頭部・首・背中が本来の位置に再調整されることになる。すると痛みを伴う症状を緩和して問題が悪化するリスクを軽減できると思われる。現在アレクサンダーテクニークは音楽・演技・曲芸・ダンスを教える多くの学校のカリキュラムに取り入れられている。

> **注 意**
> × p.108を参照。

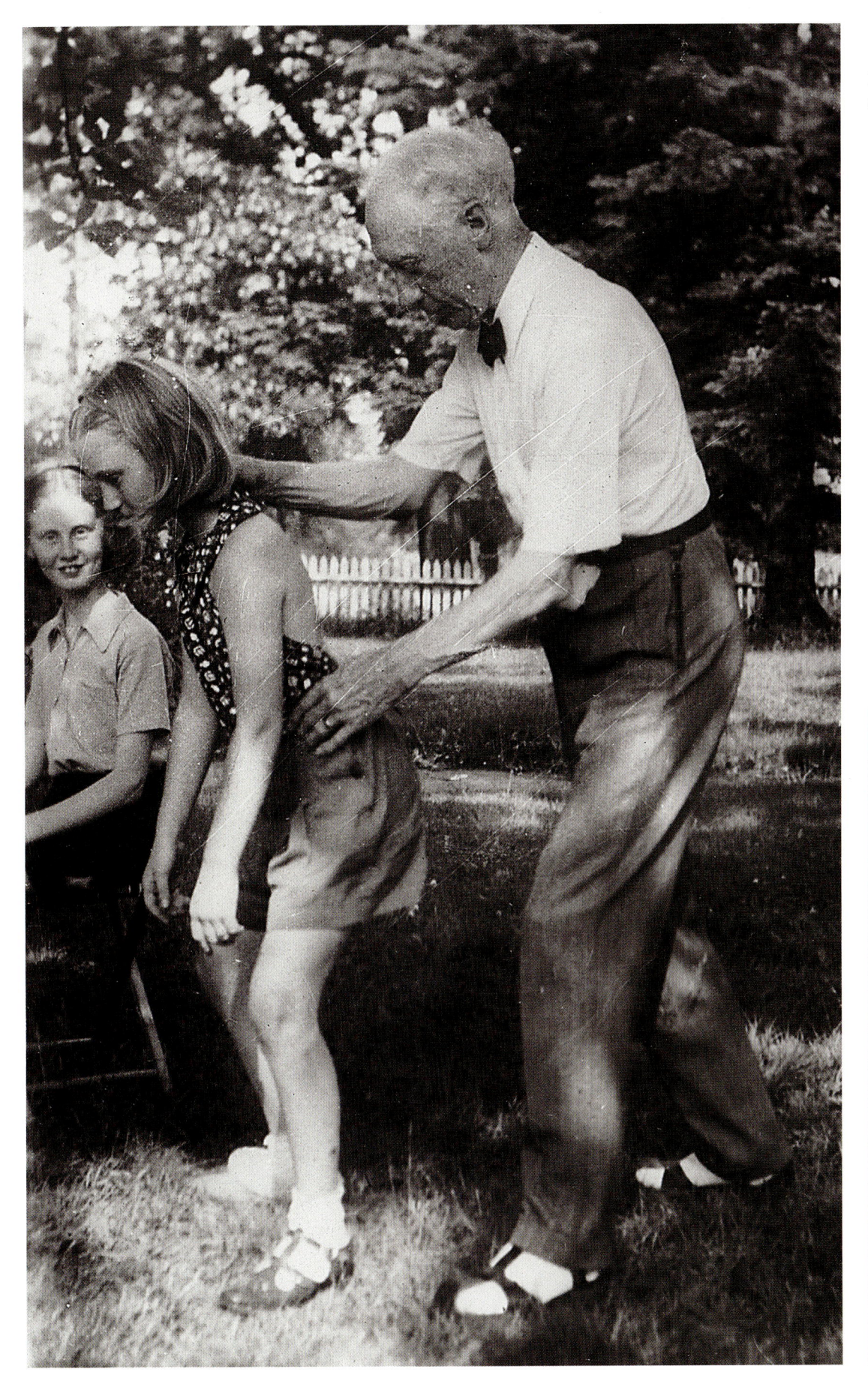

フレデリック・アレクサンダー

フレデリック・アレクサンダーが生徒に正しく筋肉や骨格が配置された姿勢を教えている写真。

研究と根拠

アレクサンダーテクニークに対する最初の研究の1つに、1956年にウィルフレッド・バーロウ博士によって実施されたものがある。博士はロンドンの王立音楽大学でアレクサンダーに教えを受けた生徒の1人である。レッスンの前後に撮られた生徒の写真から従来の姿勢矯正エクササイズを受けた者に比べて姿勢が顕著に改善していることが分かる。さらに姿勢の改善によって歌唱力まで向上していた。1997年の『British Journal of Therapy and Rehabilitation』にもさらなる研究の総説が掲載されており、アレクサンダーテクニークがケガをしたスポーツ選手のリハビリテーションや肺活量の増大に役立ち、深くゆっくりした呼吸を促すことが示されている。2008年の英国をベースにした臨床試験でも、アレクサンダーテクニークとエクササイズを組み合わせると、慢性及び再発性の背痛に悩む人の生活の質を顕著に改善する長期効果があることが証明されている。

アレクサンダーテクニーク | 119

スウェディッシュマッサージ

古代のヒーリングセラピーの1つであるマッサージは、

手を用いて身体の軟組織（皮膚・筋肉・腱・靱帯）を系統的に整える技の総称だ。

西欧ではスウェディッシュマッサージが一番広く行われていて、

施術者がかける圧力を変えつつ

様々な定番テクニックを用いて治療効果を得ている。

スウェディッシュマッサージに興味がある場合は以下も参照。
- アーユルヴェーダ、p.94-97
- リフレクソロジー、p.128-131
- アロマセラピー、p.156-157
- ボウエンテクニック、p.138
- ロルフィング、p.139
- インディアンヘッドマッサージ、p.123
- タイマッサージ、p.122
- 指圧、p.124-125

古代のヒーリングセラピー

何と紀元前3000年頃の中国の書にはマッサージが病気とケガの治療に用いられたという記録が残っている。またエジプトの墓にはマッサージを受ける人の壁画が描かれている。ヒンドゥー教の文献にはアーユルヴェーダ治療に欠かせないものとしてマッサージがあげられているし、その治療効果は古代ギリシャやローマでも認められていた。

スウェディッシュマッサージはクラシックマッサージとも称され、スウェーデンの生理学者パー・ヘンリック・リング（1776-1839）が考案した医療体操とマッサージテクニック体系から発展した。リングのアプローチは1813年、スウェーデン政府から正式に承認されるに至った。

19世紀半ばには多くの国々でリングのマッサージ法が採用されており、1894年にはイングランドの看護士グループが理学療法の実践を促進・規定するためにSociety of Trained Masseuses（後にChartered Society of Physiotherapistsとなる）を設立した。

1940年代-1950年代に技術が発達したせいで手技による治療は影が薄くなったが、最近になって、様々な症状の治療に従来の医療と並行してホリスティックなケアを提供する健康専門家が再び関心を寄せている。現在マッサージはホスピスや未熟児を収容する集中治療室、精神病院、保健所、ペインクリニックなどで広く利用されている。

治療効果

苦しんでいる人に手を差しのべて触れる行動は自然で直感的な反応だ。タッチは安心感や安らぎをもたらし、痛みを和らげることができる。人間は乳児の時に他のどの感覚よりも先に触感を感じるため、タッチはごく初期の原体験に"響く"のだと思われる。さらに皮膚の感覚神経終末の一部がエンドルフィン放出を誘発すると考えられる。エンドルフィンは幸福感をもたらす天然の鎮痛剤である。

マッサージの具体的な効用は、力を加える深さやスピード、そして個人のニーズに合わせて選ぶ色々なテクニックの組み合わせによって異なる。安らぎと落ちつきをもたらし、リラクゼーションを促して、不眠症や過敏性大腸症候群などストレスが関連する症状を緩和する作用がマッサージにはある。不安感や抑うつを抱える人にも効果的が期待できる。筋肉や関節の不調、スポーツによるケガにはしっかり目のマッサージが利

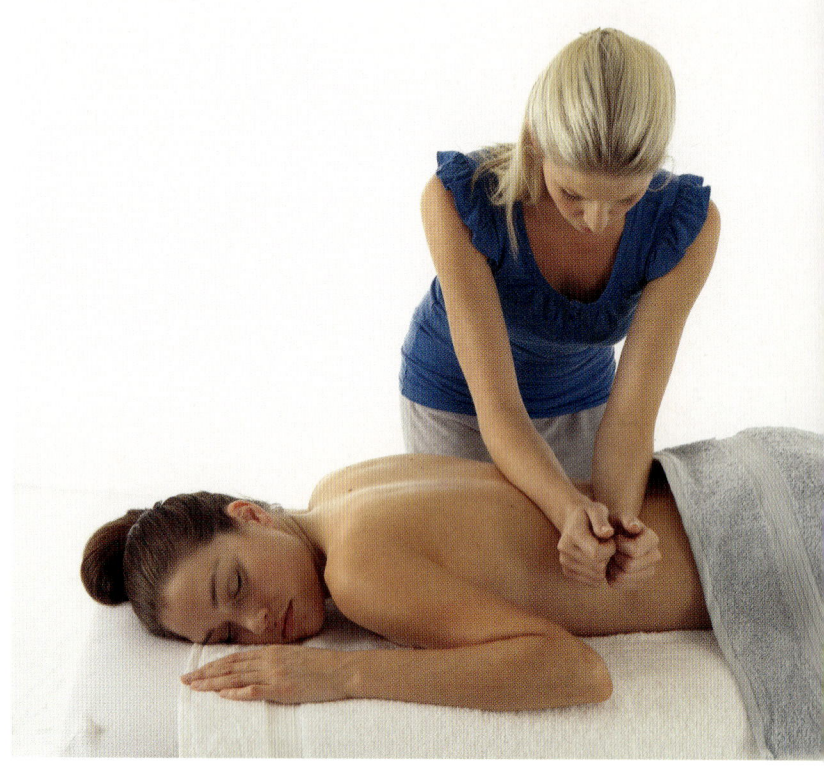

スウェディッシュマッサージ 施術者は1人ひとりに最大限の効果をもたらすことができるようマッサージテクニックを応用する訓練を受けている。

用される。マッサージは年齢を問わず行うことができ、高齢者や乳幼児にも適しているが、この場合はごく弱い圧力のみを用いる。

マッサージの際は事前に施術者から既往症・食生活・ライフスタイル・全体的な健康状態などの質問を受ける。クライアント側はトリートメント用ベッドに横になるのが普通だ。全身をマッサージする場合はズボン下以外の衣類を脱ぐが、セラピストが大きなタオルで身体を隠してきちんとプライバシーを保ってくれる。手の動きを滑らかにするためマッサージ用オイルやクリームも用いられる。本来マッサージによって痛みを感じることはない。最初から最後までできるだけ快適にマッサージが受けられるよう、圧力の強さが適切かどうか施術者がたずねてくれるはずだ。

定番テクニック
スウェディッシュマッサージには5つの定番テクニックがある。

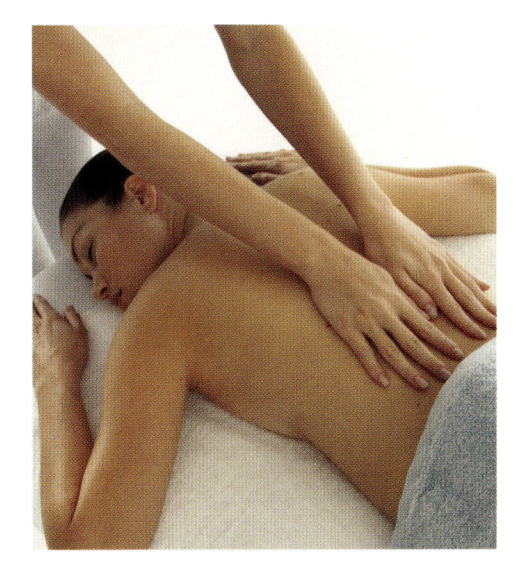

エフルラージュ　弱・中・強のタッチで行われるマッサージストローク。どのマッサージ手順でも主要な部分を占める。マッサージの始めと終わり、動作のつなぎに用いる。

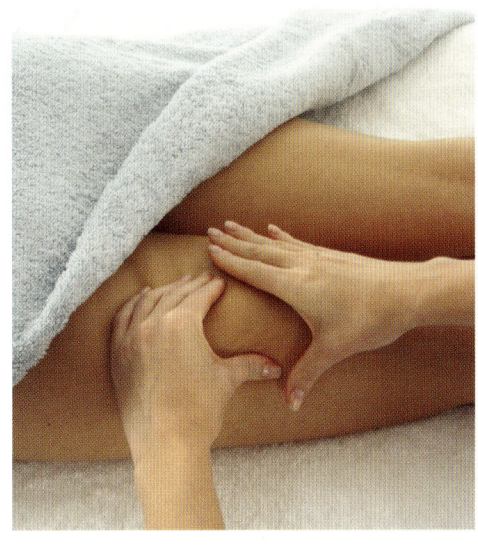

ペトリサージュ　ニーディングしつつ加圧するテクニック。筋肉組織中の血液とリンパの流れを促進し、静脈血が戻るのを助けるために使われる。

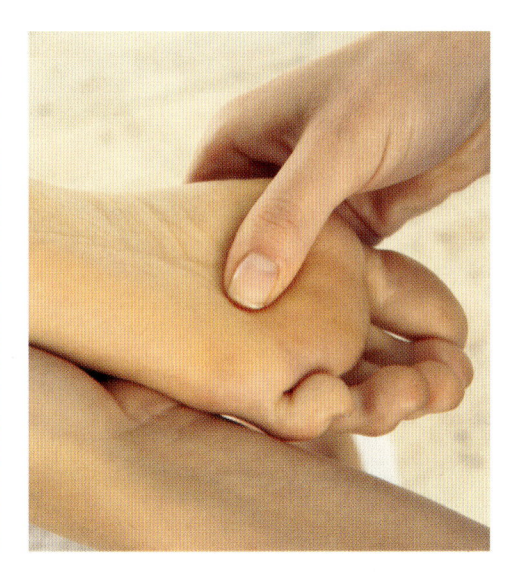

フリクション　深部まで働きかけるテクニックで、親指・四指・手根・ひじなどを用いて特定の筋肉部位に円形を描くように、または筋繊維を横断するように集中的に圧をかける。

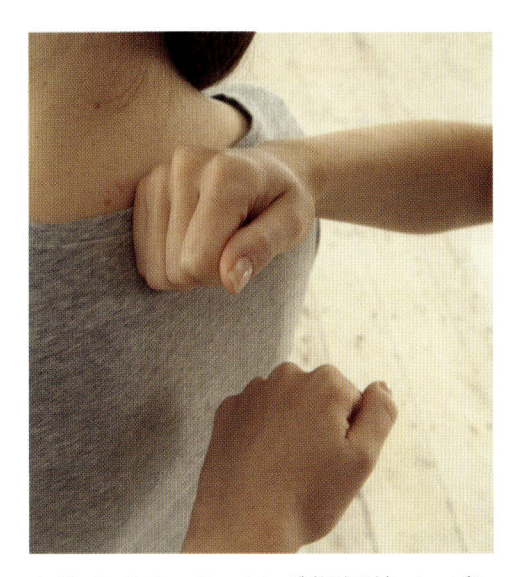

タポットメント　ハッキング（切打法）・カッピング（拍打法）・ポメリング・パウンディングなど続けて軽く叩く動作によって刺激を与えるテクニック。

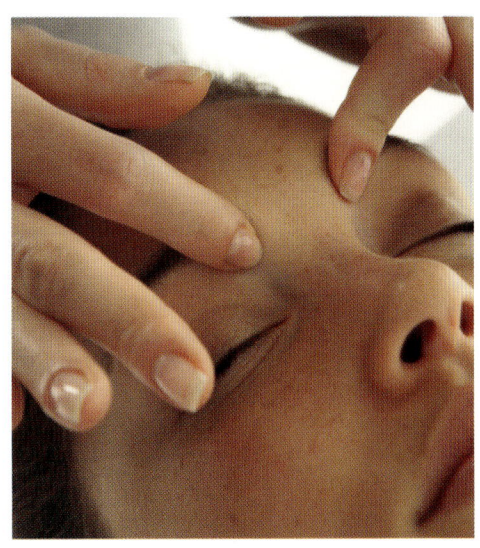

バイブレーション　手または指を用いて振るわせるテクニック。神経繊維を刺激し、リラクゼーション効果も期待できる。

注意
- てんかん・骨粗鬆症・ガン・糖尿病・甲状腺機能異常・血栓症、その他重篤な健康上の不調がある場合は医師に相談を。
- 妊娠3ヵ月までは強めのマッサージは避けること。
- 処方薬または市販薬を服用している場合、また他の補完もしくは代替健康プラクティショナーにかかっている場合は施術者にその旨を伝えること。
- トリートメントの前後は飲酒・重い食事・熱い風呂とシャワー・激しい運動を避けること。

研究と根拠
米国マイアミ州のタッチリサーチ研究所（TRI）で進行中の研究試験によって、マッサージが不眠症・過敏性大腸症候群・慢性疲労などストレスに関連する症状に効果的であることが分かった。さらにTRIの研究によって、マッサージが未熟児の体重増加と発達を早め、摂食障害を持つティーンエイジャーのボディイメージと自尊心を高めることも示されている。『Journal of Pain Symptom Management』にも、腰痛にマッサージが有用であることを示す1999年に行われた調査の結果が掲載されている。英国の国立最適医療研究所はマッサージが多発性硬化症患者に有用であると示唆している。マッサージが支持療法及び緩和ケアにおいて最も広く用いられるセラピーであり、ガン患者の不安感・ストレス・痛みの軽減に顕著な影響をもたらすということも裏づけられている。

タイマッサージ

タイの伝統的な癒しのマッサージは**瞑想的でスピリチュアルな施術**で心身に効果があるとされ、ストレッチテクニックとセンに沿って圧をかける方法などが含まれる。センはエネルギー経路、もしくは経絡にあたるもので、これを通じてプラーナ（内的エネルギー）が変換されて全身に送りこまれると考えられている。

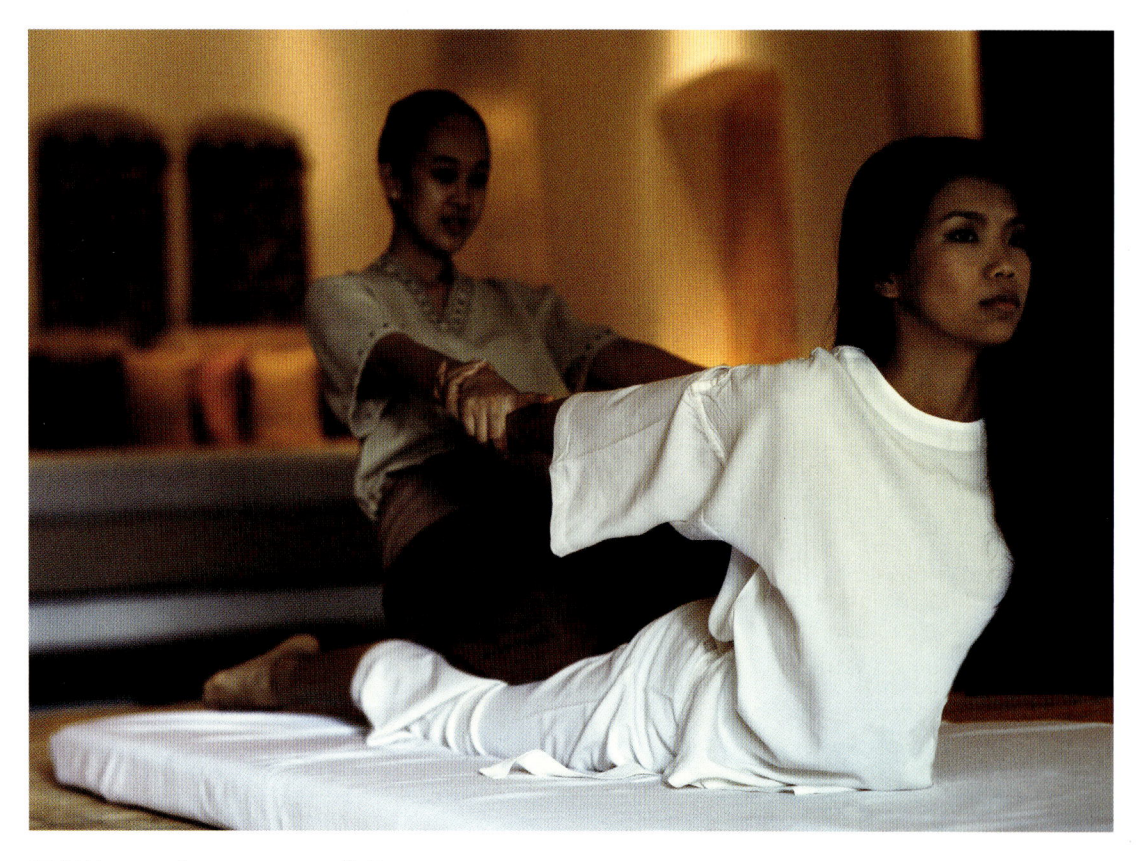

タイマッサージに興味がある場合は以下も参照。
- ヨーガ、p.106-109
- インディアンヘッドマッサージ、p.123
- 押圧法、p.127
- 指圧、p.124-125
- スウェディッシュマッサージ、p.120-121
- アーユルヴェーダ、p.94-97

タイマッサージ タイマッサージの間、クライアントは受け身となり、どの姿勢も訓練を積んだ施術者によって完全に支えられる。

注意
× p.121を参照。妊娠中は施術者にその旨を伝えること。刺激してはいけないポイントや避けねばならない姿勢もあるため。

研究と根拠
精神・肉体的な緊張から解放される、エネルギーレベルが上がるなど、伝統的なタイマッサージでうたわれる効用を裏づける事例証拠はあるが、現在のところ科学的研究はほとんど行われていない。

瞑想的でスピリチュアルな施術

タイマッサージは2500年以上前、仏陀の存命中に考案されたといわれる。インドからタイへと仏教が伝来するのに伴って治療としてのマッサージも広まった。アーユルヴェーダに大きな影響を受けてはいるが、タイマッサージには独特の基本的思想とテクニックがある。

一般的に施術者はスピリチュアルな治療の一部としてタイマッサージをとらえており、瞑想とマインドフルネス（集中した意識状態）を促すため黙って行われるのが普通である。クライアントは自分の内部を見つめて心身に何を感じるかに細心の注意を払うよう求められる。

セン

タイマッサージの主眼は体内に72,000あるというセンをめぐるプラーナの流れを刺激しバランスを整えることだ。マッサージは主要な10本のエネルギーライン（セン）を中心に施される。手・足・前腕・膝・肘に体重をかけて圧を加え、また筋肉と関節をストレッチさせたり動かしたりするほか、リズミカルに揺らすなどのテクニックもある。施術の一環としてガイドされ支えられながら、1人で行うには難しいハタヨーガのアーサナ（ポーズ）を取ったりもする。

タイマッサージはマットまたは薄いマットレスを床に敷いた上で行われる。服は施術者もクライアントも動きやすいものを身につける。オイルは使わない。セッションは2時間ほどかかり、ハードなものやリラクゼーションを促す内容に加え、クライアントの動作をサポートして行う要素もある。マッサージを受けた後で充足感が得られた、心身の緊張が解けたという人も多い。他にも痛みの緩和や血液及びリンパ循環の促進、エネルギーレベルの増加、睡眠の質の向上などのメリットがあるとされる。

インディアンヘッドマッサージ

これは座って行うマッサージ療法で**インドの家庭**で実践されていた伝統的なマッサージがルーツだ。リラクゼーションを促しストレスを緩和する効用があり、施術者が相手の頭部・首・背中上部・顔にマッサージを施す。さらに効果を高めるため**オプションでオイルを用いる**こともある。

インディアンヘッドマッサージに興味がある場合は以下も参照。
- クラニオセイクラルセラピー、p.136
- アロマセラピー、p.156-157
- ボウエンテクニック、p.138
- アーユルヴェーダ、p.94-97
- タイマッサージ、p.122
- 指圧、p.124-125

インドの家庭の習慣

マッサージは古代アーユルヴェーダの医療体系の重要な位置を占め、インドでは昔から日常生活の一こまでもあった。乳児は出生後、元気な成長と発達を促すべく母親からマッサージを受け、幼児も頻繁にヘッドマッサージを施される。大人になっても美容や身だしなみの手段としてヘッドマッサージを受ける。

英国には1970年代にインディアンヘッドマッサージが紹介され、盲目の理学療法士ナレンドラ・メータによって広められた。彼はオフィスで働く人々が悩む心身のストレス緩和にヘッドマッサージが効果的だと考えたのである。またこの伝統的なマッサージを発展させ、背中上部・頭皮・顔・耳も含めた施術にチャクラのバランスを取る技術を組み合わせたセラピーを考案し"チャンピサージ"として世に送りだした。最近このセラピーはインディアンヘッドマッサージと呼ばれ、西欧とインドのマッサージテクニックが融合したものとして発展を続けている。血液とリンパの流れを促進し、筋肉の緊張をほぐすよう働きかける。また深く静かな呼吸を促すため感情面や精神面にもメリットがある。オフィスではストレス解消セラピーとして広く用いられており、美容方面や補完療法クリニックでもよく行われている。即効を感じる人もいるが、数回施術を受けて効果を感じる人もいる。

オプションによるオイル使用

背もたれが真っ直ぐな座り心地のよい椅子に座った状態で行うのが普通だ。セラピストは後ろに立ち、鎮静させる動作と刺激する動作を交互に用いつつ、まず背中上部から始める。次に首と頭部へ移り、顔をそっとストロークして終わる。施術は30-45分程だが職場では短時間で行われることも多い。

薄着のままオイルを使わずに施術することが可能だが、肌や髪に栄養を与える目的でマッサージオイルを用いることもある。この場合上半身の衣類を脱ぎ、プライバシー保護のため大きなタオルをまとう。スイートアーモンド・ココナッツ・オリーブ・ヒマワリ・ゴマなどのオイルのほか、伝統的なアーユルヴェーダオイルも用いられる。

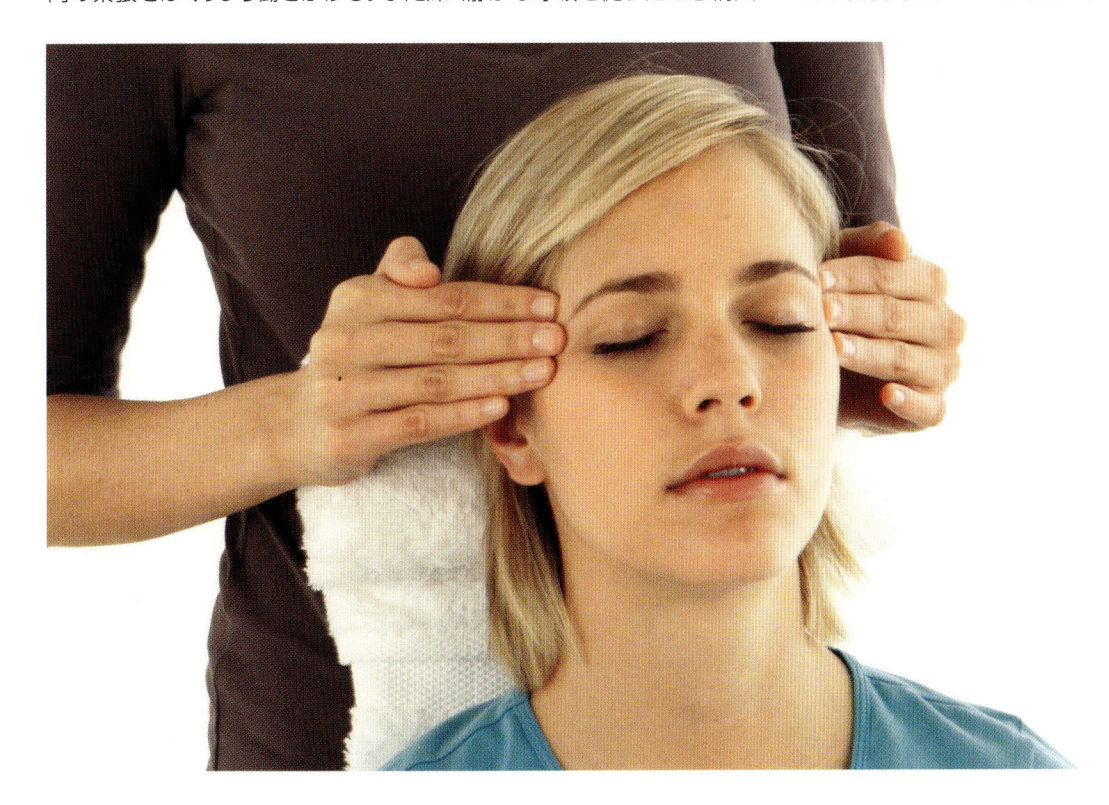

インディアンヘッドマッサージ 顔への優しいマッサージは非常にリラクゼーション効果が高く緊張性頭痛への効果も期待できる。

注意
× p.121を参照。

研究と根拠
今の所インディアンヘッドマッサージの効用について具体的な研究はほとんど行われていない。ただし『Journal of Holistic Healthcare』掲載の2007年に行われた記述的研究によると気分を改善して緊張を緩和する効果が実証されているため、軽い精神上の不調を抱える人にとっては通常のケアの補助として有効と思われる。

指圧に興味がある場合は以下も参照。
- リフレクソロジー、p.128-131
- スウェディッシュマッサージ、p.120-121
- タイマッサージ、p.122
- インディアンヘッドマッサージ、p.123
- 鍼治療、p.126
- 押圧法、p.127

指 圧

日本の伝統的療法である指圧には様々な**手技**があり、

手技を用いて生命エネルギーである"気の流れの乱れ"を感じとり、それを正す。

指圧はリラクゼーションをもたらす**セラピー療法**で

西欧でも急速に広まりつつある。

日本の伝統的療法

　指圧は古代から伝わる中国のマッサージ、按摩または推拿から発展したもので身体の特定のポイント（つぼ）に圧力を加え、経絡というエネルギーの道を巡る生命力（日本や中国では気もしくは氣と呼ばれる）の流れを改善するのが目的だ。身体に本来備わっている治癒力が高まるとされる。この点で鍼治療に似ている。中国伝統医学の基本的概念が仏僧によって500-1500年頃に日本に伝えられて以来、按摩は主に盲目の施術師が行う療法として人気を得た。

　指圧は20世紀初期に日本の玉井天碧が考案したものだ。玉井は現代的な理学療法とカイロプラクティックによる穏やかなマニピュレーション及びストレッチテクニックと、東洋医学の概念に沿った診断・治療を統合すると有用であることに気づいたのである。指圧は1964年に日本政府によって法制化され、やはり日本で広く普及していた非医学的な按摩マッサージと区別された。

手 技

　初期の指圧師はそれぞれ独特のスタイルを作りあげ、中には学校を創設して療法としての指圧の地位確立に貢献した者もいた。現在指圧の施術師は専門によって施術の仕方が異なるが、いずれにしても中国伝統医学の思想に基づいている。経絡上にある特定のつぼを重視するものもあれば、経絡上をマッサージして気の流れを促す方式もある。指圧師によってはより診断的なアプローチを行い、不調部分を明らかにする場合もある。ただしダイナミックで痛みを和らげる手技と、伸ばしてそっと弛める穏やかで心地よいストレッチを組み合わせて用いるのが普通だ。

　指圧は筋肉の緊張を緩和する効果もあるが、体内エネルギーの循環を調和させるのが本来の目的だ。経絡に沿ってスムーズに流れるべき気がストップする理由は様々だが、これによってバランスが乱れると具体的には肉体的な症状または精神障害として現れる。気の流れが過剰

施術者による下肢の回転 施術者が自分の体重を利用してさらに深くストレッチさせる方法もある。このような形で脚を回転させると腰の緊張が緩む。

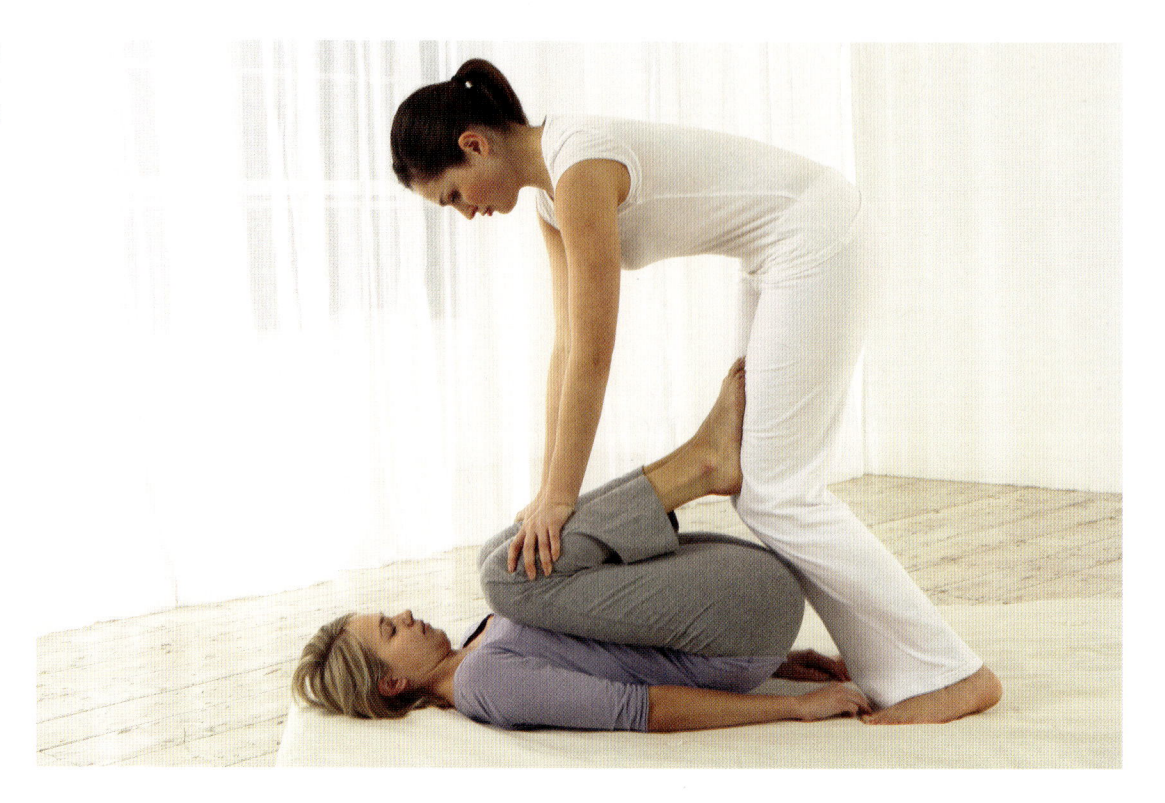

124 | ボディワーク

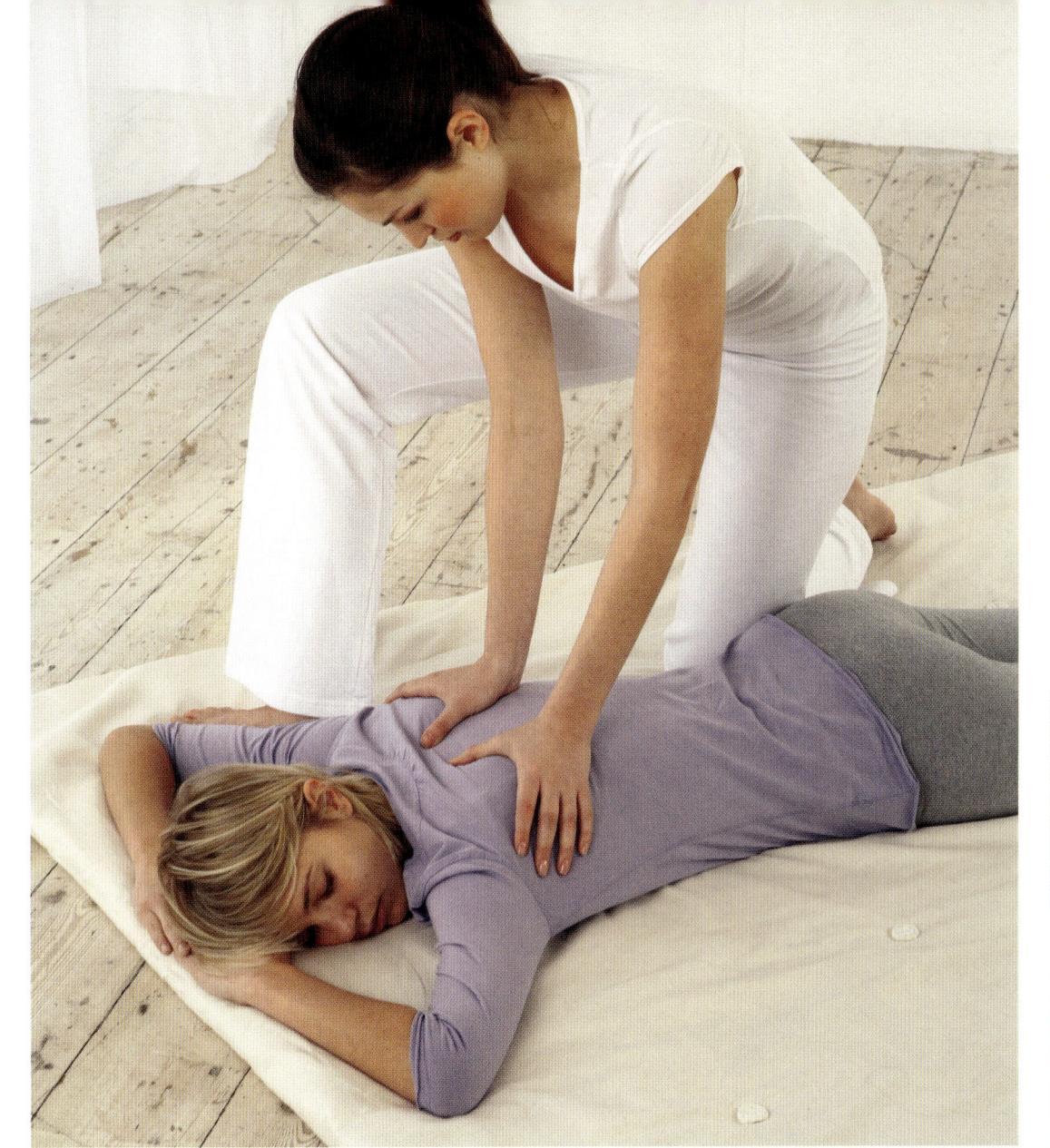

手掌圧
脊椎の両側に手のひらで圧を加える。深いリラクゼーション効果が得られ、背中と肩に溜まった緊張を解消する効果がある。

> **注 意**
> ✕ p.121を参照。妊娠中は指圧師にその旨を知らせること。刺激してはいけないつぼもあるためだ。

研究と根拠
現在の所、具体的に指圧を扱った研究はほとんどない。p.127の押圧法を参照のこと。

または滞っている（実）場合に余分な気を減らす、または弱い部分（虚）に気を補うには特別なテクニックが用いられる。したがって首の不調を治療する際、指圧師はその周囲だけではなく、身体の回復力を助けるため全身のエネルギーの流れにも働きかける。

テクニックにはそっと相手の身体を握って揺らす方法の他、手のひら・親指・四指・肘・膝で押すなどの方法がある。足で圧を加えることもある。適切であれば関節と四肢を回したり伸ばしたりもする。治療で強い痛みを感じることはないが特定のポイントに働きかけた時に軽い不快感を覚えたりもする。

セラピー療法

指圧療法を受けた後は心が穏やかになってバイタリティが増したと感じる人がほとんどだ。定期的に指圧を受けると健康が維持されてストレスや緊張が蓄積するのを防げると感じる人もいる。指圧はケガによってはその治癒を早め、全体的な健康を増進し、背痛・頭痛・関節の痛みとこわばり・抑うつ・消化器の不調・ストレスに伴う症状を改善するといわれる。

治療の際は事前に指圧師から現在の心身の健康状態や既往症、家族歴、食生活とライフスタイルなどについて質問される。また脈や舌を見るなどの伝統的な診断が行われることもある。腹部にそっと触れるのも指圧の特徴だ。腹部を触診することで内臓の健康状態を判断し、身体を巡る気の流れの微妙な乱れを感じ取れるのだという。

治療は1時間ほどかかるのが普通で、床の上に敷いた固めのマットレス（布団）に横になって施術を受ける。ただし椅子や車椅子に座った状態でも施術は可能だ。指圧師は力んだり無理をしたりせずに体重をうまくかけられるような訓練を受けている。治療は上下とも服を来た状態で受けられる──被施術者と指圧師のどちらもゆったりとして動きやすく、暖かい衣服を身につける。オイルは使わず、肌に直接触れる施術はごくわずか。

指圧 | 125

鍼治療

鍼治療に興味がある場合は以下も参照。
- リフレクソロジー、p.128-131
- 押圧法、p.127
- 指圧、p.124-125
- クラニオセイクラルセラピー、p.136
- 中国伝統医学、p.98-101

鍼治療は中国に古代から伝わる医療技術で現在は世界中に定着している。

施術されている主なスタイルは**中医学的鍼治療**と**西洋医学的鍼治療**の2つだ。

この療法では経絡上の特定の点に細い鍼を刺すことで

健康を回復・増進・維持する。

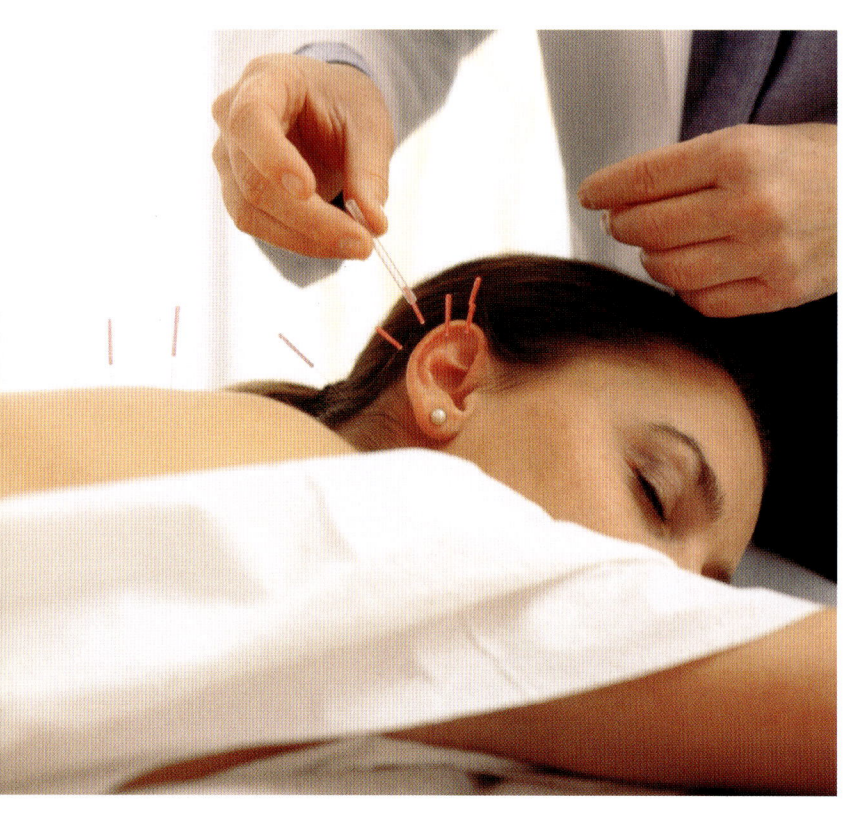

中医学的鍼治療

伝統的な鍼師は身体に活気をもたらすエネルギー、すなわち経絡をめぐる気の流れが健康を左右すると考えている。経絡はそれぞれ身体の重要な器官と結びついており気の流れは情緒障害・ライフスタイル・遺伝的要素・感染症・トラウマなど様々な理由でブロックされる。相手に合った治療を計画するため伝統的鍼師は全ての既往症を聞き取り、ライフスタイルについて話し合い、バランスの崩れをうかがわせる徴候がないかどうか経脈の拍動と強さを確認して舌の状態を見る。次に気の流れと分配を改善すると思われる経穴を選んで極細の鍼を皮膚に刺していく。

西洋医学的鍼治療

1970年代から西欧でも多くの医師や看護師、理学療法士が鍼治療を学び通常の治療を補うものとしてドライニードリング（注射針を刺すが薬液は注入しない方法）を用いた。針を刺す点で伝統的な鍼治療と似ているが、診断と治療は通常の医学的な基準に基づく。

療 法

鍼治療は30分-1時間程かかるのが普通で非常にリラクゼーション効果が高い。治療用の鍼は大変細くて刺しても痛みは全くない。ただしジンジンするような感じを覚える人もいる。治療の回数は様々な条件によって代わってくるが即効性を感じたという報告もある。鍼は刺してから数秒-30分ほどそのままにする。子供を含めて年齢を問わず施術が可能だ。痛みの緩和作用が一番よく知られ、中国の病院では特に手術中や術後など広く使われている。西欧ではホスピスや医療センター、ペインクリニックで少しずつ利用されるようになっている。鍼治療は依存症などその他多くの慢性及び急性の症状に効果があるといわれる。

鍼治療 鍼治療の際、患者はベッドなどの上でリラックスした姿勢を取る。身体にある特定の経穴に静かに鍼が刺されていく。

研究と根拠

鍼治療の有効性については多くの研究報告がある。1979年には呼吸困難・消化不良・神経系の不調・月経痛など臨床場面で鍼治療が効果を発揮する病気を世界保健機関が40種類ほどあげている。1989年の『Lancet』にはアルコール依存症に有益な影響があったと報告されている。『Annals of Internal Medicine』には鍼治療が変形性関節症の痛みを顕著に軽減したことが判明したという2004年の研究が掲載されている。2006年発行の『British Medical Journal』では、持続性の腰痛への効果について、通常の多くの治療よりも鍼治療の方が詳細な臨床研究が行われていると述べられている。

注 意

× p.121を参照。妊娠中は指圧師にその旨を知らせること。刺激してはいけない経穴もあるため。また鍼師がきちんとした資格を持っていること、鍼が使い捨てであること、衛生レベルが高いことを確認する。

押圧法

押圧法に興味がある場合は以下も参照。
- 鍼治療、p.126
- 指圧、p.124-125
- リフレクソロジー、p.128-131
- 中国伝統医学、p.98-101

押圧法は鍼治療と同じ考え方によって行われるが、鍼は使わない。

通常は四指と親指で圧を加える。中国では自己治療として広く行われ、

西欧ではオンサイトマッサージの1つ、

座って行う押圧法として職場に導入されつつある。

圧を加える

身体の特定の点を"押して、そのまま保ち、離す"動作を用い、手・四指・親指・指関節などで圧を加えると"体内の生命エネルギーの流れ、すなわち気のバランスを取る"とされる。足や膝を使うこともある。圧はそっと、しかししっかりとかけられ、経絡に沿って気が流れる方向に傾けられる。

自己治療

治療の一環として押圧法を用い、軽い症状を自分で治す方法として特定のポイントを押すようアドバイスする鍼師もいる。この場合のポイントは必ずしも不調部分の近くとは限らない。

座って行う押圧法

オフィスワーカーのリラクゼーション方法として広まっており、セラピストが職場を訪れてオンサイトでマッサージを行う。オフィスに限らず病院やホスピス、補完療法クリニックでも用いられている。このトリートメントは大体20分位かそれ以下と比較的短時間で終わるのに効果的で、受ける方も施術中服を脱ぐ必要はない。クライアントは人間工学的に設計された椅子に座って正面を向き、セラピストは所定のテクニックと動作で頭部・首・肩・腰などのつぼを刺激する。オイルは使わない。ストレスや筋肉の緊張の緩和、腰痛と反復性外傷の改善に効果があるとされる。

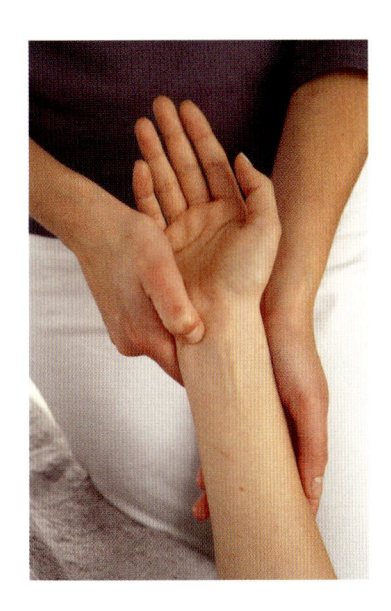

注意
× p.121を参照。妊娠中は指圧師にその旨を知らせること。刺激してはいけないつぼもあるため。

ストレスと不安感に 手首内側、小指に沿ったライン上に小さくぼみを見つける。親指の先で小指の方に向けて圧を加える。20-30秒程押して手を離し、くり返す。反対側の手首にも同様に行う。

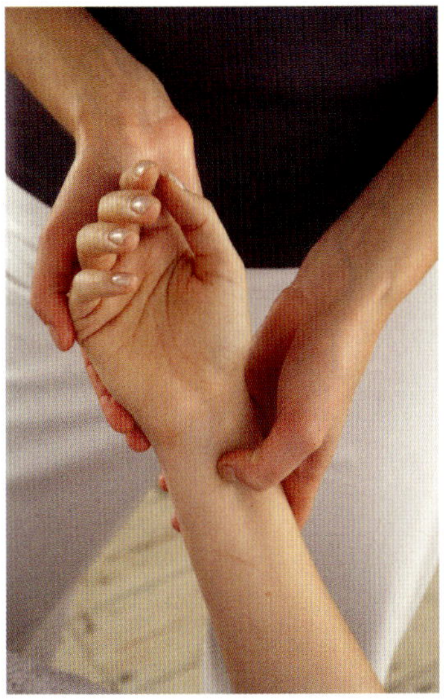

乗り物酔いに 腕の内側、手首のしわから指の幅3本分程肘側の点を見つける。手首外側を四指で支えて親指の腹で圧を加える。心地よいと感じる間はそのまま押し、手を離す。反対側の腕にも行う。

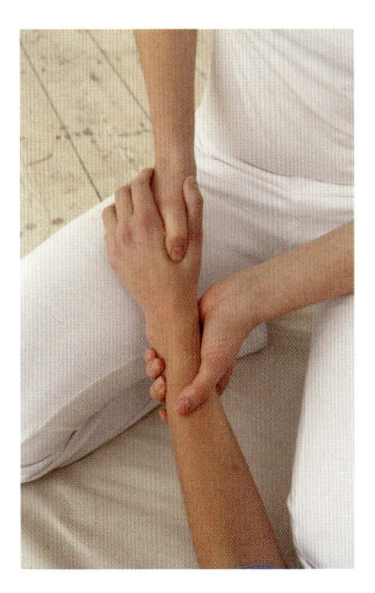

便秘と消化不良に 親指と人差し指の間、肉厚の部分にある点を見つける。反対側の手の人差し指を手のひら側、親指を甲側に添える。そっと20-30秒程押して手を離し、くり返す。**妊娠中は行わないこと。**

研究と根拠

指圧（参照→p.124）などつぼを押す療法が多くの症状に効果的であることが示唆されている。吐き気と嘔吐もその例である。Natural Standard（参照→p.108）は吐き気（特に乗り物酔い・手術・化学療法・妊娠に伴う悪心）の治療に手首のP6（左中央の写真を参照）を押すと有用とする多くの研究を報告している。他の実験でも睡眠の質の改善や腰痛や緊張性頭痛と偏頭痛の緩和に押圧法が有効であることが示唆されている。

リフレクソロジー

リフレクソロジーに
興味がある場合は以下も参照。
- 鍼治療、p.126
- 押圧法、p.127
- 指圧、p.124-135
- チャクラとオーラ、p.172-173
- レイキ、p.174-175

リフレクソロジーはゾーンセラピーが発展したもので、足裏と手のひらの**反射点**が身体の各部分と結びついているという考え方がベースになっている。

全体が部分に表されているという概念はボディワークとエネルギーセラピーの双方にくり返し登場するテーマである。これらのポイントに**リフレクソロジーのテクニック**で圧を加えると緊張が解消され、身体に本来備わっている治癒プロセスが活性化されて**健康**と充足感の回復及び維持に効果的だとされる。

最近になって考案された**リフレクソロジーのヴァリエーション**もいくつかある。

ゾーンセラピー

フットマッサージは数千年も前から行われており、その歴史は古代エジプトと中国文明の初期にまでさかのぼれることが記録から分かっている。エジプトのサッカラにある"医師の墓"の壁画（紀元前2300頃）には、手と足のマッサージを行う人と受けている人が描かれている。

現在のリフレクソロジーはゾーンセラピーから発達したものだ。ゾーンセラピーは1915年に米国の耳鼻咽喉科医のウィリアム・フィッツジェラルド博士（1872-1942）が西欧に紹介した。彼によれば身体のある部分に圧を加えると別の部位への麻酔的効果が得られるという。博士はさらに研究を重ね、身体が左半分に5個、右半分に5個と、頭頂部から手足の指先に至る縦10個の均等なゾーンに分けられるととらえた。そしてあるゾーンの一部に圧を加えると同じゾーンの全ての部分に影響が及ぶならば、手または足に働きかけることで同じゾーン内のアクセスしにくい部

古代のルーツ これはリフレクソロジーを描いたエジプトの壁画。エジプトはサッカラにある古代エジプトの医師アンクマホールの墓で発見されたもの。

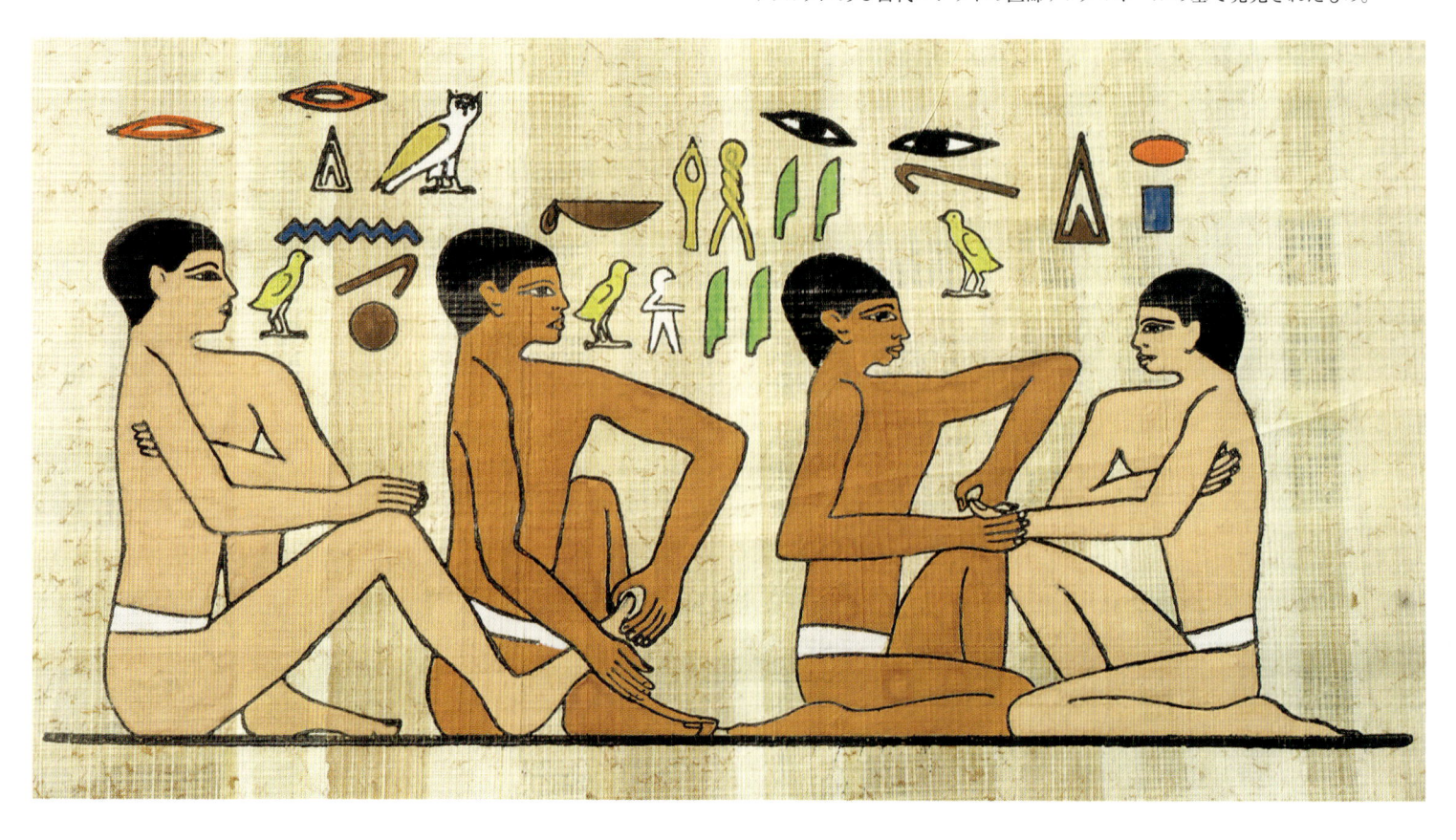

足裏チャート

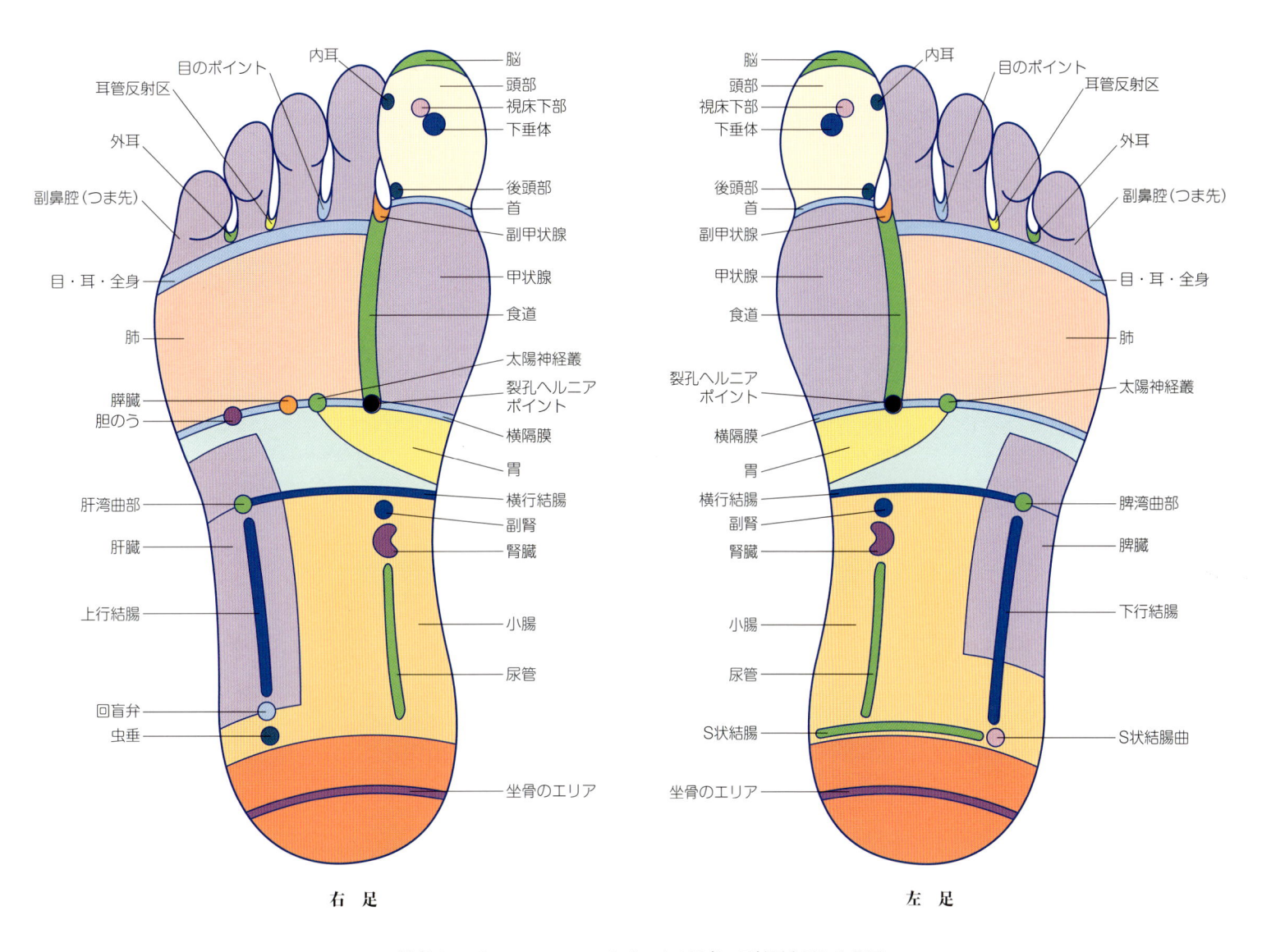

足裏チャート リフレクソロジストによる足裏の反射区を示した地図。足の甲と側面にも重要な反射点がある。

右足 / 左足

ラベル（右足）: 耳管反射区、目のポイント、内耳、脳、頭部、視床下部、下垂体、外耳、副鼻腔（つま先）、後頭部、首、副甲状腺、甲状腺、食道、目・耳・全身、肺、太陽神経叢、裂孔ヘルニアポイント、膵臓、胆のう、横隔膜、胃、肝湾曲部、横行結腸、副腎、腎臓、肝臓、上行結腸、小腸、尿管、回盲弁、虫垂、坐骨のエリア

ラベル（左足）: 脳、頭部、内耳、目のポイント、耳管反射区、視床下部、下垂体、後頭部、首、副甲状腺、外耳、副鼻腔（つま先）、甲状腺、食道、目・耳・全身、裂孔ヘルニアポイント、太陽神経叢、肺、横隔膜、胃、横行結腸、副腎、腎臓、脾湾曲部、脾臓、小腸、尿管、下行結腸、S状結腸、S状結腸曲、坐骨のエリア

分の治療が可能になると考えたのである。フィッツジェラルド博士は洗濯ばさみや金属製のクシで手と指に圧を加えることもあった。

当初、医療専門家の間では懐疑的な声が多かったが、ゾーンという概念は今も現代のリフレクソロジーの中心的な原理である。各ゾーンの中には生命エネルギーが流れており、病気・ストレス・ケガなどの影響を受けると、それがどれほど短期でも流れが妨げられて身体が正常に機能しなくなるとされる。ゾーン内のポイントに働きかけることでそのブロックを解消すれば、エネルギーが再び全身に滞りなく流れるようになるというわけだ。ゾーン理論と中国伝統医学における経絡には類似点があり、どちらも身体の様々な部位が関わりあっているという考え方がベースになっている。しかし経絡とは違い、ゾーンは長さが等しく身体の前から後ろまで続いている。

反射点

1930年代、米国の理学療法士ユーニス・イングハム（1899-1974）がさらにゾーンセラピーを発展させ、"イングハム・リフレックス・メソッド・オブ・コンプレッション・マッサージ（イングハム式反射区圧迫マッサージ）"を考案した。これが後にリフレクソロジーと呼ばれるようになる。彼女は様々な器官・腺・身体の部位と関連する具体的な反射区の位置を確認して"地図"を作り、この反射区を刺激するための圧迫テクニックを生み出した。1960年代には彼女の生徒の1人、ドリーン・ベイリー（1899-1979）がイングハムの概念を英国とヨーロッパ各地に紹介した。リフレクソロジーのチャート——科学的な基礎研究ではなく経験的な臨床的効果に基づいている——は年月を重ねるにつれさらに改良が加えられ続けている。

1970年代にドイツのリフレクソロジストであるハンネ・マルクワットが足裏を横断するゾーンを取り入れたことでさらに大きく発展した。彼女は足の骨が指標となる、足裏を水平に横切る3つのラインを見つけた。このラインにより足がいくつかのエリアに分割されるため身体の各部に関連する反射区の位置がより具体的になったのである。

　リフレクソロジーのチャートには足裏や側部、甲、手にあるポイントが示されている。右足と右手は身体の右半分に、左足と左手は左半分と結びついている。脾臓など身体の片方だけに存在する器官もあり、これらはやはりそれぞれの側の足または手にのみ反射投影されている。最近は耳や顔にも反射点と反射区が確認されている。

　リフレクソロジーによるフルトリートメントは反射点全てに働きかけて全身をトリートメントする。ただし自己トリートメントや応急処置として特定のポイントを刺激することもある。リフレクソロジー界では、老廃物（通常はカルシウムや尿酸）でできたクリスタルデポジットというしこりのようなものが反射点の周囲に蓄積するとされる。訓練を積んだリフレクソロジストならばこのバランスの乱れを表すデポジットを手で感じ取り、そこに働きかけてしこりを解消し、老廃物の排出と血行を刺激することが可能だ。例えば手足の親指は頭部に対応するとされており体系的に刺激すれば頭痛緩和に役立つ。

テクニック

　リフレクソロジストは特別なテクニックを用い指で反射点に圧を加える訓練を受けている。左右の足にはそれぞれ7200もの神経終末があり、足をリラックスさせると全身が沈静化する効果があるという。従ってトリートメントの際は各セッションの初めと終わりに様々なマッサージとリラクゼーションテクニックが施される。刺激作用を重視したテクニックには"キャタピラーウォーク"がある。これは反射点と反射点の間をキャタピラー（芋虫）が"はう"ように曲げた指を少しずつ移動させていくものだ。

　加える圧の強さは各自の好みによるが、リフレクソロジーは本来くすぐったさや苦痛を感じるものではない。ただし痛みを覚える一瞬があり、これはうっ血や身体の対応する部分のバランスが崩れている印だとされる。敏感な部位には細心の注意を払って施術がなされる。リフレクソロジストはクライアントに確認しながらどの反射区への刺激を増やす、または減らすべきかを見極め、個人に合ったバランスの取れたトリートメントを提供する。

　トリートメントは通常45分-1時間ほどかかる。施術の前にクライアントに影響を与えた大きな出来事などについての確認があり、各個人のニーズに合ったトリートメントが行えるよう症状やライフスタイル、病歴について質問される。足と手も確認される。皮膚が硬くなっている部分や魚の目、爪の特徴などからも対応する部位の健康状態がうかがえるからだ。

　フットリフレクソロジーを行う際、クライアントは靴と靴下を脱いでリクライニングチェアかソファに腰かける。リフレクソロジストは相手の両足に無理なく手が届く位置に座る。ヴァーティカル・リフレクソロジー（VRT）というリフレクソロジーもあり、これは立っているクライアントにトリートメントを行う。元々ケアホームで車椅子に座っている人にリフレクソロジーを行うために考案されたもので短時間だが強力なトリートメントである。手の甲や体重がかかっている状態で足の甲に施術する。

健康への効果

　当初のトリートメントへの反応は様々で、充足感とリラクゼーションを感じる人もいれば一過性の疲労感や吐き気を覚える人、また最初の数回ではあるが涙が止まらない人もいる。トリートメントの回数は人それぞれで条件によって異なるが6-8回程が普通だ。心身の健康を維持するため定期的にトリートメントを受ける人も多い。

　リフレクソロジーは世界中で実践されており、乳幼児も含めて年齢を問わず行える。また感情的な問題など急性及び慢性の幅広い症状に用いられる。不安感、また不眠症や便秘などストレスに伴う症状の緩和と痛みの軽減には特に効果的だといわれる。ペインクリニック・ホスピス・ガン治療センター・産院でも受けられる所が増えている。

リフレクソロジーのヴァリエーション

　デンマークのリフレクソロジストであるインジ・ドゥーガンズが考案したヴァキュフレックス・リフレクソロジーは伝統的なリフレクソロジーの手法と鍼治療のテクニックを組み合わせたものだ。クライアントがヴァキュフレックス式"ブーツ"を履くことで反射区全てを刺激する。ブーツを脱いだところで施術者は足の一時的に変色した部分を確認する。変色した反射区に対応する身体の部位がバランスを崩していると読みとれるわけだ。引き続いてクライアントの手・足・腕・脚の経穴部分に表面から吸引カップを用いたトリートメントが施される。

　メタモルフィックテクニックもやはりリフレクソロジーから発展したもので、足・手・頭部の脊椎反射区を極めて軽くマッサージする。これらのポイントに優しく体系的に働きかけることで受精から誕生までの9ヵ月間に蓄積するとされる"エネルギーブロック"の解消を助ける。クライアントは自らのエネルギーによって胎児期に形作られたネガティブなまたは無用のパターンを変容させるべく、自分の内部に意識を集中してリラックスするよう促される。

研究と根拠

リフレクソロジーの効用については多くの事例証拠があり、臨床研究の数も増えている。月経前症候群の治療にリフレクソロジーが効果的であることを示す1993年の米国の研究が『Obstetrics and Gynecology』に掲載された。英国で実施された数例の試験では、ガン患者の不安緩和と心理的充足感の増進にプラス効果があることが分かった。また調査によりガンのケアでも最も広く用いられているセラピーの1つがリフレクソロジーであることが判明した。英国の国立最適医療研究所はリフレクソロジーが多発性硬化症患者に有効であることを示唆している。ただしリフレクソロジーの基盤となる理論には解剖学的な根拠はなく、効用についても生理学的な説明はできない。

注意

× p.121を参照。

足の反射点

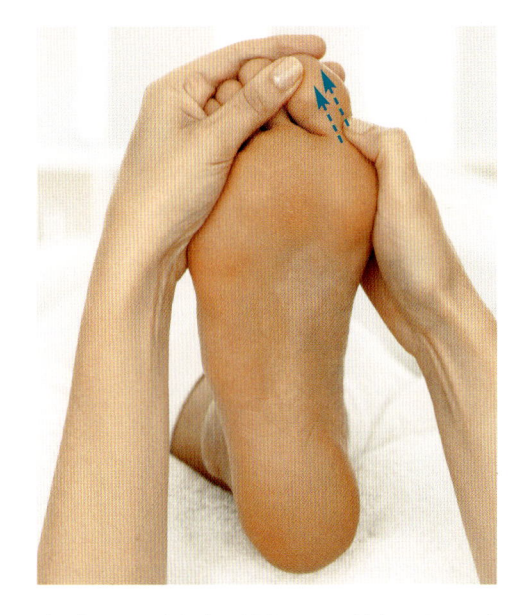

鼻づまり 副鼻腔に対応する反射点は足の5本指の裏と脇にある。まず右足から始め、1本ずつ指に施術していく。指の根本から先端へと指で"キャタピラーウォーク"をするか圧迫する。これらの点を刺激すると鼻づまりや鼻の痛みを緩和するとされる。

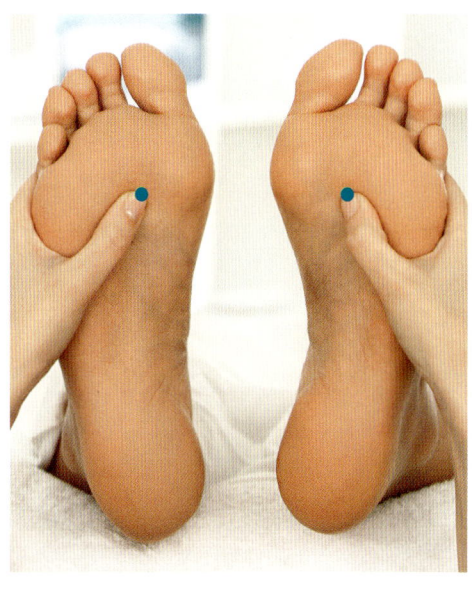

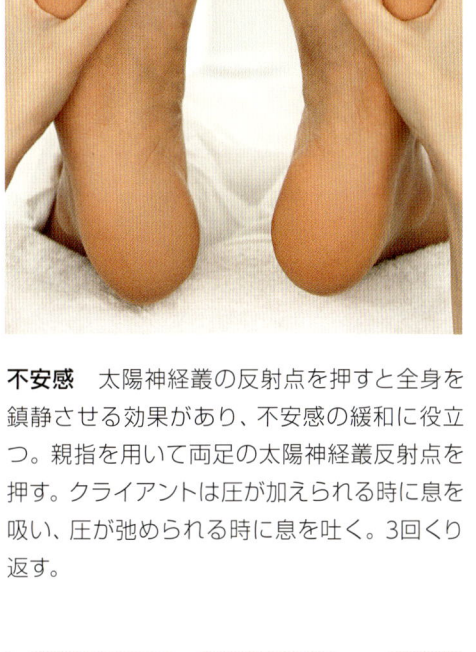

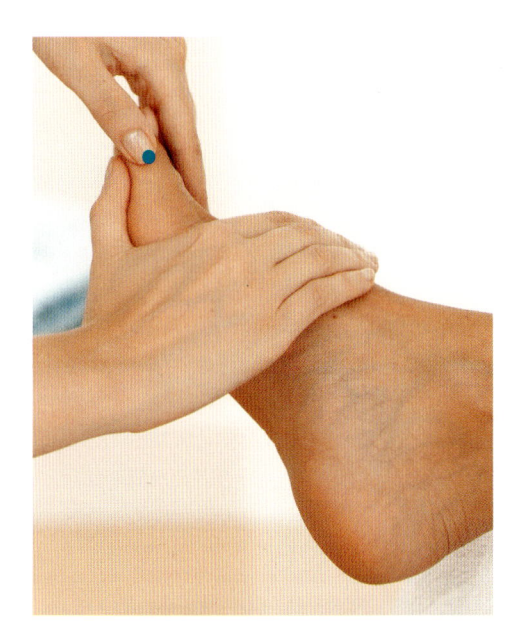

不安感 太陽神経叢の反射点を押すと全身を鎮静させる効果があり、不安感の緩和に役立つ。親指を用いて両足の太陽神経叢反射点を押す。クライアントは圧が加えられる時に息を吸い、圧が弛められる時に息を吐く。3回くり返す。

腰痛 足をしっかり支え、足の裏の縁にある反射点に沿って指を"ウォーク"させる。足の親指から始めて足の自然なカーブに沿って施術していき、同様の動きで戻る。左足にもくり返す。これらの点に働きかけると腰痛が和らぐとされる。

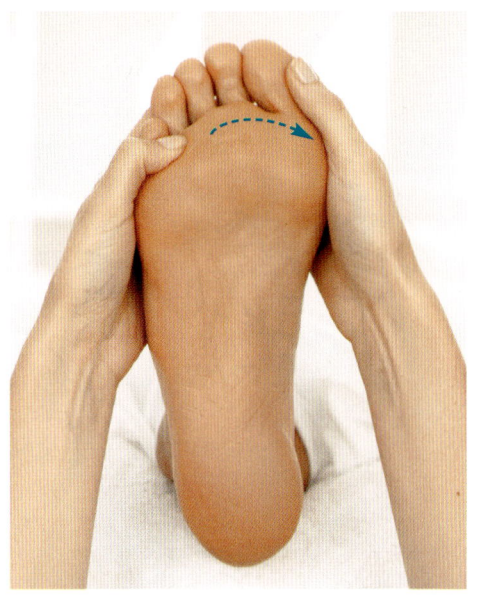

首の凝り 足を支え、足裏と足の甲の親指から中指の付け根に線状に並ぶ反射点を、ウォークテクニックを用いて指で刺激していく。まず右足から行い、次に左足に施術する。こうすると首の筋肉の緊張がほぐれるとされる。

手の反射点

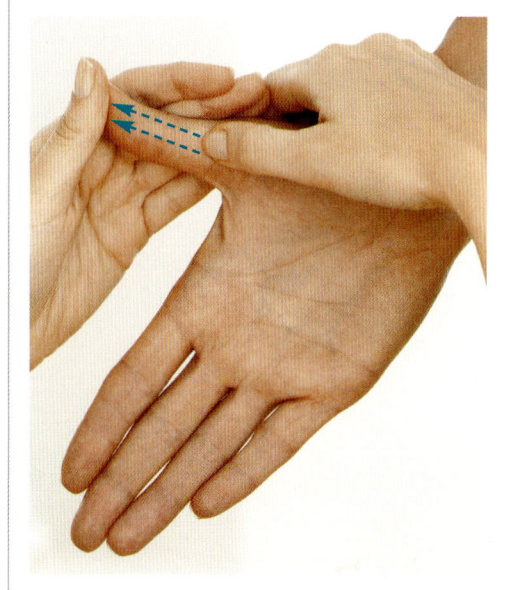

頭痛 指を用い、反対側の親指の両脇と頭部に"ウォーク"もしくは押す動作で圧を加える。次に一本ずつ親指から小指まで指先を強めに押す。左右の手を変えてくり返す。

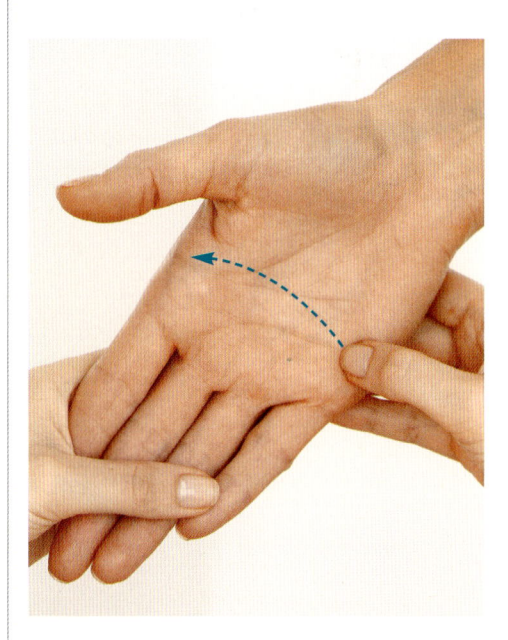

便秘 手のひらの外側から内側の縁まで、"ウォーク"、もしくは指を滑らせる、押す動作でマッサージしながら横断する。この動作で手のひら全体に施術する。

リフレクソロジー | 131

カイロプラクティックと
オステオパシーに興味がある
場合は以下も参照。
- ピラティス、p.110-111
- ヨーガ、p.106-109
- スウェディッシュマッサージ、p.120-121
- インディアンヘッドマッサージ、p.123
- クラニオセイクラルセラピー、p.136
- フェルデンクライスメソッド、p.137
- ボウエンテクニック、p.138
- アレクサンダーテクニック、p.118-119
- ロルフィング、p.139

カイロプラクティックとオステオパシー

カイロプラクティックとオステオパシーは、どちらも通常の医療が多くの"代替"ヘルスケア方法の1つでしかなかった19世紀北米の多元的な医療体系から**発達**した。

カイロプラクティックとオステオパシーは現在診断と治療を行うホリスティックなアプローチとして確立されており、施術者は身体の**構造と機能**の結びつきを重視し、様々な**手技**を用いて身体の治癒反応を助ける。多くの異なるアプローチとテクニックのヴァリエーションが考案されており、どちらもいくつかの細かい**分派**がある。

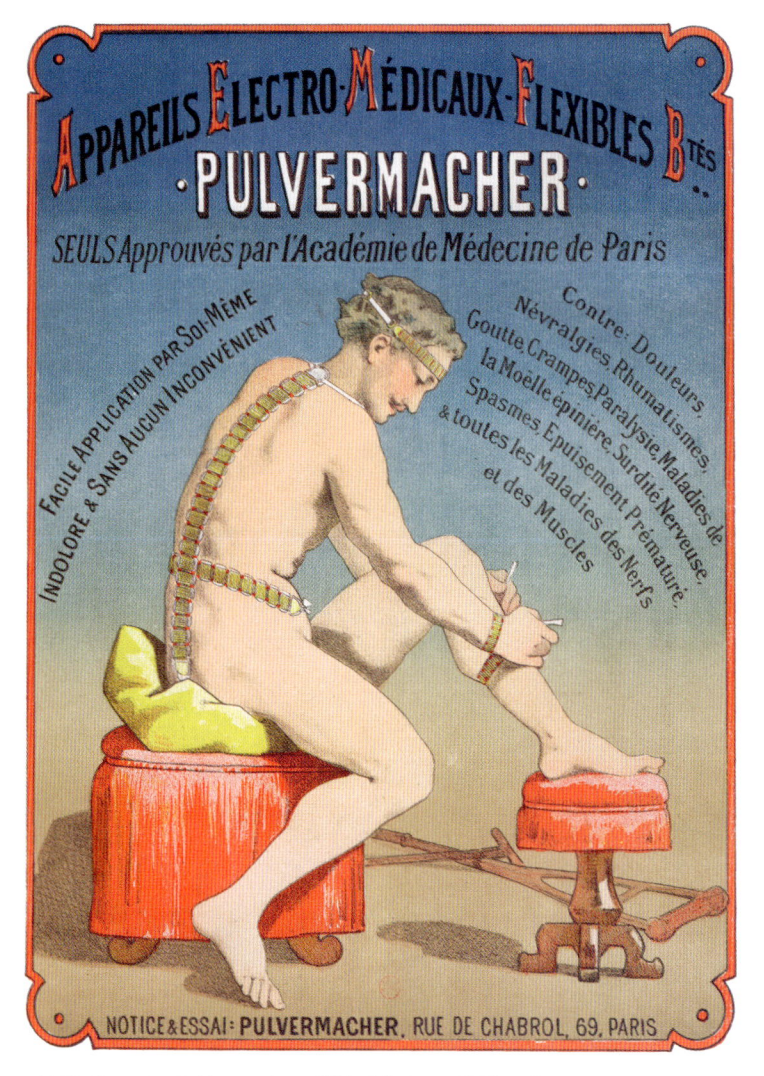

電気治療 これは電気マッサージ器を広告する19世紀のポスター。当時米国で大変な人気を博した。

起源と発達

　カイロプラクティックとオステオパシーが発達した過程を理解するには、その背景として19世紀米国における医療と産業化の事情を知っておく必要がある。17-18世紀、植民地時代の北米はヨーロッパよりも感染症が蔓延しており、しかも医療技術がまだ未熟だった。1700年代末になると新たにできた都市にようやく病院が建てられ始めたが、入植者がフィラデルフィアやペンシルヴェニアに医学校を創立したのは1765年になってからで、当時は正式な医学博士号を持つ医師は数十人程度だった。したがって19世紀を通じて今でいう通常の医療の足場は危ういもので、他のヘルスケア法が優位を競っていた。特に東海岸の安定した社会から遠く離れたフロンティア地帯ではその傾向が強かった。自然療法士・トンプソン主義者・折衷医学主義者・グラハム主義者・ハイジェニスト（Hygenist）・水治療士は皆、表現こそ少しずつ異なってはいたが、ナチュラルな治癒とライフスタイルの改善が健康には欠かせないと主張していたのである。

　1900年になっても米国の医師の15%がアロパシー（症状と反対の状態をもたらす物質を用いる通常の治療）ではなくホメオパシー（健康な人に用いるとその病気と似たような症状をもたらす物質によって行う治療）を行っていた。また米国医師会（AMA）に所属する米国の医師は10%にも満たなかった。しかし州による免許制度では"科学的医療"が優遇されるようになり、AMAの大きな影響力によって米国の多元的な医療体系にはピリオドが打たれた。

　19世紀の米国産業革命の時期には電気と磁場――自然または人工的なもの、サイキックなものまで――への関心が野火のように広がり、産業化が始まった米国中西部では様々な形の電気治療や磁気療法の人気は絶頂を極めた。

　当時、オステオパシーの創始者アンドリュー・スティル（1828-1917）はカンザスの開業医だった。おそらく彼は牧師であり各地を回りながら治療するレイヒーラー（資格がない治療師）であった父親から伝統的

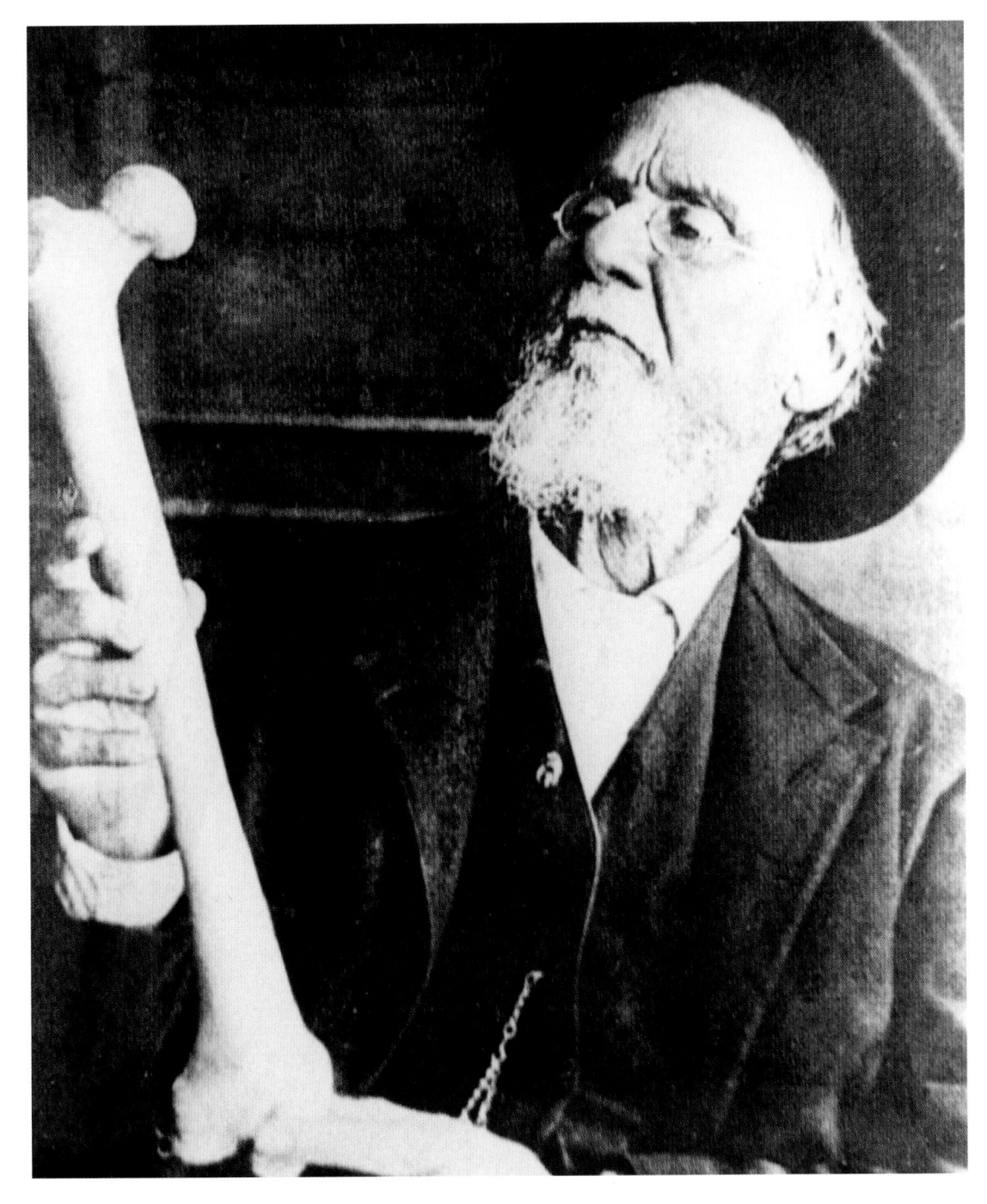

アンドリュー・スティル

オステオパシーの創始者アンドリュー・スティルは1849年に医師として開業し南北戦争中は軍医として活動した。1892年に医学学校を創設し1894年にはオステオパシーに関する医学雑誌を刊行する。

な接骨技術を学んだと思われる。磁気療法に感銘を受け、自然食を食べるナチュラルハイジーンというアプローチを好んだスティルはアロパシー療法によるアルコールベースの薬物を使うのを拒み、血液中を磁気生命力が循環しているという概念を考え出した。患者を観察した結果から、スティルは身体の構造と機能が結びついていると考え、マッサージとマニピュレーションを行って体内構造の配置を整えようとした。1874年には脊椎にマニピュレーションを施すシステムを発表し、ギリシャ語で"骨"と"苦しみ"を表す言葉からオステオパシーと名づけた。1892年、スティルはミズーリ州カークスヴィルにアメリカンスクール・オブ・オステオパシーを開いた。

カイロプラクティックの創始者ダニエル・ディヴィッド・パーマー（1845-1913）は磁気生命力の伝導体は血液ではなく神経だと主張し、この磁気生命力を"イネイト"と読んだ。パーマーは磁気療法の考え方と施術法、手当て療法からカイロプラクティックを発展させた旨をおそらくスティルよりも明確に断言している。伝統的な磁気療法を実践する中で、パルマーは身体を統合的に構成される組織だととらえた。そして神経系の歪みを調整すれば治癒をもたらす生気流体の流れが回復すると考え、脊椎の正確なマニピュレーション法を見いだそうとしたのである。彼はこの治療方法をギリシャ語で"手で行う療法"を意味する言葉からカイロプラクティックと名づけ、1897年にはアイオワ州ダヴェンポートにパーマー・カレッジ・オブ・カイロプラクティックを開いた。

カイロプラクティックとオステオパシーは現在世界中で施術されて

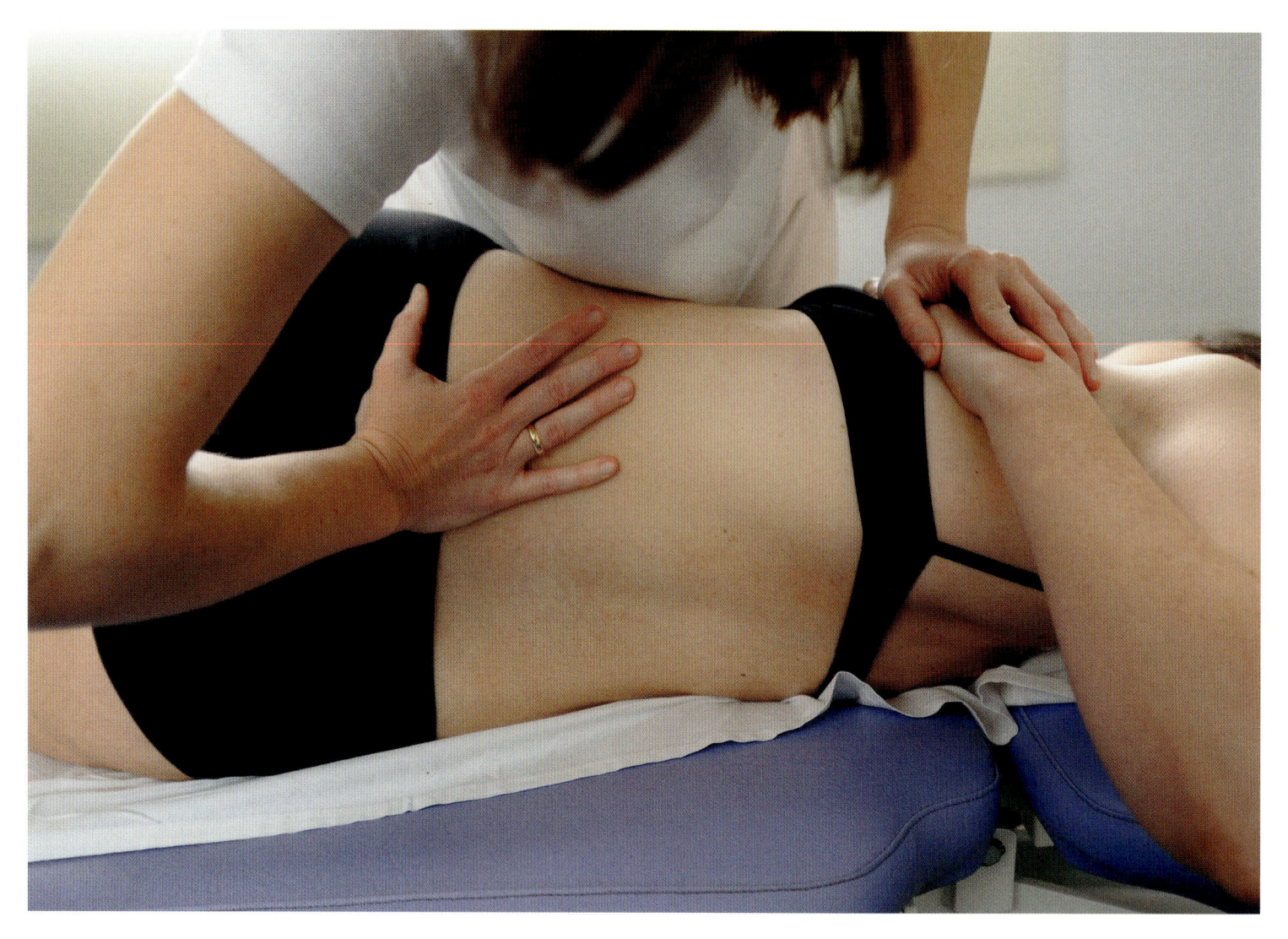

オステオパシー治療 施術者は正確なテクニックを用いて緊張を見つけ出し、脊柱の配列を整える。

いる。英国では1994年からカイロプラクターとオステオパスが国家公認資格になり、筋骨格の痛みの治療効果は医療専門家の間でも広く認められている。米国のオステオパスは1972年から正規の医師として資格が与えられている。どちらの資格も国際的な教育基準を備えている。

構造と機能

スティルとパーマーはどちらも身体を複雑な機械ととらえ、構造が適切に"アジャスト（調整）"されて初めてうまく機能し病気にかからずにいられるとした。磁気生気流体の流れは構造がうまく配置されるかどうかにかかっているためである。カイロプラクティックとオステオパシーの起源を見てみると、中核に流れ（流体もしくはエネルギー、情報）の理論が据えられていることが分かる。

カイロプラクティックとオステオパシーは、身体は統合されたひとそろいのものとして機能し、骨・関節・筋肉・靭帯・結合組織などから構成される筋骨格系は身体の器官を支えて保護しているという原則に基づいている。どちらの方式にあっても機械的な不備と緊張が部位を問わず器官と系に悪影響を及ぼし、程度こそ様々だが痛みや呼吸パターンの乱れ、神経機能の障害、それに循環系・リンパ系・消化系の不調などにつながると考える。元々カイロプラクターとオステオパスは分野を問わず健康上の問題の治療にあたってきたが、現在は主に関節・靭帯・腱・神経の不調に関する診断や治療、全体的な管理を専門としている。

施術者によると、ケガ・不安感・身体への負荷・加齢・姿勢による無理な緊張などは全て筋骨格系に害を加えて長期または短期の健康的な問題の一因となるという。オステオパシーでは身体の機構的な緊張パターンが分かりさえすれば問題を解決できることが多いとされる。例えば背痛の一般的な原因は悪い姿勢から来る脊椎関節周囲の緊張、関節の機能不全、筋肉に受けた古傷などだ。同様にくり返し起こる頭痛は首の凝りや筋肉の緊張からきていると考えられる。

手技と治療

治療にあたっては、まず最初にカイロプラクターとオステオパスから事故やケガの詳細な状況も含めて病歴が詳しく質問され、対象となる問題の原因を判断してからクライアントと治療法を相談する。判断する際は立ったり座ったりする動作を観察し、さらに身体の緊張状態または柔

らかさ、体温、柔軟性の変化を触診する。このようにして施術者は筋骨格系全体の弱っている所や張り、こわばり、過度の緊張状態にある部分を見つけ出すのである。

アプローチはホリスティックなもので、症状を落ち着かせておくためのライフスタイルについてのアドバイスや、リラクゼーション法、自宅でできる予防用エクササイズなども含まれる。専門家による検査や治療が必要と思われる場合は、施術者がクライアントかかりつけの医師に差し戻したりもする。

治療では様々なテクニックを用いて筋肉と関節をリラックスさせ可動性を向上させ血行を刺激する。これには軟組織のストレッチ、マッサージ、リズミカルな動作などが含まれる。子供や高齢者には穏やかなマッスルエネルギーテクニックが用いられることが多い。また場合によっては高速スラストと呼ばれる小振幅の素早い動作で脊椎と骨盤周辺をマニピュレーションすることもある。この施術は無痛だが、バキバキという音が聞こえる場合もある。これは関節内の圧力が急激に変化したためだと思われる。筋肉が張って敏感になっている部分に軟組織テクニックで深く働きかけると当初痛いことがある。ただし本来のマニピュレーション治療は穏やかかつ無痛で、関節には最低限の力しかかけない。マニピュレーションによる施術後は1-2日ほどこわばりや軽い痛みを感じることも多いため、その間は激しい運動は避けた方がよい。

カイロプラクターとオステオパスは背中と首の痛みや凝りの治療を行うことでよく知られるが、その他関節炎・喘息・消化関係の不調・偏頭痛・月経痛など様々な症状の治療のために来る人も多い。治療の補助として、症状の管理や全体的な心身の健康維持に役立つ自分でできる方法や食生活、ライフスタイル、運動についてのアドバイスがなされる。

カイロプラクティックとオステオパシーの分派

カイロプラクティックでよく知られている分派といえばマクティモニーカイロプラクティックがある。これは1950年代に英国のエンジニア兼カイロプラクターのジョン・マクティモニー（1914-1980）が創設したものだ。治療は脊椎だけではなく仙骨・骨盤・頭骨にも極めて軽い力を用いるアジャストメントを行う。

頭蓋オステオパシーを行うオステオパスも多い。これは極めて穏やかなマニピュレーションで頭蓋に働きかける治療法で特に乳幼児に効果が高いようである。出生や事故、長期に渡って強いられた緊張などによって頭骨が圧縮されてしまう場合があるという。これにより脊髄や脊柱周辺、また脳内の液体の流れが妨げられるとされる。施術者は手を添えてそっと頭骨全体の緊張パターンを調整し、"脳脊髄液の流れが正常に戻る"よう働きかける。頭蓋オステオパシーは頭痛や偏頭痛・むち打ち症・中耳炎・慢性副鼻腔炎、また頭部及び首周辺の再発性感染症などの症状緩和に役立つとして勧められている。

注　意
× 妊娠中、骨の病気や障害がある、病状が重いなどの場合は治療前に施術者に知らせること。避けたほうがよいテクニックがあるため。

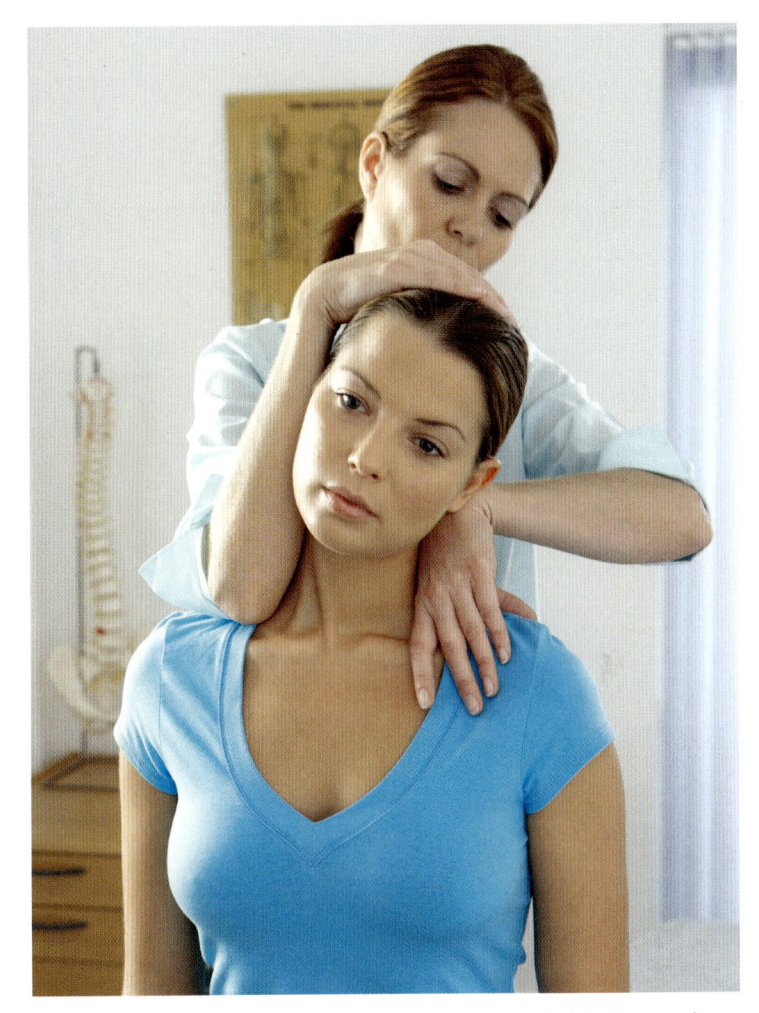

カイロプラクティック治療　"アジャストメント"といわれる的確なテクニックを椎骨1つ1つに用い、身体に本来備わっている治癒反応を促進しようとする。

研究と根拠

カイロプラクティック　腰痛にカイロプラクティックが有用であることを裏づける証拠は数多い。現在首の痛み・偏頭痛・緊張性頭痛・むち打ち症・反復性外傷など他の症状への有効性を調査する研究が行われている。英国では医学研究審議会による臨床試験が行われ、病院で実施される外来患者用治療よりもカイロプラクティックのほうが高い効果が得られることが1990年の『British Medical Journal』に報告された。1995年の追跡調査によりこの結果が確認され、患者の満足度も通常のケアを受けた者より高いことが示された。英国家庭医学会（RCGP）のガイドラインでは急性及び亜急性の背痛にマニピュレーションを勧めている。

オステオパシー　2003年に試験が行われ、オステオパシーが腰痛及び可動性の改善にある程度有効であるという証拠を示す結果が国際学術誌『Family Practice』に発表された。英国家庭医学会（RCGP）は急性及び亜急性の背痛にマニピュレーションを勧めている。首の痛みに対するオステオパシーテクニックについては研究の数が少ないが、短期の有効性を示す証拠もいくつかある。Natural Standard（参照→p.108）は喘息・慢性閉塞性肺疾患・気腫・抑うつ・月経痛にもオステオパシーが有益であることを示す初期例証があると示唆している。

クラニオセイクラルセラピー

クラニオセイクラルセラピーに興味がある場合は以下も参照。
- カイロプラクティックとオステオパシー、p.132-135
- スウェディッシュマッサージ、p.120-121
- タイマッサージ、p.122
- インディアンヘッドマッサージ、p.123

これは**頭蓋仙骨系**に注目した繊細なタッチセラピーで、身体に本来備わっている自然治癒プロセスを促して健康を回復させるものだ。頭部と腰に対して穏やかな"リスニング"（耳を傾ける）によるコンタクトを行い、様々な急性及び慢性の症状を**診断及び治療**する。

頭蓋仙骨系（クラニオセイクラルシステム）

クラニオセイクラルセラピーは脳と脊髄を包んで保護する膜と脳脊髄液を重視する。頭蓋仙骨系は頭骨から始まって顔と口を通り、脊椎を下がって仙骨と尾骨部分まで続く。1900年代初期、米国のオステオパスであるウィリアム・サザーランド博士（1873-1954）は手で触れると頭骨の動きが感知でき、独特の規則的なリズムを刻んでいることに気づいた。博士はこのリズムが脳脊髄液（CSF）によるものだと考えた。そして脳脊髄液の流れを整えることで副鼻腔炎やくり返し起こる頭部の感染症などの問題の治療に役立つととらえたのである。1970年代、もう1人のオステオパス、ジョン・アプレジャー博士は脳脊髄液の流れの乱れは、その部分だけではなくあらゆる部位の肉体・精神・感情・心理的な緊張と外傷を反映している可能性があると述べた。

クラニオセイクラルセラピー トリートメントは非常に穏やかでリラクゼーション効果が高く、乳児・子供・妊婦・年配者にも適している。

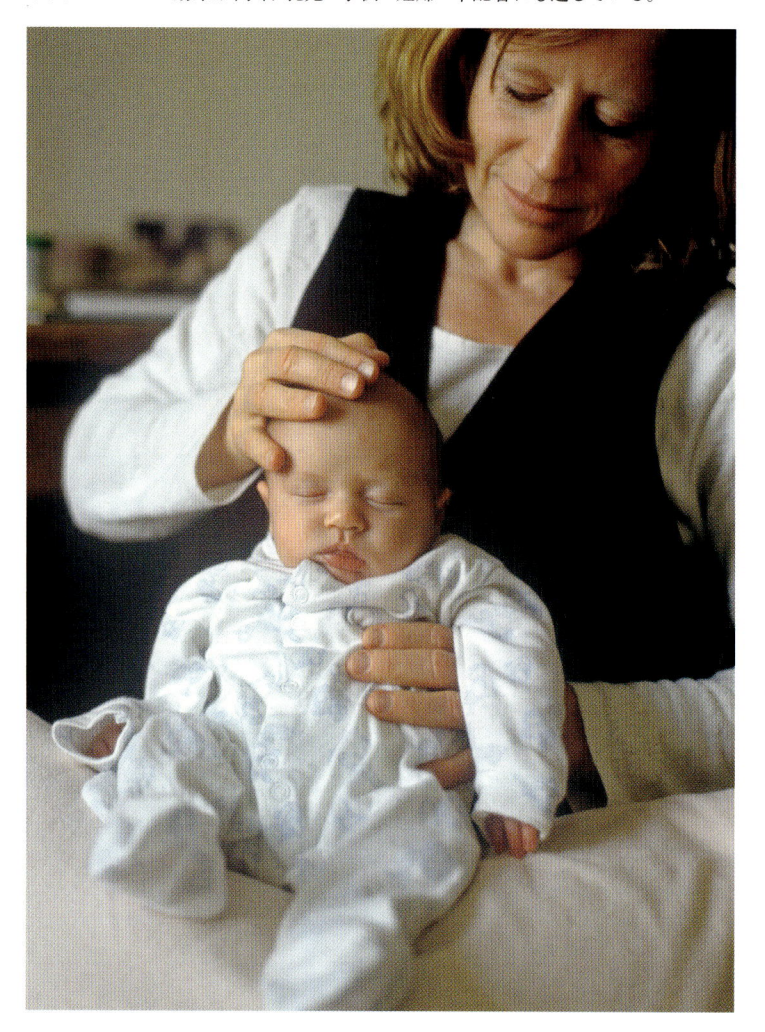

診断と治療

軽くてほとんど感じないようなタッチだが、これによって深い心身のリラクゼーションを感じる人は多い。治療は着衣のままで行われ、通常はセラピー用ベッドに横になるが、リラックスできる姿勢に合わせてアレンジも可能だ。施術者は頭部にそっと手を添えて（ただし触診は身体のどこでもよい）リズミカルな動きに"耳を傾け"て全身のうっ滞や制限を感じ取り、それから穏やかに触れてその部位を適切な状態へと導く。

クラニオセイクラルでは極めて繊細な圧を加えることでCSFの規則正しくリズミカルな脈動を回復できるという。セラピストが患者の頭蓋仙骨リズムを意識するだけでも身体が自己修正能力を発揮するという説もある。クラニオセイクラルが役立つといわれる症状には、様々な痛みや慢性病、情緒不安定などがある。また充足感や健康、バイタリティの増進にも有用だという。

治療に入る前に、具体的にどんな薬を服用しているかなど病歴について詳細に施術者から質問される。治療は最長で1時間程だ。子供はすぐに効果が現れるが、症状が根深い大人の場合は時間がかかるという。一般的にはまず4-6回ほど施術を受けるのがよい。

注意
× p.121を参照。

研究と根拠

クラニオセイクラルセラピーの有効性を裏づける事例証拠は数多くありさらに増えつつあるが、現在の所、有効な臨床試験は行われていない。またCSFの脈動を検知しようとする科学的な試みは成功していない。

フェルデンクライスメソッド

フェルデンクライスメソッドに興味がある場合は以下も参照。
- アレクサンダーテクニーク、p.118-119
- ピラティス、p.110-111
- カイロプラクティックとオステオパシー、p.132-135
- ロルフィング、p.139
- ベイツメソッド、p.141

創始者はイスラエルの**モーシェ・フェルデンクライス**で、その名を取って名づけられた教育メソッドだ。充足感を促し**健康効果**をもたらすための学習法と動作に重点を置いた実用的な方法である。大きく分けて"動きを通しての気づき"（グループクラス）と"機能の統合"（個人セッション）の2つの形式がある。

モーシェ・フェルデンクライス

フェルデンクライスメソッドはロシア生まれのエンジニアにして物理学者のモーシェ・フェルデンクライス（1904-1984）がケガをくり返した膝の治療のために考案したものだ。彼は武術や生体力学、心理学などいくつかのソースを利用し、最小限の労力で最大限効率よく動く方法を身につける手段を考え出した。この方法はアレクサンダーテクニークと目的を同じくし効用も似ているがアプローチが異なる。元々イスラエルと米国で教授されていたが、現在は世界中でグループクラスと個人セッションが受けられる。

動きを通しての気づき

グループクラスでは教師が言葉で指示して生徒をガイドし、生徒が自分自身と自らの動き方に対して意識を高められるように注意しながら緩やかな動作を行わせる。神経系をプログラムし直して習慣になっている姿勢と動作を認識し、新たな行動パターンと入れかえるのが目的である。

機能の統合

1対1のレッスンは脳性麻痺や多発性硬化症など具体的な問題を抱えている人に極めて有用である。教師はタッチと穏やかなマニピュレーションを用いて特定の動作を行えるよう生徒をガイドし、1人ひとりがその可能性を最大限に発揮できるよう促す。

> **注意**
> × p.108を参照。

> **研究と根拠**
> 小規模の研究及び事例証拠から、フェルデンクライスメソッドが筋骨格の痛みや不安感の治療、身体のリハビリテーションに有効な役割を果たすことが示唆されている。ただしNatural Standard（参照→p.108）はさらに研究が必要だととらえている。『American Journal of Pain Management』には1999年の研究が掲載されており、慢性の痛みにフェルデンクライスメソッドを適応したところ、トリートメント過程の直後及び1年間の追跡調査でも効果が見られたという。

健康効果

フェルデンクライスメソッドは年齢を問わず行うことができる。最初のセッション後、ほとんどの人がその場で全体的な身体の軽さや動かしやすさを感じるといわれる。長期的効果には緊張緩和と筋肉痛の軽減、肺機能の向上、リラックス感の増進、毎日の活動が楽になるなどがあげられる。

フェルデンクライストリートメント　フェルデンクライスのグループクラスでは、生徒が床に横になって様々な一連の動きの指導を受ける。

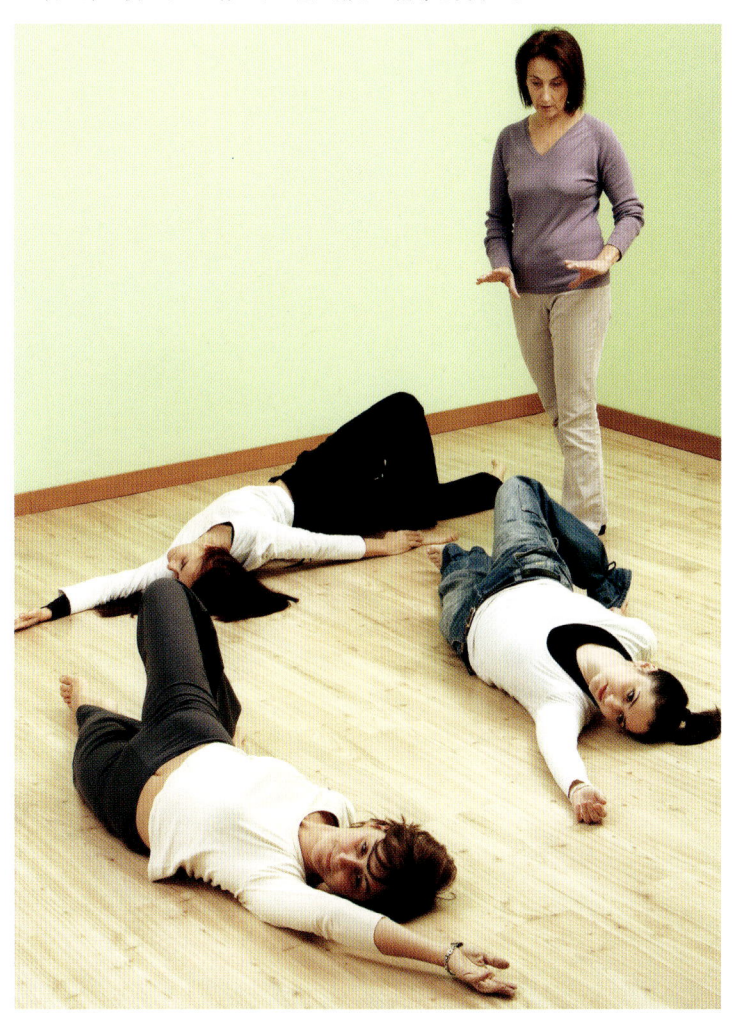

ボウエンテクニックに
興味がある場合は以下も参照。
- カイロプラクティックと
  オステオパシー、p.132-135
- クラニオセイクラルセラピー、
  p.136
- スウェディッシュマッサージ、
  p.120-121
- リフレクソロジー、
  p.128-131

ボウエンテクニック

1950年代にオーストラリアの**トム・ボウエン**が創始した手を添える穏やかなセラピーで、治療を目的とするホリスティックなボディワークである。**トリートメント**は短い休憩をはさんで行われる回転運動のセットからなり、現在は世界中に広まっている。また年齢を問わず施術が可能だ。ボウエンテクニックは様々な**健康効果**があるとされ1980年代初期から多くの国々で盛んに行われた。英国では1994年から教授されている。

トム・ボウエン

主として独学でセラピストになったトム・ボウエン(1916-1982)は身体自身の治癒能力を強く信じていた。その特別なテクニックが評判となったため、彼は地元のオーストラリアに自らクリニックを開設した。そして何千人という人々が様々なケガ・病気・心身障害を克服できるよう、またはうまく対処できるよう助けたという。ボウエンは施術しているところを全部で6人に見せた。そのうちの1人にオズワルド・レンチというオーストラリアのオステオパスがいる。彼はボウエンの施術方法を見て書き留め、ボウエンの死後そのテクニックを教える最初の教師となった。

トリートメント

セラピストは指を用いて身体のポイントを正確にとらえ、ボウエン独自の回転させるような一連の動作を行う。これは筋肉や軟組織、体内のエネルギーの流れを刺激するのが目的だ。それから短時間トリートメントルームから退出し、その間にクライアントには自らの身体が"バランスの乱れをリセット"できるよう休息を取ってもらう。トリートメントは穏やかで繊細、リラックスできるものだ。マニピュレーションは行わないし強い力を加えることはない。

1回のトリートメントは45分程で薄い服の上から行われることがほとんどである。状況を問わず施術をアレンジでき、ベッドや車椅子を利用していても大丈夫だ。週に1度くらいの間隔で4-5回トリートメントを受けると大体効果が定着するという。

注意
× p.108を参照。

研究と根拠
事例証拠はあるが、ボウエンテクニックの有効性に関する科学的調査は少ない。『Complementary Therapies in Medicine』には、五十肩患者における可動性を向上させ痛みを緩和したという2002年に行われた小規模な研究が掲載されている。Natural Standard(参照→p.108)は、精神疾患や仕事に関連するストレスの治療に効果的であることを示唆する初期証拠を報告している。

健康効果

ボウエンテクニックは首の痛み・膝の不調・反復性外傷・五十肩・高血圧・頭痛・乳児の疝痛など様々な病気に効果が期待できるとされる。運動選手やその選手を担当する理学療法士の中には、能力向上やケガ発生率の低下、回復促進のために定期的なトリートメントが望ましいという人もいる。他にはストレス管理や健康維持のために利用される。

ボウエンテクニックのトリートメント 穏やかなセラピーで、クライアントはゆったりした衣服を身につける。ソフトな低い台の上に横たわった状態で行われるのが普通。

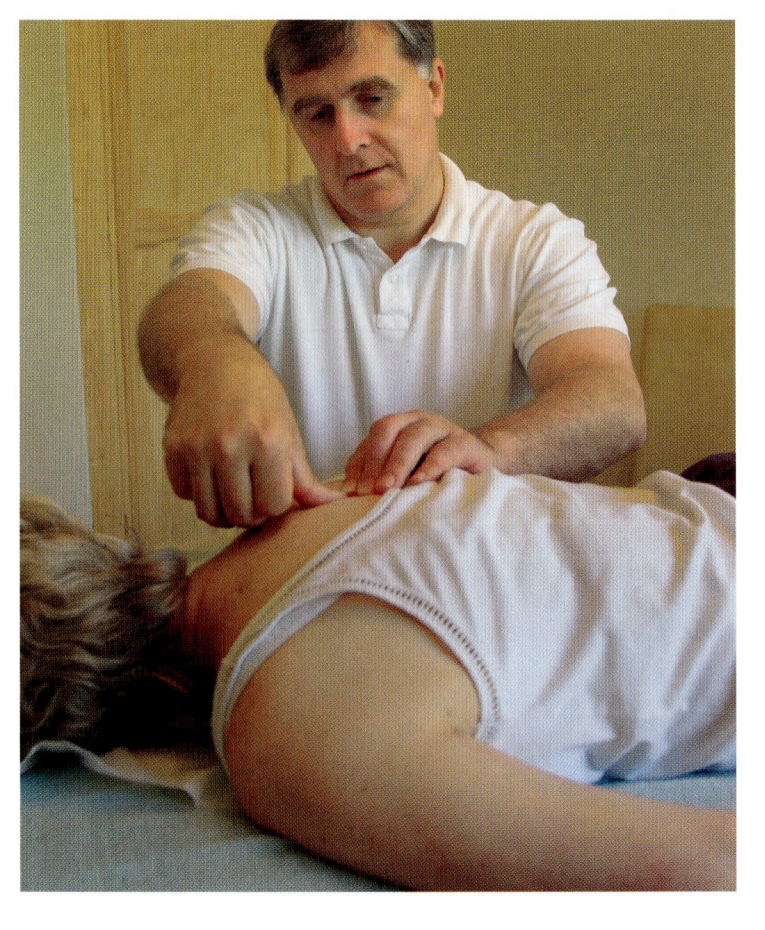

ロルフィングに興味が
ある場合は以下も参照。
- タイマッサージ、p.122
- 指圧、p.124-125
- カイロプラクティックと
  オステオパシー、p.132-135
- クラニオセイクラルセラピー、
  p.136
- フェルデンクライスメソッド、
  p.137
- ボウエンテクニック、p.138
- アレクサンダーテクニーク、
  p.118-119

ロルフィング

これは1950年代に創始された方法で、考案者である米国の生化学者アイダ・ロルフ博士の名を取ってロルフィングと名づけられた。ロルフィングは体内の**結合組織のネットワーク**を重視し、順序立てて構成された10回ほどのセッションを通じて一種の**深部組織のマッサージと動作訓練**を行う。体内の緊張を調整し重力下でも楽に動けるようにするのが目的だ。心身の健康が増進するなどの効用があるといわれる。

結合組織のネットワーク

ストラクチュラル・インテグレーションとも呼ばれるロルフィングは、身体を包みこむ枠組みであり動作を助ける筋筋膜系──筋肉と筋膜（筋肉の間にある薄い組織層）──に働きかけるものだ。アイダ・ロルフ博士（1896-1979）は感情的・肉体的なストレスが結合組織の柔軟性と健康を左右し、関節及び筋肉の運動が制限されるようになると考えた。日常的な動作が制限され続けるとこり固まった状態や緊張状態が習慣的パターンとなり、肉体と感情の健康に悪影響を与えるというのである。

深部組織のマッサージと動作訓練

ロルファーはまず身体の筋筋膜系をほぐして元の形に整える。重力に逆らうのではなく重力と調和して動けるようにし、動作を制限している要素を解消するためだ。ロルフィングは一連の10セッションからなり、1回につき70-90分程かかる。施術者はクライアント1人ひとりに働きかけて身体に対する意識を高め、楽に呼吸できるようにする。トリートメントは1-2週間間隔で行うのが普通でその度に次の段階へと進み、前回のセッションで到達した状態にさらに積み重ねていく。セッションごとにテーマと施術する部位が決まっており、自宅で特定のエクササイズを行うようクライアントに伝えることもある。

研究と根拠

ロルフィングは多くの健康上の問題に勧められているが、現在のところ科学的証拠は少ない。Natural Standard（参照→p.108）では、不安感・慢性疲労症候群・腰痛などいくつかの症状に対する効果についてさらなる調査が必要であることを示唆する小規模の研究を報告している。

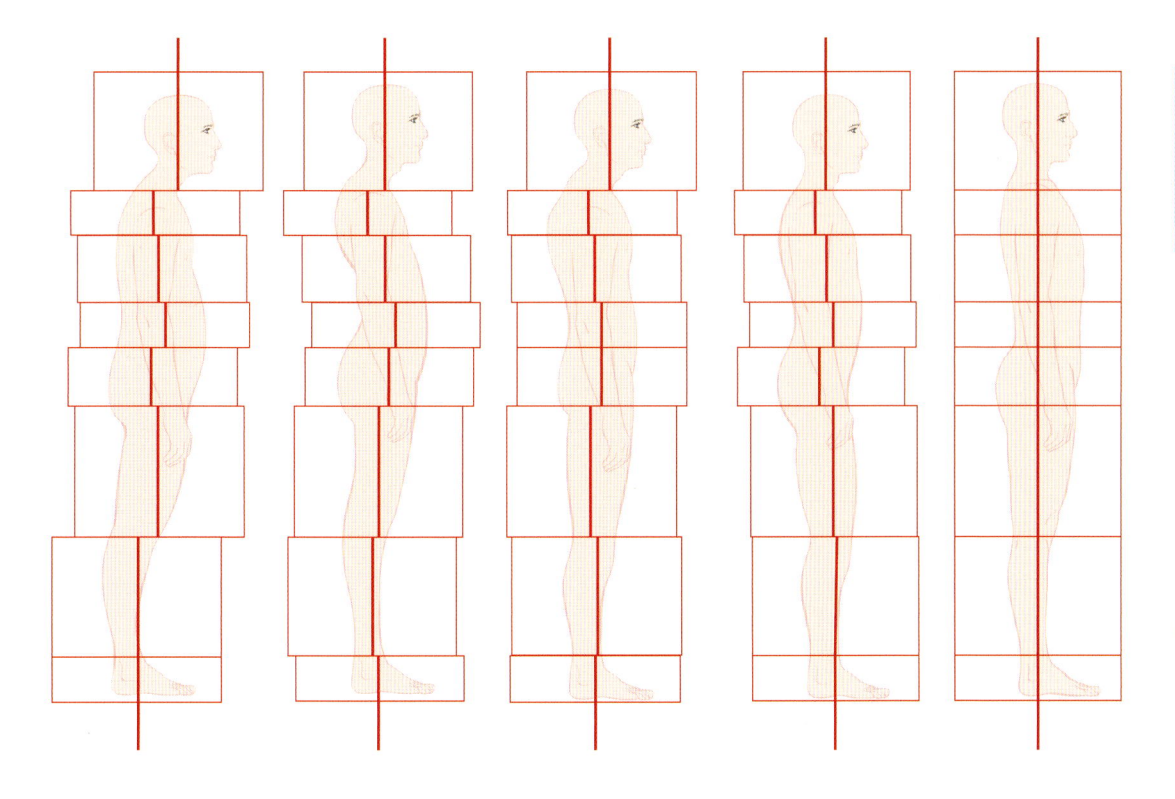

注意

× p.108を参照。

再調整
身体が重力による下方への引力と調和して働くよう、クライアントと施術者が協力して緊張をほぐし身体を再調整する。

虹彩学

虹彩学に興味がある場合は以下も参照。
- ベイツメソッド、p.141
- 薬草療法、p.152-153
- ホメオパシー、p.160-161

虹彩学は目の虹彩を研究するもので、プラクティショナーは全体的な心身の健康が読みとれると主張する。詳細に目を診察することで身体のシステムや器官の機能で弱い部分を示すサインを探し、病気の原因となりうる要素をつきとめる。プラクティショナーは診断に基づいて自然療法を勧めるのが普通である。

虹彩の研究

虹彩学は1880年代に発達したが、これはハンガリーの医師イグナッツ・フォン・ペクゼリー（1826-1911）による所が大きい。彼は脚を折ったばかりのフクロウの虹彩に出ている黒い線に気づいた。ところがペクゼリーがフクロウを看病し傷が癒えるにつれこの線は消えていった。そこで彼は患者の虹彩の変化を記録して最初の虹彩チャートを作った。以来多くの臨床医が研究に貢献し、現在イリドロジスト（虹彩分析士）が利用している極めて詳細なチャートができあがった。

虹彩学がベースにするのは、虹彩には多数の神経終末が露出しているため、中枢神経系を経由して身体のあらゆる部分が目と結びついているという理論だ。虹彩の分析とデータの記録・保存はデジタル技術とコンピュータソフトウェアで行う。虹彩には身体の器官とシステムの強さや弱さ、毒素蓄積のレベル、さらにはパーソナリティの特色までもが現れるという考えをもとに虹彩画像を拡大して評価する。この情報を用いて、症状が現れる前のごく初期の徴候しか出ていない時点で病気を予防する方法を示すわけである。

目の診察

施術者はライトや拡大鏡からコンピュータ画像システムまで様々な設備を用い、無痛かつ非侵襲性（組織を痛めない）の方法で虹彩の色・質・模様を解釈する。虹彩学では標準的な虹彩でも200種類程度の弁別的な特徴があり、それ故に同様の虹彩は他に2つないとされる。例えば外縁は皮膚とリンパのゾーンだといわれている。青色または灰色、茶色のベースカラーの上に黄色またはオレンジ色のマークがあると代謝が乱れている印だという。セッションは通常1時間ほどかかる。

診断

虹彩学は治療ではなく診断法であるため、ほとんどのイリドロジストは他の療法の資格も持っている。資格はホメオパシーや栄養療法、ナチュロパシーが多い。症状などを話しあって評価を行った後、虹彩の診断によって得られた情報からクライアントの全体的な心身の健康を増進するヒントを読み取る。

研究と根拠

虹彩学が有効だったという事例報告はあるが、科学的試験では実際に病気に罹患しているにも関わらず探知できなかったことが示唆されている。その1つが1988年に『British Medical Jounal』に発表された研究で、虹彩学は胆石が疑われる症例の診断には無効だったと結論づけている。この診断法の有効性を実証するにはさらなる試験が必要である。

虹彩学のチャート 右目の虹彩は身体の右側を、左目の虹彩は身体の左側を表すとされる。

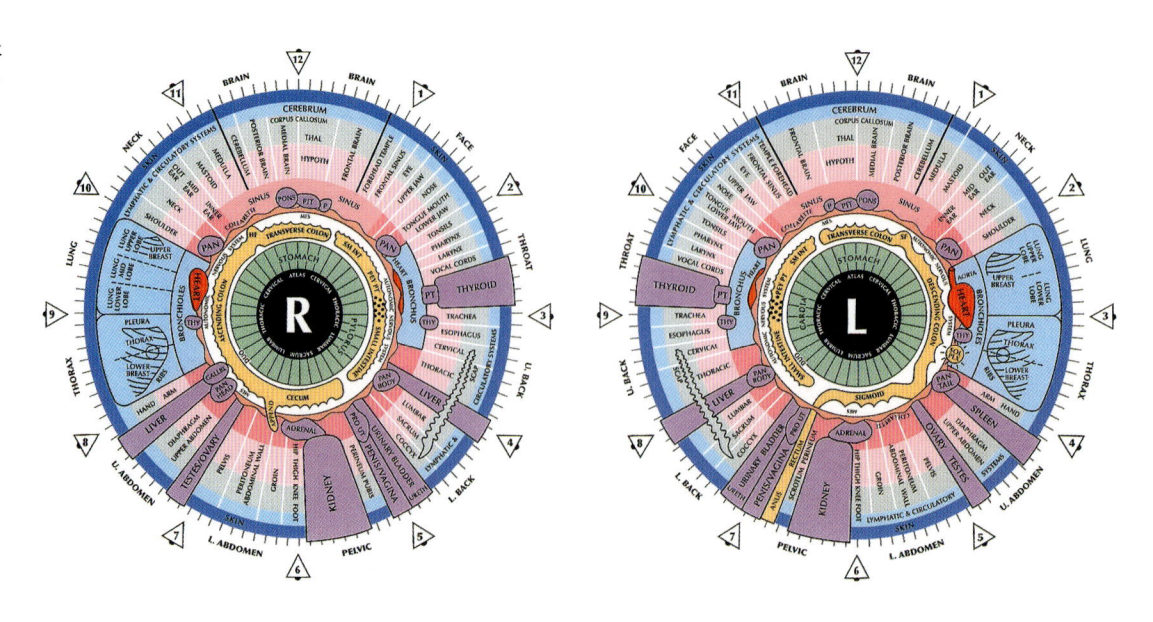

140 | ボディワーク

ベイツメソッド

ベイツメソッドは米国の眼科医ウィリアム・ベイツ博士の**研究結果**から生まれたもので、眼鏡や手術を利用せず自然に視力を回復させるのが目的だ。日常生活に**基本的テクニック**を取り入れて目を再トレーニングし視力の問題を緩和するのがこのメソッドの核心である。

ベイツメソッドに興味がある場合は以下も参照。
- 虹彩学、p.140
- 呼吸法、p.81
- 瞑想、p.78-79

研究結果

ウィリアム・ベイツ博士（1860-1931）は患者の視力が日によって大きく変動することに気づいて彼の理論を構築し始めた。研究を通じて分かったのは、"通常の視力は元々変動する"、"悪くなった視力はさらに悪化することもあるが改善することもある"、"視力の悪さと眼病には関連があるらしい"、"視力は精神・感情・肉体の健康を表す重要な指標となる"ということだった。大半の人は心で周囲の世界を見ており、目では部分的にしか見ていないと彼は結論づけた。

基本的テクニック

ベイツメソッドでは日常生活での目の使い方を改善し、リラックスした自然な形で目と心を用いるように心がけることが重要視されている。これには3つの原則、リラクゼーション・気づき・運動に基づいたテクニックを行う。テクニックは視力を維持または向上させたい人なら誰でもできる。子供や高齢者も大丈夫だ。

眼病も含め成人してからの視力の問題は、いつの間にかついてしまった目を緊張させる癖が原因であることも珍しくなく、予防や改善のどちらも可能なケースが多い。またこのメソッドではエネルギーが増す、バランスがよくなる、集中力が高まる、読書が早くなるなど他のメリットも期待できるという。

パーミング

背もたれが真っ直ぐな椅子に座る。手のひらを少し丸くして閉じた目を覆う。この時眼窩は押さないようにする。手のひらのぬくもりと闇の中で目を休める。次に10分間ヴィジュアライゼーションもしくはリラックスできる音楽に意識を集中する。目をリラックスさせるにはこれを1日2-3回くり返す。

スインギング

離れた所にある1点を見つめながら、左目をつぶりつつ左側に身体を揺らす。次に右目をつぶりながら右側に身体を揺らす。これを100回行う。眼内の潤滑性が向上し、目の緊張が取れるという。

スプラッシング

毎朝、温湯と冷水を目に20回かけると目の血行が刺激される。夜にもくり返すが、この時は冷水を最初にかける。

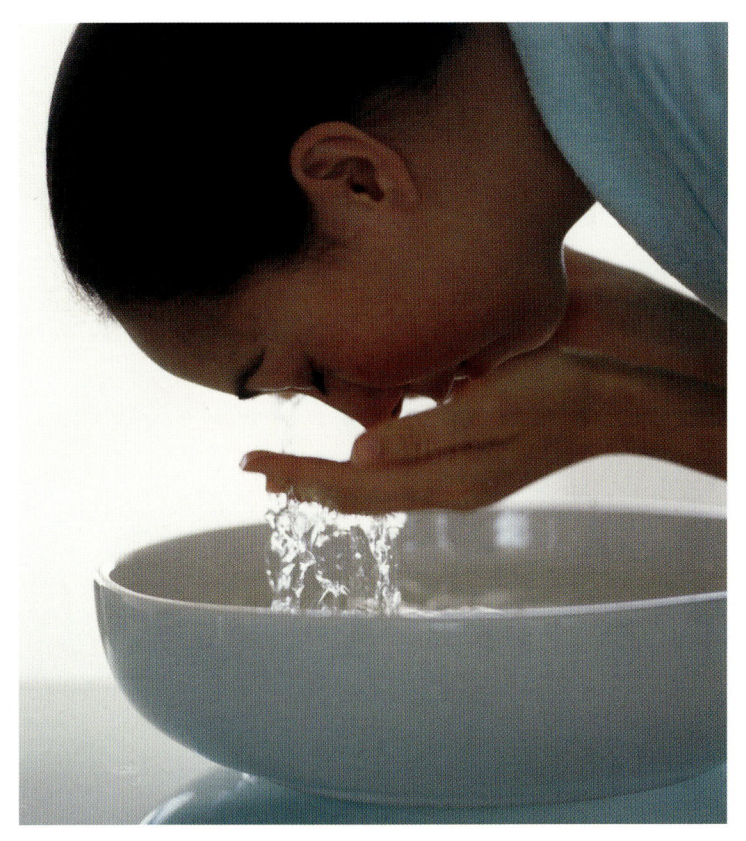

スプラッシング どのトレーニングでも同じだが、基本的技術を毎日の生活に取り入れるようにすると効果が一番実感できるという。

注意
× 緑内障または白内障など目の病気がある場合は前記のエクササイズを行う前に、かかりつけの医師か訓練を受けたベイツメソッドの教師に相談すること。

研究と根拠
ベイツメソッドは事例証拠に頼っており、その主張を裏づける研究は少ない。現在の所、有意な臨床研究はない。

Balsam

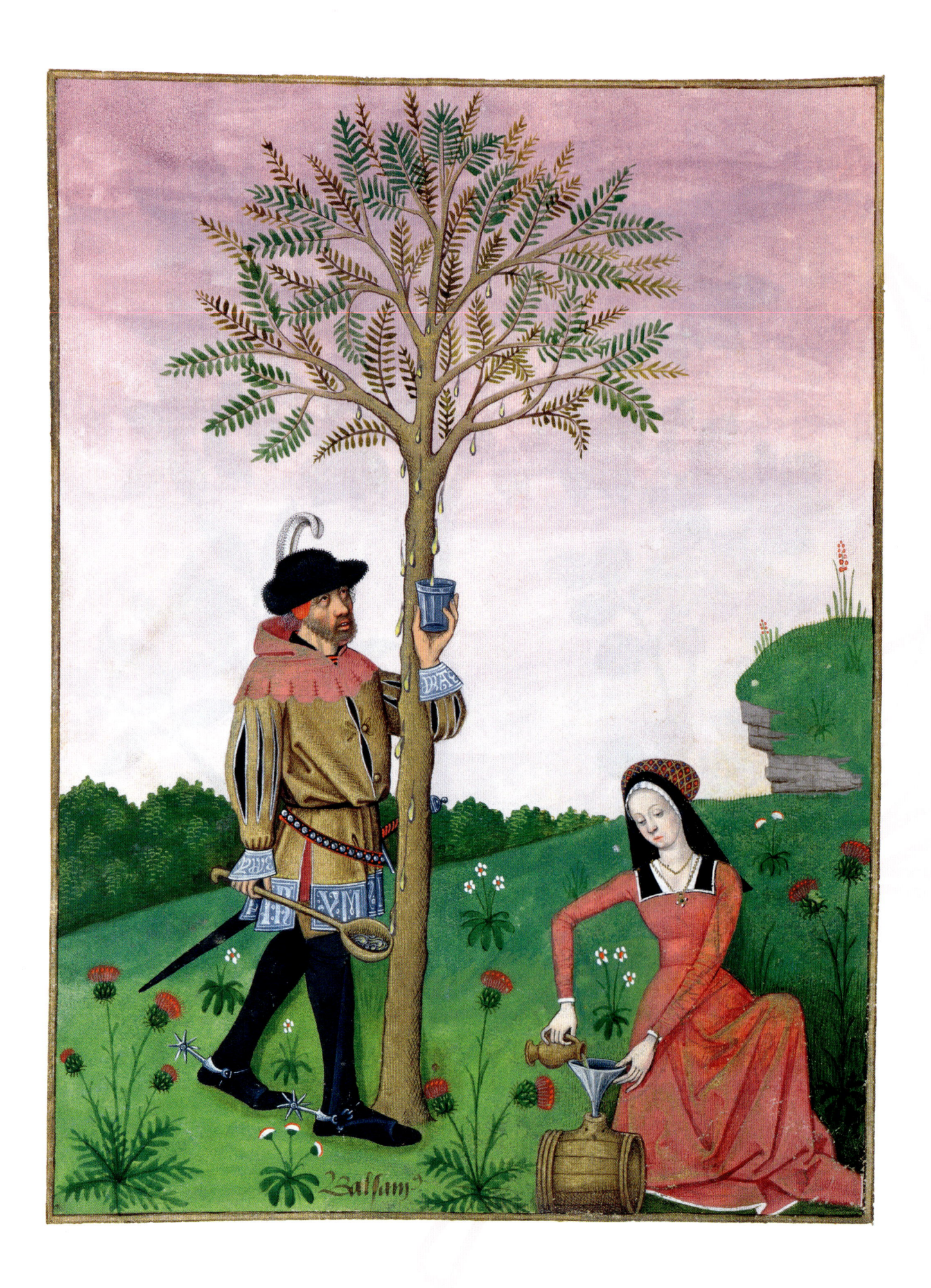

栄養学とハーブによるアプローチ

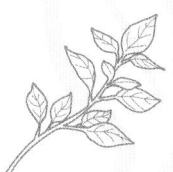

現在、体力と健康は主にヘルシーな食生活による所が大きいという事実は確立したようである。しかし過去にはこの見解に異が唱えられ、健康は医師と医学次第だという考え方へ流れてしまった。栄養療法ではビタミンやミネラル、その他ハーブ以外の栄養サプリメントを用いて様々な症状を解消する。必要に応じて食生活の改善が指導される。減糖または減塩、または一部の食材を除いた食事、医師の管理下で行う断食などがその例だ。ナチュロパシーでは栄養補助食品とハーブサプリメントの摂取に加えてライフスタイルの改善も求められる。

栄養と健康の関係

19世紀イングランドの国民の健康改善を図る人々の間では、質の悪い食生活が健康に悪影響を及ぼすことが認識されていた。しかし食生活と慢性病の関連性が十分に受け入れられるようになったのは20世紀後半になってからである。19世紀末にヨーロッパで起こった自然療法運動や米国の食生活改善運動は、合成薬や医師による一方的なヘルスケアを過激なまでにはっきりと拒否するものだった。

ヘルスケア急進派は200年も前からこのように主張してきたのだが、栄養と病気に関連性があるいう意見はかなり最近まで見下されてきたのである。医師の大半は米国の健康専門家ヴィクター・リンドラーが1940年に出版した『You Are What You Eat──How to Win and Keep Health with Diet』に嘲笑を浴びせた。しかし彼が生み出したフレーズである"あなたはあなたが食べるものからできている"は、1960年代のカウンターカルチャーによって有機自然食品運動のスローガンとされ、現在では当たり前の概念になっている。今や食生活の改善と運動がほとんどの長期疾患（肥満・糖尿病・心血管疾患・多くのガン・歯科疾患・骨粗鬆症など）の予防に有効なのは医師の間でも自明のことである。シンドラーとその先駆者たちは時代を先取りし過ぎたのかもしれない。だがその理論は世代を超えて受け継がれ、現在は広く受け入れられている。

薬草療法 15世紀にMatthaeus Plateariusが著した『Book of Simple Medicines』の挿絵。木から薬効と健康効果が知られる樹液を取りだしている所。

栄養療法とナチュロパシー（自然療法）

栄養療法はナチュロパシーから発達した健康に対するホリスティックなアプローチで、薬効食品の利用や薬草療法も含まれる。栄養療法の基本的な考え方は、ヘルシーで高品質の食品の摂取が心身の健康を実現する効果的な方法である、というものだ。悪い食品は害をなし、正しい食品は治癒を助けるというわけだ。さらに栄養療法士は身体の消化能力と消化による有毒物質の処理能力にも大きな関心を寄せる。

生化学及び栄養学的研究から得られた発見と、薬物を使わない療法という実践的原則を組み合わせようとするのが栄養療法である。ビタミンまたはミネラルが大きく欠乏していればそれを補い、消化機能を向上させ（よい食生活を送っていても食材からうまく栄養素を吸収できるかどうかは別の問題であるため）、"毒素"を排出することで身体の回復力をできるだけ高めるのが目的だ。

栄養療法士とナチュロパスは遺伝の他に食生活・ライフスタイル・環境などの影響に左右されることを考慮に入れつつ相手の栄養状態と機能レベルを把握する。確実に活力を得るには、栄養がきちんと消化され、吸収され、毒素が排出されねばならないというのである。従って食生活の改善、栄養補助食品やハーブサプリメント、プロバイオティックヨーグルトなど"機能性食品"を勧めるといった栄養的な指導が行われる。ただしヘルシーでバランスの取れた食事に代わるものはなく、栄養補助食品はあくまで補助手段としてアドバイスされる。また血液・尿・便などを検査して状態を判断することもある。さらに栄養以外の危険因子に対処するために様々なトリートメント法を用いる栄養療法士やナチュロパスもいる。マッサージ・手技療法・エクササイズ・水治療・鍼治療・デトックス法・ストレス管理法（瞑想やイメージ法、リラクゼーションテクニック）などがその例だ。その人個人のスピリチュアルな成長も全体的な健康プログラムの重要な一部として促される。ナチュロパスはいくつかの療法を組み合わせるのが得意であるため、ナチュロパシーが効果的といえる具体的な病気はこれと決めるのは難しい。ナチュロパシーでは関節炎から喘息、鬱血性心不全から不妊まで、急性・慢性の不調を幅広く治療する。ナチュロパスが何よりも優先するのは、特定の病気またはその症状のみを治療することではなく、患者のバランスの取れた良好な健康状態を維持することである。

ナチュロパシー

ナチュロパシー治療は19世紀初期のヨーロッパで**自然療法運動**が発展して生まれた。身体に本来備わっている治癒能力と健康へのホリスティックなアプローチを重視するのが**基本方針**で、**ナチュロパシーの施術**は現在**栄養摂取**・理学療法・心理療法など幅広い療法を重視している。

ナチュロパシーに興味がある場合は以下も参照。
- 水によるヒーリング、p.164-165
- 薬草療法、p.152
- 断食とデトックス、p.150-151
- マクロビオティック、p.149
- フードコンバイニング、p.148

自然療法運動

この運動の創始者の1人としてヴィンセント・プリズニツ(1799-1851)があげられる。彼は現在のチェコ共和国に当たる地域で生まれ、自らと近所の人々を水治療で治療して以来、ヒーラーとして知られるようになった。彼の評判は高まってサナトリウムを建設するに至り、1826年にはウィーンに招かれて皇帝の兄弟であるアントン・ヴィクターの治療にあたった。ヨハン・シュロス(1798-1856)はプリズニツと同郷でバドリンダヴィーザにヘルススパを創設した。水治療に加えてシュロスは臨床栄養学を取り入れ、シュロスカ方式を開発した。この方式の主な特色は冷却パック、蒸気の利用、厳格な食事療法で、中央ヨーロッパでは今も多くの人々が利用している。セバスチャン・クナイプ(1821-1897)はバイエルンの神父でナチュロパシーの創始者の1人とされる。彼は鍵となる健康へのアプローチを5つあげた。水治療・薬草療法・エクササイズ・栄養摂取・スピリチュアリティである。クナイプはバイエルンのバート・ヴェーリスホーフェンにあるスパタウンに40年以上住み、そこでは今も彼の水療法が利用できる。

ドイツから北米への移住者が増えるにつれ新世界へナチュロパシーの基本方針が広がっていった。米国のベルナール・マクファデン(1868-1955)は体操と健康の結びつきを強く主張し、健康への手段として断食を勧めた。ヘンリー・リンドラー博士(1862-1924)はナチュロパシーの様々な面を統合してシカゴにリンドラーサナトリウムを建設し、金字塔たる『Nature Cure(1913)』や『Philosophy of Natural Therapeutics(1922)』を執筆した人物である。リンドラーはヨーロッパで学んでから1902年にシカゴで開業した。『Nature Cure』には菜食・日光浴・空気浴・運動・水療法・マニピュレーションなどが書かれている。息子のヴィクター・リンドラーは1940年に出版され大きな影響をもたらした『Your Are What You Eat』の著者でもある。

ナチュロパシーの基本方針

ナチュロパシーには時代に関わりなく人間が求めるものや健康についての知識に根ざした基本方針が類型化されており、以下の通り21世紀の総合的なヘルスケアの指標ともなっている。
- まず第一に、傷つけないこと。リスクができるだけ少ない効果的なヘルスケアを選ぶ。
- 自らの自然治癒能力を促す。
- 症状を消すだけではなく病気の原因を取り除く。
- セルフケアを教えて促進する。
- 個人を全体的に見たケアは、精神・肉体・スピリチュアルな健康をあらゆる面から考慮に入れねばならない。
- 個人の健康は健康的な人間関係やコミュニティ、バイオスフィア(生物圏)にも左右される。

ナチュロパシーの施術

現在実践されているナチュロパシーの核心部分は以下のようなものだ。
- 臨床的食餌療法、実際的な栄養摂取、デトックステクニック。
- 水治療。
- オステオパシーやカイロプラクティックなどの理学療法。
- 心理療法。

セバスチャン・クナイプ バイエルンの神父セバスチャン・クナイプはヘルスケアに対し5つの基本方針に基づいたナチュロパシー的なアプローチを行った。

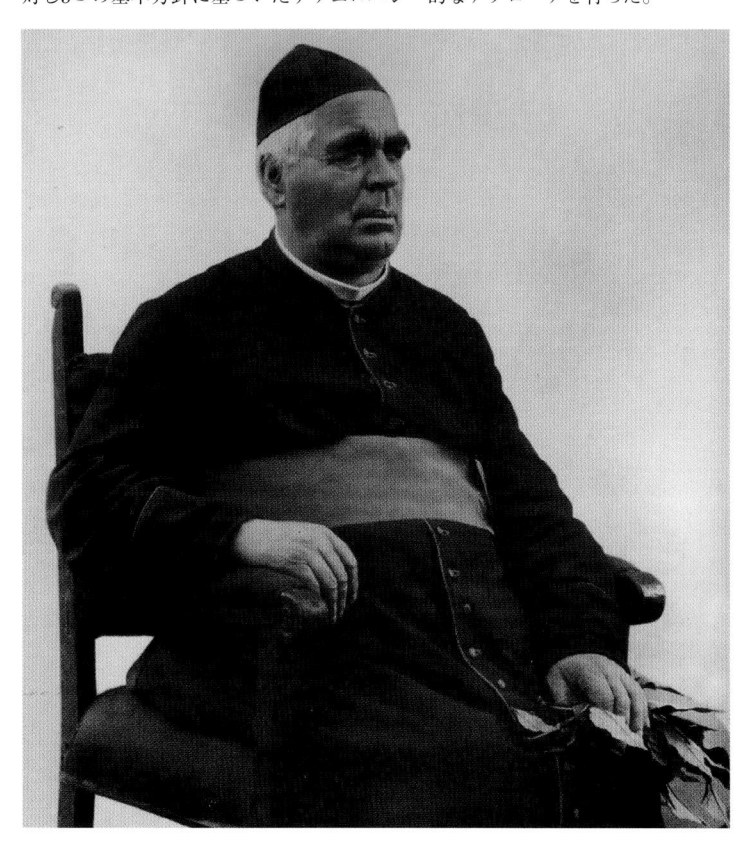

水治療 身体に水流を当てることでマッサージ効果が得られ、筋肉がリラックスし、緊張が緩み、血行がよくなる。

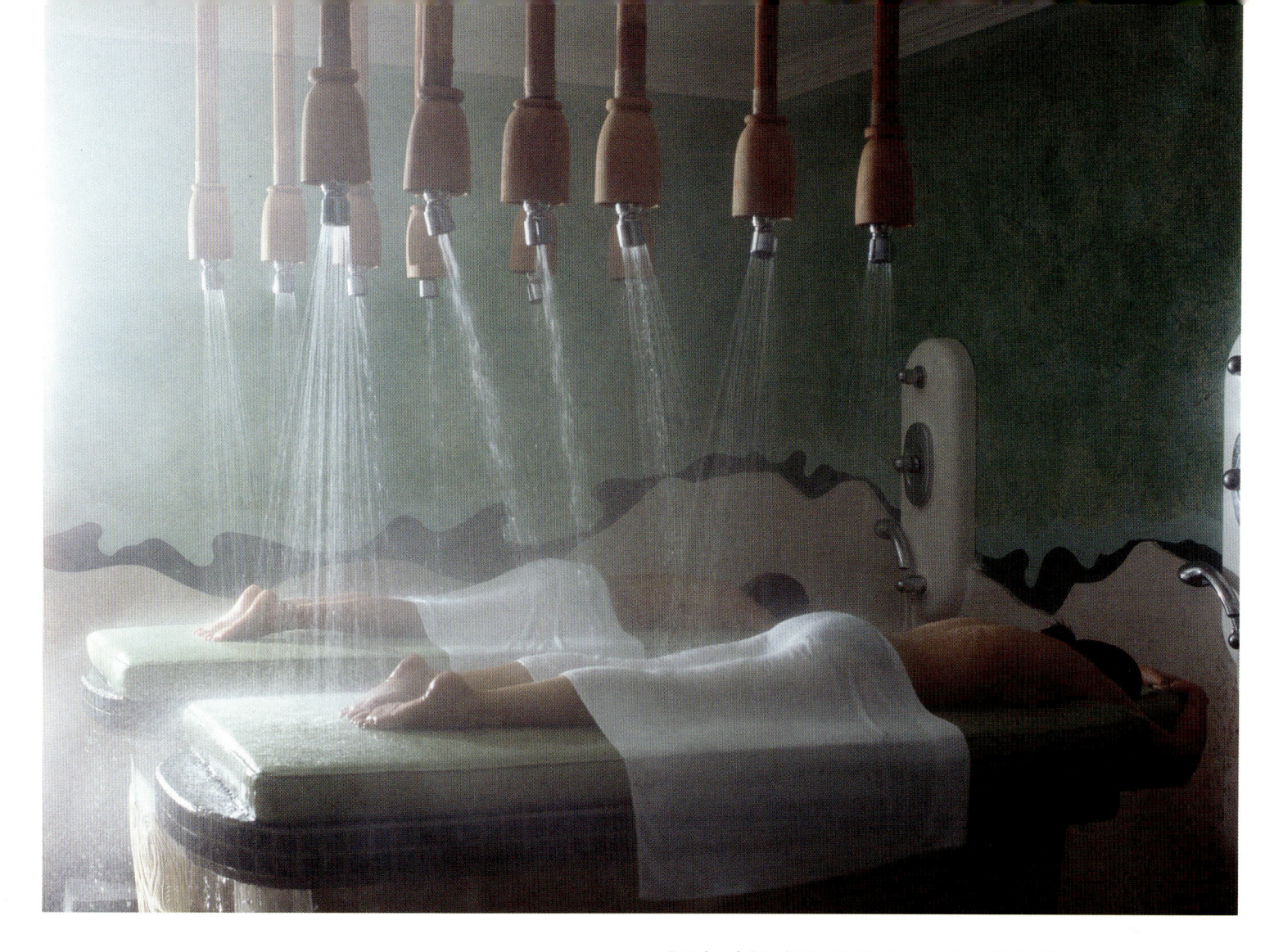

さらにナチュロパスは薬草療法や鍼治療など適正な資格の範囲内で他の治療法も行うことがある。まず患者の病歴をたずねてライフスタイルを判断する。次に患者に対して臨床検査を行う。虹彩学（患者の虹彩を調べる）による判断や舌・爪の診断などがここに含まれる。また血液検査や映像法などの診断テストを行うこともある。ナチュロパシーでは体調不良には様々な原因があると考えるため、治療を進めていくにあたっては感情的な健康状態や患者の生活環境など患者のライフスタイルの多岐に渡る面に注目するのが普通だ。

ナチュロパシー的な栄養摂取

栄養学はナチュロパシーの中核だ。オーガニックな自然食品の摂取が勧められ、食物へのアプローチとして東洋医学の効用も取り入れられている。ナチュロパスは絶対菜食主義・菜食主義・ローフード・マクロビオティック・フードコンバイニングなど食事へのアプローチについて幅広く精通しており、患者の健康的な問題を解決するべく特定の食事を提案したりする。具体的には様々な軽い不調（筋骨格の不調・心臓血管疾患・呼吸器の不調・皮膚の問題など）の治療に用いる栄養的なアプローチ法の検討などである。

pHバランス

ナチュロパシー的栄養学では、酸—アルカリのバランスも重視する。高脂肪食品・赤身肉・砂糖が多い食品・加工食品など酸を生ずる食品を食べ過ぎると疲労や体調不良につながると考えられている。また野菜・豆・油分の多い魚・全粒穀物など健康的な食材も本来はアルカリ性だが、加工過程で酸を生じる性質に転換されてしまうという。1回の食事でアルカリ性の食品75％と酸性25％のバランスを取るのが原則である。

研究と根拠
ナチュロパシーの有効性を示す主張の大半は個人の症例や診療記録、施術者の臨床経験のまとめなどに基づいている。事実上ナチュロパシーに関する比較試験は発表されていない。

注　意
× p.146, 148, 149, 151, 152, 164を参照。

ナチュロパシー | 145

ビタミンとミネラル

ビタミンは意外なほど最近発見されたもので、体内では十分に産生・合成できず、食事から取り入れねばならない有機物質を指す。また人間はマグネシウムのような微量元素も必要とする。これらがないと身体に欠かせない酵素系がうまく働かないためである。栄養素をバランスよく毎日摂取することが重要だ。

ビタミンとミネラルに興味がある場合は以下も参照。
- フードコンバイニング、p.148
- 断食とデトックス、p.150-151

ビタミンの発見

ポーランドの生化学者カシミール・フンク（1844-1967）が1912年に初めてビタミンBを発見し、"バイタルアミン（生命に必須のアミン）"と名づけた。しかしそれまでその存在は長きにわたって疑われていた。1700年代半ば、英国海軍の軍医ジェームズ・リンド（1716-1794）は乗務員にライムを与えることで壊血病——船員がよくかかる病気——を予防できることに気づいた。それでもハンガリーの生理学者アルベルト・セント＝ジェルジ（1893-1986）がビタミンCの化学構造を解明したのは1932年になってからである。

毎日の摂取

推奨1日摂取量（RDA）は欠乏性疾患を防ぐために必要な栄養素の平均的最小量だが、栄養療法士の主張によると、公害や喫煙、現代生活のストレスなどによって栄養素が失われるためにもっと多くの量が必要なケースが多いという。ビタミンとミネラルを摂取して健康状態を良好に保つのにベストな方法は、全粒穀物・新鮮な果物と野菜・豆類・ナッツ・種・油分の多い魚を豊富に含む食事を取り、栄養素に乏しいファーストフード・精製食品・砂糖・塩の他、添加物や保存料、有毒物を含む加工肉や食品をなるべく避けることである。ただし生鮮食品の栄養含有量は保存期間やダメージ、また現代の農業法及び生産法によって減少している恐れがある。バランスよく変化に富んだ食生活に取って代わるものではないが、高品質のマルチビタミンやマルチミネラルサプリメントを利用すればビタミンやミネラルの欠乏症を防ぐのに役立つはずだ。

研究と根拠

健康増進や病気予防、また疲労・PMS・不妊・高血圧など広範囲の症状の治療に栄養補助食品が果たす役割について、医学界や科学界が有力な証拠を蓄積しつつある。

注意

× 必要なビタミン及びミネラル量はわずかである。水溶性ビタミン（ビタミンBとC）は体内に残らないが、脂溶性ビタミンのAやDを大量摂取すると体内に蓄積する。これは特に妊娠中は危険である。大量のビタミンAは胎児の発達に有害だからだ。

発見された年	ビタミン	多く含む食品
1909	ビタミンA（レチノール）	タラ肝油
1912	ビタミンB1（チアミン）	米糠
1912	ビタミンC（アスコルビン酸）	レモン
1918	ビタミンD（カルシフェロール）	タラ肝油
1920	ビタミンB2（リボフラビン）	卵
1922	ビタミンE（トコフェロール）	小麦胚芽油
1926	ビタミンB12（シアノコバラミン）	レバー
1929	ビタミンK（フィロキノン）	アルファルファ
1931	ビタミンB5（パントテン酸）	レバー
1931	ビタミンB7（ビオチン）	レバー
1934	ビタミンB6（ピリドキシン）	米糠
1936	ビタミンB3（ナイアシンン）	レバー
1941	ビタミンB9（葉酸）	レバー

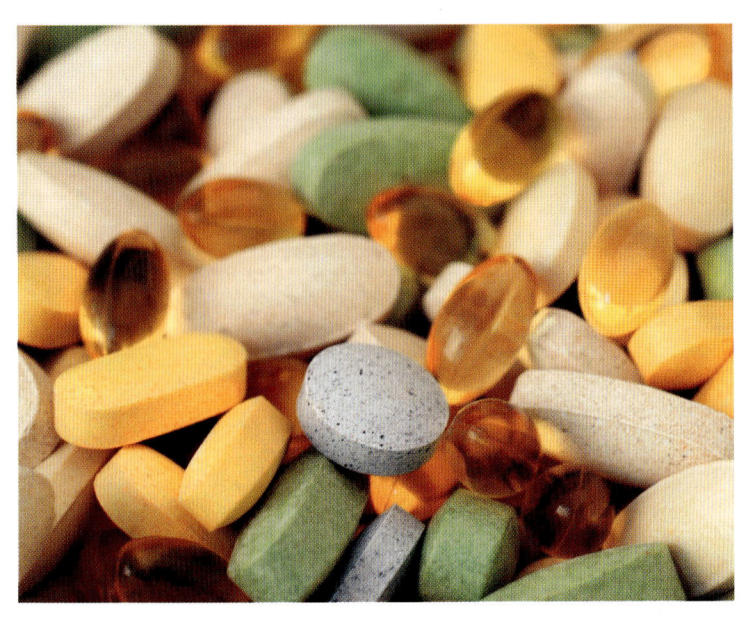

ビタミン ビタミン類は健康的な食事から取るのが一番だが、何らかの理由で食生活が不十分な場合はビタミンサプリメントが免疫系のサポートに役立つ。

スーパーフード

スーパーフードに興味がある場合は以下も参照。
- ビタミンとミネラル、p.146
- フードコンバイニング、p.148
- 断食とデトックス、p.150-151

"スーパーフード"は比較的新しい言葉で、1990年代後半あたりに使われるようになった。

必須のビタミンとミネラルを豊富に含み、常食される他の食品には

あまり見られない組み合わせの複雑な化合物を多く含有する食材を指す。

有名な例は数多いが、ホウレン草とリンゴもスーパーフードだ。

ホウレン草とリンゴ

スーパーフードの代表例はおそらくホウレン草だろう。活力を高める葉酸とマンガンに加え、健康を守ると考えられるフラボノイド類（"研究と根拠"を参照）も豊富に含む。

リンゴは免疫増強とアンチエイジング作用に優れる。特にビタミンCがヘルシーな皮膚と歯茎を作るのに有効だ。リンゴ1個で、1日あたりの推奨摂取量（RDA）ビタミンCの4分の1が摂取できる。またペクチンという水溶性繊維が含まれており、血中コレステロール値を低下させ消化系の機能を正常に保つのに役立つ。リンゴの炭水化物中の糖は血糖上昇率（GI値）が低い。低GI値の食品はゆっくりと消化され徐々に血中に吸収されるため血糖値が急激に上がらない。GI値が低い食品は体重コントロールに役立ち、糖尿病患者の血糖値の長期コントロールのサポートに用いられることも多い。

他の有名な例

よく知られるスーパーフードには、オメガ-3脂肪酸を含む油分の多い魚（シャケ・サバ・マグロなど）、ビタミンCを含むブルーベリー（生または冷凍もの）、セレニウムを含むブラジルナッツ、ベータカロチンを含むニンジン、リコピンを含むトマト（生または缶詰）、抗炎症化合物であるオレオカンタールを含むオリーヴオイル、レスベラトールを含む赤ワイン、そして最も強力な抗酸化物質だといわれるアリシンを含むニンニクなどがある。また毎日の生活で口に入るスーパーフードは豆類（乾物にするとコレステロールの低下に役立つ）、茶（緑茶または紅茶）、クルミ、オート麦などがあげられる。

研究と根拠

スーパーフードの持つ癒しのパワーを裏づける研究や臨床試験の数が増えつつある。日本の研究者I・クリヤマが2005年に発表した研究結果によると、例えばホウレン草に含まれるフラボノイド類はガン発生のリスクを減らす効用があるという。1997年、国立環境衛生科学研究所のM・P・ロングネッカーは果物と野菜（ニンジンやホウレン草など）及びビタミンAの摂取と乳ガンのリスク低下に関連性があることを発見した。他の研究でもブルーベリーやホウレン草などの食品が加齢に伴う運動学習能力や記憶能力の低下、神経変性疾患を予防・回復させることが示唆されている。例えば1998年、6ヶ月に渡るホウレン草の増補とラットの神経変性疾患における年齢の影響軽減が関連することを米国農務省が報告した。

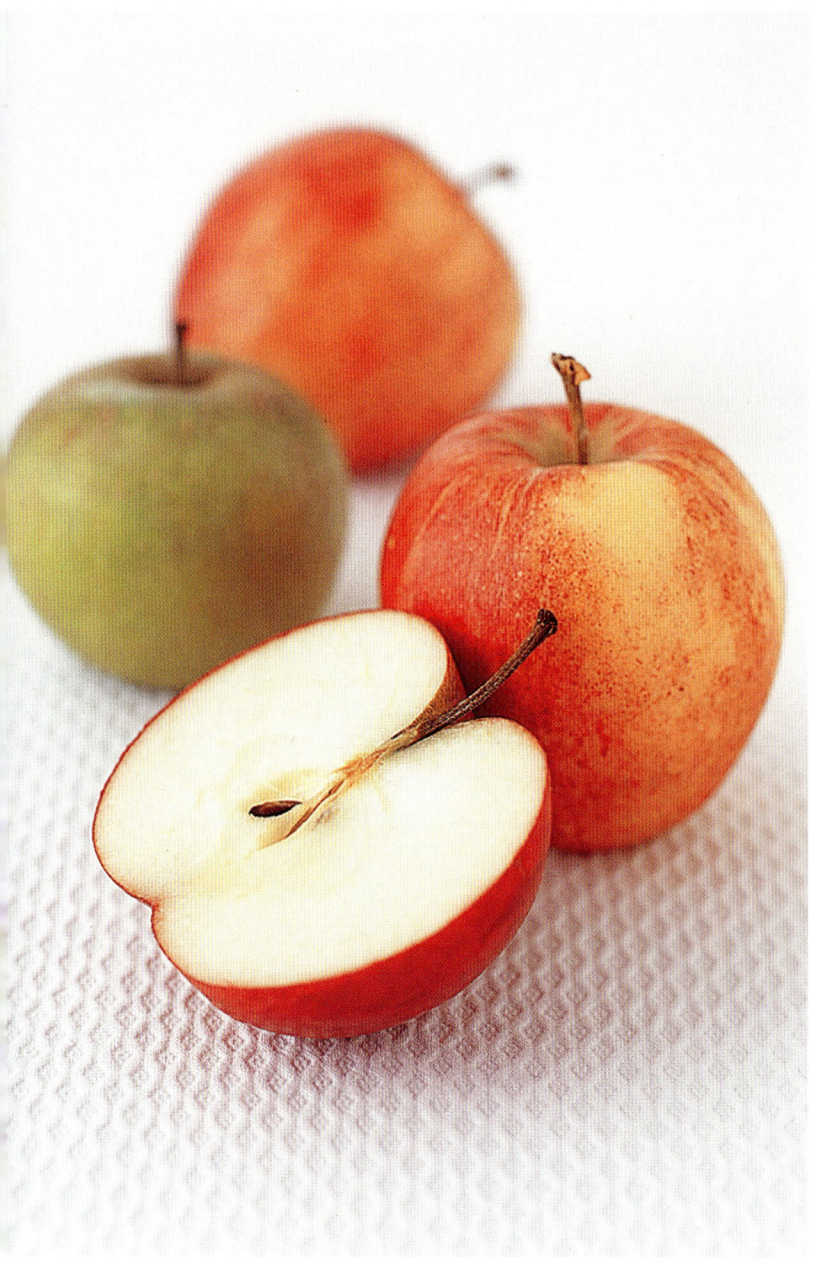

リンゴ ありふれた果物、リンゴはスーパーフードに分類される。ビタミンCの推奨1日摂取量の4分の1を含む。

フードコンバイニング

フードコンバイニングは種類の異なる食品の**食べ合わせ**と
摂取するタイミングの大切さを強調する食へのアプローチ法だ。
主唱者によれば**組み合わせがよくない**と健康上の問題・消化不良・
エネルギーレベルの低下・集中力の低下・抑うつが起こる人もいるという。

フードコンバイニングに
興味がある場合は以下も参照。
- ビタミンとミネラル、p.146
- スーパーフード、p.147
- 薬草療法、p.152-153
- 断食とデトックス、p.150-151

食べ合わせと食品摂取のタイミング

ニューヨークの医師ウィリアム・ハワード・ヘイ(1866-1940)は1920年代に酸—アルカリバランスダイエットを考案した。これに続きハーバート・M・シェルトン(185-1985)は1940年に『Food Combining Made Easy』を出版した。彼らの理論によると食品のタイプが異なると必要な消化酵素も違うため、ある種の食べ合わせは消化しにくくなるのだという。

フードコンバイニングの主要な"ルール"の1つが1回の食事で同時に炭水化物とタンパク質を摂らないことだ。パン・ポテト・米など炭水化物を豊富に含む食品は炭水化物分解酵素が必要で、肉・乳・卵・豆・ナッツ・種類などタンパク質を多く含む食品はタンパク質分解酵素が必要となる。ほとんどの人は種類の違う酵素をうまく分泌できるが、臨床経験からタンパク質—炭水化物を組み合わせると消化不良を起こす人もいることが示唆されている。

もう1つのルールは果物を単独で食べることで、その後別の食品を摂るときは最低20分ほど時間を空けてからにする。フードコンバイニングでは以下のように勧めている。

- 炭水化物と柑橘類を一緒に食べないこと。炭水化物を消化する酵素はアルカリ環境でのみ働くが、柑橘類の果物は環境を酸性にしてしまうため。
- 1度の食事でタンパク質と脂肪を同時に食べないこと。脂肪の消化には比較的長時間かかるため。特にナッツなど食品の中には脂肪が50%以上を占めるものもあり、この場合消化に数時間かかる。
- タンパク質と酸性食品(肉と柑橘類など)は一緒に食べないこと。酸性食品の酸がタンパク質の消化に必要な胃酸の分泌を抑えるため。フードコンバイニングの考え方によると未消化のタンパク質はバクテリアによる分解が起きて腐敗し、毒素が生成されるという。
- こってりしたデザートは食べないようにする。食事の後に口にすると消化管中に滞留してなかなか消化されず、発酵してアルコールと酸を生ずるため。

柑橘系の果物 フードコンバイニングの原理によると、レモンなど柑橘系の果物を炭水化物と一緒に食べるのは禁物。

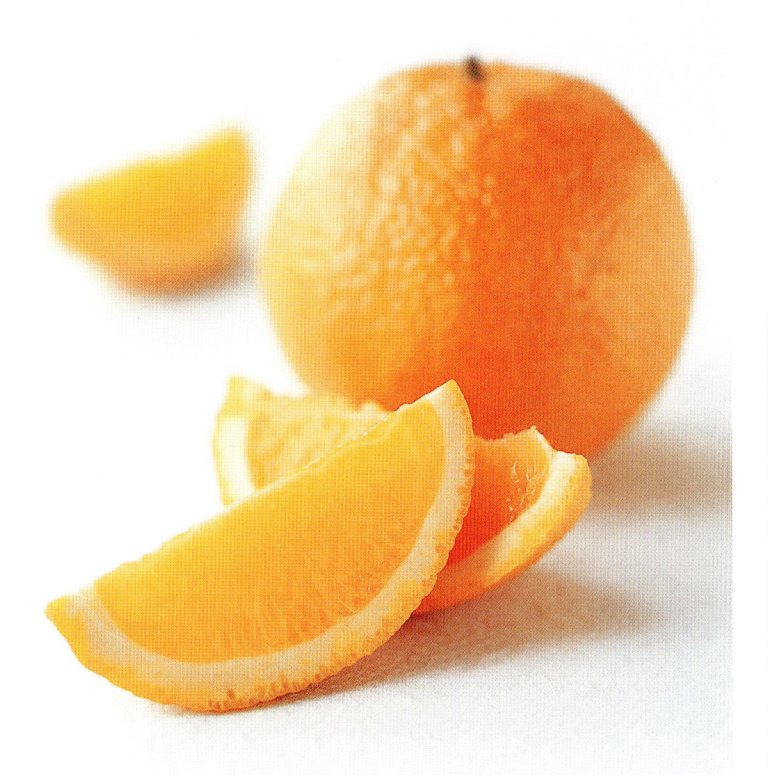

よくない組み合わせ

フードコンバイニングの支持者は"食べ合わせが悪い"と過敏性大腸症候群やアクネなどの刺激感応性や不調につながると考えている。食後に疲労を感じるのは一般的にいって食べ合わせが悪い印だという。

研究と根拠
調査研究ではフードコンバイニングの根拠として用いられる前提を支持する結果は出ておらず、今のところその有効性を示す臨床試験もない。しかしフードコンバイニングによって体力が向上しただけではなく、胃酸の逆流・鼓脹・胃痛など消化に関わる不調が改善したという証言も多い。

注意
× フードコンバイニングを始める前に栄養士またはかかりつけの医師に相談すること。栄養欠乏につながる場合もあるため。
× 子供にフードコンバイニングによるダイエットは勧められない。

マクロビオティック

マクロビオティックは日本で発祥した食事養生法であり、自然食品の摂取や食品をタイプで分けて最適のバランスを取れるよう細心の注意を払うことを重視する。アプローチ法はホリスティックなもので、支持者は摂取する食物と心身の健康及び充足感は強く関連しているという。

マクロビオティックに興味がある場合は以下も参照。
- ビタミンとミネラル、p.146
- スーパーフード、p.147
- 薬草療法、p.152-153
- 断食とデトックス、p.150-151
- 中国伝統医学、p.98-101

発祥

日本の思想家である桜沢如一（1893-1966）は東洋及び日本の民間医療を生かし、1950年代に道教的な健康法を自ら作り出した。この食・生活・癒しに関する"マクロビオティック"思想は欧米に広がって現在でも大きな影響をもたらしている。

ギリシャ語で"マクロ"は"大きい"もしくは"偉大"を、"ビオティック"は"生命に関する"を意味する。マクロビオティックという言葉は生命を広い視野で見る、食生活の重要さなどを示す、もしくは食生活が寿命を延ばすという意味で生まれたと思われる。マクロビオティックの根本原理はインカ国や中国漢王朝（BC206-AD220）など多くの長命の伝統文化にも現れているという。

自然食品

マクロビオティック食は脂肪分が少なく複合炭水化物と食物繊維が多いのが特徴である。地元で取れた旬の自然食を食べるのが望ましいとされる。マクロビオティック食の主食は穀物――米・大麦・小麦・ライ麦・オート麦・キビ――で、最低でも全体の70%を占める。豆類や海草類、地元産の果物や野菜も重要だ。砂糖などの極陰とされる食品や、塩や肉などの極陽とされる食品は一切摂らないようにする。

マクロビオティックでは"どのように"食べるかも取り上げ、食べ過ぎない、緊張状態で食べない、よくかんで食べることなどを勧めている。

ホリスティックなアプローチ

マクロビオティックの思想では、食品と食品の質が心身の健康や幸福感に強く影響するとされる。マクロビオティックで用いられる指針は陰陽だ。これは万物の中に補い合う両極があるという思想で、食生活でもバランスが取れていれば心身の健康が強く実感できるという。他にも全粒穀物を主食にする、食品は一物全体かつ自然で未精製なものがベスト、地元産の旬の食材がベストなどの指針がある。マクロビオティック的なライフスタイルは定期的な運動をするということでもあり、また世界や自然環境、あらゆる生命を重んじ敬う指針から導かれるポジティブな効果を受け取ることでもある。

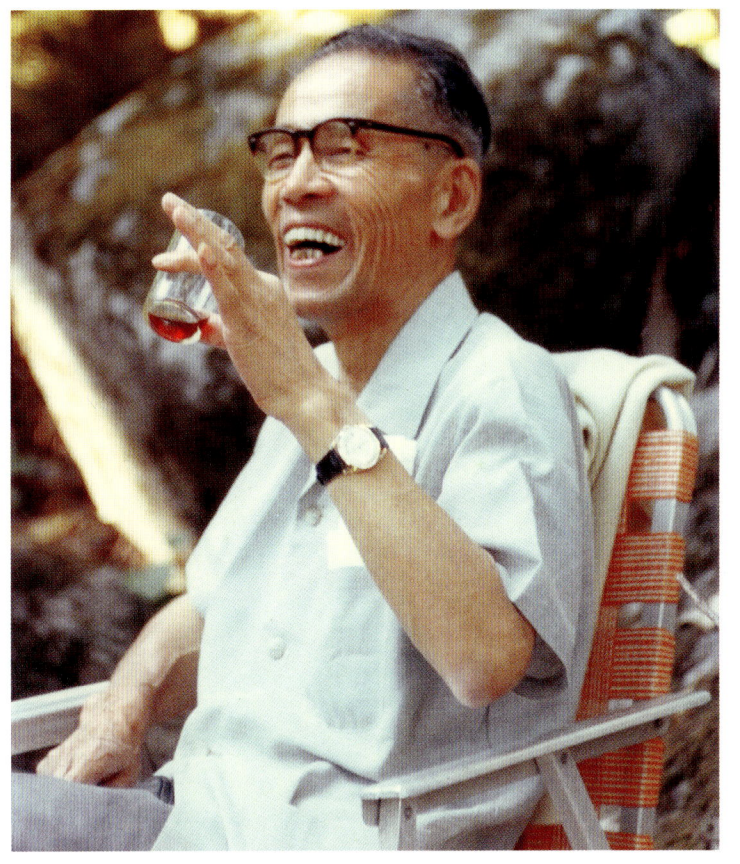

桜沢如一 1950年代に桜沢如一が考案したマクロビオティック食は、最近健康食品店が増えて行いやすくなった。

研究と根拠

米国ニューオーリンズのチューレーン大学で行われ1993年に発表された研究によれば、全粒穀物と野菜を中心に、飽和脂肪・赤身肉・保存食肉が占める割合を低く抑えるマクロビオティック食はガン予防に効果的であることが証明されている。

注意

× マクロビオティック食を始める前に栄養士またはかかりつけの医師に相談すること。栄養欠乏につながる場合があるためだ。

断食とデトックス

断食のメリットは消化系を休ませ、食べ過ぎまたは不健康な食生活を送ると蓄積するとされる健康上よくない"毒素"を排出することだ。デトックス法には他にも**リバークレンズとキドニークレンズやコロニクス**（結腸洗浄法）などがある。**コロニクスの効果**については多数の事例証拠があるが、研究はあまりされておらず科学者はその効用について未だ確認中である。

断食とデトックスに興味がある場合は以下も参照。
- ナチュロパシー、p.144-145
- 薬草療法、p.152-153
- マクロビオティック、p.149
- ビタミンとミネラル、p.146
- スーパーフード、p.147
- 巡礼と内観、p.298-299

断食の効用

　宗教上の目的で断食を行う理由は肉体の必要性の否定である。キリスト教やユダヤ教、東洋の宗教など多くの宗教がスピリチュアルな純化のために、そして肉体的な悩みから神性へと目を向けるために昔から断食を用いてきたし今もそれは同じである。長期に渡る断食は変性意識状態を促すこともあり、これを祈りや瞑想を行ったりヴィジョンを得たりする一助ととらえる伝統もある。

　代替医療のプラクティショナーによると、呼吸の際に吸い込む公害物質や、摂取する食品や水に含まれる化学物質が徐々に毒素として体内に蓄積していくという。私たちの身体は時折この毒素を血中に放出するが、その時に身体は"低調"期となり頭痛や抑うつなどに悩まされるわけである。主唱者によれば断食は身体がこの低調期をより速やかに、またそれほど不快感を覚えずに乗り切るのを助ける安全な方法だという。定期的に断食を行う人は、消化系を休ませて毒素の排出を早めるため血行をよくし、免疫力とスタミナを増強すると主張する。水やブロススープ、ジュースのみを摂取する液体断食を主に行う人もいる。また短期の果物断食など特定の食材または1種類の食材のみを摂る"単品"断食もあり、この場合は果物とジュース、または玄米のみを口にする。一番一般的な断食は水以外の全ての飲食物を断つものだ。

　ナチュロパシーでは高脂肪食品・赤身肉・砂糖分の多い食品・加工食品など酸を生成する食品を摂りすぎると疲れやすくなり健康を損ないかねないとされる。そのためこの種の食品を避ける断食が多い。

リバークレンズとキドニークレンズ

　口にした食品は消化によって分解された後に腸の周囲に張り巡らされた血管内の血液中に吸収される。この血液が肝臓を通る過程で消化による副産物が安全な物質に分解され、腸と腎臓から体外へと排出される。

　栄養専門家は、肝臓が質の悪い食生活・ストレス・過度の飲酒などで負担を受けると消化による副産物を処理しきれなくなり、毒素が血中を巡る結果になると考えている。すると疲労感や抑うつが起こり、健康が損なわれて、場合によっては体重増加につながるという（肝臓は脂肪の代謝にも関わっているため）。

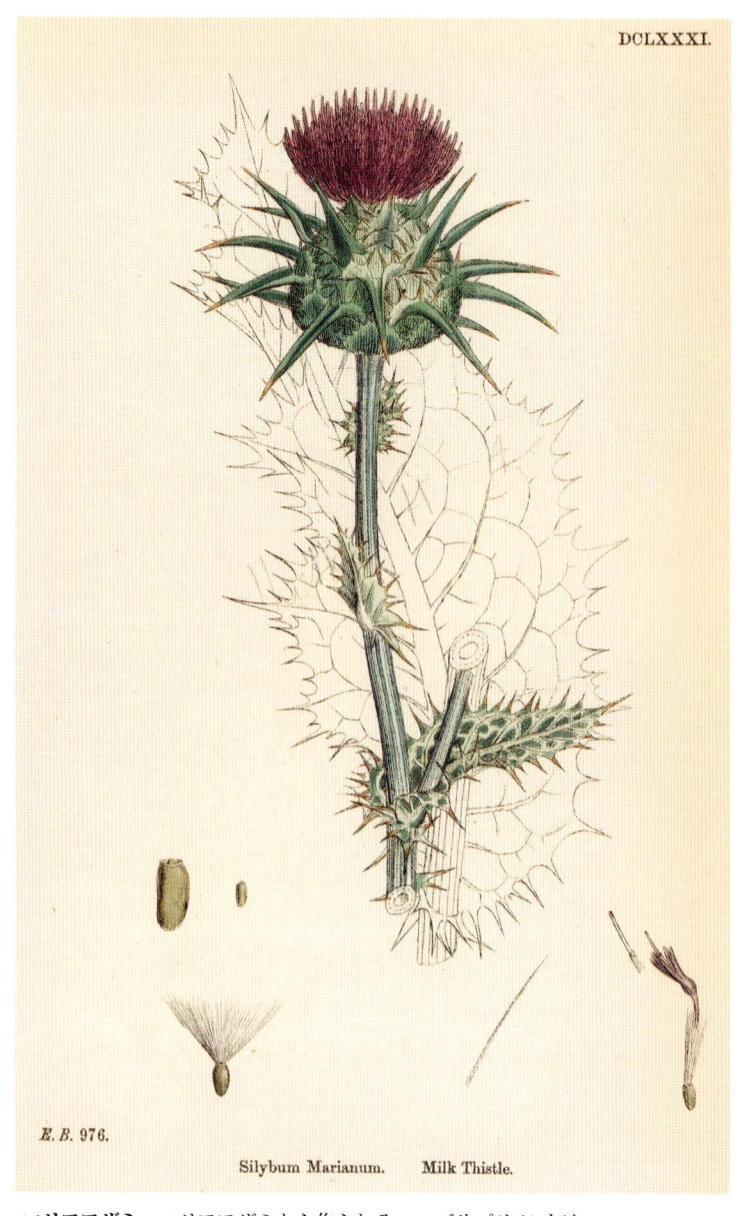

マリアアザミ　マリアアザミから作られるハーブサプリメントは肝臓細胞の働きを増強するといわれる。

健康的な肝臓への第1歩は健康的な食生活だが、リバークレンズを勧める栄養療法士もいる。これは数日間高タンパク食品を控える方法で、赤身肉は避けて油分の多い魚・ナッツ・種を1日2-3回食べるなどヘルシーなタンパク質を少量摂取する。またオレンジ・ベリー類・キウィフルーツ・ペッパー・濃緑色の野菜・緑茶・小麦胚芽など肝臓を増強するビタミンCとEを豊富に含む食品を積極的に摂る。ハーブサプリメントであるマリアアザミも肝機能を高めると考えられている。

腎臓は毒素・老廃物・余分なナトリウムを血液から濾過して尿中に排泄する。塩分の多い食事は腎臓に負担をかけるためキドニークレンズを勧める栄養専門家もいる。キドニークレンズを行うには、塩分摂取量を減らし、水をたくさん飲み、スイカなど天然の利尿効果を持つ食品を摂る。また赤身肉やチョコレートなど腎臓に炎症を起こすような食品を減らす。イチョウは腎臓への血流を増やすといわれるハーブサプリメントである。

コロニクス（結腸洗浄療法）

毎日数回排便する人もいれば数日間通じがなくても特に害がない人もいる。実は便秘かどうかを決めるのは回数よりも便の固さなのである。便秘は通常であれば食物繊維の摂取量を増やし、つとめて水を飲むようにし、定期的に運動することで対処できる。"自家中毒"とは、大腸内で排泄物が滞ると毒素が形成されて再吸収され、これが健康を損なって疲労感や慢性の体調不良の原因となるという理論だ。この理論は完全に裏づけられたわけではないが、コロニクスは毒素の体外排出を促すように考えられている。洗浄の際はゴムチューブを直腸内に76㎝程挿入する。1度に数リッターほどの温湯をチューブから注入・排出する。温湯にプロバイオティックハーブやコーヒー、その他の成分を加える場合もある。

コロニクスの効用

腸洗浄は早くも古代のエジプトや中国、インド、ギリシャで行われていたようである。19世紀にはヨーロッパのスパで多少の普及を見、現代は全体的な健康増進と様々な症状改善のために行われている。

腸洗浄の支持者によると、気持ちが明るくなり免疫系がうまく調節されて毒素が排出されるという。腸洗浄は腸内フローラ（腸内に通常住んでいる細菌叢）と老廃物が免疫系に影響を及ぼし、消化管以外の病気を引き起こすという理論を下敷きにしている。老廃物を洗い流すことで効果が得られるのだという。

研究と根拠
デトックス法の多くについて、その効用を支持する臨床試験による証拠はほとんど、または全くない。

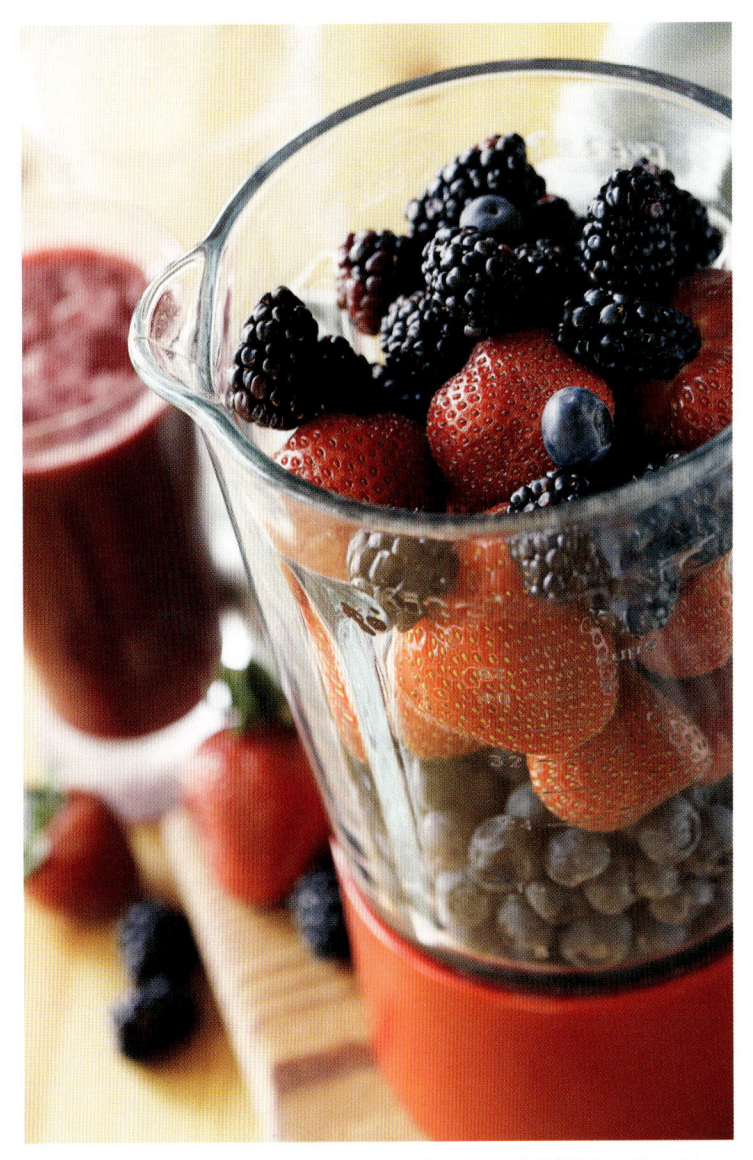

ジュース　フルーツジュースとスムージーはビタミンCの供給源として優れる。短期の果物断食の一環として飲むのもよい。

注　意
- **断食**　単品断食は数日以上行ってはいけない。またかかりつけの医師の診断・許可を受けずに行うのも禁物である。治療中の人、基礎疾患がある人、妊娠中の人は特に前記の点に注意すること。断食を続けると命に関わることがある。
- **コロニクス**　コロニクスは一般的に高額で、不快感を覚えたりもする。また器具がきちんと殺菌されていないと危険である。深刻な感染症の発生の他、腸穿孔による死亡や水分過剰摂取と電解質バランス不均衡による心臓麻痺も数ケース報告されている。妊婦または炎症性腸疾患者、痔疾患者はコロニクスは避けること。コロニクスを行っても安全かどうか分からない時はかかりつけの医師に相談を。病状を問わずほとんどの医師はコロニクスを勧めないが、場合によっては下部結腸をきれいにする浣腸が適切なこともある。

薬草療法

薬草療法は植物に含まれる天然の物質を利用して様々な軽い不調を治療するもので、多くの**古代の伝統**が取り入れられてきた。

ハーブには身体に生理的な影響を及ぼす強力な化合物が入り混ざった状態で含まれている。

多くの調合薬はハーブから抽出した成分を用いているが、

製薬会社はハーブの**活性物質**を単離して薬品のベースに用いる。

しかし薬草療法では**全草**を用いる方が広範囲の**健康効果**が得られるとされる。

薬草療法に興味がある場合は以下も参照。
- アーユルヴェーダ、p.94-97
- 中国伝統医学、p.98-101
- ビタミンとミネラル、p.146
- スーパーフード、p.147

古代の伝統

伝統的な薬草療法の系統はいくつも存在し、長年の間に手法や知識を取り入れ合っているが、主に3つの系統に分類できる。古代ギリシャとローマ、中世の医療をベースにした西洋のハーブ療法（アラビア医学も含む）、インド亜大陸のアーユルヴェーダ医学とユナニー医学、そして今も医師が昔から伝わる薬草の効能の原則を守っている中国伝統医学である。西洋のハーバリストは伝統的な薬草療法と同様に成分と既知の生理的効果に基づいてハーブを処方するのが普通だ。しかし東洋の伝統的な薬草医のアプローチは全く異なり、病気は気の流れが乱れた結果であり、適切な薬草によって調和を取り戻すことができるという考え方に基づいて治療する。

注 意

- ハーブ製品を使う前にかかりつけの健康管理医にチェックを受けること。処方薬を使用している場合はもちろん、市販の薬やビタミン剤を服用している場合も同様である。他の薬剤と干渉するハーブ薬は多い。またアレルギーも含めて自分の既往歴を健康管理医に知らせておくこと。
- 腹部疝痛・異常な出血またはあざ・脈拍または心拍の変化・視界の変化・めまいまたは失神・脱毛・幻覚・集中力欠如またはその他の変化、蕁麻疹・かゆみ・発疹などその他のアレルギー症状、食欲喪失・急激な体重減少などの症状が起こった場合は速やかに健康管理医に連絡すること。
- 手術を受ける際は最低でも2週間前から使用を止めるこ。麻酔と干渉して心臓及び血管の問題を起こす恐れがある。
- 妊娠中及び授乳中はハーブ薬を控える。妊娠可能年齢の女性はハーブ薬を摂る前にバースコントロールに影響がないかどうかチェックすること。
- きちんとした医師の監督を受けない限り、子供や青少年にはハーブ薬を使わないこと。
- 心臓病や出血性疾患など深刻な病気または深刻な病気の可能性がある場合はハーブ薬を使わないこと。

活性物質と全草

おそらく現代の薬剤の4分の1は植物にルーツがあるといえるだろう。アスピリン・キニーネ・モルヒネ・ジギタリスは古くからある例だ。しかし最近になって開発された抗ガン剤も元々は植物から抽出されたものだ。例えばビンクリスチンはマダガスカル島のツルニチニチソウから得られる。ただし多くの薬剤がハーブ由来といっても現代の製薬会社は植物またはハーブの"活性物質"のみを純粋な形で取りだして薬の基剤にしている。対照的にハーバリストは全草を用いる。

全草を用いる大きなメリットは副作用がない、もしくはごくわずかだということだ。例えばキツネノテブクロ（*Digitalis purpurea*）は心臓病にはるか昔からハーバリストが用いてきた。現在科学者はキツネノテブクロの主成分（ジゴキシン）を抽出して用いるが、そうやって作られた薬には中毒の恐れがある。一方全草を用いれば中毒が起こるまで時間がかかるため、危険が及ぶ前に発見できる。

ハーブと薬物の相互作用の可能性も考慮すべきだが、今のところほとんど研究が行われていない。例えば薬用ニンジンは比較的無害だが、処方薬ワルファリンの抗凝血効果を高める場合があり、自然にあざができたり特発性出血を起こしたりすることがある。

研究と根拠

ハーブ薬は様々な症状に処方されており、抑うつ・不妊・記憶障害・ホルモンバランスの乱れ・ストレス・不安感など多くの症状に効果的かつ有用であることを示唆する科学的証拠が積み重ねられつつある。例えばセントジョーンズワートは軽度の抑うつに、イチョウは認知症に、ソーパルメットは良性の前立腺肥大の対症療法に、ホースチェストナット種子抽出物は慢性静脈不全に用いられる。ただし英国と米国では未だハーブは薬としての規制を受けていず、現在は栽培法と製造法に起因する許容しがたい品質のばらつきがある。

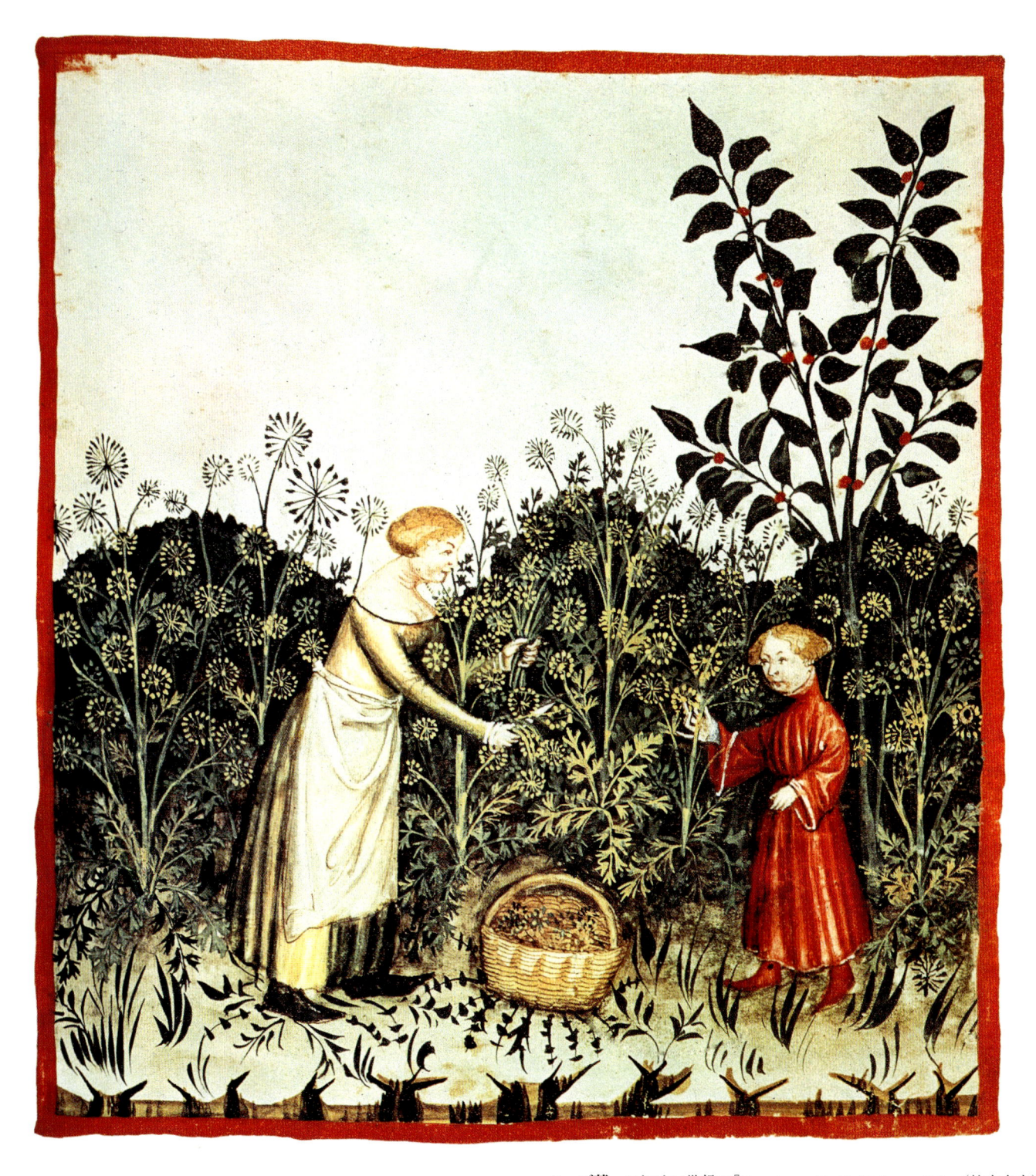

健康効果

　薬草療法のねらいは身体の器官系を強化して健康を取り戻せるように促すことだ。ハーブ薬は生または乾燥させたもの、もしくは錠剤や液状のもの（チンキ・ジュース）がある。経口・吸入して用いる他、皮膚に塗布する場合もある。

　どの薬も同様だが、ハーブ薬が得意とする症状がある。ハーバリストによるとハーブ薬がよく効く症状には風邪・消化不良・頭痛・疲労感・抑うつ・リウマチ・関節炎・皮膚の不調・貧血、また多くのホルモン・月経・更年期・妊娠に関する不調などがあげられるという。またハーバリストはハーブ薬は予防薬にもなると主張する。

　薬としての役割の他、ハーブ薬の中にはニンニクやアスパラガスなど食材として用いられるものもある。これらはヘルシーな食生活の一環としてビタミンやミネラルの供給源となる。

ハーブ薬　これは14世紀の『Tacuinum Sanitatis in medicina（健康全書）』（アラビアの健康学書のラテン語版）の彩飾。中世の女性と子供が薬の材料となるハーブを採集しているところ。

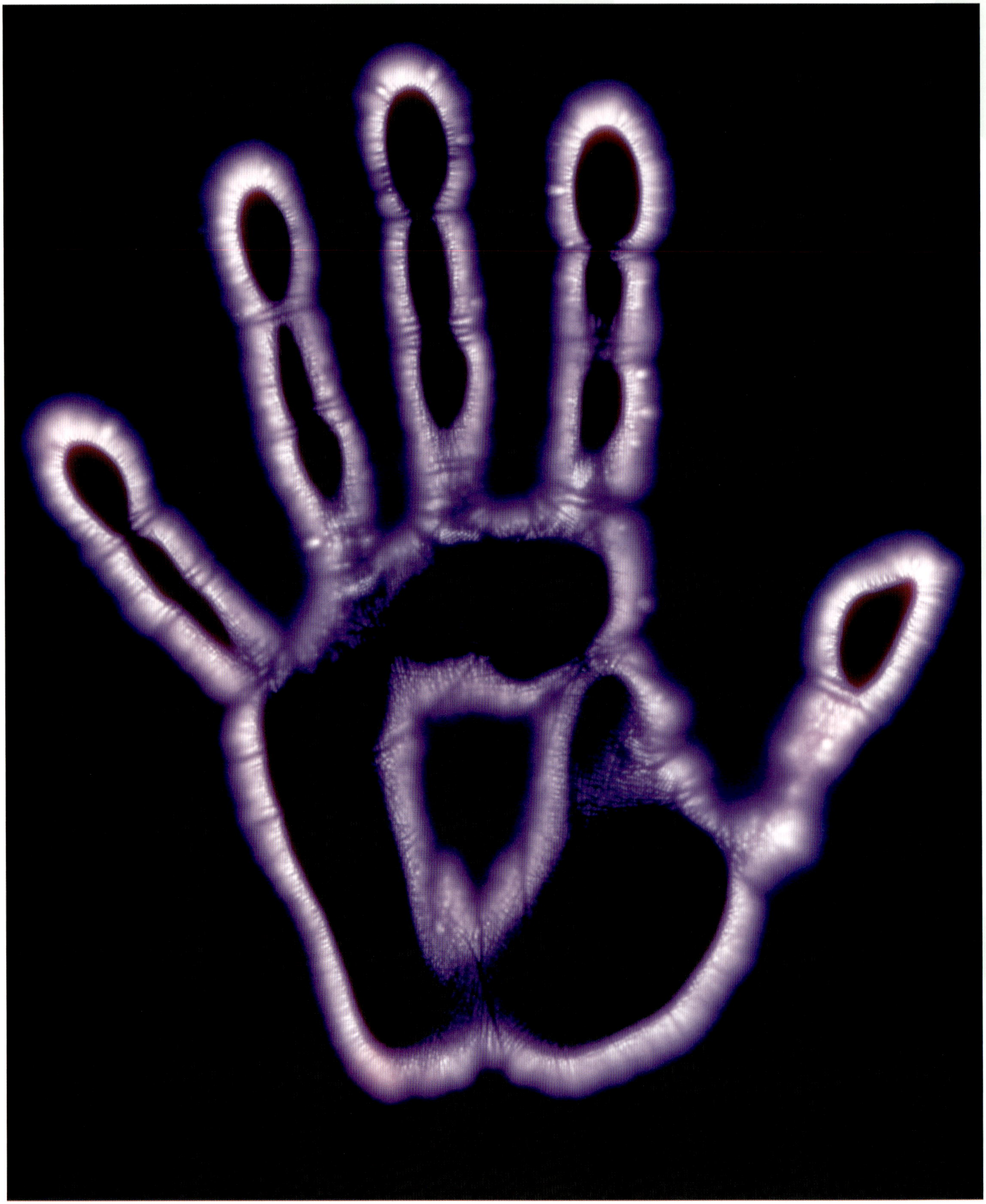

エネルギーセラピー

万物は特定の形で振動する原子と分子から成り立っている。電磁エネルギースペクトル上で光・電波・X線を分けるのも周波数の違いである。これは科学的事実なのだが、何やらかえって物質とエネルギーがもっと不可解に思えてくる。しかしエネルギーセラピーの背景にある考え方はさらに不可解だ。この分野で働くセラピストは、エネルギーは物質界だけのものではないととらえている。思考や思いはフィジカル体(ボディ)に振動パターンを作り出し、非物質的なエモーショナル体・メンタル体・スピリチュアル体という"エネルギー体"を生み出すというのである。さらに様々なエネルギーはこれらの"体"(ボディ)間を自由に透過でき、ある体のエネルギーは他の体の状態に影響を及ぼすという。この体同士が情報を伝えあっているような概念をどう受け取ればよいのだろうか。

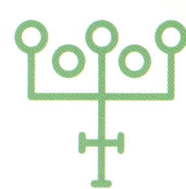

かつて科学は身体(ボディ)と精神(マインド)を別個の存在として研究していた。現在は身体と精神相互のやり取りを聞き取るテクノロジーがあり、今やマインド・ボディの相互作用を示す科学的証拠は数多くある。ストレスがどのように免疫力を低下させるか、感情がどんな風に身体にまず表れて脳に影響するか、そして瞑想がどのようにポジティブな感情に関連する脳中枢の働きを活発にするかまで明らかになっているのだ。しかし科学によってこの結びつきが裏づけられるはるか以前から、人々は身体・精神・感情・スピリットが互いに関連し合っていることを感じ取っていたのである。

生命力

生命力すなわち"アニメーティングエネルギー"は大半の補完療法に共通している概念だ。流派が違えばこの力につけられた名称も異なるが——気・プラーナなど——中核となる考え方は同じだ。生命体は特殊な"エネルギー"を持っており、それが肉体に生気を与え、身体と精神を結びつけ、感情・思考・創造性を活気づけているというのだ。中国伝統医学における気はもっと大きな情報の流れの一部としてとらえられており、自然を通してその働きを目にできるとされる。つまり気は生物だけに存在するのではなく、普遍的エネルギーの一端なのである。これは多少なりとも"科学的"だろうか。もちろん否だ。

キルリアン写真 キルリアン写真は人間が"オーラ"を出している証拠だという人もいる。

ビッグバン以来星々と太陽系がゆっくりと形成され、はかりしれない年月をかけて進化を重ねてきたことを私たちは知っており、その経過に照らしてみると、宇宙には複雑な統一体を作る不思議な能力が備わっているという事実はもはや否定できないようだ。科学がこの複雑なメカニズムを理解しようとすればするほど、宇宙に知性が組みこまれているからこそ生命が生命体として1つに統合されているのではないかという解釈も突飛ではないように思えてくる。これからはおそらく"生命エネルギー"という概念を、広大な情報の海——それが物質に流れ込むことで生命が生命として組織化される海——のメタファーとしてとらえ直さねばならないのだろう。ここではエネルギーを事実ではなく概念として語っていく。

全人

補完医療はこの生命エネルギーがどのように身体を流れるかを説明し、そして病気はこの流れがブロックされたりバランスを崩すことで起こると考える。この働きがうまくいっていれば回復力があり、病気になっても元の状態に戻ることができる。しかしストレスに過剰適応したり緊張が生命力に負担を強いたりすると、また生命力に過負荷がかかったり何らかの原因(環境的要因・質の悪い食生活・トラウマ・ストレス・公害・睡眠不足など)で衰弱したりしていると、全人——精神・身体・スピリット——が平衡を失う。ということは、もしこの種の変化を敏感に感じ取ることができれば、実際に病気になるはるか前に不調和やバランスの乱れを察知できるはずだ。従って精神・肉体・スピリットはどれ1つとして心身の健康に欠かせないわけであり、ホリスティックなアプローチによる治療はこの3つが治癒プロセスをサポートするように動員すること、ということになる。

セラピーとしてのエネルギー

肉体が"エネルギー"であるのなら、"エネルギー"を用いて体内の"エネルギー"の流れを促すトリートメントが効くはずという考え方なのだ。科学的ではないが、エネルギーセラピーでは波動を前提として働きかけるという。クリスタル・水・天然の物質から作られたホメオパシーのレメディ・色・音・光の助けを借りて私たちの精神と身体の波長を変えるのである。またエネルギーの流れを検知してバランスを正すというセラピーもある。このセクションで扱うセラピーはどれも科学ではなく触診もしくはマニピュレーションできるものに基づいており、私たちに本来備わっている自然治癒能力を高めるツールとして用いられる。

アロマセラピー

アロマセラピーという言葉は文字通り解釈すると"香りを使った治療"という意味で、1920年代にフランスの化学者ルネ＝モーリス・ガットフォセが考案した。花・ハーブ・葉や茎・木・スパイスから抽出したエッセンシャルオイルでセラピー効果をもたらすのが目的である。ハーブによる治療の分派として発達し、アロマセラピストは**薬理的・生理的・心理的**にアロマセラピーが有効だと考えている。**エッセンシャルオイル**はそれぞれ特有の性質と特徴を持つといわれ、特定の不調や感情に関わる問題に有効だとされる。

アロマセラピーに興味がある場合は以下も参照。
- 薬草療法、p.152-153
- フラワーエッセンス、p.158-159
- スウェディッシュマッサージ、p.120-121
- チャクラとオーラ、p.172-173

香りを使った治療

アロマセラピストによると植物にはそれぞれその種類の植物独特の生命力（エネルギー）が備わっており、アロマセラピーは植物の香りの元となっているエッセンシャルオイルを抽出してこのエネルギーを利用するものだという。オイルは葉・花・果実・木部・樹皮・根から抽出される。天然の化合物でもあり一般的に調合薬より組成が複雑だ。しかしゆっくりと作用し、より深遠な癒しをもたらすとアロマセラピー界では考えられている。

ガットフォセ博士（1881-1950）がその力を発見したのは全くの偶然だった。ひどい火傷をした手にとっさにラベンダーオイルをつけたところ、水ぶくれや感染症も起きず、傷跡も残らずに速やかに治ったのである。そこから彼は他の植物のエッセンシャルオイルが持つ薬効も研究してみようと思い立った。

薬理的・肉体的・心理的効果

エッセンシャルオイルは体内で薬理的・生理的・心理的側面と3つの経路で働きかける。薬理作用のある物質としてオイルの化学成分が合剤のように作用することもある。オイル分子が経皮吸収されて血流に乗り、全身の各部に運ばれるのである。

アロマセラピーで語られるエッセンシャルオイルの生理的効果とは、身体の様々な機能にオイルがどう影響するかということだ。例えばブラックペッパーやジュニパー、ローズマリーなどのオイルは筋肉と関節を温め発赤させる効果があるとされ、関節炎に伴う痛みに効果が期待できる。バジルやカモミール、ペパーミント、カルダモンなどのオイルは"駆風"作用を持つとされ、消化系を落ち着かせる効果があるという。現在でも多くの処方に用いられている。

またエッセンシャルオイルの香りには特有の心理的効果があるという。人間の嗅覚の一部は鼻の中の神経受容体が担っており、この受容体が香り分子を電気インパルスに変換する。このインパルスを嗅神経が脳、特に辺縁系に伝える。辺縁系は嗅覚に関する処理だけではなく感情や長期記憶にも関連する部位だ。動物は人間よりも嗅覚に頼る割合がはるかに高いが、時に香りが理性を飛びこえて強力に記憶を呼び覚まし、

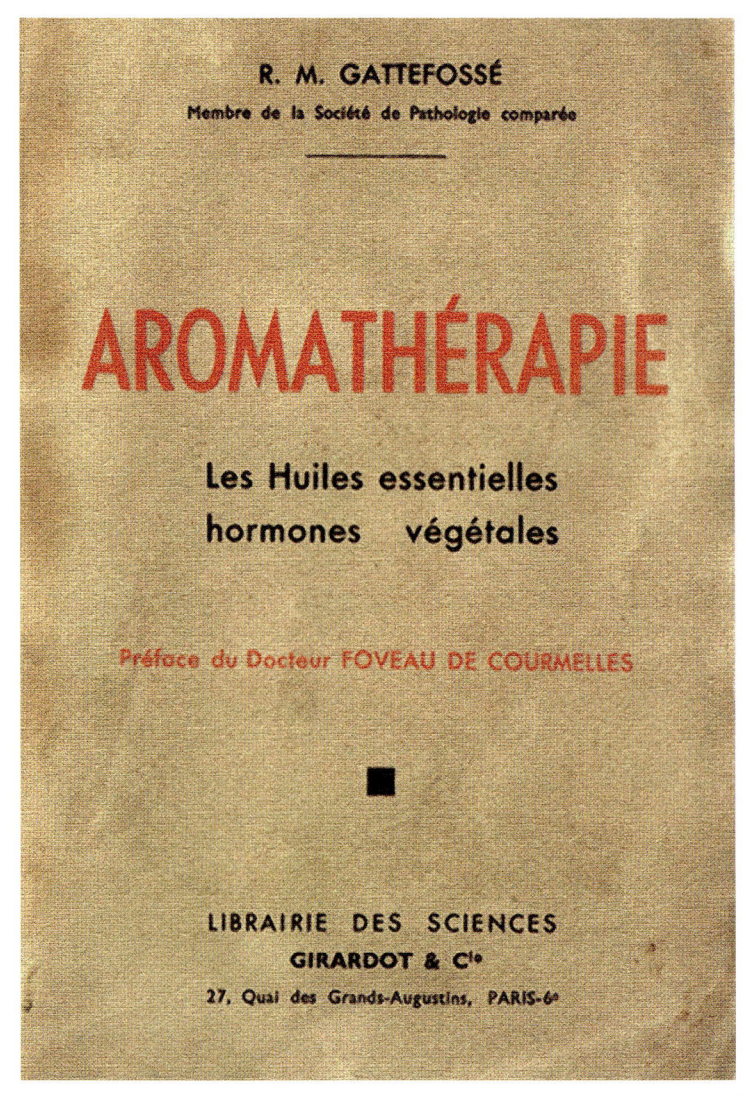

アロマセラピー "アロマセラピー"という言葉は1928年に芳香植物のオイルを用いて心身を癒す科学の名としてフランスのルネ＝モーリス・ガットフォセが作り出した。また彼がアロマセラピーについて取り上げて大きな影響を及ぼした本の題名でもあった。

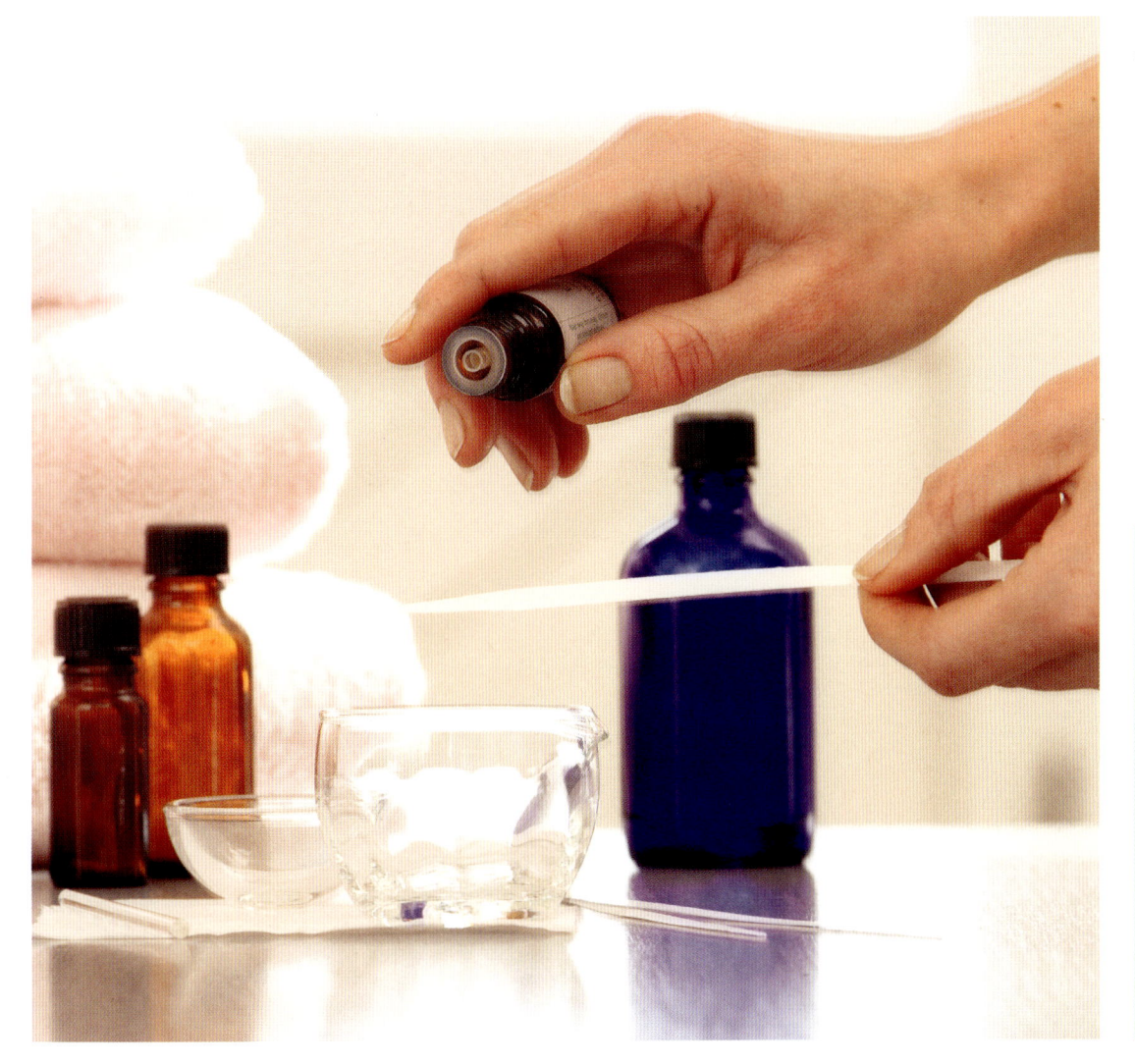

エッセンシャルオイル 種・花弁・根・樹皮・果皮・ベリー・葉など植物の様々な部位からそれぞれオイルが取れる。価格は材料のコストとオイル抽出に必要な量に左右される。

研究と根拠
Natural Standardが行った科学的証拠の体系的な検討（補完・代替医療トピックに対し科学的根拠に基づいた検討を行う国際的な共同研究）により、アロマセラピーは短期間不安を軽減するという結論が下された。また気管支炎を防ぐ効果が期待できるオイルもある。ティートリーオイルはアクネを緩和することが分かっているし、ティートリーとユーカリオイルが抗バクテリア及び抗炎症効果を備えていることを支持する強力な証拠もあると思われる。

おそらくは特別な感情をかきたてる理由を説明する糸口はここにあると思われる。香りにはリラクゼーションを促すようなものもあるし、覚醒したり精神が鋭敏になると感じられるものもある。

エッセンシャルオイル

アロマセラピーでは150種類ほどの抽出オイルが用いられている。それぞれ独特の香りを持ち、多様な化学成分を含んでいる。いずれも程度は異なるが消毒効果があり、抗炎症・鎮痛・うっ血除去・鎮けい・抗バクテリア・抗うつなどその他多くの作用も備えている。どのオイルもそれぞれ性質に特徴があり、例えば刺激またはリラクゼーション、リフレッシュ作用があるオイルなどとして分類される。

オイルが体内に吸収されるには20分-数時間ほどかかる。しばらくするとオイルは体外に排出される。大抵は呼気の中に放出されるが、尿や便、汗とともに排出されるものもある。オイルには様々な用途があり、マッサージ・入浴・スチーム吸入・クリーム・ローション・シャンプー・うがい剤・マウスウォッシュ・温湿布及び冷湿布などに用いられる。キャンドルに垂らす方法もあるし、ラジエーターや気化器などの熱源を用いて拡散させるやり方もある。気化器はオイルを揮発させて空中に広めるためのものだ。

オイルの希釈

マッサージなどに用いる際は事前にスイートアーモンドまたはグレープシード、オリーブ、アプリコットカーネルなどのキャリアオイルで希釈しておく。水もしくはアルコールに加える方法もある。例えばマッサージオイルを作るにはグレープシードオイル75㎖にエッセンシャルオイル10滴を加える。ルームスプレーとして使う場合は真水400㎖に15滴加える。湿布用にはボウル1杯の温湯または冷水に1-2滴たらす。浴槽の湯には5-10滴加える。ティートリーやラベンダー、サンダルウッドなど、皮膚のごく狭い範囲ならば、局部的な治療として原液で塗布できるオイルもある。セラピー作用を組み合わせるためオイルをブレンドすることもある。

注意
× 天然物を材料にしていないエッセンシャルオイルもある。例えば安価なラベンダーオイルは化学的な方法で合成されている。妊娠中は使えないオイルもあるし、薬を服用している場合や特定の病気にかかっている場合に利用できないものもある。どんなエッセンシャルオイルでも事前に必ずラベルをチェックし、1回に数滴のみ使うこと。

フラワーエッセンス

フラワーエッセンスは精神(マインド)・身体(ボディ)・スピリットを癒す穏やかなヒーリングセラピーの基礎となるものだ。ボトルに入ったエッセンスは植物の**波動**が転写されていて、不健康の原因であり産物でもある**ネガティブな感情**のバランスを取ることができるという。フラワーエッセンスセラピーで特に有名なのは**バッチのフラワーレメディとオーストラリアン・ブッシュフラワーエッセンス**だが、南アフリカや米国生まれのエッセンスも人気を得つつある。

フラワーエッセンスに興味がある場合は以下も参照。
- ホメオパシー、p.160-161
- クリスタルヒーリング、p.166-167

よい波動

フラワーエッセンスは花弁を水に浸して太陽に当てることで作られ、花のエネルギーの波動が転写されているという。エッセンスには植物の物質的なエキスは入っていないため、ハーブやエッセンシャルオイルとは違って生化学的に働きかけるわけではない。エッセンスには植物の生命エネルギーが含まれており、それがホメオパシーのレメディと同様に身体自身に備わっている治癒プロセスのスイッチを入れるという考え方なのである。

ネガティブな感情

エドワード・バッチ博士（1886-1936）は外科医にして病理学者、そしてホメオパシー医でもあった。同じ病気の患者が同様の感情を持っていることに気づいた彼は、ネガティブな感情こそ深部にある不調和が形を取って現れたものであり、その不調和が病気の素因となっていると結論づけた。そこで7つの基本的なネガティブな状態を割り出し、英国に自生する花や木から12種類のエッセンスを作ったのだった。

私たちが誰かを傷つけたり自分の奥底の性質に反した行動を取ったりすると、一番基本的な長所をゆがめてしまうとバッチはとらえた。すると勇気・愛情・平静さ・謙虚さ・力強さ・思いやりが所有欲・恐怖・優柔不断・抑うつ・短気・残酷さ・憎悪などのネガティブな性質に転じてしまう。これらのネガティブな感情が精神と免疫系の両方を弱めて不健康な状態につながるというのである。バッチ博士は彼のフラワーエッセンスが病気の根源に届いて感情的な健康を改善し、それによって肉体的な健康も回復できると考えたのだった。

フラワーエッセンスは苦境にある時にサポートしてくれるといわれる。プラクティショナーはくり返される行動パターンを変え、病気の前兆であるネガティブな感情を改善するのに役立つと主張する。フラワーエッセンスは人間にも動物にも安全で、年齢や健康状態を問わず使える。

研究と根拠

多くの人が個人的にフラワーエッセンスによるトリートメントの効果を報告しているが、現在の所この主張を裏づける詳細な科学的調査はない。

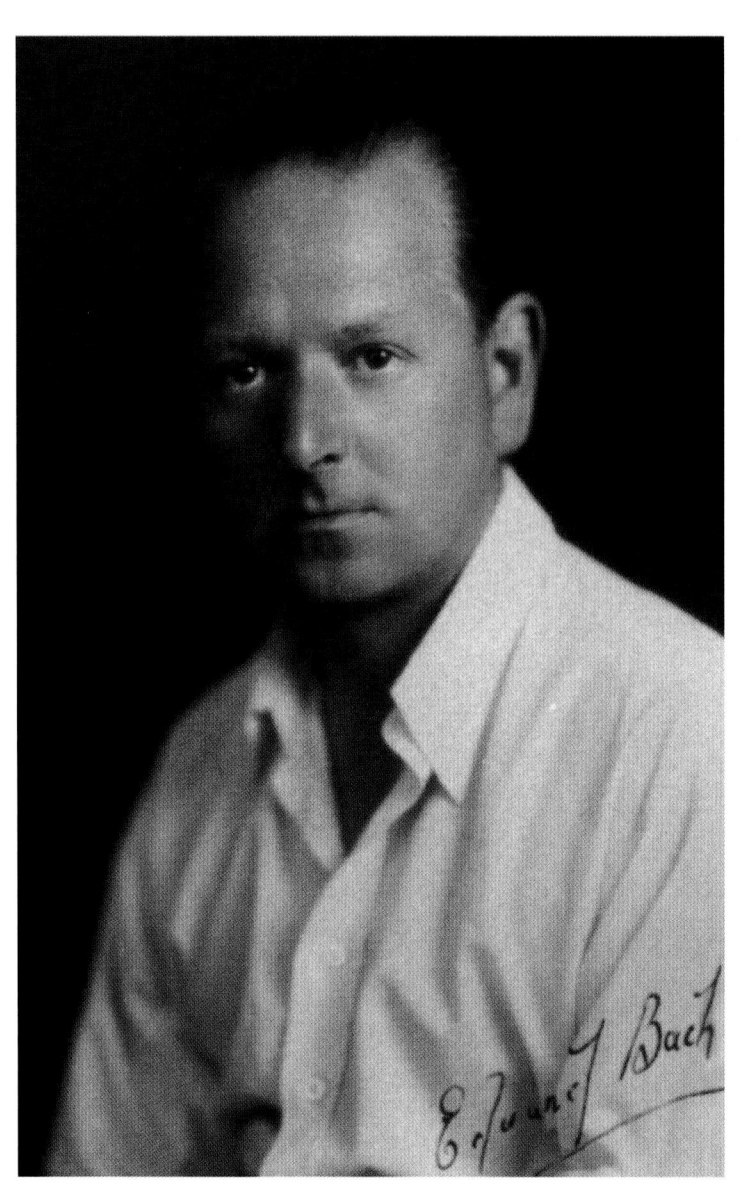

エドワード・バッチ博士 フラワーエッセンスセラピーの父、バッチ博士。博士が火つけ役となったフラワーエッセンスセラピーは世界中で人気が高まりつつある。バッチのフラワーレメディは英国の木と花のみが用いられている。

バッチのフラワーレメディ

バッチ博士は合計で38種類のフラワーレメディを作ったが、これには38種類の精神状態が反映されているという。ブランディーを保存料にして液体状態で販売されている。数滴を水で薄めたものを1日4回4滴飲む。または時間をおいて少しずつ口に含んでもよい。レメディは外用することもできる。脈拍が取れる所に塗るが、これは乳児や緊急時によく用いられる手段。セラピストは個人に合わせてレメディを数種類ブレンドすることもあるが、自分で診断して自己トリートメントを行うことも可能。

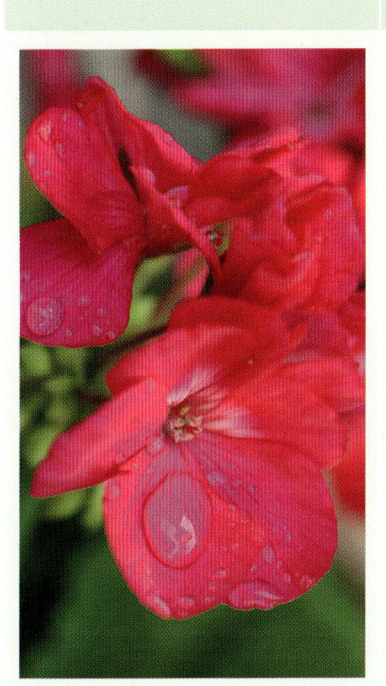

エッセンス	用途	ポジティブな波動
アグリモニー	感情をうわべのユーモアに隠して平気な顔をしている人に。	喜び
ビーチ	他の人のやり方や力量に我慢できない傾向のある完璧主義者に。	寛容
クレマチス	きちんと覚醒して今ここに意識を集中させる必要のある上の空の夢見がちな人に。	建設的な理想主義
ゴース	長期に渡る苦労を経験して希望を無くし絶望に打ちひしがれている人に。またネガティブなパターンにとらわれている人に。	希望
ホーリー	被害者意識を持ち、不意に怒りや嫉妬、ねたみが噴きだす人に。	聖なる愛
インパチェンス	短気やかんしゃくに。いつも余裕がなく忙しすぎてペースを落とせない人に。	忍耐力
ミムラス	飛行機旅行や人前でのスピーチなど分かっている恐怖心に。	影響を受けない
ワイルドオート	人生で道や目的を決めるのに助けが必要な人に。	目的意識
レスキューレメディ	絶望にチェリープラム、恐怖・不安・パニックにロックローズ、インパチェンス（上記）、クレマチス（上記）、ショックとトラウマにスターオブベツレヘムが配合されている。	落ちつき、バランス、トラウマまたはショックの緩和

インパチェンス

オーストラリアン・ブッシュフラワーエッセンス

オーストラリアのナチュロパスであるイアン・ホワイトがオーストラリアに自生する花を用いて生み出したエッセンス。人々の生活に明晰さ・力強さ・勇気、そしてゴールを追って夢を目ざし、ハイレベルの直観・自尊心・スピリチュアリティ・創造性・喜びを生み出すがんばりをもたらすように作られている。

特定の健康上の問題や、思春期または幼少期など人生の一時期をうまくりきれるよう配慮されたコンビネーションエッセンスも販売されている。個人の条件に合わせて単品のエッセンスをブレンドしてもよい。朝と夜にボトルから直接7滴飲むのが一般的だが、水で薄めて少しずつ口に含んでも構わない。

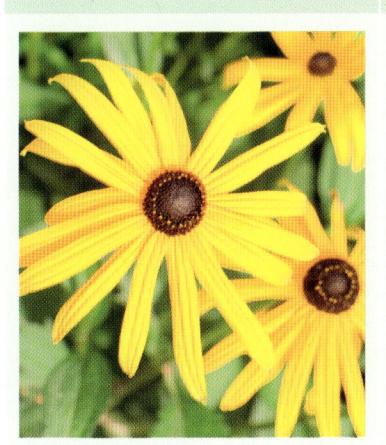

エッセンス	ネガティブな状況	ポジティブな結果
アルパインミントブッシュ	精神的・感情的な消耗、喜びに欠ける状態。	元気回復、喜び、再生。
ブラックアイドスーザン	短気、働きづめ、自縛。	落ちつき、スローダウン、心の平和。
ブッシュガーデニア	新鮮さに欠ける人間関係、私欲、気づかない。	情熱、パートナーに再び関心が持てる、コミュニケーションの向上。
ドッグローズ	恐怖に満ちている状態、羞恥心、不安定、懸念。	確信、自信、勇気、人生を受けとめる能力。
カンガルーポー	不器用、気づかない、鈍感。	親切心、細やかな感性、人を喜ばす、リラクゼーション。
マウンテンデビル	憎悪、怒り、恨みを抱いている、疑い。	無条件の愛、幸福、健全な境界、許し。
レッドリリー	あいまい、つながりがない、焦点が定まらない。	地に足が付いている状態、焦点が定まる、今に生きる、人生と神に結びつく。

ブラックアイドスーザン

ホメオパシー

ホメオパシーはギリシャ語で"同じ苦痛"という言葉に由来し、**"類が類を癒す"**という意味である。健康な人にある症状を起こす物質を極度に薄めたものを投与すると、それと同じ病状を治すことができるとホメオパスは考えている。ホメオパシーは**エネルギー医学**の1種で、身体のバイタルフォースに働きかけて**感情と身体の癒し**を促すという。

ホメオパシーに興味がある場合は以下も参照。
- 水によるヒーリング、p.164-165
- フラワーエッセンス、p.158-159

類が類を癒す

"医学の父"ヒポクラテス（紀元前460頃-377）は"病気になったら、同種のものを投与することで治癒する"と述べた。18世紀後期、ドイツの医師サミュエル・ハーネマン（1755-1843）が同じく"類が類を癒す"という考え方に基づいて新たな医学システムを考案し、これがホメオパシーとして知られるようになった。

当時、多くの治療が下剤の投与や瀉血を伴っていた。当然ながら治療のほうが病気自体よりも有害であるケースが多かった。ハーネマンはキナ皮（キニーネ）のマラリアに対する治療効果を調べていたが、その途中でキナ皮を服用するとマラリアとそっくりの症状である喉の乾きやズキズキする頭痛、発熱などが起こったのである。彼はキニーネがマラリアに効くのは病気そのものと同様な症状を起こす効果のおかげだと推論した。そして賛同した人々とともに自分たちを含めて健常者にハーブや鉱物などの物質を投与し、観察結果を詳細に記録した。ハーネマンは慎重を期して物質をごく薄く希釈してテストをしたが、奇妙にもレメディを希釈すればするほど効果が高まることを発見した。

エネルギー医学

ホメオパシーでは希釈を重ねているため一般的に用いられるポテンシー30cのレメディにはもとの物質の分子は事実上含まれていない。ここからホメオパシー薬は何らかのエネルギー作用に基づいていると思われる。

希釈をくり返す度に薄めた液体を激しく振る（震盪）。この過程で用いた薬物の情報を水が吸収するのではないかというホメオパスもいる。ホメオパシーではこうしたできたレメディが身体の微細なエネルギーシステムのバランスを整えると考えられている。もしそうならホメオパシーのレメディは薬というより電波信号のようなものだろう。ホメオパシーは"波動医学"の1種だといえる。

感情と身体の癒し

薬草療法とよく混同されるが、ホメオパシーのレメディは植物に限らず鉱物も用いるし、時にはベースとして動物性の材料も利用する。時には薬物を希釈したものや病気による産物が使われることもある。レメ

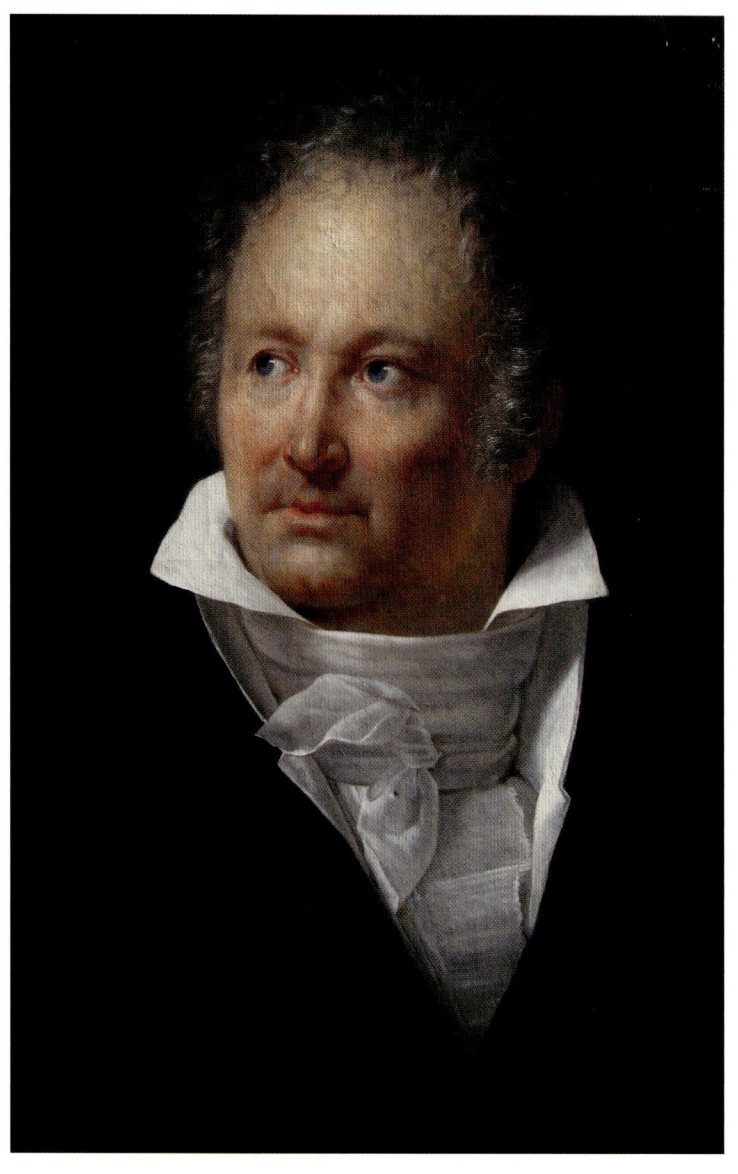

サミュエル・ハーネマン博士 ハーネマン博士は生涯のほとんどをホメオパシーの実践と研究に捧げ、ホメオパシーのレメディという薬物学を創始した。ホメオパシーは現在も利用されている。

ディは"ポテンタイゼーション（希釈をくり返し、その度に激しく震盪する）"という過程を経て作られる。こうすることで物質の微細な治癒能力を引き出せるというのである。

ホメオパスがよく相談を受ける健康上の問題は、湿疹・喘息・乾癬・偏頭痛・過敏性大腸症候群・月経困難症や更年期障害・アレルギー・不妊・恐怖症・悲嘆と抑うつなどだ。おそらくホメオパシーが一番力量を発揮するのは通常の医学がほとんど功を奏さない症状の治療だろう。しかし多くのホメオパスがホメオパシーで治療できない不調はないと考えている。それでも根深い問題の治療には長期間かかるとされる。ホメオパシー理論によれば目下の症状が収まると新たな症状が現れがちなためだ。長期に渡る症状の根底には多種多様な原因要素が存在し、遺伝的なものやトラウマ、ケガの他、以前かかった病気や感情的な葛藤、どれもが原因となる可能性があるという考え方なのである。レメディが効いてくると以前の病気に伴っていた"古い"症状が現れるケースもある。

症状の重要性

レメディには"ドラッグピクチャー"というものがある。これは"検証（健康なボランティアによるレメディの試験）"時に記録された症状に加え、過去2世紀の間にそのレメディで治癒したとされる症状をまとめたものだ。症状には肉体的・精神的・感情的なものの他、より"総合的な"ものが含まれる。ホメオパスが患者の症状についてたずねる際、主訴だけではなく行動上の傾向や性格的な特徴、その他喉の渇きや便通、症状が軽くなるように感じる時間帯、痛みの具体的な性質に加えて、症状が現れてから本人が自分の健康について気づいたことなどありとあらゆる症状や体験を聞き取るのはそのためだ。相手の全体的な心身の健康状態から得られる総合的な"症状ピクチャー"をもとに、ホメオパスは"症状ピクチャー"と最も適合する"ドラッグピクチャー"を持つレメディを選ぶ。

ホメオパシーの効果はホメオパスの技能次第だといわれる。つまり合わないレメディを服用しても害はないが、治癒が起こるのは正しいレメディを摂ったときのみなのである。

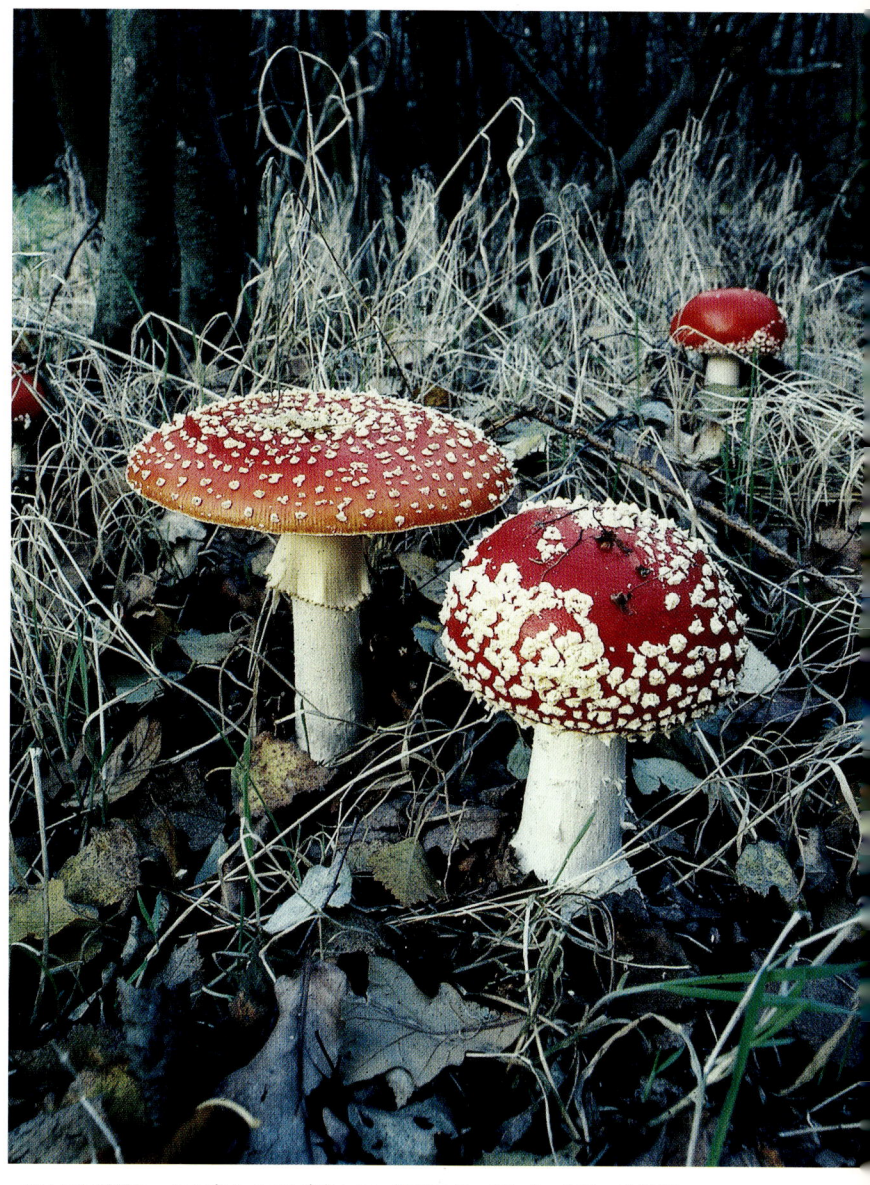

ベニテングダケ この毒キノコは希釈して、凍傷の他、痙れん・痙動・神経痛・頭痛・坐骨神経痛の緩和に用いられる。

注意

× ホメオパシーは様々な症状に広く利用されているが、生命に関わる症状の治療に用いるべきではなく、深刻な病気に対して確立している治療法の適用を遅らせるようなことがあってはいけない。異常な症状がある時、もしくは理由の分からない症状が続く場合はしかるべく医師の診断を仰ぐこと。

× 理論上、低ポテンシーのエッセンスにアレルギー反応が起こることも考えられるが、極めて稀である。

× 子供への予防注射に反対するホメオパシーのプラクティショナーもいる。しかしホメオパシーが予防注射の代替策として有効かどうかについては裏付けがない。ワクチン投与については、患者もしくは保護者はヘルスケアの専門家と相談するべきである。ホメオパシーのレメディがマラリアを予防できるという示唆には全く根拠がない。

研究と根拠

1991年、オランダの医学教授3人（ホメオパスではない）が25年にわたるホメオパシー薬を用いた臨床治験について分析を行い、『British Medical Journal』にその結果を発表した。この分析では107例の対照試験が取り上げられ、内81例でホメオパシー薬が有効、24例が無効、2例が不明だった。

ホメオパシーは偏頭痛・めまい・上気道感染症・湿疹・花粉症・喘息などの病気治療で研究の対象となっている。Natural Standard（参照→p.157）がホメオパシーの科学的研究の検証を行った結果によると、これらの内一部の症状に対する治療の初期結果は有望といえそうだ。しかしその研究の技法と報告については多くの研究が批判を受けており、ホメオパシーに関する主張が確認もしくは否定されるにはさらなる精細な科学的検証が必要である。

カラーセラピー

カラーセラピーに興味が
ある場合は以下も参照。
- チャクラとオーラ、p.172-173
- クリスタルヒーリング、p.166-167
- 鍼治療、p.126
- 水によるヒーリング、p.164-165

カラーセラピーは**色の影響**に注目するもので、色はエネルギーの1種であり、色はそれぞれが独自の波長で振動しており、しかるべき波長で振動している色は**ヒーリング**をもたらすという前提で行われる。研究によって色が精神と感情に影響することが証明されている。

色の影響

色の影響は色が私たちのエネルギー場にもたらす波動の効果によるものというカラーセラピストもいれば、色は細胞に直接影響する、または体内のエネルギーの流れ方を変えるというセラピストもいる。主に精神と感情に影響するという考えもある。

色と光によるヒーリング

カラーセラピーでは、相手のエネルギー場の弱い所を調整するとされる色を選ぶ。またチャクラ（エネルギーセンター）など身体の特定の部位に色光を当てる場合もある。調和とヒーリングを促すためにクリスタルや色の付いた水とオイルを用いるセラピストもいる。特定の色を身につけたりその色の食品を食べる方法もある。色には以下の表のようなポジティブな効果とネガティブな効果があるとカラーセラピストは考えている。

日光と色は昔からヒーリングに用いられてきた歴史があるが、光をセラピーに応用する方法が医学的研究の対象になったのはつい最近のことだ。穏やかなレーザー光はある種の慢性痛に効果的なことが分かっているし、フルスペクトル光は抑うつの緩和効果がある。

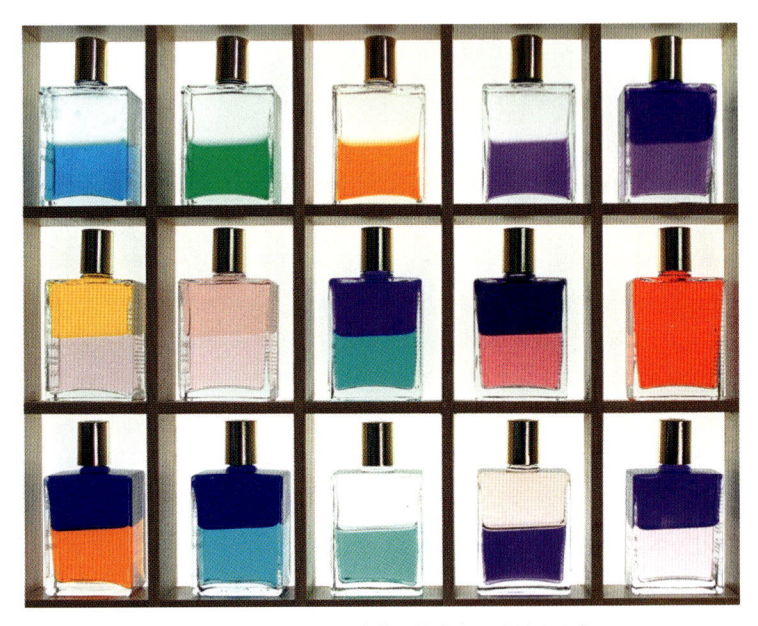

カラーオイル　カラーオイルを用いて身体に注ぐ光の波長を変えるカラーセラピストもいる。オイルはクリスタルや植物から作られる。

色	ポジティブな効果	ネガティブな効果
赤	気分高揚、バイタリティ・セクシャリティ・気力の向上、血液や循環系の不調によい。	興奮・怒り・攻撃。
オレンジ	活力が出る、胆石・消化器の軽い不調・胸と腎臓の不調・抑うつによい。	興奮・落ちつきのなさ。
黄	元気が出る、刺激効果がある。消化器と皮膚のトラブルによい。	消耗・抑うつ。
緑	バランスを取る、穏やか、希望に満ちている、調和。心臓病によく、骨折の治癒促進や組織再生に。	無気力・過度の自己満足。
青	誠実、高潔、穏やか、涼やか、慰撫、鎮静。悪夢や発熱・出血・火傷・喉の痛み・ショック・神経の不調によい。	過度の鎮静。無感情・受け身・寂しさ・抑うつ。
藍	知性・勇気・権威・精神的な落ちつきをもたらす。血液の浄化や耳・目・鼻と喉・神経系・皮膚の不調によい。自己責任に関連している。	頭痛・眠気。
バイオレット	創造的、瞑想的。中毒・強迫観念・動揺によい。	創造エネルギーの過剰刺激、抑うつには禁忌。

注意

× 明るい光に曝されると視力が損なわれる恐れがある。ストロボライトを浴びると敏感な人は発作を起こすことも。

研究と根拠

Natural Standard（参照→p.157）によって、高血圧や筋骨格系の痛みなど多くの症状に施されたカラーセラピーの科学的証拠が検証されたが、まだ最終的な結論は出ていない。

サウンドセラピー

ヒーリングに音を用いる方法には長い伝統がある。サウンドセラピーは、万物——人体やその器官、細胞も含めて——は独特の共鳴周波数を持っているため、音を用いて精神と身体を"調和"させ、健康を取り戻すことが可能だという前提で行われる。

サウンドセラピーに興味がある場合は以下も参照。
- フラワーエッセンス、p.158-159
- チャクラとオーラ、p.172-173
- カラーセラピー、p.162
- 鍼治療、p.126

音を用いる

癒しをもたらす伝統的方法は数多いが、音、特に音楽とドラミングはその一環として世界中で用いられてきた。仏教の詠唱、合唱、シャーマンによるドラミング、チベットボウルを鳴らすなどもその例である。現代の医学でも形こそ全く異なるが音波が腎結石や胆石の破壊、超音波療法、イメージング（造影）に用いられている。

共鳴周波数

サウンドセラピストによると、体内の細胞は全て独自の周波数で共振しており、健康であればこの周波数は一定でむらがないという。ところが病気になると患部の共振が変化する。サウンドセラピーによって健康な細胞と同じ音を患部に作り出すというのがプラクティショナーの主張だ。精神と身体を流れる制御情報を"調和"させ、健康を取り戻させるのが狙いである。興味深いことに必要とされる音は人間の耳には聞こえないのだ。サイマティックス分野は1950年代にスイスの科学者ハンス・ジェニー博士が創始し、多くのプラクティショナーが今なお彼のテクニックを使っている。

調和

調和という概念は波動医学のどの分野でも見られる。これは単なる偶然ではない。身体はある意味オーケストラのようなものだからだ。健康は身体のシステムと精神、環境の上に成り立つが、この3つが系統だって美しく協調している様を音楽に例えると分かりやすいだろう。つまり身体―精神がハーモニーとリズムを崩すと病気になるのだ。

サウンドセラピーでは、体内の細胞全ての波動が織りなす複合周波数を"ハーモニー"ととらえる。波動セラピストは身体の一部が"調子外れ"になると全体に影響すると考えるのである。

サウンドヒーラーは声や楽器、現代のテクノロジーを利用して健康状態に変化をもたらす。サイマティックスの施術では特別な機器を用いて、体内の調子を崩したシステムを刺激する波長と調和振動を作り出したりもする。鍼治療を応用し、特定の経穴上で目盛り付き音叉を響かせるセラピストもいる。伝統的に各チャクラ（身体のエネルギーセンター）はそれぞれ特有の音を持ち、体内の特定のプロセスと密接な関係を持つとされ、サウンドセラピストによってはこの特性を利用しようとする場合もある。

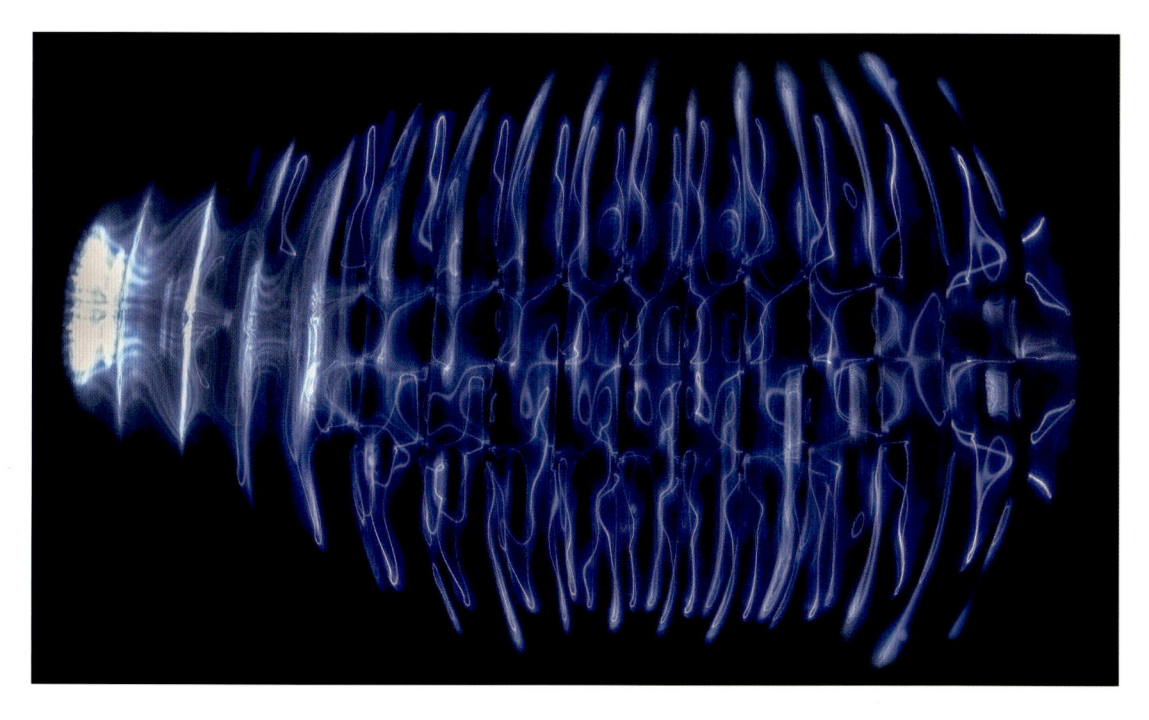

サイマティックイメージング サイマティックスはこの煙のような細かい粒子を用いて音の模様を目に見えるようにする。イメージからも分かるように声や音楽の模様はとても美しい。

研究と根拠

プラクティショナーは痛み・炎症・関節炎・リウマチ、背痛・術後の回復・骨折・筋肉のケガの治療にサウンドセラピーが用いられて好結果を得ていると主張する。様々な肉体及び感情の症状にも利用されている。ただし現在の所これらの主張を裏づける臨床試験は十分とはいえない。

水によるヒーリング

昔から水は心身の健康増進に外用及び内用されてきた。

水治療・タラソセラピー・フローテーションセラピーは現在のセラピストが水のヒーリングパワーを用いるツールのごく一部だ。

一般的にこれらのセラピーはその"波動"としての力ではなく水の物理的な力を利用する。

水によるヒーリングに興味がある場合は以下も参照。
- フラワーエッセンス、p.158-159
- クリスタルヒーリング、p.166-167
- チャクラとオーラ、p.172-173
- サウンドセラピー、p.163

水治療

これは水の3態、固体（氷）・液体・気体（蒸気）のそれぞれで行われる、文字通り水を使った治療である。水は自然な刺激効果があり、エネルギーを増大させ、病気への抵抗力を高め、身体に対する意識を向上させる。人間は温血動物であるため温度の変化に敏感に反応するが、この反応が重要な身体システムを活性化させることが分かっている。神経が皮膚表面で感じたインパルスを身体の深部へと伝え、そこで免疫系を刺激し、ストレスホルモンの産生を左右し、循環系と消化を促進し、血行を刺激して痛覚感受性を下げる。

現代の水治療には渦流浴・泡風呂・温水浴・サウナ・スチームルーム・プール・シャワー（マッサージテクニックも利用する）・湿布・内的水治療（結腸洗浄や灌注法）に加え、腰湯・脊浴・頭浴・足浴などがある。

タラソセラピー

ギリシャ語で"海"を意味するthalassaに由来するタラソセラピーは海水や、海草・海塩・藻類・泥・砂など海の"産物"を利用して行う水療法である。海水に浴する方法は浄化儀式でもあり、世界中の多くの国で今なお行われている。海水はマイナスイオンと心身を落ち着かせる効果のある要素に満ちているとセラピストは考えている。

タラソセラピストによると、海水に触れると皮膚の毛穴が開いて重要な微量元素を血液内に吸収できるという。抗生・抗ウイルス・抗炎症・栄養補給やその他のセラピー効果を持つとされる海草も数多くあるが、やはりここでも波動医学が顔を出す。これらの物質は海そのもののエネルギーや、水の再生・元気回復といったヒーリングパワーを備えているといわれるためだ。

フローテーションセラピー

本来感覚遮断効果を調べる実験に利用されたものだが、現在フローテーションタンクはフローテーションセラピーに広く用いられている。フローテーションセラピーには多くのセラピー効果があるといわれる。水に大量のエプソム塩（硫酸マグネシウム）を溶かして高濃度の溶液を作り、中に入ると身体が浮く。暗いフローテーションタンクに入って重力から解放されると筋肉が深くリラックスする。フローテーションセラピーが効果的と感じた人によると、このリラクゼーション法の一般的な効果（科学的には証明されていないが）には若返った感じ、思考が明晰になった、心身の柔軟性が増したなどがあげられる。

水と水の記憶

著名な免疫学者のジャック・バンヴェニスト博士（1935-2004）は、極度に希釈しても水が分子の"記憶"を保持することを証明したと主張し、"水の記憶"という概念を提案した。さらにこれによってホメオパシー薬の治療効果が説明できると示唆した。この考え方は非常に面白いようだが、彼の実験結果を再現しようとした研究者のほとんどは失敗している。

江本勝博士の考えはバンヴェニストよりもさらに大胆だ。彼は思いや言葉、考え方、音楽によって水の分子構造を変えられることが分かったと主張する。研究によって、水には人間の思いや感情を吸収し、保持し、伝達まですることが証明されたというのである。精神と物質が相互に結びついていることを立証するために研究を進めたわけだが、江本博士の主張が裏づけられるには厳格極まりない調査が必要だろう。

注意
- 水治療を受ける際は、バス・ラップ・サウナその他の療法のいずれにしても極端な温度に不意にまたは長時間さらされるのを避けること。特に妊婦や心臓病もしくは肺の病気にかかっている場合は注意を。
- 暑いと脱水症や低ナトリウム血症を起こすことがある。凍傷やレイノー病など循環障害の人は低温になると症状が悪化する恐れがある。
- 神経障害など温度感覚に障害がある人、ペースメーカーや除細動器、肝輸液ポンプ装着者は高温の湯を避けること。
- 湯が汚染されていたり何か（エッセンシャルオイルや塩素など）が添加されていたりすると皮膚に炎症を起こす場合がある。皮膚炎や湿疹の症状または開いた傷口のある人は皮膚の感染症を起こす、もしくは症状悪化の恐れがある。
- ウォータージェットによる治療は、骨折・血栓・出血性疾患・重度の骨粗鬆症・傷口のある人には勧められない。妊婦もウォータージェットセラピーや高温の湯を用いるセラピーは避けるべき。

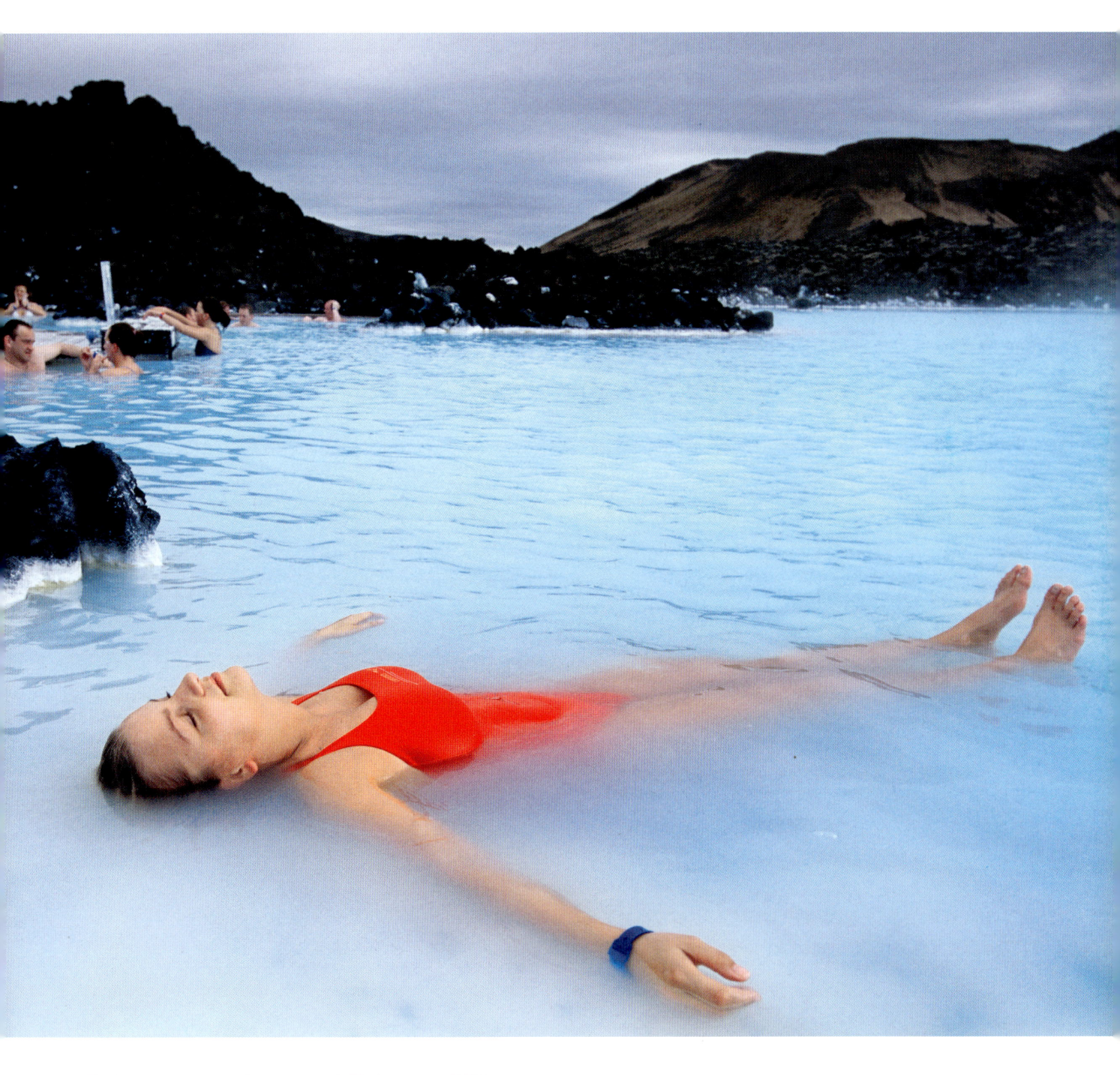

研究と根拠
Natural Standard（参照→p.157）が科学的研究を検討したところ、マッサージジェットを伴う渦流温浴を定期的に行うと軽い背痛が軽減することを示唆する研究があった。ただしさらなる研究が必要である。

アイスランドのブルーラグーン　ここの地熱温海水は他では見られないもので、ミネラル・シリカ・藻類を含む。どれも皮膚によい効果がある。

クリスタルヒーリング

様々な形のクリスタルを用いる1種のヒーリング儀式で、その歴史は古代にさかのぼることができる。クリスタルセラピストは病気（肉体的・感情的どちらも）は身体の波動が乱れたせいで起こるととらえ、特定のクリスタルによってこの波動を修正してヒーリングを促すことができると考えている。またヒーラーはクリスタルを用いて身体のエネルギーセンター（**チャクラ**）に様々な方法で働きかけ、チャクラを活性化してバランスを整え、エネルギーの流れのブロックを解消する。**瞑想**や**ジェムエッセンス**にもクリスタルが用いられる他、石を色によって選んで**身につけ**、精神的及び肉体的、またはいずれかの効果を狙うこともある。

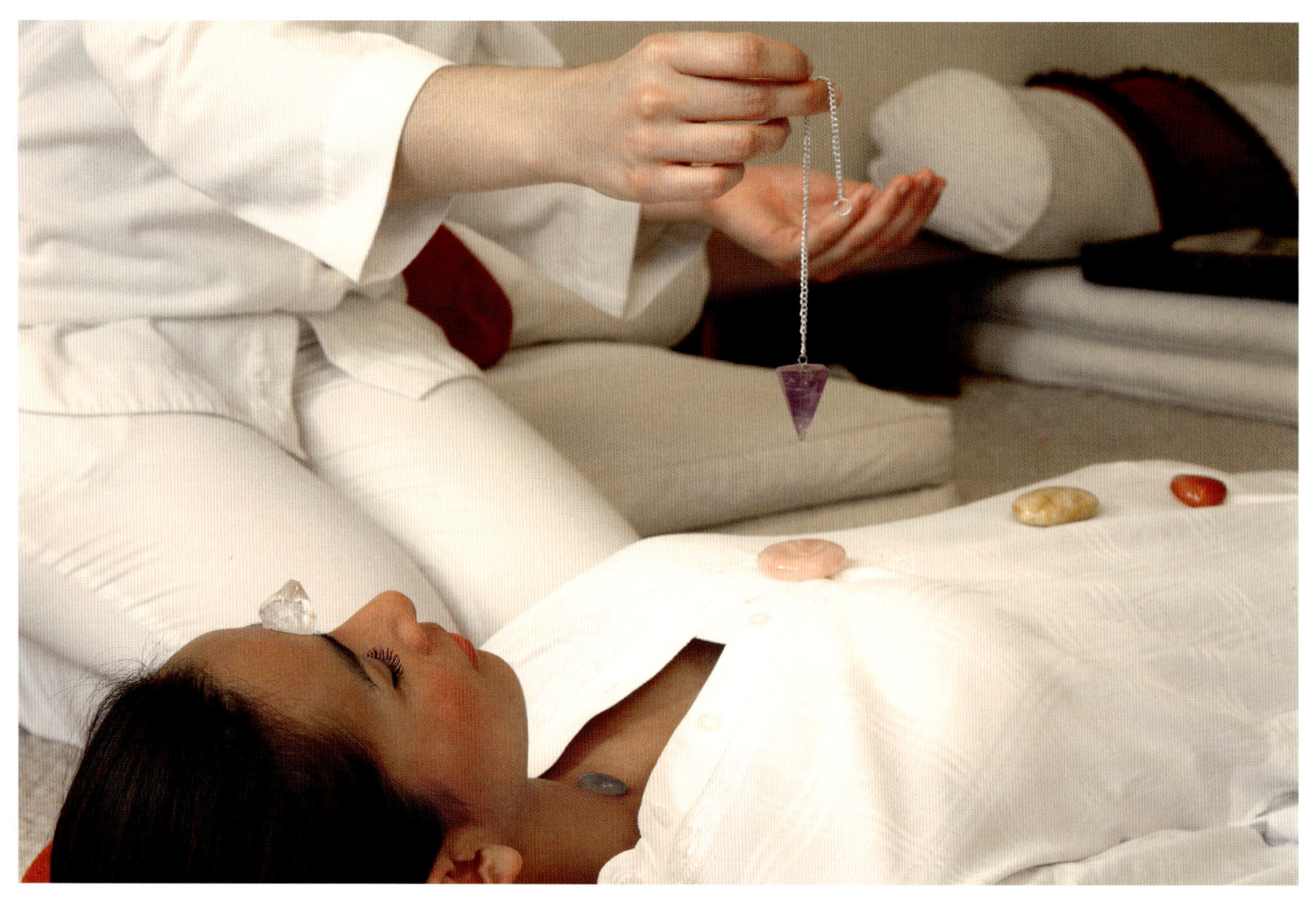

クリスタルヒーリングに興味がある場合は以下も参照。
- フラワーエッセンス、p.158-159
- 水によるヒーリング、p.164-165
- チャクラとオーラ、p.172-173
- レイキ、p.174-175
- スピリチュアルヒーリングとセラピューティックタッチ、p.176-177
- カラーセラピー、p.162

クリスタルセラピー エネルギー場内にクリスタルを置くとエネルギーが修正されしかるべく集約される。それぞれのチャクラのエネルギーのバランス調整に高い効果があるのはそのためだ。

クリスタルを身につける

宝石やクリスタルを身に着けることに強く惹かれる人は多い。ジュエリーやクリスタルのヒーリングパワーを信じるなら、ヒーリング目的で着用すれば本人の充足感が高まるだろう。ヒーリングが目的ならば、ハートあたりに下がるペンダントが一番効果的なジュエリーだとクリスタルヒーラーはいう。ハートはスピリットと物質をつなぐ"橋渡しのチャクラ"だと考えられているためだ。胸腺上（ハートと喉チャクラの中間）にクリスタルを下げても良い。こうすると免疫系が刺激されるという。手で持って流水で浄化し、日光に当てて"再充電"できるクリスタルもある。

ストーン	ムーンストーン	クリアクォーツ	アメジスト	ローズクォーツ	シトリン	アイオライト
効果	ホルモン調整	クリアな集中力を保つ	精神をリラックスさせる	無条件の愛を高める	心を元気にする	創造性を刺激する

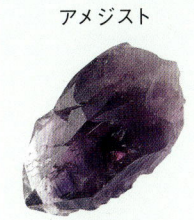

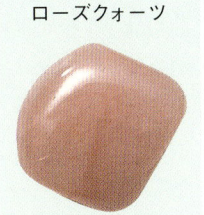

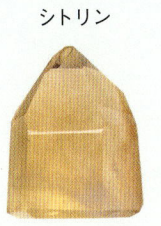

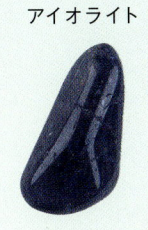

クリスタルの形

クリスタルは地球の溶解した核のガスと無機物から生成されてマントル層へ押し上げられ、冷えて固化する。幾何学的構造が特徴で、7つの基本形――六方晶・立方晶・三方晶正方晶・斜方晶・三斜晶・単斜晶のいずれかを取る。非結晶質のクリスタルもあり、その場合は内部構造がない。

クリスタルとチャクラ

チャクラは"エネルギーボディ"の脊柱のようなものとされ、クリスタルの波動はそれぞれのチャクラと一致しているという。クリスタルヒーラーはエネルギーの流れが乱れると病気につながるととらえ、クリスタルによってブロックを解除したり流れを変えたりすることが可能だと考えている。

伝統的にチャクラにはそれぞれ色が割り当てられており、働きかけたいチャクラの色に応じてクリスタルを選ぶこともある。プラクティショナーがクライアントのチャクラ（太陽神経叢・心臓・喉・額など）の上にクリスタルを置き、クライアントは自分のエネルギーがクリスタルのエネルギーに沿って流れる様をイメージする。身体の周囲にクリスタルを置く、身体の上に特別な配置で置く、またはシンプルに手に持つなどの方法もある。特定のヒーリングが必要なチャクラや器官の上に置くのが普通だが、スピリチュアルな意識を広げる目的にも使えるという。例えばクォーツは7番目の（頭頂）チャクラのヒーリングとバランス調整に一番使われるクリスタルの1つだが、ヒーリングを受ける者を神に近づけるという。純白の光はたやすくクリアクォーツを通り抜けるためスペクトルの全色が影響を受けない。

> **注意**
> × 危険な症状に至る恐れがある場合、クリスタルセラピーを唯一のトリートメントとして頼るのは禁物。

> **研究と根拠**
> クリスタルセラピーは大変人気があるが、非科学的な概念をベースにしており、科学的な研究はなされていない。その効果は不明である。

ジェムエッセンス

これはクリスタルの性質を持つとされるエッセンスで、きれいにしたストーンを湧水に浸して太陽に当て、ストーンのエネルギー特性すなわち"波動"とそのヒーリング効果を水に転写したものだ。中には直接水に浸せない有毒なクリスタルもある。エッセンスは舌下に含む、皮膚にすりこむ、部屋にスプレーする、浴槽の湯に加えるなどの使い方がある。

クリスタル瞑想

クリスタルで瞑想することもできる。手にクリスタルを持ち、視線の焦点をやや外しながらクリスタルをのぞき込む。この時静かに呼吸しながら吸気よりも呼気をわずかに長くする。次にクリスタルをじっとながめ、これでよしと思えたら目を閉じる。こうすると瞑想者の精神とクリスタルの波動が協調しリラックス状態に導かれるとされる。クリスタル瞑想の愛好者は、心を開いてエネルギーの流れをよくする2つの効果があると主張する。ヒーラーはある不調の裏にあるエネルギーの乱れを整えるために特定のクリスタルを勧めることもある。

クリスタルの色

カラーセラピーとクリスタルセラピーには明らかに共通点がある。どちらのセラピーでも色が身体の各部に影響する波動としてとらえられ、様々な精神的インパクトを持つとされる。カラーセラピーとクリスタルセラピー、いずれにおいても人は必要な波動を持つ色やクリスタルに自然と惹かれると考えられ、ジェムストーンは色によって（カラーセラピーと同様）以下のような様々な性質を持つといわれる。

- 赤いクリスタルは刺激作用と強化作用がある。
- 青いクリスタルはグラウンディング効果がありエネルギーを放出する。
- 緑のクリスタルはバランスを調整し癒しをもたらす。
- 白または透明のクリスタルは浄化作用がある。
- オレンジのクリスタルは活性作用または形成効果がある。
- 黄のクリスタルは覚醒及び活気づける効果がある。
- ピンクのクリスタルは育みと安らぎをもたらす。

アプライドキネシオロジー

これは西欧の科学と東洋に伝わる**エネルギーの流れ**の原理を組み合わせた概念をベースにしたセラピーだ。アプライドキネシオロジストは**筋肉の力**をテストして体内の構造的・化学的・感情的なエネルギーのバランスの乱れを見つける。アプライドキネシオロジーは診断だけではなく健康回復にも利用できるというプラクティショナーもいる。

アプライドキネシオロジーに興味がある場合は以下も参照。
- レイキ、p.174-175
- クリスタルヒーリング、p.166-167
- ポラリティセラピー、p.169

エネルギーの流れ

アプライドキネシオロジー（AK）は1964年に米国のカイロプラクターであるジョージ・J・グッドハートによって考案された。身体には情報がエネルギーの形で流れるチャネル、すなわち経絡システムがあるという考え方に基づくものだ。この理論によると、エネルギーが滞りなく流れてその経路にある全ての器官・細胞・筋肉がうまく働いていれば健康でいられるという。逆にこれらの器官の内1つでもきちんと機能していないと、その経絡に沿っている組織がことごとく影響を受ける。この中には経絡に関わる筋肉が含まれているため、その関係する筋肉の力をテストすることで器官の健康を確かめることが可能だと考えられる。例えばAK理論によると腿前部の筋肉はエネルギー的に小腸につながっているという。したがって耐性のない食品を食べたとすると、AKプラクティショナーは腿前部を含めて小腸の経絡全体にエネルギー的な問題が起こると予見する。AK法は肉体的・精神的・感情的な問題のいずれも診断可能だとされる。

筋肉の力

AKプラクティショナーは様々な経絡上の筋肉をテストし、その経絡（参照→p.101）に関連する全ての器官とシステムの健康を確認することで上記の問題を診断する。ほとんどのケースでは特定の筋肉につながるあるポイントに触れながらさっと軽く腕を押し下げる。患者には前もって押し下げる力に抵抗するよう伝えておくが、腕が下がってしまうと、関連する部位のエネルギーバランスが崩れているサインだというわけだ。力に抵抗できればエネルギーの流れは正常である。キネシオロジストは関連する筋肉の力をテストしてから問題の原因に迫るべくさかのぼって施術していく。

このようにしてバランスの乱れが見つかると、プラクティショナーはAKテクニックを用いて不均衡を正すための治療法を探す。例えばクライアントの手に様々なホメオパシーのレメディや栄養サプリメントのサンプル、アレルギー源と思われる物質を入れた小瓶などを持たせる。筋肉の力が強くなれば、それが健康回復を助ける物質だとされる。オステオパシーやカイロプラクティック、栄養療法、鍼治療など他のセラピーでもプラクティショナーによってはAKの有用性を認め、専門とするトリートメント法と組み合わせて使うことがある。

キネシオロジーのトリートメント エネルギーがブロックされている、または停滞している、過剰などの状態にあると関連する筋肉の電気信号が弱まり、押し下げる力に抵抗できない。

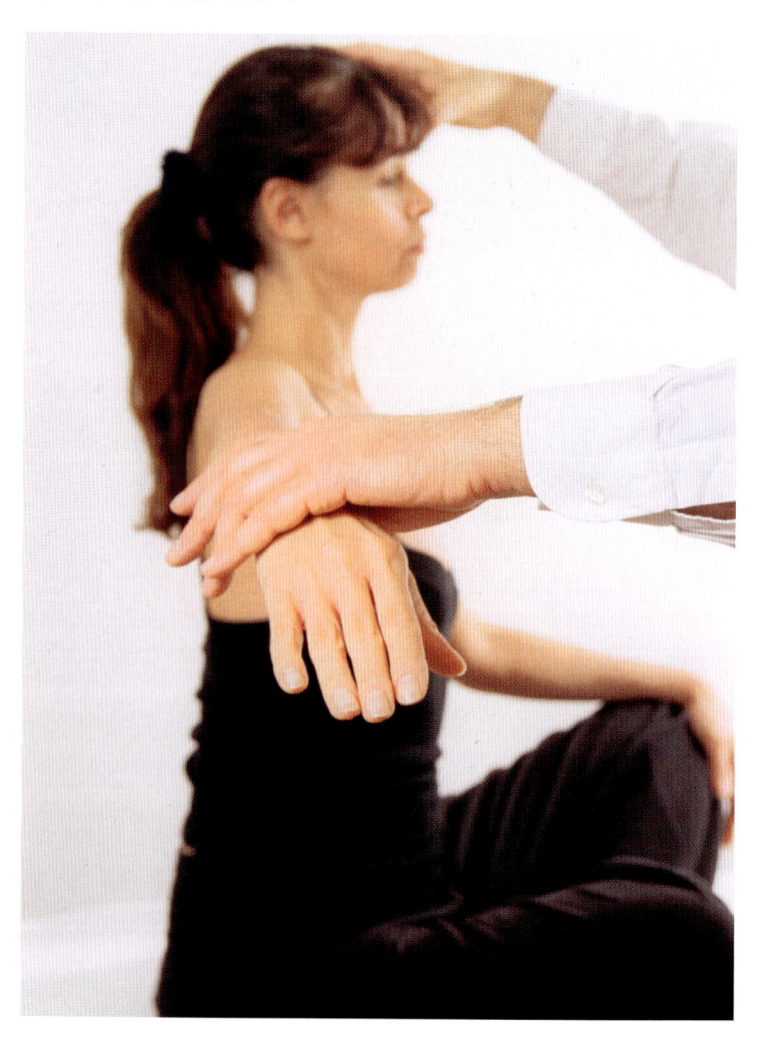

研究と根拠

一般的な研究・医学団体はAKを疑似科学と見なしている。AKの支持者や信奉者は有効だと主張するが、現存する科学的調査結果によると明確な有効性は認められていない。

ポラリティセラピー

ポラリティセラピーはエネルギーの流れとバランスが健康の基礎だという前提のセラピーである。そしてエネルギーはチャクラという5つのエネルギーセンターが統御している。セラピストは4つのヒーリングテクニックを用いてエネルギーのブロックを解消し健康を回復させる。

ポラリティセラピーに興味がある場合は以下も参照。
- 中国伝統医学、p.98-101
- チャクラとオーラ、p.172-173
- ヨーガ、p.106-109
- アーユルヴェーダ、p.94-97

エネルギーの流れとバランス

ポラリティセラピーはナチュロパスでありカイロプラクターでもあるランドルフ・ストーン博士（1890-1981）によって創始された。博士は、人間のエネルギー場は食生活・タッチ・動作・音・態度・人間関係・トラウマ・環境など様々な要因に影響されると考えた。そして中国の哲学から対極の力（陰陽）という概念を借りて"ポラリティセラピー"という言葉を作ったのである。これは宇宙からチャクラ（参照→p.172）を通して身体に"エネルギー"が流れこみ、チャクラが全身にエネルギーを分配するという理論だ。"ポラリティ"という名は身体の＋極と－極の間を流れる電磁エネルギーをイメージしてつけたものだ。

ポラリティセラピーでは、脳内のエネルギー源からマイナス・プラス・ニュートラルと3つの流れによってエネルギーが行き来しているとされる。これらの動きはグナと呼ばれ、"北から南へ"と縦に、"東から西へ"横に、そしてへそからうせん状に外へと流れる。プラスのグナとマイナスのグナが交差するとそこに渦がうまれる。これがチャクラだ。ニュートラルのグナは脊椎に沿って上下してチャクラ同士を、そしてチャクラと大地を結びつけている。チャクラはそれぞれ身体の特定の部位と感情パターンに結びつけられている。また身体の各部とチャクラは主に5つのエレメント──風・火・水・地・空の1つと関連づけられている。これはアーユルヴェーダから取り入れた概念である。

4つのヒーリングテクニック

ポラリティセラピーでは体内の相反するエネルギーのバランスを取る施術を行い、タッチ・気づきのスキル・食生活・ヨーガのポーズという4つの主要テクニックを用いる。タッチには3種類──ニュートラル（軽い）・マイナス（深い）・プラス（刺激）──あり、これらを利用してエネルギーの流れのブロックを取り除きバランスを取る。気づきのスキルを伝えるのはエネルギーの流れを滞らせるといわれる感情的問題の解決を図るためだ。具体的なエネルギーの問題を解決するのが食事の処方である。最後、ヨーガポーズは特定のチャクラを刺激する、またはエネルギーブロックを解消するための手段として指導される。

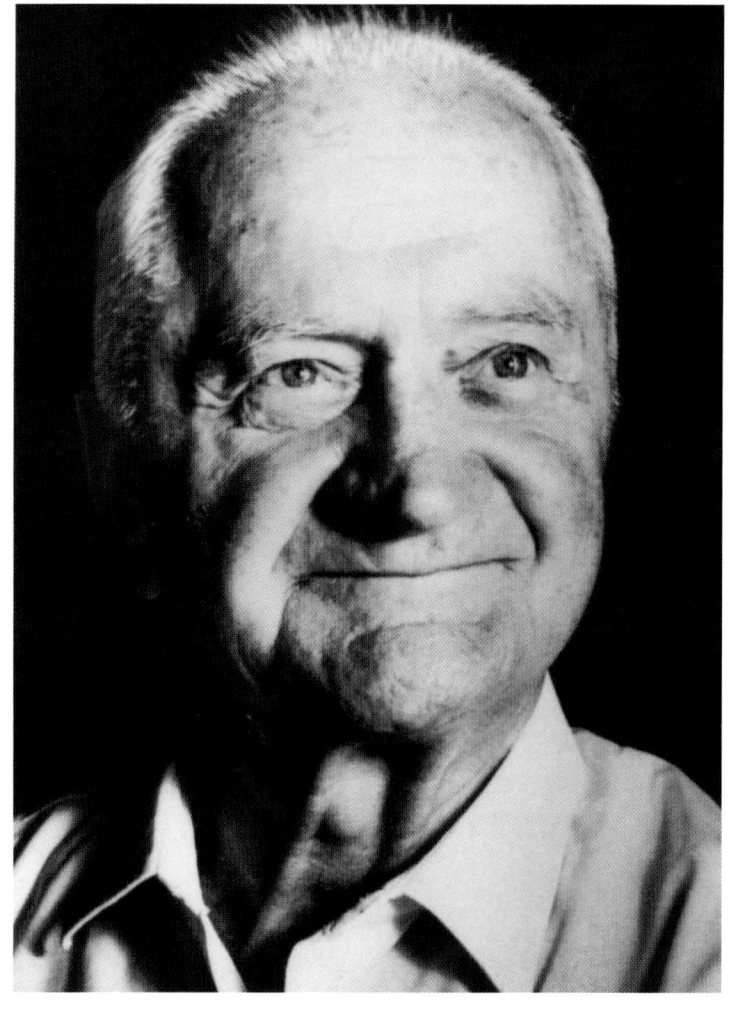

ランドルフ・ストーン博士　ナチュロパスでありカイロプラクターであるランドルフ・ストーン博士は、肉体的エネルギーのブロックが病気や鬱いだ気持ちの原因となる一方で、このエネルギーはスピリチュアルな成長のために利用できると考えた。

注意
× ポラリティセラピーは深刻な病気の可能性がある医学的症状に単独で用いてはならない。

研究と根拠
Natural Standard（参照→p.157）が行った科学的研究の検討によると、このセラピーの有効性を示す証拠、及び理論の科学的根拠はない。

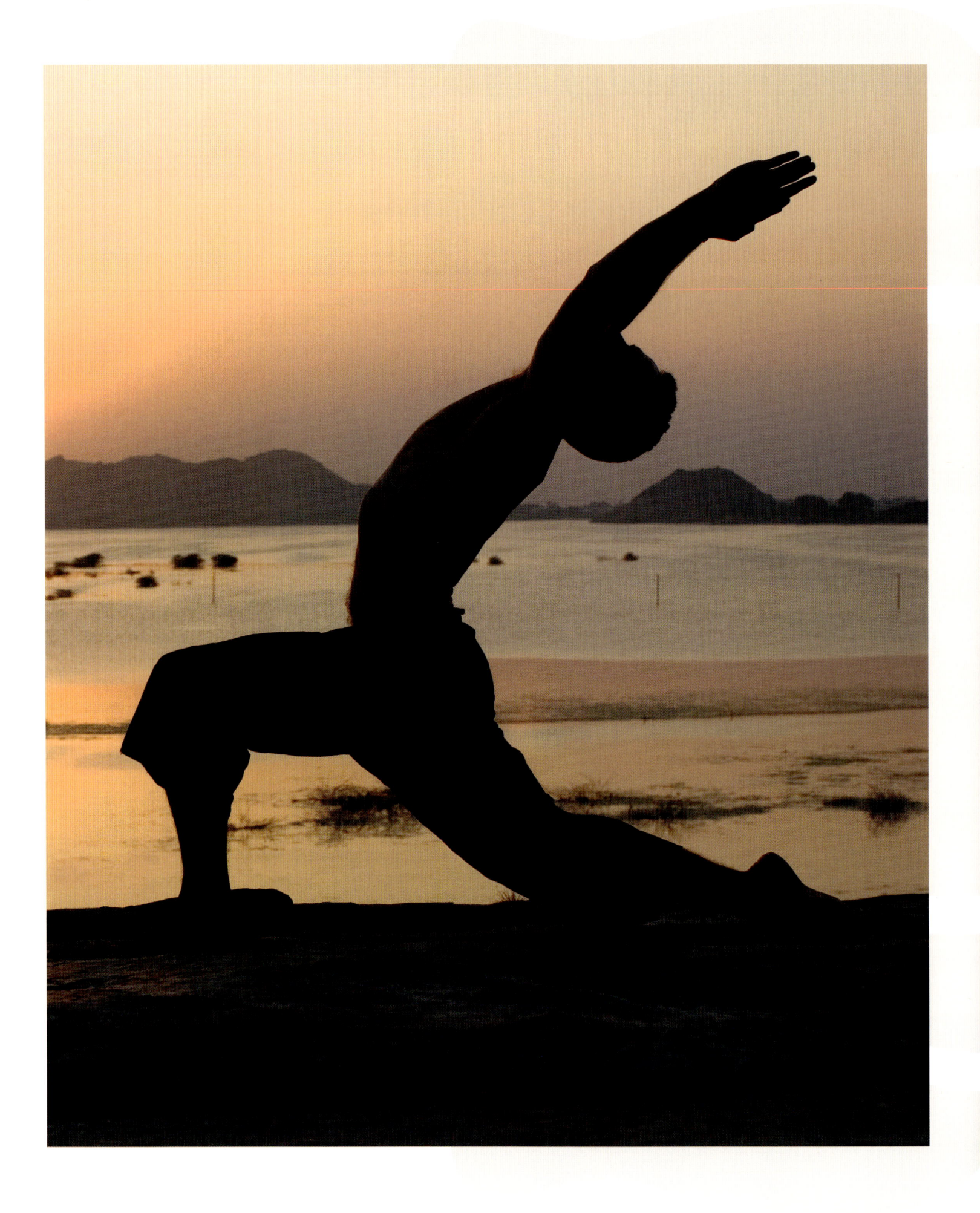

ボディとスピリット

アーユルヴェーダなど東洋のヒーリング体系では昔から健康の基本的構成要素として"スピリット"という概念を認めてきた。東洋哲学ではまず、そして何をおいてもスピリットが現身をまとっているのが人間だととらえており、あらゆる生命に宇宙の秩序——宇宙意識——が浸透していると信じられている。私たちは自らの中にある叡知を通してこの宇宙意識にアクセスでき、この1人ひとりに備わった特性の1つである叡知は日々の生活やエゴによってもぶれることがない。宇宙意識は木・火・土・金・水の5つのエレメント——物質界の構成要素でもある——として、そして私たちの肉体として物質界に顕現する。つまり突き詰めれば私たちの心身の健康は物理的に姿を現した宇宙意識の一部であるとともに、宇宙意識と相互に結びついているのである。

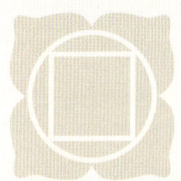

身体からスピリットを切り離した西欧

これと対照的に西欧の伝統的な信仰ではスピリットと肉体が分けられ、スピリットは完全なる非物質だと考えられた。このように二分して断じた主な神学者の1人が聖パウロである。新約聖書『ローマの信徒への手紙』8:13の中で彼は"肉に従って生きるなら、あなたがたは死にます。しかし、霊によって体の仕業を断つならば、あなたがたは生きます"と書いた。またガラテヤ書5:24で同様に"キリスト・イエスのものとなった人たちは、肉を欲情や欲望もろとも十字架につけてしまったのです"と続けている。このように2つが分けられて以来、西欧文化はその影響を受け続けてきた。健康へのアプローチも例外ではない。四体液の概念——ある人間の肉体的・精神的性質は血液・粘液・黄胆汁・黒胆汁の相対的な比率が決めるという考え方（参照→p.15、75）——が崩壊し、ルネサンス以降治療への影響が薄れるにつれ、西欧の医学は次第に微細エネルギーという概念、またはスピリットが健康に一役買っているという説を否定しだし、そのかわりに解明され始めた肉体の仕組みのみを根拠としてヘルスケアと健康のシステムを決定するようになった。

しかし近年になって肉体とスピリットの分離が問い直され始めた。精神神経免疫学（参照→p.76-77）という科学により、マインドが健康に影響を及ぼしていることがいや増しに認識されるようになったのも理由の1つだ。これにより、心身ともに健康な状態を手に入れるにはスピリチュアリティが重要であることを健康専門家も受け入れるようになったのである。米国の医師であり作家であるラリー・ドッシーはスピリチュアリティをベースにした医学を主張する主要人物の1人である。彼のベストセラー『Reinventing Medicine (1999)』で彼は"私は科学と道理を片手に、もう片方の手にスピリチュアリティを乗せ、どのように生きていくかをこの2つから選ばねばならないものだと思っていた。今やこの選択は間違っていると思う。私たちは神聖という感覚を取り戻したほうがよいのだろう。科学だけではなく、おそらくはこの世のあらゆる領域で。"と記している。

スピリットとスピリチュアリティのヒーリングパワー

スピリチュアリティと祈りが健康にもたらす影響について厳格な科学的研究を行うのは難しいことが分かっているが、明らかに患者に効用があったことを示す研究がいくつか存在する。米国をベースにするセントラステート・メディカルセンターによる"祈りの心理学的効用がストレスと不安感の緩和、より前向きな物の見方の促進、生きようとする意志の強化に役立つようだ"という声明がある。

レイキやスピリチュアルヒーリングなどヒーリングエネルギーにアクセスするという概念に基づく治療法に目を向ける人も増えている。チャクラ（古代インドの文書に見られる身体のエネルギーセンター）を介して、またオーラは"生命エネルギー"が目に見える形で形を取ったものと考え、そのオーラ（身体のエネルギー場）を介して行うヒーリングに注目する人もいる。このような説は裏付けとなる科学的証拠を欠くが、これらの微細エネルギーが健康へのアプローチには不可欠な要素だと考える人は多い。直接エネルギー場に働きかけると主張するセラピーは種々あるのだ。

昔からどの文化でも、私たちは全ての生命を司る宇宙エネルギーすなわち神へとつながる魂または生命エネルギー、生命力を持っていると解釈されていた。ラリー・ドッシーによると、私たちはスピリットを強力なヒーリングツールだと認める第3の医療時代に入りつつあるという。彼は第1の医療時代を主に薬剤による身体の治療に基づく"物理的医療"の時代、第2を健康に対する心理的効果と向きあった"マインド-ボディ"の時代、第3を患者が執りなしの祈りに影響を受ける"永遠の医学"の時代だと述べている。

ヨーガ 元々は東洋の伝統であったヨーガは、現在ボディとスピリットを同調させる手段として西欧でも広く行われている。実践すると次第に安らぎと充足感を覚えるようになる。

チャクラとオーラ

チャクラとオーラに興味がある場合は以下も参照。
- 中国伝統医学、p.98-101
- ヨーガ、p.106-109
- 神智学、p.270-171
- ポラリティセラピー、p.169
- クリスタルヒーリング、p.166-167
- アーユルヴェーダ、p.94-97
- レイキ、p.174-175

伝統的なヒーリング体系は、私たちのマインドが脳だけではなく身体にも、そして生物圏にも存在することを教えてくれる。これには神経科学者や"ディープエコロジスト"も意見を同じくしつつある。スピリチュアルな伝統も、私たちが知的で進化しつつある宇宙の一部であることを思い出させてくれる。**チャクラ**と、これに関連する**オーラ**が身体を取り巻いているという概念は、この21世紀の重要な考え方を思い描く、さらには具現化するのに役立つだろう。

チャクラ理論の発達

ヒンドゥー教の聖典であり、初期のものなら紀元前600年頃までさかのぼれる『ウパニシャッド』にはチャクラに関する最古の描写が確認されていて、魂が座すところであり特定の意識状態の特性を表すと記されている。19世紀と20世紀、西欧とインド文化が出会ったことでスピリチュアルな伝統が西欧の洞察と融合して内分泌生理学となり、現在ある準科学的なチャクラ説を生み出した。紀元前5世紀にインドで興ったシャクティズムによって、『ウパニシャッド』で論じられていた当初のチャクラからチャクラ理論は大きな発展を見る。この理論では現在認識されている7つの大チャクラが脊椎の基部から頭頂部にかけて配列されている。シャクタ派の伝統によると、チャクラは純粋意識のセンターであり瞑想の中心的対象だという。またエレメント・視覚的シンボル・マントラ音・神・色など各チャクラと関連する要素も特定されている。

シャクタ派の理論では、体内のエネルギー経路である主要ナーディ、すなわちスシュムナーナーディに沿って7つのチャクラが一列に配置されている。さらにスシュムナーの両脇に2本の副ナーディがある。左側がイダ（下降する生命力が通る）で右側がピンガラ（上昇する生命力が通る）だ。シャクティ行の目的は世界創造の際に解き放たれた不可欠の生命力である強力なクンダリーニエネルギーを覚醒させることだった。このクンダリーニは脊椎の基部で眠っているとされる。副ナーディのエネルギーを中央ナーディに向けることでクンダリーニは順番に各チャクラを上っていき、最後に一番上の頭頂チャクラに到達する。そしてそこで解脱状態に至るのである。クンダリーニエネルギーは瞑想とヨーガを行う多くの人々の間で今なお重要なポイントである。

西欧はアーサー・アヴァロン（ジョン・ウッドロフ（1865-1936）の別名）著『The Serpent Power』を通じて初めてチャクラとクンダリーニの概念に出会った。アーサー・アヴァロンはサンスクリット語の本を20冊近く訳している。また神智学者チャールズ・W・リードビーター（1854-1934）と1927年に出版されたその著書『The Chakras（邦訳：『チャクラ』）』によっても理解が進んだ。リードビーターは、チャクラはサイキック的には回転する円盤または輪のように見え、微細エネルギーはチャクラを中心として動いているという説を構築した。チャクラとオーラの複数の微細な層との結びつきを示唆したのも彼が最初である。健康的な

- 頭頂（サハスラーラ）
- 眉間（アージュニャー）
- 喉（ヴィシュダ）
- 心臓（アナーハタ）
- 太陽神経叢（マニプーラ）
- 仙骨（スヴァーディシュターナ）
- 基底（ムーラダーラ）

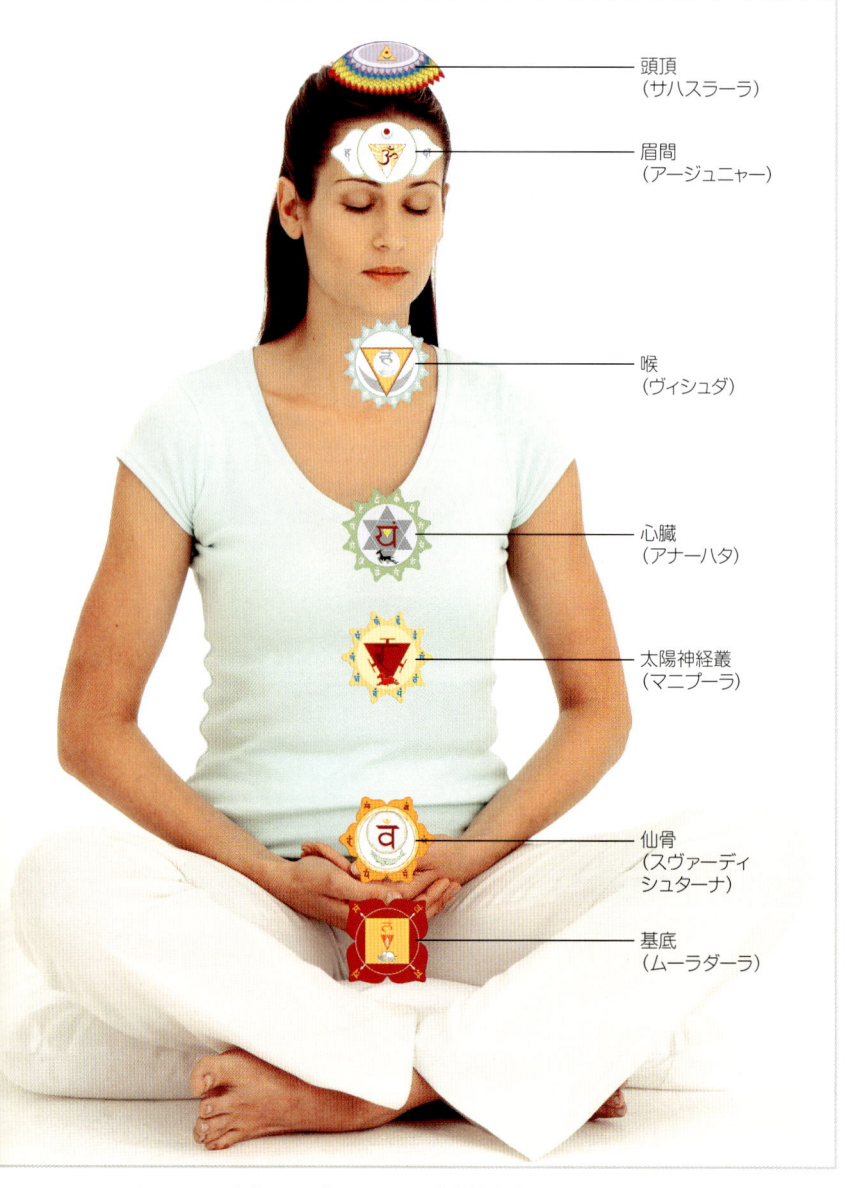

チャクラ 聖典によるとチャクラは全体性を表す深遠な定則でありあらゆるレベルにおける変容のためのひな形だという。

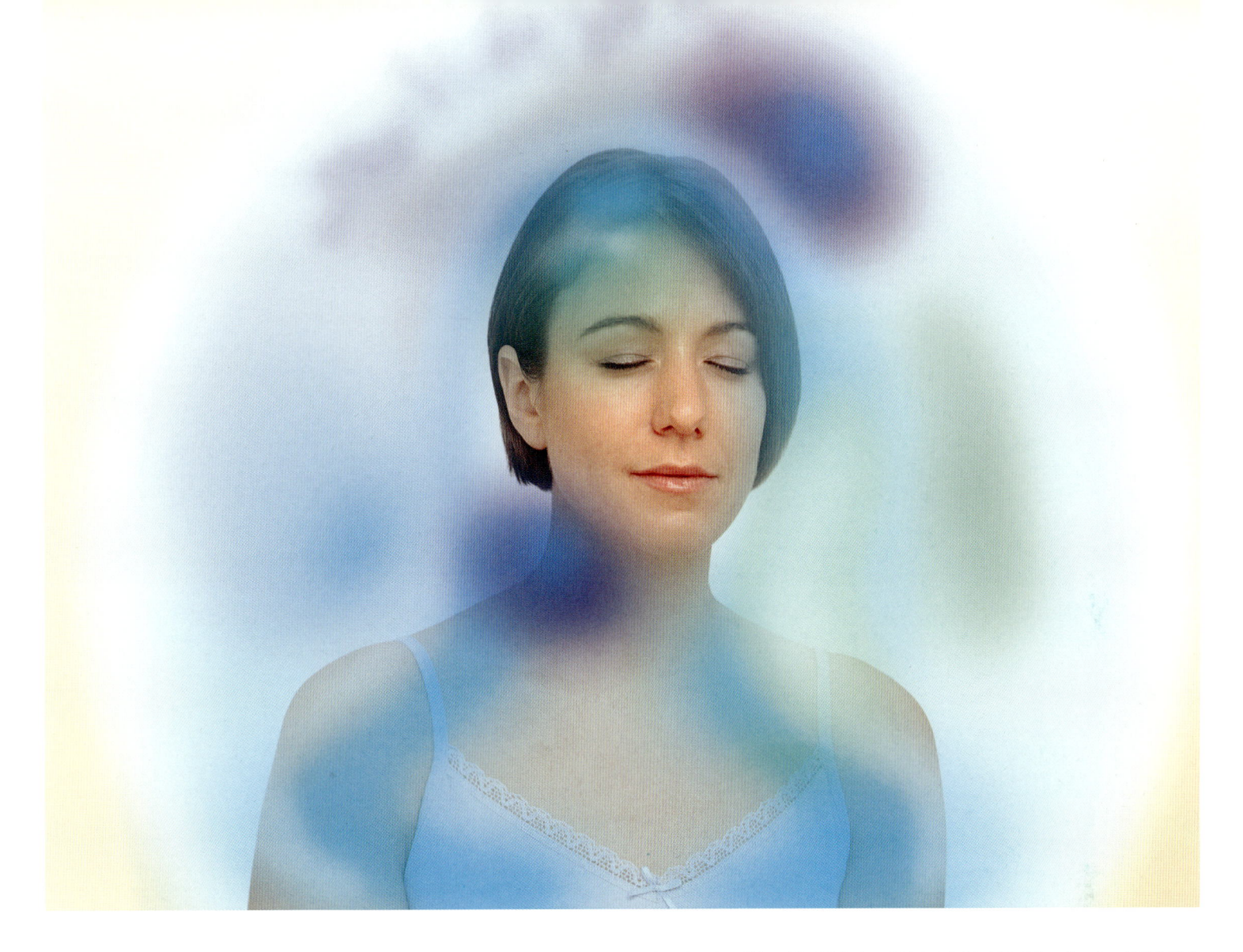

オーラ　クレボヤントによるとオーラは上のように見えるという。オーラは人間や物体の感情とエネルギー場を反映するといわれる。そのカラースペクトルも私たちの肉体的・感情的・精神的・スピリチュアル的な状態によって違うらしい。

エネルギーの流れを維持するにはチャクラが欠かせないという考え方は、現在チャクラのとらえ方の中心となっている。

　アリス・ベイリー（1880-1949）もやはり神智学協会のメンバーで、リードビーターとともにチャクラを特定の内分泌腺と交感神経に結びつけた。昔から伝わるチャクラの位置が内分泌系の腺と脊柱に沿った神経節の位置と一致していることは多くの人々が認める所である。インドの神秘主義者がこの関連性を知っていたかどうかは分からないが、チャクラが健康に深く影響し、体内における特定のシステムが効果的に働くかどうかを司るという現在の見方はこの相関性の上に成立したものだ。

オーラ

　チャクラシステムと関連して取り上げられるのはオーラという概念だ。オーラは1種のエネルギー場で、私たちの肉体と心のエネルギーが外部に現れたものである。オーラを見る超能力があると主張する人によると、オーラは思考や感情に反応して常に大きさや形、色を変え、ある人のオーラの特徴からその心身のスピリチュアルな健康状態についての情報が得られるという。また音や色、光に加えて環境的な電磁エネルギーなど外部刺激にも応じて変化する。しかしオーラリーディングを行うサイキック能力者を例えば暗室内や対象者とスクリーンで隔てられた状態において実験を行うと、その能力を裏づける明確な証拠は得られなかった。

　1970年代にキルリアン写真（KP）が登場するとオーラへの科学的関心が一気に高まった。これはロシアの科学者セミョン・キルリアン（1898-1978）が1939年に考案したもので、高電圧の中で対象物を乾板に置いて感光させる。キルリアンはこうやって写真を撮ると対象物の回りに美しい光のパターン──特に生物を撮ると美しい模様が現れることを発見した。しかしKPがオーラの証拠だとするのは飛躍しすぎである。これは身体からエネルギーが発散されているのではなく電磁場と生体組織の干渉の産物にすぎない。懐疑派は硬貨やペーパークリップでもキルリアン写真では"オーラ"が撮れる点を指摘し、KPパターンが診断上またはサイキック的な重要性を持つという説には科学的裏付けがないと断じている。

チャクラとオーラ | 173

レイキ

レイキに興味がある場合は以下も参照。
- 中国伝統医学、p.98-101
- ポラリティセラピー、p.169
- チャクラとオーラ、p.172-173
- スピリチュアルヒーリングとセラピューティックタッチ、p.176-177

"レイキ"という名は、"高次の普遍的パワー"を意味する"霊"と、"エネルギーもしくは"生命力"を表す"氣"という2つの日本語を合わせたものだ。1920年代に日本の瞑想行として発祥し、以来、レイキはレイキプラクティショナーの手を通してヒーリングエネルギーを流すという考え方をベースに卓越した補完セラピーとなった。

レイキの発祥

レイキは、日本の哲学者である臼井甕男（1865-1926）が日本の霊山にこもり断食と瞑想を21日間行って授かったものだという。伝説によると彼は神聖な滝に打たれて瞑想し、一番上のチャクラを開いて浄化したとされる。そして山を下りた彼は"エネルギーを枯渇させることなく"癒しを行えるようになったといい、現在レイキとして知られるシステムへと発展させた。このセラピーが西欧で広く実践されるようになったのはここ15年ほどである。

ヒーリングエネルギーを流す

レイキのプラクティショナーはあるパターンで"ヒーリングエネルギー"を流すことで深いリラクゼーション感を促し、気の流れのブロックを解消するとともに身体から"毒素を排出"させ、新たなバイタリティをもたらす。ほとんどの場合、レイキによるトリートメントで実際に手を触れることはない。レイキマスターが相手の身体から数センチ程距離を開けて手をかざし、そこからエネルギー場をコントロールする。このエネルギーは宇宙の源からプラクティショナーに流れ込み、それをプラクティショナーが相手に伝える。レイキエネルギーはプラクティショナーの身体の喉チャクラに入り、手から放出されるとされる。またレイキプラクティショナーによると、受け手もヒーリングプロセスに責任を持って能動的に参加し、本能的にエネルギーを引きこんで、チャクラ（エネルギーセンター）・経絡（エネルギーの経路）・神経系を通じて必要な部分に流すという。

レイキプラクティショナー

レイキエネルギーは生徒にも伝授できる。生徒は特別な能力や訓練を必要とせず、レイキマスターが一連の"アチューンメント"を行う。アチューンメントでは段階的にいくつかのシンボルが"生徒のエネルギー場に封じられ"、レイキエネルギーが通る通路が開けられる。この通路はその後閉じることはなく、自分自身や他の人のトリートメントにエネルギーを使えるようになる。

レイキは他のスピリチュアルヒーリングまたはエネルギーヒーリングとの共通点が多い。ただしエネルギーヒーラーは無意識のうちに自ら

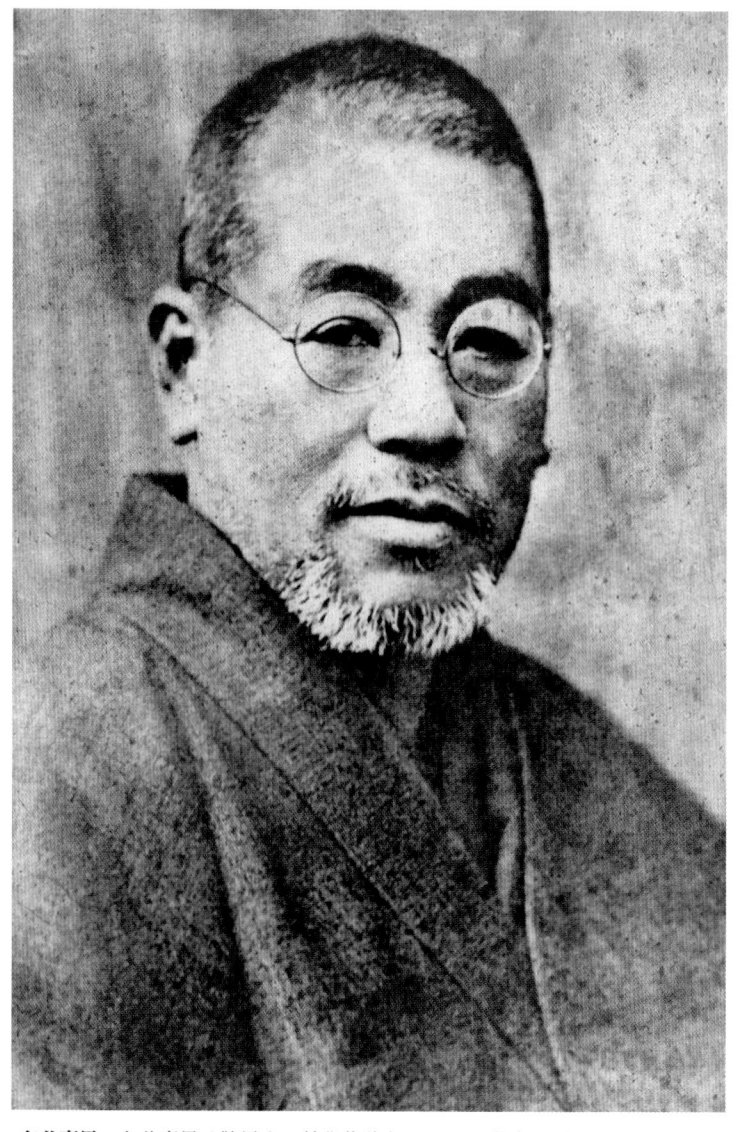

臼井甕男 臼井甕男は鞍馬山で神秘体験をしてレイキ能力を授かり、後にヒーリングシステムを作りあげた。

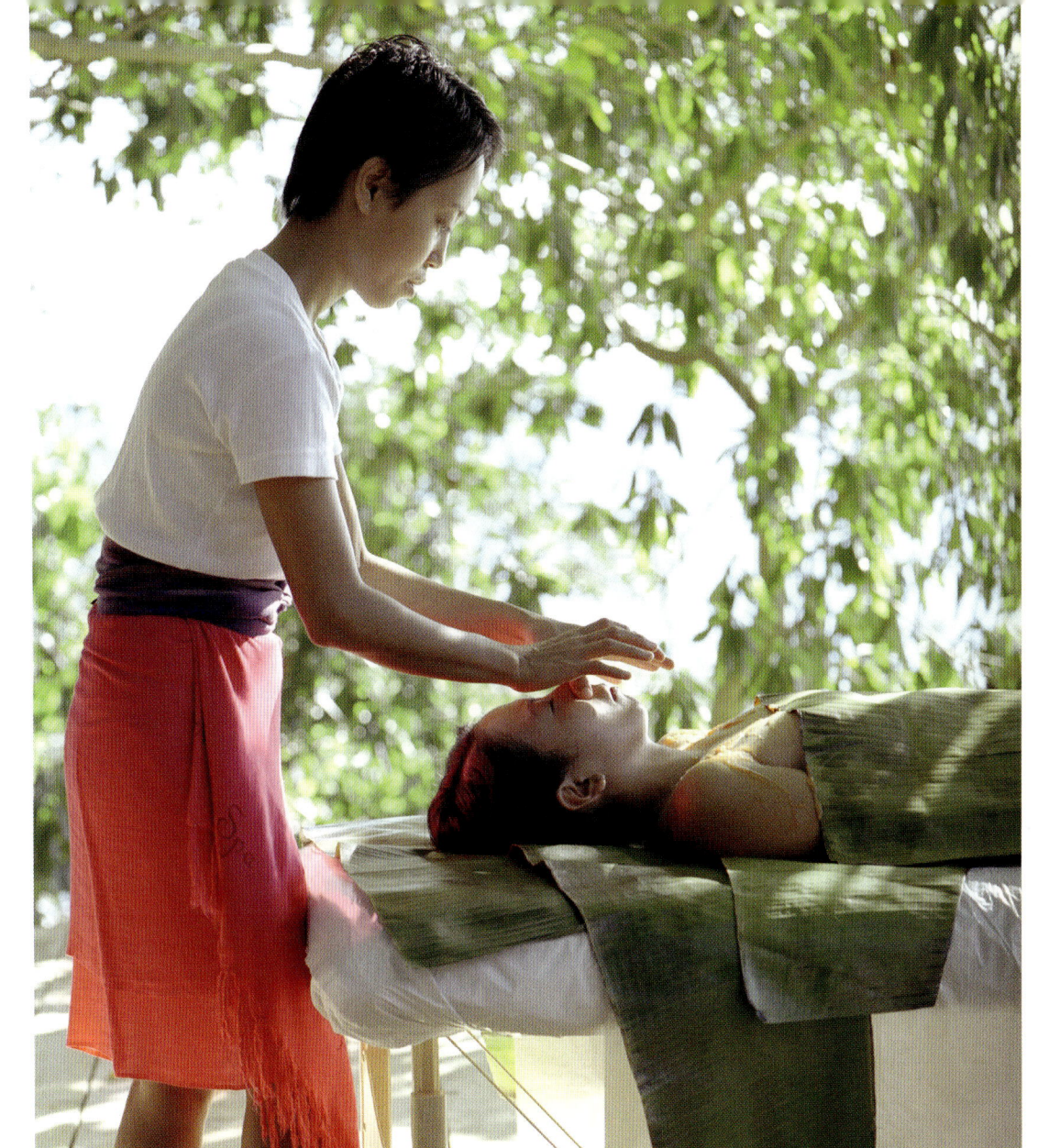

レイキトリートメント
レイキプラクティショナーはヒーリングが必要な場所にエネルギーを流す経路であり、本当のヒーラーは受け手である。

> **注 意**
> × レイキの使用による重い副作用は報告されていないが、重篤な病気の可能性がある医学的症状に単独で用いてはならない。またヘルスケア提供者への相談や確立している治療法の適用を遅らせるようなことがあってはいけない。
> × 精神病患者へのレイキ使用は慎重を期すべきだと考えるレイキプラクティショナーもいる。

の生命エネルギーを使いはたしたり、いつの間にか相手の痛みや障害を引き受けてしまう現象が観察されている。これに対しレイキプラクティショナーはこういう危険から守られるばかりか、レイキを行うことでむしろ自らの生命エネルギーを補充できるのだという。

レイキ伝授には3つのディグリーがあり、セカンドでは遠隔レイキを教わる。これにはシンボルを用い、受け手がいる場所を問わずプラクティショナーと受け手をリンクさせ、エネルギーの伝達を可能にする方法が含まれる。サードディグリーの伝授を受けると、他の人にレイキアチューンメントを施し、サードディグリーを教えるレイキマスターになることができる。プロのレイキプラクティショナーとして活動するには、通常最低でも6ヵ月の訓練と監督下での経験が必要だ。

トリートメント

レイキのトリートメントを行う際、受け手は横になるのが普通だ。トリートメントは45-90分程度だが、身体のある部分に限って宇宙エネルギーを集中的に流すプラクティショナーもいて、この場合はもう少し短くなる。受け手は温かさやジンジンする感覚、深いリラックス感と全体的な充足感を覚えたりする。感情が解放されるケースも珍しくないようで、これは体内のエネルギーのブロックが解消されてバランスが取れた証拠だと考えられている。

レイキは治癒効果をもたらすのではなく、ヒーリングプロセスを刺激するのが目的だ。通常は数回のセッションが必要で、トリートメントには副作用がないといわれる。西欧でもレイキは疼痛管理・ストレスに伴う症状・不眠症・皮膚疾患などに広く利用されるようになっている。レイキプラクティショナーは、レイキが感情と精神の健康状態を最適にし、創造性を養い、集中力を向上させ、自信を高めると考えている。

> **研究と根拠**
> 補完・代替療法に関するトピックについて科学に基づいた検討を行う国際的共同研究組織であるNatural Standardによれば、レイキが心拍数・血圧・疼痛管理・抑うつ・記憶力など神経系に与える効果について調査したが、決定的な結果は得られなかったという。あらゆる"エネルギーセラピー"の例に漏れず、科学はレイキのベースとなっている理論を却下している。

スピリチュアルヒーリングとセラピューティックタッチ

スピリチュアルヒーリングとラピューティックタッチに興味がある場合は以下も参照。
- 中国伝統医学、p.98-101
- チャクラとオーラ、p.172-173
- レイキ、p.174-175

スピリチュアルヒーリングには、スピリチュアルな源から"ヒーラー"を通して受け手に"神"または宇宙のヒーリングエネルギーを流す行為が含まれる。スピリチュアルヒーリングの支持者によると、スピリチュアルなヒーリングトリートメントは精神(マインド)・肉体(ボディ)・スピリットのバランスを取り、受け手の健康に効果をもたらすという。アプローチ法としてはスピリチュアル色を押し出してはいないが、セラピューティックタッチは"エネルギー場"を用いてヒーリングを行いバランスを回復させる。

ヒーリングエネルギー

スピリチュアルヒーリングは、ヒーリングエネルギーが自然に体内を流れていれば私たちの身体は自らを癒すようにできているという前提のもとに行われる。しかし質の悪い食生活・トラウマ・ケガ・ストレスやその他の有害な要素によってこのヒーリングプロセスがブロックされる、または全身をめぐるエネルギーの流れが阻害されると病気とバランスの乱れにつながる。スピリチュアルヒーリングはバランス回復に必要なエネルギーをもたらし、肉体・精神・スピリットが心身のポジティブな健康を確立・維持できるようにするといわれる。

スピリチュアルヒーリングは最も古い形の医療行為だといえるだろう。この種のアプローチは有史以来、事実上世界中のあらゆる文化で行われてきたからだ。シャーマンとメディスンマンに率いられる伝統文化では社会組織の一部として織り込まれている。西欧世界では昔から肉体・精神・スピリットを別々に分けており、通常の医学は物質相互作用を重視し、スピリチュアルヒーリングに疑いのまなざしを投げかけてきた。

スピリチュアルな源

スピリチュアルヒーラーが流すエネルギーは神または高次の存在に源があるとされるが、だからといって信仰や宗教儀式が必要なわけではない。スピリチュアリティと信仰を分けてとらえるスピリチュアルヒーラーも多く、彼らは組織化された宗教のそれぞれ異なる教義と信仰体系の背後にある共通の体験——個人としての自我を変容させる"存在(エンティティ)"を意識し結びつくこと——がスピリットだと考えている。ある人はこの"存在"を神と呼び、またある人は宇宙エネルギーだと考えるわけだ。

少なくとも理論上はヒーリングパワーを伸ばそうとしさえすれば誰もがそのパワーを持てるようになるはずだ。しかし中にはヒーリングをもたらすこの"エネルギー"もしくは"スピリット"を受け取る能力が人一倍あり、それをうまく受け手に誘導できるスピリチュアルヒーラーがいるように見うけられる。どうやら信仰という要素——精神と肉体の強い結びつきを示す指標——が必要なようだ。スピリチュアルヒーリングが効かない人もいるからで、これはおそらくその人が意識的または無意識的にその事態を拒否しているのだろう。クライアントから"ネガティブなエネルギー"と病気を吸収し、事後に瞑想または祈りによってそれを取り除く必要のあるスピリチュアルヒーラーもいる。

トリートメントと効果

通常トリートメントはヒーラーがヒーリングエネルギーに"同調"するところから始まる。ヒーラーは手で相手の身体をスキャンし、エネルギーレベルを感じ取ってエネルギーが弱い部分またはブロックされている部分を探し出す。チャクラ(エネルギーセンター)に働きかけるセラピストもいる。それからスピリチュアルエネルギーが身体の必要な部分に伝えられるという。するとそこに温感やジンジンする感覚を覚える受け手も多い。

スピリチュアルヒーリングは様々な精神的・肉体的・感情的問題の軽減に用いられてきており、一部の病院や一般診療では通常の医療環境に組みこまれてもいる。リラクゼーションや受容を促し、気持ちを落ちつかせ、痛みを軽減し、肉体的な症状を緩和し気分を改善することも分かっている。スピリチュアルヒーリングが肉体レベルにもたらす効果の有無はさておき、患者が自らの健康問題に対処する能力が高まることを示唆する証拠もある。その理由は不明だが、リラクゼーション反応と前向きな期待が身体の自己治癒能力を促すと思われる。祈りが病人の健康にポジティブな効果をもたらす可能性を見出した調査研究も存在する。

セラピューティックタッチ

手を用いて痛みを緩和し治癒を促進するこのシステムは、1960年代に米国ニューヨーク大学の看護学教授ドロレス・クリーガーと、人間の見えないエネルギー場を感じ取る天賦の能力を持つとされたドラ・クンツによって考案されたものだ。古代の手当て儀式をベースにしてはいるが特にスピリチュアルな面はなく、誰にでも教えられるとクリーガーとクンツは考えた。ニューヨーク州のバークシャーにあるパンプキンホローファームでクラスを開くことにし、医師から紹介された患者に施術した。以来セラピューティックタッチは世界中に普及し、看護専門家の間でも利用が広がっている。

ヒーリングセッション中、プラクティショナーはリラックスした瞑想的な態度を取り、患者がバランスの乱れを感じている部分を手で感じ取る。トリートメント後、ほとんどの患者は深いリラックス感を覚えたと語っている。

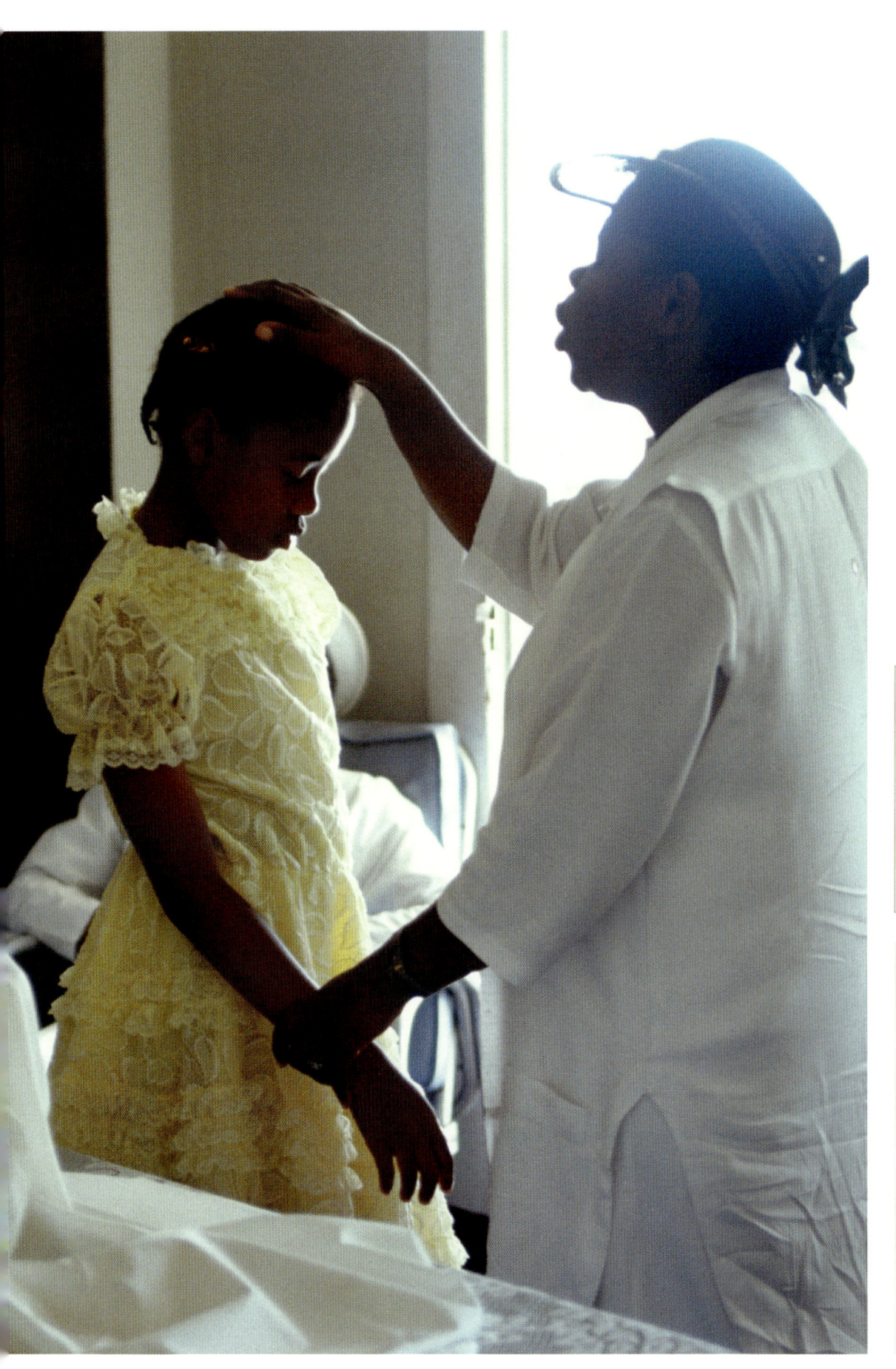

手当て
ジャマイカのキングストンにあるプレヤータワーで、聖職者が子供の病気が治るよう神に祈っている。

注　意
× スピリチュアルヒーリングは統合失調症などの精神疾患を持つ人、または希望通りの結果が得られないと自分を責めたり恥ずかしいと思ったりするような人には向かないと思われる。

研究と根拠
Natural Standard（参照→p.175）の検討によれば、慢性痛・高血圧・関節リウマチ・湿疹・精神障害など多くの症状に対するスピリチュアルヒーリングの効果を調査したが、肯定的な結果が数多くあるものの、依然として科学的には全体的な効果は不明という。ただしスピリチュアルヒーリングが通常治療の補助として有効であることを示唆する質的研究やケーススタディは多い。

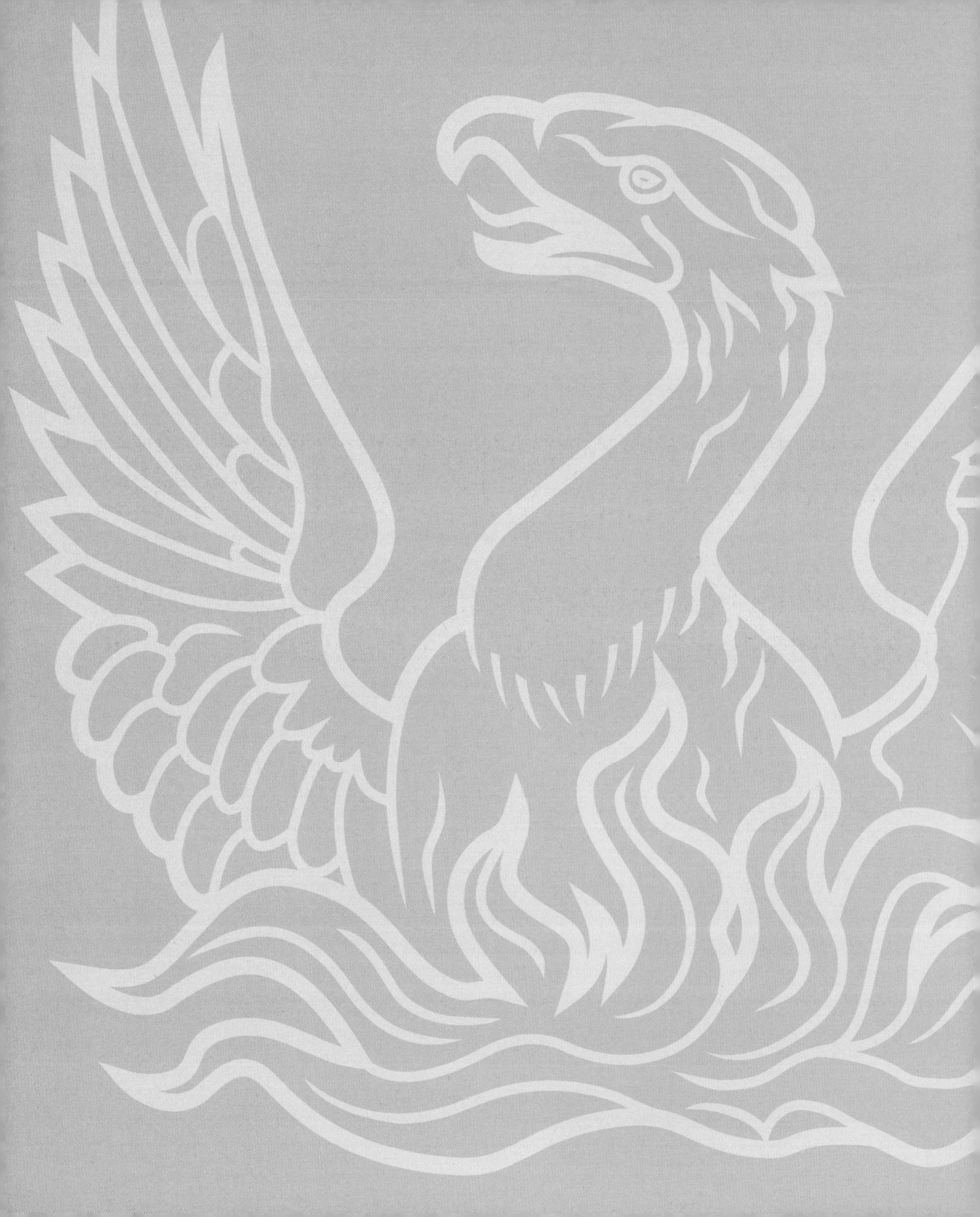

パート3
スピリット

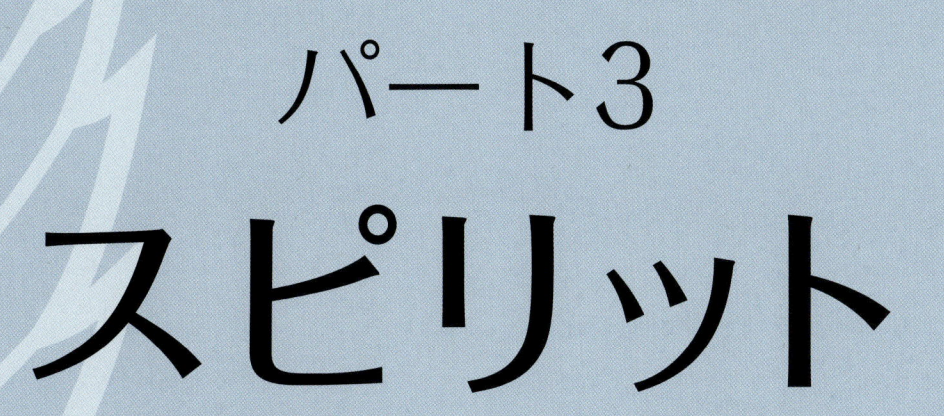

西洋の信仰　182

東洋の信仰　202

部族、シャーマン、アニミズムの伝承　224

地球の神秘　244

神秘主義教団、秘密結社、オカルト教団　262

古代のミステリー　274

霊的世界の探求　288

パート3
スピリット

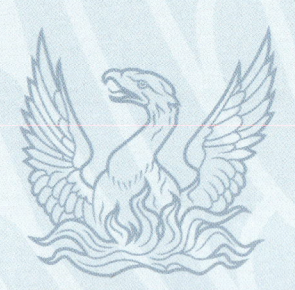

　23歳の頃、私はロンドンの中心部にある古いアパートに住んでいました。ある日、2階の一室に新しい住人が引っ越してきました。その一室は私の部屋の真上にあったのですが、彼らが引っ越してきてからというもの、毎週夜になると太鼓の音や聖歌が聞こえるようになったのです。最初は耳障りだったのですが、次第にその音色に惹かれ、気がつけば自分でも口ずさむようになっていました。不思議なことに最初は迷惑に感じていたものが、いつの間にか楽しみへと変わっていったのです。

　ある日のこと、私は2階の住人に何の集まりなのか訊いてみました。そして私が彼らの音楽に好感を持っていることも伝えました。すると住人は、週1回、スーフィーの信者の集まりがあることを教えてくれました。彼らはイスラム教の一派で、楽器を演奏したり歌うことが好きで、音楽をとおして神や愛と直接つながるというのです。

　説明し終わると、私を集まりに招待してくれるというので、こころよく受けることにしました。部屋に入ってみると、そこは終始なごやかな雰囲気で、彼らとはすぐにうちとけました。彼らの奏でる太鼓の音色や聖歌は私の胸に心地よく響き、その場にいるだけで善良なるものや美しいものとつながったような感じがしたのです。また、そこには聖体拝領――イエス・キリストの身体となったとされるパンとぶどう酒を食す儀式――をほうふつさせる神秘的な雰囲気が漂っていました。

　歌と演奏が終わると感想を求められたので、私はまずこの夕べに招待してもらったことに感謝し、それからカトリックの聖餐を思い出したと率直な感想を述べました。じつはこんなことを言うとイスラム教の一派である彼らを侮辱することになりはしないかと少し心配だったのですが、みんな笑みを浮かべて聞いてくれました。そのうち誰かが、彼らが所属する教団の創始者はイエス・キリストの生まれ変わりだという伝説があることを教えてくれたのです。

　思いもよらなかったその言葉に私は驚きました。それが真実かどうかはどうでもいいことでした。とにかく私はその発想が気に入ったのです。私の頭の中で様々な宗教の違いが一瞬にして溶けさったのです。イスラム教とキリスト教には深いつながりがあり、東洋の転生の思想が西洋の信仰と一体になっている――。宗教の違いが原因による紛争が絶えない現実世界にあって、スーフィーは肩肘張らず、包容力のある愛を持って他者と向き合う方法を私たちに教えてくれていたのです。

　私は世界中の様々な霊性の伝承を探求するなかで、多様性をたたえ、すべての人間はつながっていると信じている人にこれまでたくさん出会ってきました。彼らの誰もが口々に語るのは、文化や宗教の違いがどうであろうと、私たちは意識が作り出した善意の大海原で生きているということです。

　このときを境に私は異なる宗教や伝統は互いに競合するものではないと確信するようになりました。神へ通じる道はただ一つ！信じる者は救われるのです！信仰という名の宝石が織り成すタペストリーの一つひとつが美しい輝きを放ちながら、独自の貴重な視点を私たちに提供してくれていることに気がついたのです。

　霊性の探求をはじめてまだ間もない人たちが、助言を求めて私のもとにやって来ることがあります。そんなときはいつも、2、3年はいろんなものを体験してみるようアドバイスすることにしています。何か一つの信仰に自分をしばってしまうのではなく、ゆっくり時間をかけていろんなものを試したほうが、魂の成長に役立つと思うからです。地球村という現代社会に暮らす私たちにとって、こうした姿勢は大人の知的な戦略だと思います。様々な信仰や霊性について調べ、自分なりに理解することではじめて自身の霊的成長につながる最良の選択ができるようになるのです。本書のような大全はこうした選択の指針を得るうえで大いに役立ちます。本書は霊性を求めて旅立つ人に、行く手に広がる旅の全体像を示し、道案内をしてくれます。

　私たちの歩む霊性探求の旅が、神の祝福を受け、安全で、魂の成長を鼓舞するものであることを願ってやみません。

ウィリアム・ブルーム

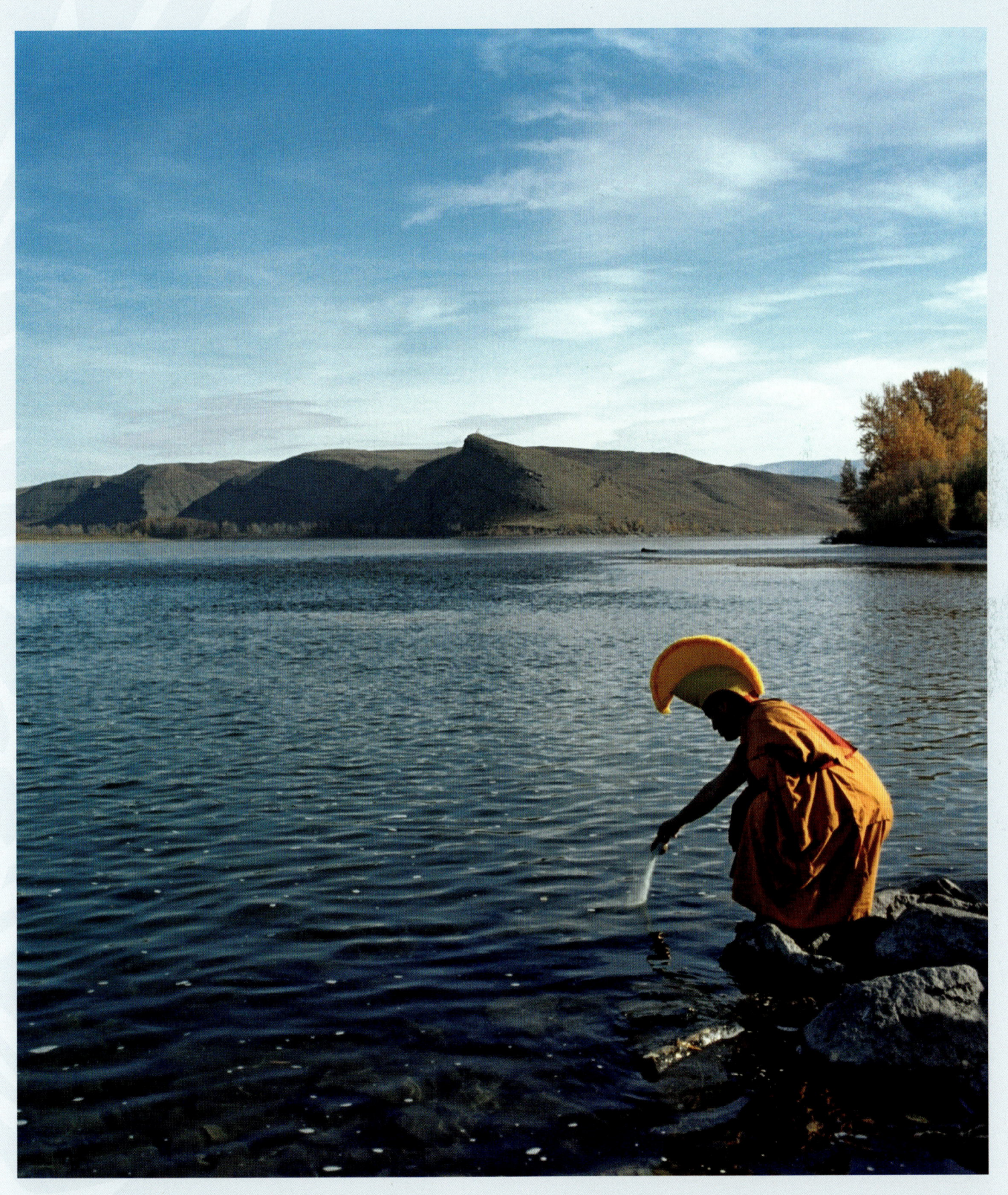

仏教 解体した砂曼荼羅の聖砂をロシアのウルグヘム川に流す仏僧。

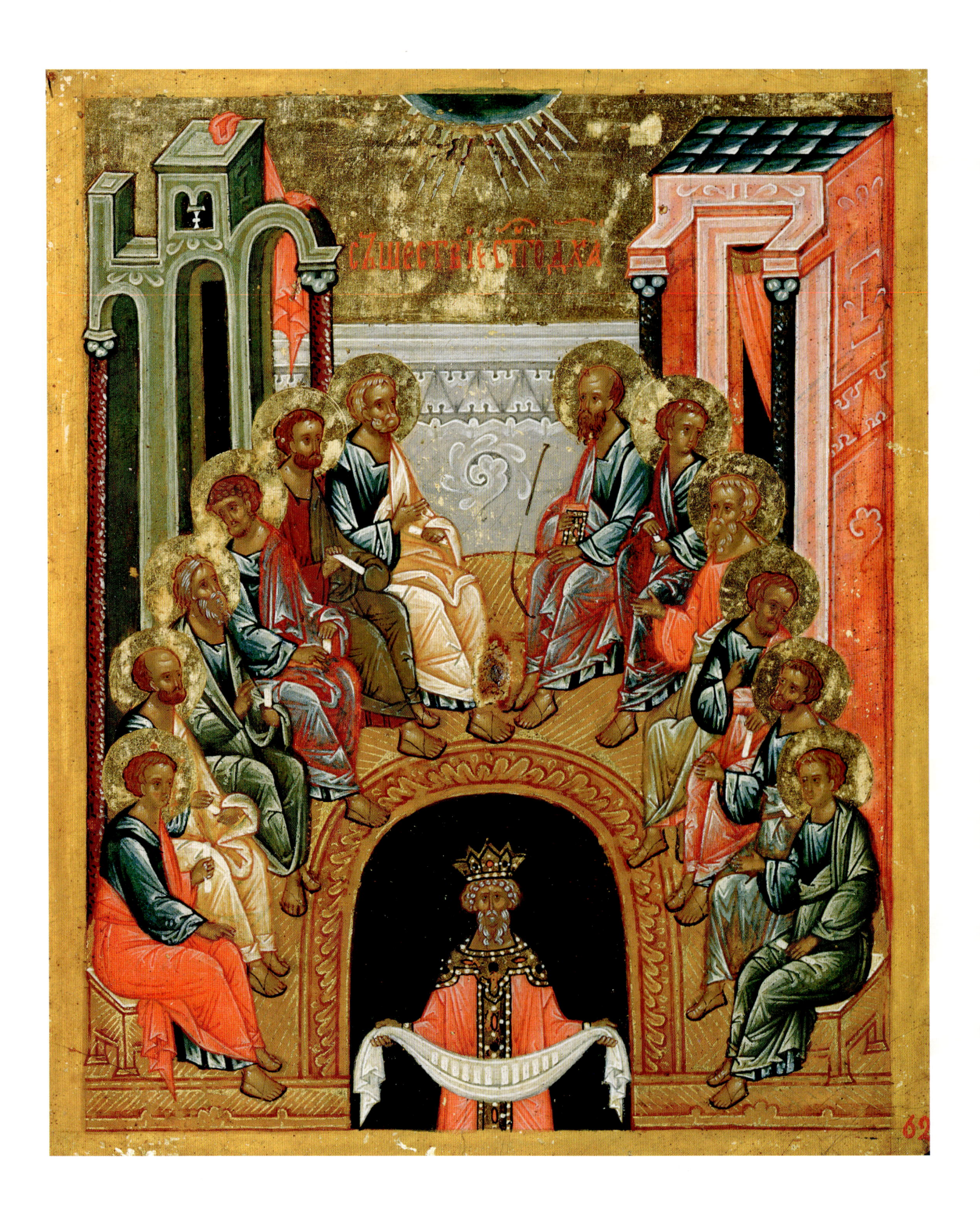

СШЕСТВІЕ СТГО ДХА

西洋の信仰

西洋の霊性に多大な影響を与えてきたユダヤ教、キリスト教、イスラム教——。この3大宗教は繁栄をとげる共同体社会と聖典に支えられながら世界宗教へと発展してきた。特筆すべきは、いずれの宗教にも独自の神秘主義思想が存在するという点である。そうした思想は母体となるユダヤ教、キリスト教、イスラム教の霊性思想とは大きく異なり、聖典の解釈に関しても独自の視点をもつ。

共通の系譜

歴史的にはユダヤ教、キリスト教、イスラム教の順に発展してきた。キリスト教はユダヤ教を、イスラム教はキリスト教を母体に進化・発展し、そのたびに聖典にはあらたな文言が書き加えられてきた。3つの宗教ともこの世界と万物を創造した全知全能の唯一神を信仰することから、一神教とみなされている。またアブラハムの宗教と呼ばれることもあるが、これは3つの宗教とも預言者アブラハムが神と契約を交わしたときに誕生したという伝承にもとづく。しかし、こうした共通の系譜は統一と分裂を繰り返す原因ともなってきた。

聖典の意義

ユダヤ教の伝承によると、神はモーセに神の律法と掟を定めた『トーラー』を口伝と文書で啓示した。『トーラー』はユダヤ教至高の聖典である。キリスト教の伝承では神は一人息子のイエス・キリストを人間の罪を贖うために地上に遣わした。イエス・キリストの生涯と教えは新約聖書に述べられているが、新約聖書が後に『トーラー』やそのほかのユダヤ教の聖典と合体して、現在のキリスト教の聖書が完成したといわれている。一方、イスラム教の伝承によると、イエス・キリストは神の子ではなく、モーセのような高い地位の預言者であった。イスラム教徒にとっては、ムハンマドが最後の預言者であり、コーラン――ムハンマドに与えられた啓示――こそが神の最後の言葉を書き記したものである。それゆえ、イスラム教徒にとってコーランは世界でもっとも権威ある聖典であり、他宗教の聖典を凌駕する存在なのである。

聖典は信仰の要となるものだが、その解釈の仕方は各宗教によって大きく異なる。聖典は神の真正な言葉そのものであるから、字義どおりに解釈すべきであるという考え方がある一方で、聖典といえども人間の口をとおして語られた言葉である以上、現実世界に適用する際は慎重に解釈すべきだとする立場もあり、こうした違いが宗教間で大きな対立を生む原因となってきた。しかし、どの宗教も信徒は神を崇拝し、規則と戒律に従わなければならないと考える点では一致している。そうしなければ、神の祝福を受け、天国で永遠の命を授かることはできないからだ。ユダヤ教、キリスト教、イスラム教の各聖典には様々な修行や祭儀について述べられているが、それらを実践することは、私たちが無事天国へと旅立つためには不可欠と考えられているのである。

対照的な伝統的霊性

ユダヤ教、キリスト教、イスラム教の神秘主義思想であるカバラ、グノーシス主義、スーフィズムは母体となる3つの宗教とは全く異なる宗教観をもつ。西洋の神秘主義思想とはるかに多くの共通点を持つこれらの神秘主義思想は、神は祭壇に祭って崇拝すべき抽象的な存在ではなく、万物に宿ると考える。カバラ、グノーシス主義、スーフィズムに共通するのは、天国とは死後に訪れる場所ではなく、現世で自己と神とが一体になる恍惚境であると説く点にある。また、聖典は神の言葉を記録したものではなく、私たちをこの恍惚境に導いてくれる手引きのようなものであり、聖典の存在意義は神が定めた規則や戒律を人間に伝えることではなく、自己の内面に神を見いだすきっかけを与えることにあるとする点も共通している。

ユダヤ教、キリスト教、イスラム教と同様、神秘主義思想も神を男性とみなすが、これは神をすべてを産んだ根源の存在、すなわち万物の原初の父ととらえているからだ。一方、女性原理あるいは女神は私たちが日常生活で経験する様々な出来事と関係する。言い換えれば、宇宙と万物に存在するものはすべて女性原理を有していると考える。したがって、神秘主義思想では、男神は大いなる始源または霊魂で、女神は大いなる顕現もしくは物質ということになる。神秘主義思想の信奉者が霊性の探求を続ける目的は、女性原理がはたらく日常の世界に背を向けることなく、男性原理と女性原理を結合させ、物質と霊性の融合を実現することにある。そうなれば、私たちは身の回りのあらゆるものに驚嘆し、神は万物に宿り、私たち自身が神であることに気づくのである。神秘主義思想の信奉者が自己と神性との本質的同一性を公言してはばからない背景にはこうした考え方があるが、このことが神と人間を区別するユダヤ教、キリスト教、イスラム教の信奉者の怒りを買ってきたことは想像に難くない。

聖霊 聖霊降臨を描いた15世紀のロシアの聖画。ロシアのノブゴロドにある聖ソフィア大聖堂所蔵。

西洋の神秘主義思想

西洋の神秘主義思想に興味がある場合は以下も参照。
- 数秘術、p.66-67
- 西洋占星術、p.56-57
- グノーシス主義の福音書、p.192-193

近年、古代の西洋神秘主義思想に対する関心が再び高まっている。

なかでも**ピタゴラスの学説**（宇宙には根底に流れる秩序が存在し、

それを研究することで深遠な霊的洞察を得ることができるとする思想）、

グノーシス主義（信仰の目的は経験をとおして

自己と神性との同一性を認識することであるとする思想）、

ヘルメス主義（"万物照応"の原理を特徴とする）は特に注目を集めている。

こうした思想に共通するのはすべてを産んだ根源の存在を賛美する点である。

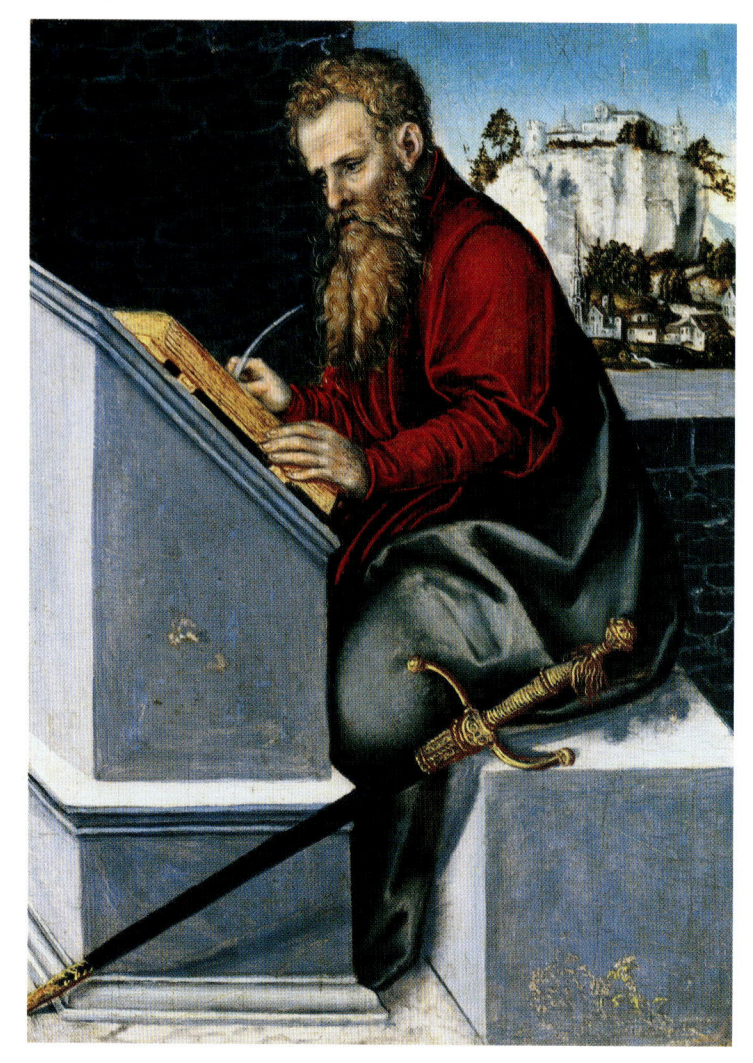

聖パウロ 剣を傍らに置いて書き物をする聖パウロ。ルネッサンス期の1547年の絵画。聖パウロはグノーシス主義者、キリスト教正統派の双方から尊敬されていた。

ピタゴラスの学説

哲学者ピタゴラスは紀元前6世紀にギリシャのサモス島で生まれた。歴史に名を残す数学者として世界的に有名なピタゴラスだが、当時は神懸かり的な力を持つ賢人として名を馳せていたという。白い装束に身を包み、黄金の宝冠を身にまとったピタゴラスは、各地を転々として病人を癒し、死者をよみがえらせたといわれている。

紀元前530年、イタリア南部に移り住んだピタゴラスは神秘主義思想の学派を立ち上げ、西洋世界で大きな影響力を振るった。そこで彼は、弟子たちに徹底して秘密厳守を誓わせたうえで、数学や科学などの神聖な学問、数秘術や占星術といったオカルト的秘儀、輪廻転生などについて講義をおこなった。ピタゴラスは紀元前500年頃に亡くなったが、彼の教えを受け継いだピタゴラス学派と呼ばれる集団は黒海と地中海をまたぐ小アジアへ急速に勢力を伸ばして繁栄の基礎を築き、その後哲学者ソクラテス（紀元前469-399頃）の思想を取り入れながら発展していった。ピタゴラス学派は、近代科学と数学の礎を築くという面で大きく貢献したが、じつは現代の霊性の土台を築いたのも彼らである。特に倫理観・生命観をはぐくむ必要性に早くから気づいていた彼らは、霊的共同体の存在を信じ、清めの儀式をおこなうことで霊的な感性を磨いた。また完全菜食主義を貫き、すべての生き物には不滅の魂が宿ると考えていた。

グノーシス主義

グノーシス主義とは、霊性の向上を目指す多様な集団の信仰と実践で、地中海沿岸から中東にかけて広まった。彼らの目的はグノーシス（gnosis）に到達することにあった。グノーシスとは"認識"を意味する古代ギリシャ語で、一種の悟りを意味する。グノーシス主義の起源はキリスト教誕生以前にさかのぼるが、グノーシス主義の聖典にはキリスト教の聖書と重複する部分が数多く見られる。このことからイエス・キリストは歴史上存在しなかったと唱える学説もある。それによるとイエス・キリストの生涯を描いた物語はじつはユダヤ教グノーシス派の創作で、グノーシス主義の秘義を後世に伝えるために書かれたものだという。この説は1945年にエジプ

西洋の信仰

トのナグ・ハマディでグノーシス派の立場から編まれた福音書が発見されたことによってにわかに信憑性が高まった。

古代グノーシス主義者は神秘主義思想を説く学舎を各地に開いた。入会志願者は神聖な儀式をへて秘儀参入を許された。グノーシス主義の思想を学ぶ目的は単なる知識の習得ではなく、脱我にいたることで大いなる神との本質的同一性を認識することにあった。古代ローマの有力なグノーシス主義者である聖ヴァレンティヌス（100-160年頃）は次のように記している。

"'認識'（グノーシス）することで、私たちは多様性から脱却し、自分の心の中に神を見いだすことができる。'認識'（グノーシス）した者は自分がどこから来て、どこへ行こうとしているのかがわかっている。彼らは深い眠りから覚め、自らを開放し、本来の自分を取り戻した者たちである"

グノーシス主義者は天国とは死後に訪れる場所ではなく、脱我によって到達できる境地であると考えていた。同じように、キリスト教グノーシス派も自らをイエス・キリストの信徒とは考えなかった。彼らが目指していたのは自我を超越し自らが生きたキリストになることであった。こうした思想を背景にグノーシス主義者は聖パウロを大いなる使徒としてうやまった——なぜなら聖パウロはこう言ったからである。"奥義を明かそう。イエス・キリストはあなたがた自身のなかに在る"

ヘルメス主義

ヘルメス主義はヘルメス・トリスメギストスの教えにもとづく神秘主義思想である。ヘルメス・トリスメギストスは賢人と謳われたエジプトの神官で、エジプト神話に登場する神トトの生まれ変わりといわれた人物だ。ヘルメス主義の至高聖典はヘルメス文書である。2世紀の編纂と伝わるが、そこに詳述されている宗教・哲学は古代エジプトのファラオが支配した時代にさかのぼる。グノーシス主義と共通点が多いのとは対照的に、ユダヤ教やキリスト教に関する言及は全く見られない。

ヘルメス・トリスメギストスは弟子を教育する際、わざと難問を投げかけて困惑させ、弟子との対話のなかで奥義を伝えたといわれる。ヘルメスが説いた重要な教理の一つが、神と万物との根源的統一性である。

"神はその姿を隠しているが、どこにでも存在することは明らかである。
肉体は持たないが、万物に宿る。
この世に神が宿らないものなど何一つない。
神に名がないのは、万物の名が神の名だからである。
神は万物の根源であるから、
神の名を知るには万物の名を知らなくてはならない。
そして、万物を'神'と呼ばなくてはならない"

多くの近代西洋神秘主義思想と同様、ヘルメス主義者も神は祭壇に祭って崇拝すべき抽象的な存在ではなく、すべてを産んだ根源の存在であり、私たちが直接に経験することのできる存在であると考えていた。

"神は万物の根源であり起源である。
万物には起源がある。
ただしこの起源自体は例外である。
無から生じたこの起源だけは"

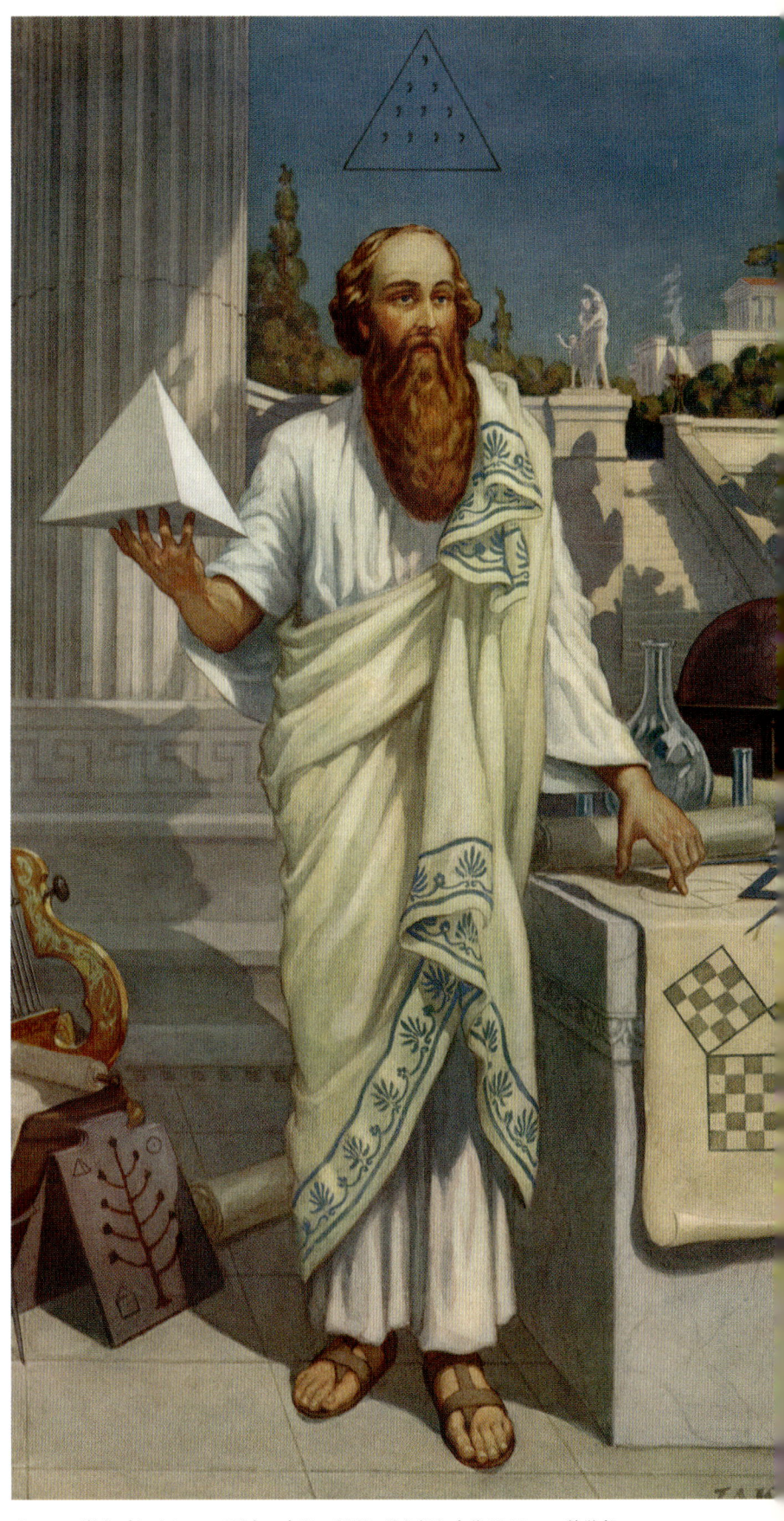

サモスの賢人ピタゴラス　三平方の定理の証明に取り組む古代ギリシャの数学者ピタゴラス。1928年、J・アウグストゥス・ナップ作。

西洋の神秘主義思想 | 185

ユダヤ教

ユダヤ教に興味がある場合は以下も参照。
- カバラ、p.188-189

現在、ユダヤ教徒の数は世界で約1,300万人にのぼり、

そのうちの4割以上がイスラエルに居住する。今日のユダヤ教の中心は、

聖典への信仰、**信仰の基本原理**の受持、**祭儀と祝祭**の挙行である。

ユダヤ教の正確な起源を示す歴史的証拠はないが、古代ユダヤ人が著わした聖典は

記述内容から紀元前10-2世紀の編纂と推定される。

ユダヤ民族の歴史は、亡命、迫害、ホロコーストに象徴される歴史でもある。

聖典

ユダヤ教の神学によると、ユダヤ教は紀元前2000年頃に誕生し、ヤハウェ（ユダヤ教の神）がアブラハムとその末裔のユダヤ人と契約を交わしたのがはじまりとされる。ヤハウェはその後、ユダヤ教の律法『トーラー』を口伝と文書でシナイ山のモーセに啓示した。『トーラー』の文書はユダヤ教の聖典であるタナックの第1章となり、そこには『創世記』、『出エジプト記』、『レビ記』、『民数記』、『申命記』のモーセ五書が含まれている。『トーラー』はユダヤ教の聖典では最高位に位置付けられ、ユダヤ人学者によると613の掟が収録されている。一方、『トーラー』が定めるユダヤ教の律法とその解説の集大成とされる聖典『タルムード』は、ユダヤ教では『トーラー』に次いで重要な聖典とされている。

信仰の基本原理

ユダヤ人社会にはユダヤ教の本質を規定する中央機関が存在しない。そのため、ユダヤ教の基本原理を簡潔に規定しようとする試みが権威あるユダヤ人学者によってなされてきた。なかでも有名なのが中世最大のユダヤ教哲学者マイモニデス（1135-1204）で、彼が定めた13の基本原理はユダヤ教の基盤として広く受け入れられている。下記項目はそのうちの重要な5つの原理を抜粋したものである。

1. 私は心から信じている。創造神は万物の創造主であり、すべてを導く存在である。現在、過去、未来における唯一神である。
5. 私は心から信じている。創造神だけに祈りを捧げるのが正しく、それ以外のものに祈りを捧げるのは過ちである。
6. 私は心から信じている。預言者の言葉はすべて真実である。
11. 私は心から信じている。創造神は戒律を守る者には報い、破った者には罰を与える。
12. 私は心から信じている。必ず救世主はあらわれると。私はその日を待ち続ける。

祭儀と祝祭

創世記によるとヤハウェは6日間で天地創造を終え、7日目に休息した。ユダヤ人社会にはこれを記念した安息日（Sabbath）（語源は"中断"を意味するShabbat）の習慣がある。安息日は毎週金曜日の日没後にはじまり、空に3つの星が浮かぶ土曜日の夜まで続く。

また、ユダヤ教には新年祭や贖罪の日をはじめとする数々の大祭日がある。新年祭では、ショファル（shofar）と呼ばれる雄羊の角で作ったラッパを吹く慣わしがある。贖いの日は、ユダヤ教徒にとってとりわけ重要な祝祭で、この日には厳かに断食と礼拝がおこなわれる。

さらに、ユダヤ教三大祭りの、過越祭、仮庵の祭り、五旬節もある。過越祭は出エジプトを記念して1週間おこなわれる。仮庵の祭りはユダヤ民族が40年間荒野を放浪した史実にもとづく祭りで1週間連続でおこなわれる。五旬節はモーセがシナイ山で『トーラー』の啓示を受けたことを祝う陽気で明るい祭りだ。

またユダヤ人社会以外でもよく知られている祝祭に宮清めの祭りがある。光の祭りとも呼ばれ、期間中8日間連続で9本枝の大燭台に明かりが灯される。祭りの時期は毎年異なり、期間中はシャマシュ（shamash）と呼ばれる予備のロウソクにも火が灯される。これは、誰かが誤って、宮清めの祭りの本来の目的以外に大燭台の火を用いないようにするためだといわれる。

敬虔なユダヤ教徒はこのほかにも様々な宗教的習慣に従って生活している。例えば、彼らはユダヤ教の掟に従って料理された清浄な食物しか口にしない。捕食性の鶏肉や動物性の肉は食べないし、貝類や豚肉も一切口にしない。また生き物の血を体内に入れることが禁じられているので、肉料理を作るときは、必ず水と塩を用いて血抜きをしてから調理する。

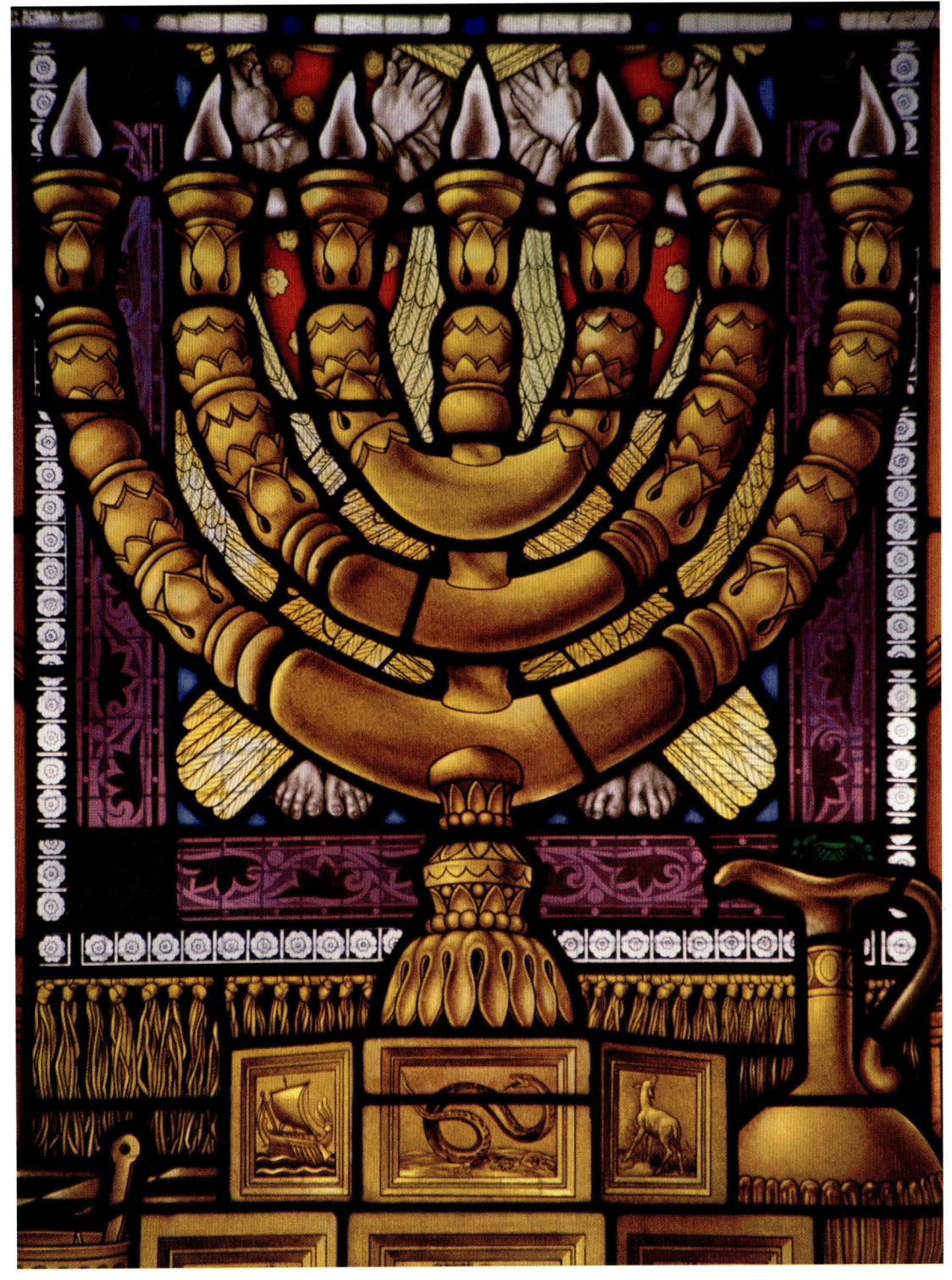

7本枝の大燭台　ステンドグラスに描かれたユダヤ教のシンボル大燭台。
イスラエルの首都エルサレムにあるユダヤ教会堂所蔵。

ホロコースト

　ユダヤ人の歴史は厳しい迫害に象徴される受難の歴史といえる。ユダヤ人に対する無差別で非人道的な迫害の記録は中世以降のヨーロッパ史に深く刻まれている。大規模な弾圧は第2次世界大戦で悲惨な結果を迎える。ヒットラー率いるドイツのナチスがヨーロッパに住むユダヤ人の大量虐殺を組織的にすすめたのだ。600万人ものユダヤ人の命を奪ったホロコーストは1945年のドイツの敗戦とともに終焉を迎える。これを受け、1948年にはユダヤ教聖典のなかでユダヤ人の領地と主張されていた土地にイスラエル国家が建国されたのである。

ユダヤ教 | 187

カバラ

カバラに興味がある場合は以下も参照。
- 西洋の神秘主義思想、p.184-185
- ユダヤ教、p.186-187

カバラ（Kabbalah）——Kaballah, Quaballa, Caballaとも綴る——はユダヤ教の神秘主義思想で、その至高聖典は『ゾハール』と呼ばれる。信徒にとって『ゾハール』は『トーラー』の奥義を明かし、ユダヤ教の祭儀や慣例の真の意味を伝える聖典である。カバラは生命の樹をとおして私たちに様々な洞察を与えてくれる。

カバラ

カバラ——文字どおりは"受け取る"という意——の正確な起源についてはほとんど知られていないが、紀元前12、13世紀頃にフランス、ドイツ、スペインで栄えたといわれている。アイザック・ブラインド（1160-1235頃）がカバラ最古の文献、『バヒール』を著したとされ、13世紀末にはモーゼ・ド・レオンが古代からの口承伝承を詳述した『ゾハール』を編纂したといわれる。

ほかの西洋の神秘主義思想と同じく、カバラがもっとも重視する点は、全知全能の創造神を崇拝することではなく、自分の心の中に神を見いだすことである。伝統的なカバラ教徒は意識の中で霊性と物質を融合させることで心の中に神を見いだすという。この境地に到達した者は生神になるとされるが、これはグノーシス主義をはじめとする西洋の神秘主義思想に共通する考え方である。

ゾハール

『ゾハール』はカバラで至高の聖典とされている。カバラ教徒の多くは『ゾハール』の初版は1世紀頃に完成したと考えているが、中世に書かれたものだという説もある。また、『ゾハール』を異端視するユダヤ人が多い一方で、ユダヤ教発展の基礎を築いたという見方もある。

『ゾハール』の究極の目的はユダヤ教聖書の第1章『トーラー』の奥義を明らかにすることにある。『トーラー』に登場する物語や掟の字面だけを追って、その奥義を知ろうとしない人びとに『ゾハール』は次のように警告する。

"『トーラー』の物語は衣装すなわち外面にすぎない。このような外面ばかりに気をとられている者はやがて滅び、来世に居場所を見つけることはできない。きらびやかな衣装を見てその背後にあるものに目を向けようとしない愚か者はなんと哀れなことか！どんなきらびやかな衣装よりも価値あるものはその下に隠された肉体である。さらにもっと価値あるものは肉体に生命を吹き込む魂である。愚かなる者は『トーラー』の衣装しか目に映らない。聡明なる者は肉体に目を向け、賢明なる者は魂に目を向ける。救世主が降臨するとき、『トーラー』の'崇高な魂'が顕現するであろう"

ルイス・ギンズバーグ（1873-1953）著『On Jewish Law and Lore』（1955）より。

カバラの教えによると、聖典を研究する目的は創造神が定めた律法と掟について理解を深めることではない。聖典は自分の心の中に神を見いだすために歩むべき霊性進化の道筋を示してくれている。だからこそ研究する価値があるのだという。カバラ教徒には現実世界で霊性の探求に出ることが求められる。その目的は自身に内在する神を見いだすことにあり、聖典は旅の道しるべとなるのである。例えば、『トーラー』は7つの天国に言及しているが、それらは瞑想と祈りによって到達することができる陶酔状態を意味する。来世で訪れるかもしれない7つの場所をさしているわけではない。この7段階をすべてへることは、最終的に自身に内在する神を見いだすためには不可欠とされているのである。

生命の樹

カバラでは霊性探求の階梯を絵で示したものがあり、生命の樹と呼ばれる。この樹は10個の"セフィロト"（原初の光の流出）からなり、絵の中では10個の球体で表現されている。そして各球体は一者神からの万物の流出を象徴している。さらにこの絵には描かれていないが、樹の上には"無限の光"を意味するオウル・アイン・ソフがあり、そこから原初の光の流出が始まったとされている。

1. ケテル——王冠
2. コクマー——英知
3. ビナー——理解
4. ケセド——慈悲
5. ゲブラ——神の力
6. ティファレト——美
7. ネツァク——勝利
8. ホド——栄光
9. イェソド——基盤
10. マルクト——王国

また、11個目の"セフィロト"が存在するという伝承もある。それは"ダアト"（知識）と呼ばれ、脱我によって得られる悟りの境地を意味する。この境地に到達することはカバラ教徒にとって究極の目標とされている。

同じカバラ教徒でも各"セフィロト"の解釈が異なる場合もあるが、一般的には人間は一番下のマルクトから一番上のケテルに向かって霊性探求を続けていくとされている。伝統的に、マルクト（王国）は世俗意識または物質意識を表わし、ケテル（王冠）は人智の及ばぬ場所、言い換えれば、自分に内在する神の存在に気づく次元を表わしている。カバラでは、この旅をつうじて人間は世俗意識から解放され、現世で自分の心の中に神を見いだすことができると考えられているのである。

生命の樹

1516年、ポール・リシー作。10個の球体(セフィロト)は一者神からの万物の流出を象徴している。

カバラ | 189

キリスト教

キリスト教に興味がある場合は以下も参照。
- グノーシス主義の福音書、p.192-193

キリスト教は数十億人の信徒を持つ世界最大の宗教である。もっとも重要な聖典は『**新約聖書**』で、初期キリスト教徒がユダヤ教のタナックに書き加えながらつくり上げたものだ。キリスト教の教理は**イエス・キリスト**の生涯とその言葉を書き記した福音書によって受け継がれてきた。キリスト教徒の大多数はイエスを預言者としてではなく、肉体をもってこの世に顕現した神の子とみなしている。現代のキリスト教は、**カトリック、プロテスタント、ケルト人の信仰**など多彩な思想を包含する。

新約聖書

新約聖書は『マタイによる福音書』、『マルコによる福音書』、『ルカによる福音書』、『ヨハネによる福音書』の4つからなり、イエス・キリストの生涯と教えについて詳しく記している。さらに、イエスの12人の使徒の活躍を描いた『使徒行伝』、21通の『使徒書簡』、イエスの再臨を預言した『黙示録』などの福音書があり、こうした神聖なテキストが西洋世界に与えた影響は計り知れない。西洋文明形成の一翼を担ってきた聖書は世界中のキリスト教徒に道徳的指針と霊的洞察を与え続けている。

4つの福音書ではイエス・キリストはユダヤ教聖書に登場する待望の救世主として描かれている。処女マリアの懐胎により生まれたイエスは生涯数々の奇跡を起こして人びとを救い、あたらしい教えを説いてまわったことはよく知られている。イエスの過激な訓言は次第に多くの敵をつくり、ついに十字架にはりつけになる。しかし、3日後に復活し、約束どおり使徒たちのもとに戻った後、御国の父なる神のもとへ召されたといわれる。十字架での処刑とその後の復活はイエス・キリストの生涯でも特に重要な部分だ。というのはイエス・キリストは人間が天国で永遠の命を享受できるように自ら犠牲になり、あらゆる罪を一人で背負ったと信じられているからである。

新約聖書の歴史的信憑性に関してはキリスト教徒のなかでも意見が分かれる。聖書は神の真正な言葉であるから、疑義を唱えることは許されないとする意見がある一方で、人間によって口承伝承されてきたことから、歴史的事実の誤認や虚飾が見られるという指摘もある。現代のキリスト教学者は聖書に登場する史実を裏付ける証拠を見つけようと日夜研究を重ねている。そのために考古学や言語学の知識を駆使した福音書の分析も盛んにおこなわれている。

イエス・キリストの教え

キリスト教の教理の根幹をなすのは神への愛と隣人愛である。マタイ伝には、パリサイ人の律法学者に、律法のなかではどれが大いなる掟でしょうかと尋ねられたイエスは、次のように答えたと記されている。

"あなたは、あなたの神なる主を、あなたの心を尽くしつつ、あなたの命を尽くしつつ、あなたの想いを尽くしつつ、愛するであろう。これが大

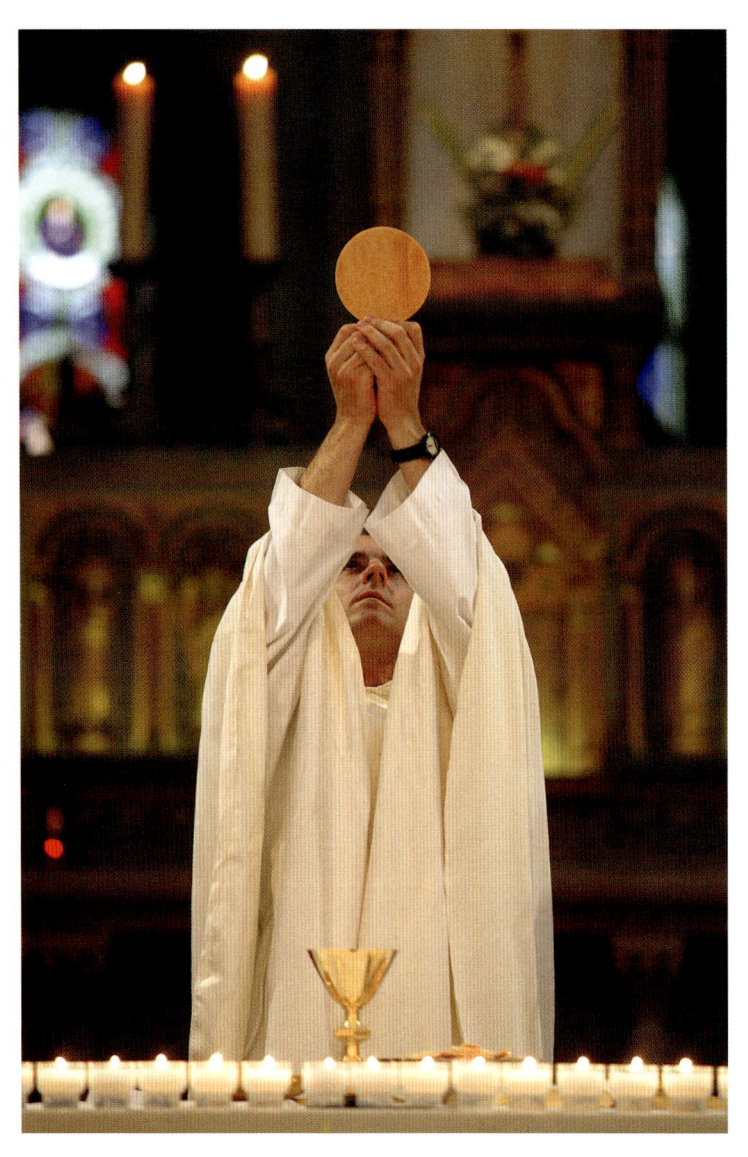

頭上に掲げられた聖餐式のパン パリにある聖アンブロアーズ教会の聖餐式でイエスの肉となったとされるパンを聖別する司祭。

西洋の信仰

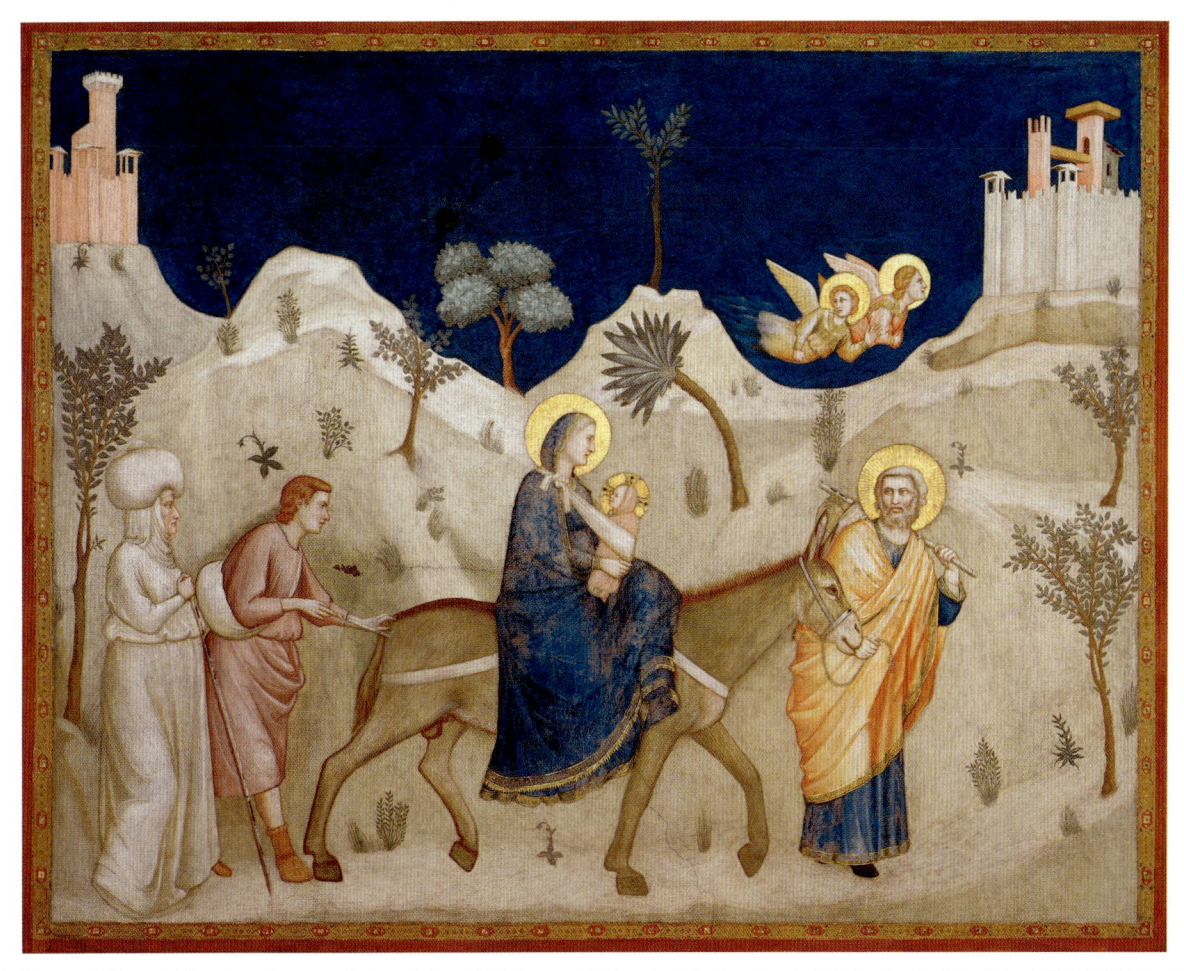

エジプトへの逃避 14世紀、ジョット・ディ・ボンドーネ作。幼児イエスが聖母マリアとともにヨセフに伴われてエジプトに逃れる様子が描かれている。

いなる、第一の掟である。第二のものもこれと同じである。'あなたは、あなたの隣人をあなた自身として愛するであろう'。この二つの掟に、律法と預言者たちのすべてが掛かっている"
新約聖書翻訳委員会訳『新約聖書』(岩波書店、2004)

ヨハネの福音書でイエスは、自分は愛というあたらしい教えを説きはじめたと弟子たちに語り、自分の弟子になるということは慈愛にもとづく信仰をきわめることであると説いている。

"新しい命令をあなたがたに与える。あなたがたも互いに愛し合うようにと、私はあなたがたを愛した。同じように、あなたがたは互いに愛し合いなさい。あなたがたが互いに対して愛を持つなら、それによって、あなたがたが私の弟子であることを、すべての人が知るようになるであろう"
新約聖書翻訳委員会訳『新約聖書』(岩波書店、2004)

しかし、このような教えは従来の教えとの間に激しい衝突を生むことになる。旧約聖書では「目には目を」とあるが、『マタイによる福音書』でイエスはこうした報復の教理を真っ向から否定し、弟子たちに赦しについて説いている。"他者の過ちを赦せば、御国にいる父なる神はあなたを赦すであろう"

カトリックとプロテスタント

現在、カトリックは最大の宗派であるが、4世紀にローマ帝国の国教となりローマカトリック教会ができるまで、初期キリスト教徒は激しい迫害に遭った。

カトリックでもっとも重要な秘跡は聖餐で、ミサをおこない聖別したパンとぶどう酒を食する聖体拝領と呼ばれる儀式である。信徒はパンとぶどう酒がイエス・キリストの血となり肉となったと信じているのである。16世紀のプロテスタントの台頭にともない、キリスト教は教理の面で2つに分裂した。改革派であるプロテスタントはローマカトリック教会の聖職位階制を無視し、聖書こそが神の真正な言葉であり、聖職者による解釈など不要であると説いた。さらにイエス・キリストへ帰依すれば永遠の救済が得られるとし、カトリックの司教や司祭の祝福など必要ないと主張したのである。

東方正教会

東方正教会は3世紀にローマとコンスタンチノーブル(イスタンブール)をそれぞれ中心として東西に2分されたローマ帝国に起源をもつ神聖ローマ帝国の時代に興った。西ローマ帝国の滅亡によって東西の溝は広がり、11世紀には東西教会は完全に分裂。たびたび和解が試みられたが、いまだ統一は実現していない。カトリックが重視する原罪、予定説、煉獄は東方正教会では重要性が低い。東方正教会信徒の数は世界で2億250万人と推定される。

グノーシス主義の福音書

1945年、キリスト教の起源と意義に関する従来の学説に再考を迫る貴重な資料がエジプトで発見された。いわゆる『ナグ・ハマディ文書』で、初期グノーシス派が書き残した膨大な文書である。この発見のおかげで、マタイ、マルコ、ルカ、ヨハネによる4つの福音書以外にも、初期ローマカトリック教会によって排斥されたとみられる『マリアによる福音書』、『トマスによる福音書』、『ピリポによる福音書』、『ユダによる福音書』、『真理の福音』の存在が明らかになったのである。

グノーシス主義の福音書に興味がある場合は以下も参照。
- 西洋の神秘主義思想、p.184-185
- キリスト教、p.190-191

トマスによる福音書

1898年、エジプト中部のオクシュリュンコスで『トマスによる福音書』の一部が発見され、その後ナグ・ハマディでほぼ完全な文書がみつかった。これはイエス・キリストの生涯を記述した従来の4つの正典福音書とは異なり、イエスが信者に説いた教えを使徒トマスが書き記した114のイエスの語録集である。そこに記されているイエスの奥深い訓言は新約聖書の内容と酷似しているが、『トマスによる福音書』はキリストの肉体ではなく、その魂の復活を重視している点に特徴がある。

グノーシス派の立場から編まれた『トマスによる福音書』は、至高神による救済は盲目的な信仰心からではなく、自分の心の中に神を見いだすことによって得られると説く。トマスによって語られるイエスの言葉はこの自己と神性の同一性に言及したものであり、"聞く耳あるものが読むならば"――すなわち、イエスの教えを正しく解釈できる者には――永遠の命についての奥義が明かされると述べている。

"これは生けるイエスが語った、隠された言葉である。そして、これをディディモ・ユダ・トマスが書き記した。そして、彼が言った、'この言葉の解釈を見出すものは死を味わうことはないであろう'"
荒井　献著『トマスによる福音書』(講談社学術文庫、1994)

人間はこの地上で永遠の命を約束されているとする考えは『トマスによる福音書』の主題である。イエスの弟子は、ある日イエスに御国とはどのようなところでしょうかと尋ねた。するとイエスは永遠の真理を伝える言葉で応じた。それは自分自身の心の内に神を求めるグノーシス主義の真髄に触れた言葉といえる。

"御国はその畑に宝を持っている人のようなものである。それ(宝)は、(隠されており)、それについて(彼は)何も知らない"
荒井　献著『トマスによる福音書』(講談社学術文庫、1994)

グノーシス主義では人間の本来的自己を"認識"することが神へ近づく道と考えられているのである。

真理の福音

『トマスによる福音書』とは異なり、『真理の福音』にはイエスの語録は収録されていない。むしろ、哲学に関する論文のような体裁で、父なる神の本質や神と息子の関係を理解することに重きを置いた内容で、読む者が真理に"気づき"、神の導きによって救われるよう願ったものだ。ほかの伝統的な神秘主義思想と同様、自分の心の外に真理を追い求める者を盲者や夢想家にたとえている。彼らは父なる神とはほど遠いところにいるので、現世での生活はまさに生き地獄である。

"無知は苦悶と恐怖を生ぜしめた。そして、苦悶は霧のように深まった。だから誰も見ることができなかった"

『真理の福音』はこのような状況から抜け出すためには、自己と神性との本質的同一性を"認識"(グノーシス)することが必要だと説く。

"父なる神を認識することは夜明けを迎えることだと彼らは考える。無知であったときにはあたかも眠っているかのように、だれもが振舞う。そして、あたかも目がさめたかのように、人は認識に達するのである。正気を取り戻し、目をさました者は幸いである。盲者の目を開く者は幸いである"

ピリポによる福音書

『ピリポによる福音書』はナグ・ハマディ文書のなかでも極めて重要な福音書である。結婚を中心に論じられているが、ここでいう結婚とは日常の夫婦関係ではなく、霊的結婚、すなわち男女の神秘的な結びつきのことである。父なる神と母なる女神、イエスと聖母マリア、アダムとイブなど様々な関係をとおして霊的結婚の本質が語られている。

グノーシス主義では父なる神はすべてを産んだ根源の存在を象徴し、母なる女神は物質世界を象徴する。『ピリポによる福音書』によると、人間は父なる神の姿を見失ってしまったために、地上に拡がる天国から切り離されてしまった。再び天国とつながるには"認識"(グノーシス)する以外にないと説くのである。

"もし女が男から離れなかったら、男と共に死ななかったであろう。女の分離が死のはじめとなったのである。それ故に、はじめからあった分離を再び取り除くために、彼ら両人を結合するために、そして分離の中に死んだ人々に命を与え、彼らを結びつけるために、彼が来たのである"
荒井　献著『荒井献著作集6　グノーシス主義』(岩波書店、2001)

男性と女性、神秘と顕在、天国と地上など、相対するものの神秘的同一性を認識することがグノーシス主義の目的とするところなのである。

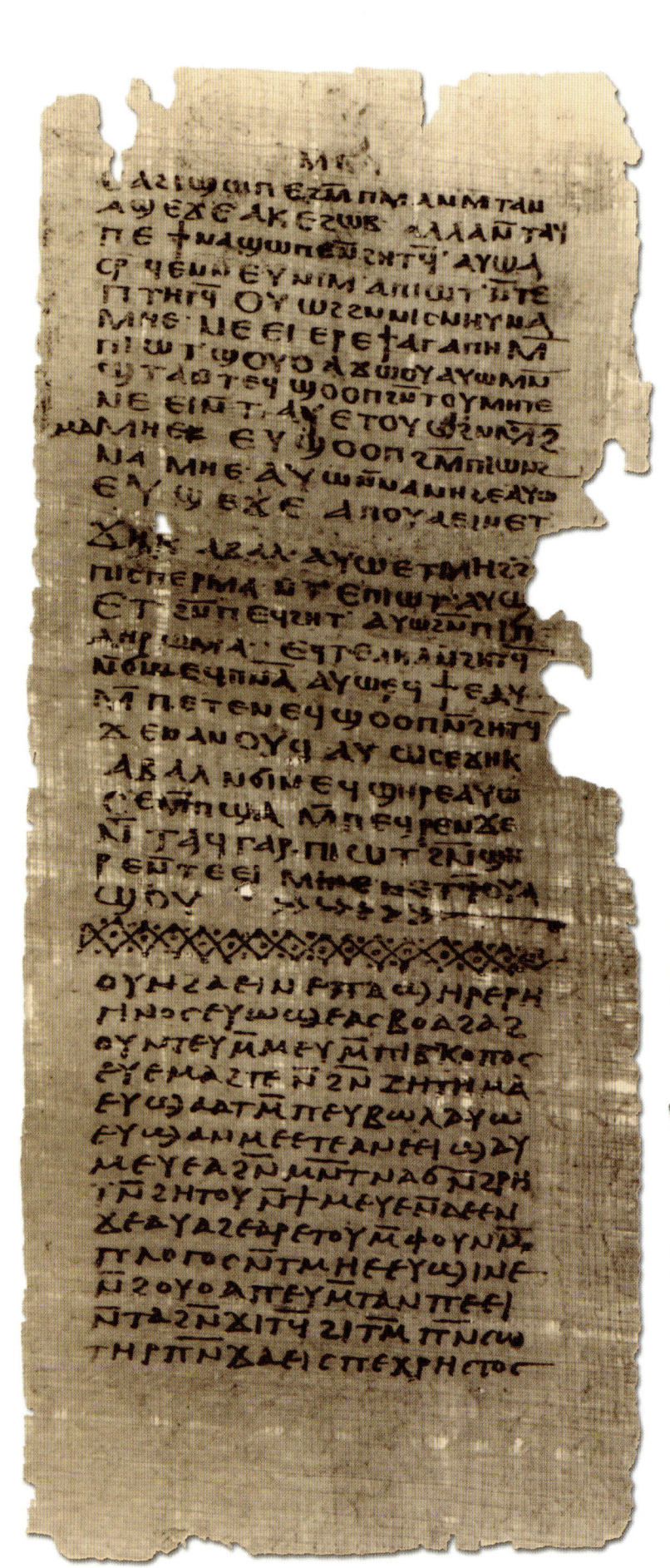

グノーシス派の福音書 1945年エジプトで発見された写本の断片。グノーシス主義の秘義を説いたもので、キリスト教正統派からは異端として排斥された。

心霊主義

心霊主義に興味が
ある場合は以下も参照。
● チャネリング、p.42-43

心霊主義の信奉者はキリスト教徒に多いが、彼らはキリスト教正統派とは異なる。心霊主義の信奉者は**霊媒**と呼ばれる心霊力を持つ人を媒介として、人間は死者の魂と交霊することができると信じているのである。今日、心霊主義の影響を受けた数多くの霊性思想——**スピリチュアリスト教会、ホワイト・イーグル、アリス・ベイリー、奇跡のコース**——が存在する。心霊主義は特にイギリスとアメリカで盛んである。

霊媒

死者と直接コンタクトを取ることができると主張する霊媒はユニークな存在である。生まれつきそのような能力が備わっている者もいれば、ある日突然授かった者もいる。また長い年月をかけて特殊な能力に磨きをかけてきた者もいるかもしれない。他方、幼少期には誰でもこうした能力を持っているのだが、大人になるにつれて次第に忘れていくか、こうした能力を薄気味悪く思う大人によって封印された結果、次第に生来の能力を失っていくのだという説もある。

霊媒の典型的な役割は、亡くなった最愛の人からのメッセージを遺族に伝えることである。霊の声が聞こえるという霊媒もいれば、霊視をおこなう者もいる。また、なんらかの感情をつうじて霊から伝えられたメッセージを遺族に伝える霊媒もいる。霊媒が多くの人を助けてきたという事実と、今後もそうあり続けることに疑いの余地はない。しかし残念なことに、霊媒と称して無防備な人たちからお金をだまし取る詐欺まがいの行為は昔から後を絶たない。1800年代の半ばから後半にかけてこうした詐欺が横行したために、霊媒たちはニセ者を排斥するために教会を作って団結することを余儀なくされたのである。

信仰治療 祈りは信仰治療で重要な役目をもつ。英国信仰治療者連盟主催による信仰治療の実演。2人のヒーラーが祈りながら患者を治療している。

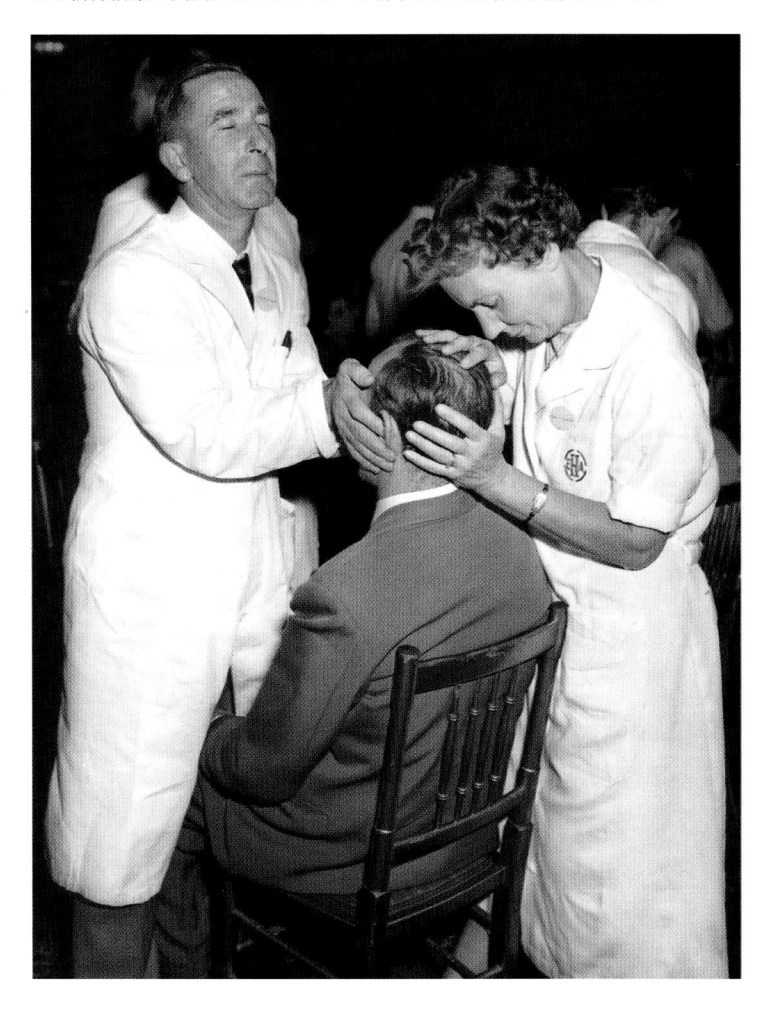

スピリチュアリスト教会

イギリス最初のスピリチュアリスト教会は1855年の創立。その後1800年代後半までには、何千というスピリチュアリスト教会や集団がイギリスやアメリカ全土で結成された。今日、英語圏であればどの国にもあるほど盛んである。

正教会と同様、スピリチュアリスト教会も礼拝をおこなう場所である。しかし、スピリチュアリスト教会では礼拝は聖職者ではなく霊媒がおこなう。そして、賛美歌や祈りの時間以外にも霊界と交信するための時間が設けられている。イギリスでは霊媒が死者からのメッセージを家族に伝える前に、まず亡くなった本人だという証拠を得るのが慣わしになっている。死者の名前の最初の一文字、かつて住んでいた場所や職場の名前、趣味や自分の死因となった病名などを聞き出すことで本人であることを確認する。そして、間違いなく本人とコンタクトが取れたことを確認してから遺族にメッセージを伝えるのだ。

スピリチュアリスト教会の多くはヒーリングもおこなう。霊媒は病に苦しむ信徒たちに手をかざして癒しのエネルギーを送る。霊媒には"指導霊"と定期的にコンタクトを取る者もいる。指導霊は霊媒の能力を開発する役目を担っているが、ときどき霊媒を介して霊的な教えをより多くの人びとに伝えようとすることがある。これはチャネリングと

呼ばれ、今日のイギリスとアメリカで心霊主義運動が発展する契機となった。

ホワイト・イーグル

1936年、英国の霊媒グレース・クックは彼女の指導霊ホワイト・イーグルとコンタクトを取った後、ホワイト・イーグル・ロッジを設立。それ以降、チャネリングで得た膨大な霊界からのメッセージを公表してきた。ホワイト・イーグルのメッセージは霊性探求者への助言に込められている。

"自分で自分の可能性に蓋をする以外、人間の魂に限界はありません……両肩に翼がはえている様子を想像するのです、そう、翼のはえた円盤です。それはまさしく太陽の象徴。太陽はイエス・キリストの精霊の象徴です。その翼はあなたの魂には限界を越えて飛翔する力があることを象徴しているのです"

アリス・ベイリー

作家のアリス・アン・ベイリー（1880-1949）はオカルト、神智学、霊性に関する著作が多く、その作品は非常に高い評価を受けている。作中で語られていることはほとんどが"英知のマスター"とのチャネリングで得た情報だといわれる。彼女は当初"知恵の大師方"のことを"チベット人"と呼び、後に"ジュワル・クール大師"と呼んだ。アリス・ベイリーの作品はいまもなお世間の注目を集めている。

奇跡のコース

1976年、ヘレン・シューマン博士（1909-81）とウィリアム・セットフォード博士（1923-88）が出版した『奇跡のコース』（原題は『A Course in Miracles』）は大ベストセラーとなった。この本はヘレン・シューマン博士が聞いた内なる声――彼女によるとイエス・キリストの声――を書き記したものである。愛読者の中にはこの本こそ聖書の名に値するという意見が多い。というのは、内容が一つのソース（情報源）からのものなので従来の聖書よりも一貫性があるというわけだ。『奇跡のコース』は霊性を高めるにはまず自身と他者への愛をはぐくむことが大切であると説いている。

霊の出現 200年前に亡くなったとされるアニー・モーガンの亡霊が1870年に出現した様子を描いたもの。

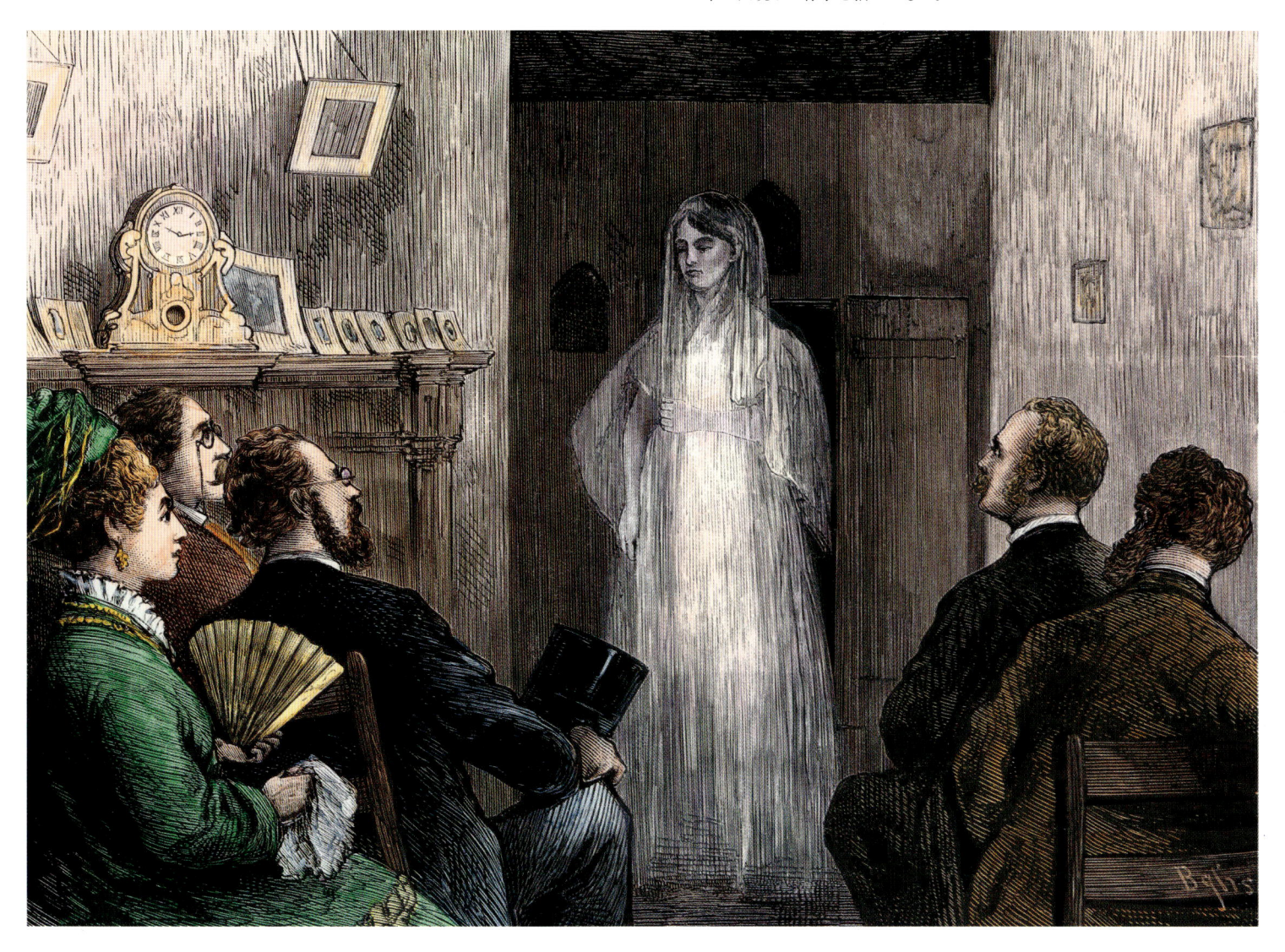

イスラム教

イスラム教に興味がある場合は以下も参照。
- ユダヤ教、p.186-187
- キリスト教、p.190-191
- スーフィズム、p.198-199
- 巡礼と内観、p.298-299

イスラム教は預言者**ムハンマド**に与えられた神の啓示から生まれた。イスラムとは"ゆだねる"という意味で、イスラム教に帰依する者は**ムスリム**——神に身をゆだねる者——と呼ばれる。イスラム教の啓典は**コーラン**で、イスラム教徒にとって信仰の根幹をなす。イスラム教徒の数は世界で10億人を超え、**スンニ派とシーア派**に分かれる。イスラム教徒には5つの信仰上の義務——五行(ごぎょう)——があるとされ、日常生活は**シャリーア**と呼ばれるイスラム法により厳格に規定されている。

ムハンマド

預言者ムハンマドは570年アラビア半島のメッカで生まれた。40歳の頃、人生に幻滅したムハンマドは洞窟で隠遁生活をはじめ、そこで天使ガブリエルから最初の啓示を受けたといわれる。ムハンマドは神の啓示を民衆に伝えるためメッカに戻ったが、そこではげしい迫害に遭う。その後、メディナに移った彼は数千人の信者の支持を集め、地元の部族との激しい戦いを制してメディナを平定。その後も天使ガブリエルから啓示を受け、それが積み重なって現在のコーランが出来上がったといわれる。ムハンマドは632年に亡くなったが、当時、アラビア半島の部族の大部分がイスラム教に改宗したといわれている。

ここで重要なのは、イスラム教徒はムハンマドを開祖ではなく、ユダヤ教とキリスト教の歴史に連なるアダム、アブラハム、モーセ、イエスに次ぐ最後の預言者とみなしている点だ。イスラム教の教えによると、ムハンマドは神の最後の預言者で、その使命はこれまでの教理の誤りや誤解を正し、神の正しい教えを広めることにあった。それゆえイスラム教徒にとってコーランは神の真正な言葉を記録したもっとも権威ある啓典とされている。

コーラン

コーランはムハンマドが生きていた時代に、信者がムハンマドの言葉を書き記したもので、神の真正な言葉であるとされている。

コーランは全部で114章からなり、一つの章を**スーラ**と呼ぶ。各章は複数の節からなり、一節を**アーヤ**と呼ぶ。以下は、開端章(アル・ファーティハ)の翻訳である。

"慈悲あまねく、慈悲深きアッラーの御名において、
万有の主、アッラーにこそすべての称賛あれ、
慈悲あまねく、慈悲深き御方、
最後の審判の主催者に。
私たちはあなたのみ崇め、あなたにのみ御助けを請い願う。
私たちを正しい道に導きたまえ、
あなたが御恵みをくだされた人の道に、あなたの怒りを受けし者、踏み迷える人の道ではなく"

スンニ派とシーア派

イスラム教にはスンニ派とシーア派の2大勢力があり、最大勢力はスンニ派である。ムハンマドの死を機にイスラム教徒が分裂した際、信徒の中から選挙で選ばれた者がイスラム教の指導者になるべきだとするスンニ派(主流派)に対し、シーア派はムハンマドの子孫が指導者の地位を世襲すべきだと主張した。シーア派は彼らのイマーム(最高指導者)はムハンマドのいとこで娘婿アリーの子孫であると主張している。このように後継者問題に関しては、両派とも自らの正当性を主張しているが、現実には両派の違いは主に政治的な面での主張の隔たりにあらわれている。

五行(ごぎょう)

スンニ派はイスラム教徒には守るべき5つの柱——信仰上の義務——があると考えている。シーア派では8つとされているが、実際には共通する部分が多い。

第1の義務は信仰告白(シャハーダ)。"アッラーフのほかに神はなし。ムハンマドはアッラーフの使徒である"礼拝で何度も唱えることが求められる。

2番目は礼拝(サラー)。1日5回の礼拝が義務づけられている。多くのイスラム教国ではモスクから信徒に礼拝を促す音楽や放送が流される。祈りは必ず聖地メッカの方角を向いておこない、街にはコーランの詠唱が響き渡る。

3番目は施し(ザカート)。貧しい人を助け、イスラムの教えを世界に広めるために浄財を喜捨することが求められる。

4番目は断食(サウム)。イスラム暦のラマダンにおこなわれる断食で、1ヶ月間、日の出から日没まで食物を口にしない。断食は神に心を寄せ、過去の罪を贖うのに役立つと考えられている。

5番目はメッカ巡礼(ハッジ)。イスラム教徒であれば一生に一度は聖地メッカ

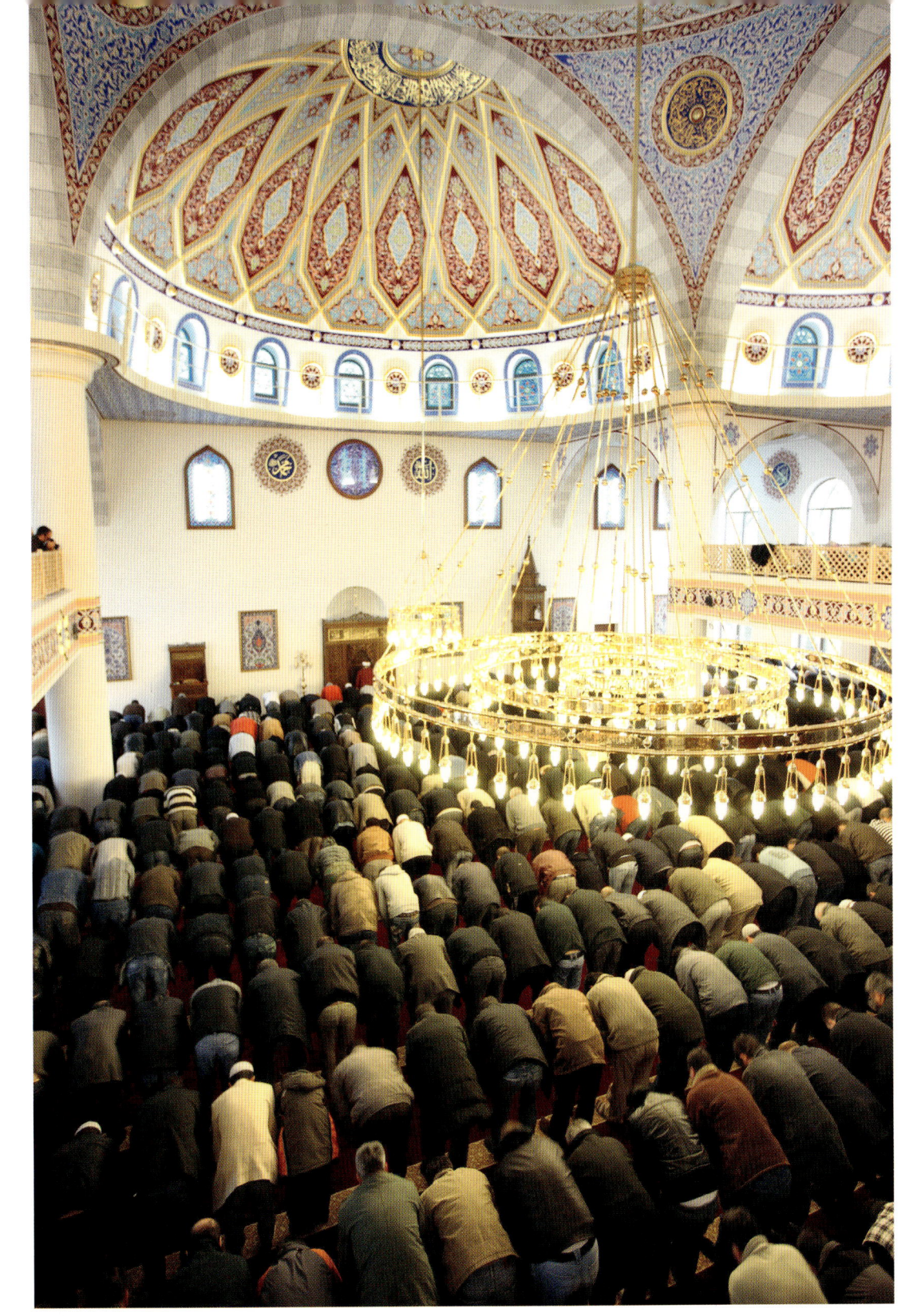

モスク
メルケズ・モスクは
デュイスブルク市マルクスロー地区
にあるドイツ最大のモスク。
金曜日の礼拝の様子が描かれている。

へ巡礼する義務があるとされている。大モスク——アルハラム——では、カーバ神殿の周囲を7回巡回したり、聖なる黒石に触れるなど巡礼者は様々な儀式をおこなう。

シャリーア

シャリーアとはコーランにもとづくイスラム教の律法的、道徳的枠組みで、その中身は信仰上の規定にとどまらず、家族、仕事、金、服装、セックス、衛生、食物など広範囲に及ぶ。一例をあげると、野菜やシーフードはハラル（halal）、すなわち神により食べることを許されているが、肉類は"慈悲をもって"処理したものに限って食べることが許されている。シャリーアは、イスラム教徒として清く正しく、神意に沿った生き方をしていることを再確認する手立てでもある。

イスラム教 | 197

スーフィズム

スーフィズムに興味がある場合は以下も参照。
- イスラム教、p.196-197
- 西洋の神秘主義思想、p.184-185
- ヒンドゥー教、p.204-205
- タントラ教、p.214-215

スーフィズムはイスラム教に伝わる神秘主義思想で、信徒はスーフィーまたはダルウィーシュと呼ばれる。スーフィズムは深遠な**哲学**と様々な**修行や祭儀**を具体化したもので、その目的は神と一体になる脱我の恍惚境にいたることにある。G・I・グルジェフ（1866-1949頃）やイドリス・シャー（1924-96）らの布教活動によりスーフィズムは西洋にも広まった。

スーフィー

スーフィーはムハンマドのいとこで娘婿アリーの直系の子孫だといわれる。しかし、スーフィズムに関する文書が最初に編まれたのは紀元1000年になってからで、その後中世初期に様々な律法が定められた。13世紀から16世紀にかけて、スーフィーはアフリカ、南アジア、トルコへ布教活動を展開し、イスラム文化の黄金時代の構築に貢献した。

スーフィズムはイスラム原理主義者から危険な異端思想とみなされてきた歴史がある。イスラム教徒は正しい信仰を貫いて霊性を磨き、神によって天国に導かれることを信仰の目的とするが、スーフィーは人は生きながらにして神との合一にいたることができると主張する。それゆえスーフィーの大師の中には自らを神格化する者もあらわれ、これがイスラム原理主義者の怒りを買ってきたのである。9世紀に活躍したアル・ハラジュ大師は信仰を貫き殉教者となった。また、自らを"神の愛人"と称するスーフィーもいる。

イスラム教徒にとって啓典コーランは信仰・道徳面で神に導かれ、神の掟に従って生きるためのよりどころであるが、スーフィーはコーランを正しく読み解けば、現世で神に近づくことができると説く。スーフィーにとってジハードとは聖戦ではなく自我との戦いで、それに勝てば神と一体になる脱我の恍惚境へいたることができると信じているのだ。

またスーフィーは霊的洞察は自分の経験をとおして得ることが大事で、指導者に頼りすぎるのはよくないと考える。著名な作家で、西洋におけるスーフィズムの教宣者イドリス・シャーは"師が弟子を突き放したとたん、その弟子は賢人となり、その後もさらに修行に励む"と語っている。

スーフィー哲学

スーフィー哲学の根本は自己と神性との同一性を認識することにある。スーフィズムの神秘思想を理解するには、スーフィー大師でペルシアの詩人ルーミー（1207-73）の訓言や詩に触れてみるのが有効である。

"大事なことは愛を自分の外に探すのではなく、
　心の鎧を脱ぎ捨てることである"

スーフィーの大師は自己が神と一体になる喜びを詩で表現することがよくある。彼らの崇高な詩を読んでいるうちに、魂が理性という狭い

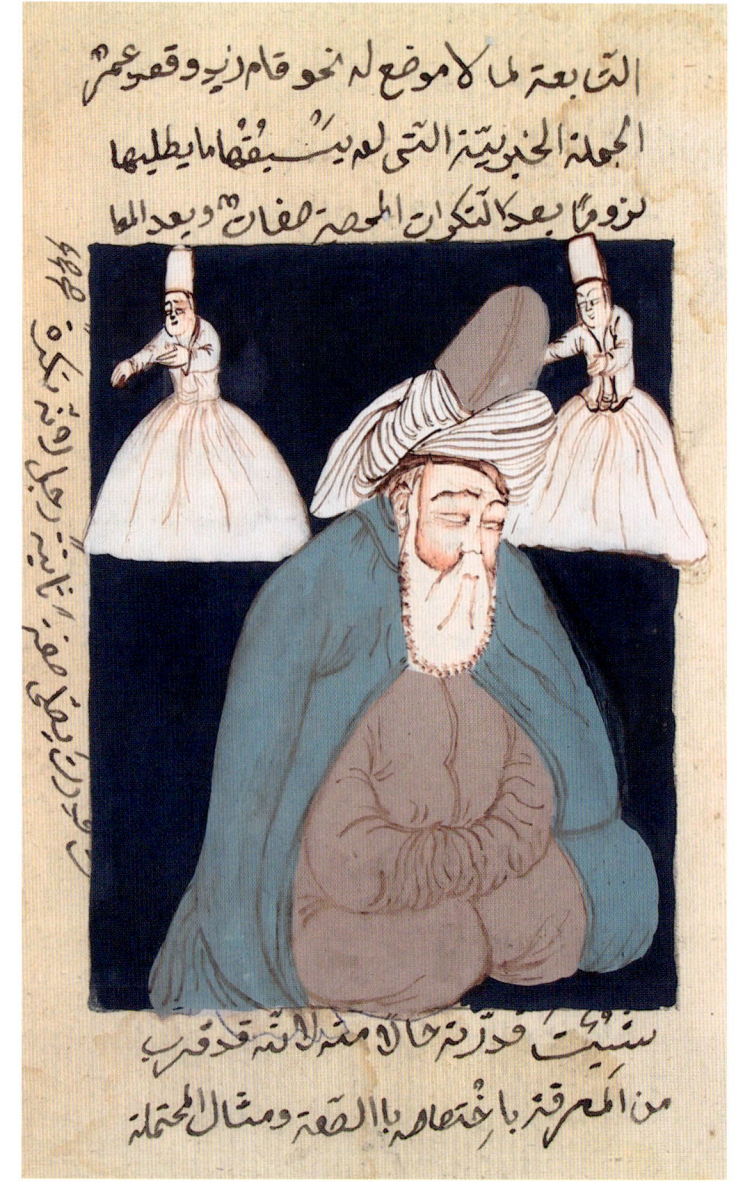

ルーミー　ペルシアの有名な詩人でスーフィー大師のメブラナ・ジェラルディン・ルーミー像。背後には踊る托鉢僧が描かれている。

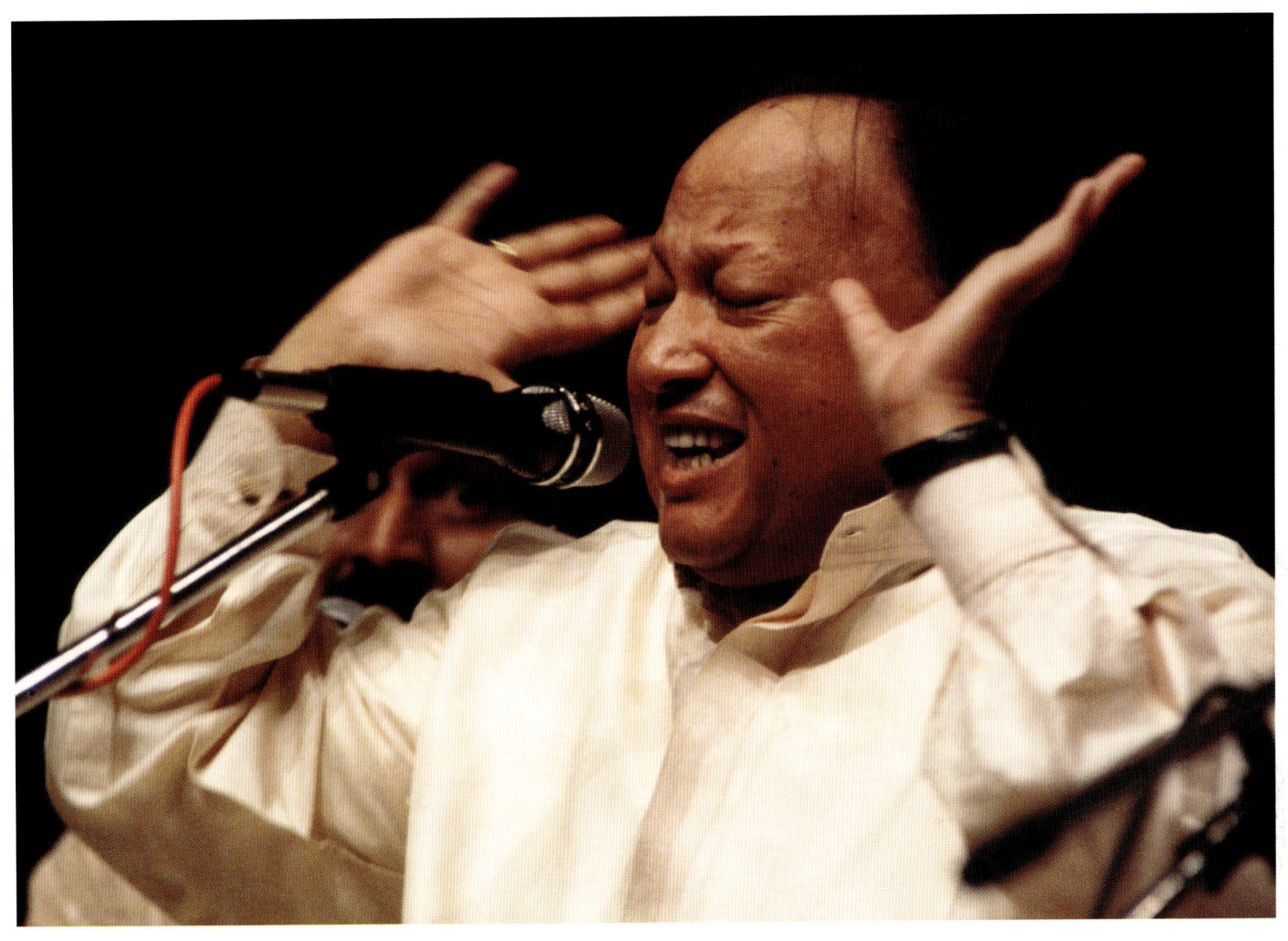

カッワーリー カッワーリーの王様の異名をとるヌスラット・ファテ・アリ・ハーンの熱唱。即興で歌われることの多いカッワーリーは、聴衆を恍惚へといざない、神へ近づくための方法と考えられている。

枠を飛び出して、万物と神が一体になる脱我の恍惚境へいたったと言う人も大勢いる。ここで再びルーミーの詩の一節を紹介する。

"一息であなたを飲み干した私は、あまりの清らかさに酔いしれ、
その場にうずくまってしまった。それからというもの、
私はこの世に存在しているのかどうかさえ定かでない"

スーフィーの修行と祭儀

祈りの技法ディクルは重要な修行法の一つだ。スーフィーは声に出さずに神の名アッラーをひたすら唱える。しかし、ディクルは単に神の名を唱えるだけではない。一息ごとに神の加護を祈りながら唱えるのだ。

神秘主義思想家のカビール（1398-1448）が"神の名を唱えない息は無駄な息である"と語っていることからも、ディクルがいかに重要視されているかがわかる。

スーフィズムには神との合一を経験することを目的とした祭儀がいくつもあり、なかには恍惚状態をともなうものもある。例えば、パキスタンに伝わるカッワーリーというスーフィー独特の宗教歌謡もその一つだ。ミュージシャンはインドオルガンのハルモニウムとドラムの伴奏に合わせて長時間聖歌を朗唱する。時間がたつにつれ、彼らも聴衆も次第に恍惚状態に引き込まれていく。聴衆はステージにいる歌い手が神と一体になる瞬間を待ち続ける。そしてついに神との遭遇に感極まった瞬間、歌い手は突然即興で歌いだすのだ。その旋律はやがて聴衆を恍惚へといざない、その場にいるものはみな神のもとへ一歩ずつ近づいていく——。カッワーリーの代表的演奏家といえばヌスラット・ファテ・アリ・ハーンが有名だ。1997年に亡くなったが、西洋諸国でも名声を博した。

スーフィーにはこんなことわざがある。"アッラーの祝福を受けるには2つの方法がある。ひとつはカッワーリーを歌えるようになること。もう一つはカッワーリーを歌う者に感謝の意を表わすことである"

トルコでは13世紀の著名な詩人ルーミーの信者がメヴレヴィー教団（旋舞教団）を創始した。彼らはスーフィーだが、踊る托鉢僧と呼ばれ、くるくる回りながら踊ることで一種の霊的陶酔に浸り、神と一つになることができるという。彼らは踊りながら自身と聴衆を神との合一へ導くのである。

バハイ教

バハイ教は19世紀にペルシアの貴族**バハーウッラー**により創始された宗教で、230余国に約600万人の信徒を持つ世界宗教である。**その教理**は万物一体を基調とし、すべての宗教の根源は一つであると説く。

バハイ教に興味がある場合は以下も参照。
- ヒンドゥー教、p.204-205
- 仏教、p.208-209
- グノーシス主義の福音書、p.192-193
- 西洋の神秘主義思想、p.184-185

バハーウッラー

1817年、現在のイランの首都テヘランに生まれたバハーウッラーは、父の死後、政府で働く機会を与えられたが辞退し、バーブ（1819-50）という名の若い宗教家に師事した。当時バーブは自分こそが到来を約束されたイスラム教のマフディー（救世主）であると名乗り、すべての時代に約束された大いなる救世主が出現し、地上に神の王国を築く日が近いと宣言した。しかし、このような異端思想はイスラム教当局との対立を生み、バハーウッラーも一時投獄され、足裏を棒で叩かれるなどの拷問を受けた。

1850年、バーブは捕らえられ銃殺刑に処せられた。その後、彼の信者のうちの数名が共謀して王の暗殺を企てたが、バハーウッラーはこれに反対。暗殺計画は失敗し、首謀者は捕らえられ処刑されてしまう。その後の混乱期にほかの信者も捕らえられ、ほとんどが命を落とすなか、バハーウッラーはテヘランにあるシア・チャル（黒い穴）という地下牢に投獄された。

バハーウッラーが後に語ったところによると、幽閉されていたこの時期に神の遣いが現れ、バハーウッラーはクリシュナ、モーセ、ブッダ、イエス・キリスト、ムハンマドに連なる最後の預言者であり、バーブが預言した救世主であると告げられたという。啓示によると、世界の様々な宗教の一つひとつが、至高神が人間のために用意した計画と目的を実現していく各段階を象徴しており、人種や民族の壁を超えて人類が一つになる時代がついに到来したという。

4ヶ月の牢獄生活を終えたバハーウッラーは、釈放後、再び国外へ追放処分となる。1853年、妻と家族を伴いバグダッドに到着した彼は、引き続きバーブ教の布教につとめたが、獄中で神から受けた啓示のことは秘密にしていた。そして1854年、家族を残してクルディスタンの山中に向かい、ダルウィーシュに変装して隠遁者となった。この時期にバハイ教の重要な教理を収めた『4つの谷』（原題は『The Four Valleys』）をはじめ多数の著書を執筆している。

2年後、バグダッドのバーブ教徒社会が混乱に陥ったため、バハーウッラーの家族が彼を探し出し、バーブ教の指導者として立ち上がるよう要請。それを受諾したバハーウッラーはそれから7年間、バグダッドで布教と執筆活動に明け暮れた。ある日、バハーウッラーは信者を伴いバグダッド郊外のチグリス川沿いにあるレズワンの園を訪れ、そこで12日間滞在した。滞在中、彼はついに自分が"神が現し給う者"であることを明かし、自分に与えられた使命について信者に語りはじめた。1863年のこの出来事を機にバハイ教が創始され、その誕生を祝って毎年レズワンの祝祭がおこなわれる。

ほどなくしてバハーウッラーはオスマン帝国からイスタンブールに移るよう命じられ、そこからさらにトルコ北部のエディルネ（ハドリアノポリス）に追放された。エディルネに滞在中、彼は世界中の指導者へ書簡を送り、バハイ教を信仰し、個人の財産をすべて手放し、人類の幸福のために共に努力しようと呼びかけた。その後の4年半にわたる執筆と布

アブドゥル・バハー 信者にバハイ教の教えを説くバハーウッラーの息子で後継者のアブドゥル・バハー（1844-1921）。『ル・ペティ・ジャーナル』の挿画。

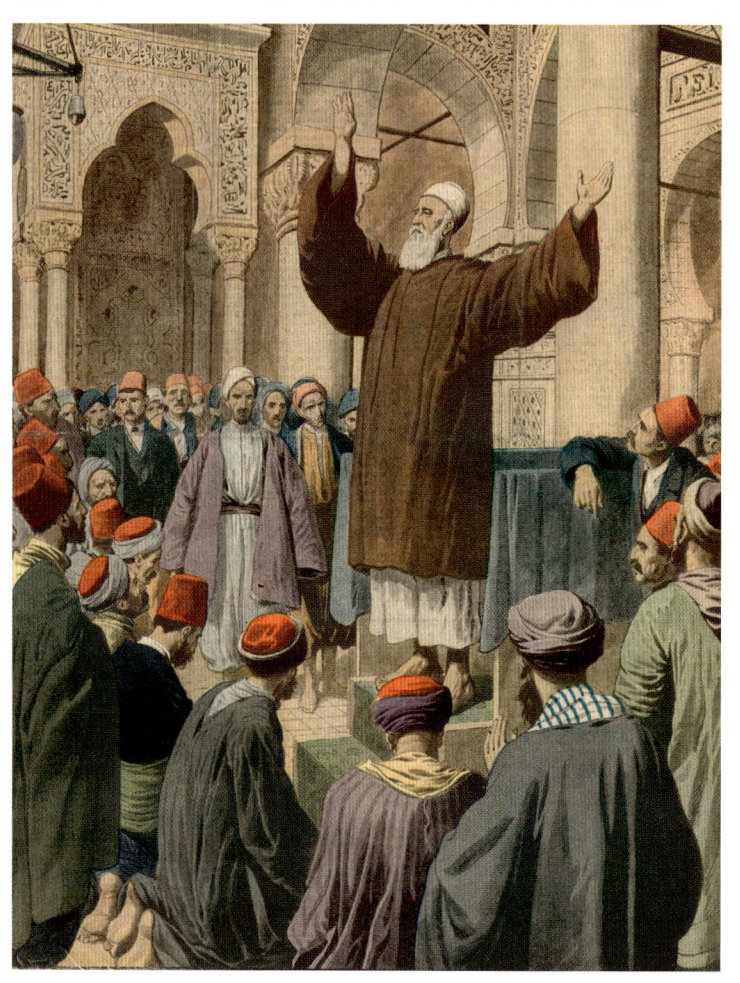

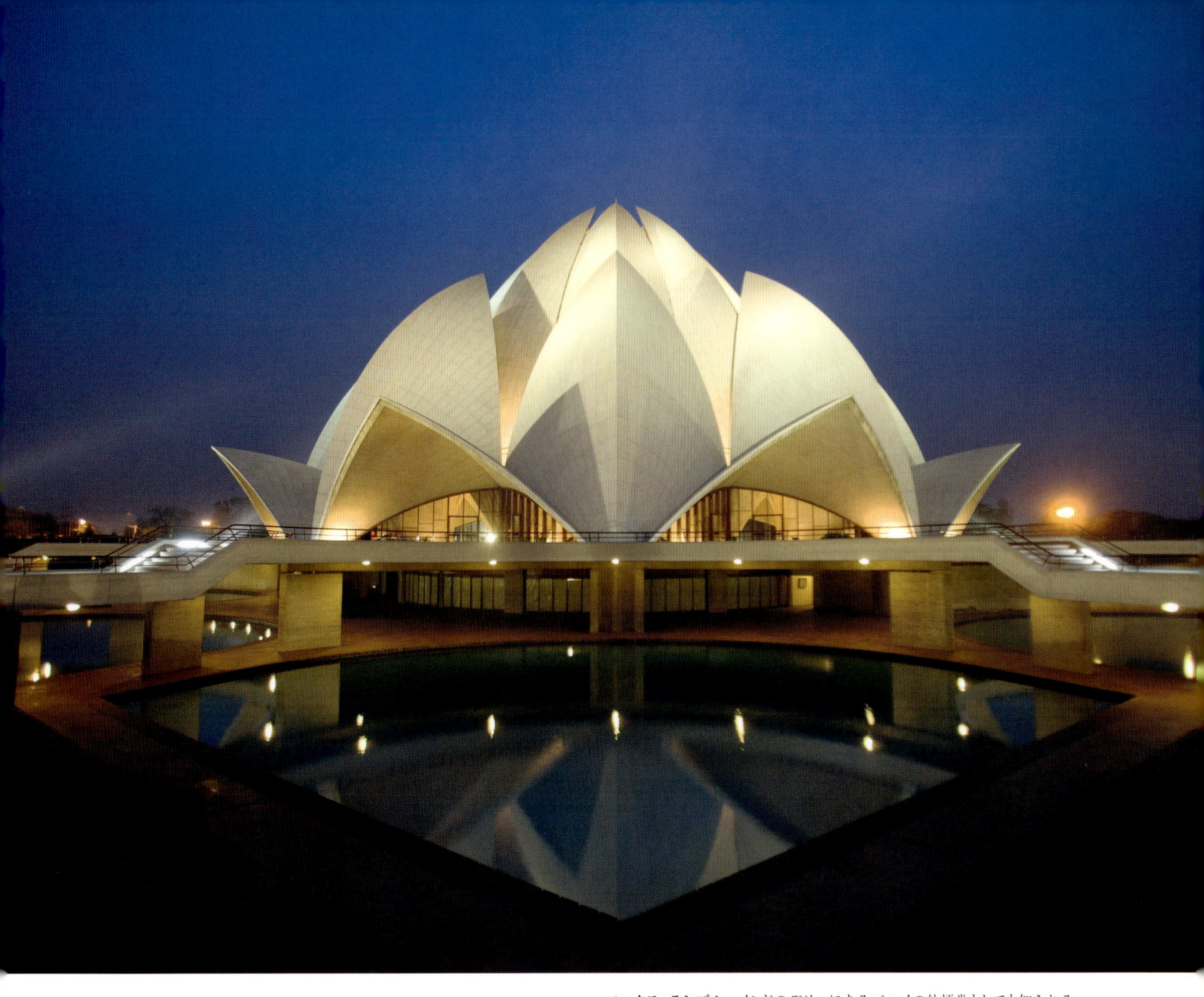

ロータス・テンプル インドのデリーにあるバハイの礼拝堂としても知られるロータス・テンプル。イラン生まれのカナダ人建築家ファリボーズ・サーバの設計で1986年に完成した。建物を構成する27の"花弁"は支えなしに立っており、9つのプールに囲まれている。

教活動の後、パレスチナにある受刑者の植民地アッカ（アクレ）へ追放され、そこで24年間、政治問題に関して執筆活動をおこないながら、統一宗教の必要性を説きつづけた。当初は投獄されてひどい扱いを受けたが、次第に国家当局や地元住民の尊敬を集めるようになる。1879年、バージのマンションに移り住むことを許されたバハーウッラーはそこで『法律の書』（原題は『The Book of Laws』）をはじめ数多くの重要な著書を執筆した。1892年に亡くなるまで精力的に執筆と布教活動をこなした彼は遺言で息子のアブドゥル・バハーを後継者に指名した。

教理

バハイ教徒によると、修行の目的はすべての宗教や人類の統一を視野に入れた万物の統一を実現することにある。

宗教や人類の統一が実現すれば、人類はこの地上で天国を経験することができるという。しかし、それを実現するには、あらゆる偏見をなくし、貧富の格差を解消し、自然とテクノロジーのバランスを保ち、すべての国民に教育機会を提供し、世界の民族が一つ屋根の下の大家族のように仲良く暮らすことが必要だと説く。

バハイ教徒が目標とするのは個人と共同体の意識変革である。それは日々の礼拝——神との親密な交わり——を実践し、私たち一人ひとりが社会や経済を発展させていくための小さな取り組みを支援することで実現できると彼らは主張する。

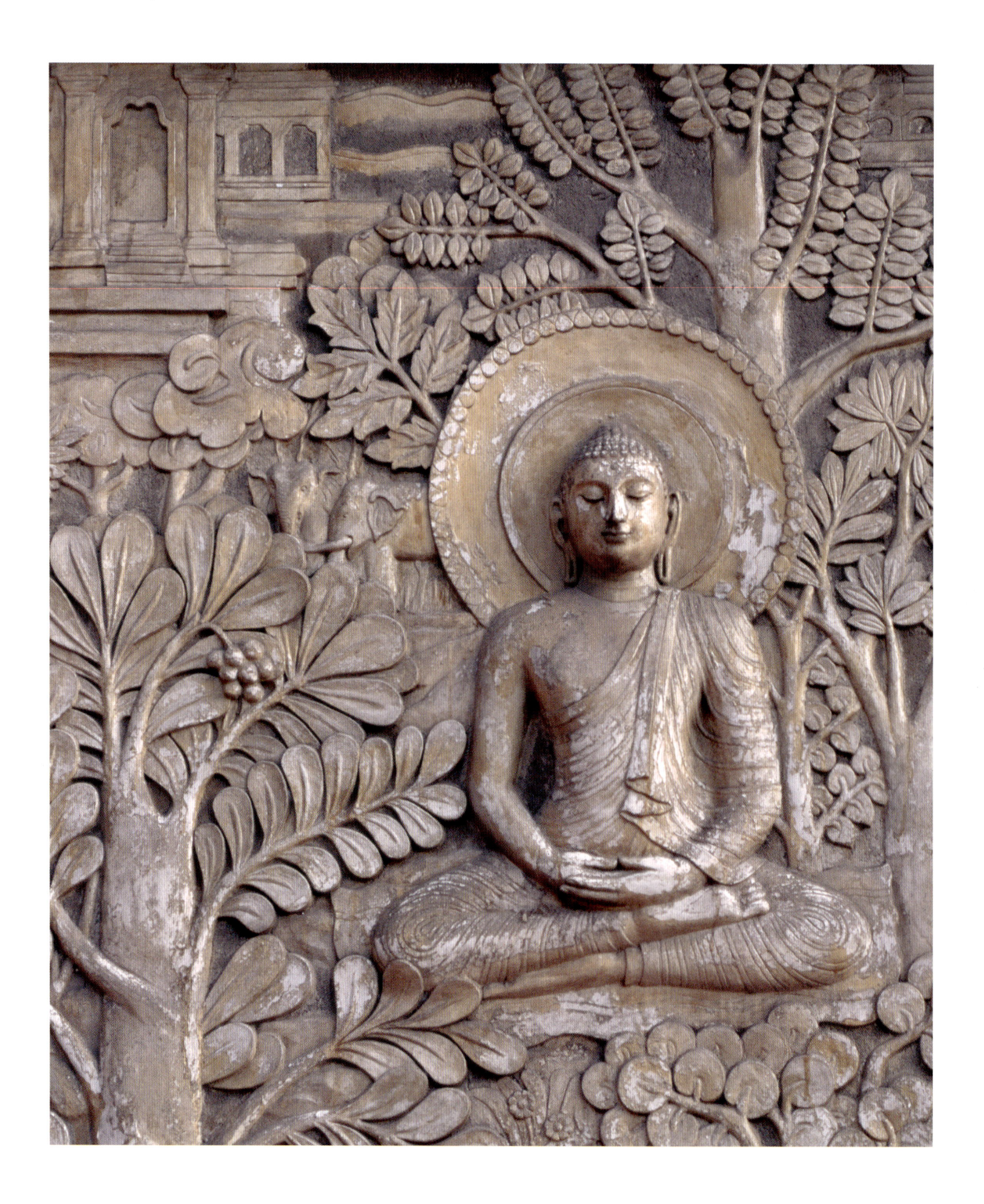

東洋の信仰

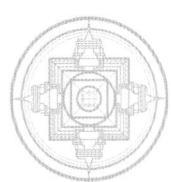

東洋を代表する信仰であるヒンドゥー教、仏教、道教には、西洋の信仰には見られない共通の宗教観がある。西洋ではアブラハムの宗教、ユダヤ教、キリスト教、イスラム教は神に仕え、神を崇拝することを目的として発展してきたのに対し、東洋では信仰の目的は個々の信者が悟りを開くことにあるとされてきた。ここでいう悟りとは、人間の本来的自己を見いだすことを意味する。

共通の宗教観

ヒンドゥー教、仏教、ジャイナ教は、モクシャ（moksha）またはニルヴァーナに到達することを目的とする。モクシャとはサンスクリット語で解脱を意味し、神と一体になる無我の恍惚境にいたること、あるいは輪廻転生を繰り返すカルマの輪から抜け出すことを意味する。東洋の信仰ではこうした目的を達成し、"覚醒"するにはどうすればいいかに大きな関心が寄せられてきた。ヒンドゥー教徒は本来的自己とブラフマー（神）との同一性を認識すること、仏教徒は煩悩から目覚め、自身に内在するブッダの本質に触れることを信仰の目的とする。シク教徒は自身が成長することで"神に近づき、神と一体になる"ことをめざし、道教徒はタオと呼ばれる宇宙の神秘と人生の大道との再会を果たすことを目的とする。各宗教の至高聖典が強調するのは、なにげない日常の中にこそ深い真理が隠されており、修行を積むことで悟りの境地──現実的自己が抱える苦悩や迷妄の束縛からの解放──に達することができるという点である。老荘思想の大家、荘子（紀元前4世紀）曰く、"目が覚めてやっとそれが夢であったことを知る。さらに大いなる目覚め──大道を悟ること──があって、その後に人生が大いなる夢であることを知るのである"

ブッダ ブッダの生涯を描写した浮き彫り細工。スリランカのガンガラーマ寺院所蔵。

発祥と進化

東洋の信仰の発祥ははるか古代にさかのぼる。ヒンドゥー教の発祥は紀元前2500-1500年頃と推定される。根本聖典であるヴェーダは紀元前1500-500年頃に集成されたが、ヴェーダのもとになった口承伝承の起源はそれよりもさらに数千年前にさかのぼる。紀元前560年頃、インドで釈迦が誕生したのを機に、ヒンドゥー教とは異なる教理を説く仏教が台頭したが、両者の根本思想には共通する部分も多い。仏教はその後インドで衰退したが、布教活動が実り、紀元前2世紀頃には現在のスリランカで栄え、次いで500年頃には東南アジアと中国、600年頃にはチベットに広まった。道教は仏教がインドで成立したのとほぼ同時期に中国で生まれたといわれる。仏教の教えと共通する部分が多いが、霊的洞察に関しては道教独特の表現方法がある。

東西交流の接点

18世紀に入り西洋諸国が植民地政策を拡大したことにより東西の文化が遭遇。その結果、西洋諸国では東洋思想への関心が高まり、東洋思想の伝播が加速した。19世紀初頭から20世紀にかけてサンスクリット語の聖典が初めてヨーロッパ諸国の言語に翻訳され、神智学の創始者ブラヴァツキー夫人（1831-91）や彼女の後継者の一人、チャールズ・レッドビーター（1854-1934）などの神秘思想家、それに著名なスイスの心理学者カール・ユング（1875-1961）らが東洋の思想や信仰を次々に紹介した。例えば、最近では西洋の心理学者が不安や憂鬱の治療に東洋の瞑想や超然を取り入れるようになっている。その一方で、量子物理学の発達により東洋思想と現代物理学には様々な接点があることがわかってきた。フリッチョフ・カプラ博士はベストセラー『The Tao of Physics』(1975)（邦訳はフリッチョフ・カプラ著、吉福伸逸訳『タオ自然学』［工作舎、1979］）で、万物の一体性、時空の相対性、物理的事象は宇宙の根底にあるエネルギーの瞬間的発露であるといった概念を駆使しながら、東洋思想と現代物理学の接点を探った。

東洋の信仰には独特な面があるが、西洋の信仰との共通点も多い。それは慈悲や仏教でいうところの"慈愛"をはぐくむことを重視する点である。チベット仏教の最高指導者ダライ・ラマは"どんな宗教でもその理念や目的にそう大きな違いはない"と語っている。

ヒンドゥー教

世界最古の宗教の一つヒンドゥー教。

信徒の数は世界で約10億人にのぼり、その大部分がインドに居住する。

折衷主義をとるヒンドゥー教には、**悟り**を開くための様々な実践的修行法が伝わる。

悟りへつながる修行法は**ヨーガ**と呼ばれ、グルが信徒に直伝するのが慣わしだ。

ヒンドゥー教徒は至高神を崇拝しつつ、**デーヴァ**と呼ばれる多くの神々も信奉する。

ヒンドゥー教に興味がある場合は以下も参照。
- ヒンドゥー教の聖典、p.206-207
- ヨーガ、p.106-109
- 瞑想、p.78-79
- 過去世と過去世療法、p.50-51

折衷主義

ヒンドゥー教は数千年にわたり徐々に進化・発展を遂げてきた。現在のパキスタン、インダス渓谷を発祥の地とし、紀元前2500-1500年頃に出現したと考えられる。ヒンドゥー教の哲学や修行法は多彩をきわめるが、だからといって折衷主義だと断定することはできない。ヒンドゥー教にとって重要な概念にはダーマ、カルマ、転生、儀式、信心、唯一神論、多神論などが含まれる。ヴェーダ（サンスクリット語で"知識"の意）はヒンドゥー教の神聖な宗教文献の総称である。神の啓示を書き記したものとしてあがめられ、そのなかにはウパニシャッドやヨーガスートラなどの重要文献が含まれる。ヴェーダはヒンドゥー教の重要な概念であるダーマに関する指南書でもある。ダーマとは非常に幅広い意味を持つ言葉で、信仰、真理、義務、倫理、法などを意味する。ヒンドゥー教徒はカルマの法則を特に重視する。カルマとは、行為は必ずその結果をもたらし、現在の事態は必ずそれを生む行為を過去に持っているとする思想で、輪廻転生を意味するサムサラ（samsara）と深い結びつきがある。人間は幾多の過去世をつうじて積もり積もったカルマを解消することで、輪廻の輪から抜け出すことができると考えられているのだ。ヒンドゥー教徒にとってもう一つの重要な概念がバクティ（bhakti）である。サンスクリット語で"帰依"を意味するバクティは、儀式を重んじ、聖像（画）や聖者を媒介として神々を崇拝することを重視する。バクティは愛の道として広く知られている。

ヒンドゥー教には諸宗派があるが、それを束ねるのが究極の真理の探究である。ヒンドゥー教徒が自分たちの宗教をサンタナ・ダーマ──サンスクリット語で"永遠の教義"──と呼ぶゆえんはここにある。ヒンドゥー教の賢者シュリ・オーロビンド（1872-1950）は"われわれがヒンドゥー教と呼ぶものは、じつは永遠の宗教である。なぜなら、ほかのすべての宗教も包含するからである"と語っている。

悟り

ヒンドゥー教諸宗派の伝統的思想ではアートマン（我）とブラフマン（梵）は等価とみなされている。ヒンドゥー教徒にとって信仰の目的は我と梵が一つになること（梵我一如）、換言すれば自己と神との本質的同一性を認識することにある。紀元前600-300年頃にかけて編纂され、ヴェーダの一部をなす聖典ウパニシャッドには、我を発見することができれば誰でも梵と一つになって解脱（moksha）できると書かれている。これは神と一体になる脱我の恍惚境にいたることを意味している。

ヨーガ

西洋でヨーガといえばヒンドゥー教でいうハタヨーガのことをさす。ハタヨーガはアサナス（asanas）という様々な姿勢やポーズをとることで身体を浄化することを目的とする。一方、インドではヨーガという言

ヒンドゥー教徒の巡礼 インドのラジャスタン州にあるプシュカル湖。この聖なる湖には年に一度、何千人という巡礼者が訪れる。湖岸の階段には沐浴に訪れた巡礼者の姿が見える。

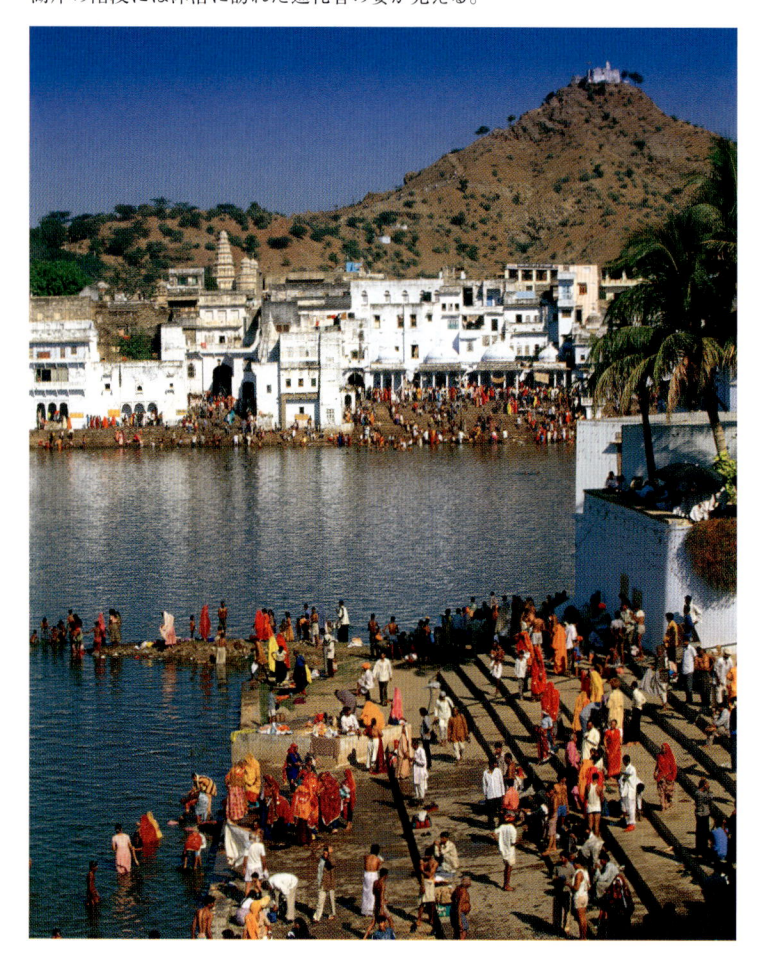

204 ｜ 東洋の信仰

葉——文字どおりは"結合"の意——にはもう少し広い意味があり、具体的には、自身の霊性を向上させるための修行法全般をさす。例えばギャーナヨーガは、ハタヨーガと違い瞑想と聖典の研究を重んじる。これはギャーナヨーガは深遠な霊的洞察を得て神の本質に近づくことを目的としているからである。一方、バクティヨーガは完全に神に帰依することを重視する、愛と献身のヨーガである。その目的は礼拝をつうじて無我の恍惚境へいたり、神と一体になることにある。

アシュタンガヨーガは悟りを開くための方法として魂の浄化と瞑想を重視する。アシュタンガとは"8本の大枝"を意味し、ここでは8種類の実修法をさす。

1. 禁戒（ヤマ）——暴力を振るわない、嘘をつかない、他人のものをむやみに欲しがらない、性欲や物欲にとらわれない。
2. 勧戒（ニヤマ）——清浄、現状に対する満足と感謝、質素、学修、神や師匠への帰依を旨とする。
3. 坐法（アサナ）——座って瞑想する。
4. 調気（プラナヤマ）——呼吸法を学ぶ。
5. 制感（プラティアーハーラ）——感覚を制御する。
6. 凝念（ダラーナ）——心を対象に集中する。
7. 静慮（ディヤナ）——心を対象に集中させ、自意識自体にも意識を向ける。
8. 三昧（サマーディ）——すべてはつながっていることを悟る。

グルの役割

グルとは信仰上の師匠のことで、特別な洞察力や英知を有する者をいう。ヒンドゥー教では悟りを開くためには真のグルを見つけることが必須とされる。西洋にも影響を与えたグルとしては、マハリシ・マヘーシュ・ヨーギー（1917-2008）が有名だ。彼は1960年代後半、ビートルズのグルとなりTM瞑想法を広めたことで知られる。また、"抱きしめる聖者アンマ"の異称をもつマーター・アムリターナンダマイー・デヴィは愛と奉仕を説き、信奉者を一人残らず抱擁し祝福することで知られる。

デーヴァ

ヒンドゥー教徒は至高神を崇拝する一方で、その下位に存在する多くの神々も崇拝する。そのような神々は至高神の異なる側面が顕現したものと考えられている。なかでもブラフマー神（創造神）、ヴィシュヌ神（世界維持の神）、シヴァ神（創造と破壊の神）は3大神として有名である。

ヒンドゥー教徒に絶大な人気を誇るのがガネーシャという象の頭を持つ神様だ。"困難を克服する神"として知られ、その名を唱えれば新しい仕事や商売をはじめるときに幸運をもたらすといわれている。

マハリシ・マヘーシュ・ヨーギー　1960年代ビートルズのグルであった。

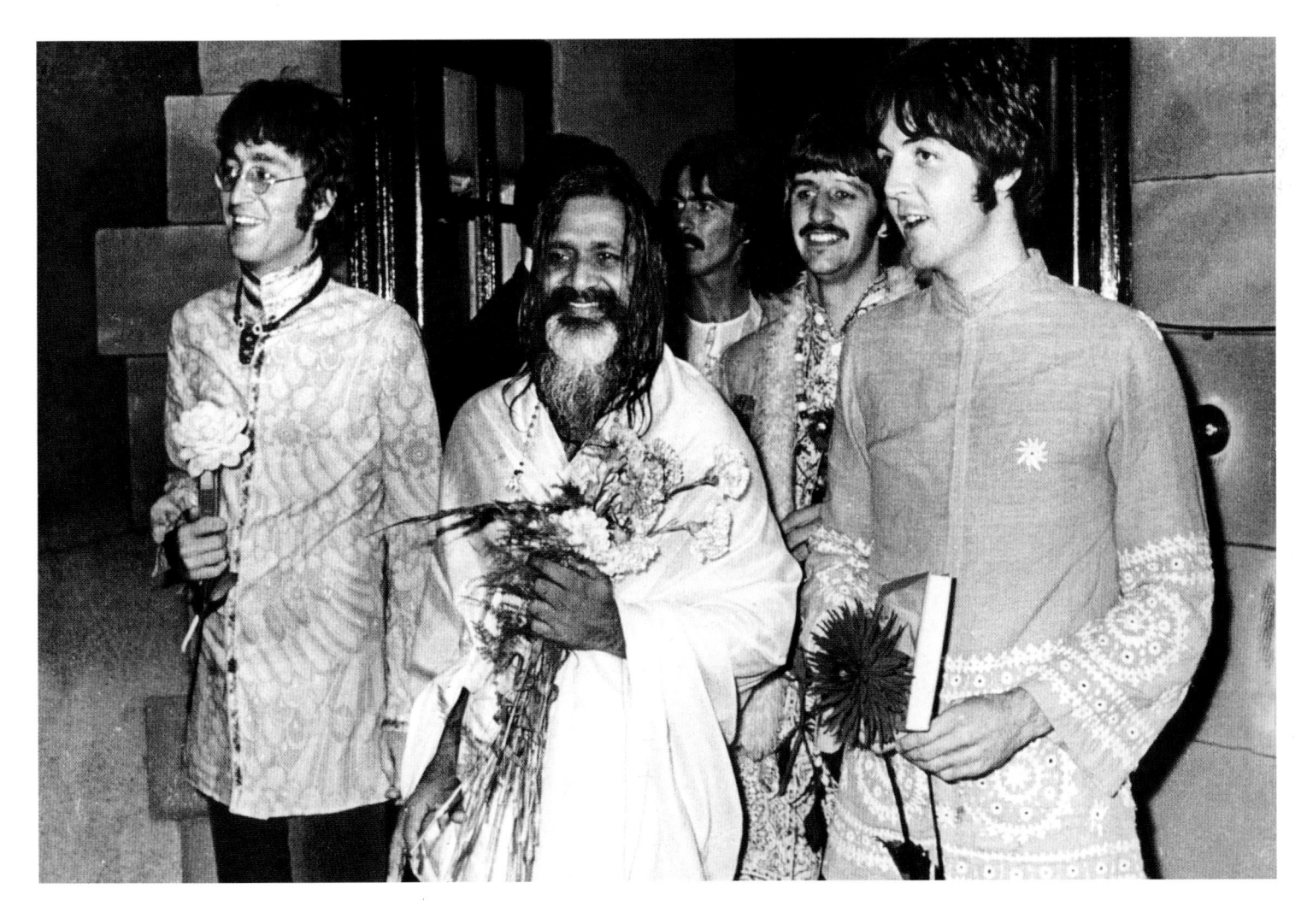

ヒンドゥー教の聖典

ヒンドゥー教の聖典に興味がある場合は以下も参照。
● ヒンドゥー教、p.204-205

ヒンドゥー教には、古代に編纂されたヴェーダをはじめとする膨大な数の聖典がある。

各ヴェーダにはブラーフマナと呼ばれるヴェーダ本文の解説・注釈書が付いており、

儀式をどのように執りおこなうかについて規定している。

ウパニシャッドはヒンドゥー教の秘義を伝える聖典。

ラーマーヤナはラーマ王子の活躍を描いた叙事詩である。

マハーバーラタはバーラタ王朝の勃興を描いた大叙事詩。バガヴァッド・ギーターは

ヒンドゥー教の哲学を説いた叙事詩で、クリシュナ神の信奉者からは特にあがめられている。

ヴェーダ（紀元前1500-500頃）

　ヒンドゥー教には儀式で"僧侶"が唱えるマントラを集成したものがあり、ヴェーダと呼ばれる。サンヒター（samhitas）といわれる4つの主要なヴェーダはじつに2万の詩句からなる。正統派ヒンドゥー教徒にとってヴェーダは人間が創作したものではなく、神の"啓示"を書き記したものだ。ヴェーダはいわば肥沃な土でそこからヒンドゥー教の大聖典が生まれ育ったと考えられている。

ブラーフマナ（紀元前900-600頃）

　ブラーフマナはヴェーダの解説書であり、聖なる儀式についての指南書だ。修行に励むヒンドゥー教徒にとって必携の書である。というのは、聖なる儀式を正しくおこなうことは魂を浄化し神と一体になるためには不可欠と考えられているからだ。

ウパニシャッド（紀元前600-紀元後300頃）

　ウパニシャッドはヴェーダーンタ哲学の根幹となる教えを伝える文献である。ヴェーダーンタ哲学には3つの学派がある。そのうちの一つアドヴァイタ（"不二"の意）派は、ブラフマン（梵）は不二の統一体であり、いかなる限定も許さない絶対無差別の実在ととらえ、アートマン（我）とブラフマン（梵）の同一性を唱える。イーシャー・ウパニシャッドに次のような一節がある。

　　"悟りを得た者にとって、アートマンは一切である。あらゆる処に一を見る者に、どうして迷いや嘆きなどがあり得ようか。アートマンはあらゆる処に遍在している。それは輝き、身体なく、不完全な傷跡もなく、骨なく、肉なく、純粋で、悪に汚されていない。見る者であり、思う者であり、すべてを超える一者、自立自存の者である。無始以来、物質と生類の世界に完全な秩序を造りだしたのは、アートマンである"
　　日本ヴェーダーンタ協会編『ウパニシャッド』（日本ヴェーダーンタ協会、2009）

　一方でドヴァイタ（"二元論"の意）派はジーバ（自我）とブラフマン（梵）は別個のものであると唱える。この学派ではブラフマンはヴィシュヌ神の第8化身であるクリシュナとして描かれている。ドヴァイタ学派の思想はブラフマスートラとバガヴァッド・ギーターで詳細に述べられている。

　またヴィシシュタ・アドヴァイタ派（"制限不二一元論"の意）はアドヴァイタ派とドヴァイタ派の主張の矛盾点を解消しようとする思想である。彼らはブラフマンは確かに不二元的存在であるが、様々な形で経験することができると唱える。カタ・ウパニシャッドに次のような一節がある。

　　"感覚器官の上に思考器官がある。思考器官の上に知性がある。知性の上に自我意識がある。自我意識の上に未顕現の種子、すなわち根本原因がある。そして、まことに、未顕現の種子のはるか上に、すべてに遍満する魂であり、完全なものであり、人がそれを知って自由に達し、不死を得るところのものであるブラフマンがある"
　　日本ヴェーダーンタ協会編『ウパニシャッド』（日本ヴェーダーンタ協会、2009）

ラーマーヤナ（紀元前400-紀元後200頃）

　ラーマーヤナは古代サンスクリット語で書かれた7編、2万4,000の詩句からなる大叙事詩である。君主ラーマは妻のシーターをランカの国王である悪魔のラーヴァナに奪い去られるが、最後には臣下の猿の神ハヌマンに助けられ、ラーヴァナを倒して無事妻を取り戻す。この物語ではダーマ（p.204を参照）の本質が繰り返し語られ、ヒンドゥー教の賢者たちの英知が解き明かされる。

マハーバーラタ（紀元前400-紀元後300頃）

　ヒンドゥー教を代表するもう一つの大叙事詩がマハーバーラタである。バーラタ王朝の興亡を描いたものでインド文化の形成に大きな役割を果たしてきた。18編の詩句からなるこの叙事詩は18の軍勢が争った18日間の戦闘を描く。その分量は紀元前8世紀頃の作といわれるギリシャの詩人ホメーロス著『イーリアス』と『オデュッセイア』を合わせた8倍にもおよび、世界最長の叙事詩の一つである。マハーバーラタではダーマやカルマ（p.204を参照）などヒンドゥー教にとって重要な概念が数多く取り上げられ、アルジュナやクリシュナといった重要人物も登場する。物語の結末ではクリシュナが死を遂げ、死と破壊の女神カーリーの時代の到来が告げられる。それはこの時代が人類の歴史上4番目かつ最後の

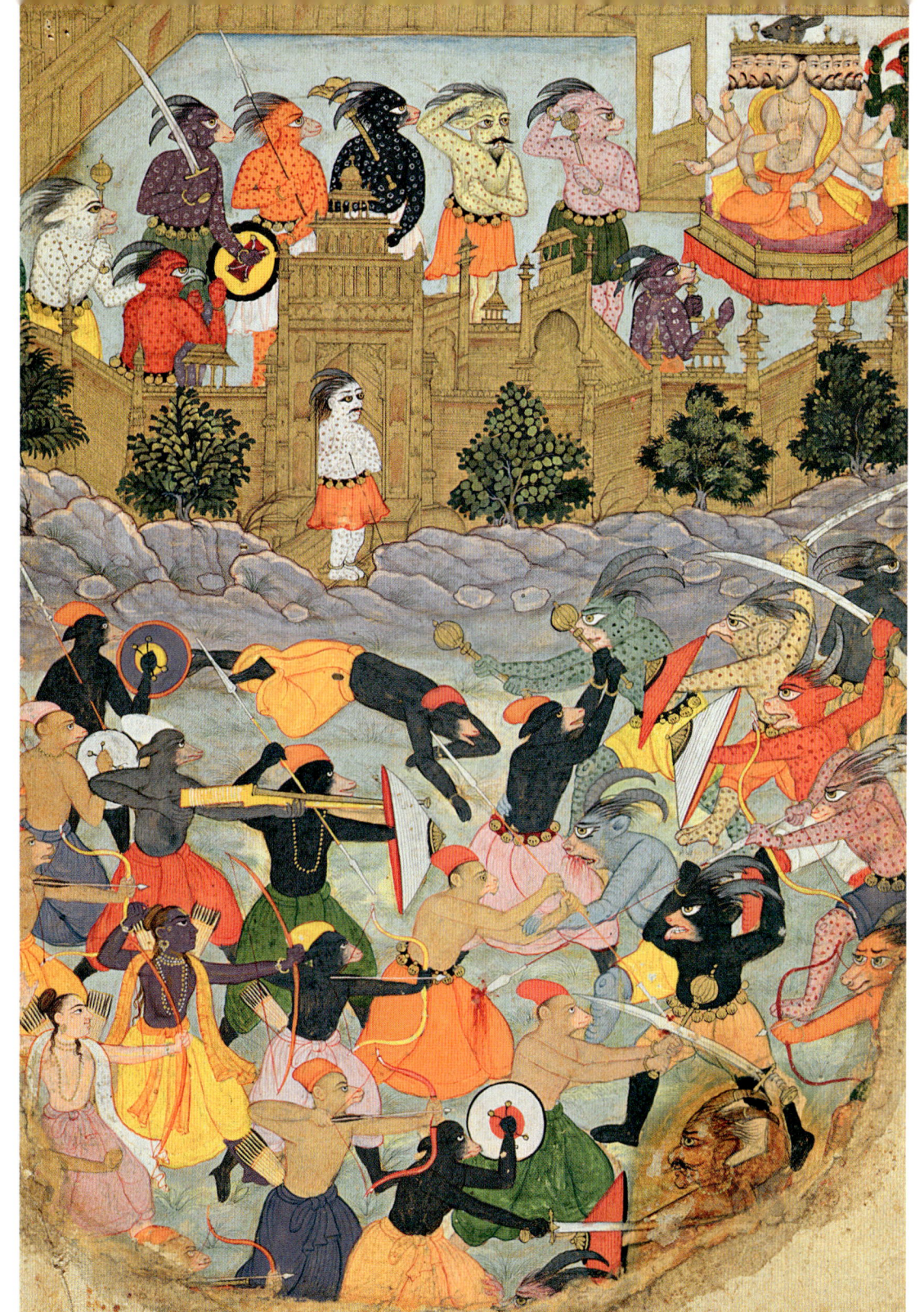

ラーマーヤナ
ランカの包囲を描いた17世紀作の絵。猿の神ハヌマンに助けられたラーマ王子がランカの国王を滅ぼす場面が描かれている。

時代であることを示唆している。マハーバーラタの作者ヴィヤーサはこの作品の中で次のように語っている。"耳を澄まして聞けば、物語の最後にあなたは自分以外の誰かになっていることに気がつくはずだ"

バガヴァッド・ギーター（紀元前400-100頃）

"神の歌"を意味するバガヴァッド・ギーターは大叙事詩マハーバーラタの一部で、ビーシュマ巻に収められている。一般に"ギーター"と呼ばれるこの詩はアルジュナ王子と彼の乗る2輪戦闘馬車の御者であるクリシュナが、クルクシェトラ王国の内戦勃発前夜に交わす会話で構成されている。アルジュナ王子はクリシュナに向って嘆く。"身内同士の殺し合いにどんな義があるというのだ。愛する家族や友を犠牲にして得た勝利にどんな価値があるというのだ"

次の場面でクリシュナは、ある者にとっての義務は別の者にとって罪となり得ると述べ、アルジュナにダーマの真の意味を説いて聞かせる。さらにクリシュナは自分が至高者ビシュヌ神の転生者であることを明かし、何も恐れることはないとアルジュナを安心させる。

"私は帰結である。維持者である。主である。目撃者である。
住処である。寄る辺である。友人である。
本源であり終末であり維持である。宝庫であり、不滅の種子である"
上村勝彦訳『バガヴァッド・ギーター』（岩波文庫、1992）

仏教

スリランカ、タイ、チベット、中国、
日本にまたがる東南アジアから極東にかけて
約4億人の信徒を有する仏教。
人格神や多神教を奉じない仏教徒に共通するのは"三宝"に"救いを求める"点である。
三宝とはブッダ（仏）、八正道を含む法、それに僧（伽）である。
仏教は大乗仏教と小乗仏教に大別され、
さらにその下にチベット仏教や禅宗などがある。

仏教に興味がある場合は以下も参照。
- チベット仏教、p.212
- 禅宗、p.213
- 仏教の経典、p.210-211

ブッダ

ブッダとは仏教の開祖ゴータマ・シッダールタに与えられた尊称である。伝承によると紀元前560年頃、現在のネパールに王子として生まれたシッダールタは富と権力に恵まれながら父親の庇護のもと何不自由なく育った。29歳のとき、豪奢な生活に飽きたシッダールタは世間を知るため生まれて初めて王宮を離れて旅に出る。父親はこれまでシッダールタに人間の苦しみを一切見せないよう努めてきたのだが、ある日一人の老人に出会ったシッダールタは老いは誰にでも訪れることを知って大きなショックを受ける。旅を続けるうち、今度は病に苦しむ男、腐敗しかけた亡骸、修行者などに次々と出会う。ひどく憂鬱になったシッダールタは生きる苦しみから逃れる道を探すべく、妻と息子を残し再び旅に出ることを決意する。仏教ではこの出来事を出城と呼ぶ。

シッダールタは諸国を放浪しながら、多くの人物に師事し、若い修行者らとともに瞑想や断食などの厳しい修行に励んだ。しかし、どんなに苦行を重ねてもいっこうに答えは見えてこない。苦しい旅はその後もしばらく続いた——。そんなある日のこと、大きな菩提樹の下に座り込んだシッダールタは悟りを開くまではここを一歩も動くまいと決心する。そして49日間におよぶ瞑想の末、ついに悟りの境地に達したのである。あらゆる苦しみの原因は無明にあることに気づき、無明を滅する方法を悟ったのだ。このとき以来、シッダールタはブッダ——"目覚めた人"——と呼ばれるようになった。仏教ではこれを大覚または大悟という。

法

大覚の後、ブッダは生涯仏法を説いて回った。仏法は四諦と呼ばれる苦集滅道の教えから始まる。
1. この世は苦である。
2. 苦の因は煩悩である。
3. 煩悩を滅すれば苦はやむ。
4. 八正道に従えば煩悩は消え涅槃にいたる。

簡単に言うと、苦は妄執から生じる。妄執を断ち切り、苦から解放されるためには、肉体を持った自己は幻であることに気づき、本来的自己を正しく認識しなければならないという教えである。この本来的自己の認識は涅槃という悟りの恍惚境へつながり、八正道に従えばこの悟りの境地へいたることができると説いたのである。

八正道

八正道は仏法の礎石である。そこには実在についての深遠な哲学、慈悲深い教訓に満ちた徳目、そして正しい心の持ち方を身につけるための教えや瞑想法が書き記されている。
1. 正見——正しい見解。ものごとの本質（すなわち四諦）をみきわめる。
2. 正思——正しい思惟。欲に溺れず、善行をなし、慈愛をはぐくむ。
3. 正語——正しい言語行為。嘘をつかない、誹謗中傷、無駄話をしない。
4. 正業——正しい行為。人を傷つけたり、盗み、詐欺、姦淫をしない。
5. 正命——正しい生活。武器、生類、毒物などの製作や商いをしない。
6. 正精進——正しい努力。健全な精神をはぐくみ、維持し、完璧なものにする。
7. 正念——正しい想念。肉体、感情、精神状態、現象について瞑想する。
8. 正定——正しい精神統一。瞑想することで正しい言動を身につける。

八正道を見れば仏教は中庸を重んじていることがわかる。中庸とは大乗仏教の根本理念で、シッダールタが悟りを求めて長期間、諸国を放浪していた時期に考え抜いた徳目の一つである。実生活にあてはめると、わがままや自己否定といった極端な考え方を避け、穏健中道を歩むことを意味する。

僧（伽）

　悟りを開いたブッダはすぐにインド北部へ向った。ブッダは悟りを求めて諸国を放浪していた頃、ともに修行に励んだ5人の仲間（五比丘）と再会し、そこで初めて彼らに説法をおこなった。仏教ではこの出来事を初転法輪という。5人はその場でブッダに弟子入りし、ここに最初の僧が誕生したのである。ブッダとともに彼らは最初の僧伽をつくり、それが3つ目の三宝となった。ブッダの教えがインド国内にとどまらず周辺地域に拡大するにつれ僧伽も増えていった。今日修行に励む僧は全員どこかの僧伽に属し、独りで、または仲間の僧たちと八正道をきわめんとする。著名な禅僧で平和運動家のティク・ナット・ハンは"僧伽の本質は自覚、理解、受容、調和と愛である"と語っている。

大乗仏教と小乗仏教

　仏教は近隣諸国へ急速に広まっていった。南方へ広まった仏教は小乗仏教と呼ばれ、ブッダの教えを忠実に守ることを旨とした。小乗仏教の僧は頭髪を剃ってオレンジ色の法衣をまとっているのでひと目でわかる。一方、北東地方へ広まった仏教は大乗仏教と呼ばれ、小乗仏教に比べ外部の思想も取り入れたより包括的な思想として発展。やがてこれをもとにチベット仏教や禅宗が発達した。チベット仏教の僧はえび茶色の法衣が特徴だ。禅宗は座禅または念仏・読経により悟りを開くことに重きを置き、禅僧は黒または灰色の法衣を身につける。

僧　タイのバンコクにあるワット・サット寺院の大仏前で礼拝をおこなう僧。プミポン国王の繁栄を祈る読経が行われている。

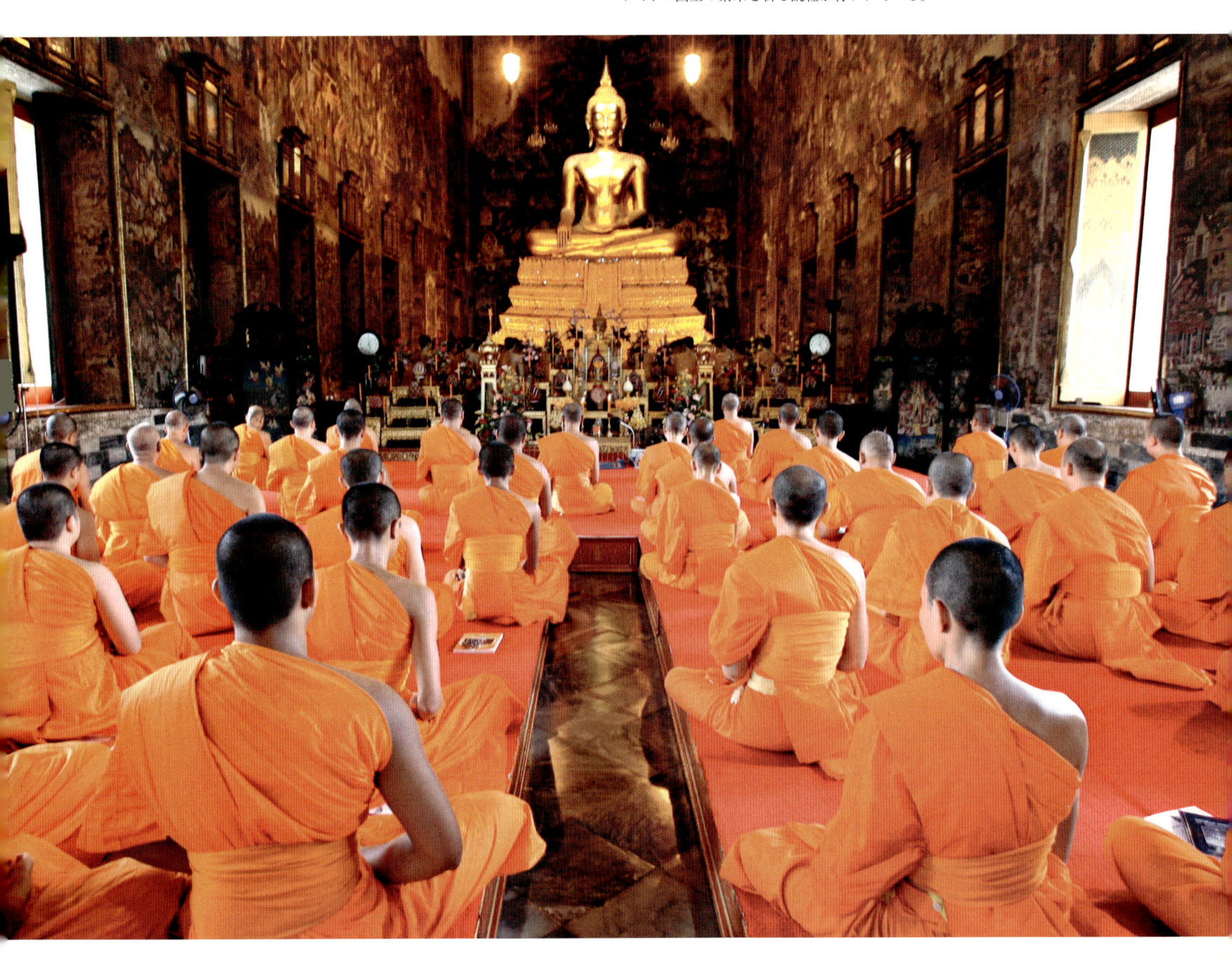

仏教の経典

最初の仏教経典は紀元前3世紀に編纂された三蔵（経蔵・律蔵・論蔵）である。

ダンマパダ（法句経）は小乗仏教最高の経典である。

三蔵が編纂されてから後の400～500年間に大乗仏教がチベットから東方にかけて伝わり、法華経、阿弥陀経、般若心経などの多くの経典が加わった。

8世紀にはチベットの死者の書が大乗仏教の正典の一部になった。

仏の教経典に興味がある場合は以下も参照。
- 仏教、p.208-209
- チベット仏教、p.212
- 禅宗、p.213
- タントラ教、p.214-215

ダンマパダ（法句経）

伝承によると、ダンマパダ（法句経）はブッダの説法を弟子たちが記憶して書き残したものだ。四諦と八正道について詳しく説明した26巻423編の詞華集である。各巻で思考、快楽、正命、自我、瞑想、菩薩といった仏教の要諦が説かれている。その多くは徳を積む人生と愚者の人生との対比で話が展開する。

"私たちの全部が私たちの思考から発している。ものごとは心にもとづき、心によってつくりだされる。汚れた心で話したり、おこなったりするならば、苦しみがその人に付き添う。まるで、車を引く牛の足跡に、牛車の車輪がついていくように。

私たちの全部が私たちの思考から発している。ものごとは心にもとづき、心によってつくりだされる。清らかな心で話したり、おこなったりするならば、幸せがその人に付き添う。まるで、影がその身体から離れないように"

法華経

1世紀にカシミールで編まれた法華経はブッダが語った最後の言葉を書き記したものといわれる。ここに収められているブッダの講話は法華経が編纂されるまでの500年間に記録・保存されていたものだ。法華経によると、ブッダは永久不滅であり、衆生を救うために自ら体得した法（真理）を説くべく転生の道を選んだ。仏教ではそのような者を菩薩と呼ぶ。法華経は悟りを得るための"仏種"を重視する。

法華経が描く悟りの境地とは単なる"無"の境地ではない。そこは至福の恍惚境で、到達した者は一切衆生へ深い慈しみを抱くようになる。他者を慈しむ心が自分だけでなく他者にも悟りを開かせたいという強い気持を起こさせるのだという。

"法華経を受持する者は、まだ悟りに導かれていない一切衆生に慈愛を持って親身に接すべきである。彼らと向き合ったときにはこう考えるのだ。'法華経を知らない人びとや受持しない人びとが失うものはどれほど大きいことか。私が悟りを開いた暁には、衆生の利益と安寧、幸福のためになんとしてでもこの法（真理の教え）を説き示すのだと"

阿弥陀経

極東に広まった大乗仏教の経典でもっとも人気の高いのが阿弥陀経で、無量寿経（むりょうじゅきょう）ともいう。阿弥陀経はブッダと十大弟子の一人アーナンダとの対話で始まり、無数無量の菩薩がいる極楽浄土とはどのようなところか、どうすれば衆生が極楽往生できるのかを詩の形式で説いている。

"……この清らかな阿弥陀仏の国土にはいつもさわやかな風が吹きわたり、様々な宝の並木や宝の網飾りを吹きゆるがせて、みごとな、不思議な音楽をつくりだしている。それは百千種もの楽器が同時に奏でられているようであり……この音色を聞く者はだれでも、自ら仏を念じ、法を念じ、僧を念じる心が生ずるのである"

般若心経

般若心経は仏陀自身が著したものではないという点で非常にめずらしい経典である。1世紀の編纂と推定され、大乗仏教の経典の中でもこよなく愛され、かつもっとも短い経である。サンスクリット語の原本はわずか14の詩句からなり、涅槃をきわめる道と一切皆空の真理を説く。

"菩薩は般若波羅蜜多（空の智慧）ゆえに、心にとどこおりがなく、とどこおりがないゆえに、恐れがなく、一切の転倒した妄想から遠ざかり、涅槃をきわめる"

チベットの死者の書

『チベットの死者の書』はこの書から深い洞察を得たという著名なスイスの心理学者カール・ユング（1875-1961）によって紹介され、広く世の中にその存在が知れわたるようになった。『チベットの死者の書』は死と転生について論じ、死後の世界について概観している。多くの宗教では人は死ぬとあの世へ旅立つと考えられているが、前世で積み重ねたカルマ（p.204を参照）に応じてあたらしい意識が誕生すると説いている点がほかの経典とは異なる。読むものを一切衆生にとっての究極の目標である悟りの境地へ近づけてくれる書である。

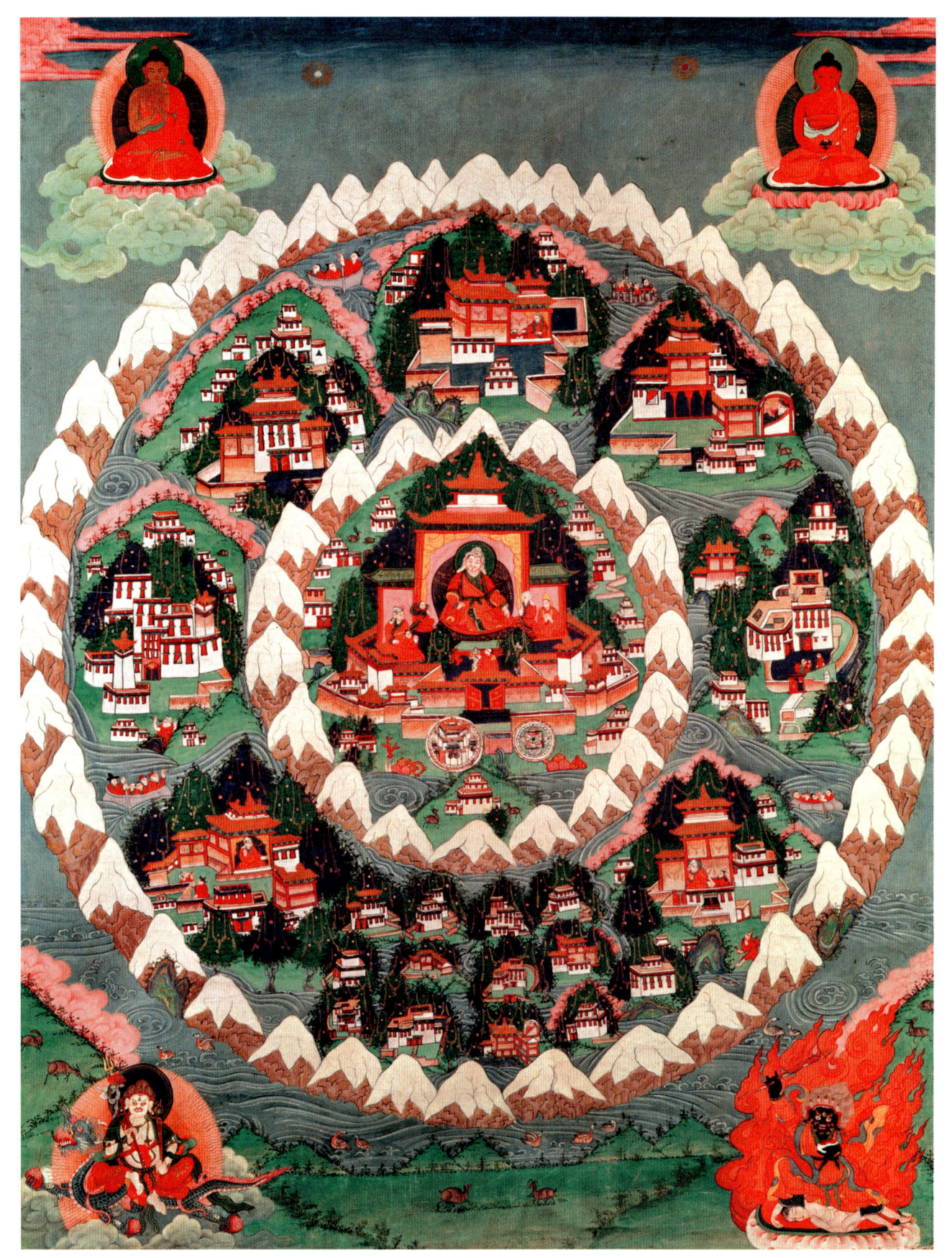

シャンバラ（至福の王国）
『チベットの死者の書』に登場するシャンバラを描いたチベットの絹の旗幟。

チベット仏教

チベット仏教に興味がある場合は以下も参照。
- 仏教、p.208-209
- 禅宗、p.213
- 仏教の経典、p.210-211
- タントラ教、p.214-215

チベット仏教はチベットのみならず、ネパール、ブータン、モンゴル、ロシア、それにインドおよび西洋諸国の一部地域でも信仰されている。

チベット仏教は大乗仏教の伝統を受け継ぐが、**金剛乗**の教えも含む。

チベットの政治の最高権力者は**ダライ・ラマ**で、世界的に有名な宗教指導者である。

チベット仏教徒は**独自の習慣**と**聖なる仏教美術**を培ってきた。

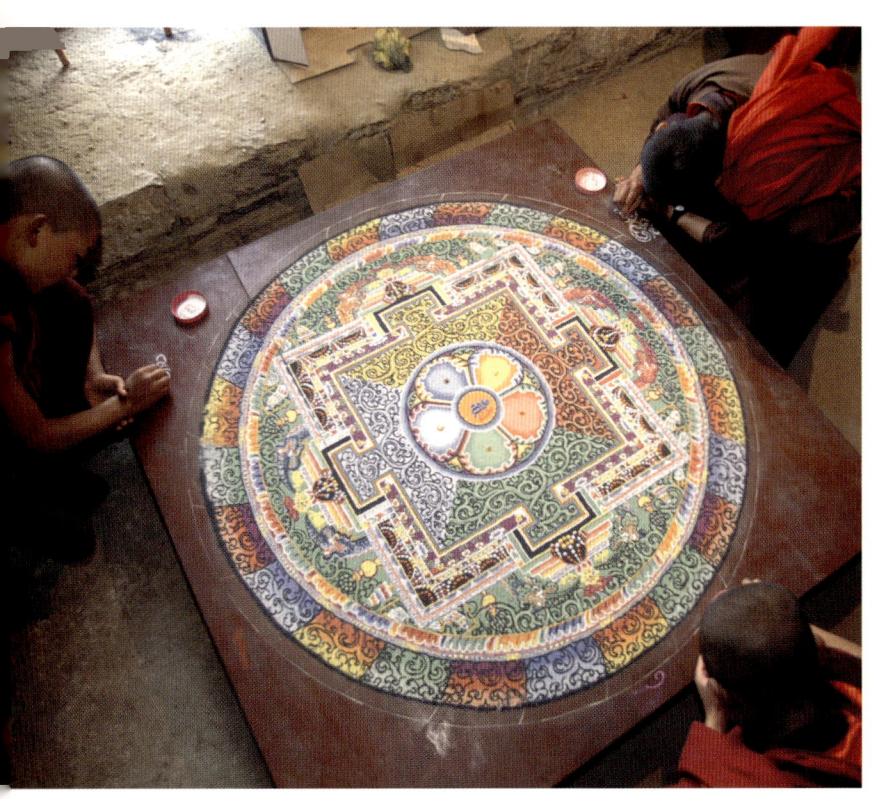

砂曼荼羅 ブータンのセムトカ寺院で砂曼荼羅を制作する若い修行僧。

ダライ・ラマ

1959年の中国のチベット侵略とダライ・ラマの亡命をきっかけに、西洋ではチベット仏教への関心が高まった。現在のダライ・ラマ14世も、法（ダーマ）（p.208を参照）を説いて衆生を救うためにこの世に転生した"活仏"であると信じられている。

信仰とは何かと問われたダライ・ラマ14世は、"私にとってはきわめて単純明快なことです。信仰とは人に優しく接することです"と語っている。

金剛乗

小乗仏教はダンマパダ（法句経）を重視し、大乗仏教はそれに加えて大般若経も重視する。一方、チベット仏教はさらに3つ目のヤーナ（"車"の意）として金剛乗も奉じる。金剛乗という呼び名はこの教えが堅固な教説であることからダイヤモンド、すなわち金剛石にたとえられたことに由来する。

金剛乗は行者を神秘体験に導くタントラである。師資相承によって伝持されるが、正確な起源はわからない。タントラは師が経験を積んだ修行僧に"直伝する"のが慣わしである。なぜなら、タントラ（p.214を参照）を読むだけでは悟りは得られないと考えられているからである。聖なる儀式は秘儀的要素が強いため、経験の浅い修行僧は儀式を正しく伝授してくれる師を自分で探さなくてはならない。チベットでは師を選ぶときはその人物が適格かどうか最初は疑ってかかるのが一般的であるが、いったん師事すると決めたら師を心から尊敬し、帰依することが求められる。

深い瞑想中に映像や音を感じたり、神的存在との合一を観想することも修行の一つとされる。チベットのラマ僧トゥプテン・イェシェ（1935-84）は"人間はなりたい自分を心に思い描くことで自らの人生をコントロールし、本来的自己を発揮できる清らかな環境を自分の手でつくりだすことができる"と語っている。

独自の習慣

チベット仏教には人間や自然の恵みを祝福するために祈りの旗を吊るす習慣がある。そしてもう一つ、チベット仏教独特の習慣が精緻な色使いの砂曼荼羅だ。砂曼荼羅は完成後、壊して川に流すのがしきたりだが、壊すという行為には、人間の欲や人生は幻にすぎず、"すべては無常であり、空である"という仏教の思想が反映されている。

聖なる仏教美術

チベット仏教は伝統的な技法を用いたみごとな仏教図像を発展させてきた。そこに描かれているのはたいてい穏やかな表情の観音様だが、なかには怒りに満ちた恐ろしい形相の神的存在を描いたものもある。仏法の真の教えをまげる者がいないか見張っているのだ。

212 | 東洋の信仰

禅宗

禅宗に興味がある場合は以下も参照。
● 仏教、p.208-209

禅宗は6世紀の大乗仏教の僧であった**達磨**を開祖とする。

禅師は**座禅**や**公案**といった独特の修行法を用いて、修行者に悟りを開かせる。

中国を発祥とする禅宗はその後、ベトナム、韓国、日本へと伝わった。

達磨

達磨は"人が進むべき道を知る者"を意味し、何十年も洞窟の壁に向って座禅したといわれている（壁観）。その後インドから中国へ渡り、チャン（"瞑想"の意）という宗派を開いた。禅という呼び名が定着したのは日本に伝わってからのことである。

従来の仏教主流派と異なり、達磨は"言葉に頼るべからず"と説いた。というのは、言葉による教えは経典の研究から生まれたものではないし、経典にもとづいているわけでもないからだ。達磨は実践的修行法を説き、現世で修行者を悟りに導くことに情熱を注いだ。このため、禅宗の奥義は経典をとおしてではなく師資相承によって伝持されてきた。

禅師

経典を持たない禅宗では、その教えは禅師から弟子へ口伝と文書により伝えられてきた。禅宗には弟子を悟りに導くためにわざと奇想天外な言動で弟子を混乱に陥れる禅師の話が数多く伝わる。

"ある日若い弟子が、自分がいかに深く禅を理解しているかを誇示するために、独園承殊（どくおんしょうじゅ）禅師のもとを訪れた。若者はとうとうと自説を述べた後、誇らしげに言った。'結局すべては空なのです'。煙草をくゆらしながら黙って話を聞いていた禅師は突然椅子から立ち上がり、竹筒で若い弟子をひどくたたいた。'すべてが空であるならば、この怒りはどこからきたのじゃ'と禅師は笑みを浮かべて言った"

座禅

禅宗でもっとも重要な修養は座禅である。座禅とは座っておこなう瞑想のことで、蓮華座が一般的である。現実的自己を超越し無念無想の境地にいたることを目的とする。この境地にいたると時空において自分と他者の区別がなくなり、本来的自己と向き合うことができるという。抜隊得勝（ばっすいとくしょう）禅師（1327-87）曰く、"本来的自己を認識することが菩提になることすなわち悟りを開くことである"

公案

公案とは修行者に意識変革を促し、悟りを開かせるために禅師が投げかける寓話や質問のことである。例えば、両手を叩いて、"この音は右の手、左の手どちらから聞こえたものか"と尋ねる公案はよく知られている。

禅僧 禅宗の3大宗派の一つ曹洞宗の寺院で座禅を組む僧。滋賀県彦根市の清涼寺。

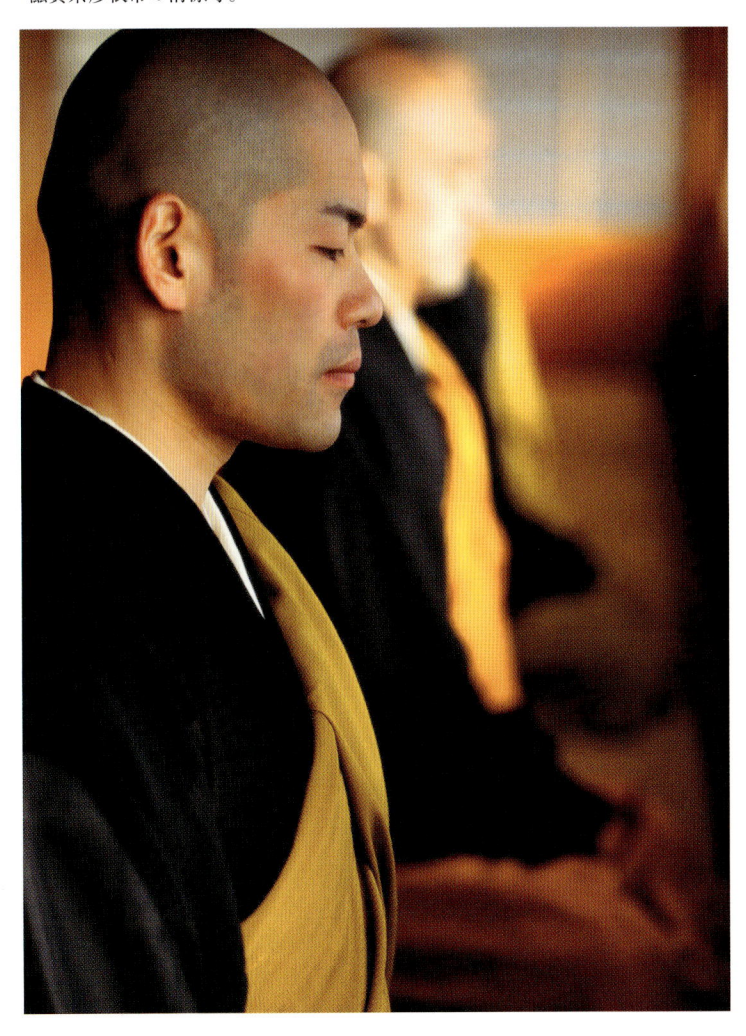

タントラ教

タントラ教はインド発祥の信仰とその修行法をさし、ヒンドゥー教徒、仏教徒、ボン教徒、ジャイナ教徒の中にも多くの信奉者がいる。タントラ教はインド、パキスタン、中国、チベット、ブータン、ネパール、スリランカ、韓国、ミャンマー、カンボジア、インドネシア、日本などで様々な形で信仰されている。性的儀式も包むことから西洋では特にその名が知れわたるようになった。

タントラ教に興味がある場合は以下も参照。
- ヒンドゥー教、p.204-205
- チベット仏教、p.212
- 集団深層心理、p.20-21
- チャクラとオーラ、p.172-173

タントラの信仰

タントラ教の特徴は、現象世界は宇宙の最高原理（プラーナ）が顕現したものであり、この最高原理をチャネリングすることで、信仰の目標に到達することができると説く点にある。チベットのラマ僧トゥプテン・イェシェは言う。

"人間は万有の生気が一体になったものである。完全無欠にいたるために必要なものはすでに自分自身のなかにある。要はそれに気づくかどうかの問題である。それに気づかせるのがタントラ教の教えである"

タントラ教徒は現象世界をマーヤー（maya）、すなわち幻影ととらえる。彼らはマーヤーを頭から否定するのではなく、その先にはもっと深い世界があり、そこに到達すれば自己と神性との同一性を認識できると信じている。タントラ教徒にとってマーヤーは闘いに勝利して征服すべき敵ではなく、神性へつながる道だ。スワミ・ニキラーナンダ（1895-1973）は"人を殺す毒も賢者が用いれば人生の妙薬となり得る"と話す。

マーヤーの先にあるものを見通すことは、深いレベルの覚醒をともなう神秘体験そのものであり、タントラ教の修行の目的は信徒をこの境地へいざなうことにある。

タントラ教の修行法

タントラの秘儀は数千年をかけてインド、チベットを中心に発達してきた。タントラ教の修行にはマントラとヤントラを用いた瞑想、クンダリーニヨーガ、聖なる性の儀式などがある。すべての修行において中心的な役割を果たすのはグルと呼ばれる師匠である。というのは、修行は適切な指導者のもとでおこなわないと効果が薄れ、最悪の場合は心身に害を及ぼしかねないと考えられているからだ。

マントラを唱えながらの瞑想はもっとも一般的な修行法だ。マントラとは祈祷のことで、変化を起こすパワーを秘めているといわれる。しかし、マントラ自体に神秘体験を誘発する力があるわけではない。正しい心で唱えたときにのみ——これには相当な事前準備が必要だが——触媒として作用し深いレベルで魂の変容をもたらすといわれる。ラマ・アナガリカ・ゴヴィンダ（1898-1985）は言う。

"マントラは著名な西洋の学者が繰り返し主張するような'呪文'ではない……マントラに効果があるのはそれ自体に'魔法の力'が備わっているからではない。マントラは正しい心で唱えたときにのみ威力を発揮するのだ"

ヤントラは聖なる記号もしくは幾何学文様のことで、ヒンドゥー教のシヴァ神やチベット仏教の菩薩などの神的存在を呼び出すために用いられる。修行者を強力に鼓舞するヤントラの代表格が曼荼羅である。複雑な円形文様（左頁を参照）からなるその精緻なデザインは深いレベルで霊的覚醒を促すといわれる。曼荼羅は無意識の自己を表象すると信じていた著名な心理学者カール・ユングは、世の中の人びとに高次の自己とつながるために曼荼羅の制作を呼びかけた。ヤントラを思い浮かべながら瞑想すると神的存在と直接つながり、無我の恍惚境へいたることができると考えられている。そこへいたることは東洋の宗教の多くが信仰目的として掲げていることであり、到達した者は自己と神との本質

ヤントラ 顔料を使って描かれたこの聖なる幾何学模様はガーヤトリー・ヤントラと呼ばれる。作者はガーヤトリー女神を呼び出すためにマントラを唱えながらこの図式を描く。

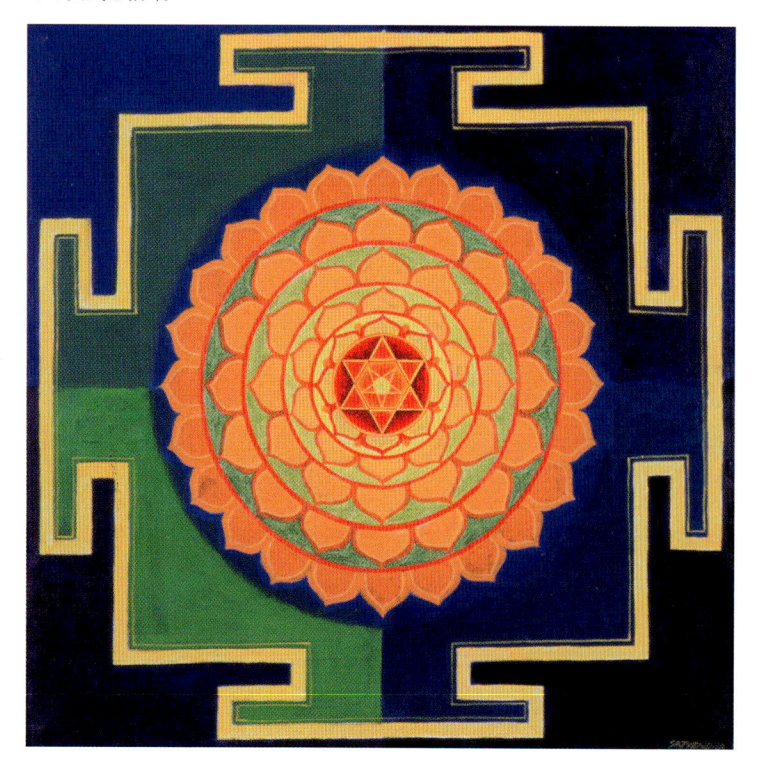

214 | 東洋の信仰

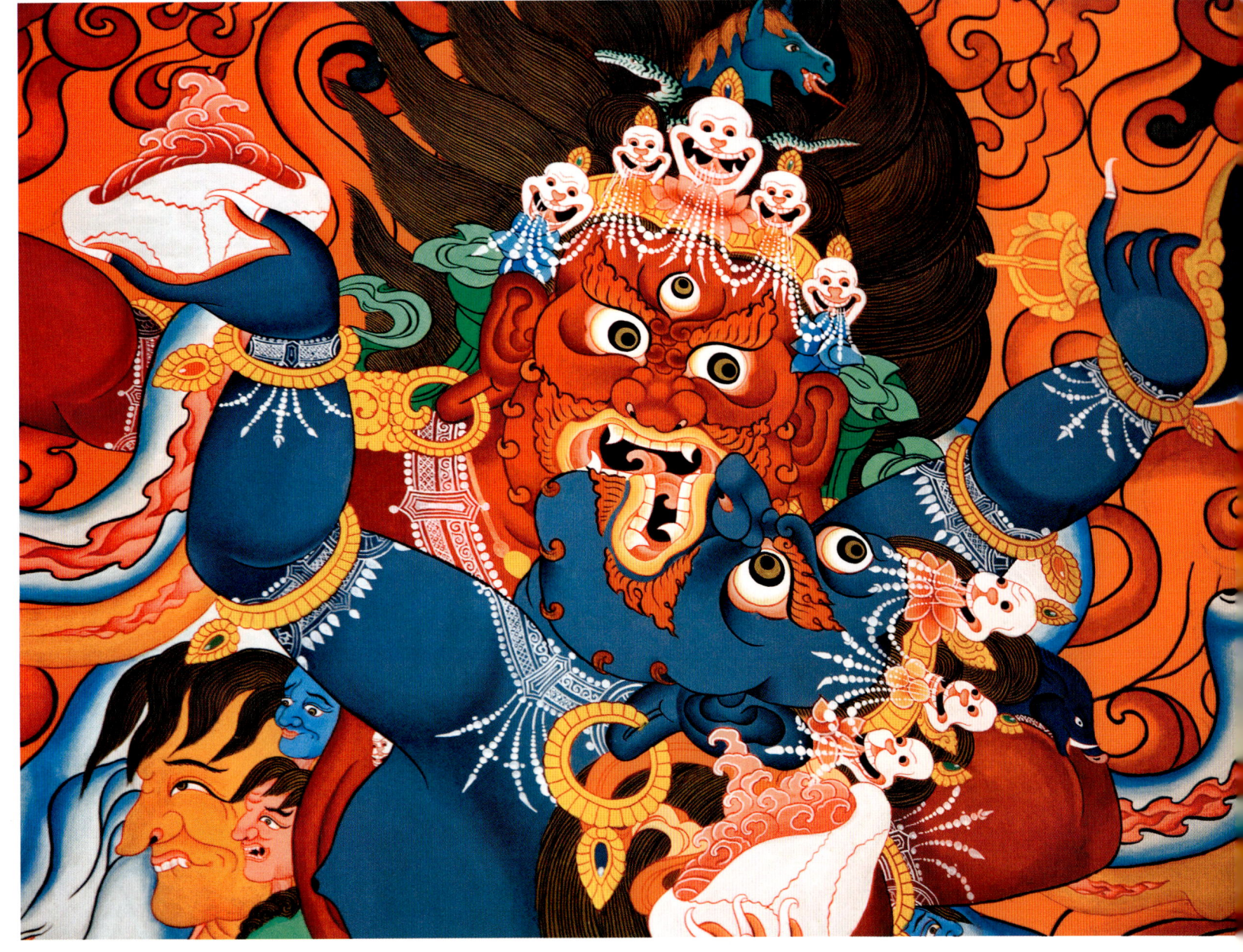

タントラ仏教　アンナプルナ連峰ナワル・ンガワル村にある寺院壁画。神とその妻が座位で結合している姿。

的同一性を認識するといわれている。

　タントラ教ではヨーガも重要な修行の一つだ。様々なやり方があるが、もっとも有名なのがクンダリーニヨーガだ。クンダリーニとは"誰にでも備わっている無限のエネルギー"のことである。クンダリーニヨーガは背骨あたりに眠っているエネルギーを覚醒するのにきわめて有効な方法とされている。ただし、タントラ教のヨーガ行者は西洋人がクンダリーニヨーガをおこなうときは、くれぐれも慎重を期するよう忠告する。

性的儀式

　ヒンドゥー教のタントラにはパワフルな性的エネルギーを信仰に役立てようとする伝統がある。悟りを得ることを目的とするタントラセックスでは、男女は単なる性的エクスタシーを求めるようなことはない。性的儀式では男性が破壊神シヴァを象徴し、女性が大いなる母なる女神シャクティを象徴する。セックスで二人がエクスタシーを経験した瞬間、シヴァとシャクティの神性が融合し、二人の男女は深いレベルの霊的覚醒を経験するといわれる。

　これとは対照的に金剛乗では、経験の浅い行者はできるだけセックスに励み、快楽への欲求を解消するようすすめられる。こうすることで悟りが開きやすくなると考えられているようだ。

　西洋では『カーマスートラ』がタントラの経書であると誤解されることが多いが、これはバーツヤーヤナが2世紀に著わした性愛経書で、男女関係、体位、性技など性愛のテクニックについて描写したものである。これに対して、タントラ教でいう性的儀式は、快楽とは無関係で、神と一体になる脱我の恍惚境へいたることを目的としている。

道教

道教に興味がある場合は以下も参照。
- 道教の経典、p.204-205
- 漢方薬、p.98-101
- 太極拳、p.112-113

道教は紀元前500年頃の古代中国を発祥とする霊性思想であるが、

その起源はもっと昔にさかのぼるという説もある。

流れに身をゆだねること、無為自然、慈悲などを特徴とし、

道教に帰依することはひたすらタオをきわめることを意味する。

タオの哲学は**陰陽**二極の原理を基盤とし、**無為**自然に生きることを理想とする。

タオ

タオは中国語で"道"を意味するが、道教ではもっと広い意味で用いられ、"ものごとのありのままの姿"、"根底に流れる現実"、"始源"などと解釈される。道教の大師である老子（紀元前604-531）曰く、

"道は空っぽの容器のようであるが、
それが活動したときには、一杯になってしまうことはないのだ。
淵のように深いことよ、万物の大本のように見える。
知恵のするどさを弱め、知恵によって起こる煩わしさを解きほぐし、
知恵の光を和らげ、世の中の人々に同化する。
満々たる水のように静かなことよ、
なにか存在しているように見える。
わたしは、それが誰の子であるのか知らない。
天帝の祖先のようである。"
蜂屋邦夫訳注『老子』（岩波書店、2008）

タオの思想を"水の道"と表現することもある。なぜなら道教ではなにものにも抵抗しない水のような生き方が理想とされるからだ。道教徒はどんな障害に出合ってもそばをするりと流れていく水のように、それに正面から立ち向かうのではなく、ありのままに受け止めようとする。柔らかでしなやかな水が堅い石を穿つ力を秘めているように、道教徒は努力や腕力ではなく、受容と忍耐の力を信じているのだ。今までの生き方を変え、海に向って流れる川のようにタオへ戻る穏やかな旅に出ることを彼らは願うのだ。以下は中国の有名な詩人陶潜（365-427）の詩の一節である。

"大きな変化の波が押し寄せても、
ただ身をゆだねていればいい。
喜ぶことも恐れることもない。
臨終の時においては、あわてずさわがず、
静かに去ってゆけばいいのだ"

陰陽

西洋でもっともよく知られている道教の思想といえば陰陽である。陰陽とは万物には二極が存在するという哲学である。陰から連想されるのは受身、縮小、女性原理。陽から連想されるのは能動、拡大、男性原理だ。陰も陽も宇宙と生命にとって不可欠の存在である。この陰陽二極の原理は人生の様々な面に応用することができる。老子曰く、

"世の中の人々は、みな美しいものは美しいと思っているが、
じつはそれは醜いものにほかならない。
みな善いものは善いと思っているが、
じつはそれは善くないものにほかならない。
そこで、有ると無いとは相手があってこそ生まれ、
難しいと易しいとは相手があってこそ成りたち、
長いと短いとは相手があってこそ形となり、
高いと低いとは相手があってこそ現われ、
音階と旋律とは相手があってこそ調和し、
前と後とは相手があってこそ並びあう"
蜂屋邦夫訳注『老子』（岩波書店、2008）

道教ではこの永遠の二極性を陰陽とよび、陰を象徴する黒い部分と陽を象徴する白い部分を組み合わせたシンボルは有名だ。老子曰く、

"陰は形あるもの、器であり、
陽は本質、中身である。
吐く息と吸う息で命がつながっているように、
この陰陽は一つのものである"

ここで重要なのは、陰にもわずかに陽が存在し、陽にもわずかに陰が存在するということだ。人生には一つでこと足りるものなどなにもない。ものごとはつねに反対方向へ流れようとする。この流れを受け入れるか拒むかは私たち次第なのだ。

魂の成長を求めて修行に励む人の中には陰陽の思想を受け入れがたいと感じる人も結構いる。というのは、彼らは経験から対極にあるものを避けようとするからだ。彼らが求めるのは成功であり失敗ではない。善であり悪ではない。洞察であり無知ではない。しかし、このような考え方は万物には対極するものが内在し、すべてのものの価値は相対的だとする道教の思想とは相容れない。すべては生来的に矛盾をはらんでいるとするタオの思想——。タオと調和を保って生きていくということは、人生で起こる様々な矛盾を受け入れることを意味する。なぜならこうした矛盾は神秘的なタオの世界を表現したものにほかならないからである。

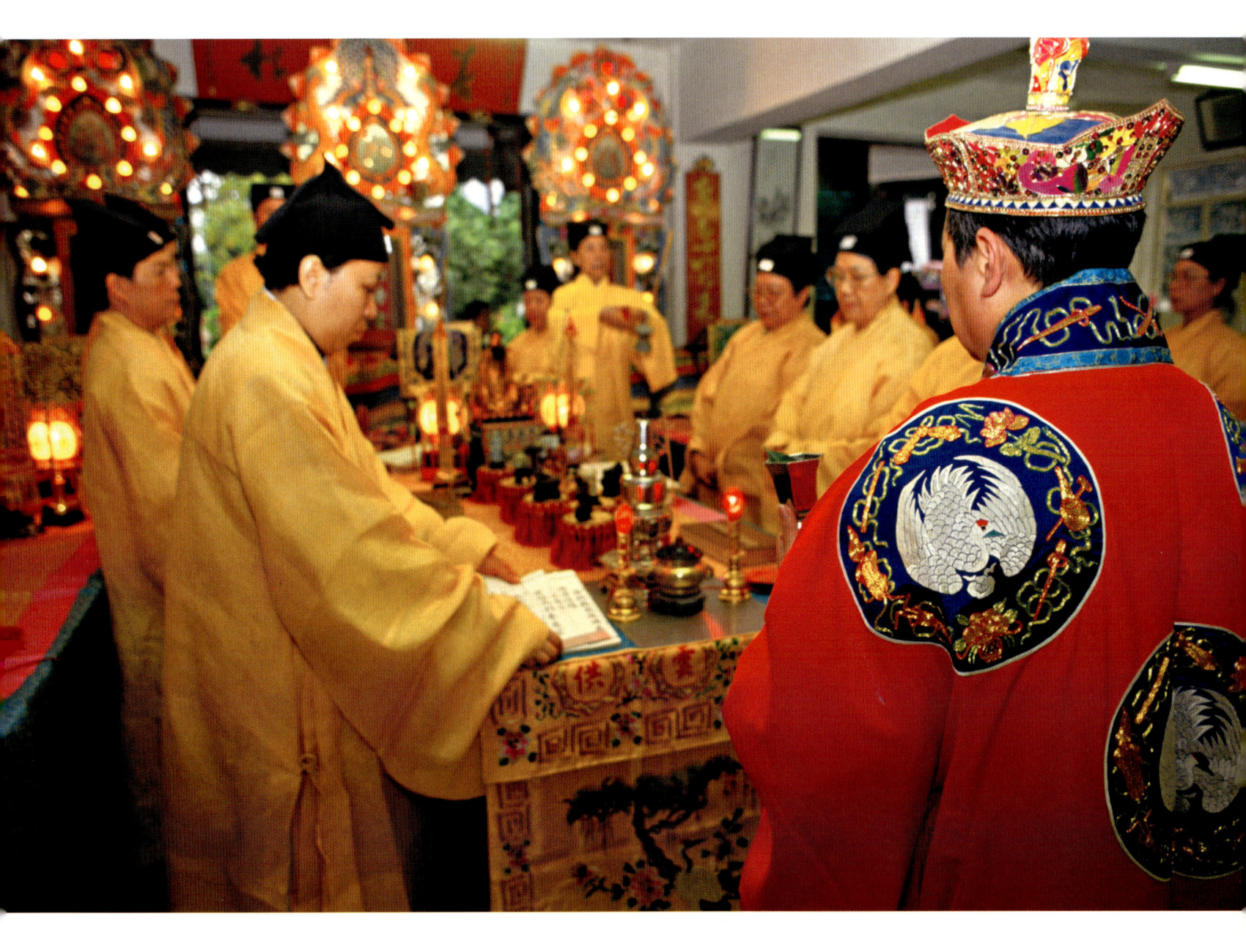

無為

　無為（wu wei）に入ることは道教の理想とするところである。無為は"何もしないこと"と訳されることが多いため、道教徒は何もしないと誤解されやすい。しかし本来の意味は"無為にして為さざるなし"、すなわち無為自然に生きることである。このような思想の背景には行為とは心の奥底から自然に湧き上がってくるものであり、理性でコントロールすべきものではないという考え方がある。自律した自己というのは幻想にすぎず、個人のすべての行為はタオのあらわれであることに気がつけば誰でも無為に入ることができると説く。

　このような深いレベルで洞察を得た道教の修行者は、自分は宇宙や大自然の営みの一部であることを悟り、わが身に起こる事を自分でコントロールしようとしなくなる。これこそが無為の本質であり、無気力ではなく、無為自然へとつながる生き方である。無為自然であることはタオとの調和を保ちながら生きていくことを意味する。老子曰く、

道教の儀式　『老子』をはじめとする古代道教の経書の中身は哲学的であるが、実際には道教は様々な儀式を基調とする宗教へと発展してきた。

　"聖人は無為の立場に身をおき、言葉によらない教化を行う。万物の自生にまかせて作為を加えず、万物を生育しても所有はせず、恩沢を施しても見返りは求めず、万物の活動を成就させても、その功績に安住はしない。そもそも、安住しないから、その功績はなくならない"
　蜂屋邦夫訳注『老子』（岩波書店、2008）

　無為に入り、人生をタオにゆだねた者は私利私欲に一切心を煩わすことがなくなり、人のために尽くしたいという強い気持を抱くようになる。ほかの霊性思想と同様、悟りを開いた道教徒にとっては慈愛が人生の指針となる。老子曰く、"あなたに愛があれば、天があなたを守ってくれるのも同然"なのだ。

道教の経典

道教で最重要視される経典は伝説の大師、老子が著したとされる『老子』である。

さらに『荘子』、『列子』があり、

いずれも古代から伝わる道教の訓言や説話の集成である。

道教の経典に興味がある場合は以下も参照。
- 道教、p.216-217
- 禅宗、p.213

老子

　道教の伝承によれば、『老子』は紀元前6世紀に中国の古代王朝、周の時代の周に住む李耳という僧によって編纂された。賢者と謳われたこの僧は周囲の無知蒙昧の徒に嫌気がさして職を辞し、水牛に乗って西方へ旅に出た。長い旅の途中、幽谷関にさしかかり、関の役人に出会う。二人はそこでしばし歓談したが、役人はこの僧の英知に感銘を受け、どうか一つだけでいいから教えを書き残していってほしいと懇願した。僧は求めに応じて一晩で書を書き上げ、翌朝手渡した。これが『老子』だといわれている。李耳は再び水牛に乗って立ち去り、その後、二度とその姿を見かけることはなかったという。後に世の人は李耳を老子（"巨匠"の意）と敬称で呼ぶようになった。

　この話の信憑性がどうであれ、『老子』が歴史的に名高い古典であることに疑いの余地はない。わずか81章の短い作品の中に古代道教の英知が簡潔に、詩の形式でわかりやすく語られている。そこで語られる英知は現代社会にも通じるものばかりだ。

　『老子』は無為、帰依、陰陽、英知、慈悲、善行といった道教の中心概念について論じているほか、政治評論も含んでいる。タオの思想に言及した序章は言葉では言い尽くせないほどの深みが感じられる。

" '道'が語りうるものであれば、それは不変の'道'ではない。名が名づけうるものであれば、それは不変の'名'ではない。天と地が出現したのは'無明'（名づけえないもの）からであった。'有名'（名づけうるもの）は、万物の（それぞれを育てる）母にすぎない。まことに永久に欲望から解放されているもののみが'妙'（かくされた本質）をみることができ、決して欲望から解放されないものは、'徼'（その結果）だけしかみることができないのだ。この二つは同じもの（鋳型）から出てくるが、それにもかかわらず名を異にする。この同じものを、（われわれは）'玄'（神秘）とよぶ。（いやむしろ）'玄'よりもいっそう見えにくいもの（というべきであろう。それは）、あらゆる'妙'が出てくる門である"

小川環樹訳注『老子』（中央公論社、1973）

　『老子』には水が繰り返し登場するが、それは生生流転するタオを強く暗示している。水がなければすべての命が絶えてしまうのだ。

"最上の善なるあり方は水のようなものだ。

水は、あらゆる物に恵みを与えながら、争うことがなく、

誰もがみな厭だと思う低いところに落ち着く。

だから道に近いのだ。

身の置きどころは低いところがよく、

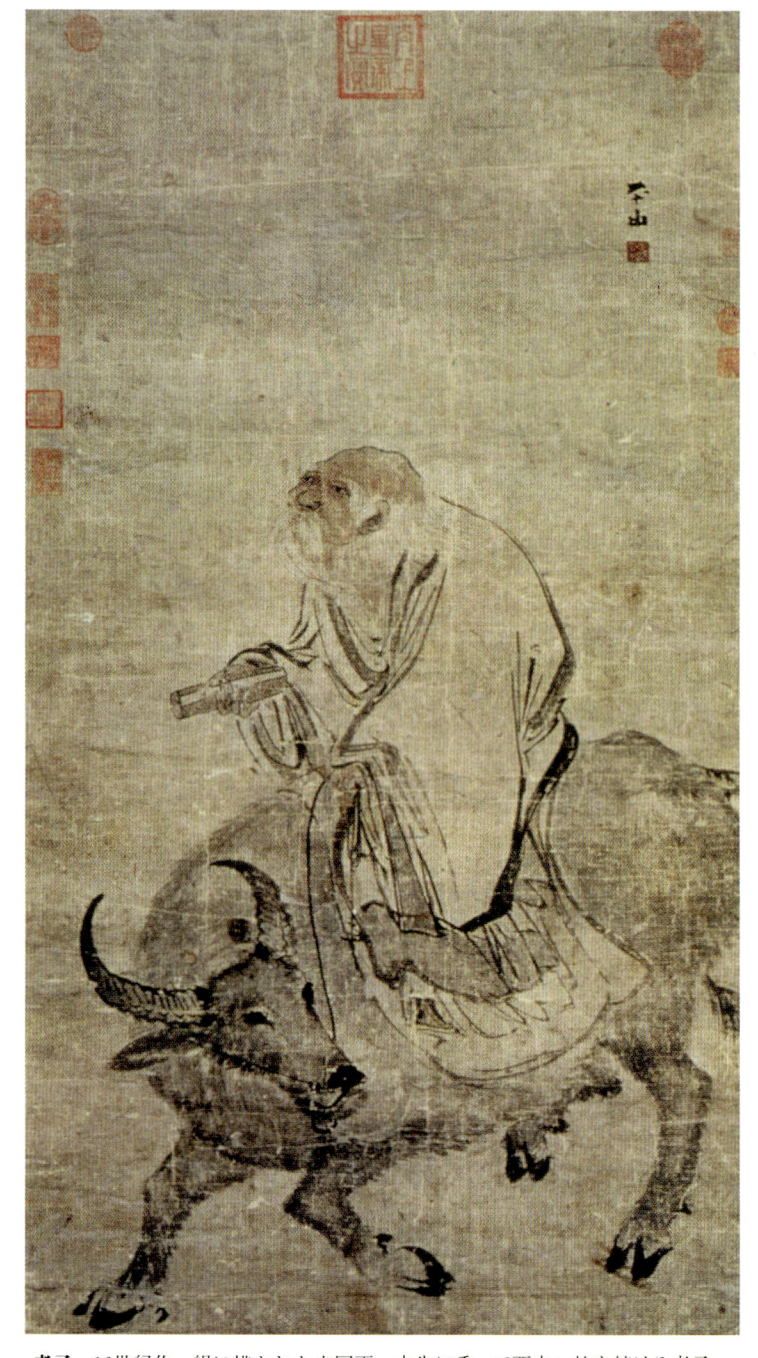

老子 16世紀作。絹に描かれた中国画。水牛に乗って西方へ旅を続ける老子。

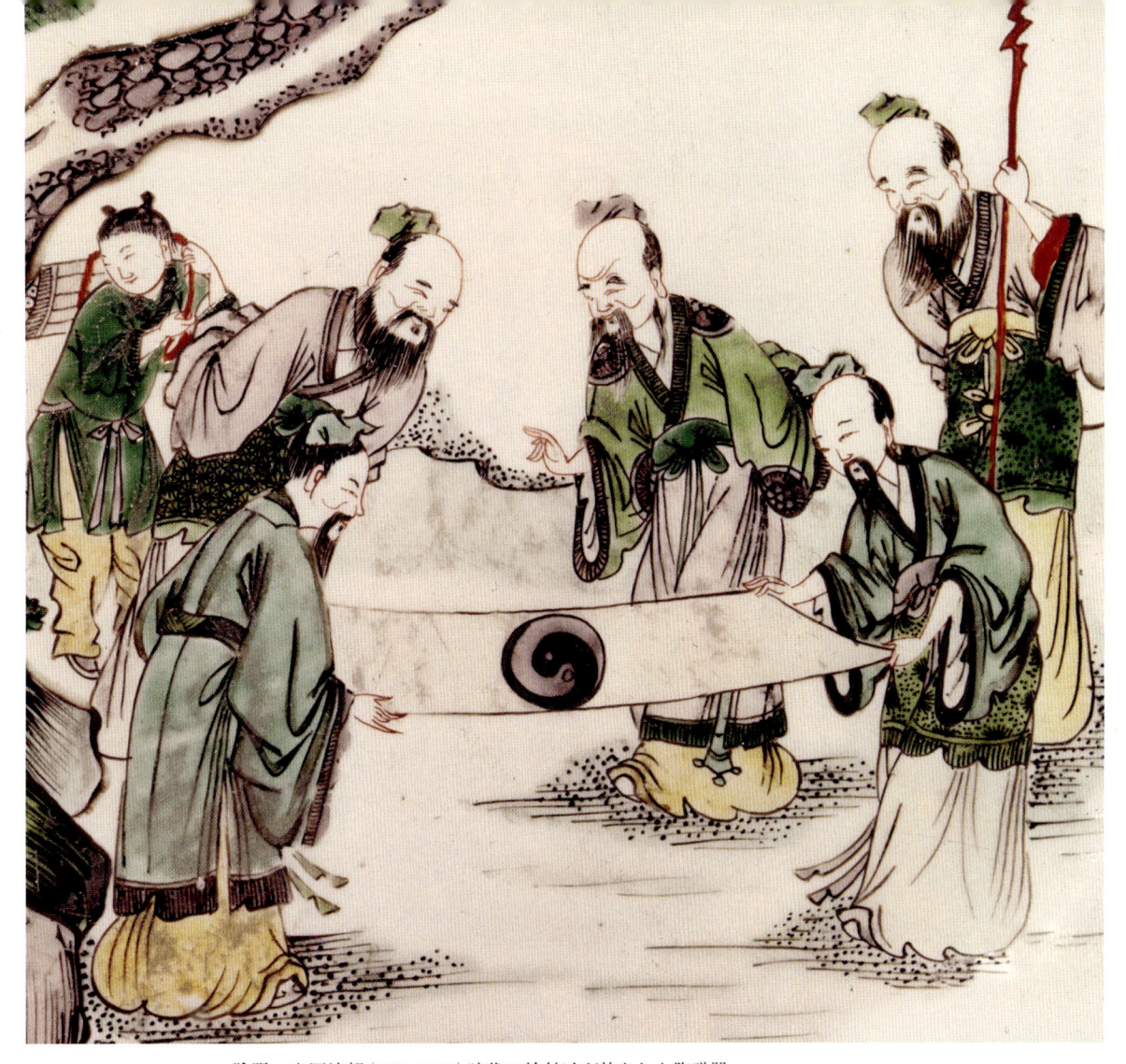

陰陽 中国清朝(1661-1722)時代の絵付けが施された陶磁器。陰陽のシンボルのまわりに集まる賢者たち。

心の持ち方は静かで深いのがよく、
人とのつき合い方は思いやりを持つのがよく、
言葉は信であるのがよく、政治はよく治まるのがよく、
ものごとは成りゆきに任せるのがよく、
行動は時宜にかなっているのがよい。
そもそも争わないから、だから咎められることもない"
蜂屋邦夫訳注『老子』(岩波書店、2008)

荘子

道教の伝承によると、荘子は紀元前4世紀頃に活躍した大師である。老子が受容や帰依といった美徳を重んじたのに対し、荘子は知性や洞察などの資質を重んじた。荘子は持ち前の鋭敏さで、哲学的な問いかけをとおして道教の教えを説いた。

"ある日、荘子が友人の恵子と一緒に濠水の渡り場を散歩していた。そのとき荘子は言った。'魚がのびのびと泳ぎ回っている。これこそ魚が一番楽しみにしていることだ'。ところが恵子は、'君は魚ではないのにどうして魚の楽しみがわかるというのだ'と尋ねた。荘子は答えた。'君は私ではない。なのにどうして私が魚の楽しみがわからないとわかるんだ'。恵子は、'私は君ではないから、もちろん君のことはわからない。ということは、君は魚ではないのだから、魚の楽しみがわからない。そうだろ'と切り返した。そこで荘子は言った。'話を元に戻そう。君は私に魚の楽しみがわかるはずはないといったが、それは君がすでに、私は魚の気持がわかることを知った上で問いかけたのだ。君は私でなくても、私のことを知っている。そこで私は魚の楽しみがわかったのだよ'"

『老子』と『荘子』の文体の調子は大きく異なるが、じつは2つとも同じ主題を扱っている。すなわち、いかにして修行者をタオという神秘の世界へ導くかということである。ほかの東洋思想とも共通するが、道教では悟りを開くことを夢から覚めることにたとえる。

"いつの頃だったが、わたし荘周は夢のなかで胡蝶となった。ひらひらと舞う胡蝶だった。心ゆくまで舞い、もはや荘周であることなど忘れ去っていた。ところがふと目が覚めてみれば、まぎれもなく人間荘周である。はて、荘周が夢で胡蝶となったのであろうか、それとも、胡蝶が夢で荘周となったのであろうか"

儒教

儒教とは中国の賢者、**孔子**の教説を中心とする信仰と霊性の総称である。

儒教で重要視される聖典は

占いの理論と方法を説いた**易経**を含む**五経**と論語である。

儒教に興味がある場合は以下も参照。
- 道教、p.216-217
- 易経、p.70-71

孔 子

"高徳"を意味する孔子は紀元前551年、中国の魯(現在の山東省)で生まれた。個人と社会の徳行を説いた高度な思想体系は、春秋時代の社会的、政治的混乱を背景に生まれたといわれる。孔子は徳によって、時代に翻弄される当時の王朝に平和と繁栄をもたらそうとした。

孔子 門人と一緒にいる孔子を描いた中国画。
孔子の著書に含まれる哲学的教説には世界的に有名なものが多い。

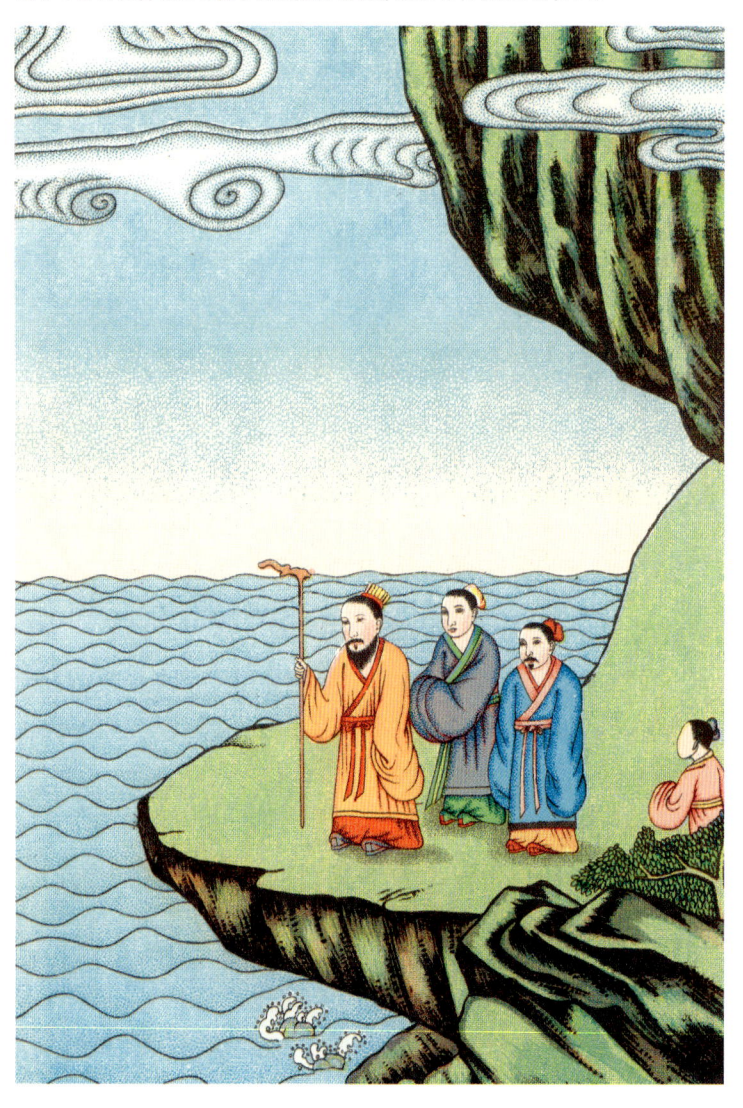

儒教には瞑想と慈悲を重視するなど道教との共通点も多い。しかし、道教ではタオと調和を保って生きようとすると、善悪の区別があいまいになってしまうのに対し、儒教は善悪の区別をはっきりさせようとする。何をおいてもまず徳を積むことを重視する孔子は、人としての守るべき5つの徳目を説いた。

"仁、義、礼、智、信の五常の徳を実践することが美徳である"

孔子は他者への善行を積極的に促した。人びとが礼節を重んじ、他者への思いやりを持てば、個人のみならず社会全体の利益になると説いたのだ。孔子曰く、"徳は孤ならず、必ず隣あり"

紀元前479年に孔子が亡くなった後、彼の門弟たちは孔子の教えを忠実に書き留めた『論語』を編纂した。そこに記録された孔子の言葉は、簡潔明瞭で力強く、深遠な霊的洞察を伝えている。

"無明とは月も星も見えない心の闇夜のごとし"
"性相近し、習い相遠し"
"仇討ちに向う前に墓を2つ掘るべし"
"吾が道は一以て之を貫く"

万古不易の真理を説く孔子の教えは古代中国の文化に浸透し、数世紀にわたって官僚教育の必須科目とされていた。

五 経

伝承によると、孔子は五経とよばれる膨大な経書──『易経』『書経』『詩経』『礼記』『春秋』──を執筆したとされる。

『詩経』は詩、歌謡、賛美歌、賛辞を集めた中国最古の詩集で、集会や公の儀式で朗読、歌唱された。『礼記』は紀元前3世紀に消失。『書経』は歴史的な重要文献や古代王朝の皇帝の演説を集成したもの。『春秋』は孔子の生誕地とされる魯の歴史書。『易経』は占いの方法と理論について論じた書であるが、同時に奥深い論評を集成したもので西洋では『変易の書』としても知られる。

220 | 東洋の信仰

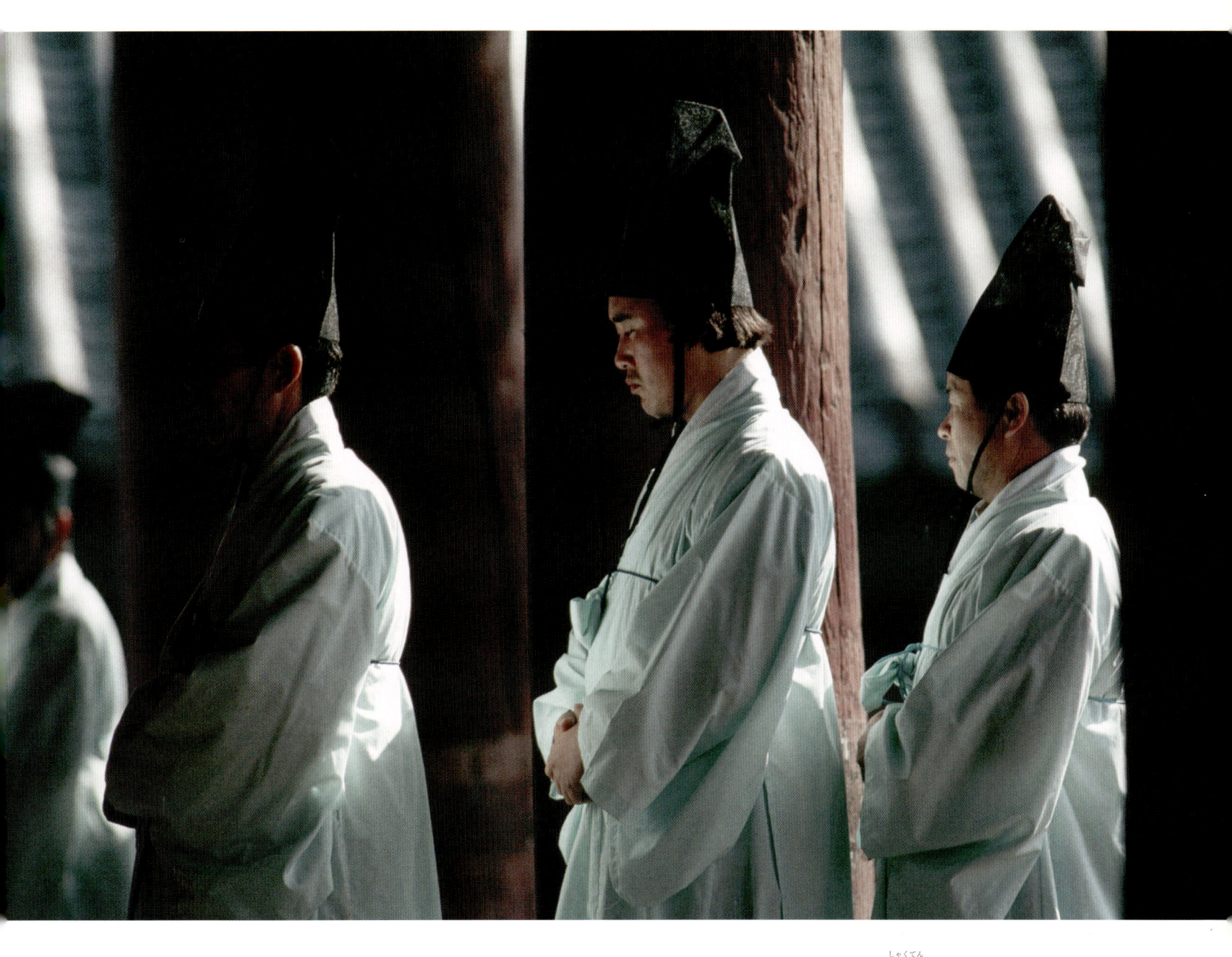

儒教 孔子とその門人をまつる伝統儀式、釈奠(しゃくてん)に参加する信徒。

易　経

　易経は占いの理論と方法を説いた経書で、占いを予言に用いる術を解説している。六線星形をした卦と批評の形で記された占いを全部合わせると儒教の中心概念——徳と賢者、生生流転、陰陽のバランス、親切と慈悲の大切さ——を概観することができる。例えば、"屯"という名の卦——"萌芽"とも訳される——は創成期の困難を連想させる。易経は、生みの苦しみを味わっている人に、人生を前向きに歩んでいくための心構えを説く。

　"成長の時期に困難はつきものである。それは初産に似ている。しかし、これは何とか形になろうと奮闘するこの世のすべての存在が経験する豊饒なる困難だ。すべては千変万化、生生流転する。むやみに動けば災難が待ち受けている。だから今はじっと耐えることが肝心だ。そうすれば必ず成功の兆しが見えてくる"

宗教としての儒教

　儒教が宗教といえるかどうかに関しては様々な意見がある。というのはほかの宗教とは異なり、死後の世界の存在を認めず、人間の営みにおける神の重要性が低いからだ。さらに、多くの宗教が重視する霊魂の本質についてもほとんど触れていない。しかし、日常生活での倫理と道徳の重視、仁、家族愛、"己の欲せざる所人に施すなかれ"といった孔子の教えは、現在も世界で数百万人といわれる儒教信奉者にとって信仰のよりどころとなっている。

ジャイナ教

ジャイナ教は古代インドを発祥の地とするジナの宗教で、ヒンドゥー教や仏教の教義と共通する部分が多い。信仰の目的は解脱（moksha）すること——輪廻転生からの解放——にあり、聖典研究と礼拝の実践、5つの大戒の遵守によって解脱できると説く。

ジャイナ教に興味がある場合は以下も参照。
- 仏教、p.208-209
- ヒンドゥー教、p.204-205
- 仏教の経典、p.210-211

ジナ

ジナとは解脱（moksha）した聖人のことである。ジャイナ教の伝承によると、これまで24人のティールタンカラがいた。ティールタンカラとはジナの中でも特に衆生に解脱する道を説くことを選んだ聖人たちで、その最後に位置するのがマハーヴィーラ（紀元前599-527）だといわれる。

この24人のティールタンカラは崇拝され、彼らの教えを記録した文献は聖典となっている。ジャイナ教の修行者は毎朝、ナマスカーラ・スートラに収録されている祈りを捧げる。

"私は、他者のために解脱する道を説く人びとにひれ伏す。
私は、完全なる知識を獲得し、解脱した人びとにひれ伏す。
私は、自己抑制と自己犠牲により
本来的自己を認識した人びとにひれ伏す。
私は、魂の本質を理解し、
物質よりも精神の重要性を説く人びとにひれ伏す。
私は、5つの大戒を厳格に守り、
有徳の人生を送るよう私たちを鼓舞する人びとにひれ伏す。
これらの大いなる魂に私は祈りの言葉を捧げる。
祈りを捧げることで自分のいたらぬ点がおぎなわれるであろう。
祈りを捧げることで幸せと至福がもたらされるであろう"

5つの大戒

シュリ・マハーヴィーラは解脱するためには正しい信仰、正しい知識、正しい生活の三宝が必須であると説き、守るべき5つの大戒を説いた。

1. 不殺生—生き物に危害を加えてはいけない。
2. 真実語—嘘をついてはいけない。真実のみを語るべし。
3. 不盗—他人の物を盗んではいけない。
4. 不淫—性的快楽の誘惑に負けてはいけない。
5. 無所有—人、場所、物を所有してはいけない。

ジャイナ教の僧・尼僧はこの5つの大戒を忠実に守ることが求められ、在家の修行者もできる限りこの教えに従うよう求められる。ジャイナ教徒は不殺生の教えを特に重視する。殺生は有害なカルマ（p.204を参照）の原因になると信じているからだ。教徒のなかには不殺生を守るべく完全菜食主義を貫く者もいる。彼らは根菜類も一切口にしない。畑から野菜を引き抜く際、根っこについている虫を殺してしまうおそれ

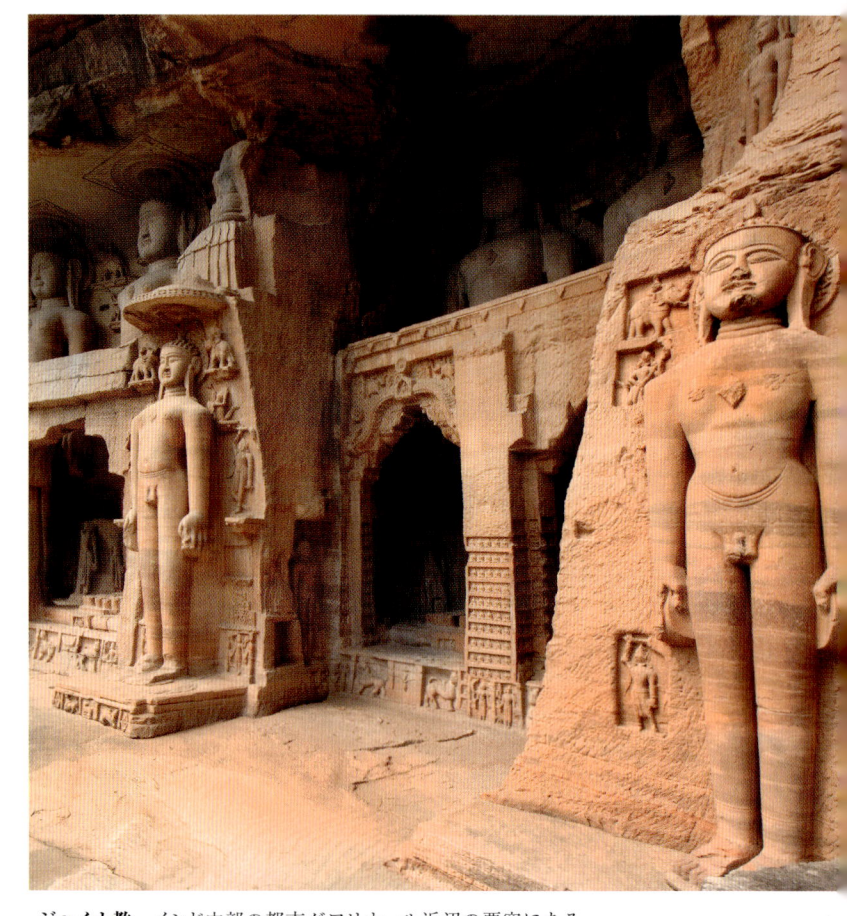

ジャイナ教 インド中部の都市グワリオール近辺の要塞にあるジャイナ教の彫像。解脱したティールタンカラを描いた7世紀作の彫像。

があるからだ。ニンジン、タマネギ、ニンニクを食べない者も多い。

マハトマ・ガンディー（1869-1948）は、子どもの頃ジャイナ教徒の家庭教師に習っていたことから、5つの大戒に大きな影響を受けたといわれる。人生の早い時期から不殺生を誓ったガンジーは、大英帝国の支配からインドの独立を勝ち取るまでの長い政治闘争のあいだ、最後まで無抵抗主義を貫いた。彼もまた菜食主義者であった。

シク教

シク教はインドの宗教家グル・ナーナクを開祖とする。
ヒンドゥー教、仏教、スーフィズム、ジャイナ教と多くの点で価値観を共有すると同時に
独自の信仰と修行を実践する。世界で2,000万人を超えるといわれる
シク教徒の大部分はインドからパキスタンにまたがるパンジャブ州に居住している。

シク教に興味がある場合は
以下も参照。
- ヒンドゥー教、p.204-205
- 仏教、p.208-209
- スーフィズム、p.198-199
- ジャイナ教、p.222

ナーナク

1469年、現在のパキスタン、ラホール近くの村で生まれたナーナクは、幼少の頃から神童といわれ、不思議なパワーや深遠な霊的洞察を有していたとされる。成人後、インド各地を放浪し、望む者には智慧を授けたといわれる。そして亡くなる前、ナーナクはグルの称号を得た。シク教ではグルは単なる師匠ではなく、神の預言者を意味する。1539年、この世を去る直前、ナーナクはレナ導師を後継者に指名。これ以降、10人目のゴビンド・シン（1666-1708）までの10人のグルの由緒ある系統ができあがったのである。グル・シンは自分は人間のグルとしては最後のグルであり、グル・アルジャン・デヴ（1563-1606）が最初に編纂したとされる文献アディ・グランスが最終的なシク教のグルであると宣言。これによりアディ・グランスがシク教の聖典として確立した。

信仰

多くの神秘主義思想と同様、シク教でも神は祭壇に祭って崇拝すべき抽象的な存在ではなく、万物に宿ると考える。"神に色や形はないが、神が在るのははっきり見える"とグル・アルジャン・デヴは言う。

シク教徒にとっての人生の目的は、自分中心から神中心の生活へと進化することである。神中心の生活とは、無私無欲を貫き、他者への奉仕に身を捧げ、グルの教えを忠実に守って生きることを意味する。その際、最大の障害となるのがマーヤー、すなわち幻影としての現象世界だ。これに惑わされると信仰の目的を見失ってしまう。シク教ではうぬぼれ、怒り、貪欲、執着、欲望の5つは罪悪とみなされ、神との距離を遠ざけるものとされている。

修行

グル・ナーナクは、神へ近づく道は巡礼や祭儀ではなく、心からグルに帰依し、深い瞑想や礼拝などの修行に専念することであると説いた。"真理を悟ることは大事だ。しかしもっと大事なことは誠実に生きることだ"とグル・ナーナクは言う。

シク教でもっとも重視される修行が神の名を意味するナム（nam）と神の言葉を意味するシャバド（shabad）を唱えながらの瞑想だ。グルに帰依してこの修行を積めば、シク教徒にとって究極の目標である"神に近づき、神と一体になる"ことができるとグル・ナーナクは説く。

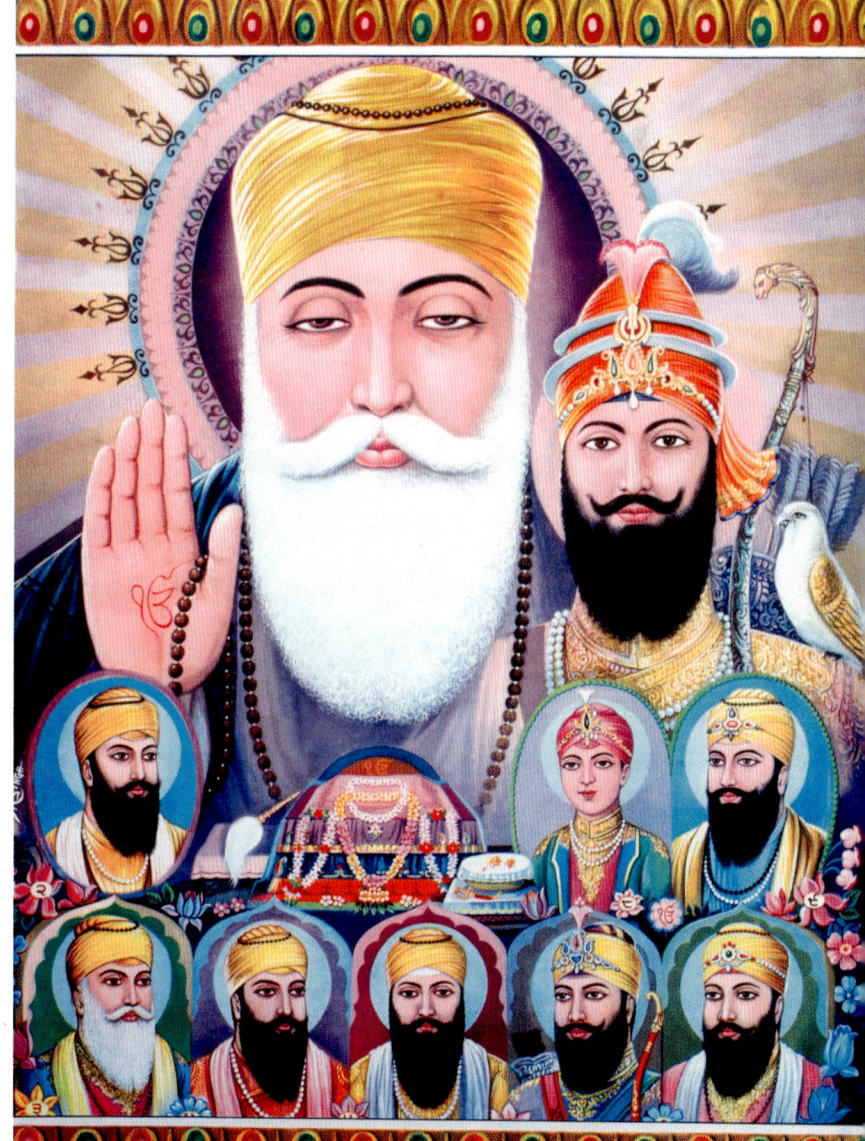

シク教のグル グル・ナーナクとほかの9人のグル。聖典グランス・サヒブ（以前はアディ・グランスとして知られていた）も一緒に描かれている。

シク教 | 223

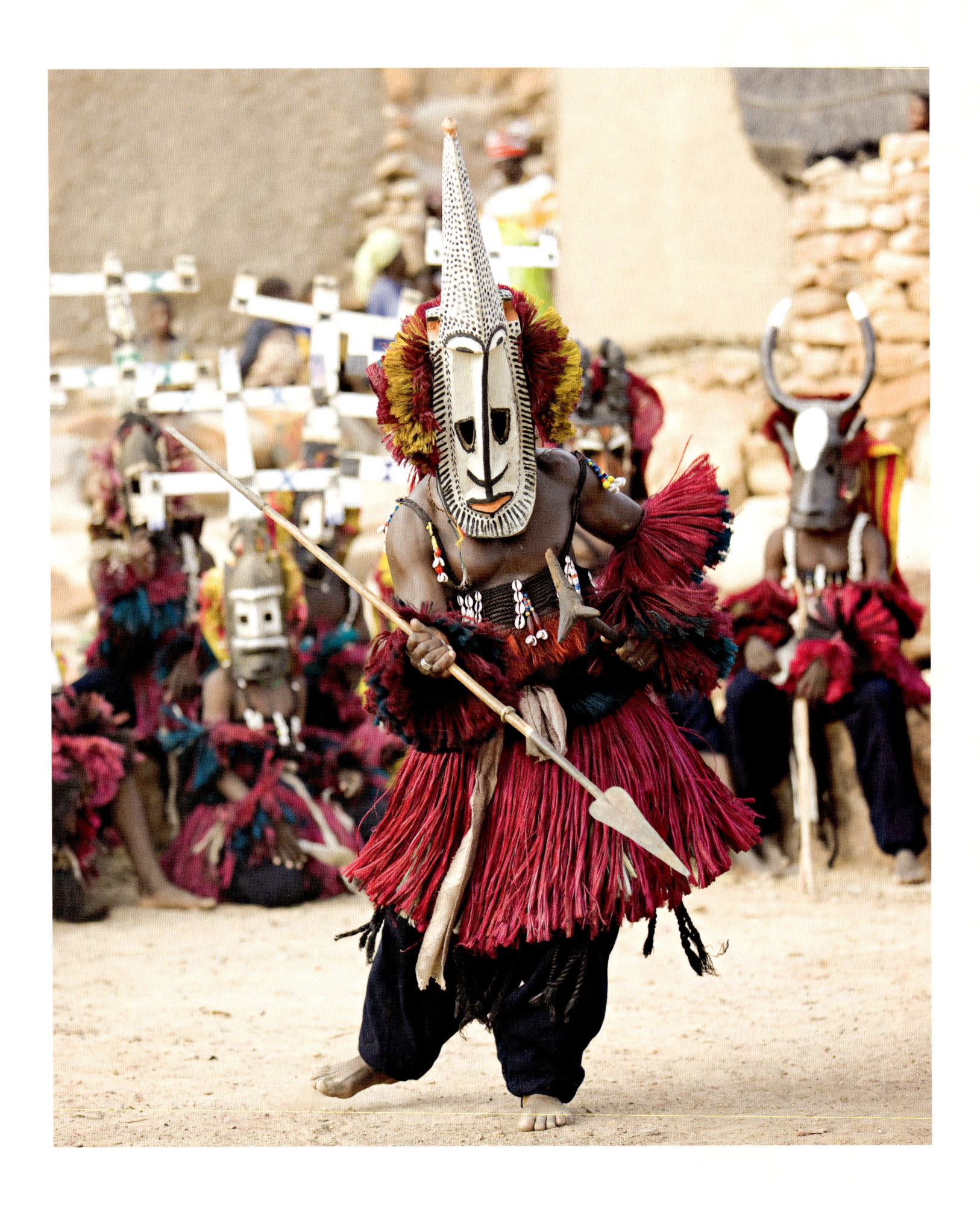

部族、シャーマン、アニミズムの伝承

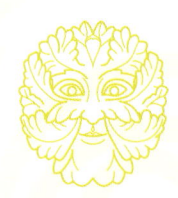

世界の先住民、部族に伝わる信仰や祭祀の種類は彼らの神話と同じく多彩をきわめる。この多様性は異なる地理的・文化的必然性から生じたものだ。その一方で彼らの多くは多神教を奉じている点と、自然界には"宇宙の気息"が充満していると考えている点は共通している。こうした思想からは、自然や超自然的存在との調和を重んじようとする姿勢が伝わってくる。また、各部族には祭祀や生贄の儀式を司る呪術医、祭司、シャーマンがいる。彼らは神話の語り部としての役割も担い、呼び出した精霊からの指示に従ってヒーリングもおこなう。

あらゆる自然の生命化

霊的な意味での"アニミズム"はドイツの物理学者G・E・シュタール（1660-1734）の造語で、イギリスの文化人類学者エドワード・バーネット・タイラー卿が1871年にアニミズムという語を用いて原始宗教の起源に関する説を展開した。アニミズムの語源はラテン語のアニマス（animus）あるいはアニマ（anima）で、印欧語族の言語では"気息"を意味する。このことから、アニミズムでは森羅万象には霊魂もしくは気息が宿ると考える。気息とはインド哲学でいうプラーナ（生気）、道教でいう"氣"に相当する。西洋の言語では、アニミズムは万物に神が宿るとする世界観と定義することもできる。

万物に霊魂が宿るとする思想はすべての原始宗教の特色であるとタイラー卿は主張した。その一方でアニミズムという言葉は、人間と霊魂とのかかわりを前提とする特定の信仰をさす場合に用いられることもある。例えば、ペルーの先住民であるヒバロ族やウラリナ族には、倒した敵の首をはねる風習がある。これは敵の霊魂が身体から逃げ出して、猛獣の魂に乗り移り、報復を仕掛けてこないようにするためだ。オーストラリアの先住民アボリジニは"ドリーム・タイム"の精霊は生き物だけではなく、エアズロックのような景観自体にも顕現していると信じている。

ドゴン族 伝統的な民族舞踊を披露するドゴン族の男たち。マリ共和国中部のドゴン族は自分たちは精霊ノンモの子孫であると信じている。ノンモは上半身は人間、下半身は動物の姿をしているといわれる。

多彩な信仰

キリスト教、ユダヤ教、イスラム教、仏教、ヒンドゥー教などの組織化された世界宗教が広まる以前から、世界の先住民、諸部族には固有の創世神話や人類創世記が口承伝承されてきた。

古代の先住民には、南米のカリナ族に伝わる創世の女神アマナのような至高神への信仰が多く見られる。また大多数の部族は多神教を奉じ、八百万の神々がそれぞれの役割を担っていると考えていた。北欧神話に登場する雷神トール、マヤ族の神話に伝わる嵐と洪水の女神イスチェルなどが代表的である。しかし、こうした先住民の多くは、彼ら固有の信仰にアニミズムの思想を独自に取り入れ、岩からハチドリにいたるまで万物には霊魂が宿ると考えていた。アメリカ先住民の信仰から日本の神道まで、先祖霊とともに自然霊を崇拝する信仰は世界中に見られる。アメリカ先住民は伝統的にワカンダ（"超自然力"の意）のような至高神を崇拝するとともに動物や植物に宿る霊的なパワーに対しても畏敬の念を抱いていた。また、すべての生き物と人間は神の子孫であるという考え方は多くの先住民族、諸部族に共通する。例えば、ニュージーランドのマオリ族にとって海の神タンガロアは魚の祖先であり、アフリカのドゴン族は精霊ノンモを自分たちの祖先であると考えている。

シャーマニズムとペイガニズム

シャーマニズムは霊界との交信を中心とする宗教形態で、多様性を維持しながら世界中に広まっている。シャーマンは人間と霊界とを仲介する霊媒であるという共通認識のもと、今日でも世界中の先住民がシャーマニズムを信仰する。シャーマンはいわば先住民族、諸部族を代表する特使のような存在で、地上と超自然界を往復し、人間や部族が抱える問題解決の糸口を見つけだす役目を持つ。

西洋における現代のペイガニズムは、多神教、汎神論、アニミズムの思想や祭祀を取り入れ、復活の兆しを見せている。ペイガニズムの信仰には魔術崇拝、ドルイド教、バイキング時代のペイガニズム、キリスト教以前の北欧先住民のペイガニズム、女神信仰などが含まれる。

シャーマニズム

シャーマニズムは超自然界との交信を基調とする宗教形態である。

"シャーマン"とはモンゴル語または東アジアの言語で"知る人"を意味し、

世界中の先住民にとって"知る"人びとの総称である。

シャーマンは通常、組織化された教団に属さず独りで**呪術**を実践する。

ただし、孤立した部族の中でエリート集団を形成するシャーマンもいる。

秘儀参入と**意識の変容**を経験したシャーマンはトランス状態で神の啓示を受け、

幻影を呼び出す。いわゆる**ニューエイジのシャーマニズム**は

伝統的シャーマニズムを現代によみがえらせたものだ。

シャーマニズムに興味がある場合は以下も参照。
- 神秘体験と超越体験、p.34-35
- チャネリング、p.42-43
- 瞑想、p.78-79
- スピリチュアルヒーリング、p.176-177

シャーマンの呪術

地理的・文化的必然性によりシャーマンが用いる呪術は異なるが、この"現実世界"には精霊や悪霊など目に見えない力があふれ、そうした霊が人間の生活に様々な影響を及ぼしていると彼らは考える。こうした霊は当該社会や文化で大きな役割を果たす。シャーマンは脱魂して霊界とつながり、守護神——多くの場合守護動物——と交信することができるという。

病気を癒す以外にも、シャーマンは部族社会で特別な役割を担う。例えば、予言、部族の神話の伝承、生贄の儀式の挙行、部族と霊界との仲介役などである。また失われた魂を肉体に取り戻すこともシャーマンの重要な仕事だ。特に南米の熱帯雨林のトゥカーノ族のように狩猟用の動物の魂を救済するシャーマンは多い。

シャーマンは集団の中でその身分を示す特殊なシンボル、所持品、トーテム、暗号を持つ。シャーマンの"伝説"は部族の信仰や神話に伝わる。祭祀、説話、美術品、舞踊、禁忌、魔除け、護符などから、その部族の信仰の特徴がわかるという。そうした特徴はシャーマンの衣装、ボディペインティングに隠された暗号、それに楽器の選択に象徴的にあらわれることが多い。どの楽器を選ぶかで、シャーマンがどの精霊の力を借りているのかがわかるという。一般的には、精霊や神秘的なパワーが宿るとされる岩や石をトーテムとする。また、植物の精霊から直接癒しのパワーを習得するシャーマンもいる。

秘儀参入と意識の変容

部族社会でシャーマンになるにはいくつかの方法がある。突然、能力に目覚める者もいれば、重病などの危機を乗り越えた後にシャーマンになる者もいる。"シャーマンとは心理的危機を乗り越えた末に独自のパワーを手に入れた人たちのことをいう"とアメリカの神話学者ジョセフ・キャンベル（1904-87）は言う。シャーマンの通過儀礼には幻覚症状を伴うものもあるが、これはアヤフアスカ（ayahuasca）などの幻覚作用をもつ薬湯が原因とされる。アヤフアスカとはペルーのアマゾン原住民のシャーマンがパワーを得るために儀式で飲むお茶のことだ。ニューエイジのネオ・シャーマニズムの信奉者の中には今でもシャーマンとのワークを求めてペルーを旅する人は多い。

南米のタピラペ族のように、夢の中で霊界と交信するシャーマンもいる。宗教史学者のミルチャ・エリアーデ（1907-86）が秘儀参入とは"守護神と出会い、霊界を訪れ、意識の変容を経験することで、目に見える世界と見えない世界、あるいはアクシス・ムンディ（"2つの対称世界の中心軸"の意）を往きかえりすること"であると述べているが、秘儀参入の過程をどう描くかは文化によって異なる。しかし、いったん意識の変容を経験すると、魔法の護符が体内に埋め込まれるという。霊界へ旅するためにはまずトランス状態に入らなければならないが、その状態をひき起こすには様々な方法がある。例えば、自己催眠、タバコ、幻覚作用のあるキノコ、ダチュラと呼ばれるチョウセンアサガオまたは致死性のナス科植物、テンポの速い太鼓の演奏、スエットロッジ、ビジョンクエスト（p.233を参照）などである。

世界のシャーマニズム

歴史的に一神教化したヨーロッパでは、ロシアとシベリアのウラル語族を除いて、今日シャーマンを擁する先住民部族はほとんどない。一方、アジアに目をやると、韓国、中央アジアのボン教徒、チベット、ネパール、ベトナム、台湾の小部族などでは今でもシャーマニズムが盛んだ。北米とカナダのイヌイット族ではかなり広まっている。また、アフリカのドゴン族、南アフリカのズールー族などはシャーマンのことをサンゴマ（sangoma）と呼び、今でもシャーマニズムを信奉している（p.234を参照）。自然が豊かな地域や近代化の波にさらされていない地域では今でもシャーマニズム的宗教が根強く残っている。

また南米、特にアマゾン河流域の部族にはシャーマンが多く、彼らはペルーではクランデロ（curanderos）、ウラヴィナ族ではアヤフアスケ

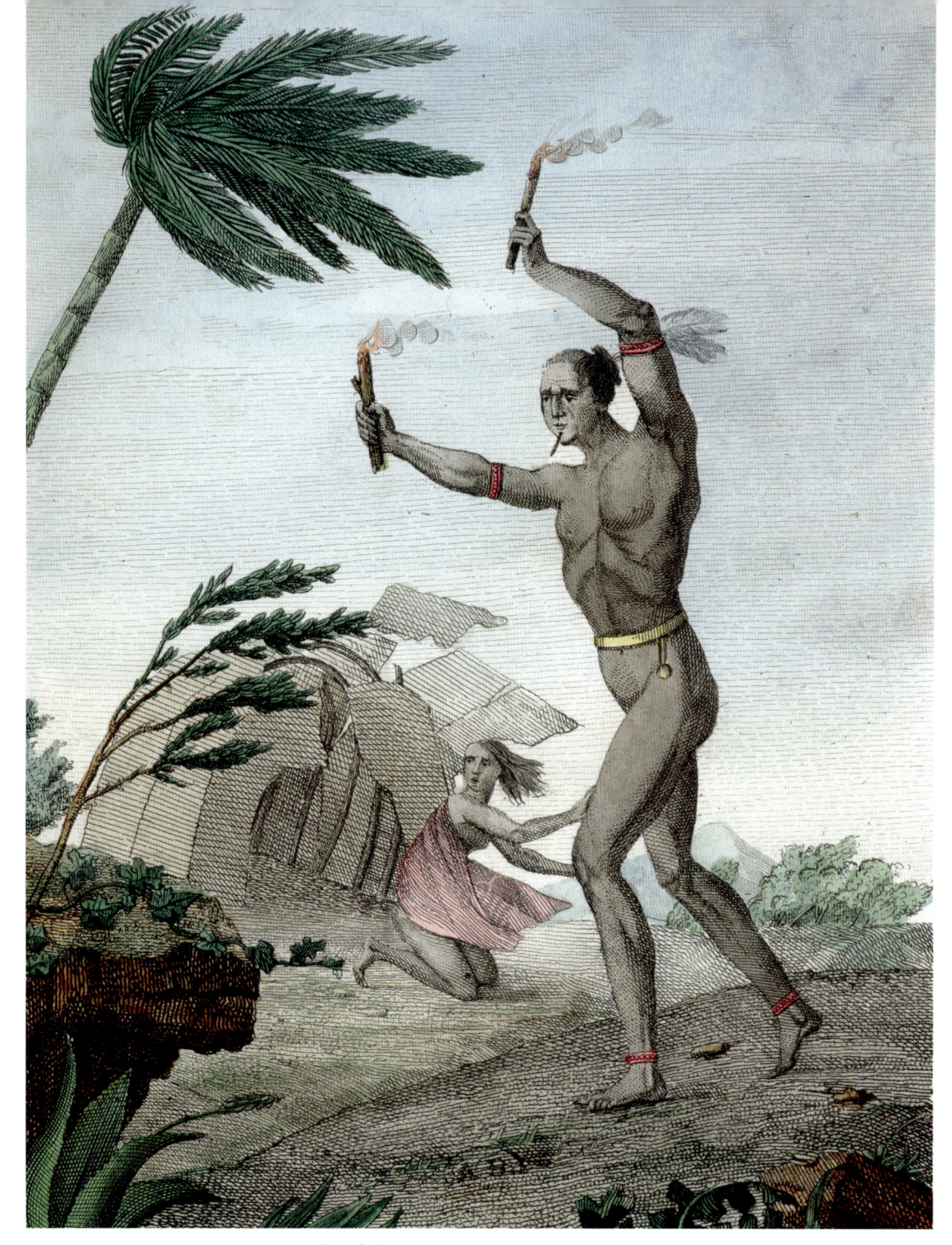

シャーマン　1811年に南米パラグアイで制作されたカラーの版画。
火のエネルギーを操る秘術でハリケーンの脅威に立ち向かうパヤグア族のシャーマン。

ロス (ayahuasqueros) と呼ばれている。またオーストラリアではシャーマンは"賢者"として知られ、パプアニューギニアではシャーマンは邪悪な自然霊マサライ (masalai) のたたりを払うといわれている。

ニューエイジのシャーマニズム

　ニューエイジのシャーマニズムを巡って現在活発な議論が交わされている。アメリカの文化人類学者マイケル・ハーナーは世界中に伝わる伝統的なシャーマンの原理と実践からそのエッセンスを取り出して"コア・シャーマニズム"という独自の体系をつくりだし、1985年にシャーマニズム研究財団を設立。それ以来、この世界共通ともいうべきシャーマニズムは世界中に広まった。現代のシャーマンの多くは自らをネオ・シャーマニストと称し、伝統的な先住民のシャーマンとは一線を画す。トランス状態を誘発する手法として現在用いられているものには、激しい太鼓の演奏、儀礼的舞踊、ビジョンクエスト、徹夜の祈り、植物から採取した向精神薬、シャーマンの守護動物である"パワーアニマル"との交信などがある。

シャーマニズム | 227

オーストラリア・アボリジニの信仰

オーストラリアの先住民が大陸に住み始めたのは5万年前の氷河時代と推定されるが、12万5000年前とする説もある。多様な社会的集団と言語を擁するアボリジニは古来、オーストラリア大陸全土に小さな部族単位で暮らしていた。

しかし、言語や習慣が異なっても、自然の地形には神が宿り、すべての生命は聖なる存在であるという思想はすべての部族に共通している。

彼らが信仰の基盤としたのは**ドリーム・タイム**（夢の時代）や**夢見**、**ソングライン**、**聖地**であった。広大無辺のオーストラリア大陸には祖先が残したアボリジニの足跡が迷宮の森のごとく広がっている。

オーストラリア・アボリジニの信仰に興味がある場合は以下も参照。
- 聖なる幾何学、p.250-251
- 巨石と土塁、p.252-253
- 地表に描かれた直線、p.258-259
- アメリカ先住民の信仰、p.232-233

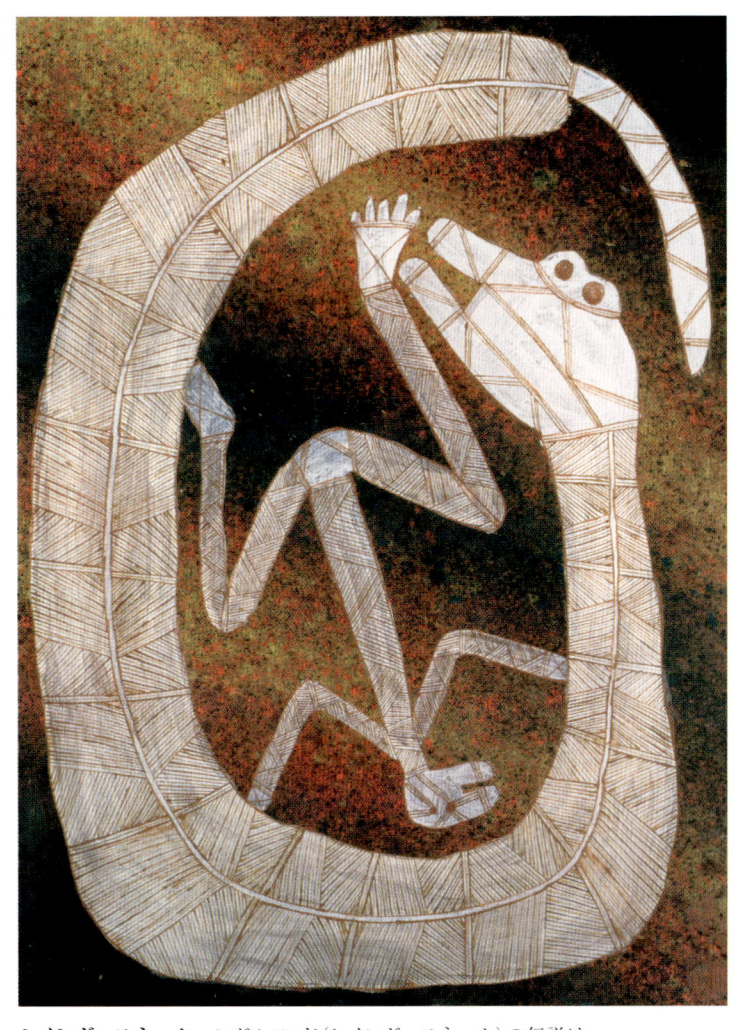

レインボースネーク ンガルヨッド（レインボースネーク）の伝説はオーストラリア先住民に伝わる数多くの創世神話やドリーム・タイムの主役だ。

ドリーム・タイム（夢の時代）

アボリジニにとってドリーム・タイムとは天地のはじまりで、祖先神が大地に形を与えた至福の時代を意味する。無限に続く霊的永遠の時代でもあり、この現象世界もそのなかに含まれる。ある意味、個人は前世、現世、来世をつうじてドリーム・タイムに永遠に存在しているといえる。

天地開闢の頃、創造神は大地を巡った。レインボースネーク、ジャンガウル（姉妹と弟の3人神）、マリンディ（野犬）といった大いなる祖先神やトーテム神で、こうした神々は聖地エアズロックに宿ると考えられていた。ドリーム・タイムの神々は部族によって呼び名が異なる。例えば、天空神アルチラはアレルンテとかピチャンチャチャラと呼ばれることもある。またドリーム・タイムの神話の内容自体も部族内で多様性が見られる。そこに登場する創世物語、聖地、規律や習慣などはすべて口承されてきたものだ。

レインボースネークはアボリジニ信仰では重要な神の化身だ。ジュルングル、クルマングル、ンガルヨッド、ウンガル、ユルルングルなどとも呼ばれ、部族によって男神か女神かも異なる。この神はドリーム・タイムに水たまりから出現したとする伝説もあれば空から舞い降りてきたという伝説もある。しかし、どの部族にも共通するのは、レインボースネークが大地をはって進んでいくうちに聖なる祖先の地に峡谷や山河を形成したとする点である。またこの神は水と豊饒の守り神であるだけでなく、生命を創造し維持する役目を担うともいわれる。

オーストラリア北部と北西部の先住民ウォロラ族とンガリニン族は人間、鷹、フクロウ、小鳥などに変身するといわれる創造神ウォンジナを雨の神として崇拝する。彼らは年に一度の儀式で、太陽が燦燦と照りつける場所にある岩石に鳥の絵を描く。こうすることでウォンジナが雨を降らすのを忘れないように祈るのだ。

オーストラリア中部の先住民にとってワティクチャラはドリーム・タイムに登場する双子の神で、クルカディ（白トカゲ）とムンバ（黒トカゲ）

228 | 部族、シャーマン、アニミズムの伝承

からなる。天地のはじまりよりもはるか昔、地中で眠っていたワティクチャラは目を覚まし、大地を彷徨しながら動物、岩石、湖沼、峡谷、植物を創造したとされる。

夢見

夢見は通常、祖先神の化身と考えられる特定の動物と関係する。そのような動物は人間の守護神として常に保護すべきもので、決して殺してはならない。夢の中に現れたカンガルー神の話をする人もいれば、大蛇神について語る人もいる。例えば、夢見に出てくるフクロネコ神はオーストラリア中部のシンプソン砂漠を横断したとき、荒涼とした大地に足跡や聖なる道しるべを残したと伝わるが、その足跡はまるで地図のようであるという。旅人は道中にある岩や井戸などの道しるべを詠んだ歌を口ずさんだり、説話を語りながら、こうした足跡をたどって無事目的地に着くことができたといわれる。

ソングラインと聖地

オーストラリア大陸全土に蜘蛛の巣のように張り巡らされた目に見えない小道と聖地。ソングラインあるいは夢見の小道と呼ばれる想像上の線はアボリジニにとっては精霊や祖先神の存在を示すものだ。西洋でいうレイライン、ヒンドゥー神話のナーガ（蛇や竜を神格化した神霊で雨や川を司る）ライン、中国のドラゴンラインなどがこれに相当する。ソングラインにはわずか数マイルのものもあれば、砂漠を横断し、多くの部族や言語にまたがるものもある。精霊は景色に溶け込んでいることが多く、岩や洞穴の一つひとつにトーテム神が宿っている。こうしたトーテム神が宿る聖地がかの有名なウルル、通称エアズロックである。クイーンズランド州のジャブガイ族の精霊ダマリは北東オーストラリアのバロン川渓谷に仰向けに横たわり、それが後に山脈になったという伝説がある。またパース周辺のヌーンガ族の伝承によるとワジルという大蛇神がダーリング崖になったという。聖地との調和をはかる儀式を厳格におこなえば、精霊と直接コミュニケーションをとることができると考えられていた。こうした聖地に関連する神話を朗唱することで、人びとは地力でドリーム・タイムに入るのである。1869年から1969年にかけて育ったアボリジニの子どもたちは"盗まれた世代"と呼ばれ、この間のオーストラリア政府の政策が先住民の歴史を大きく変えてしまった。この時期に貴重な情報が失われたため、残念ながら現在オーストラリア全土でアボリジニの聖なる遺跡と特定できるものはほとんどない。バイアメの洞窟（ニューサウスウェールズ州のマッカリー湖近くに位置し創造神が住むといわれる聖地）のような聖地は現在も厳重に警備されており、ヤブララ族の末裔が住むダンピア群島の岩絵も国内で唯一現存するアボリジニの岩絵として手厚く保護されている。しかし世界有数の岩絵が集まるこの聖地も近年、工業化の波にさらされている。

ウルル　ノーザンテリトリーにある世界最大の一枚岩からなる残丘ウルル。通称エアズロック。夕焼けにはドリーム・タイムに殺された野犬の神霊マリンディの血の色に染まるといわれている。

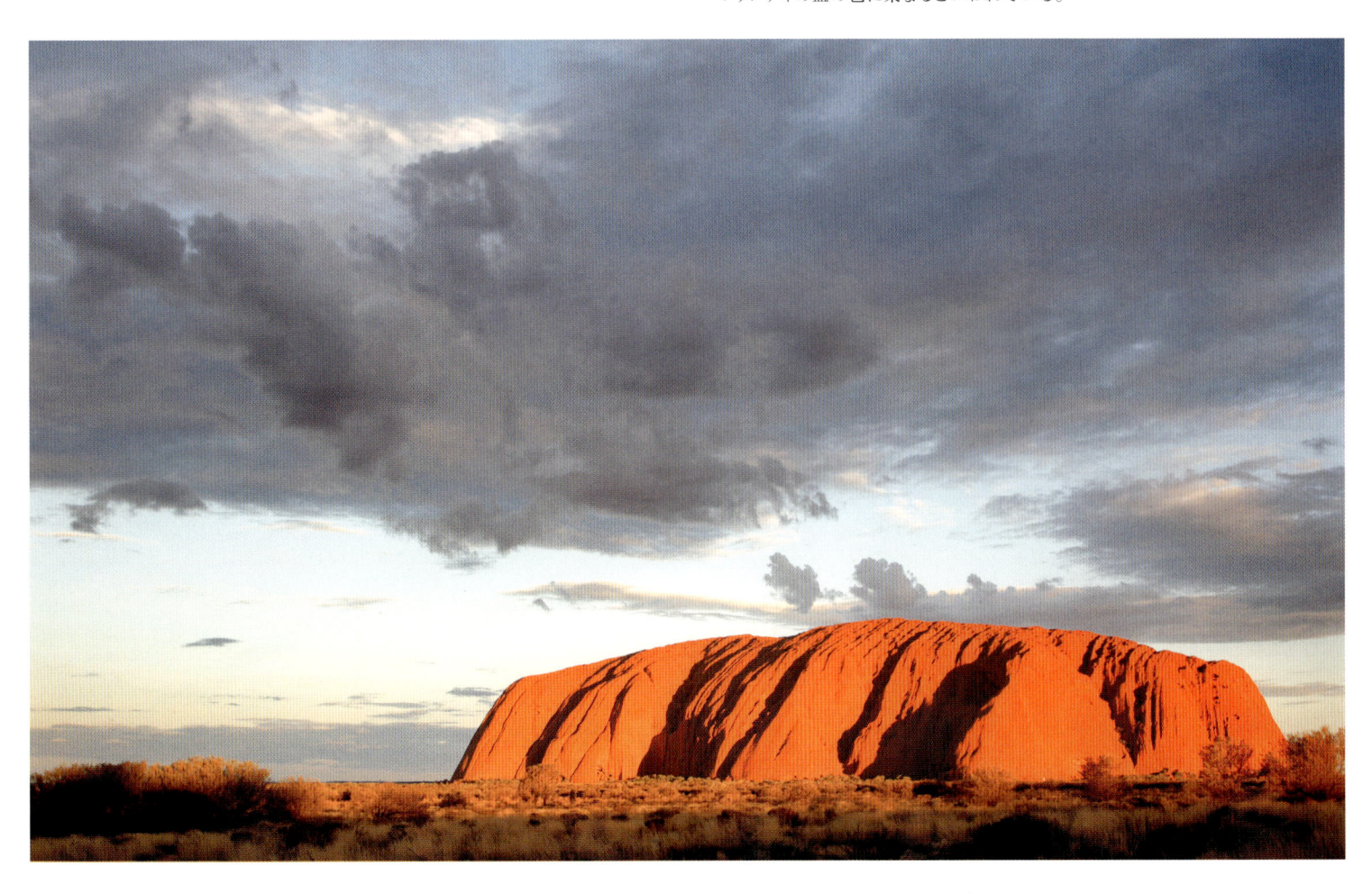

オセアニア

オセアニアに興味がある場合は以下も参照。
- マヤの予言、p.285
- オーストラリア・アボリジニの信仰、p.228-229
- 巨石と土塁、p.252-253
- ヒンドゥー教、p.204-205

インドネシア、メラネシア、ポリネシア、ミクロネシアからなるオセアニアには人影もまばらな荒涼地帯が広がる。しかし、この地域に点在する小規模な部族の信仰には驚くほどの均一性と多様性が共存する。キリスト教、ヒンドゥー教、イスラム教の思想さえも取り込んだ彼らは、気候風土や地理的・文化的状況に応じて**創造神への信仰**や、**マナ（mana）**、**祖先の伝統とアニミズムの伝統**などを柔軟に取り入れてきた。特に**フィリピンやジャワ島**では**多様性豊かな信仰文化**が残る。

創造神

ポリネシアのランギやパパなどの創造神への信仰は口承によってオセアニア全土に広まってきた。16世紀にポルトガルの探検家マゼランが初めてこの地を訪れて以来、オセアニアの神話や伝説はヨーロッパ人によって記録されてきたが、残念ながらその記述にはこの地域の文化的特性を歪曲、虚飾したあとが見られる。しかし、最近ではオセアニアの部族は儀式や文書をもとに伝統的信仰を再現し受持することで自らの文化的アイデンティティを再認識するようになった。

海と漁業の神タンガロア、トリックスター神マウイの名はオセアニア全土に知れわたっている。ミクロネシアのナウル共和国の先住民はブイタニと呼ばれる空想の精霊島に住む唯一創造女神エジェボン（グ）を信仰する。創造神話によると蜘蛛の姿をした神アレオブ・エナプによって空と大地が創造されたという。一方、バリ島の先住民には蛇神アンタボガが天地を創造したという伝説がある。アンタボガは瞑想によってヘダワンという亀をつくりだし、それが世界のもとになったという。その世界は浮遊する空、濃い青空、かぐわしい香りのする空など幾層もの空からなる。燃えるような赤い空にはかぐわしい香りのする天国があり、祖先はその上に住み、さらにその上には神々が住むと考えられている。

マナ

宇宙の秩序を維持する超自然力マナ（mana）は、ヒンドゥー教ではプラーナと呼ばれ、ポリネシア、メラネシア、ミクロネシアに伝わる伝統宗教の根幹をなす。ハワイやマオリの先住民はマナを人間に生来備わっているか、戦争に勝つことで手に入れることのできる超自然力とみなす。メラネシアの文化では、マナは成功と幸運を連想させる聖なる力で、魔法のお守りや護符を身につけることによって得ることができると考えられている。

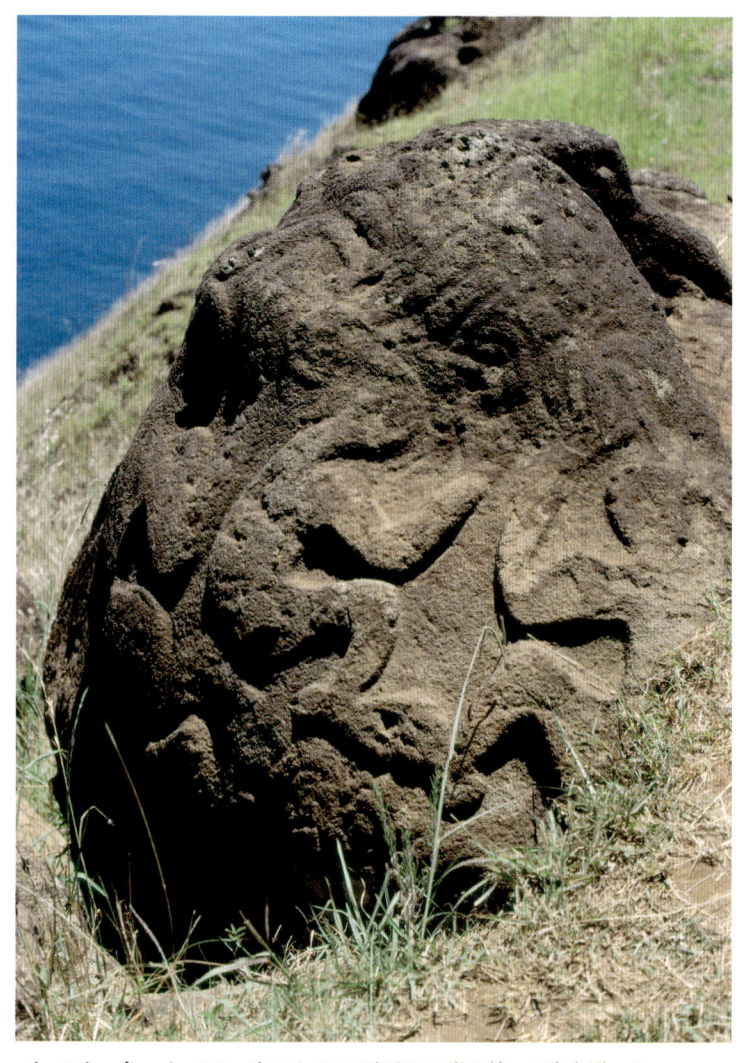

イースター島 イースター島のオロンゴ遺跡には岩に神々の姿を彫った聖なる彫刻が数多く残る。特にマケマケ神と鳥人の彫刻石は有名である。

230 | 部族、シャーマン、アニミズムの伝承

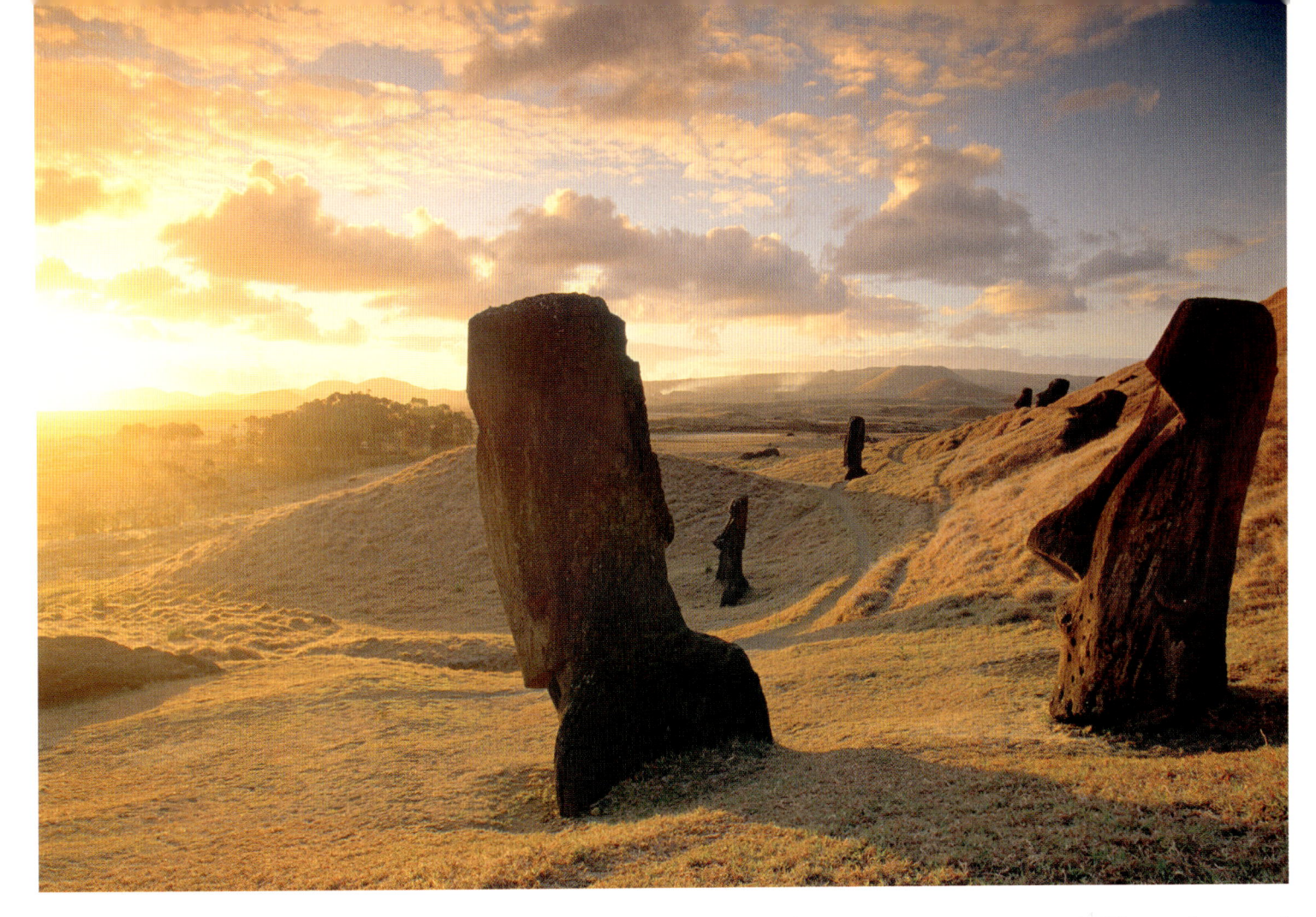

モアイ像 イースター島にある人面を模した巨大石像彫刻。モアイ像については謎の部分が多く、これまで様々な憶測を呼び、議論の的になってきた。

祖先の伝統とアニミズムの伝統

　ポリネシア全土に広がるマオリ族の信仰では、万物は遺伝もしくは血筋によりつながっているとされる。マオリ族の文化に不可欠な概念であるワカパパ（whakapapa）は、万物──岩、動物、人間──は天地創造神の子孫であることを意味する。魚の祖先といわれる海の神タンガロア、鳥の祖先といわれる森の神タネ、農耕の神ロンゴはマオリ族の神として知られる。

　先住民のマオリ族は今でも特定の場所、動物、人には神が宿ると考える。マオリ語で聖なるもの意味するタプ（Tapu）と呼ばれる人や場所は、公私を問わず、近づいたり触れてはならないとされる。例えば、酋長と彼の家、家財道具はタプとみなされている。また、森林の開拓地、樹木、障害物を取り去った土地などの聖なる場所はマラエと呼ばれ、そこに建物をたてることは禁止されている。

　イースター島（ラパ・ヌイ）にはモアイと呼ばれる祖先の人物像がある。一枚岩の巨大石造群で、ラノララクにあるものは1250年の造営と推定される。イースター島の先住民も自分の祖先は神であると信じていた。この島にはその季節一番に渡り鳥が産んだすすけた色の卵をとりに行くという一風変わった伝統競技が伝わる。この競技はタンガタ・マヌ（Tangata manu）、通称"鳥人の儀式"と呼ばれ、参加者は部族の霊視者（ivi-attuas）による夢判断で選ばれ、勝者はその季節に取れた卵を独り占めすることが許される。

フィリピンとジャワ島の多様性豊かな信仰文化

　フィリピンのタガログ族にとっての至高創造神はバタラであり、アパラケは太陽の守護神、マヤリーは月の女神だ。またこの地域の部族には吸血鬼アスワングや、床の下から這い上がり人をなめまわして殺すディラの伝説が伝わる。

　セブアノ族はガバと呼ばれる負のカルマの存在を信じていた。ガバは悪事をはたらいた者に不幸をもたらすとされてきた。シキホール島、タラローラ島、西サマール島の部族では呪文や魔術は信仰文化の一部に溶け込んでいる。彼らは呪文のことをクーラムと呼び、マンククーラム（mangkukulam）は邪悪な呪いをかける呪師のことで周囲から恐れられていた。部族民らは邪悪な呪いから身を守るために、ババイラン（babaylan）と呼ばれるシャーマンのヒーラーに助けを求めたといわれる。スペインの侵略がはじまる以前はシャーマンは全員女性であった。

　ジャワ族の伝統的信仰の基盤はクバティナン（kebatinan）である。クバティナンとは自身の内面的な調和と英知を求める霊性探求を意味し、普遍的な神とつながるためには不可欠とされる。木からぶらさがったり、断食をしながらの瞑想によって個人は運命を決する超自然的なパワーとつながり、自らの運命を知り、悟りを開くことができるといわれる。また瞑想以外にも、明かりと火の使用を避けたり、断食をしたり、塩気のない食べ物を摂るなどして神とつながろうとする。

アメリカ先住民の信仰

ヨーロッパからの移民が上陸する以前は北米大陸には何千という部族が居住していた。彼らは自然や大地に霊性を見出し、それらを信仰の基盤とした。すべての生命に宿るとされる精霊はワカンタカと呼ばれ、アメリカ先住民の信仰の根幹をなす。そして彼らの信仰に欠かせないのが儀式とトーテムである。

アメリカ先住民の信仰に興味がある場合は以下も参照。
- シャーマニズム、p.226-227
- オセアニア、p.230-231
- 聖なる幾何学、p.250-251
- オーストラリア・アボリジニの信仰、p.228-229

自然霊

ユダヤ・キリスト教世界では人間は動物よりも神に近い存在と考えるが、アメリカ先住民は動植物、気候、地形も神と同等にうやまう。なぜなら岩、砂、海、大地のみならず、すべての生命はつながっていると信じているからだ。各部族は彼らが生活する地域の気候風土に応じて独自の信仰をはぐくんできた。例えば、グレートプレーンズに住む先住民は太陽と大空を崇拝する儀式を毎日欠かさずおこなう。一方、日々大地を耕して暮らす先住民は、南東部に住むクリーク族の農耕女神コーン・ウーマンなどの農耕神を崇拝する。アメリカ先住民の作家ジョン・モホーク教授（1945-2006）は"自然は様々なことを私たちに教えてくれる。本を読むように自然の摂理を読み解き、詩に感動するように自然の営みに感動し、自分をいたわるように自然をいたわり、自然のなかに溶け込む。これこそが私たち人間のあるべき姿である"と語っている。

ワカンタンカ

アメリカ先住民は森羅万象には精霊が宿ると考える。このアニミズムの思想はワカンタンカまたはワカンダと呼ばれる。この万物に遍在する精霊は先住民の神話の中心的存在だ。ワカンタンカはしばしば"大いなる精霊"と称されるが、スー族やオマハ族では"大いなる神秘"と呼ばれている。この精霊は一粒の砂から岩や樹木まであらゆるものに宿るとされる。しかし、グレートプレーンズのダコタ族は、ワカンタンカは創造神で、自らを分割したために世の中のすべてのものはワカンタンカの一部になったと信じている。各部族に口承伝承されてきた神話や説話はこの"大いなる神秘"の正体を解き明かすための試みでもあった。こうした神話では動物が重要な役割を果たし、特定の動物には精霊の力が宿ると信じられている。例えば、スー族ではコヨーテはトリックスター神コヨーテで、現実世界と超自然界をとりもつ使者である。また、北西部のネズパース族には太古の湖を支配していたビーバーの怪物ウィシュプーシュ伝説がある。

儀式とトーテム

先住民には超自然界とつながり、自然界の調和を保つための様々な儀式が伝わる。例えば、チェロキー族は毎年恒例のトウモロコシの種まき時・収穫時の踊りで"雷神"を呼び出し降雨と豊作を祈った。一方、ネブラスカ州のポーニー族は星座を研究し、金星に関して高度な知識を持ち合わせていた。ポーニー族の創造神はティラワで、彼らは宇宙を詳細に再現したロッジをたて、そこで明けの明星や宵の明星を拝する儀式をおこない天地創造を祝った。ナバホ族は砂絵の儀式をつうじて精霊と調和を保ち、ブラックフット族やクリーク族は"4つの方角"を象徴するトーテムや護符を用いて宇宙の調和を保った。

トーテムポール オヒョウの守護神に守られた人間のトーテムポール。カナダ、ブリティッシュコロンビア州、ニムキッシュ埋葬地。

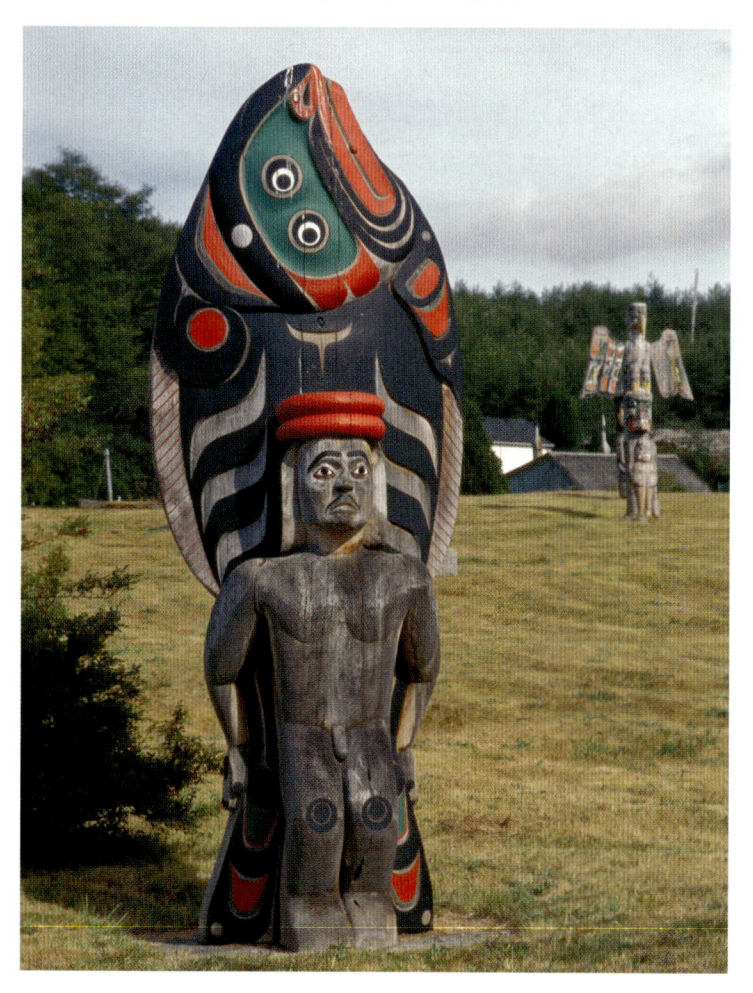

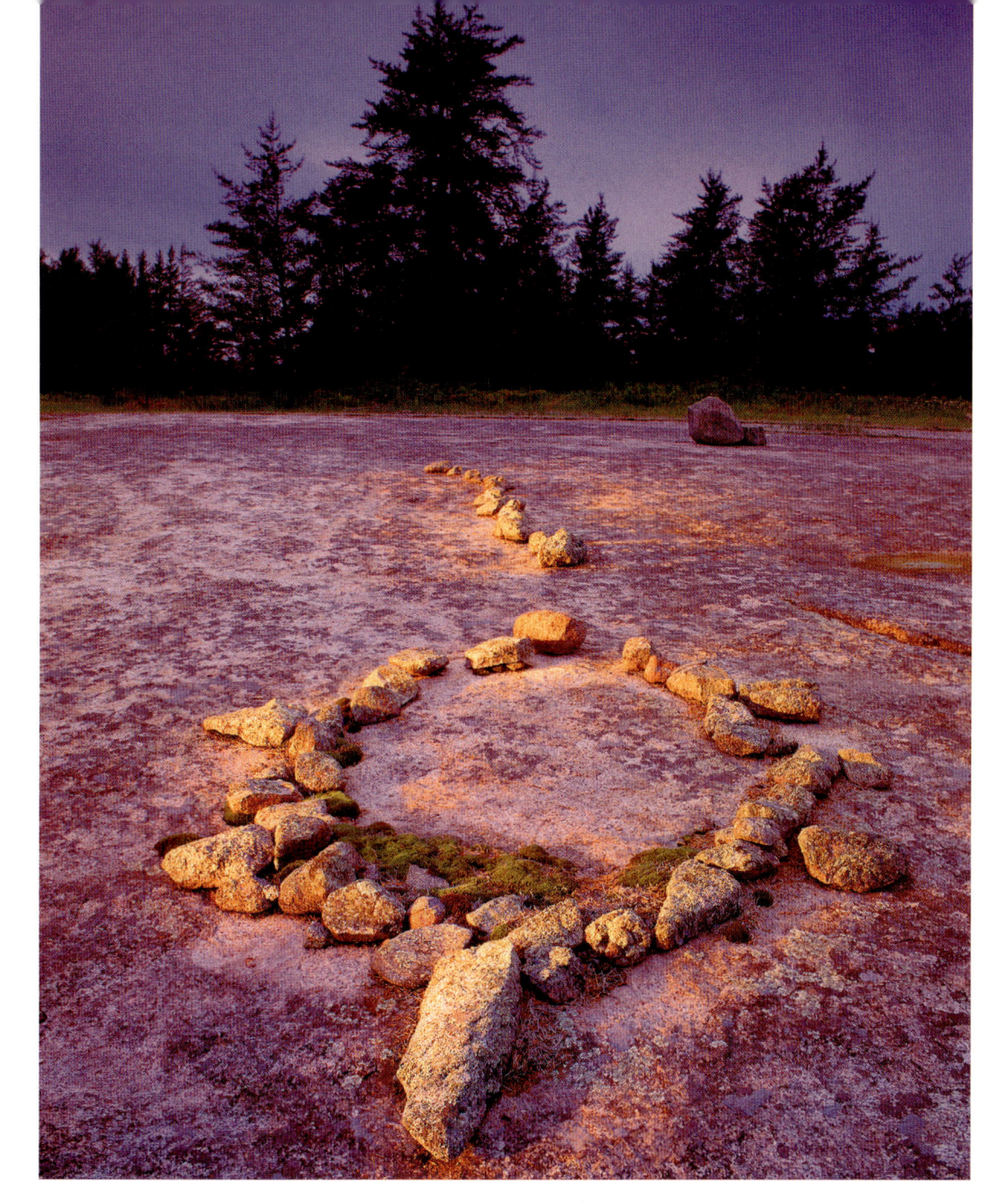

ペトロフォーム
大きな丸石を配置したもので上空から見ると亀の形に見える。カナダ、マニトバ州、ホワイトシェル州立公園内。アメリカ先住民が聖なる癒しの儀式用に作ったとされる。

スエットロッジ

　スエットロッジはしっかり編んだ苗木で作った小屋で、壁には小さな穴がある。中央にはくぼみがあり、そこに熱い岩を並べて定期的に水をかける。こうすることで小屋の中はスチームバスかサウナのような蒸気と暖かさが保たれる。人びとはここに集まって瞑想、祈り、たばこ、聖歌などで身を清め、精霊と交わった。

ビジョンクエスト

　スエットロッジで何日か過ごした後、若者は守護神から英知とパワーを授かるために荒野に独り旅立つのが慣わしであった。これには自分は将来、猟師、牛・羊飼い、酋長のいずれになるのかを見極める目的もあった。何日も独り荒野で過ごした後、守護神が夢にあらわれて、将来の進むべき方向を示してくれると考えられていた。

守護神とパワーアニマル

　部族社会で重要視され、守護神とみなされる動物は崇拝の対象となってきた。一人ひとりに守護動物が憑いてその人のパワーを高め、守護動物の特性がその人の人格に反映されると考えられていたのだ。例えば、ラコタ族ではビーバーは勤勉と家庭円満の象徴とされている。

スマッジング

　スマッジングとは少量のハーブや甘い香りのする草を燃やして心を浄化し、マイナス思考や邪気を追い払うことを意味する。乾燥したハーブを獣の皮の紐か色のついた糸できつくしばった束を燻らす。マイナスのエネルギーを寄せ付けないセージや、プラスのエネルギーを引き寄せるドジョウツナギなどのハーブがよく用いられる。スマッジングはこの現象世界と超自然界をつなぐ方法と考えられていた。

アメリカ先住民の信仰 | 233

アフリカの伝統的信仰

アフリカの伝統的信仰に興味がある場合は以下も参照。
- アメリカ先住民の信仰、p.232-233
- オセアニア、p.230-231
- シャーマニズム、p.226-227

古代エジプトを除き、アフリカ大陸には大規模な、組織化された信仰体系はほとんど見られない。今日アフリカ大陸に見られる伝統的信仰はアニミズムとシャーマニズムを中心とするもので、地元の部族や少数民族が独自の信仰を守る。信仰の対象となるのは**超自然的存在、創造神、祖先神**である。とりわけ**ヨルバ族のオリシャ信仰とドゴン族の信仰**はよく知られている。

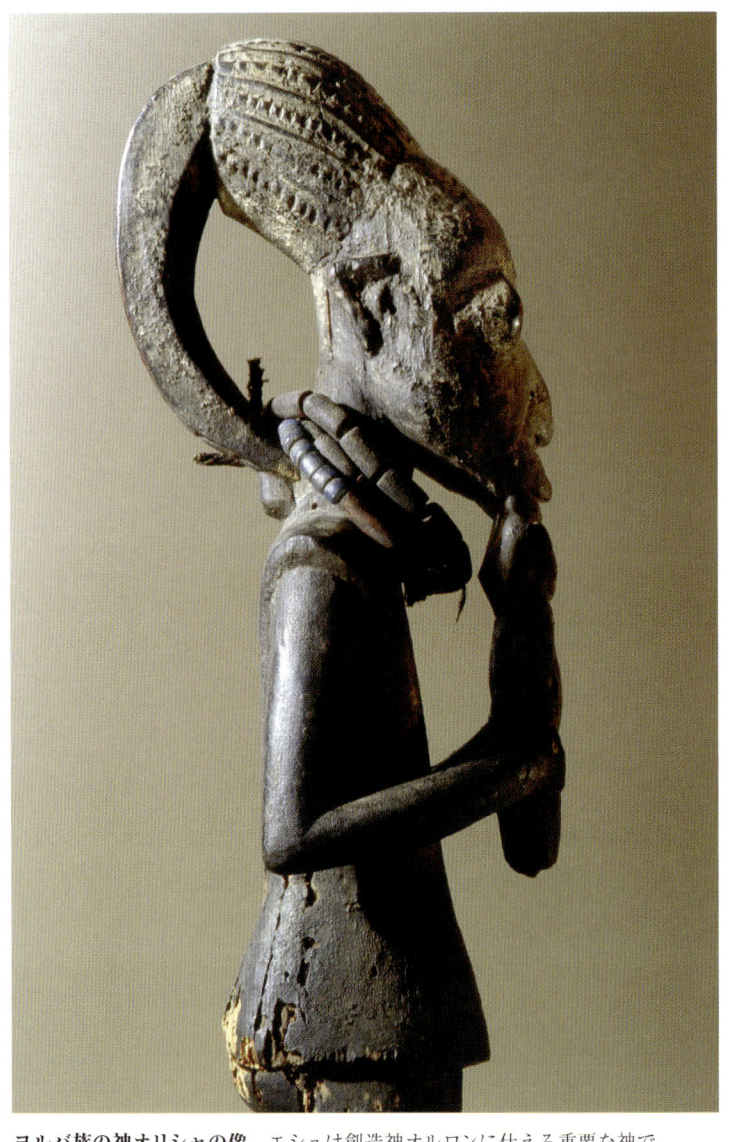

ヨルバ族の神オリシャの像 エシュは創造神オルロンに仕える重要な神で、ヨルバ族の日常生活に大きな影響を持つ。

超自然的存在

スーダン南部のシルック族に伝わるジュオクは姿かたちのない万物に宿る創造神である。ジュオクは、ジョクとも呼ばれ、ナイル語群で精霊を意味する。精霊のなかには善霊もいれば悪霊もいて、彼らが人間や動物の運命を決定づけるのだという。ナイジェリアのヨルバ族はこの超自然的存在をアシェ(ase)と呼ぶ。

創造神

ズールー族の神話には創造至高神ウンクルンクル、川の女神ママ、人間に永遠の命を授けるために至高神が地上に遣わしたカメレオン神ウンワバが登場する。ウンワバは動きが鈍く、地上に着いた時はときすでに遅し。人間はすでに死を経験してしまった。それ以来、カメレオンが緑から茶色に変色するときは、不幸な結果をもたらしたウンワバのものぐさぶりを嘆いているのだという。

一方、ズールー族以外の先住民には二面性を持つ創造神への信仰が根づく。マサイ族にとっての至高神エン・カイは善意の神(黒い神)と、悪意の神(赤い神)の2つの顔をあわせ持つ。ガーナのエヴェ族が崇拝するマウリサ神も二面性を持つ。

祖先神

アフリカ南部のズールー族やスワジ族では祖先神への信仰が盛んだ。サンゴマ(sangoma)とはシャーマンもしくはヒーラーのことで、ヒーリングの儀式をおこない、チャネリングにより祖先霊からのメッセージを伝える。シャーマンは女性が多く、自らが大病を患った後にヒーリングの力に目覚めた者が多いという。シャーマンは祖先の霊が鎮座する神聖なヒーリング専用の小屋で呪術をおこない、トランス状態、骨投げ、夢判断によって部族を導き、彼らに癒しと安心感を与える。

ヨルバ族のオリシャ信仰

ヨルバ族の信仰によると、すべての人間は創造至高神オルロン(オルドゥマレ)とやがて一つになる運命にあるという。ナイジェリアの部族

民には大西洋を渡ってアメリカに連れてこられた奴隷貿易の歴史がある。彼らの信仰はその後のアフリカ系アメリカ人の信仰に大きな影響を与えたといわれる。

多彩な顔を持つオリシャ神(精霊または下位の神々)はオルロン神が変幻自在に姿を変えてあらわれたもので、オリシャ神(orisha)と交わることによって魂が成長し運命が好転するといわれている。ヨルバ族はエングンゲンと呼ばれる祖先神を崇拝する。何か大事なことを決めるとき、彼らはババラオ(babalawo)——イファの託宣を授かる司祭——に助言を求める。

ドゴン族の信仰

ドゴン族の信仰形態は複雑多岐にわたるが、根本的には祖先崇拝と祖先神崇拝を基調とする。マリ共和国のドゴン族の祖先は古代エジプト人だという説もあり、次の4つが信仰の要とされている。

アヴァ

アヴァとは儀式で披露される舞踊のことである。双子のノンモ神の死によって霊性が乱れた宇宙に秩序を取り戻すためにおこなわれたのがはじまりとされる。この踊りは葬儀で舞うのが一般的で、死者の魂を無事先祖のもとへ送り届けるために舞う。彼らは70種類以上の仮面をかぶって踊るが、その一つひとつに装飾が施され、象徴的な意味が込められている。

レベ

レベはドゴン族に伝わる大地の神様である。どこの集落にも祭壇があり、レベを祀って豊饒を祈願する。司祭または村の長老はホゴンと呼ばれる。夜になると大蛇の姿をしたレベがホゴンの家を訪れ、肌をなめまわして超自然的な力を授けるという。

ビヌ

ビヌとはトーテム信仰である。神聖な場所で祖先を崇拝し、精霊と交霊する。ビヌ信仰はノンモ神と関係があり、ビヌの神殿には人類誕生以前の精霊や神霊が鎮座する。神々の姿は神秘的なシンボルを用いて描かれている。種まきの時期には豊作を祈って生贄の血やキビの実を捧げる儀式がおこなわれる。ビヌの予言者が砂の上に質問を書くと、夜のうちに狐神があらわれて答えを教えてくれるという。翌朝、予言者は砂の上に残された狐神の足跡から答えを読み取る。

ノンモ

伝説によると、双子のノンモ神の反逆を知った創造神アンマは、ノンモによって汚された宇宙の秩序を回復するために、ノンモの身体を切り刻んで四方にまき散らした。またドゴン族はおおいぬ座α星シリウスについての高度な天文学的知識をノンモ神から授かったという。しかし、ドゴン族は彼らのルーツといわれる古代エジプト人からそのような知識を学んだ可能性もある。というのは星はナイル川が氾濫しやすい夏至直前の時期を知る重要な手がかりであり、古代エジプト人は星の動きを熟知していたと考えられるからだ。諸説が入り乱れるなか、ロバート・テンプル博士が1976年に著した『*The Sirius Mystery*』(邦訳はロバート・テンプル著、並木伸一郎訳『知の起源―文明はシリウスから来た』[角川春樹事務所、1998])は世界を驚愕させた。なんとドゴン族の司祭は20世紀に発見されたシリウスBと呼ばれる伴星の存在を、ずっと以前から知っていたというのだ。ドゴン族の伝承では、シリウス星団から宇宙船に乗ってやって来たノンモが神聖な知識を彼らに授けたことになっている。ドゴン族の暦はシリウスAの周りを公転周期約50年で回るシリウスBの周回軌道にもとづいている。宇宙の中心にはシリウス星団が座していると考える彼らは、木星には衛星があり、土星には環があり、地球は公転していることを何千年も前から知っていたというから驚きである。

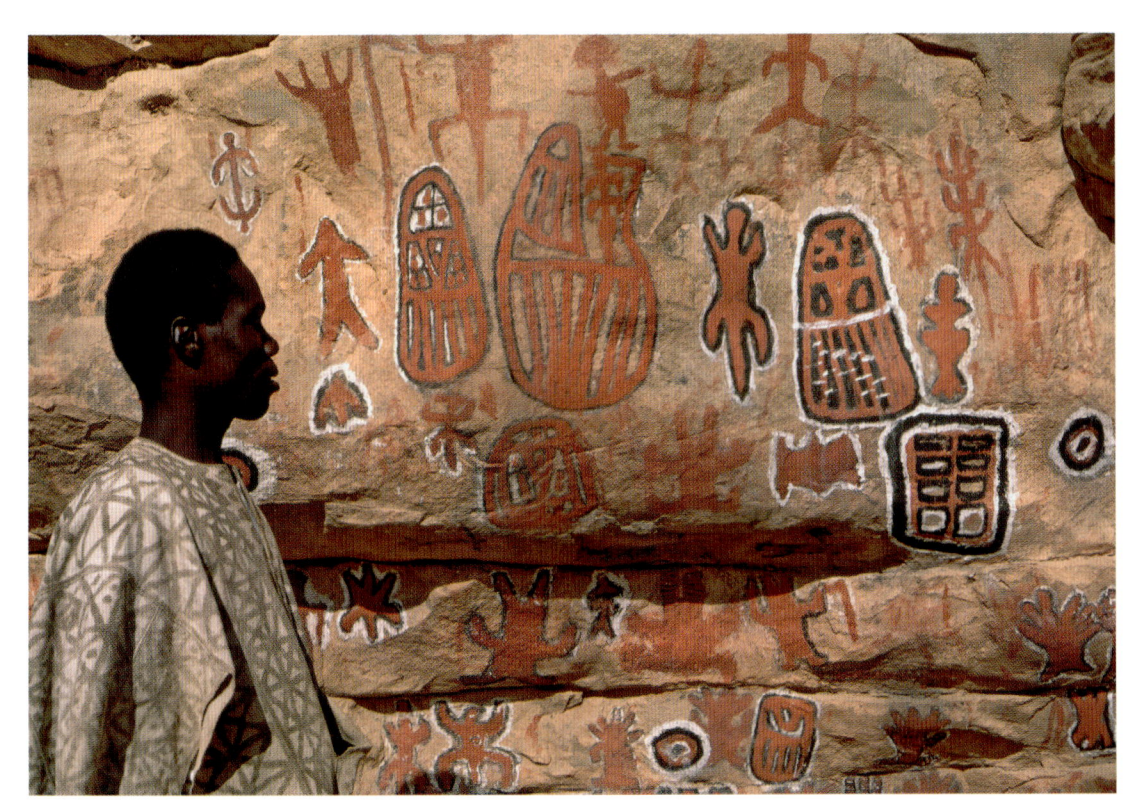

岩絵 岩にシンボルを描くマリ共和国のドゴン族の男性。若い男子に割礼の儀式がおこなわれるたびに新しい絵が書き加えられる。

神道

神道はアニミズムと多神教を中心とする日本古来の信仰である。

神道は"カミ"を信仰・崇拝の対象とし、自然と人間からなる世俗的世界と神の世界との調和をはかろうとする。神道には様々な祭儀があるが、なかでも特徴的なのが神楽と呼ばれる歌舞で、巫女が神を祀る儀式で奏する。神楽とは"神霊の降ってくる場所"を意味する。神道には教典はないが、様々な信仰形態がある。

神道に興味がある場合は以下も参照。
- 仏教、p.208-209
- 道教、p.216-217
- バハイ教、p.200-201
- ヒンドゥー教、p.204-205
- 指圧、p.124-125

カミ

日本古来の神道は6世紀に外来信仰の仏教と融合したが、歴史は仏教よりも古い。すべてのものはカミによって生かされているというのが神道の根本思想である。神道では石ころから月まで、さらには"知る"といった抽象概念にまでカミが宿ると考える。また、集団単位でもカミが宿るとされる。例えば、一頭の馬だけでなく馬の群れにもカミが宿ると考える。

神道のカミと聞いて真っ先に思い浮かべるのが太陽を神格化した天照大御神（アマテラスオオミカミ）だ。天照大御神とその弟である須佐之男命（スサノオノミコト）が登場する記紀神話は神道神話の原点ともいうべき存在である。古来、朝廷が政治的、社会的に日本を支配するよりどころとしてきたのが記紀神話で、天照大御神は日本の皇室の祖神といわれている。

天照大御神

古来、太陽の女神としてあがめられてきた天照大御神は神々のなかでもっとも神聖視されている。そのパワーの象徴が霊光と天の川を象徴する首飾りと、豪奢な宝石と黄金色に輝く太陽の光で縫った衣装である。伊勢神宮にある天照大御神が鎮座する草ぶき屋根の簡素な神社本殿は20年に一度造営修理がおこなわれる。神社は日本全国にあり、なかには鏡だけが祀ってある神社もある。これは鏡に映っているもの（鏡に映った世の中）は、天照大御神をはじめ森羅万象に宿る神々の姿そのものであることを象徴している。

天照大御神 天照大御神を描いた1860年、歌川国貞作の浮世絵。

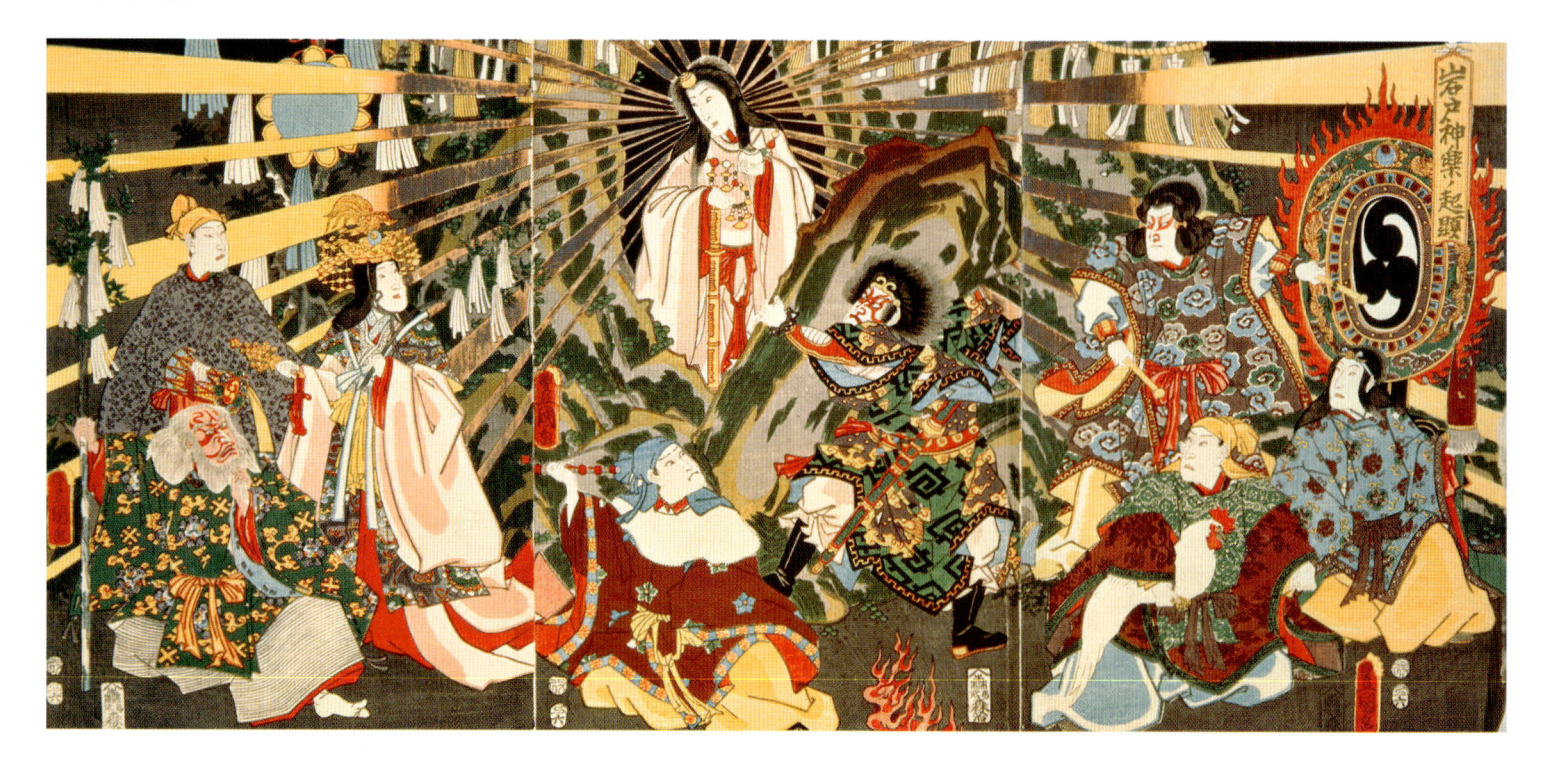

須佐之男命

あるとき弟、須佐之男命の粗野な行動に怒った天照大御神は天の岩戸に引籠もってしまった。この後のスサノオ伝説は神官によって様々な脚色が施されてきた。例えば、須佐之男命は自ら発見した魔法の剣を天照大御神に手渡し、天照大御神は天孫降臨の際、孫の瓊瓊杵尊（ニニギノミコト）にこの剣を授けたといわれる。この剣（草薙剣）はその後歴代の天皇によって継承され、皇室の三種の神器の一つとなった。現在では皇室の祖神が天照大御神であるという証拠の一つとされている。

八　幡

武神・軍神の八幡神は日本の国土を守る神だが、もともと豊饒、農業、漁業を司る神であった。八幡宮は日本全国にたくさんあり、特に信仰の中心は鎌倉に点在する神社である。現在でも八幡宮で成人式を祝う若者は多い。

神楽と神道の祭儀

天照大御神を天の岩戸から引き出して暗黒の世界に光を取り戻すために、天鈿女命（アメノウズメノミコト）という女神が舞を披露したのが神楽の起源といわれる。神楽は神の加護を祈りながら歌や鼓の伴奏にあわせて神前で奏する舞である。また、神楽は死者の魂の通過儀礼としての役割も果たす。清めの儀式で舞う神楽は"神遊び"や"鎮魂の儀"とも呼ばれ、最初は宮中だけでおこなわれる儀式であった。

最古の神楽は巫女神楽である。巫女とは女性のシャーマンのことで神懸かり的に舞うことで託宣を受ける。一方、出雲神楽は参加者が風変わりな面をかぶり、神話のあらすじにそって舞う神楽である。また、東北地方に伝わる山伏神楽は今日もなお神事として奏され、神楽人は神懸かり的な獅子舞を披露する。

神道には様々な祓い清めの儀式がある。遷宮の際におこなわれる祓い清めの儀式がその典型である。さらに、新しい建物や家屋の建設工事の前におこなう地鎮祭も祓い清めの儀式である。また神道では水で身体を清めるのが最も一般的な方法とされる。

"絵馬"とは小さな木製の飾り板で、そこに参拝者は願い事を書いて、神様が読めるように神社の境内の適切な場所に吊しておく。絵馬には馬の絵が描かれているが、これはかつて裕福な商人が神の加護を祈って本物の馬を奉納したことに由来する。

様々な信仰形態

今日の神道の主流は神社神道である。一方、古神道と呼ばれる神道は、仏教などの外来宗教の影響を受ける以前の神道の儀礼的側面を重視する。また、教団神道は19世紀に発達した富士山信仰などに代表される山岳信仰や、信仰治療や祓い清めの儀式などを中心とする信仰をさす。民族神道は古くから発展してきた地方特有の信仰を基盤にしている。神道の儀式には占い、口寄せ、巫女による加持祈祷、さらに仏教的要素が加わった儀式もある。現代の日本には神道系の新しい教団や宗教が数多く存在する。

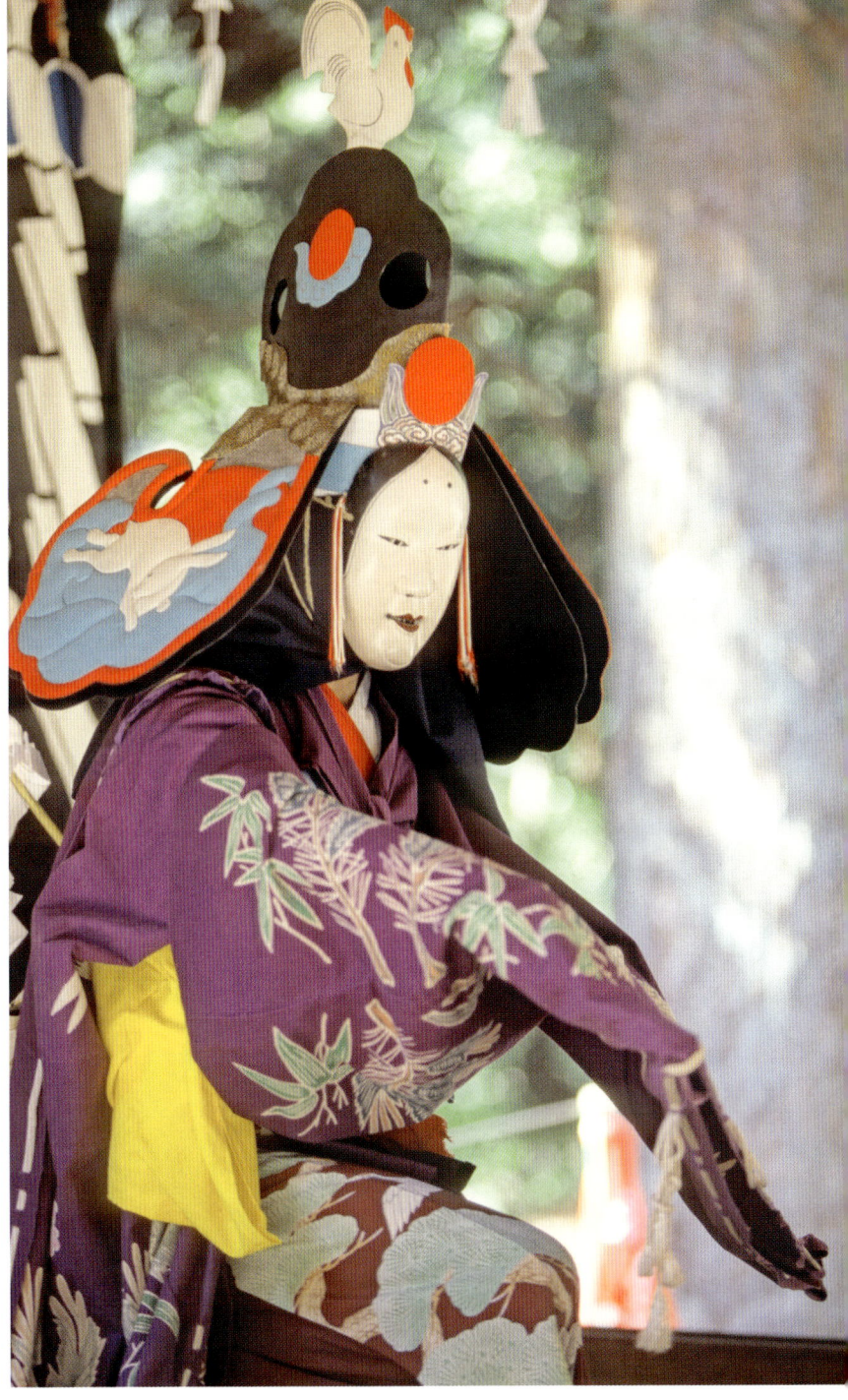

早池峰神楽　岩手県の早池峰神社で毎年8月に行われる早池峰神楽。この速いテンポの神楽は、早池峰山を霊場とする修験者がはじめたといわれる。

一千年以上も前に神仏習合がはじまって以来、神道は日本人の日常生活にすっかり溶け込んでいるが、人生の節目となる場面では仏教にのっとった儀式を選ぶ人が多い。神道には、天徳、地恩、清浄、光明という4大信条がある。現代風にいえば、家族の伝統的役割の堅持、自然に対する畏敬の念、清浄、神祭りの伝統を守ることを意味する。

ペイガニズム

英語のpaganの語源はラテン語のpaganus（"田舎の住民"の意）で、ペイガンとは多様な信仰形態を持つ集団、とりわけ小規模集団の伝統的な信仰と実践の総称である。ペイガニズムは3つに分類される。ケルト族の多神教に代表される古ペイガニズム、女神信仰や復興主義に代表される中ペイガニズムおよびネオ・ペイガニズムである。ペイガニズムの信仰は、自然崇拝を中心とした多神教を特徴とする。

ペイガニズムに興味がある場合は以下も参照。
- 神道、p.236-237
- ドルイド教、p.242-243
- ウィッカ、p.240-241
- ルーン文字、p.64-65
- 西洋占星術、p.56-57

ペイガニズムの3つの分類

1970年代の後半、著名なアメリカ人のドルイド僧でペイガニズムの指導者アイザック・ボーンウィッツはペイガニズムを3つに分類した。

古ペイガニズム

この範疇には外来宗教の影響を受けなかった先住民、土着民の伝統的アニミズムや多神教が含まれる。代表的なものとしては日本の古神道、ドゴン族の信仰（p.235を参照）、ケルト族の信仰などがある。

中ペイガニズム

祖先伝来の信仰を復活させようとする運動で、組織化されたものとそうでないものがある。外来宗教のイデオロギーに影響を受けたが、独立した信仰形態を維持している一群をさす。このような復興主義運動は20世紀以前にはじまり、アフリカの魔術的民間信仰ヴードゥー、北方神話の二神教を中心とするオーディニズム、ドルイド教などが含まれる。

ネオ・ペイガニズム

ペイガニズムを20世紀に再興しようとする運動で、アニミズム、汎神教、多神教を奉じる多くの集団の総称。さらに世界の先住民部族に伝わる自然崇拝、"民間信仰"の復興運動も含まれる。ウィッカ、聖なるエコロジスト、弁神論、ドイツ復興異教主義をはじめ、グアテマラ共和国のマヤのペイガニズム、シベリアと韓国のシャーマニズム、ギリシャとアメリカ合衆国のギリシャ多神教、さらに女神信仰、古代エジプトの信仰体系であるケメティズムなどの多彩な信仰が含まれる。

ペイガニズムの信仰

ネオ・ペイガニズムは多彩な世界観を吸収してきたが、信奉者の多くは特定の対象を信仰する。例えば、ラテン語のペイガンと同義語でアングロ・サクソン語源のヒーザン（Heathen）と名乗る人びとは古代ゲルマン人、スカンジナビア人、アングロ・サクソン人の信仰を奉じ、ギリシャのペイガンは古代ギリシャの多神教を信仰する。

ペイガンの多くは、自身の内にも外にも神が宿ると考える。自然には神が、万物には超自然的存在や精霊が宿り、存在するすべてのものは全体の一部であり、男神・女神そのものであると考える。著名なアメリカ人フェミニストで女神信仰の実践者であるスターホークは言う。"女神とは万物を創造する超自然的存在のことである"

ケルト族の信仰

ケルト族（"戦士"の意）は古代ヨーロッパ全土に分布する先住民、諸部族からなる大部族で、ゲリラ戦法で名を馳せた。紀元前2世紀にヨーロッパに出現し、南西部に移動した後は、北欧をケルト族の文化一色に塗り替えた。ローマ帝国に反抗した数少ない部族で、様々なケルト神話がある。彼らは祖先伝来の信仰を貫いたが、キリスト教の台頭にともない秘教的傾向を強めていった。ケルト族のペイガニズムはアニミズムと多神教が中心だ。様々な景観を活かして造られた神殿や記念碑には、樹木、岩石、森林の開拓地、河川などの自然に対する畏敬の念があらわれている。また、祭壇を設けてアイルランド神話の太陽神ルー、ケルト神話の鹿角をもつ神ケルヌンノス、雷神タラニスなどの神々を祀り、祭礼をおこなった。

ヒーザン、古代スカンジナビア人、バイキング時代のペイガニズム

バイキングは8世紀から11世紀にかけて貿易相手を求めて世界を航行するなかで各地を征服していった。信仰に関してはヨーロッパ大陸でキリスト教が席巻したにもかかわらず、最後まで世俗主義を貫いた。一方、11世紀から14世紀にかけてアイスランドでは古代スカンジナビア人によって『エッダ』、『スカルド』、『サガ』といった膨大な歌謡集が編纂された。ネオ・ペイガニズムの信奉者の多くは多神教を奉じ、じつに様々な神霊や精霊（wight）を崇拝していた。また、小さな部族や集落にはゴディス（godhis）と呼ばれる司祭がいて様々な宗教的儀式をおこなった。ウィルドはヒーザンにとって重要な概念で、本来は"運命"を意味

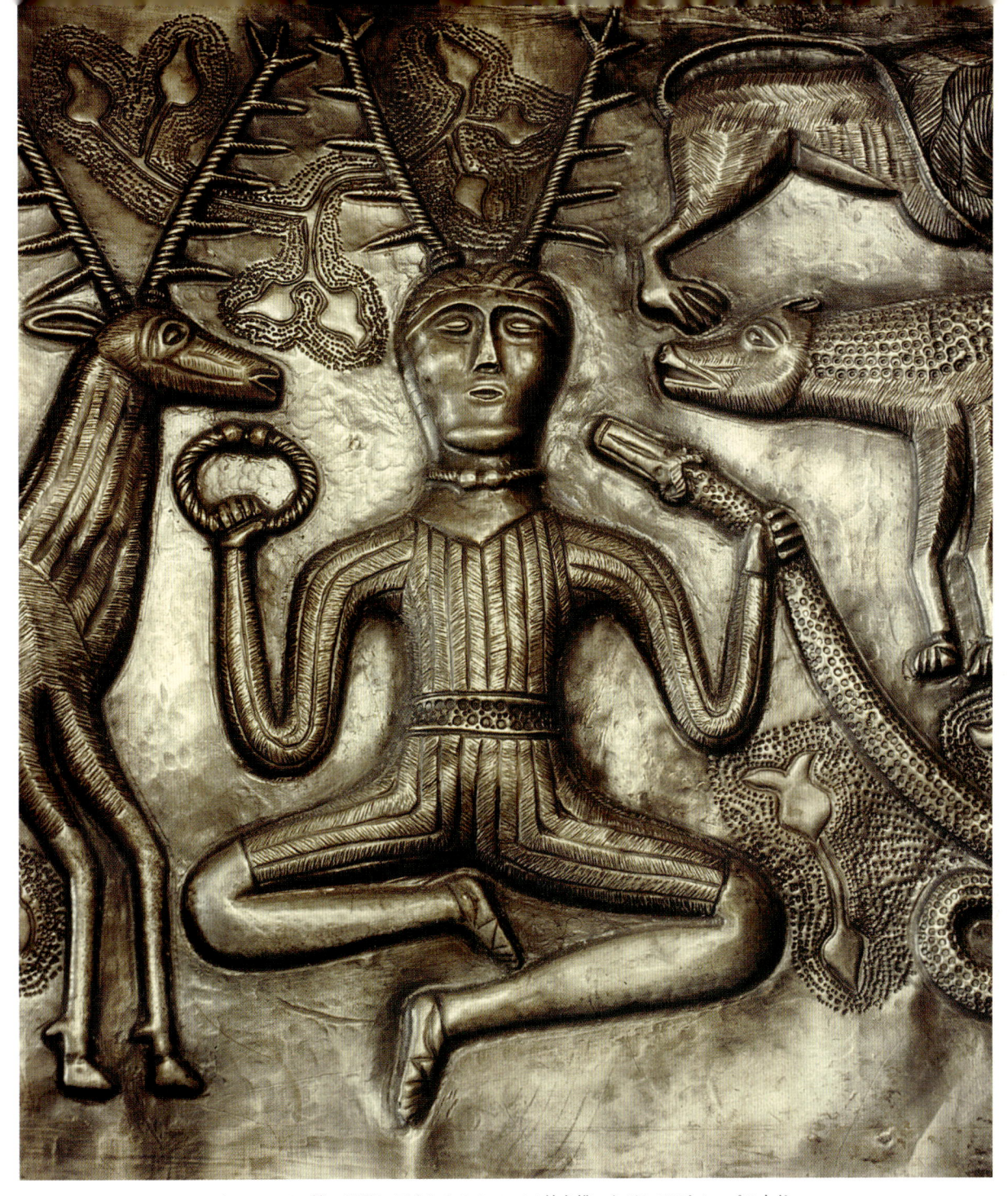

ケルヌンノス神 野獣に囲まれたケルヌンノス神を描いたグンデストロップの大釜。
紀元前1世紀頃のケルト人作とみられる。
デンマークの泥炭地で発見され、現在はコペンハーゲンの博物館所蔵。

する。それは人生の転換期をさし、自らの選択と行動がもたらした結果を素直に受け止めることを意味する。この点ではカルマ（p.204を参照）に似ている。

かつては生贄の儀式であったブロットは、現在ではハチミツ酒やごちそうがふるまわれる饗宴を意味する。神々の機嫌をそこなわないよう、宴の席には神、精霊、祖先神が鎮座する場所が用意される。シンベルという酒を飲む儀式では、動物の角でできた杯で回し飲みし、神々と祖先に乾杯し、感謝を捧げる。

女神信仰

ヨーロッパ全土で出土している青銅器時代、石器時代のものとみられる小立像や彫刻は、多神教を特徴とする父権的社会がヨーロッパに広まる以前は、"女神信仰" が存在していたことを裏付ける証拠である。現代の女神信仰は古代の女神信仰の復興運動で、主にヨーロッパやアメリカの女性信奉者のあいだで盛んだ。最近、イングランド南西部のグラストンベリーにたてられた女神を祀る神殿には、ケルトの三相一体の女神ブリギット、海の女神ドムヌが祀られている。

ウィッカ

ウィッカに興味がある場合は以下も参照。
- ペイガニズム、p.238-239
- タロット、p.62-63
- 錬金術、p.296-297
- 伝説上の動物、p.286-287

ウィッカはジェラルド・ガードナーが創始した神秘宗教で、ネオ・ペイガニズムと自然崇拝を基盤とする。その起源はキリスト教以前の魔女宗教にあるとする説が有力だが、これには異論もある。ウィッカには様々な信仰形態があるが、**男神・女神崇拝**と自然崇拝という点は共通する。悪魔教とは無関係で、呪文をかけたり、**魔術**を使うときはあくまでも全体の利益のためにおこなう。"誰も害さない限りにおいて、自らの望むことをなすべし"がウィッカの根本教理だ。さらに"三倍返しの法"――善意であれ悪意であれ自らの行動は3倍の力ではね返ってくるという法則――もウィッカの根本教理である。

ジェラルド・ガードナー

1950年代の初め、ジェラルド・B・ガードナー（1884-1964）はイングランド南部のニューフォレストにある魔女団へ秘儀参入したという。当初、ガードナーは魔女団に入会を許された者をウィッカ（wica）と呼び、そこでおこなわれている儀式を魔女術（witchcraft）と呼んでいた。しかし、ウィッカが世界中に広まったのは、ガードナーが『Witchcraft Today』(1954)、『The Meaning of Witchcraft』(1959)を出版して以降のことである。

ガードナー派ウィッカは、アメリカでは英国伝統派ウィッカとも呼ばれ、その活動の中心は魔女団に伝わる秘法の伝授である。魔女団では"魔女だけが魔女を育てることができる"と考えられているからだ。しかし、ガードナーの主張に対しては異論もある。作家でガードナー派ウィッカのエイダン・ケリーをはじめとする懐疑派は、ニューフォレストでガードナーが初めて目にしたという儀式はじつは彼の創作であると主張している。というのはガードナーが目撃したという儀式は神秘主義者・魔術師のアレイスター・クロウリー（1875-1947）や文化人類学者ジェームズ・フレイザー卿（1854-1941）の著作に登場する魔術の教理や儀式に酷似しているからだ。

ガードナー派ウィッカには3つの位階がある。最高位の3段階に位置するのが男性大司祭・女性大司祭で、1段階と2段階の秘儀参入者に魔術の秘法を伝授することができる。免許皆伝された彼らはやがて大司祭になり、新しい魔女団を結成する。こうすればウィッカの系統を絶やす心配がないからだ。一般に、魔女団の適正人数は13人とされ、秘法の伝授には通常1年と1日を要し、参入者は献納祭への参加も求められる。

ガードナー派以外のウィッカ

アレックス・サンダース（1926-88）が1960年に創始したアレクサンドリア派ウィッカはガードナー派の儀式や秘儀伝授を継承しているが、ユダヤ教の神秘思想であるカバラやエノク書――旧約聖書に登場するイスラエル民族の祖先エノク（ノアの曽祖父）の預言書――に記されているエノクの魔術も取り入れている。アメリカで非常に人気が高く、最近

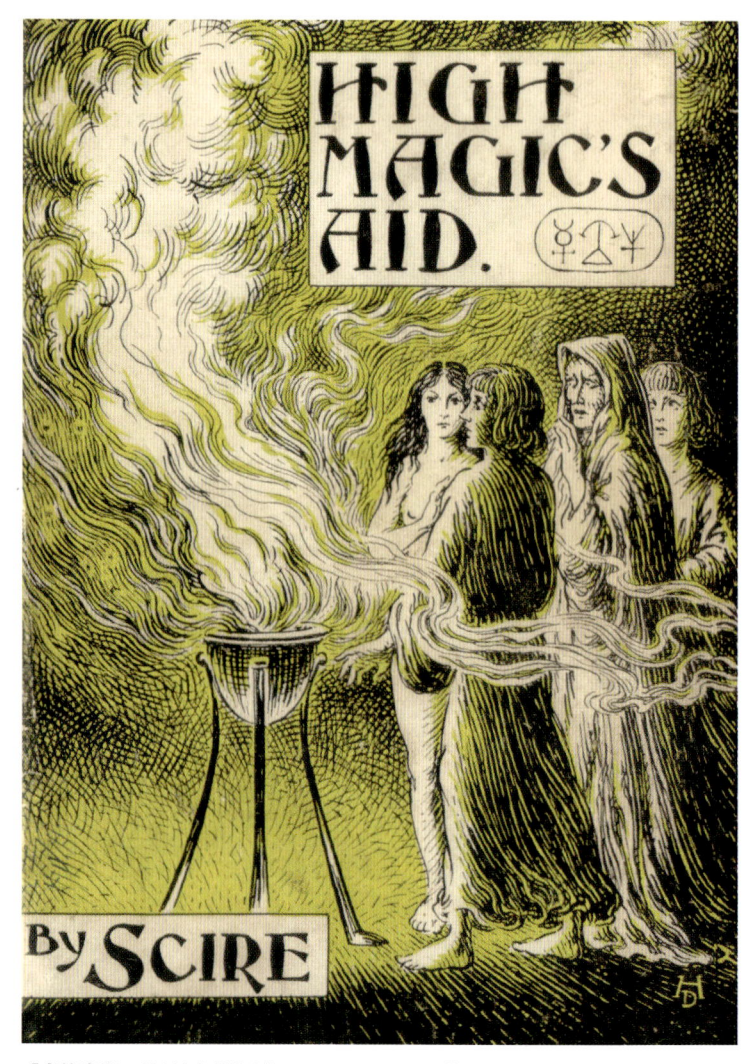

『高等魔術の効果』（原題は『High Magic's Aid』）　ジェラルド・B・ガードナーが"スキーレ"（Scire）のペンネームで出版した最初の著書。ウィッカ再興のきっかけをつくったといわれる。

240 | 部族、シャーマン、アニミズムの伝承

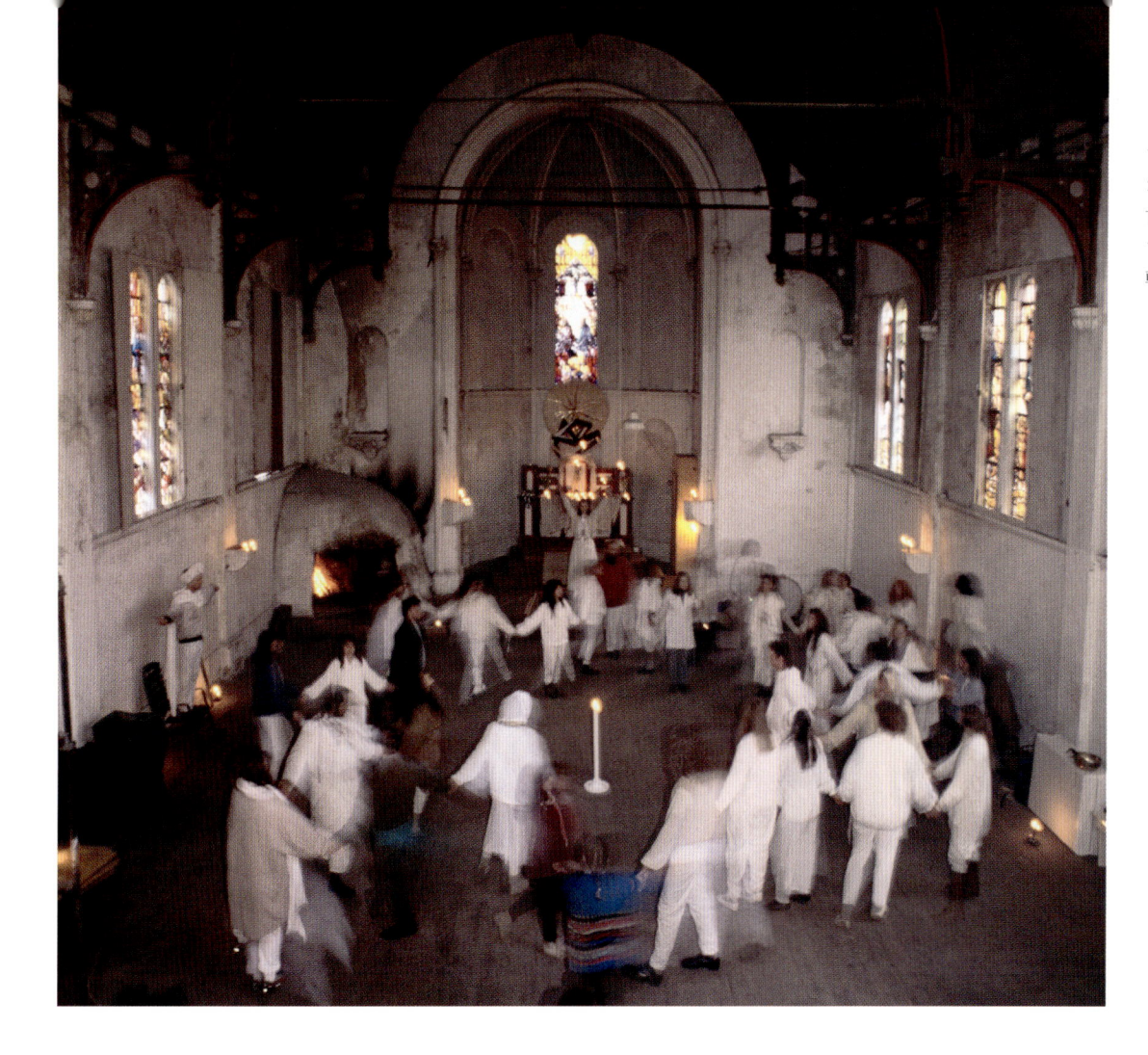

ウィッカ
オランダのアムステルダムにある古い聖堂の身廊での儀式。ウィッカの信奉者たちが輪になって踊る姿が見える。

ではカナダでも人気が高まっている。アレクサンドリア派には服を着ないでおこなう儀式もある。

一方、折衷主義派ウィッカは教理と祭儀の面でガードナー派の根本思想を受け継いでいるが、秘法の伝授やウィッカの系統を絶やさないことに必ずしもこだわらない。折衷主義派の信奉者の数は伝統的なウィッカの数を大きく上回る。

また、様々な伝統を持つウィッカ諸派は独自の魔術や魔女団を発展させてきた。独りで魔術をおこなう者もいれば、小さなグループ単位で呪術、儀式、礼拝をおこなう集団もある。また、妖術師の宴会(sabbats)や集会(esbats)といった儀式をおこなう集団もある。アメリカ人フェミニストで作家のズザンナ・ブダペストにより創始されたディアナ派は、ガードナー派にフェミニズム的精神を融合させたもので、集会は基本的に女性だけでおこない、女神信仰を基調とする。ディアナ派の集会では独自の儀式とイタリアの民間魔術を実践する。1975年にカリフォルニアで創設された女神の誓約(The Covenant of the Goddess)はいまやウィッカの国際機関に発展し、所属する魔女団の数は100を超え、多くの個人会員を有する。

男神・女神崇拝

ウィッカ信奉者の中には汎神論者もいるが、多くは多神教を奉じる。"降神の秘儀"では月の女神や太陽の男神が男性大司祭や女性大司祭の肉体をとおして顕現する。

一般的に彼らが崇拝する男神はツノが生えた神――ケルヌンノス、パーン、グリーンマン、太陽神、オークキングなど――である。一方、女神は処女、母、老婆の三相一体神である。

魔術と祭儀

ウィッカでは一年をつうじて多彩な祝祭が催される。そのうちの4つは春分・秋分、夏至・冬至に関係する祭りである。それに加えて豊饒を祝う祭りや、成長、死、復活の1年の周期を祝う祭りもある。こうした祝祭には様々な呼び名があり、サーオィン、ユール、イモーク、オスタラ、ベルテーン、夏至祭り、ルーナサ、メイボンなどと呼ばれる。

ウィッカでもっとも頻繁に用いられる魔術の記号は五芒星である。五芒星はウィッカにとって重要な5つの要素――火、風、土、水、第五元素――がバランスのとれた状態をあらわし、宇宙の縮図としての人間を象徴している。

ウィッカの儀式では、魔女団または個々の魔術師がまず魔法の輪の中に入り、五芒星が象徴する5つの要素を司る精霊を喚び出す。儀式には季節を象徴する儀式、呪縛の儀式、男神・女神への崇拝などが含まれる場合もある。信奉者の多くは儀式で正餐杯、杖、クリスタル、五芒星、ほうきなどの魔法の道具を用い、『影の書』といわれる魔術教本を使用する。『影の書』には魔女団の呪文、信条、秘伝の魔術が書き記されている。『影の書』は秘儀参入者だけが所有することを許され、その中身は魔女団にのみ明かされる。一方で魔女団に属さない信奉者も、彼ら独自の『影の書』を所有している場合もある。

ドルイド教

イギリス、西ヨーロッパに居住していた古代ケルト族の中で、呪術師、司祭、使節、国王顧問、教師、判事はかつてドルイドと呼ばれ、自然崇拝をおこなっていた。しかし、2世紀頃ドルイド教はローマ帝国の抑圧にあったため、**古代ドルイド教の姿を正確に示す証拠はほとんど残っていない。** ドルイド教はここ2、3世紀で**再興**し、その信仰と実践に対する関心が再び高まり、現在では世界各国で数多くの**ドルイド教団**が活動している。

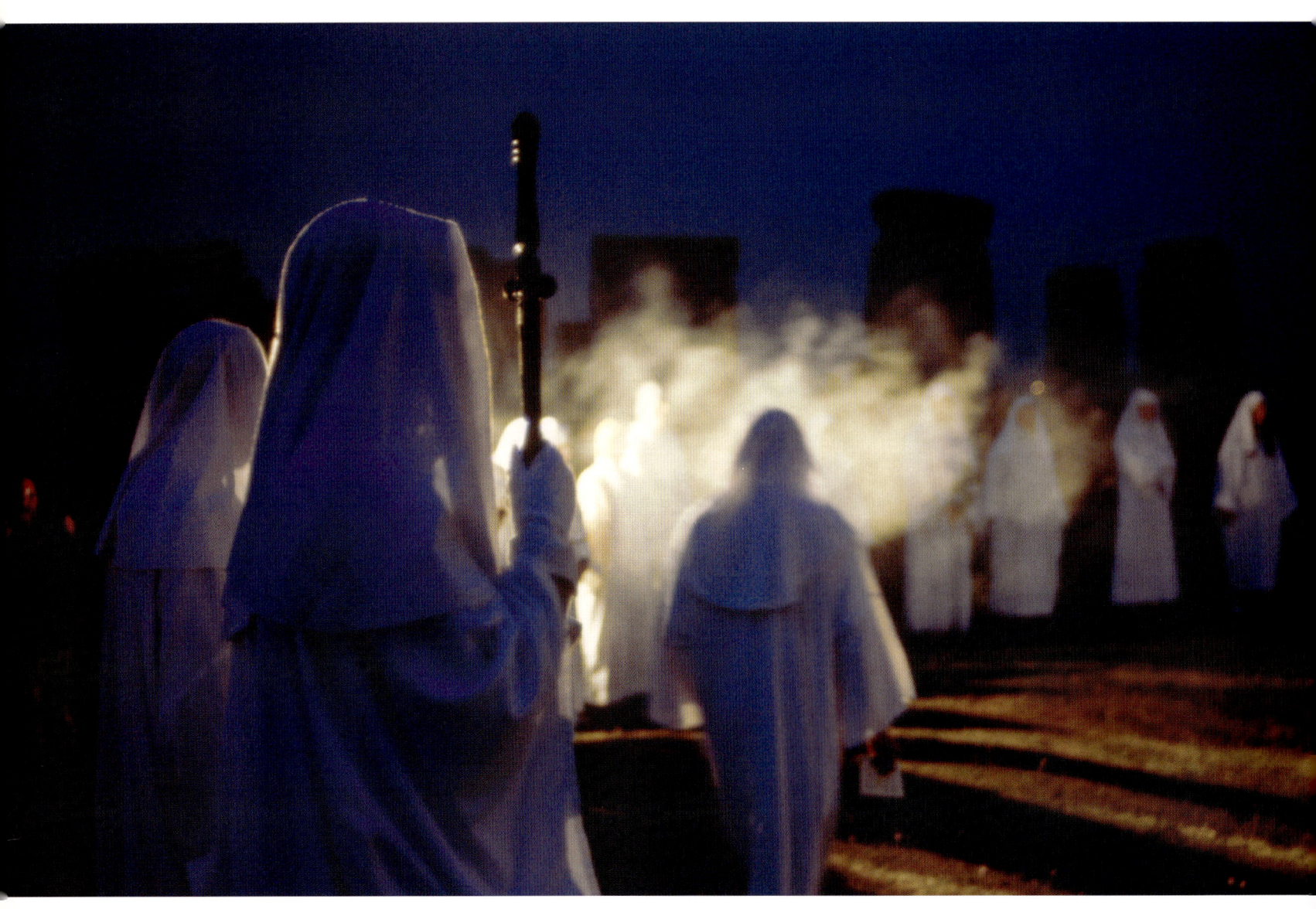

ドルイド教に興味がある場合は以下も参照。
- 西洋の神秘主義思想、p.184-185
- ウィッカ、p.240-241
- ペイガニズム、p.238-239
- 巨石と土塁、p.252-253

ドルイド教徒 ドルイド教の夏至祭。ストーンヘンジの内環に集まったドルイド教徒。ストーンヘンジの建設は紀元前3000年頃に始まり、完成までに1500年の歳月を要したといわれる。

古代ドルイド教

　古代ドルイド教徒は多神教とアニミズムを信奉し、自然崇拝をおこなっていたといわれる。ギリシャ神話のドリュアス（Dryades）は樫の木の妖精（ギリシャ語のdrysは"樫"の意）で、女神アルテミスの巫女とつながりがある。家父長的社会が成立する以前のヨーロッパではアルテミス教団は女性信者だけの秘教団として活動していた。ギリシャの地理学者ストラボン（紀元前64-紀元後24頃）によると、ヨーロッパ北部に分布していた信者は樫やハシバミの木立で"サモトラケ島の狂宴に似た"儀式をおこなっていたという。その後、男性司祭の入会が認められるようになると、彼らはケルト人が支配するヨーロッパで吟遊詩人と予言者を兼ねる存在へと発展していった。彼らは口承文芸を暗記し、それがやがて中世の物語や民謡の原型となったといわれる。ルイス・スペンス（1874-1955）は著書『The History and Origins of Druidism』（1949年）で、男性司祭が口承した知識は"ヴェーダのような賛歌に集成されている。そうした賛歌はドルイドの教師や予言者によって受け継がれ、ドルイドの学校で教えられた"と書き記している。しかし、こうした知識の大半は文書で残っておらず、神話のように詩や物語形式で何世代にもわたって語り継がれてきたのである。

　アイルランド神話、特に中世の神話には必ずドルイドが登場する。例えば、アイルランドのアルスター伝説群に登場するカスヴァズはアルスター王コンフォボル直参のドルイド僧であった。また英雄の叙事詩『クアルンゲの牛捕り』（Tain Bo Cuailnge）に登場するコナハトの女王メズヴは、側近のドルイド僧が吉兆を予言するまで宣戦布告を遅らせたといわれる。また、アイルランドの王エオホズはドルイド僧の力を借りて、地下の神ミディールと駆け落ちした妻エーディンを1年がかりで捜し出したという伝説が残る。

ドルイド教の再興

　17世紀以降、ジョン・オーブリー（1626-97）がストーンヘンジはドルイド教の神殿だったという説を唱えたことからドルイド教への関心が再び高まった。しかし、当時論文としては未発表だったオーブリーの説をもとに1717年、エンシェント・ドルイド・オーダーを創立したのはジョン・トーランド（1670-1722）で、ドルイド教再興の貢献度という点ではオーブリーの功績は認められなかった。しかし、そのエンシェント・ドルイド・オーダーも、1964年2つに分裂した。

信仰と実践

　すべてのドルイド教団に共通する根本思想は自然崇拝である。現代のドルイドの多くは汎神論者であるが、これがケルト人の多神教の伝統を受け継いだものかどうかは定かではない。また、ドルイドは祖先や文化的遺産を尊ぶことで知られる。

　儀式は松明または祭壇を取り囲んだ円陣の中でおこなわれる。英国ドルイド教評議会によると、ドルイド教の儀式には太陽の活動周期に関係するものが多く、太陽暦に関係する祝祭も多い。ドルイドの祝祭は一般公開されており、ペイガニズムと同様、太陰暦にもとづく4つの祝祭だけでなく、春分・秋分、夏至・冬至にも祝祭を催す。

　ドルイドの集会は"ドルイドの森"と呼ばれ、小さな森や木立の中でおこなわれることが多い。また、イングランド、ウィルトシア州にあるストーンヘンジなど、ケルト時代以前にできた巨石環状列石も集会場所として好まれる。同じようにイングランド、サマセット州にあるグラストンベリーでも、聖地を連想させることからよく集会がおこなわれる。ドルイドは儀式の際、自分が所属する教団を示すローブを身にまとう。ケルト人にとって三脚巴紋は生活環を象徴する重要なシンボルだ。アイルランドのミーズ県にある巨大古墳ニューグレンジ遺跡の入口にはこの紋が彫られている。

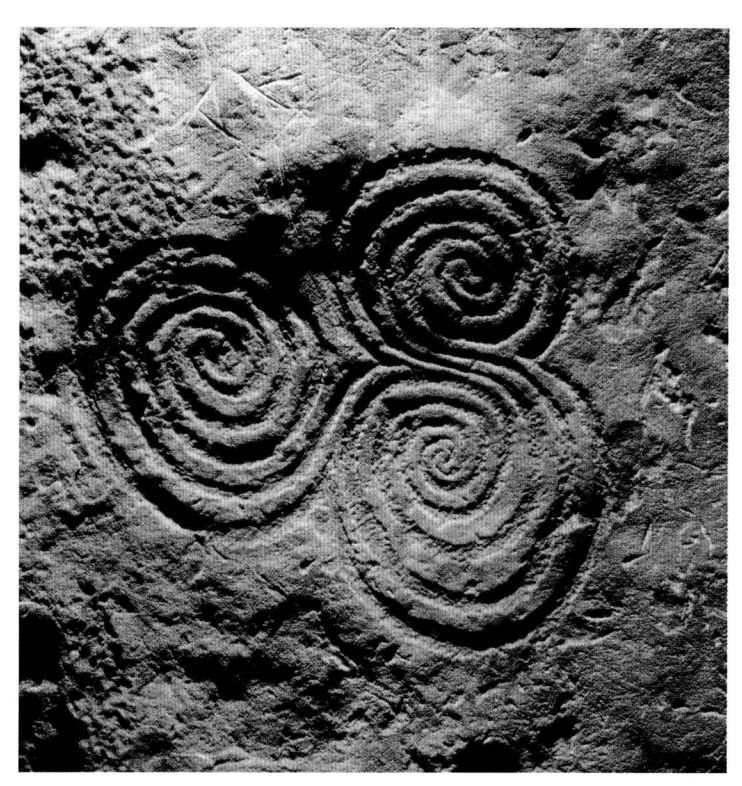

三脚巴紋　アイルランドのミーズ県にある先史時代の巨大墳墓ニューグレンジ遺跡。玄室の岩壁に彫られた三脚巴紋。

ドルイド教団

　ドルイド教には様々な教団がある。1964年に創立されたバード・オヴェイト・ドルイド教団は世界に1万人以上の信徒を擁する世界最大のドルイド教団である。また、アメリカでジョン・マイケル・グリアが1990年代に再興したエンシェント・ドルイド・オーダーの前身はフリーメイソンだといわれる。ドルイド教にはバード、オヴェイト、ドルイドの3つの"階級"がある。バードは音楽、美術、文学、知的技能に携わる。オヴェイトは、魔術、ヒーリング、占星術、予言を受け持つ。そしてドルイドは、公の場で祭儀を執り行い、ドルイドの信仰倫理を説く。バードは彼らの知識を次世代に伝え、オヴェイトはその知識を地球環境の改善に役立てる責務がある。そして、ドルイドは環境保護の姿勢を貫き、地球環境とすべての生命を守る方法を世の中に伝える使命があるとされる。

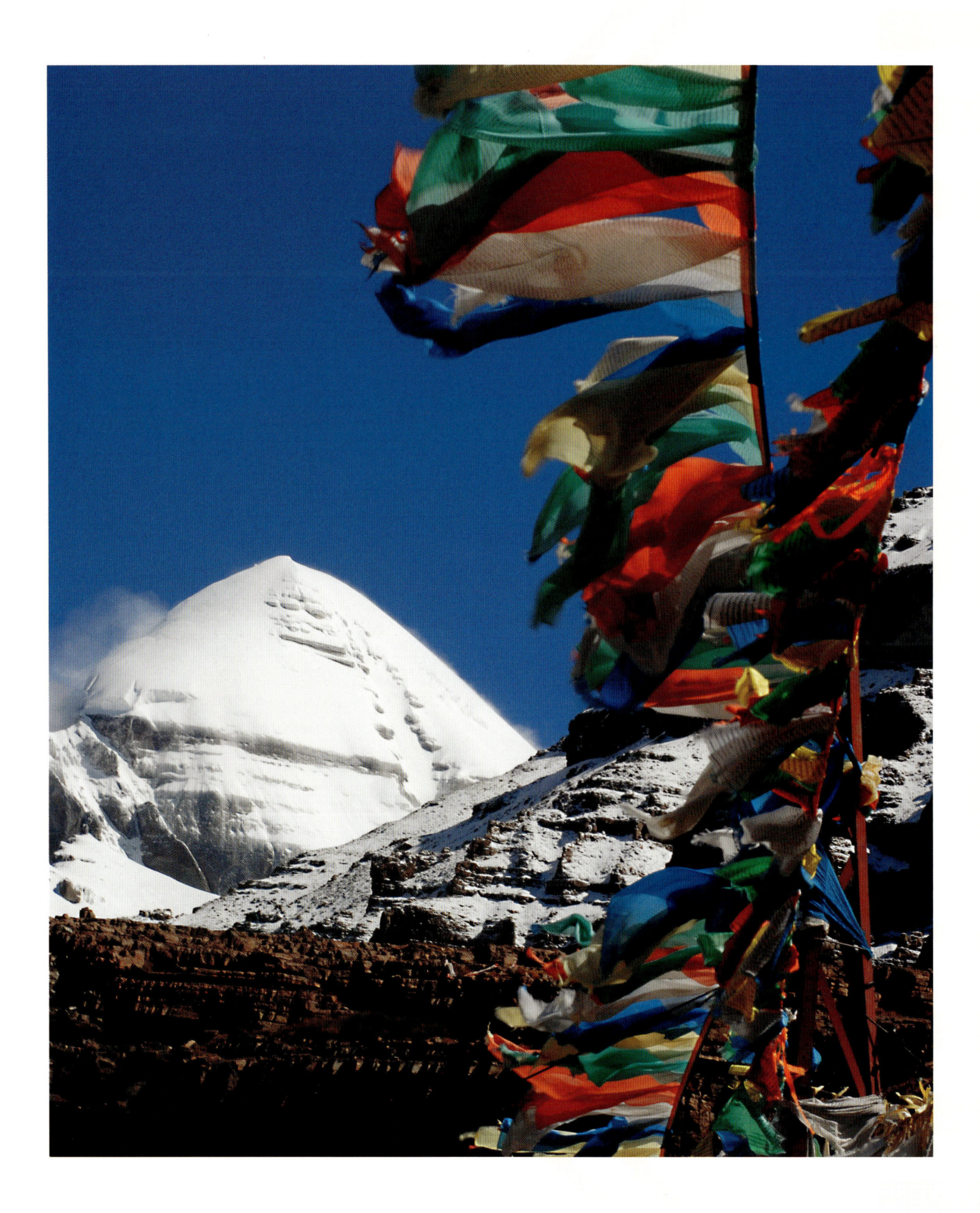

地球の神秘

私たちが暮らすこの世界はますます都市化が進み、それにつれて私たちの行動範囲も狭まっている。大自然に直接触れる機会は限られ、私たちが目にする自然といえばせいぜい車窓からかいま見る田舎の風景か、テレビに映し出される遠い国の大自然の風景だ。私たちの体内の霊的羅針盤は狂いだし、科学者が事実、統計、説明を並べたてるごとに世の中から神秘的なものが一つ残らず搾り取られていくような感じがする。現代は、昔と違って長期的な視点でものごとをとらえることが少なくなり、社会の急激な変化や技術革新についていけないと感じている人は多い。霊性面で、息が詰まりそうな昨今の状況に対し、2つの相反する反応が起こりつつある。そのひとつが現実逃避、仮想空間への没入である。そこはいわば解毒薬がいとも簡単に中毒になり得る世界だ。そしてもう一つは、田舎へ旅をしたい、大自然へ足を踏み入れたいという衝動である。その衝動の奥底には聖なる古代遺跡に触れてみたいという願望がある。そこには私たちの魂が渇望する神秘的な世界と時間の奥行きを感じさせてくれる何かがあると感じるからだ。

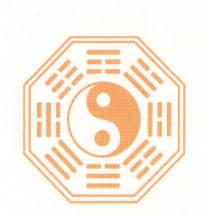

地球の神秘とその起源

地球の神秘への関心は魂にとって救いであると同時に現実逃避という一面もあわせ持つ。本質的には、地球の神秘という発想は18世紀のロマン主義運動の流れをくむ。ロマン主義は科学的思考の黎明期といえる啓蒙思想に対抗してヨーロッパとイギリスを舞台に興った思想である。当初、地球の神秘にはドルイド教の再興に代表されるような古代の風習や遺跡への憧れ、黄金の夜明け団や神智学に代表される神秘思想哲学への関心、地球を1個の生命体とみなす思想などが含まれていた。地球の神秘への関心の高まりは、エデンの園やギリシャ・ローマ神話の黄金時代への郷愁を反映したものであった。

現在では"地球の神秘"に含まれる分野は広範囲に及んでいる。古代の聖地と歴史に埋もれた英知を中心に、考古学、人類学、古代天文学、地表に描かれた直線(レイラインやナスカの地上絵)、神聖な幾何学模様、地球のエネルギー、エコロジーと霊性、シャーマニズム、風水、UFO、アトランティスなどを網羅する。じつは"地球の神秘"は1960年代、世界の謎と不思議への関心が高まりつつあった時期に、諸々の関心分野を総称する用語として、『The Whole Earth Catalog』(1974)が最初に使った造語である。それ以降、マスメディアはこの言葉を一般的に使うようになった。

サイケデリックが流行した1960年代には、反社会的風潮を背景に様々な要因が融合しあった結果、古代の文物や遺跡への関心がかつてなく高まった。そのなかでも世間に大きな影響を与えたのが、エーリッヒ・フォン・デニケンが1968年の自著『Chariots of the Gods?』(邦訳はエーリッヒ・フォン・デニケン著、松谷健二訳『未来の記憶』[角川書店、1997])で唱えた"古代宇宙飛行士説"である。同じテーマを扱った著作はこれまでにもあったが、この古代宇宙飛行士説は、UFO、アトランティス文明、地球エネルギー仮説、魔法の儀式、(1950年代にジェラルド・ガードナーが創始した)ネオ・ペイガニズムの一角を占めるウィッカなどとともに当時大きな関心を集めた。

この時期、放射性炭素年代測定法が考古学の研究に用いられるようになり、石器時代の遺構の起源がそれまでの推定年代より昔にさかのぼることが判明した。同時に、天文考古学の新しい知見により先史時代の人類は私たちの想像をはるかに超える高いレベルの知性を有していたこともわかってきた。60年代はこうした新たな発見が相次いだ時期で、料理にたとえるならば、新発見は全部まとめて大きなシチュー鍋に入れられ、それをもとに"地球の神秘"という名のスープの調理がはじまった時期であった。

ジョン・ミッチェルの初期の作品(特に1969年刊『The View Over Atlantis』)(邦訳は、ジョン・ミッチェル著、大島有子訳『アトランティスの記憶』[国書刊行会、1985])とジャネット・ボードとコリン・ボードの初期の著作『Mysterious Britain』(1972)の2作品は"地球の神秘"を統合された研究分野へと発展させるのに貢献した。

現代の地球の神秘

ネオ・ペイガニズム、"古代のミステリー"、学術調査研究——。近年、地球の神秘についての研究は、名称こそ異なるものの相互に関連する分野へと細分化している。どの研究分野も世界の謎や不思議の存在を以前から認めている。環境保護への意識が高まるにつれ、自然の神秘に意識を向けることの妥当性は年々増している。しかし、誤った情報や希望的観測には警戒が必要である。地球環境と人類の遺産をどうやって守っていくか、そのことを私たちに考えさせるうえで地球の神秘に関する研究が果たす役割はきわめて大きく、その知見の間違った利用は許されないからである。

ヒマラヤ山脈の高峰カイラス サンスクリット語で"クリスタル"を意味するこの山は仏教、ヒンドゥー教、ジャイナ教、古代チベットの民族宗教ボン教の聖地。教徒にとってカイラスへの巡礼は人生最大の悲願達成と同じくらい重要な意味を持つ。

聖地

聖地に興味がある場合は以下も参照。
- オーストラリア・アボリジニの信仰、p.228-229
- アメリカ先住民の信仰、p.232-233
- 仏教の経典、p.210-211

人類の原初的社会は自然界のいたるところに精霊が宿ると考えるアニミズムの世界であった。先住民部族の中にはこの感性がやがて2つの大きな思想へと発展していったケースもある。そのひとつが**象徴的意味を持つ地形**で、物理的地形に心象風景を効果的に重ね合わせたものだ。そしてもう一つは、特定の景観や特徴のある地形を**聖域**とみなす思想である。

象徴的意味を持つ地形

象徴的意味を持つ地形の代表例がオーストラリア・アボリジニの"ドリーム・タイム"（夢の時代）である。この言葉は1927年にヨーロッパ人が作った造語である。ただし、古来、アボリジニ社会にも夢見(tjukuba)をはじめ、悠久の大地に流れる永遠の時を表す言葉はたくさんあった。夢見という時間の概念によると、現在の大地はドリーム・タイムにできたという。その頃大地は平坦で無人であったが、あるとき巨大なトーテム創造神が地下からあらわれて大地を横切り、その痕跡を残していったといわれる。例えば、創造神の頭部を象徴する露出した岩肌、トーテム神の排泄物を象徴する大きな丸石などドリーム・タイムをほうふつさせる遺物がいまも残る。アボリジニ社会に脈々と生き続ける神話の世界が広大無辺の大地に溶け込んでいるのだ。人類学者ルシアン・レヴィ・ブリュル(1857-1939)は、アボリジニにとって"伝説は大地に刻まれている"と語っている。

大地神話はアボリジニの文化以外にも見られる。ヒマラヤ山脈地帯の仏教徒は精霊や宗教指導者の姿を連想させる場所に巡礼する。例えば、チベット南東部のラ・チー(La phyi)では聖なる山の中心は女尊ヴァジュラヴァーラーヒー（金剛亥母）の御神体と考えられている。自然の地形を神聖視するのはそこに活発な霊力が宿ると考えるからだ。じつは、神々の姿を連想させる自然景観を信仰対象とする習慣は、アンデス文明のインカ帝国、ファラオ以前の古代エジプト、ケルト人社会など古代文明に共通している。

一方で土地全体を一種の聖典とみなす社会もある。日本の国東半島はその典型的な例で、そこに暮らす仏教徒は、半島の景観は法華経（p.210を参照）の世界を体現すると考えている。また、古代ケルト人にとって大地と伝説は切っても切り離せない関係にある。このためケルト神話には必ず特徴のある地形が登場する。アリゾナ州のアパッチ族には、部族社会での行動規範を示す説話が伝わるが、そこには特徴のある自然の地形につけられた複雑な名前が数多く登場する。そのような名前は何百とあるが、アパッチ族なら誰でも知っているという。もし部外者が許可なく神聖な場所に足を踏み入れた場合は、その場所の正式名称を用いて侵入者にさりげなく注意を与えるという。アパッチ族は、場所の名前は"矢"で、大地は人間に"ついてまわる"と考えている。町へ移り住んだアパッチ族の若者でさえ、いまでもそうした神聖な場所には気をつけながら行動するという。

大地との間にそれほど密接な関係を持たない現代人とっては理解し難い面もあるが、先住民にとって祖先伝来の土地は集団心象風景のようなものだ。それゆえ、生まれ育った土地から離れると、文化的健忘症にかかり、部族の分裂につながる危険性があるといわれる。

聖域

大地を神聖視する背景には、特定の場所には特別なパワーが宿るという思想がある。現代人は神殿、教会、モスク、聖なる建物などにすっかり慣れ親しんでいるせいか、そのような建物はもともとこの世に存在しなかったことを忘れている。古来、聖域としてあがめられてきたのは自然の地形──特定の丘、山、洞窟、泉、滝、樹木──で、何万年も前の旧石器時代には特定の洞窟が大聖堂となり、洞窟内には壁画が描かれた。石器時代になると、特別な場所の断片が手斧や道具という形で流通したが、それは特別な場所に宿るマナ(mana)──超自然的存在──の力によるものだと考えられていた。また、中世には聖人や殉教者の遺物も同じように流通した。

なぜ特定の場所だけが崇拝の対象になったのか、その理由をすべて解き明かすことは難しいが、容易に想像できる点はいくつかある。例えば、イングランドのサマセット州にあるグラストンベリー・トールのような目立つ地形は神々しいオーラを放っていたことから崇拝の対象になったと考えられる。ほかにも、不思議なこだまが聞こえる場所や鳴り響く岩や瀑布、祭儀用の野菜や鉱物がとれる場所も同じように神々しいオーラを放っていたと推測できる。また、印象深い神秘的な雰囲気をたたえる場所なども、天地の精気を身近に感じることから崇拝対象になったと考えられる。

崇拝対象となった自然の地形は、岩絵を描いたり、壁や境界線を設けることによって徐々に神聖な場所と特定できるようになった。その後、人間の手によって聖なる建物が建築されるようになった。イングランド南西部のコーンウォール州にあるボドミン・ムーアの環状列石は、花崗岩が変形して露出した岩が広がる荒れ地から見渡せる場所に配置されている。また、古代ミノア文明のクレタ島にあった神殿は頂上に裂け目ができた神聖な山々と関係がある。ちなみに、クレタ島のクノッソス宮殿はユクタス山のほうを向いている。ミノア文明以前の時代には山頂の割れ目に神への奉納品が納められていたといわれる。

人間の心の奥底にはじめて神聖なものを感じせたのはほかならぬこの大地であった。教会などの礼拝をおこなう場所の起源をたどっていくと、最終的にはこうした自然に対する畏敬の念に行き着くのである。

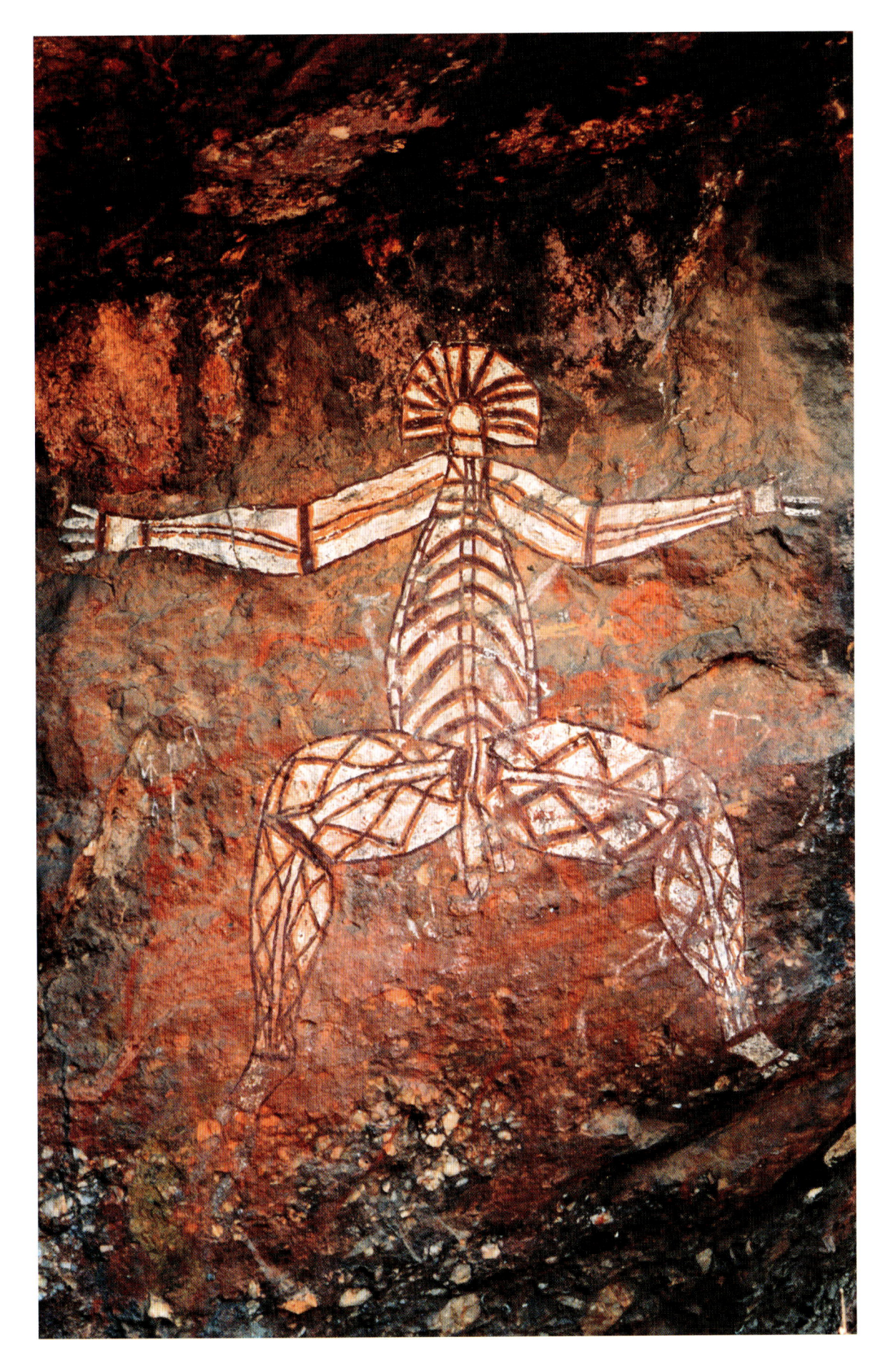

アボリジニの岩絵
ノーランジーロックのこの絵には
ナーブルウィンブルウィンという
危険な悪霊が描かれている。
女性をヤムイモでたたき殺して
食べてしまうという伝説がある。

聖 地 | 247

風水

風水とは地勢や水勢を占う中国の思想体系で、先祖崇拝、墓相学に起源があるとされる。その目的は生者の住む陽宅と死者の住む隠宅の"氣"の流れをよくすることにある。風水理論は巒頭風水（らんとうふうすい）と理気風水（りきふうすい）に大別される。現代版の風水はこの2つの思想を簡略化したものだ。新聞の星占いが正式な占星術の簡略版であるのと同じように、現代版風水も古代風水を簡略化したものといえる。

風水に興味がある場合は以下も参照。
- 易経、p.70-71
- 中国占星術、p.58-59
- 漢方、p.98-101
- 道教、p.216-217

氣

氣は西洋人にとって理解するのが難しい概念だ。最近では、氣は"エネルギー"と考えられているが、これはかなり大雑把なとらえ方である。氣とは大地が発するエネルギーをあらわす包括的概念であり、気息、成長、運動、循環などを生み出すもととなる。その逆はよどんだ悪い氣（邪の気）だ。要するに、氣とは風と水が運ぶ生命力の根源である。

巒頭風水

古代の墓相学はやがて対象を家相にまで広げ、漢（紀元前206-紀元後220）の時代にはすでに現在の風水の原型ができあがり、宋（960-1279）の時代には巒頭風水と理気風水が確立した。

巒頭風水は最古の風水学で、地勢の吉凶を判断する方法である。風水師が、家や墓をたてるのに最適な場所を選ぶときには、まず土地の形状を見る。バランスのとれた氣が集まる場所や、良い氣を集めることができる場所を探すためだ。青龍は陽（男性的）の氣を、白虎は陰（女性的）の氣を象徴する。起伏の多い土地は極陽で、山間を流れる渓流のごとく氣の流れは速い。一方、平坦で湿った土地は極陰で、よどんだ氣が流れる。道路、尾根、大通りなどの直線は"秘密の矢"と称され、殺気が矢のように飛び回る危険な地形とされる。直線道路が家の正面玄関を向いていると、その家に災いをもたらすといわれる。したがって、田舎の起伏のある土地で、陰陽のバランスがとれた場所が家をたてるのに最適の環境ということになる。また家自体は風通しも日当たりもよく、丘陵に面し、豊かな水資源に恵まれた場所にたてるのが好ましいとされる。

もし理想的な場所が見つからない場合は、風水師が丘陵の坂や、水の流れる方向を少し変えたり、植樹することで陰陽のバランスを整え、理想に近い環境をつくることができる。際限なく平坦な土地や極陰の田舎の場合、良い氣が集まるように凹地を作ったり、噴水や池を作るという方法もある（水は良い氣を運んでくるとされている）。また、風鈴を吊るしておくと、その澄んだ音色が陽の氣を運んでくるといわれる。直線道路が家の玄関のほうを向いていて、脇へそらしたり、見えなくするこ

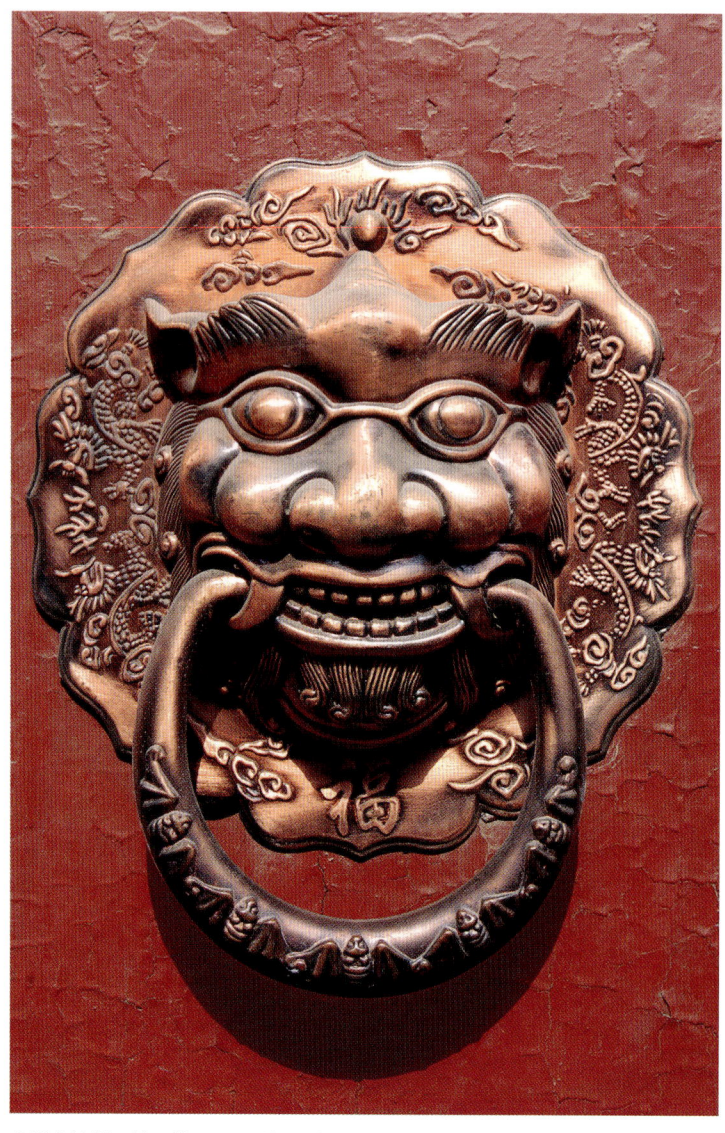

玄関を見張る神 怖ろしい形相の神をモチーフにした中国、北京の伝統的なドアノッカー。厄災を払うといわれる。

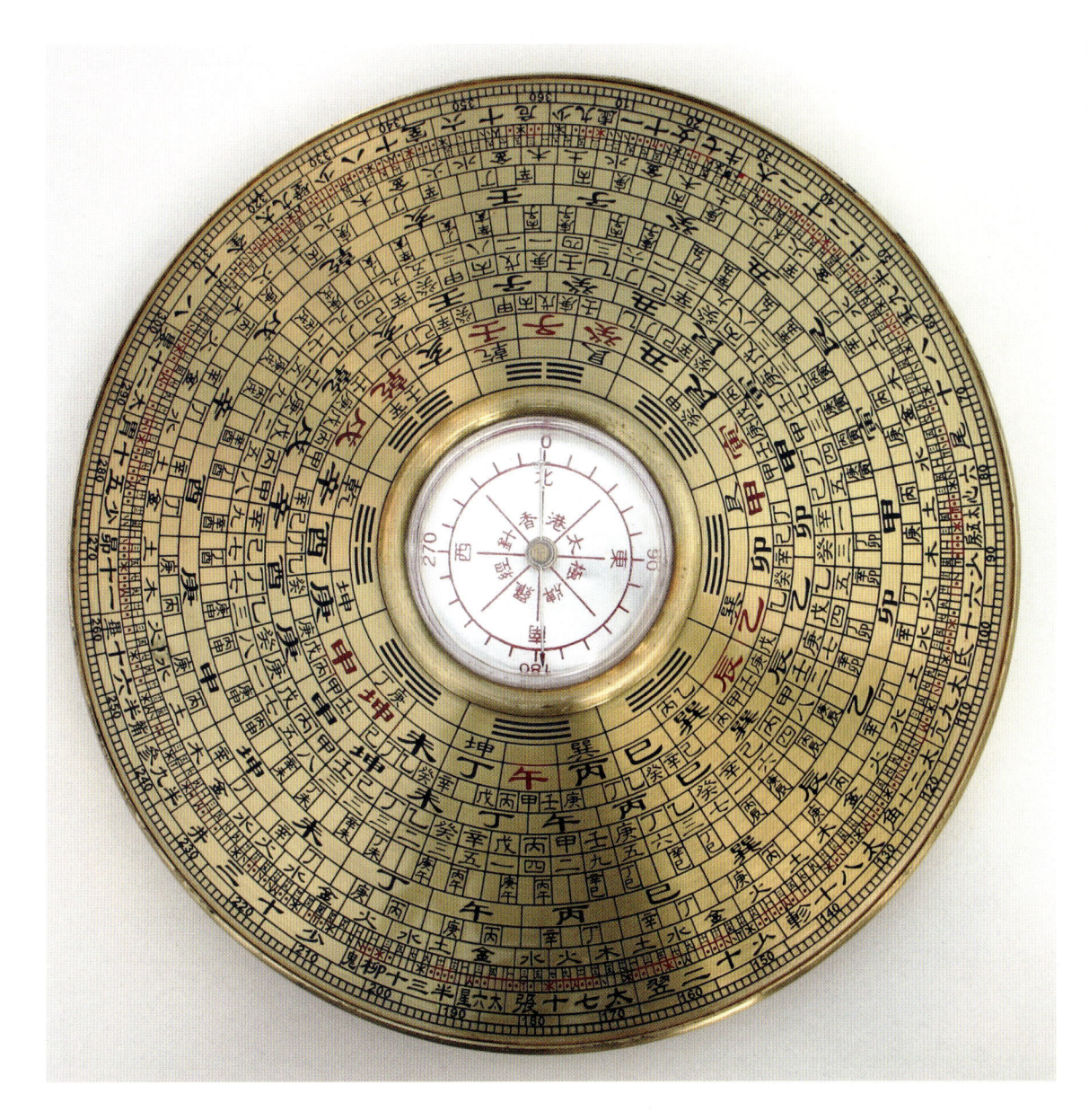

羅盤
理気風水で用いる
特別のコンパス。
氣の流れを読み取り、
建物、部屋、家具などの
最適の位置や方位を
決めるのに用いられる。

とができない場合は、玄関口に怖ろしい形相の神を描いた絵もしくは彫刻のドアノッカーを取り付けておけば邪気を追い払うといわれる。また玄関先に八卦鏡を置くことで運気を改善することもできる。八卦とは易経を構成する8個の卦のことで、卦は爻と呼ばれる記号を3つ組み合わせた三爻からできている。爻には陰と陽の2種類がある。

理気風水

理気風水は八卦を重視し、地理五訣（竜・穴・砂・水・向）、五行（木、火、水、土、金）、時間、季節、星座、方位、占星術の"宮"などを用いて鑑定する。パクア（Pa Kua）という8つの方位から受ける運気を示す八角形の八卦を用い、建物、都市、部屋の図面にかさねて運気を判断する。また、理気風水では羅盤を用いる。漆塗りの木製の正方形または円形の銘板で、真ん中に磁気コンパスが埋め込まれている。磁気コンパスの周囲は幾つもの同心円で囲まれ、円が作る各層には様々な記号が書き込まれている。それらの記号には磁気コンパスの針が指し示した方位に関する情報が記録されている。

現代の風水

地球の神秘への興味を共有する人びとは1960年代に風水の存在を知り、エルネスト・アイテルが1873年に著した『*Feng Shui*』（邦訳はエルネスト・アイテル著、中野美代子、中島健訳『風水―欲望のランドスケープ』[青土社、1999]）などの風水関連本を相次いで再出版した。数十年後、風水はニューエイジの信奉者にとって欠かせない存在となり、ファッション雑誌などには風水の特集記事が頻繁に載るようになった。しかし、風水の理論は複雑で、簡単には説明できない。そのうえ、一つの理論がすべての国に100%あてはまるわけではない。というのは風水の決まりごとの多くは中国の風俗・習慣を前提にしているからである。例えば、風水診断では間口の狭い家は幸運をもたらすとされるが、これは昔中国では家の間口の広さに応じて税金の額が決められていたことに由来する。

風水 | 249

聖なる幾何学

聖なる幾何学は人間が発明したものでなく、生命体の成長螺旋や成長比のように、**自然界**に存在する**幾何学模様**である。聖なる幾何学でもっとも有名なのが**黄金比**である。黄金比を用いて建立された神殿や**記念建造物**には神秘的な雰囲気が漂う。

聖なる幾何学に興味がある場合は以下も参照。
- 巨石と土塁、p.252-253
- 天文考古学、p.254-255
- 古代エジプトの英知、p.278-279

自然界がつくりだす模様

"聖なる幾何学"は自然のなかに隠された幾何図形的配列で、植物や有機生物の対数螺旋から原子や分子の振動パターン、さらには惑星、恒星、銀河の運行と均衡にいたるまであらゆるものに見られる。

黄金比

聖なる幾何学模様は直定規とコンパスさえあれば描くことができる。というのはこの模様は比率に関するものであり、量的尺度ではないからだ。聖なる幾何学模様の代表が黄金比である。下の図のABFEが作る長方形は、縦と横の辺の比が1対1.618で、黄金比四角形と呼ばれる。この比はギリシャ語アルファベットの第21文字フィー（Φ）であらわす。線分AE上のAD対DEの比は約1.618対1となる。黄金比はほぼ13対8の比率になる。

記念建造物

聖なる幾何学模様は万物が生成する過程でのある瞬間を万物の記憶に永遠に閉じ込めたものだ。いわば宇宙の永遠の創造力を映し出すビデオを一時停止したようなもので、そこに神の意図が見えかくれする。古代の建築家らは自然界にある神聖な幾何学模様を用いて神殿や記念物を建造し、その中に黄金比を埋め込んだ。ここで聖なる幾何学が古代建造物にどのように用いられたかを示す2つの興味深い例を紹介する。この2つの建造物の外観は全く異なるが、2つとも極めてシンプルな形状をもとにできている――。それは同じ大きさの2つの円が、互いの円の中心が相手の円の円周上にくるように交わったときにできる形で、魚の形に似ていることからヴェシカ・パイシス（vesica piscisの語源は"魚の浮き袋"）と呼ばれる。魚はイエス・キリストの象徴とされていたことから、ローマ時代の古代キリスト教徒の地下墓地（カタコンベ）の壁画や石棺にこの模様が用いられていた。その後、ヴェシカ・パイシスはキリスト教会の建築物に取り入れられるようになった。建築家のキース・クリチローはイングランドの湖水地方にある新石器時代のカッスルリッジ・ストーンサークルの平面図を見ているうちにヴェシカ・パイシスが用いられていることを発見した。それはちょうど環状列石の平

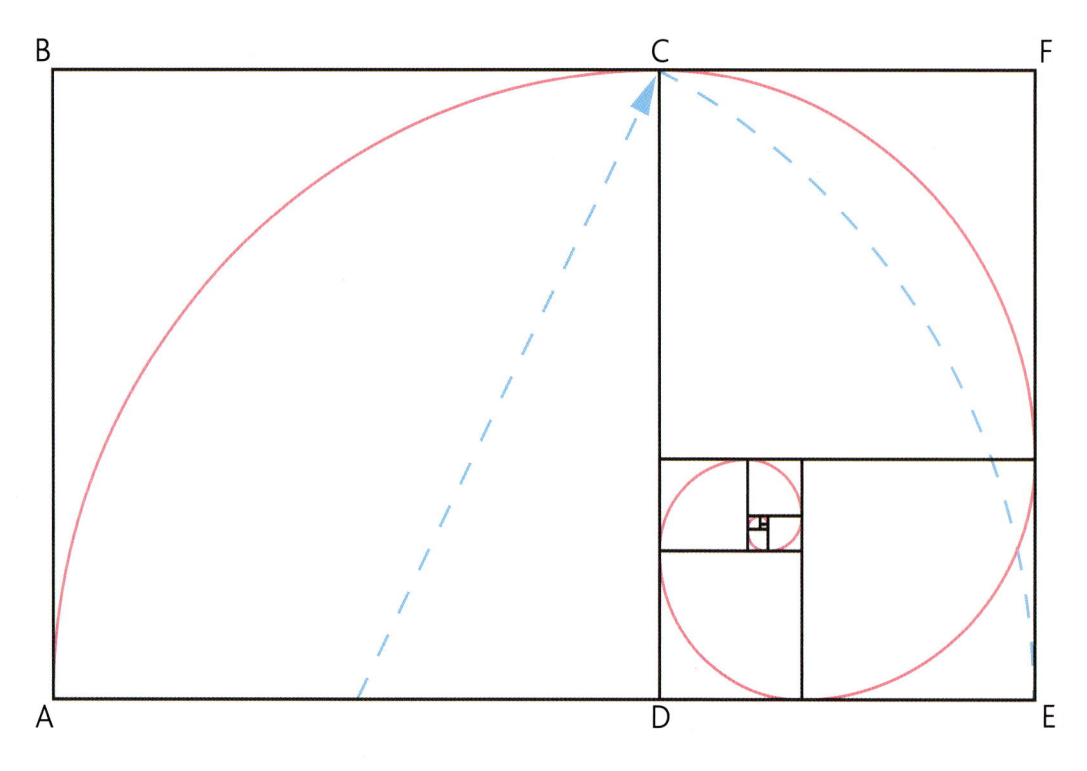

黄金比を持つ長方形と成長螺旋　左の図のABCDが描く正方形を、黄金比を持つ長方形の長いほうの辺につけ足したり、逆に黄金比を持つ長方形から取り去っても、拡大・縮小を繰り返すだけで、もとの形と相似になる。図に示されているように、この相似形は巻貝に見られるような対数螺旋もしくは成長螺旋を描く。正五角形の1辺と対角線との比は黄金比に等しい。また、人間の姿かたち、粉雪、花など自然の中にも黄金比は存在する。1, 1, 2, 3, 5, 8, 13,…のように初項と第2項が1で、第3項以降は前2項の和をとってつくられるフィボナッチの数列にも黄金比が見られる。また、ひまわりの花頭の種の配列にもフィボナッチの数列を反映した幾何学模様が見られる。

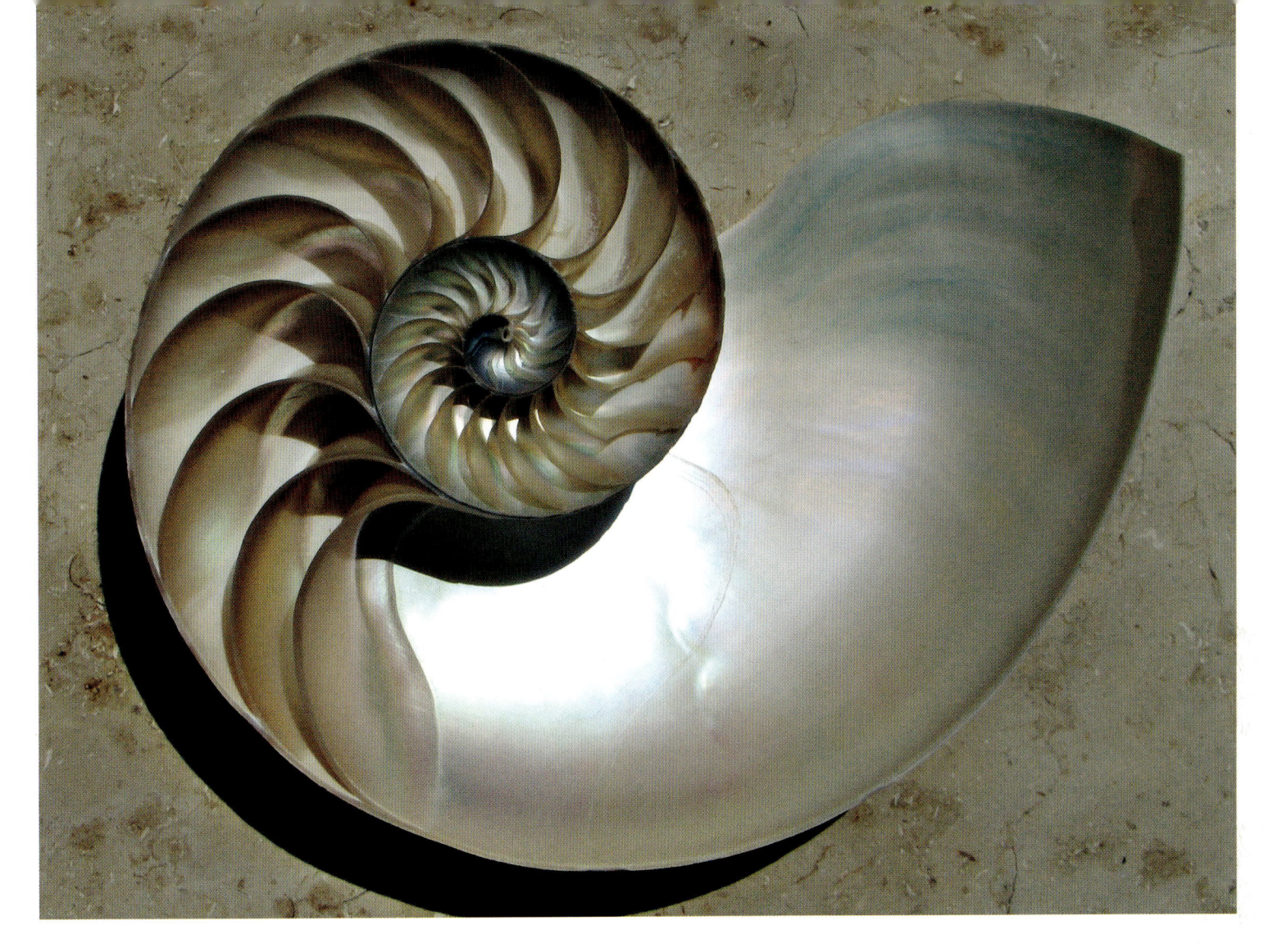

オウムガイ　黄金比をもつといわれるオウムガイの対数螺旋。

面図を見ながら、列石が太陽や月の動きに合わせて配置されている可能性を検討しているときであった（1979年の著作『Time Stands Still』を参照）。

地球の神秘に関する著作の多い幾何学者ジョン・ミッチェルはヴェシカ・パイシスを"聖なる幾何学の基盤"とみなし、研究の結果驚くべき新事実を発見した。彼は1969年の著書『The View Over Atlantis』（1986年に改訂版を刊行）およびその後の著作で、古代エジプトの大ピラミッドにはヴェシカ・パイシスが取り入れられていることを明らかにしたのである。ピラミッドの角張った形と魚の形に似たヴェシカ・パイシスの曲線には一見なんの共通点もない。しかし、ミッチェルは2つの交差する円から直定規とコンパスを使ってピラミッドの傾斜角度と比率を再現する方法を発見したのだ。また、ミッチェルはピラミッドは円周率と黄金比を使って建造されていることも証明した。驚くべきことにピラミッドの幾何学構造を展開していくと地球の直径対月の直径の比を正確に示す2つの円からなる図形ができるというのだ。古代文明の民は現代人の理論を凌駕する高度な知識を持ち合わせていたと言えそうだ。

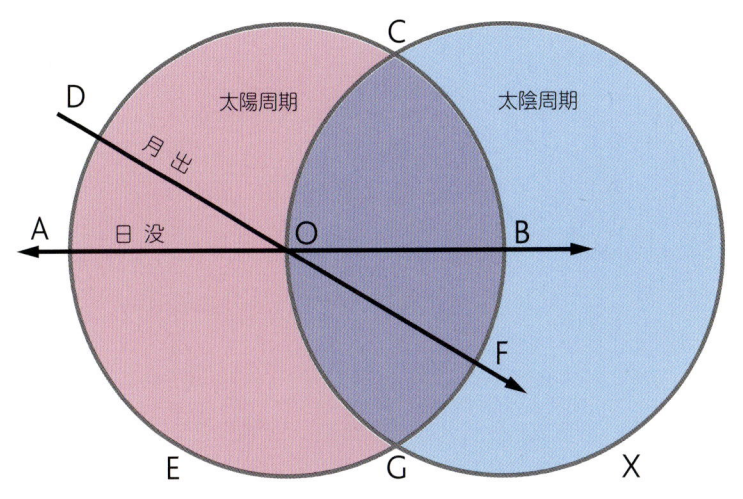

カッスルリッジ・ストーンサークルの平面図　カッスルリッジ・ストーンサークルの基本構造。AB軸は夏至にストーンサークルから観測した日没の位置によって決定される。O地点を中心に"太陽"周期を描く。Bを中心点とする"太陰"周期はOを交点として太陽周期と連結し、C, G地点でお互いの円周と交わる。Gを中心とした弧（EOBX）を描けば太陰周期上にX地点ができる。それにより、DOF軸の延長線上に月が昇る最南端の位置を示すことができる。このように天文学と幾何学を組み合わせた理論を応用すればカッスルリッジ・ストーンサークルの平面図のように列石を真上から見た正確な平面図を作成することができる。（キース・クリチローの説明による）

聖なる幾何学 | 251

巨石と土塁

立石群や巨石記念物、土塁や石と土でできた建築物の造営は、紀元前6000年頃から世界各地ではじまったと推定される。遊牧民の狩猟生活に代わり定住農業が生活手段として定着しはじめた頃である。こうした建築物を作った目的や意味を解明するためにこれまで大規模な調査がおこなわれてきた。

巨石と土塁に興味がある場合は以下も参照。
- 聖なる幾何学、p.250-251
- 天文考古学、p.254-255

立石群

立石群には列石、環状、それにモノリスやメンヒルといった単一の柱石などがあり、世界各地に分布している。アフリカのモロッコにあるムスーラ (Msoura) 環状列石は一本の高い柱状の石をたくさんの小さな石が取り囲む。セネガンビアの西海岸には何十もの環状列石が点在する。エチオピアには何百基もの立石群が現存し、彫刻を施したメンヒルや高さ30mを超える巨大なモノリスもある。中東のイエメンにも列石や楕円形列石が各地にあり、イスラエルの北部ガリリーには巨石群がある。ヒマラヤ山脈が走るインドとパキスタンには立石が散在する。岡山県の楯築(たてつき)遺跡には同心円を描く環状列石がある。最近では、東南アジアやオセアニアの一部で立石群が見つかっており、なかでもイースター島の巨大な石像遺跡モアイは有名である。

立石群 推定5000年前の建造とされるフランス、カルナックの巨石群。現存する列石では世界有数の規模を誇る。

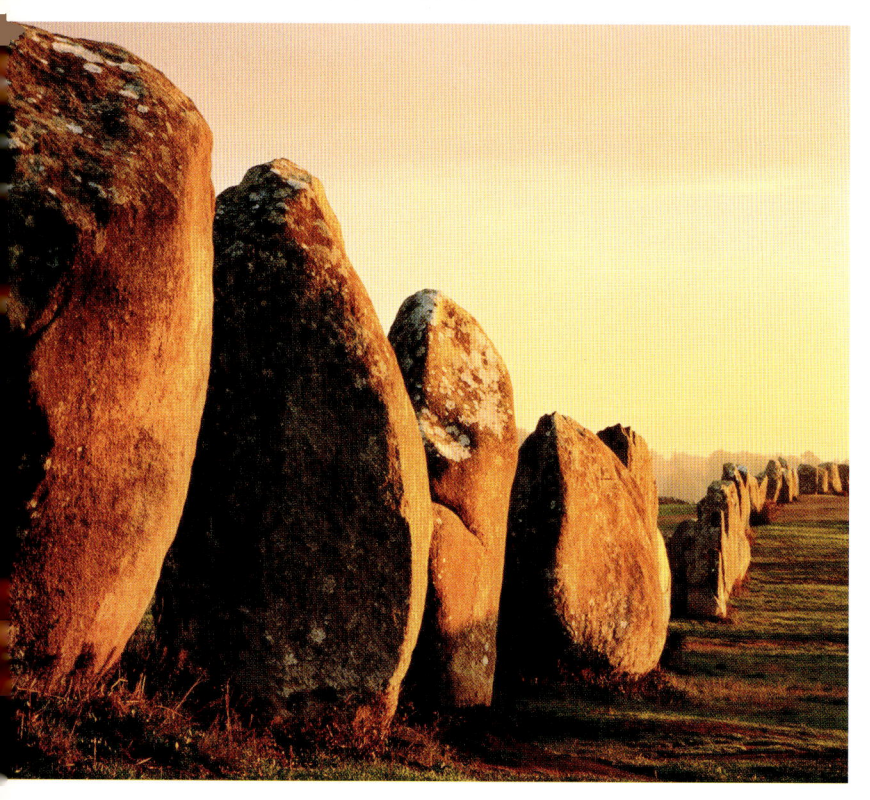

南北アメリカ大陸には巨石群の遺跡はほとんどないが、コロンビアのセント・オーガスティンには彫刻を施した立石群がほかの巨石群と並んで直立している。また2006年にはブラジルのアマゾン河流域で天然の花崗岩の塊りでできた環状列石が100基以上偶然発見されている。

現存する立石群がもっとも集中しているのはヨーロッパである。フランスのブルターニュ地方だけでも5,000基以上の列石が現存する。スカンジナビアではボートの形に並んだ立石や、最近ではルーン文字が刻まれたモノリスなどが発見されている。イングランド南西部のウィルトシア州のストーンヘンジやエイヴバリーに代表されるように、アイルランドとイギリスには見事な巨石群が数多く現存する。

石と土

巨石記念物の多くは石と土でできている。代表的な例がアイルランドのミーズ県にあるニューグレンジの巨石墓で、紀元前3200年頃の建造と推定される。端から端まで100m以上、高さ13mもある墓の周囲を彫刻を施した縁石が取り囲み、大きな石を並べて作った長さ24mの墓道が玄室につながっている。玄室の天井の高さはゆうに6mを超え、冬至には朝日が玄門の上の開口部から差し込み、室内の石は黄金色に輝く。また、ニューグレンジの近辺にはナウス、ダウスといった同規模の巨石墓もある。アイルランド、イギリス、フランス北部にはこれよりも小規模な石墓が現存するが、なかでもブルターニュ地方のガヴリニス墳墓はその典型である。

ひょろ長い机石のような形をした支石墓（ドルメン）はかつてその全体または一部が土または小石で覆われていた。支石墓は主にヨーロッパ、中東、インドの一部、そしてロシアの大草原に分布している。

土塁

先史時代の土塁は世界中に分布する。たいていは古墳であるが、なかには神秘的な土塁もある。例えば、イギリスには"カーサス"という両側に土手を設けた長い道があるが、何の目的で作られたのかはいまだに不明である。エイヴバリーの近くにあるシルベリーヒルは高さ40m、先史時代のヨーロッパでは最古の人工的な古墳である。何世紀にもわたって調査がおこなわれてきたが、その正体は謎に包まれたままだ。アメリカ中西部の各州、とりわけ北部の州には何千というエフィジーマウンド（形象墳）がある。エフィジーマウンドのほとんどは幾何学模様が

あしらわれているが、人間や動物の形をしたものも多い。高さはそれほどでもないが、平面図で見るとかなり大きなものもある。ウィスコンシン州バラブーにあるマン・マウンドは頭飾りをつけた人間の形を模したもので長さは61mある。また同州のマジソンにある鳥の形を描いた古墳は翼の幅が213mもある。ただし、すべてのエフィジーマウンドに故人が埋葬されているわけではない。

巨石記念物の謎

先史時代の巨石記念物には様々な目的や用途があったはずだが、なかには目的がはっきりしないものもある。モノリスのなかには狩猟者や巡礼者の道しるべ、部族の縄張りを示す境界線、埋葬地の目印などとして用いられていたものもあるようだ。また、石の形が男根を象徴することから多産を祈る儀式に用いられていた可能性もある。一方で、部族のシンボルを描いた石や彫刻石も多い。スカンジナビアのルーン文字が刻まれた石はバイキング時代の歴史上の人物や事件を記念したもの。ストーンヘンジやニューグレンジに代表される先史時代の巨石記念物の多くは、宗教儀式や農作業に必要な暦を知るための天文台だったと推測される。ストーンヘンジは夏至の日の出には朝日がヒールストーンを照らすようにたてられているが、もともとは月出没の方向軸に合わせて立っていた可能性もある。

もう一つの謎は巨石群をどうやって建造したのかという点である。石を空中に浮揚させたとか宇宙人の助けを借りたなどという奇抜な説もあるが、人間の労働力と独創的な土木技術を駆使して作り上げたと考えるのが妥当であろう。先史時代の記念物は遠い昔の祖先が払った多大な努力をものがたっている。彼らは信仰目的で、または現代人がもはや忘れてしまった知識を手に入れるためにこうした巨石記念物を造営したのではないかと考えられる。

サーペント・マウンド アメリカ合衆国、オハイオ州、アダムス郡にあるサーペント・マウンド。蛇の形をした世界最大級のエフィジーマウンド（形象墳）。

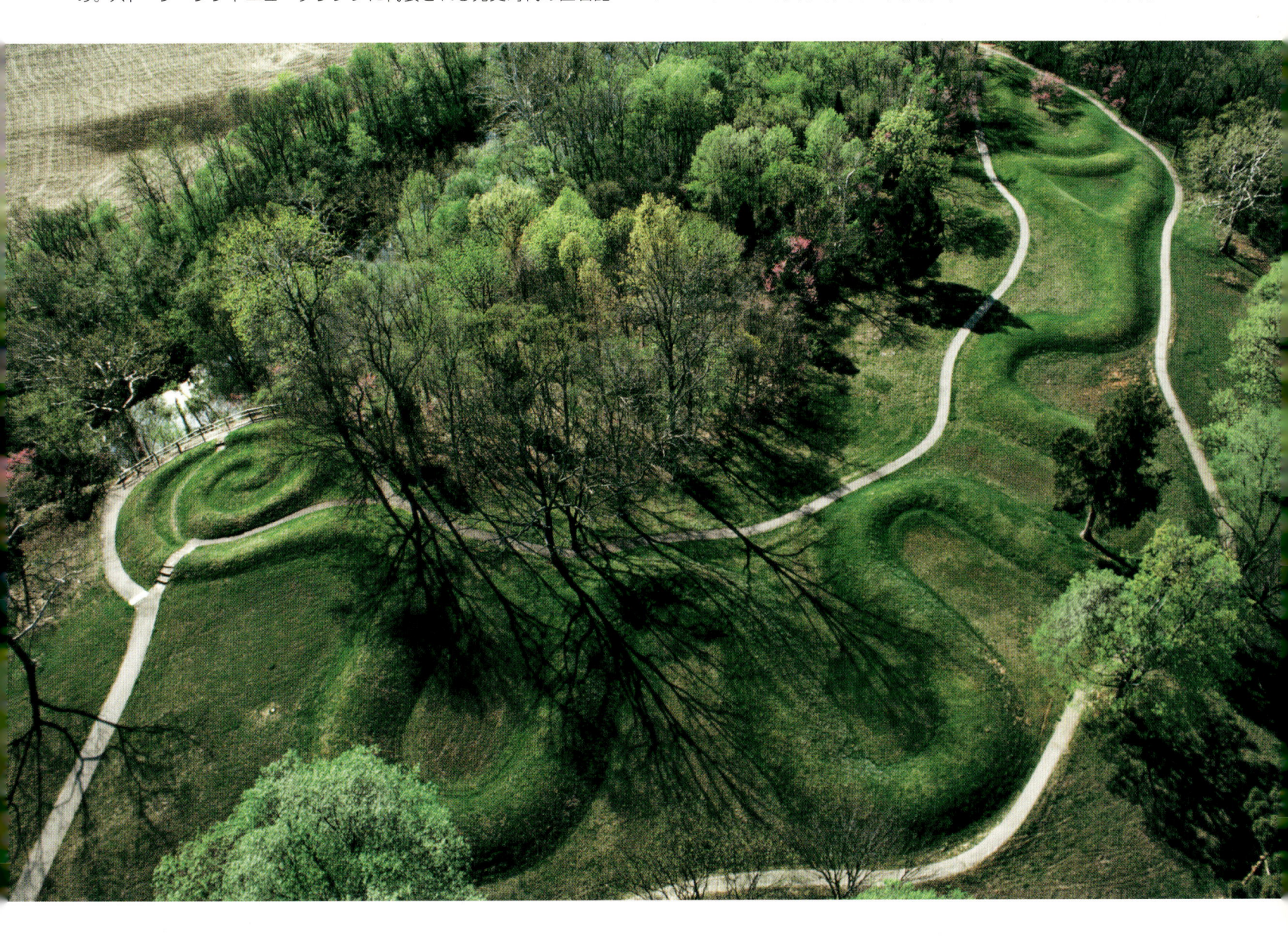

天文考古学

天文考古学は古代人がどのような天文学的知識を有していたかを研究する学問である。

20世紀初頭に科学者ノーマン・ロッキャー卿がエジプトとギリシャの神殿は太陽と星の動きに合わせてたてられていたことを発見したのが天文考古学のはじまりといわれる。その後、研究対象は**ストーンヘンジ**や**巨石記念物**に移り、次いで、古代**中国人**や**アメリカ先住民**の天文学へと広がった。

天文考古学に興味がある場合は以下も参照。
- 巨石と土塁、p.252-253
- 聖なる幾何学、p.250-251
- アメリカ先住民の信仰、p.232-233
- マヤの予言、p.285

ストーンヘンジの物語

ロッキャー卿（1836-1920）は天文学的見地からストーンヘンジを調査したが、天文考古学が学問として成熟しはじめたのは1960年代になってからのことである。アマチュアの天文学者C・A・ニューアムは、遺構内にほぼ完全な長方形を描く測量石の位置は、日出没や月出没の鍵となる方向と直線で結ばれることを発見した。ニューアムはさらに研究を重ね、ストーンヘンジの造営者は約1世紀ものあいだ、移動可能な木製の棒を用いてサロス周期（18.61年）を測り、月の運行を観測していたと報告した。ストーンヘンジは当初、月出没の方向軸に合わせてつくられたが、後に日出没の方向軸に合わせてつくり直されたというのが通説だ。

1960年代半ば以降、スミソニアン天文台の天文学者ジェラルド・ホーキンス（1928-2003）もストーンヘンジを天文学的見地から調査し、オーブリーホールといわれるストーンヘンジのまわりの56個の穴は月食を予測するために用いられていた可能性を指摘した。56という数字は、サロス周期（18.61年）の約3倍の56年に関係があるというのがその根拠だ。ベストセラーとなった1965年のジョン・B・ホワイトとの共著『*Stonehenge Decoded*』（邦訳はジェラルド・ホーキンス著、竹内均訳『ストーンヘンジの謎は解かれた』[新潮社、1983]）の出版をきっかけに、天文考古学はストーンヘンジに強い関心を持つ人びとにとって身近な存在となった。

巨石天文学

1967年、スコットランド人技師のアレクサンダー・トム（1894-1985）はイギリス国内の先史時代の巨石記念物に関する調査結果を公表した。彼は数十年にわたって遺跡を綿密に調査し、石器時代に巨石記念物が天文台としてどのように利用されていたのかを調べた。その研究内容はきわめて詳細にわたっていたために、考古学者もついに、先史時代には祭儀目的や暦を知るために天文学が用いられていたことを認めざるを得なかった。

当時、地球の神秘に強い関心を持っていた人びとはこれをきっかけに天文考古学にも興味を持ちはじめた。イギリスの科学者ジョン・ミッチェルが天文考古学について論じた『*A Little History of Astro-Archaeology*』（1977）は当時大きな反響を呼んだ。

今日、天文考古学は考古学の一研究分野として確立している。それは

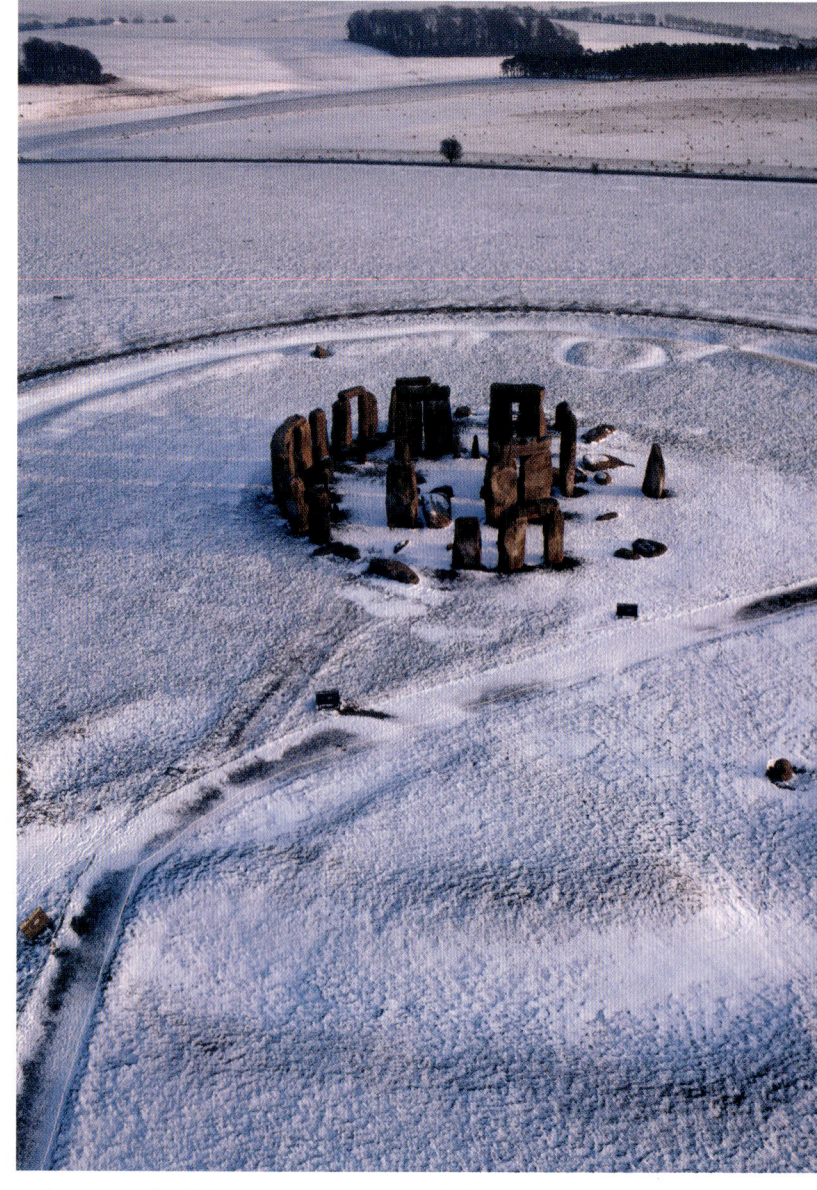

ストーンヘンジ イギリス、ウィルトシアにある先史時代の環状列石ストーンヘンジ。立石は日出没、月出没の方向軸に合わせて配置されている。

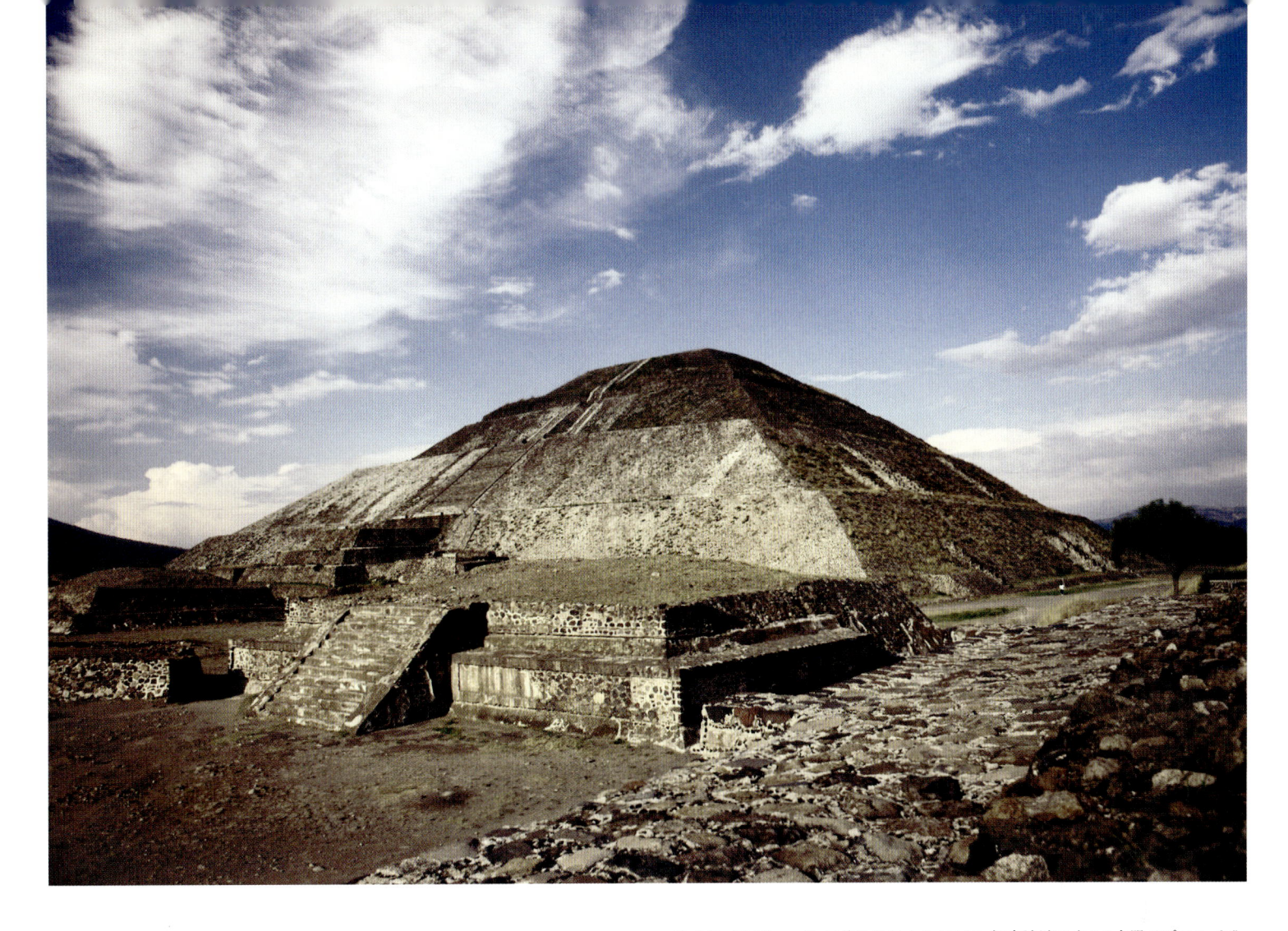

後述するように、古代文明では天文学が発達していたことが最近の研究で明らかになったことによる。

中国の精密測定器

8世紀の中国では南北3,220kmにわたって柱を立て、緯度によって異なる太陽の影の長さを測定することで地球の曲率を計算した。13世紀に告成鎮にたてられた観星台はさらに"ハイテク"だ。それはピラミッド形状の高い塔で北側から低い壁が37m張り出している。その低い壁の上には細長く浅い溝が彫られ、目盛が記されている。今でいう水準器のようなものだ。夏至（6月21日）の正午、高い塔が壁に落とす影の先端の目盛りを記録しておく。そして冬至（12月21日）の正午に再び壁に映った影の先端を記録する。塔が高いために影の長さに大きな差ができ、その差を厳密に測定することで1年の長さを正確に測ることができたといわれる。

アメリカ先住民の天文学

今日、南北アメリカ大陸で遺跡発掘調査をおこなう考古学者のあいだでは天文学的見地からの研究が一般的になっている。ミシシッピ川流域のアメリカ先住民の遺跡、カホキア墳丘群（イリノイ州）。ここには北米最長の有史以前の土塁跡モンクス・マウンドがある。遺跡の中心部にあるウッドヘンジと呼ばれる木でできた巨大環状列柱は、1,000年以上前に夏至・冬至、春分・秋分を正確に観測するために用いられていた。ア

テオティワカン　メヒコ盆地のテオティワカン都市遺跡にある"太陽のピラミッド"。150年頃の造営。西に沈むプレアデス星団の方向を向く洞穴の上に建造されている。碁盤目状の市街地の各施設はこのピラミッドを基点に配置されていた。

リゾナ州にある約800年前のカサグランデ遺跡はアメリカ先住民ホホカム族の住居跡だ。日干し煉瓦造りの4層の住居には小さな正方形の孔があり陰暦の夏至の日没の方向を向いている。メキシコにある2,000年前の広大な都市遺跡テオティワカン。その碁盤目状に整備された街路は古代アメリカ先住民が自分たちの起源と考えていたプレアデス星団が地平線に沈む方向を向いている。さらにマヤ文明、アステカ文明の神殿の多くは、太陽、金星、そのほかの重要な意味を持つ星の動きに合わせて造られたことが判明している。

天文考古学者によると、古代建造物の造営者は太陽や月の光をうまく利用して華麗な光の芸術を演出していたという。その典型例がカスティージョである。カスティージョはマヤの最高神ククルカン（羽蛇神）を祀る階段付きピラミッド神殿で、メキシコにあるマヤ文明の都市遺跡チチェン・イッツァにある。春分・秋分の日の出にはピラミッドの階段がノコギリ状の影を北側の欄干に落とす。太陽が昇るにつれて濃淡のついた三角形の影が現れ、まるで神殿からガラガラ蛇が滑り降りてくるように見える。欄干の底部に蛇の頭を模した彫刻石が配置されていることも一層こうしたイメージを喚起しやすくしているようだ。

地球のエネルギー

地球のエネルギーに興味がある場合は以下も参照。
- アーユルヴェーダ、p.94-97
- 地表に描かれた直線、p.258-259
- 漢方、p.98-101
- エネルギー、p.302-303

"地球のエネルギー"は地球の神秘を論じるうえで常に重要な概念とされてきた。自然界には精妙なエネルギーが存在するという**伝統的思想**がある一方で、主にダウザーの活動によって広まった地球のエネルギーという概念はこれまでの伝統的思想とはかなり趣を異にする。地球のエネルギーの存在について唯一科学的検証を試みたのが**ドラゴンプロジェクト**であった。

伝統的思想

　森羅万象には精妙なエネルギーが宿るという感覚は人間の潜在意識の中にある。中国哲学の氣、インド哲学のプラーナ、オーストラリアのアボリジニのクルンバ、ポリネシア人のマナ、アメリカ先住民に伝わるマクスペ、オレンダ、ポワハ、北アフリカの部族に伝わるバラカ、ペイガンのドルイドのウィブレ、錬金術師のプリママテリア、など精妙なエネルギーをあらわすことばは枚挙に暇がない。このエネルギーは1970年代後半に製作された映画『スターウォーズ』で"フォース"として描かれ、再び世間の注目を集めた。

エネルギーのダウジング

　1960年代にはトランジスタラジオの発明と固体電子工学の発達にともない、地球の神秘的なエネルギーの正体を科学的に解明しようという試みがはじまった。やがて、地球を走るエネルギーの道筋"レイライン"の存在が指摘され、ダウジングでその場所を特定できるという主張が出はじめた。

　古来、ダウジングは占い棒や振子などを用いて地下水脈・鉱脈、秘宝などを探し当てるための方法であった。これに対して"地球のエネルギーを感知するダウジング"は検出装置を用いず、目的物を発見できたかどうかの判断はダウザーに委ねられるため、従来の方法に比べ客観性に乏しい面がある。地球のエネルギーを感知するためのダウジングの起源は3つある。最初は、1938年にアーサー・ロートンが"レイラインを探す"ためにダウジングを導入したことに端を発する。古代建造物は宇宙のエネルギーが流れる方向に沿って造営されており、ダウジングによってその流れを感知することができると主張した。2番目はUFOへの関心が高まったことに関係する。考古学者デズモンド・レスリーと、宇宙人に接触されたと主張するジョージ・アダムスキーが1953年に発表した共著『Flying Saucers Have Landed』（邦訳はジョージ・アダムスキー著、高橋豊訳『空飛ぶ円盤実見記』[高文社、1956]）はベストセラーとなり、地球には"磁気を帯びた道"が四方八方に広がり、宇宙人はそれに沿って宇宙船を操縦しているという説を唱えた。

　地球のエネルギーのダウジングは、ヨーロッパ大陸でおこなわれていた"放射感知"の開発に端を発するという説が最有力説といえる。放射感知の専門家によると地球内部からは自然放射線が発生している。こうした放射線はグリッドと呼ばれる格子状に走る＋と－に帯電したエネルギーラインが交差する地点から発生するといわれている。このエネルギーラインは地電流と呼ばれ、地下水、鉱脈、そのほかの要因によってバランスが崩れることがある。バランスが崩れると地電流は危険な"黒い放射線"に突然変異し、地上にある建物や人間に悪影響を及ぼすというのだ。そのような"黒い放射線"は免疫系に悪影響を与え、慢性的な体調不良、いわゆる"ジオパシックストレス"の原因になるとも考えられている。

　地電流の悪影響を除去する作業では、専門家のコンサルタントは特殊な装置や技術を用いるが、セージをいぶすスマッジングなど、時にはアメリカ先住民の伝統的な清めの技法が用いられることもある。

　イギリス人のダウザーにはヨーロッパのダウザーの著書に影響を受けた者もいる。当時イギリスで活躍していたガイ・アンダーウッドは『The Pattern of the Past』（1969）で巨石遺構の地下水脈が人体や環境に及ぼす影響について論じている。またトム・グレーヴズが1976年に著した『Dowsing』（邦訳はトム・グレーヴズ著、中埜有里訳『ペンジュラム・ダウジング』[河出書房新社、1996]）は地球のエネルギーを感知するダウジングを地球の神秘に興味を持つ人びとに知らしめた。

　レイラインという強いエネルギーの通り道が古代の遺跡を結んでいるという理論は科学的根拠に乏しいにもかかわらず、現在もニューエイジ信奉者の大きな支持を集めている。

ドラゴンプロジェクト

　地球のエネルギーの存在を科学的に証明しようとする試みは1977年にはじまった。ドラゴンプロジェクトに参加した科学者はまず、巨石遺構の監視作業に着手した。とりわけイングランド、オックスフォードのロールライト・ストーンズの調査に力を入れ、電子機器を用いて磁気測定し、ダウザーや霊能者による現地調査もおこなった。

　しかし、統制された条件の下でダウジングをおこなっても磁気変化は観測されず、霊能者による霊視も同じ結果に終わった。一方、電子機器による観測では特定の場所でわずかながら基準値を超える磁気変化が観測された。そのなかには巨石の配置場所が原因とみられる恒久的な変化と、一時的で説明のつかない変化が混じっていた。また、自然放射線の量に関してもイングランド、コーンウォールのドルメンや大ピラミッドの玄室など特定の場所で基準値を超える値が観測されたが、これは花崗岩から出る放射線が原因であることが判明した。古代建造物の造営者は花崗岩から放射線が出ることを知っていたのだろうか。もしそうだとすると大ピラミッドの玄室の内装用にわざわざ数百マイルも離れたアスワンから花崗岩を運び込んだ理由も説明がつく。

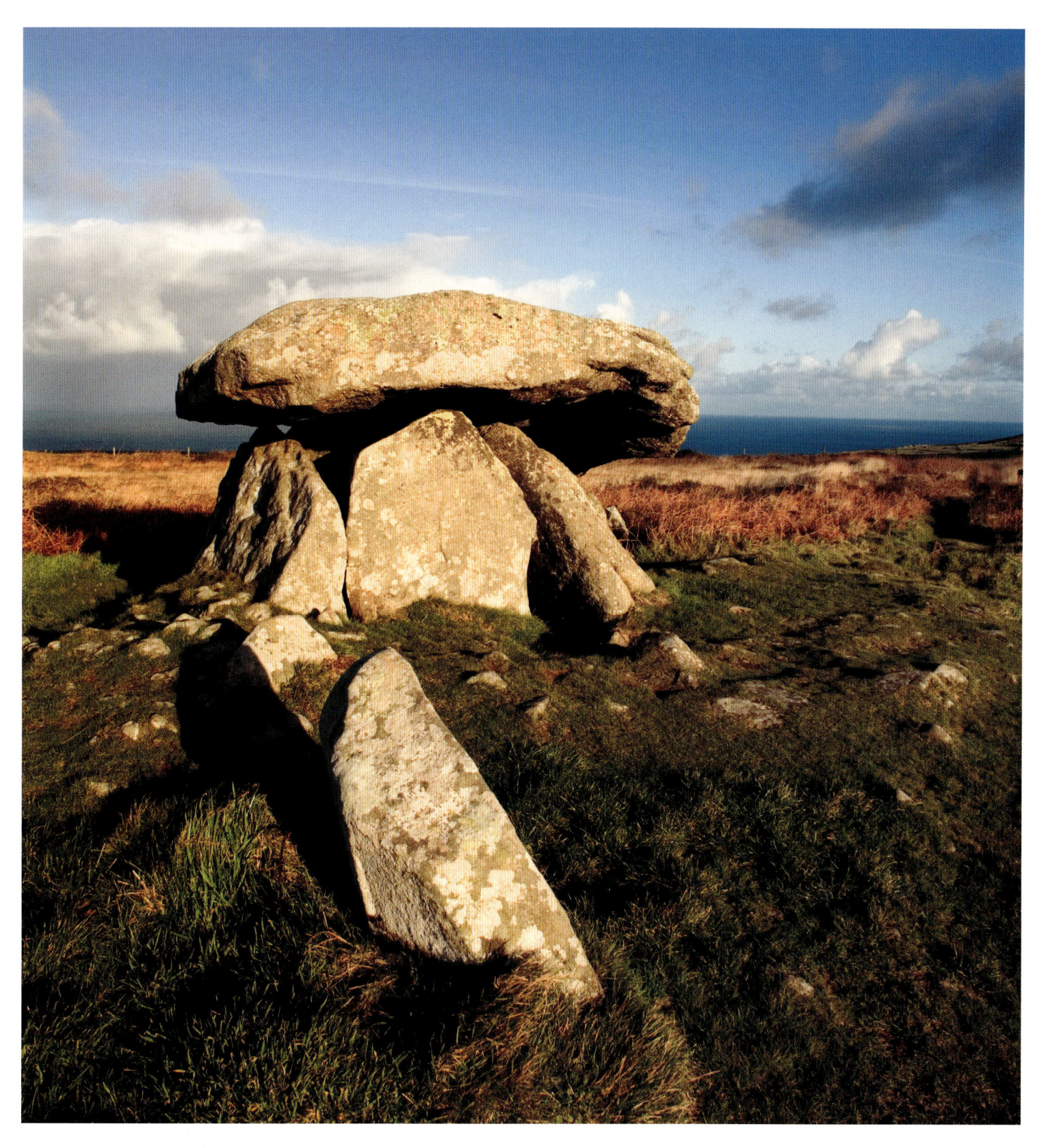

ポール・デヴェルー著『Places of Power』(1990、2000)はドラゴンプロジェクトの成果をまとめたものでその概要を知るには最適の書である。

ドルメン イギリス、コーンウォールにある5000年前の巨石記念物チャン・クオイトでは不思議な現象を解明するために数々の実験がおこなわれてきた。1980年代、ドラゴンプロジェクトはドルメンの内側で高濃度の自然放射線を検出したが、それは大ピラミッドの玄室内での測定値と同じであった。また、あたりが夕闇に包まれる頃、天井石の下部で鈍い光がちらちらしていたという目撃証言がボランティアにより報告されている。

地表に描かれた直線

地表に描かれた直線に興味がある場合は以下も参照。
- 地球のエネルギー、p.256-257
- アメリカ先住民の信仰、p.232-233
- シャーマニズム、p.226-227

整然と並ぶ遺跡や列石、両側を土手で囲まれた大通り、砂漠の模様——。古代から残る不思議な景観は、地球の神秘に興味を持つ人びとを魅了し続けている。とりわけ、**レイライン**とペルーのナスカの地上絵は昔から大きな注目を集めてきた。地表に描かれた線の多くはなぜ**直線的幾何学模様**なのか——。その理由は未だ謎に包まれたままだ。

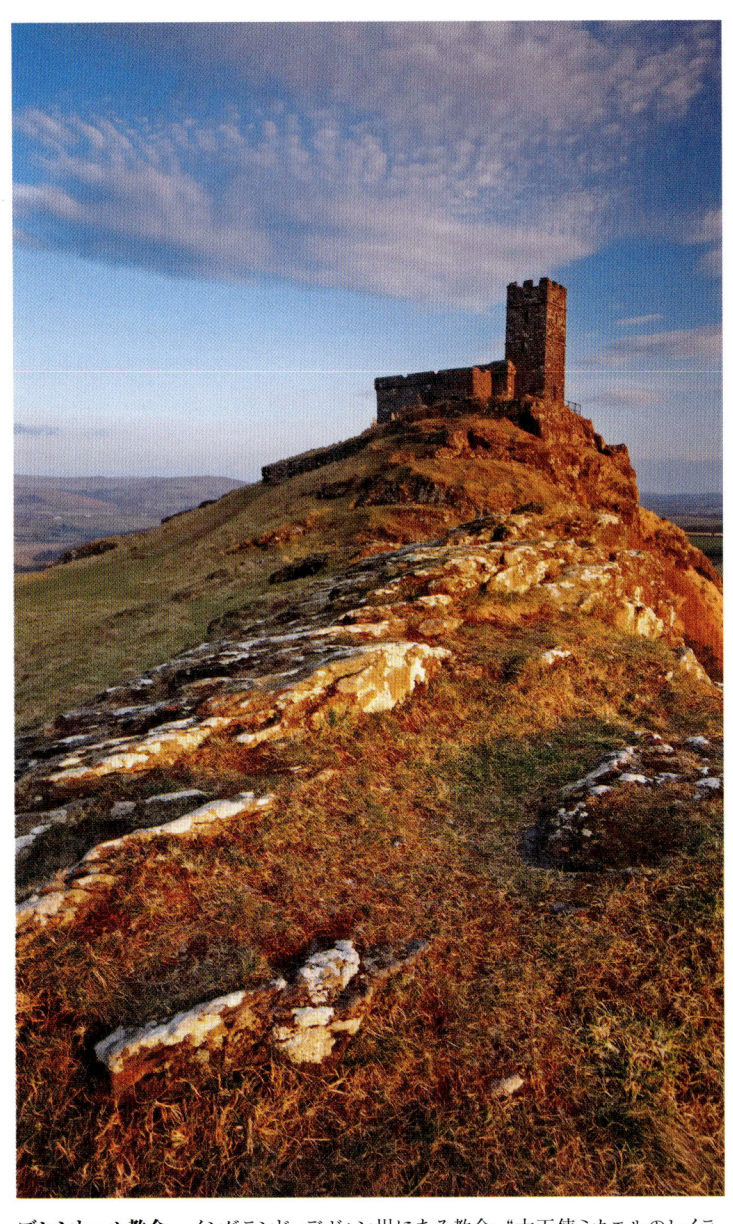

ブレントール教会 イングランド、デヴォン州にある教会。"大天使ミカエルのレイライン"が小高い丘の上に立つこの教会を通るといわれる。ジョン・ミッチェルは、イングランド南部を走る多くのレイラインのうちの一つがこの教会を通ることを初めて地図で示したが、ダウザーのなかにはこの場所には"エネルギーライン"が複雑に集まっていると主張する者もいた。

レイライン

イギリス人ビジネスマンで写真家のアルフレッド・ワトキンス（1855-1935）は代表作『The Old Straight Track』（1925）で、レイラインは有史以前に交易路として整備された道路で、遺跡が直線上に並んでいるのは照準線測定により道路整備をおこなった名残であると主張した。ワトキンスが亡くなった後、彼の説に様々な理論が追加された。レイラインには超自然的なエネルギーがはたらいていると最初に唱えたのは『The Goat-Foot-God』（1936）を著した神秘学者ダイアン・フォーチュンだ。また、元英国空軍パイロットのトニー・ウェッドは『Skyways and Landmarks』（1961）で、地球内部には磁力線が走っており、UFOが宇宙船を操縦する際に利用していると主張した。アーサー・ロートンは1939年に発表した論文『Mysteries of Ancient Man』で、レイラインはダウジングで感知できるが種類が特定できないエネルギーであると主張。この説は自称ダウザーに支持されている。

長年、"レイ・ハンティング"の手法といえば地図上の環状列石、土塁、古代の教会などを直線で結ぶことであった。1970年代になるとそのような手法の妥当性をめぐって激論が交わされ、レイラインは偶然にできた確率が高いという結論に落ち着いた。レイハンターたちが建造年代の異なる多くの遺跡——彼らが言うところのレイ・マーカー・ポイント"——を無差別に線で結んでいたことがわかったからである。

レイラインに対する関心は2つの対照的な概念を生み出した。ひとつは、レイラインを特別なエネルギーがはたらく線であるとする考え方で、ニューエイジ信奉者の幅広い支持を集めている。もう一つは、考古学的、歴史的に重要な直線的幾何学模様および道路をレイラインとする考え方、その代表例がナスカの地上絵である。

ナスカの地上絵

ペルーのナスカとパルパのあいだに広がる乾燥した砂漠の台地パンパス。そこには様々な幅や長さの複雑な直線的幾何学模様が約10kmに渡って描かれている。紀元前600年頃にできたと推定され、古代の動植物や抽象的なデザインをあしらった巨大な絵が大地に広がる。こうした模様、線、絵は酸化されて黒ずんだ地表を削りとって、内側の明るい黄白色の底土を露出させて描いたものだ。

いったい何の目的でこのような地上絵が描かれたのか——。その正体はいぜんとして謎に包まれたままだ。古代文明人が埋葬地や地下水脈

のありかを示す目印としたとか、遠くの聖なる山の方向を示しているなど諸説があるが、それだけではなぜ複雑な直線を主体にしているのか説明がつかない。ナスカの地上絵に関するもっとも有名な説はエーリッヒ・フォン・デニケンが『Chariots of the Gods?』(1968)で唱えた古代宇宙飛行士説だ。彼はナスカの地上絵は宇宙人の"神"を乗せた"宇宙船"が着陸する滑走路だと主張した。しかし、こうした説は根拠に乏しく、地上絵の正体については古代の南北アメリカ大陸の先住民の信仰にどうやら謎を解く手がかりがありそうだ。

コロンビアの先住民コギ族の領地内には古代から舗装された道路が走っている。伝説によれば、地母神がコギ族に信仰の一環としてその道を歩くよう指示したといわれている。コギ族のシャーマン(mamas)によるとその道は霊界に通じる道であるという。ナスカの地上絵の線を詳細に調査した結果、何度も踏みならされてできたとみられる深いあぜ溝があることが判明している。ボリビアにはナスカよりも長い直線を持つ地上絵がある。いまでも先住民部族には祭儀のときにその直線道路を"一列縦隊"で進む風習がある。先史時代の直線道路は南北アメリカ大陸に数多く見られる。ニューメキシコ州の先住民アナサジ族が残した壮大な直線道路はチャコ・キャニオンから放射状に広がる。また、同規模の直線道路がシャーマンを中心とする文化が栄えたオハイオ州のホープウェル族の領地にも残る。中米のマヤ族の領地では低湿地に土を盛り上げて作ったサクベ(sacbes)と呼ばれる聖なる道が祭礼の町を結び、今でもマヤ族は目に見えないサクベについて語る。チリのアタカマ砂漠には直線が鮮明に描かれており、アマゾンの熱帯雨林の奥地ではいまもなお不思議な直線の道が発見されている。

直線的幾何学模様の謎

古代アメリカ大陸の先住民にとって直線は霊的なものを暗示していたようだ。直線の謎をめぐっては、現在も考古学的、民族植物学的見地からの研究やレイハンターによる実地調査がおこなわれている。それらを総合すると、先住民が直線に霊的なものを感じた理由と、彼らが常用していた向精神性薬物のあいだには何らかの関係があることが指摘されている。アメリカ大陸に広がる不思議な地上絵は、シャーマニズムが描く大地の姿、すなわち先住民の魂に宿る聖なる大地の心象風景を目に見える形であらわしたものと言えるかもしれない。

コンドルをモチーフにしたナスカの地上絵　ペルーのナスカには動物、人間、花、幾何学模様などを描いた地上絵が何百とあるが、地上絵は空からでないと確認できない。古代ナスカ文明(200-600)の頃に描かれたとみられる。

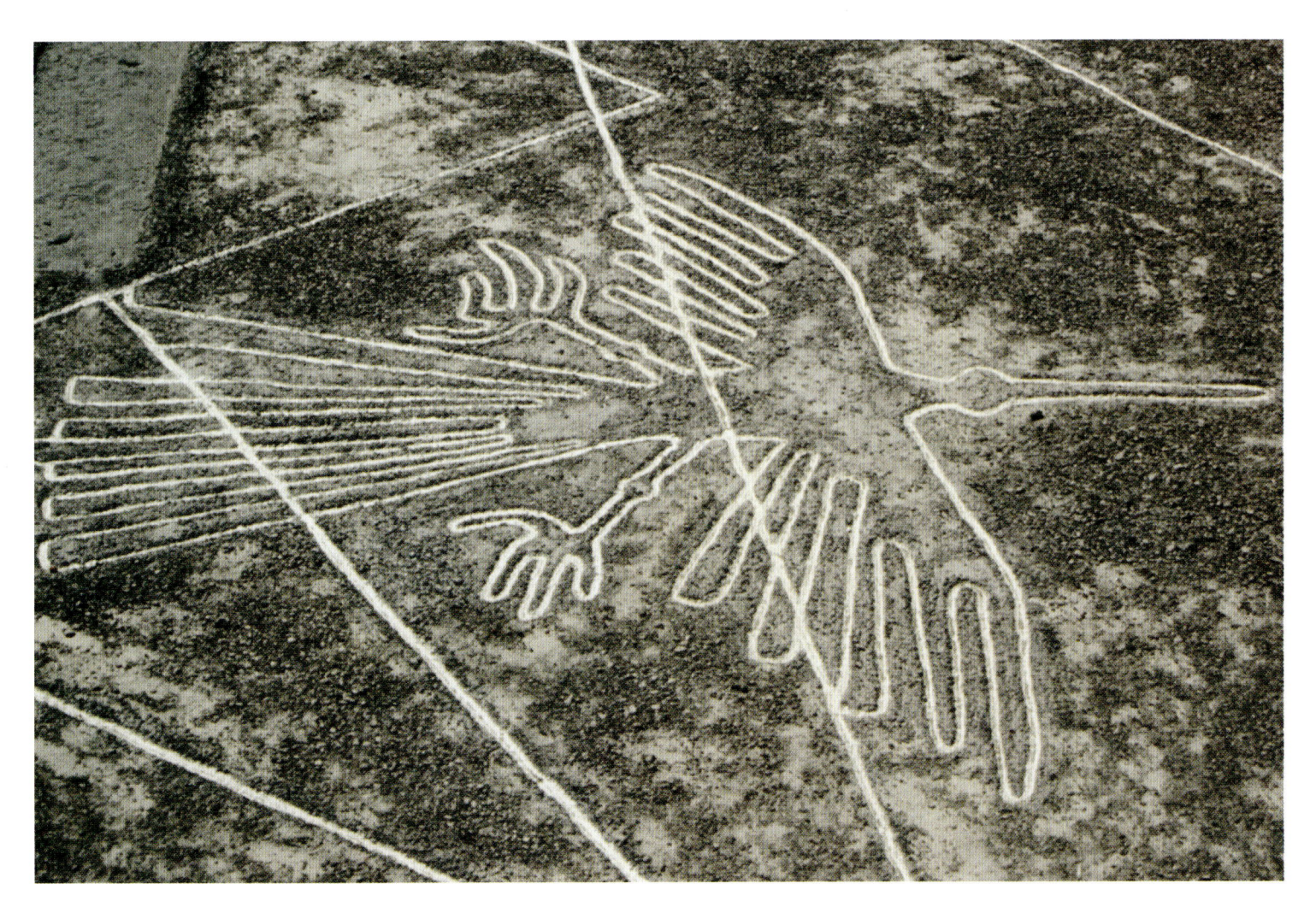

エコロジーと霊性

エコロジーと霊性に興味がある場合は以下も参照。
- 聖地、p.246-247
- ペイガニズム、p.238-239
- ウィッカ、p.240-241
- 妖精、p.292-293
- 女神信仰、p.294-295

1969年、ジェームズ・ラブロックは地球は自己調節機能を持つ1個の生命体であるとする**ガイア理論**を提唱した。ガイア理論は霊性面で大きな反響を呼び、"地球の鍼治療"、"地球のチャクラ"といったニューエイジの思想とともに、エコ・ペイガニズム、生態心理学などの新しい研究分野を生み出すきっかけとなった。

ガイア理論

1957年、イギリスの科学者ジェームズ・ラブロックは電子捕獲検出器を発明した。大気中のどんな微量の化学物質も検出することができる装置で、この発明をきっかけに環境保護運動が高まったともいわれる。レイチェル・カーソンは『Silent Spring』(1962)(邦訳はレイチェル・カーソン著、青樹築一訳『沈黙の春』[新潮社、1974])でDDTなどの化学物質による地球の環境汚染に警鐘を鳴らしたが、作品を書くにあたって科学的データを提供したのはラブロックであった。ラブロックは研究を続けるうち、地球の大気組成や温度差が一定範囲内に保たれているのは、地球が自己調節機能を持つ1個の生命体、すなわち、生物圏と海、大気、岩石などの環境を合わせた"密結合システム"だからであると確信した。生物圏はそれ自体にとってもっとも快適な環境を創造、調節、維持することにラブロックは気づいたのだ。このシステムには"創発特性"——あるものの全体に、その一部分の性質の総和以上のものがあらわれる性質——が備わっていると考え、地球全体を1個の生命体ととらえたのである。

このシステムをギリシャ神話の大地の女神にちなんで"ガイア"と命名するよう提案したのは、ラブロックの隣人で、『Lord of the Flies』(邦訳はウィリアム・ゴールディング著、平井正穂訳『蝿の王』[新潮文庫、1975]ほか)の作者ウィリアム・ゴールディングであった。ラブロックは1969年にアメリカ、プリンストン大学での講演でガイア仮説を提案したが、当時、世間の関心は低かった。そんななか、ラブロックと協力してガイア理論の構築に尽力したのは、ガイア仮説に共感した生命科学者のリン・マーグリスであった。

霊性面での大きな反響

ジェームズ・ラブロックの最初の著作『Gaia-A New Look at Life on Earth』(1979)(邦訳はジェームズ・ラブロック著、星川淳訳『地球生命圏——ガイアの科学』[工作舎、1984])の読者から送られてきた手紙の3分の2は宗教的な見地からの意見や感想であったという。ガイア理論に対して世間が過剰に反応したのは、当時はまだ馴染みのなかった宇宙から見た"地球という生命体"をことさら強調したためではないかとラブロックは思った。その後、古代人が崇拝した母なる大地の女神ガイアがまるで現代によみがえったかのように、地球を生命体ととらえる概念は一気に広まった。特に自然崇拝を信仰の要とする新興のネオ・ペイガニズムはこの理論に大きな影響を受けた。現在では一大ムーブメントに成長したネオ・ペイガニズムには諸派が存在するが、ペイガニズムの感性が環境保護運動や政治活動と融合したエコ・ペイガニズムもそのうちの一つである。エコ・ペイガニズムとは"土と心と社会"に集約されるように、自然とのつながりを取り戻し、持続可能な社会を築いていくことを旨とする信仰形態である。

ニューエイジの思想

ガイア理論が提唱された年はちょうど地球の神秘への関心が高まりつ

ジェームズ・ラブロック 彼が発明した電子捕獲検出器とその後の彼の研究は環境問題への意識を高めるうえで重要な役割を果たした。

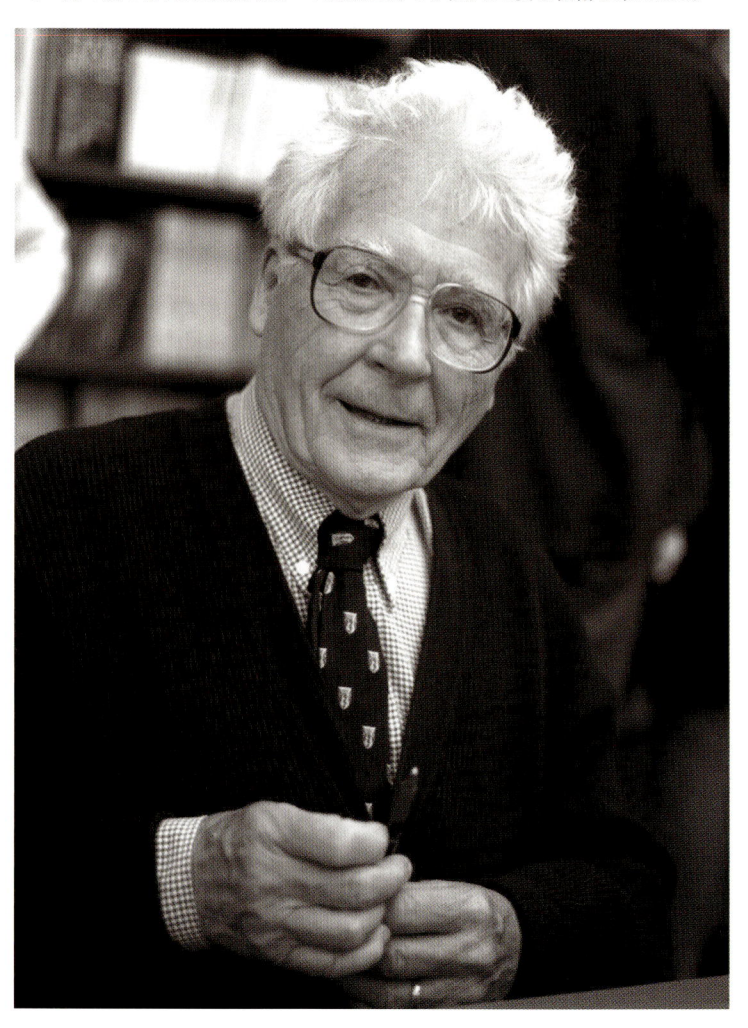

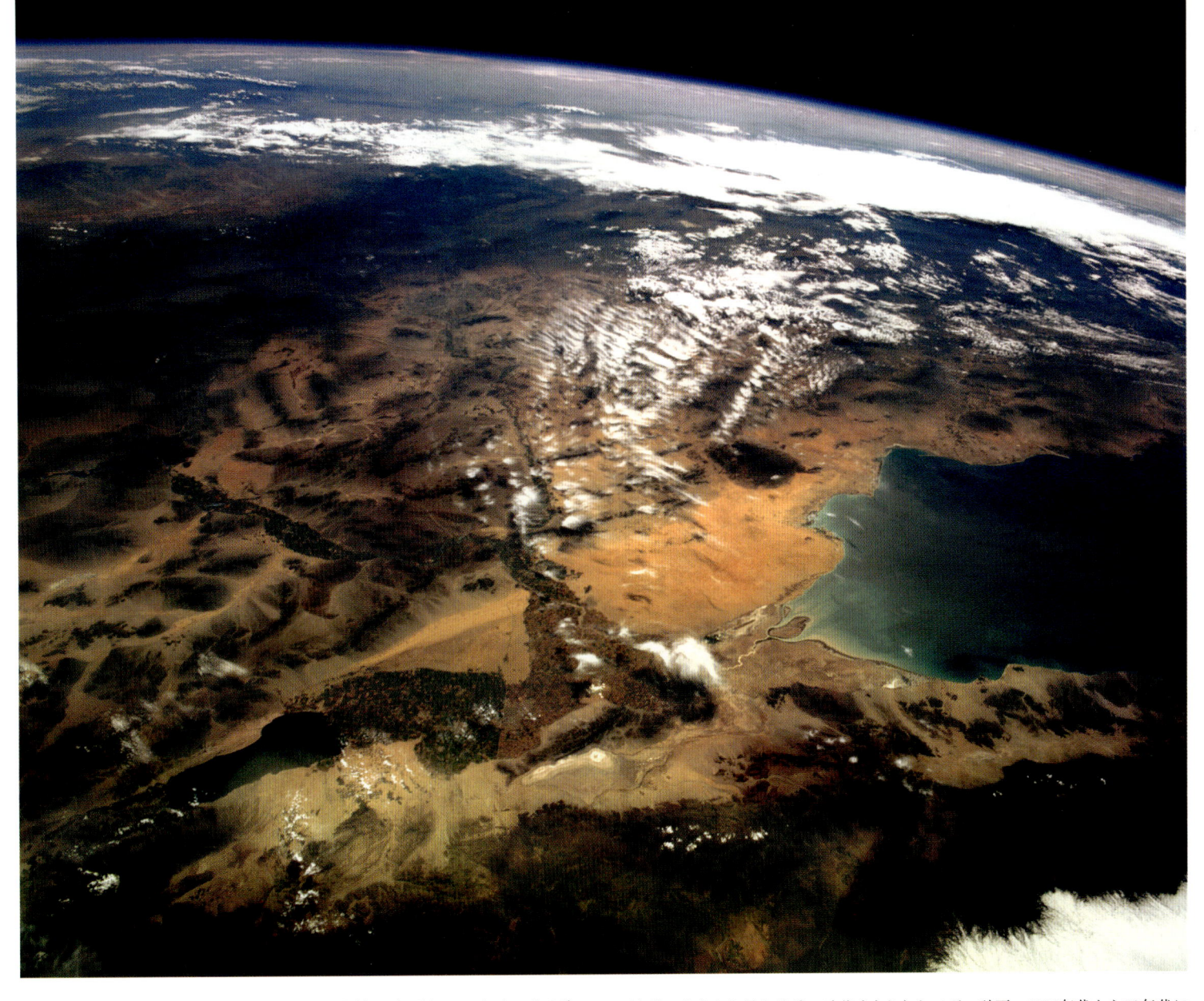

つあった時期である。地球の神秘に関心を持つ人びと——ネオ・ペイガニズムの信奉者も含む——は"地球という生命体"という概念をすぐさま受け入れ、それを古代人の世界観に重ね合わせた。その一方で、眉唾物もあらわれた。例えば、古代の洗練された東洋思想は人体を巡る経絡というエネルギーの通り道を発見したが、残念なことに地球を人間の"体"にみたてた安易な理論と同列に扱われることがあった。立石を大地にささった鍼治療の針にたとえるなどはその典型的な例である。最初にこのような表現を用いたのは地球の神秘に関する著作がある作家ジョン・ミッチェルだといわれるが、この比喩が定着したのはトム・グレイブスの『Needles of Stone』（1978）の影響が大きい。もう一つの例が、ヒンドゥー教に伝わるチャクラ——人間の身体の特定の場所にあるとされるエネルギーの集結部——を地球に当てはめた"地球のチャクラ"という概念だ。地球のチャクラは聖域もしくは特徴のある景観で、国または地球全体に広がる精妙なエネルギーの集結部とされる。ところが、どこを地球のチャクラと特定するかは判断する人によって大きく意見が分かれてしまうのだ。

生態心理学

1972年、ルーマニアのブカレストで開かれた第3回世界未来研究会議

地球 宇宙から見た地球の映像をとらえたアポロ計画。1960年代から70年代にかけて実施されたアポロ宇宙船による探査は、私たちの地球に対する見方を一変させ、時宜を得て発表されたガイア理論の普及を後押しした。

では地球環境保全に信仰が果たす役割について議論が交わされた。ノルウェー人哲学者アルネ・ネス（1912-2009）は講演で従来の環境保護運動のありかたを浅はかで物質主義的であると批判した。このスピーチの数年後、ディープ・エコロジー運動が起こり、"自己"の概念を拡張して皮膚の外側にある生命圏全体を包括する"生態学的自己"の概念が提唱された。

やがて生態心理学が研究分野として確立すると、自然とのつながりを取り戻し、自然と人間との詩的な調和を実現することが健全な精神を維持するうえで不可欠と考えられるようになった。人間が地球を癒すのではなく、人間が地球に癒されるという発想だ。

宗教的視点からの環境問題への取り組みが広がっている背景にはこうした取り組みが大地の恵みに感謝する自然崇拝の思想を積極的に取り入れるとともに、仏教、ヒンドゥー教、道教の思想も柔軟に取り入れている点がある。

エコロジーと霊性 | 261

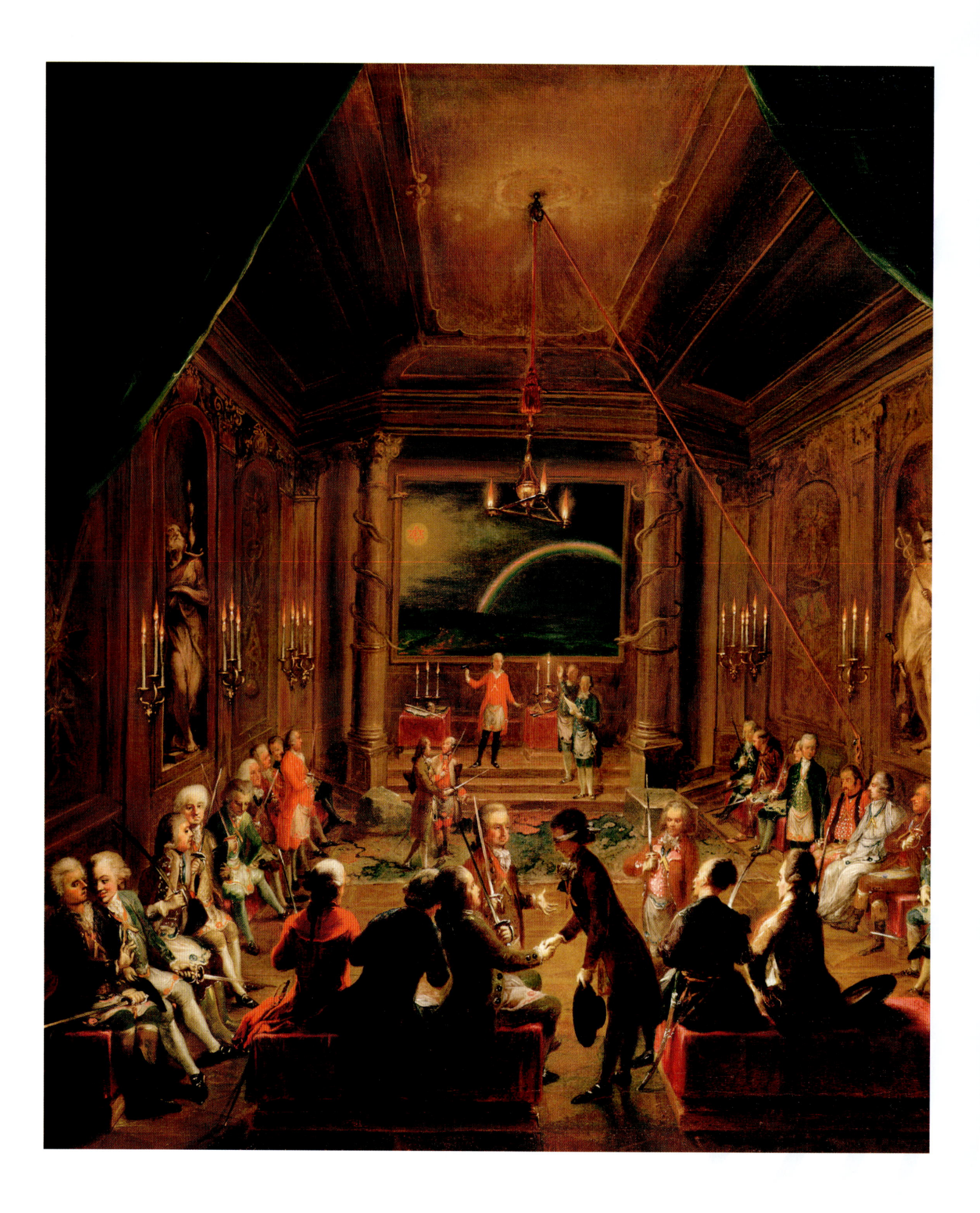

神秘主義教団、秘密結社、オカルト教団

近年、テンプル騎士団やフリーメイソンなどの秘密結社への関心が再び高まっている。『*The Da Vinci Code*』(2003)（邦訳はダン・ブラウン著、越前敏弥訳『ダ・ヴィンチ・コード』[角川書店、2004]）や『*The Holy Blood and the Holy Grail*』(1982)（邦訳はマイケル・ベイジェント、ヘンリー・リンカーン、リチャード・リー著、林和彦訳『レンヌ＝ル＝シャトーの謎──イエスの血脈と聖杯』[柏書房、1997]）などの小説やノンフィクションは何百万人という読者に秘密結社の存在を知らしめた。こうした作品で描かれる秘密結社はエキゾチックで、読者の心を躍らせ、どこか危険な香りがする。しかし実際には、秘密結社の多くは確固とした信仰目的を持って設立された団体で、霊性進化の道を歩む信奉者を何世紀にもわたり啓蒙してきた。19世紀には神智論者の活動によりヒンドゥー教や仏教などが西洋に広まった。また、20世紀初頭にルドルフ・シュタイナーが創始した人智学は教育者やヒーラーにインスピレーションを与え続けている。このセクションでは秘密結社にまつわる虚構の背後にある真実に迫り、結社の礎となった理念を明らかにしていく。

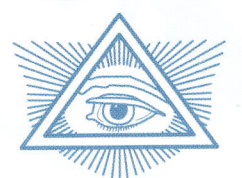

明確な特徴

すべての神秘主義教団が秘密結社というわけではなく、またすべての秘密結社が信仰目的を持っているわけでもない。秘密結社のなかには政治団体や犯罪者集団もあるかもしれない。しかし、ここで取り上げるのは反正統派の信仰と実践にもとづく神秘主義教団、もしくはテンプル騎士団のような反正統的な教義を特徴としていた結社である。

反正統派の宗教や信仰に対してはつねに無知や偏見がついてまわる。したがって、関連用語の正確な意味を理解しておくことは重要だ。"オカルト"の語源は"隠れた"を意味するラテン語である。天文学では"日食・月食"を意味し、言外に含まれた意味はない。一方、マインド、ボディ、スピリットの文脈では神秘とか秘儀の意味で用いられる。"奥義の"(esoteric)はオカルトに比べると解釈に異論が少ない語で、語源的には"内の"とか"内部の"を意味し、選ばれた少数の者だけに伝えられる奥義を意味する。

秘密結社の思想・活動には一つの明確な特徴が見られる。それは霊性の目覚めや神との合一は個人的な体験でなければならないと説く点だ。こうした姿勢は聖職者の言葉を金科玉条とする主要な正統派宗教とは対照的である。

黄金の夜明け団の持続的影響力

初期の秘密結社を母体に誕生した結社もある。黄金の夜明け団(The Hermetic Order of the Golden Dawn)は1885年にロンドンで結成された近代魔術結社で、フリーメイソン内部の薔薇十字団の領袖たちによって設立された。当時としてはめずらしく女性の入会も認められ、好奇心を持つことが唯一の入会資格とされた。黄金の夜明け団の教義は、薔薇十字団が結成された前後の西洋神秘思想と、16、17世紀のヘルメス主義、錬金術、占星術、カバラを習合させたものである。特に19世紀のフランスの秘密結社の教理や、フランスの神秘思想家エリファス・レヴィ(1810-75)をはじめとする近代魔術の権威に大きな影響を受けた。『*Dogme et Rituel de la Haute Magie*』(1855-56)（邦訳はエリファス・レヴィ著、生田耕作訳『高等魔術の教理と祭儀(祭儀篇)・(教理篇)』[人文書院、1992、1982]）は近代魔術の発展に大きな影響を与えた。

黄金の夜明け団の外陣(Outer Order)では4つの要素──意志の力、五芒星儀式の練習、講義文書、霊的ヴィジョン──を中心に魔術の教理が説かれた。講義文書にはヘブライ語の文字や数字の象徴的意義、十二宮とその特性、神と天使、四元素論、動物、草花、身体の部分、色、香料、貴石、万能符などをはじめ様々な項目に関する記述がある。一方、内陣(Inner Order)の魔法の儀式では、これらすべての要素を慎重に組み合わせて相乗効果を発揮させることで、期待する結果をもたらそうとした。

黄金の夜明け団のメンバーには詩人W・B・イェイツ(1865-1939)、女優フローレンス・ファー(1860-1917)、そしてたった1年で除名された著名な神秘主義者アレイスター・クロウリー(1875-1947)らがいた。

黄金の夜明け団は20世紀はじめに内紛と外圧によって分裂。その後は、後継団体である"暁の星団"(Stella Matutina)が魔術の教理と祭儀を説き続けた。黄金の夜明け団はたった15年で分裂したが、20世紀後半から21世紀にかけて、とりわけタロット占い、カバラ、儀礼魔術などの面で西洋の秘密結社に大きな影響を与えた。黄金の夜明け団は、秘密結社が社会の裏舞台でその存在感を維持し、影響力を持ち続けることができることを示す好例である。現在も彼らは適応と進化を繰り返しながら秘法の伝授者としての役割を担い続けている。

フリーメイソンのロッジ ジョセフ2世統治下の1784年、ウィーンのロッジで行われた秘儀参入の儀式。一番左端に座っているのはモーツアルト。

テンプル騎士団

テンプル騎士団は12世紀に**騎士修道会**として設立された。
しかし、13世紀の終わりにはその権勢と富がわざわいし**没落**の一途をたどる。
様々な**伝説**に彩られたテンプル騎士団は**フリーメイソン**や西洋の秘密結社と
どんなかかわりをもっていたのか――。近年、様々な推理が交錯している。

テンプル騎士団に興味がある場合は以下も参照。
- キリスト教、p.190-191
- フリーメイソン、p.268-269
- 聖杯、p.282-283

騎士修道会

テンプル騎士団、別名キリストとソロモン寺院の貧しき騎士修道院は、1119年にフランス、シャンパーニュ出身の貴族ユーグ・ド・パイヤンと貴族出身の8人の騎士によって創設された。テンプル騎士団という名前はエルサレムのテンプルマウントにあった宿舎に由来する。宿舎は古代ソロモン王のエルサレム神殿跡にあったといわれる。

テンプル騎士団の修道士はほかの修道会と同様、清貧、純潔、従順の誓いを立てた。しかし、キリスト教修道会が礼拝や聖典の研究ではなく戦うことに生涯を捧げたというのは歴史上きわめて珍しい。彼らの活動の目的は聖地エルサレムへのキリスト教巡礼者を異教徒の迫害から守ることにあった。十字軍は1099年にエルサレムを占領し、キリスト教王国を樹立。テンプル騎士団の数は急増し1130年頃パレスチナには約300人の騎士がいたといわれる。

彼らは戦闘訓練を受けた勇猛果敢な修道士で、降伏よりも死を潔しとする精鋭部隊であった。騎士は2、3頭の馬を保有し、騎馬隊長や多くの歩兵を従えていた。また一人の騎士につき、医療修道士、司祭、料理人、肉体労働者ら合わせて10人以上の男性従者が仕えていた。最盛期にはその数は15,000人に達し、そのうち騎士は1,500人程度いたといわれる。

創設当初からテンプル騎士団はカトリック教会の寵愛を受けた。当時影響力のあったクレルヴォーのベルナール大修道院長の手によってテンプル騎士団の規則が定められ、教皇ホノリウス2世は1129年のトロアの評議会でテンプル騎士団を騎士修道会として正式に認可。そして1139年、教皇イノケンティウス2世はテンプル騎士団は教皇を除きいかなる世俗的、宗教的権威にも属さないと定めた。1161年、教皇アレクサンデル3世は騎士団に十分の一税を免除し、騎士団が税収を得ることを許可した。さらに独自で礼拝堂付きの司祭や埋葬地を所有することも許された騎士団は、完全に教会の支配から独立していた。

没落

テンプル騎士団の規模が大きくなるにつれ、その権勢と名声も高まっていった。王侯貴族はこぞって彼らに城や領地を寄贈し、領地の賃貸料などを与えた。資産が増えるにつれ、彼らは"ヨーロッパの金融業者"としての機能も果たすようになり、王侯貴族に対して高利貸しを営むようになった。しかし、結果的にこのことが騎士団の没落を招くことになる。

テンプル騎士団に膨大な借金をしていた国王フィリップ4世は借金を棒引きにするために騎士団を壊滅し、その資産を奪い取ることを画策。彼はフランス領内のテンプル騎士団員を全員幽閉し、様々な容疑をかけてはテンプル騎士団を迫害した。パレスチナのキリスト教徒の敵であるイスラム教徒のサラセン人と結託して陰謀をたくらんでいるとか、十字架につばを吐き捨てイエス・キリストを冒涜した、バフォメットの偶像崇拝をひそかにおこなっている、などの言い掛かりをつけたのだ。フィリップ4世にはテンプル騎士団に対する支配権はなかったが、拷問によって嘘の供述を引き出したといわれる。

テンプル騎士団の伝説

今日ではこうした容疑は事実無根であるというのが通説だが、推論好きの歴史家のなかにはテンプル騎士団はイエス・キリストではなく洗礼者ヨハネやマグダラのマリアをひそかに崇拝していたという見方もある。しかし、こうした主張をはじめ、12世紀のグノーシス主義のカタリ派を支持していたとか、イエスやマグダラのマリアの秘密の埋葬場所を知っていた、聖杯を所持していた等々の諸説を裏付ける証拠はない。また、創設当初エルサレムでテンプルマウントの下に穴を掘ったところ財宝や異教の秘義を発見したとする説や、騎士団分裂の後、残党が財宝を持ってスコットランドに逃亡し、1314年のバノックバーンの戦いでロバート・ザ・ブルースの援軍として戦ったという説、さらにはコロンブスがアメリカ大陸を発見する1世紀前に新大陸を発見していたという説など、テンプル騎士団にまつわる伝説は枚挙に暇がない。しかし、こうした説を事実だとみなす証拠はなくすべては空想の産物といえる。

テンプル騎士団とフリーメイソン

一方でテンプル騎士団がフリーメイソンやほかの秘密結社に影響を与えたとする説はかなり昔からあった。フリーメイソンである騎士アンドリュー・ラムゼイ(1681-1743頃)は1736年に有名な"ラムゼイの講話"を発表した。ラムゼイはそのなかで、十字軍の遠征から戻った騎士たちがロッジに集まり、建築物に隠された象徴的意味の研究をおこなったのがきっかけでフリーメイソンに友愛組織、記号体系、暗号文書が伝わったと述べている。18世紀から19世紀にかけて、フリーメイソンのなかにはテンプル騎士団の末裔を描いた伝記を創作する団体が多かった。彼らはテンプル騎士団の名声にあやかって儀式の神秘性を高めようとしたのだ。こうした伝記はすべてフリーメイソンの出自に関する寓話で、事実にもとづく歴史物語として書かれたものではなかった。

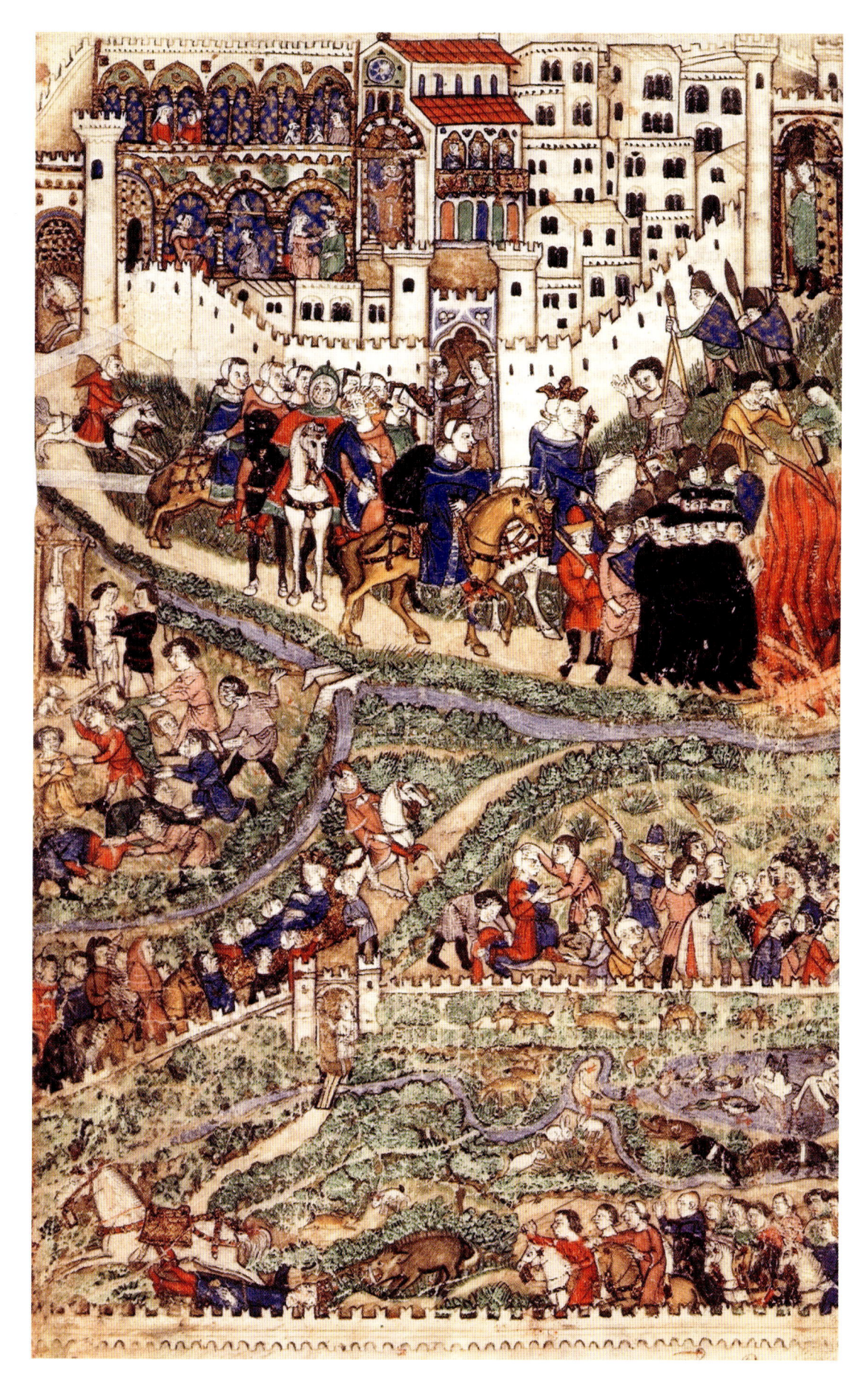

テンプル騎士団の崩壊
14世紀後半の
ジェノヴァのコチャレリ作
『*Treatise of the Vices*』の挿画。
テンプル騎士団の崩壊と
フランス国王フィリップ4世
(1268-1314)の
死が描かれている。

薔薇十字団

薔薇十字団に興味がある場合は以下も参照。
- 西洋の神秘主義思想、p.184-185
- フリーメイソン、p.268-269
- 錬金術、p.296-297
- カバラ、p.188-189

薔薇十字は17世紀に生まれたキリスト教神秘主義思想である。その思想と活動の原点とされるのが3つの宣言書で、そこにはクリスチャン・ローゼンクロイツが創始した秘密結社について詳しく述べられている。薔薇十字団の伝統を受け継ぐ秘密結社は多く、薔薇十字団は現代の薔薇十字会の設立にも大きな影響を与えた。

3つの宣言書

　1614年に発表された『友愛団の名声』(原題は『The Fama Fraternitatis』)には106歳でこの世を去ったクリスチャン・ローゼンクロイツの墓が、死後120年経過した1604年に発見された経緯が述べられている。ヨーロッパや中東を旅するうち、秘密の智慧を手に入れたローゼンクロイツは、帰国後"聖霊の学舎"と称される修道院を創設。そこに弟子や啓発された同士を集め薔薇十字団を結成した。

　1615年に発表された『薔薇十字団の告白』(原題は『The Confessio Fraternitatis』)には、薔薇十字団は医術の心得のある教養人で、人知れず世の中のために働く人たちの友愛団体であると記されており、同じ志を持つ同士を募っている。1616年の『クリスチャン・ローゼンクロイツの化学の結婚』(原題は『The Chemical Wedding of Christian Rosenkreuz』)は霊性をテーマとした寓話で、60年後に書かれたジョン・バニヤン作の『Pilgrim's Progress』(邦訳はジョン・バニヤン著、池谷敏雄訳『天路歴程』[新教出版社、1976]ほか)をほうふつとさせる。いわば一人の人間の霊性探求をテーマにした空想物語で、読み方によっては様々な解釈ができる。なかには錬金術の工程を暗に描いたものだという見方もある。

　こうした匿名の3文書が出版されるまでは薔薇十字団は無名の存在であった。しかし、人知れず世の中のために活動する人びとがいるという噂はこの3文書が出版される前からあった。それは当時のヨーロッパで"自然哲学者"(ヘルメス哲学者と呼ばれる)と呼ばれていた人びとで、彼らは今でいうところの科学者であった。数学、天文学、医学、生物学、植物学、薬草学、錬金術、占星術、カバラ、新プラトン主義、グノーシス主義、などの諸学問を融合して研究を重ね、神と神が創造した万物についての真理の探究に情熱を傾けた人びとである。

薔薇十字団の伝説

　霊性の探求は個人的な歩みであることを強調し、錬金術をはじめとする神秘思想に関心を寄せた薔薇十字団は、西洋秘密結社の発展に多大な影響を及ぼしてきた。例えば、フリーメイソンは薔薇十字団の理念を吸収し、黄金の夜明け団(p.263を参照)も薔薇十字団の教理を積極的に取り入れた。人智学の創始者ルドルフ・シュタイナー(1861-1925)は講演で、生涯人道主義を奉じたローゼンクロイツの功績をたたえている。今日、3つの宣言書から多くの示唆を得たという薔薇十字会が世界中で活動を展開している。

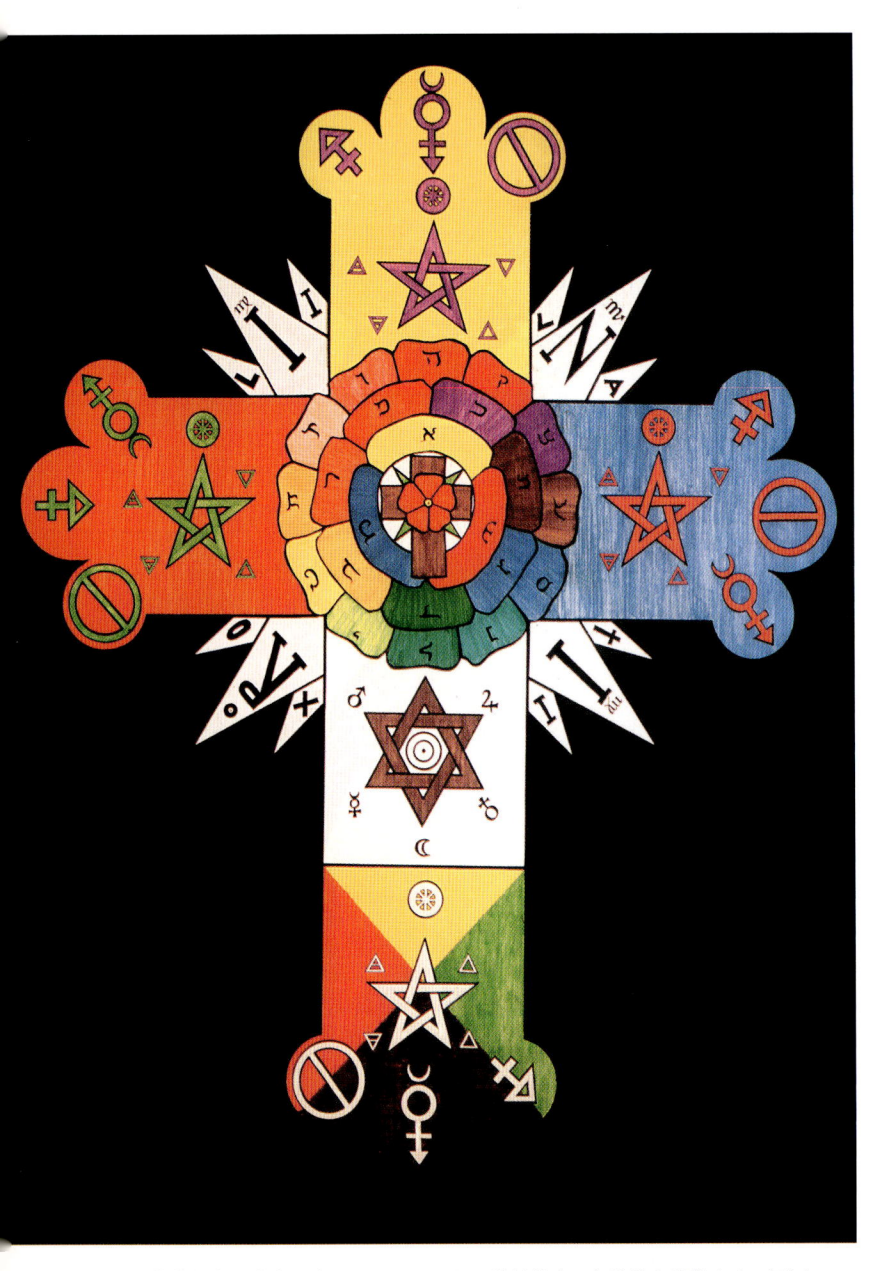

薔薇十字　黄金の夜明け団が用いた19世紀後半の伝統的な薔薇十字の図柄。写真は黄金の夜明け団の創始者の一人ウィリアム・ウィン・ウエストコットが胸に着けていた魔法のペンダント。

神秘主義教団、秘密結社、オカルト教団

イルミナティ

イルミナティに興味がある場合は以下も参照。
- 西洋の神秘主義思想、p.184-185
- 薔薇十字団、p.266
- フリーメイソン、p.268-269

バイエルンのイルミナティは18世紀の秘密結社で、**政治的、宗教的な目標**を掲げて活動していたが短命に終わった。超急進的な教義を掲げるイルミナティには、世界の闇の支配者、戦争や革命の陰で糸を引く結社、企業や金融業界の黒幕といった**陰謀説**が絶えないが、その多くは根拠がない。

政治的、宗教的目標

バイエルンのインゴルシュタット大学教授で自然法、教会法が専門のアダム・ヴァイスハウプト（1748-1830）は、1776年5月、イルミナティ（バヴァリア幻想教団）を設立した。彼の目標は薔薇十字団同様、完全なる人間、完全なる社会を実現することにあった。政治的野心も旺盛で信仰心も厚く、超急進的な思想の持ち主であった。国家、君主制、キリスト教会など人間が作った社会のしくみを全部壊せば、完全なる世界が実現すると信じていた。

ヴァイスハウプトには伝統的な霊性思想への抵抗感はなかった。古代ペイガニズムの秘教や古代ギリシャの数学者ピタゴラスの著作、古代の英知、薔薇十字団やフリーメイソンの秘義に魅了されたヴァイスハウプトは、当時のキリスト教会が見失ってしまったものをこうした古代の霊性思想のなかに見いだしたのであろう。

1784年にはドイツのロッジ、オーストリア、ハンガリー、ボヘミア、スイス、イタリア北部に650人のメンバーがいた。しかし、同じ年、バイエルンの選挙候はすべての秘密結社の活動を禁止し、翌年1785年にはイルミナティを扇動的集団に指定。その結果、ヴァイスハウプトは大学の職を失い、バイエルンから追放された。結成後10年足らずでイルミナティは歴史の表舞台から姿を消したのである。

陰謀説

2人の作者の隠された動機とずさんな研究がなかったら、イルミナティの名は歴史書の脚注でわずか数行触れられる程度であったに違いない。しかし、1797年、エジンバラ大学で自然哲学を教えていたフリーメイソンのジョン・ロビソン（1739-1805）が『ヨーロッパの宗教及び政治に対する陰謀の証拠』（原題は『Proofs of a Conspiracy Against All the Religions and Governments of Europe』）を執筆、1797年、98年には元イエズス会の神父オーギュスタン・バリュエル（1741-1820）が『ジャコバン主義の歴史のための覚書』（原題は『Memoires pour server à l'histoire du Jacobinisme』）全4巻を執筆した。両作品とも事実誤認が多く見られ、イルミナティをフランス革命の黒幕で危険な結社であると攻撃した。

この2作のせいで200年経った現在、インターネット上には"ユダヤ＝フリーメイソン陰謀説"があふれている。陰謀説を唱える人びとはイルミナティは世界を支配する黒幕であると主張するが、その証拠や論理は説得力に欠ける。解体後、地下組織を結成したフリーメイソンは現在活動を再開しているといわれる。富と権力を有する人物が集まる組織のほとんどはフリーメイソンの隠れみのであるという噂もある。

しかし、イルミナティに絶大な権力があるのならなぜ彼らは世界を支配できないのか。秘密結社であるなら、なぜいとも簡単にメンバー、目標、計画が陰謀説を唱える人びとにわかってしまうのか。世界の闇の支配者の正体がいとも簡単に割れるようでは、陰謀説について心配するには及ぶまい。

アダム・ヴァイスハウプト バイエルンのイルミナティ創設者。晩年はザクセンのゴータに住み、ゲッティンゲン大学で哲学を教えた。

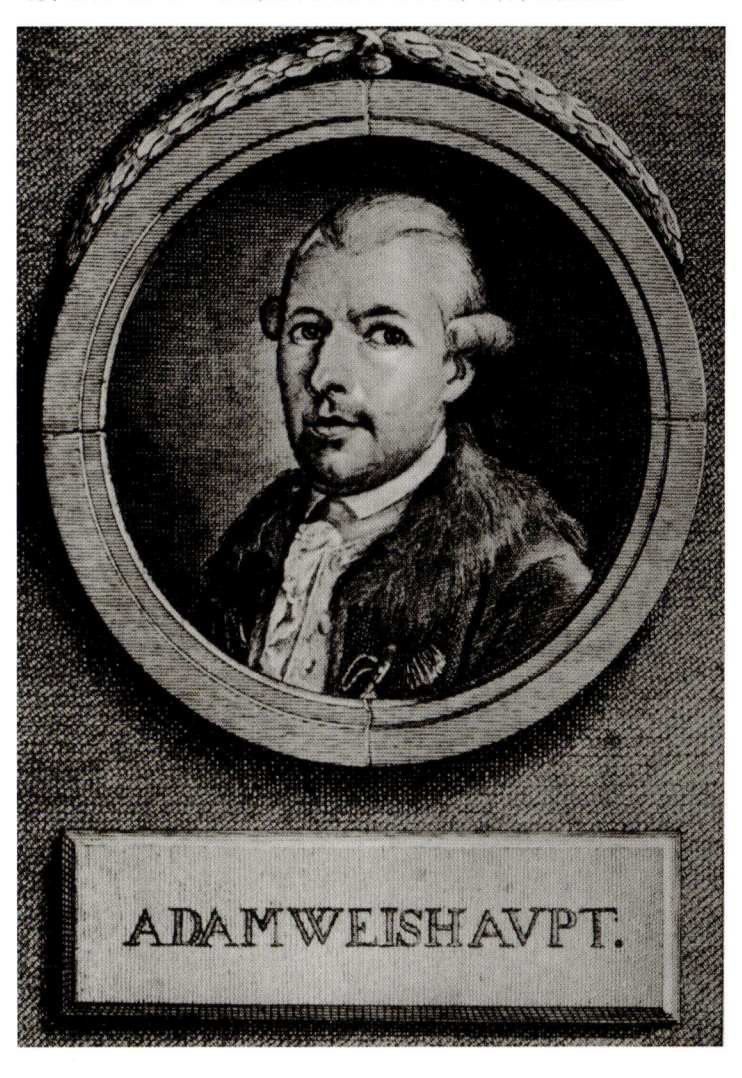

フリーメイソン

フリーメイソンは世界に数百万人の会員を擁するが、
つねに誤った情報が独り歩きし、様々な疑惑がつきまとう。
その起源は神秘のヴェールに包まれている一方で、現代ではフリーメイソンの**団体、
位階、儀式**や、**秘密主義**に対する理解が徐々に広まりつつある。

フリーメイソンに興味がある場合は以下も参照。
- キリスト教、p.190-191
- テンプル騎士団、p.264-265
- 薔薇十字団、p.266

起源

歴史家は当初、フリーメイソンの起源はドルイド、旧約聖書のモーセ、アダムにあると主張していたが、それらは出自を権威づけするための"作り話"であることは明らかだ。しかし、その起源に関しては専門家のあいだでも意見が分かれる。

1717年、ロンドンのセントポール寺院の教会墓地にあったパブでロンドンの4つのロッジが集会を開き、グランド・ロッジと呼ばれる本部を設立することを決めた。その後、数年間でイングランド全土のロッジがグランド・ロッジに加盟し、新しいグランド・ロッジも加わって、1730年までにその数は100を超えた。

イングランドのロッジについて言及した最古の文献は、エリアス・アシュモール（1617-92）が書いた1646年の日記である。彼はオックスフォードにあるアシュモリアン美術館の創立者で、古物研究家・錬金術学者であった。1646年のある日の日記にはウォリントンのロッジに秘儀参入したと書かれている。フリーメイソンの発祥地はイングランドではなくスコットランドだとする説が有力で、歴史家のなかには、最初のジャコバイトの反乱からわずか2年後の1717年にグランド・ロッジが設立されたのは、新しく成立した（ロンドンを拠点とする）ハノーヴァー朝がフリーメイソンの支配権をスコットランド人の手から奪い取るためだったという見方もある。

フリーメイソンの起源は、テンプル騎士団、薔薇十字団、石工のいずれかであるとする説が有力である。騎士ラムゼイは"講話"（p.264を参照）で、フリーメイソンの前身は遠征から戻った十字軍だと述べているが確たる証拠はない。一方でテンプル騎士団最後の団長が統率権を一人もしくは複数の後継者に与え、騎士団の"奥義"を伝授したとする説もある。ゴットヘルフ・フォン・フント男爵が1754年に厳守派を設立し、テンプル騎士団直系の後継者であると主張したが、これもほかの説と同様、空想の産物にすぎないようだ。

フリーメイソンが薔薇十字団の理念・理想を受け継いでいることを示す証拠はある。たしかに、初期のフリーメイソンのなかには薔薇十字団に影響を受けた学者や科学者もいた。だが、薔薇十字団の理念がそっくりそのままフリーメイソンに受け継がれたことを示す有力な証拠は今のところ見当たらない。

"ffremasons"という語が歴史上初めて登場したのは1376年で、"freestone"（どんな方向にも細工できる石目のない石）を刻む熟練した石工を意味していた。1050年から1350年にかけてヨーロッパの大聖堂の設計と建築に携わった彼らは大聖堂の建築現場に隣接してたてられたロッジと呼ばれる職人組合集会所で生活し、腕を磨き、建築技術について話し合った。ほかの職種と同様、石工たちは自分たちの職人技や企業秘密が外部に漏れないよう、また石工職人の相互扶助の場としてギルドを結成した。

しかし、なぜ18世紀の初めになって石工職人以外のギルドが再び生まれたのであろうか。それには次のような説がある。1666年のロンドン大火の後、セントポール大聖堂、教会、公共建築物の再建、そして何千という家の新築工事に携わるため、多くの熟練石工がロンドンにやって来た。ところが1717年までにロンドンはほぼ復興し、建築の仕事が少なくなるにつれて多くの石工がロンドンを去っていった。その影響でロッジの運営が行き詰ってきたため、影響力を持つ"貴族、紳士、知識人"といった石工以外のメンバーを積極的に勧誘することになったというのだ。石工の2倍の組合費を徴収できたこともロッジの運営者にとっては好都合だったといわれる。

団体、位階、儀式

薔薇十字団同様、フリーメイソンの活動目的は、個人の霊性を向上させ、道徳意識を高めることで完全なる社会を築くことにある。位階を上がっていくための儀式では、会員は短い聖劇を演じることを求められた。

フリーメイソンには基本的に3つの位階——徒弟、職人、親方——があり、どの位階でもその仲間入りを許された者は仲間を認知するための握手の仕方や合図を教えられる。また、旧約聖書をもとにした符丁も伝授される。例えば、数字の2はソロモン神殿にあるボアズとヤキンという一対の柱を意味する。3つの基本位階の上にはさらに多くの位階がある。

秘密主義

フリーメイソンの儀式には相互扶助の精神を助長し、身につけるべき高い道徳的品性を会員に説く役目がある。その一方で位階を上昇し、組織内での地位を上昇させていくプロセスは神との一体化への旅を比喩的に象徴するという考え方もある。バプティスト派の牧師でフリーメイソンのジョセフ・フォート・ニュートンは1914年に発行された『*The Builders*』で次のように述べている。

"フリーメイソンの奥義とは——。自分の心の中に神がいることに気づかせ、人生に美しき輝きと生きる意味を与え、あるがままを受け入れるよう人びとを導くことである"

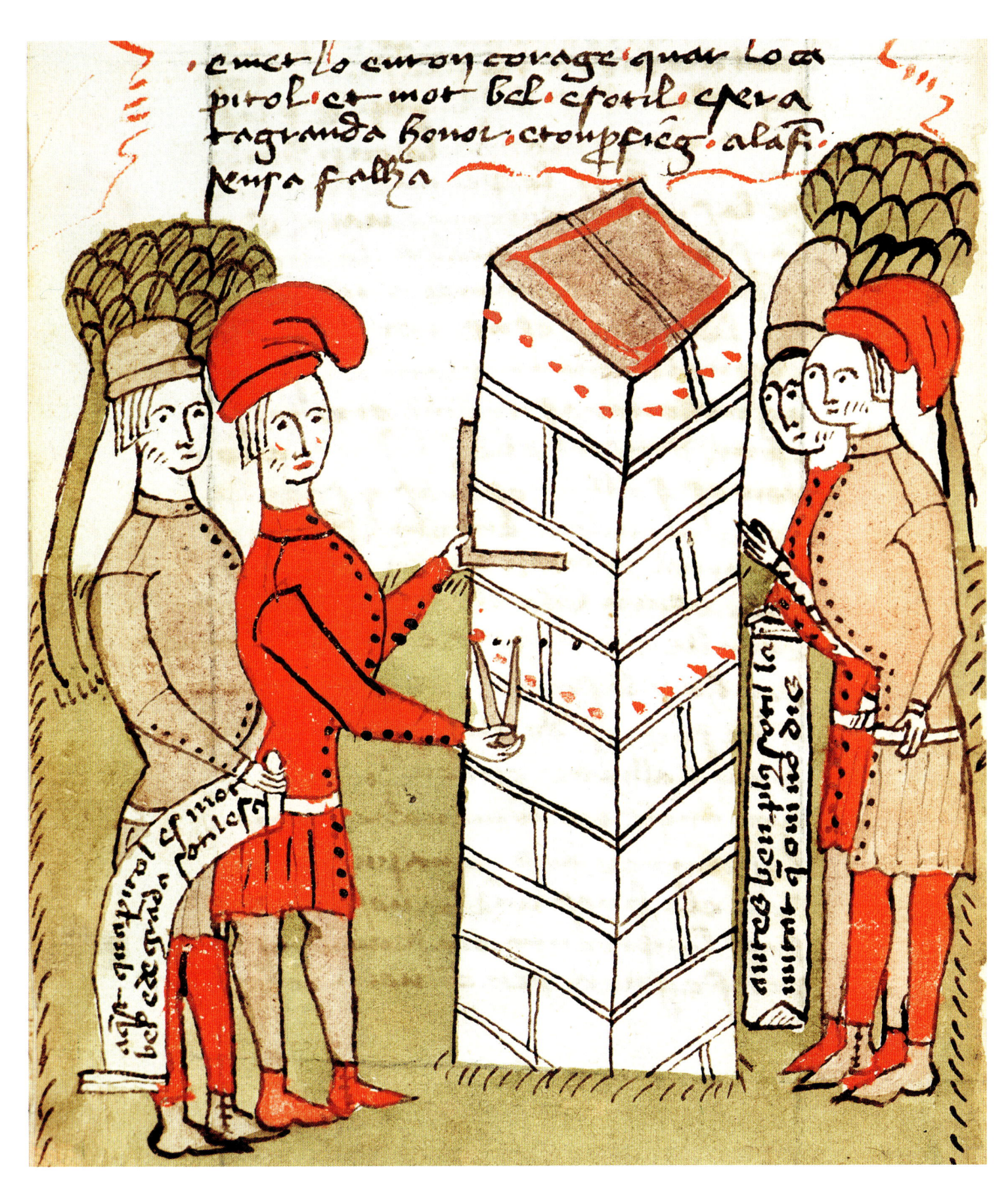

石工 フリーメイソンの起源は石工職人のギルド（組合）であるという説もある。
アルノード・ヴィルヌーヴ（1240-1312）作『*Traite d'Arpentage*』の挿絵に描かれた石工職人。

フリーメイソン | 269

神智学

神智学に興味がある場合は以下も参照。
- チャクラとオーラ、p.172-173
- 心霊主義、p.194-195
- ヒンドゥー教、p.204-205
- 仏教、p.208-209
- ルドルフ・シュタイナーと人智学、p.272-273
- アトランティス、p.276-277
- 宗教指導者、p.300-301

1875年、ブラヴァツキー夫人が設立した神智学協会は伝統的な東洋思想を西洋に紹介するうえで大きな役割を果たした。その活動目的は、全世界的友愛結社の設立、古代宗教、哲学、科学の研究、そして自然法則の研究をつうじた人間の潜在的超能力の開発であった。その後、アニー・ベサントが手腕を発揮し、神智学協会は超能力の研究をつうじて物質の本質の探求に乗り出した。宗教家ジッドゥ・クリシュナムルティを見いだした神智学は現在もニューエイジ運動に影響を与えている。

ブラヴァツキー夫人

ロシアに生まれたエレナ・ペトロヴナ・ブラヴァツキー夫人（1831-91）は波乱万丈の人生を送った。彼女は生涯をつうじて2人の師から霊的洞察を得たという。ひとりはインド、ラージプート族出身の秘儀参入者マハトマ・モリヤ大師。そしてもう一人はチベットのクート・フーミ大師で、1848年-58年、1863年-70年にヒマラヤで出会ったという。

1873年、ニューヨークに移り住んだブラヴァツキー夫人は超能力者・霊媒としての才能を発揮し、世間を驚かせた。1874年、弁護士でジャーナリストのヘンリー・スティール・オルコット（1832-1907）に出会う。霊性への関心を共有する二人は意気投合し、1875年、病気を機に霊的覚醒を得たブラヴァツキー夫人はオルコット、神秘思想家・オカルト主義者のウィリアム・Q・ジャッジ（1851-96）とともに神智学協会を設立した。1877年には最初の著書『*Isis Unveiled*』——副題は"古代、現代の科学と神学の謎を解く鍵"——を出版し、あらゆる宗教の根底にある普遍的哲学について論じた。

翌年、ブラヴァツキー夫人とオルコットは協会本部をマドラスの近くのアディヤールに移した。そこで彼らは作家で地元有力紙の編集者であったA・P・シネット（1840-1921）と出会う。シネットはのちに神智学を広めるうえで大きな役割を果たすことになる。ブラヴァツキー夫人はモリヤ大師とクート・フーミ大師をシネットに引き合わせた。この出会いがのちに神智学の著作や文献を生み出すもとになった。1880年、ブラヴァツキー夫人とオルコットは仏教に帰依。1888年にロンドンに戻ったブラヴァツキー夫人は2冊目の著書『The Secret Doctrine』（邦訳はH・P・ブラヴァツキー著、ジェフ・クラーク訳、田中恵美子訳『シークレット・ドクトリン（宇宙発生論）上』［神智学協会ニッポン・ロッジ、1994］）を出版し、イギリスで神智学の布教をはじめた。

神智学の教義は時代に根ざしていた。超能力研究に重点を置いただけでなく、チャールズ・ダーウィンが1859年に発表した『The Origin of Species』（邦訳はチャールズ・ダーウィン著、渡辺政隆訳『種の起源』［光

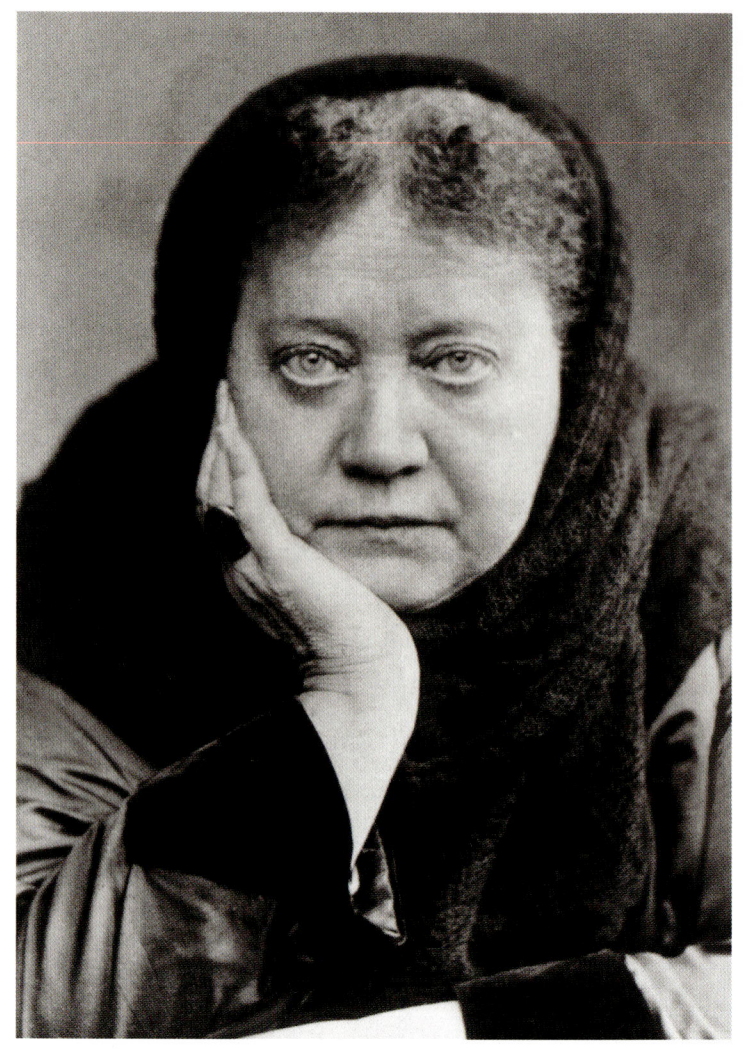

エレナ・ペトロヴナ・ブラヴァツキー夫人 作家で、神智学協会の創立者。偉大な知識人として名を馳せたが、霊媒の能力はニセモノだと非難された。

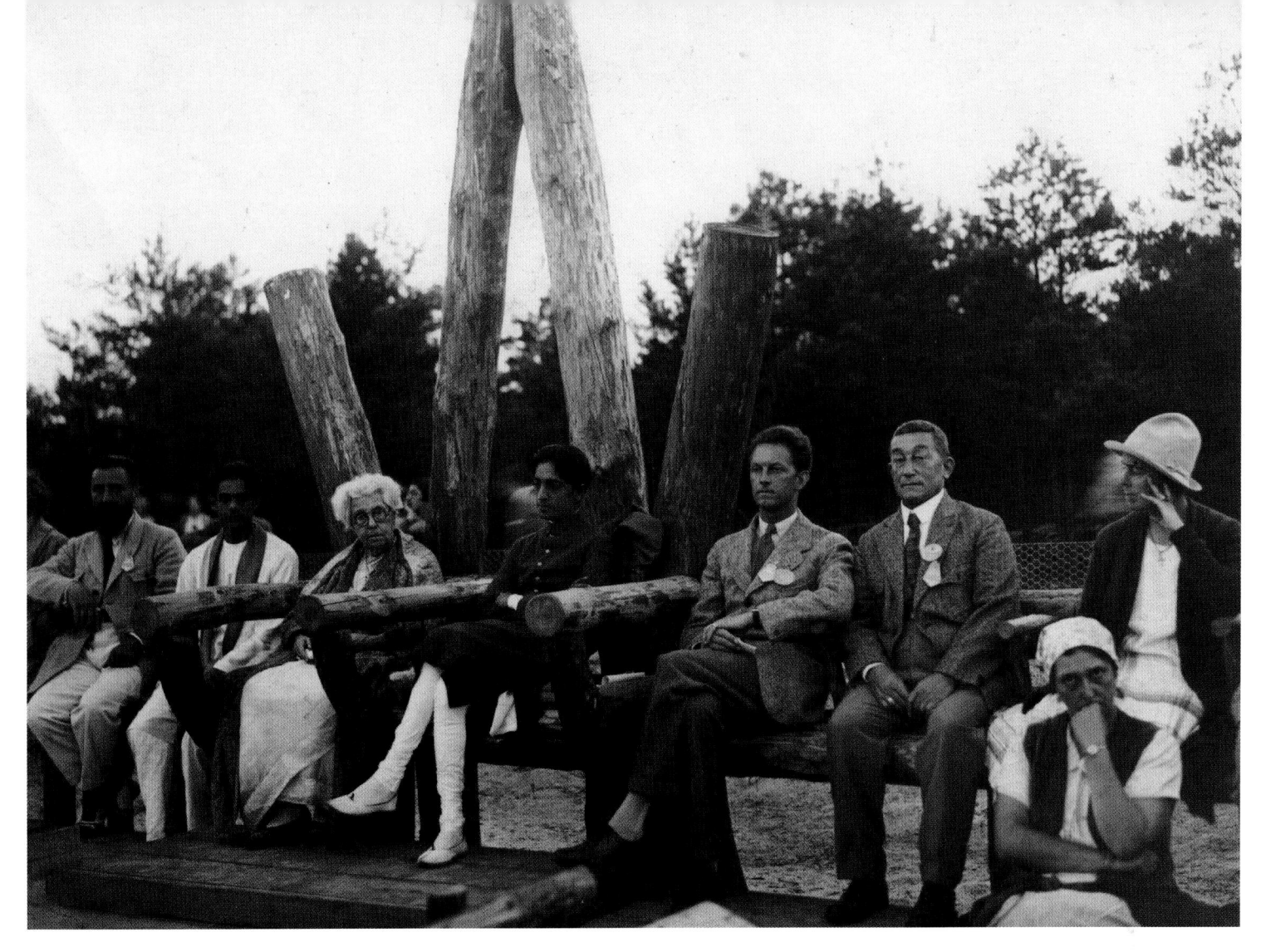

アニー・ベサント　東方の星の教団の集会で撮った写真。真ん中左側の女性がアニー・ベサント。中央に写っているのがジッドゥ・クリシュナムルティ。

文社、2009]ほか）で提唱され当時一世を風靡した進化論にも多大な影響を受けた。しかし、特筆すべきは、神智学は進化の先にある人類の未来図を予測した点にある。人は輪廻転生を繰り返すうちに霊性を進化させ、最終的には誰でも師（マスター）になることができると彼らは信じていたのである。

アニー・ベサントの手腕

　1891年にブラヴァツキー夫人が亡くなったあと、その後継者となったのがアニー・ベサント（1847-1933）である。自由思想家で、政治的急進主義を掲げるベサントは左派のフェビアン協会に所属し、はやくから女性解放運動に携わっていた。また、女性の入会を認めたコーメイソンリーの著名な会員でもあったが、なによりも彼女の名を世に知らしめたのはインド政治運動への関与である。ベサントは全インド自治同盟を設立し、インド国民会議の議長となったほか、現在のバナラース・ヒンドゥー大学を創立した。

　ベサントは、チャールズ・リードビーター（1854-1934）とともに、1895年から1932年にかけて、物質の本質を探るべく超常現象の実験に乗り出し、亜原子粒子を発見したといわれる。二人はまた神智学の研究の軸足を仏教神秘主義からキリスト教神秘主義へシフトさせた。リードビーターは新たに結成された自由カトリック教会の司教となった。これにより、自由カトリック教会は事実上、神智学協会の宗教部門として機能し、輪廻転生などを説いた。

　リードビーターは当時14歳だったジッドゥ・クリシュナムルティ（1895-1986）の才能を見いだしたことでも知られる。リードビーターとベサントは、クリシュナムルティが降臨を預言された世界の教師、すなわちマイトレーヤ（弥勒菩薩）の顕現であると信じていた。1911年、二人はクリシュナムルティを最高指導者とする東方の星の教団（Order of the Star in the East）を設立。しかし、ベサントとリードビーターの考え方に抵抗を覚えたクリシュナムルティは1929年に自らの手で教団を解散した。クリシュナムルティは宗教運動家として名声を博したが、いかなる新興宗教団体の指導者となることも拒んだ。

神智学の影響

　神智学の原理、とりわけ大白色同胞団の原理はニューエイジ運動やアイアム運動、世界勝利教会、エッカンカー、イセリアス協会などの新興宗教に大きな影響を与えた。また、今日のニューエイジ運動にとって鍵となる重要な概念——チャクラ、オーラ、アカシックレコード、カルマ、輪廻転生——を普及させたのも神智学協会であった。

ルドルフ・シュタイナーと人智学

ルドルフ・シュタイナーは20世紀初頭を代表する神秘思想家である。

人智学協会の創立者であり、多くの神秘主義教団の指導者に影響を与えてきた。

教育、農業、建築など多方面にわたる業績は

没後1世紀近くたった今も高い評価を受けている。

ルドルフ・シュタイナーと人智学に興味がある場合は以下も参照。
- ホメオパシー、p.160-161
- カラーセラピー、p.162
- 西洋の神秘主義思想、p.184-185
- キリスト教、p.190-191
- 薔薇十字団、p.266

人智学協会の創立

ルドルフ・シュタイナー（1861-1925）の活動の原点は神秘思想の英知の探求と社会改革への強い意欲にある。知性と才能に恵まれたシュタイナーは、若干22歳でドイツの詩人・哲学者ヨハン・ヴォルフガング・フォン・ゲーテ（1749-1832）の自然科学に関する著作の編集担当に抜擢された。

ルドルフ・シュタイナー 1914年、ゲーテアヌム近くの仕事場で巨大なイエス・キリスト像の制作に取り組むシュタイナー。彼はこの彫像を"人類の代表者"と名づけた。

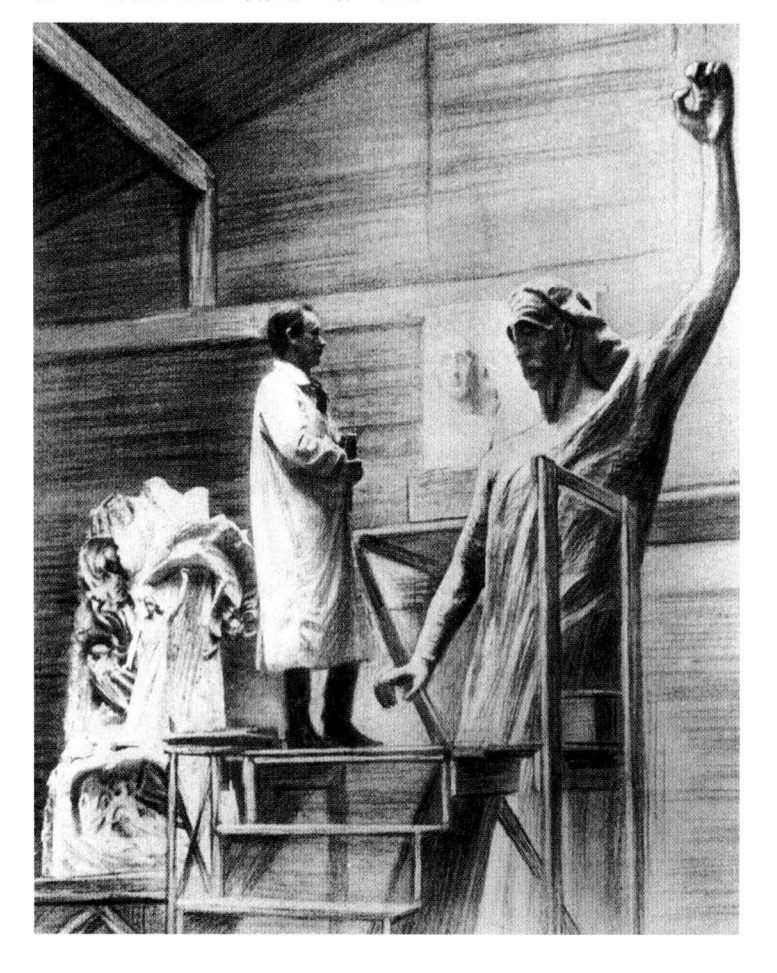

シュタイナーは1900年頃神智学協会に入会し、1902年にはドイツ支部を任されるまでになる。しかし、1912-13年にかけて会長のアニー・ベサントと対立。会員の除名に関するシュタイナーの決定をベサントが覆したことや、クリシュナムルティを世界教師としてベサントが擁護したことへの反発が原因であった。結局シュタイナーは大勢のドイツ支部会員を引き連れて神智学協会を脱退し、人智学協会を設立した。神智学はギリシャ語で"神の英知"、人智学は"人間の英知"を意味する。

神智学が人間は進化すればいつかは神のようなパワーを身につけることができると説いたのに対し、シュタイナーは人間もかつては神のようなパワーを有していたがいつの間にか失ってしまったのだと説いた。人間の心の奥底には霊性の秘密が隠されており、研究と瞑想をすれば4つのレベル――五感、想像力、インスピレーション、直感――で霊的成長をとげることができると説いたのである。シュタイナーによるとイエス・キリストの助けを借りれば、人類はかつての高いレベルの霊性を取り戻すことができるという。深い霊的真理は、神智学が最初にその存在を主張したアカシア年代記――現在・過去・未来にわたる宇宙での出来事と経験の全記録で、十分な訓練を受けた誠実な霊視者であれば読んだり、感じることができる――にすべて記されているとシュタイナーは信じていた。超自然的な存在に意識を向けることを重視したシュタイナー自身もすぐれた超能力者であった。

教育、農業、建築における業績

神智学同様、人智学も宗教と科学の統一を目指していたが、シュタイナーは教育、農業、科学をはじめ幅広い分野で数々の革新的なアイデアを提唱した。教育の面では、大勢の子どもたちに同じ知識をいっぺんに詰め込むのではなく、生まれもった霊的個性を伸ばして大切に育てる指導法を開発した。特に音楽にあわせて身体を動かす独特の指導法は読み書き、計算の面で学習困難をもつ子どもたちの指導に効果を発揮した。今日シュタイナーの名を冠した学校――ヴァルドルフ学校とも呼ばれる――は世界中に約1,000校ある。またシュタイナーはキャンプヒル村を設立し、障害児のための教育にも力を注いだ。

農業の面では、"バイオダイナミック農法"を確立した。季節の移り変わりなど、自然のリズムを重視して種まきや収穫のタイミングをはかる有機農法である。また医学の面ではホメオパシーの有効性を訴えた。

シュタイナー建築ではドアや窓枠は、人工的な厚板ではなく自然にまがった木の枝でできている。1913年-19年にかけてスイスのバーゼルにたてられた第一ゲーテアヌムは2つのドームが交差し、大きいほうはローマのサン・ピエトロ大聖堂のドームよりも大きかった。第一ゲーテアヌムの特徴は、様々な形の木で作った柱と、ゲーテの色彩論を発展させたシュタイナー独自の色彩論にもとづく建築様式にあった。また2つのドームが交差する部分から張り出した"翼"状の屋根は亀の甲羅のように湾曲していた。第一ゲーテアヌムは1922年に消失し、シュタイナーは第二ゲーテアヌムをスイスのドルナッハに設計。建物はシュタイナーがこの世を去ったのちに完成し、現在は人智学協会の本部となっている。

シュタイナーの影響

　シュタイナーは神智学がヒンドゥー教や仏教を基調としていたことや、ブラヴァツキー夫人が師事したクート・フーミなどのチベット神秘思想の大師に最初から不満を抱いていた。以前からキリスト教神秘主義に傾倒していたシュタイナーは、キリスト者共同体（the Christian Community）の設立に関与した。キリスト者共同体は厳格な聖書解釈をもたないかわりに、サクラメント（秘跡）を重視する団体で、世界中に約15,000人の信徒を有し、そのうち1万人はドイツを拠点に活動している。

　シュタイナーは神秘主義教団の有力者たちとも豊富な人脈を築いた。1906年、シュタイナーは東方聖堂騎士団の創始者テオドール・ロイスのすすめで、メイソン関連の結社であるメンフィス・ミスライム儀礼の幹部となった。しかしシュタイナーが東方聖堂騎士団のメンバーであったという証拠はなく、1914年にはロイスとの関係もすべて絶っている。『*The Rosicrucian Cosmos-Conception*』(1909)を著し、薔薇十字会（Rosicrucian Fellowship）を創設したマックス・ハインデル（1865-1919）と1907年に出会ったシュタイナーはハインデルに大きな影響を与えたといわれる。また、1910年前後には、ロバート・フェルキン博士（1853-1926）と出会っている。博士は黄金の夜明け団（p.263を参照）の後継団体の一つ、暁の星団（Stella Matutina）の指導者であった。シュタイナーにいたく感銘を受けた博士は団員の一人をシュタイナーに弟子入りさせ、瞑想やホメオパシーに関する教えを暁の星団の内陣の教育に採用したといわれている。シュタイナーは膨大な著作を残しているが、その多くは25年以上にわたる6,000回の講演録がもとになっている。その研究分野は超能力、霊性、実務分野など多方面に及んでいる。

ゲーテアヌム　スイスのドルナッハにあるゲーテアヌム。
シュタイナーは直線よりも曲線を好んだことがこの建物によくあらわれている。

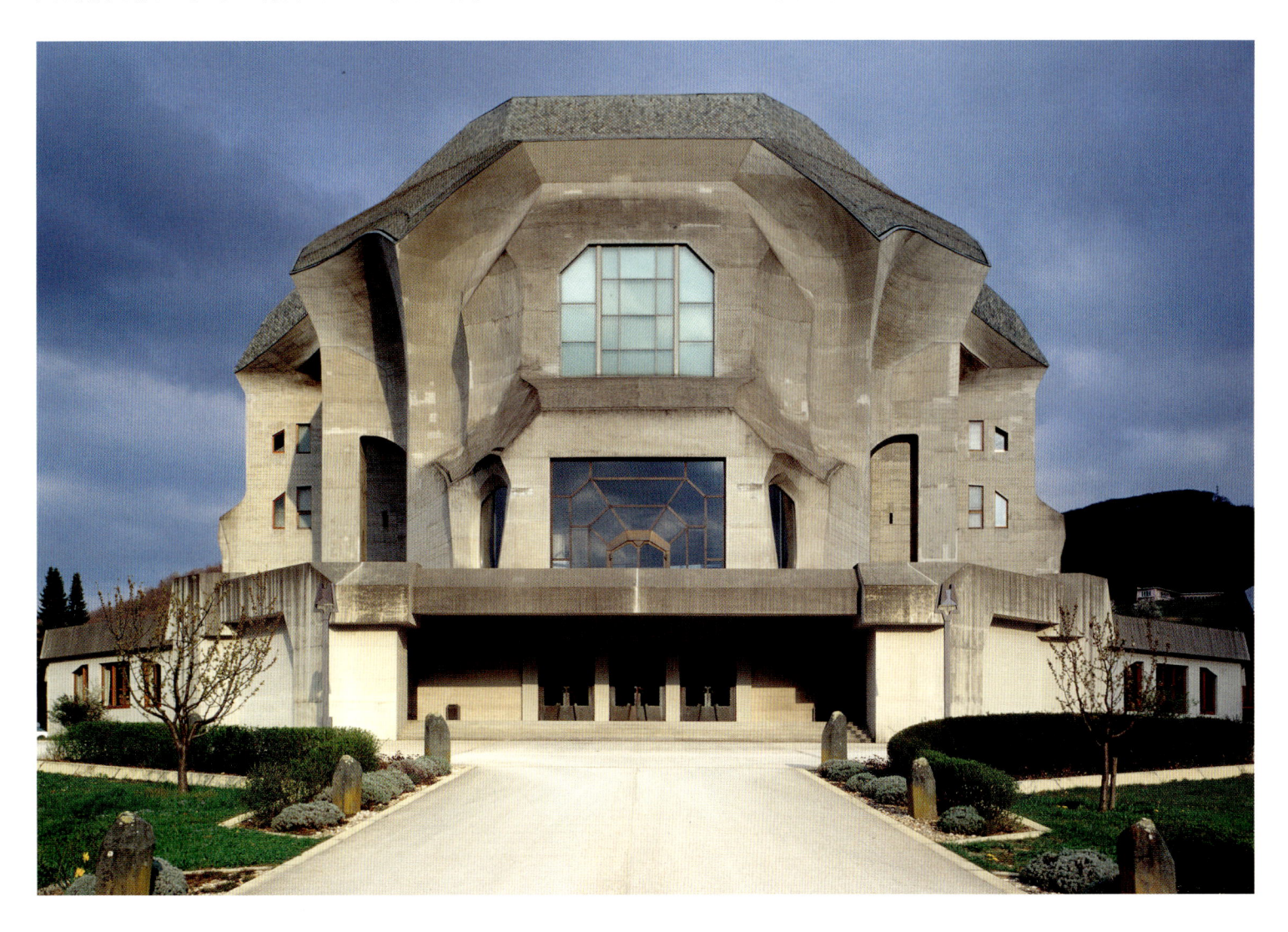

ルドルフ・シュタイナーと人智学 | 273

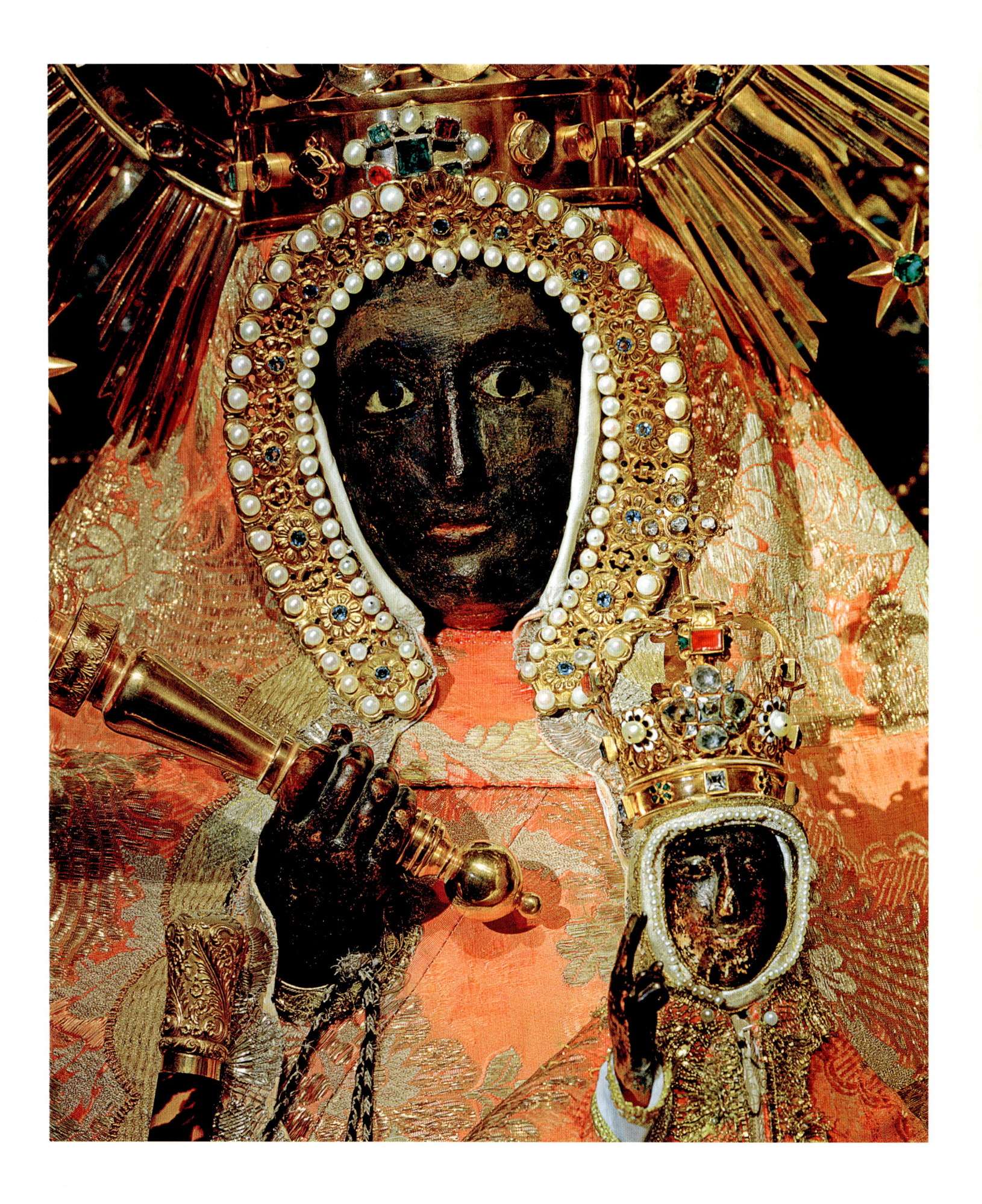

古代のミステリー

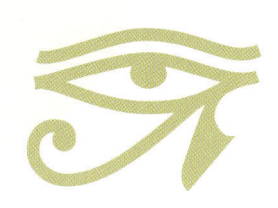

世界の文化は多様性に富み、人類の経験と発見の裾野は広がり続けている。世の中には私たちが一生かかっても知り尽くせないほどの謎や不思議があり、私たちの興味は尽きない。しかし、現代社会の喧騒のなかで、心の奥深くに響き、私たちの心をとらえてやまないのは古代のミステリーである。

"古代のミステリー"という題で本編に収録したものはいずれも過去から現代へと語り継がれてきた世界の謎と不思議である。そのなかには有名な歴史ミステリーもあれば、そうでないものもある。いまなぜ古代のミステリーなのか。私たちはそこから何を学ぼうとしているのか。古代文明の遺産や信仰に関心を持つことにどんな意味があるのか。現代ではなく古代のミステリーに惹かれるのはなぜであろう——。

原点回帰

古代のミステリーには何かもっと奥深い、価値あるものが隠されているような感覚が私たちのなかにある。その何かとはもしかすると祖先の時代への回帰願望なのかもしれない。祖先の時代へ戻ることで原初的感情がよみがえり、現代世界が見失ってしまった価値観や現実感を取り戻せるかもしれないという思いが心のどこかにあるのだ。現代人がおかれている状況は何千年にもわたって人類が経験し築いてきたことの結果である。しかし、この経験は再現することができない。現代人は祖先伝来のもの——文化や共同体社会のルーツ、感性豊かな信仰、霊性、神秘体験——からあまりにも遠ざかってしまったからだ。この先、古代のミステリーが解明されることはないかもしれない。だがそうした古代の謎と不思議に思いをはせることは祖先から受け継いだ豊かな感性の泉につかってみる一つの方法ではないだろうか。

ニューエイジのパワー

古代ミステリーへの関心がこれほど高まった背景には2つの現代文化の潮流がある。そのひとつがニューエイジ運動である。19世紀の神智学などの運動に端を発し1960年代に産声をあげたニューエイジ運動には生態系の保護、人材開発理論、自由思想、ペイガニズム、オカルト、超常現象、神秘思想、古代文明の英知を探求する周辺科学など様々な分野が含まれる。

こうした諸分野の集合体の中心に位置するのが古代ミステリーである。例えば、ヨーロッパの伝統的信仰である黒い聖母崇拝は、かつては限られた地域の民間信仰であった。しかし現代ではキリスト教以前の五穀豊穣の儀式や大地母神信仰の復興を唱えるネオ・ペイガニズムの一つとして位置づけられている。そしてもう一つの例がアトランティスである。アトランティス大陸の謎に挑む疑似歴史家や疑似人類学者らによって広まった"失われた大陸"という言葉はニューエイジ信奉者の関心事や彼らが好んで比ゆ的に使った語句——超能力、輪廻転生、チャネリング、クリスタルのパワー、魔術、帝国の傲慢さがはらむ危険——のなかでも頻繁に引用されてきた。さらにアトランティスには腐敗した退廃的な現代文明に対する歴史からの最後通牒としての意味や、ノアの大洪水以前の霊的自己実現がかなった理想郷としての意味も付与されたのである。

古代のミステリーは現代文明が直面する課題（フェミニズム、反資本主義、生態系の保護）に取り組むための手段となっただけでなく、限界現象や超越的経験（魔法、超常現象、神との一体化、霊的成長）を探求する手段となったことを示す事例はほかにもたくさんある。

マスコミと大衆文化

ニューエイジと並ぶもう一つの潮流が大衆文化とマスメディアである。インディアナ・ジョーンズの活躍を描いた映画シリーズやダン・ブラウンの小説、テレビドラマ『Xファイル』、映画『トゥーム・レイダー』の主人公ララ・クロフトが活躍するコンピューターゲームやコミック、書籍、ゲーム、映画などの大ヒットは古代ミステリーへの関心を高めた。ニューエイジと同様、大衆文化とマスメディアの起源は19世紀にさかのぼる。当時、イグナティウス・ドネリー著『Atlantis: The Antediluvian World』やエドワード・ブルワーリットン著『Vril: The Power of the Coming Race』が多くの読者を魅了し、東洋文化研究が古代史ブーム、東洋ブームの火付け役となった。

古代のミステリーが文化の一部として定着したことはそれが紡ぎだす物語の重要性を示唆している。現代版神話・伝説としての役割を担う古代ミステリーへの関心は、古来、人間が問いかけてきた生きる意味や霊的真理の探究そのものといえる。

黒い聖母像 スペインのグアダルーペ修道院所蔵の黒い聖母像。作品によっては子どものイエスと一緒に描かれているものもある。

アトランティス

アトランティスに興味がある場合は以下も参照。
- 前世と前世療法、p.50-51
- 神智学、p.270-271
- ルドルフ・シュタイナーと人智学、p.272-273
- 古代エジプトの英知、p.278-279
- チャネリング、p.42-43

アトランティス大陸の伝説を最初に記述したのは古代ギリシャの哲学者**プラトン**であった。しかし、全人類の文明の母としてのアトランティスという概念が登場したのは19世紀の**イグナティウス・ドネリー**の仮説がきっかけである。文明の母としてのアトランティスという概念は、その後数々の神秘思想の影響を受け、ニューエイジのアトランティスへと発展していった。現代では科学者や探検家らが**忽然と消えた有史前の文明**の謎を解き明かそうと日夜研究をかさねている。

プラトンのアトランティス

紀元前360年頃に古代ギリシャの哲学者プラトンが執筆した『Dialogue of Timaeus』と『Dialogue of Critias』（邦訳はプラトン著、種山恭子訳、田之頭安彦訳『プラトン全集〈12〉ティマイオス、クリティアス』[岩波書店、1975]）には、大草原の周囲を取り囲む山脈を擁する、大陸と呼べるほど大きな島について記されている。巨大帝国が繁栄したその島は神がおこした地震と洪水によって1日で海底に沈んだという。

プラトンはアトランティス文明に関する知識を9000年以上も守り続けてきたエジプト人の神官からこの話を聞いたという。同書はアトランティスの地理、歴史、宗教、構造などについて記述している。首都ポセイドニアはアクロポリス（城砦）の丘の上にあり、その周囲を運河が同心円状に取り巻いていたという。アトランティスは青銅器時代に繁栄した高度な文明で、壮大な神殿、造船所、城壁を有していた。アクロポリス（城砦）の頂上にはアトランティスの守護神ポセイドンを祀る王宮と神殿がそびえ、そのなかには緑が生い茂る庭、温泉が湧き出る浴場、神の彫像などがあり、オリカルコン（真鍮あるいは黄銅）でできた柱にはアトランティスの掟が刻まれていたという。プラトンの説明では、アトランティス大陸はヘラクレスの柱の前にあり、その位置は大西洋から地中海への入口となるジブラルタル海峡付近とみられる（"大陸"（continent）と"海洋"（ocean）は神話に登場するアトラスという名の異なる二神に由来する）。

プラトン版アトランティスには現代人がアトランティスと聞いて連想するピラミッド、太陽崇拝、テレパシー、空飛ぶ乗り物などは一切登場しない。アトランティスの物語はプラトンによる創作、すなわち進むべき道を誤った架空の文明を題材にした道徳的寓話であるというのが通説である。

イグナティウス・ドネリー

私たちがアトランティスから連想するイメージはアメリカ人の政治家でエキセントリックな作家イグナティウス・ドネリーの著作の影響が大きい。彼はベストセラーとなった1882年の著書『Atlantis: The Antediluvian World』で古代エジプト文明からアステカ文明にいたるまで偉大な古代文明には多くの共通点が見られるが、それはすべての文明の起源がアトランティスにあるからだと主張した。アトランティス文明は文明の原初であり、書法、冶金、建築そのほかの技術の発祥地であると考えたのである。

ドネリーの説によるとアトランティスは実在の大陸で、海底に沈む前に難を逃れた人びとはその後世界各地に有名な文明を築いたという。その証拠として、大西洋をはさんだ両大陸にはピラミッドや太陽崇拝が残っている点や、洪水神話は世界中の文化に共通して見られる点などをあげている。またアゾレス諸島と大西洋中央海嶺はアトランティス大陸の名残であると主張した。

ニューエイジのアトランティス

19世紀は歴史、人種、進化に関してあたらしい思想が芽生えた時期であり、同時にオカルト、神秘主義、交霊術、超能力への関心が大いに高まった時期でもあった。アトランティス伝説にはこうした要素がすべて

プラトン 古代ギリシャの哲学者プラトンが書き残したアトランティス伝説は有名だ。ポンペイで発見されたこのモザイク画には弟子たちに教えを説くプラトンが描かれている。

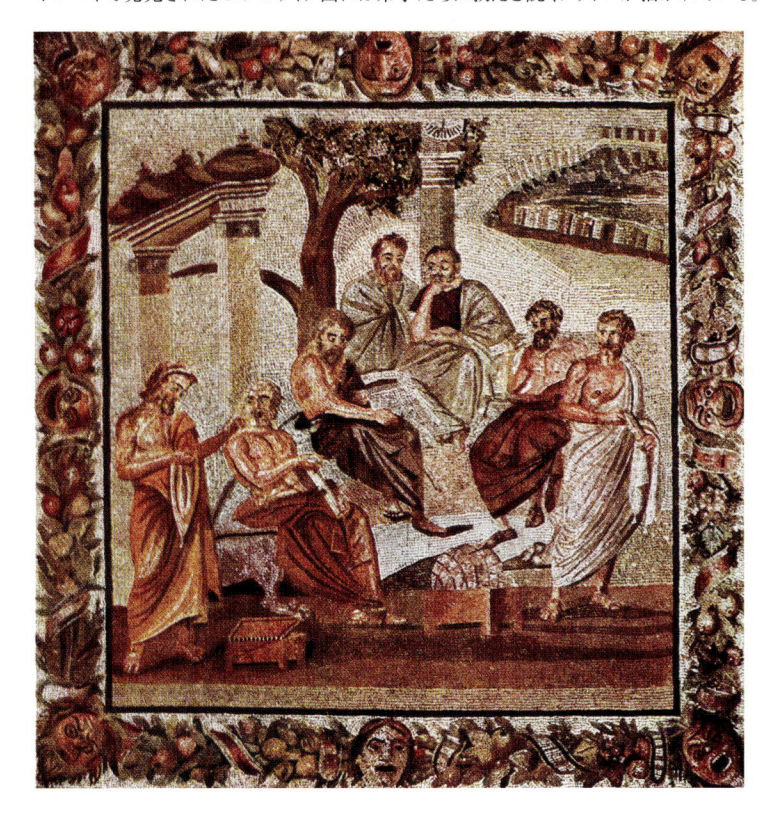

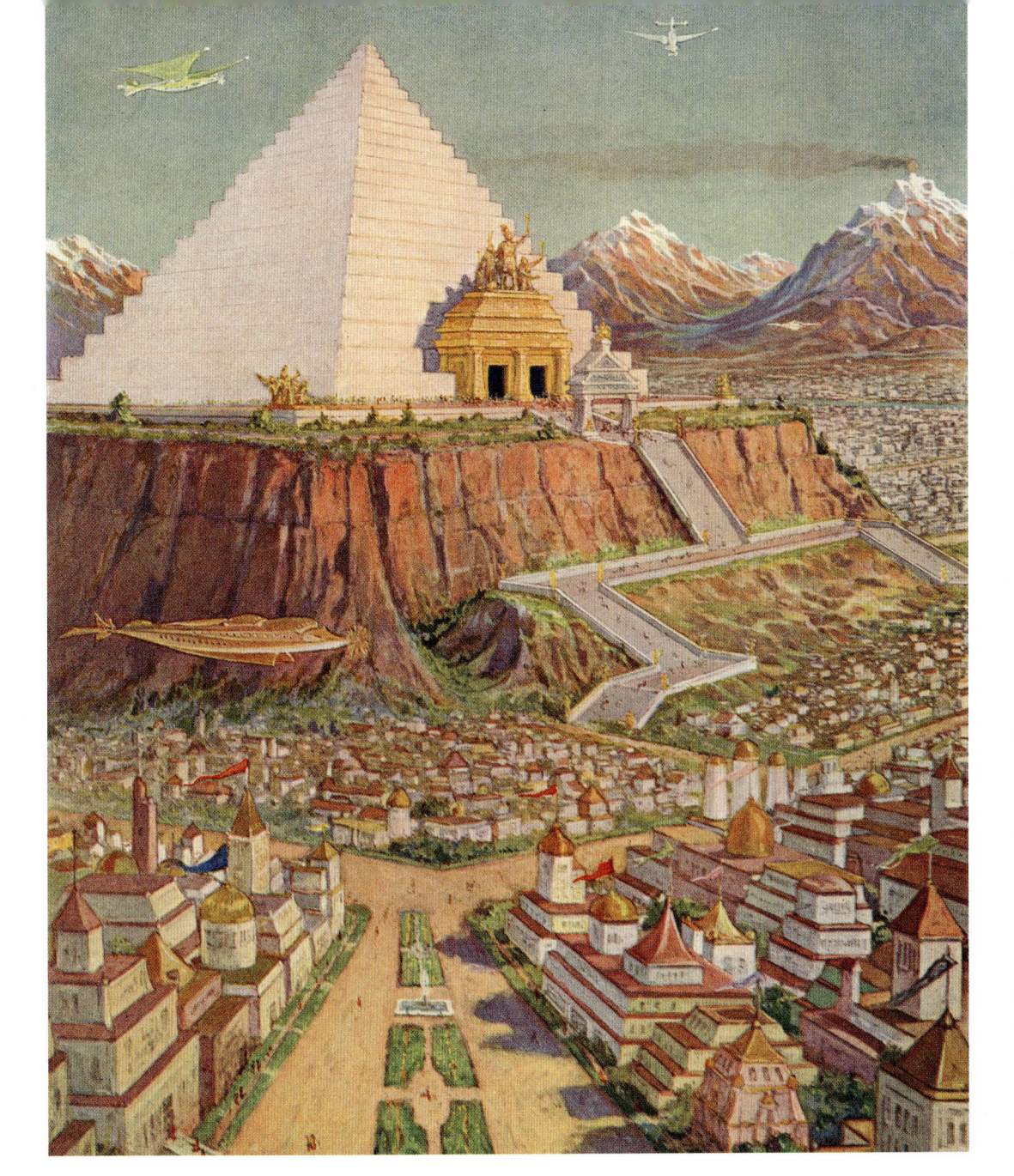

アトランティス
アトランティスを空想的に描いた作品は何世紀にもわたって制作されてきた。J・オーガスタス・ナップが1928年に描いたアトランティスの様子。中央に壮大な宮殿が見える。このような風景はプラトンの記述にはみられない。

上には過去世でアトランティス大陸に住んでいた人びとが大勢いるという。今日、アトランティスに対するこうしたニューエイジの見方は広がりつつある。またアトランティスはグノーシス主義の啓示へつうじるとする見方もある。すなわちアトランティス伝説は現代のテクノロジーの無節操な利用、過剰な消費、生態系の破壊、人間の傲慢さを戒めるための寓話であるという解釈である。またアトランティスは適切な手段（例えばチャネリング）さえあればいつでもアクセスできる知識の宝庫であるという考え方もある。現代ではアトランティス研究家はアトラントロジスト（Atlantologists）と呼ばれる。

盛り込まれていたのである。

　神智学を創始した神秘思想のカリスマ、ブラヴァツキー夫人は周辺科学と神秘思想双方の魅力を融合することで、数百万年におよぶ人類の歴史と進化の全体像を描き、そのなかでアトランティス大陸やレムリア大陸などの失われた大陸文明が重要な役割を果たしてきたことを明らかにした。また霊視によって古代アトランティス人の生活様式を知ることができると主張した神智学者ウィリアム・スコット＝エリオットは古代アトランティス人が超能力を用いて飛行船を操縦したり奇妙なテクノロジーを駆使していた様子を明らかにするとともに、彼らが用いた邪悪な超能力が文明崩壊の引き金になったと主張した。

　その後、ルドルフ・シュタイナーやエドガー・ケイシーらは霊視によってアカシックレコードからアトランティス文明の様子をひきだした。それによると古代アトランティス人は霊的に進化した超人で、神のような智慧、テクノロジー、パワーを備えていたという。ケイシーによると、この地球

忽然と消えた有史前の文明

　地質学や構造地質学の進歩によって、一つの大陸がまるごと海底に沈むことはあり得ないことがわかってきた。一方、プラトンが記録しているアトランティス文明の年代（紀元前9500頃）は石器時代さなかで、その頃町や都市は存在しなかったというのが定説である。言い換えれば、プラトンの説明を額面どおりにうけとることはできないということだ。しかし、アトラントロジストの多くは、プラトンの描いたアトランティスは有史以前に実在した文明であると信じており、記述を重ねるうちに事実が歪曲されてしまった可能性を指摘する。その記述から手がかりを拾っていけば必ず"本物の"アトランティスを発見できると言う。南極大陸などこれまで多くの大陸が候補にあげられてきたが、そのなかでは地中海のテラ島が有力視されている。

古代エジプト人の英知

古代エジプト文明は3000年以上にわたって栄え、ピラミッドやスフィンクスなどの壮大な建築遺産が残る。ピラミッドやスフィンクスには暗号化された秘密の英知が眠っているといわれ、アメリカ、ヴァージニアビーチの"眠れる予言者"エドガー・ケイシーのリーディングによると"記録の宮"という文献がピラミッドやスフィンクスに隠されているという。一方、古代エジプト人の宗教は『死者の書』に記されているような葬儀や呪文を基調としていた。

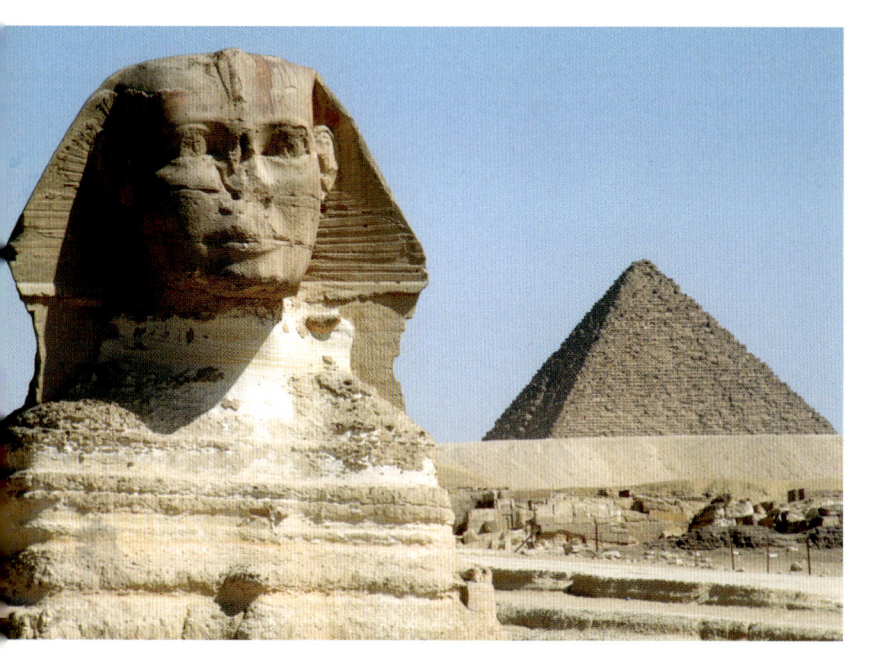

古代エジプト人の英知に興味がある場合は以下も参照。
- 神智学、p.270-271
- チャネリング、p.42-43
- 西洋の神秘主義思想、p.184-185
- フリーメイソン、p.268-269
- 聖なる幾何学、p.250-251
- 天文考古学、p.254-255

スフィンクスと大ピラミッド エジプトにある数多くのピラミッドやギザにあるスフィンクスの起源、建造方法、年代に関してはいまなお多くの謎が残る。

ピラミッド

古代エジプトの墳墓はマスタバ(mastaba)と呼ばれ、石や煉瓦を積み重ねた造りで、平らな屋根と斜めの壁を持っていた。マスタバとは"ベンチ"を意味し、紀元前4000年の終わり頃から墓泥棒の侵入を防ぐために墓穴の上にたてられた。このマスタバを積み重ねたのが階段ピラミッドである。階段ピラミッドでもっとも有名なのが、古王国時代初期、第3王朝(紀元前2667-2648)のジョセル王の時代にサッカラに造営されたピラミッドである。この偉業を達成したのがジョセル王の忠臣イムホテプである。彼はのちに英雄として神格化され、フリーメイソンなどの秘密結社にとっては歴史上の重要人物とされた。ピラミッドの形は生命の発祥地とされる原始時代の墳丘の形をまねたものだといわれている。

斜面がなめらかで頂点がとがったピラミッドの造営は第4、5、6王朝(紀元前3000年の半ば-終わり)の頃にはじまったが、クフ王(別名ケオプス)が紀元前2550年頃にギザにたてた大ピラミッドがもっとも有名だ。エジプト国内に造営されたピラミッドの数は最終的に100をこえる。

大ピラミッド

もともと高さ146.59mあった大ピラミッドは、14世紀にイングランド東部にリンカーン大聖堂がたてられるまでの4000年間、世界でもっとも高い建造物であった。ピラミッドの各面が正確に東西南北を向いていることや、建造当初は平らな斜面(現在は侵食により多少のでこぼこがある)を保っていたこと、それに造営方法に関して謎が多いことから、造営者は神秘的な英知を手にしていたに違いないという説が広まった。実際、神智学では、ピラミッド造営者は古代アトランティス文明から現代の西洋神秘思想にいたる英知の連鎖の一翼を担っていたと考えられている。

大ピラミッドの寸法と比には神秘的な自然の法則が暗号化されているという説が有力で、ピラミッド構造の神秘的な面を指摘する声は多い。例えば、大ピラミッドの玄室の容積はソロモン神殿の至聖所の容積とまったく同じで、ピラミッドの高さはちょうど太陽と地球の距離の10億分の一であるといった主張がなされている(実際は100万マイル計算違いである)。これに対して懐疑論者はそのような主張はこじつけであり、数字をたくさん比較すれば偶然の一致も十分起こり得ることで、何か意味のある数字に見えるだけだと反論している。

スフィンクスの謎

第4王朝カフラ王のピラミッドの南側、浅い凹地に人間の頭とライオンの体をもつ記念建造物スフィンクスが座す。スフィンクスという西洋での呼び名は古代ギリシャ神話に登場する神聖な怪物に由来する。定説では、スフィンクスは4500年前にカフラ王(紀元前2520-2494)をモチーフにして、大ピラミッドの採石場跡の天然の石灰岩が露出した場所に造営された。体長72.55m、高さ20.22m、顔の幅は4mある。頭飾りをつけ、当初は王者の象徴である儀式用のあごひげをはやしていた。現在はその破片がロンドンの大英博物館に収蔵されている。

スフィンクスの象徴的意味をめぐる謎は"スフィンクスの謎"といわれてきたが、スフィンクスの謎を解いたオイディプスを描いたギリシャ

神話と混同されがちだ。専門家のなかにはスフィンクスの一部の建造年代に異論を唱える向きもある。彼らは最初のスフィンクスはカフラ王の時代よりも数千年前に建造された可能性があると指摘し、もしそれが事実なら定説よりも1000年以上も前の有史以前に文明が繁栄していた証拠になると主張している。

記録の宮

　エジプト学者のあいだではスフィンクスの下には3つの通路があるというのが定説だ。しかし、その下にもっと大きな秘密が隠されているという説もある。"眠れる予言者"エドガー・ケイシーのリーディングによると、地下に記録の宮とよばれる文献――アカシックレコード（心霊エーテルに刻まれた全宇宙の知識と出来事の記録で超能力者がアクセスできる）の"ハードコピー"――が眠っているという。次に紹介するのはエドガー・ケイシーが1933年におこなったリーディングの記録である。

　　"アトランティスの……最初の滅亡と大陸に起きた変動……他国の人びとの暮らしと様々な活動……そして、イニシエーションをおこなうためのピラミッドの造営の記録……この記録の宮は――太陽が水平線から昇るにつれ――スフィンクスの両前足の間に影を落とす場所にある。記録の宮の番人として建造されたスフィンクス。時が満ちるまでは右前足の地下室からつながる通路から入ることはできない……記録の宮はスフィンクスとナイル川の間にある"
　　［378-16；1933年10月29日］

『死者の書』

　古代エジプト人は霊魂にはいくつかの側面があると信じていた。魂に相当するカー（ka）、人格に相当するバー（ba）、そして永久不滅の存在アカー（akh）などである。来世で幸せになれるかどうかは、この3つの要素が融合して来世で待ち受ける試練をうまく乗り越えられるかどうかにかかっていると考えられていたのだ。古代エジプトでは死者に来世での幸せを約束するための礼拝や魔術体系が1000年以上かけて進化してきた。

　そうした魔術が最初に発見されたのは第5、6王朝期に造営されたピラミッドで、内部の石に刻まれていた呪文はピラミッド・テキストと呼ばれる。その後、木製の棺にも呪文が描かれるようになり（コフィン・テキスト）、最終的には紀元前1450年頃にパピルスや玄室の壁に描かれるようになった。これらを総称して『死者の書』と呼ぶ。

　200種類をこえる呪文からなる『死者の書』は死者に食べ物を与え、守護することを目的としていた。例えば、『死者の書』にはウシャブティ（ushabti）という小さな像に生命を吹き込む呪文がある。ウシャブティとは来世で死者に義務づけられている単調な仕事を代わりに引き受けてくれる精霊のことである。古代エジプト人の信仰では、人は死ぬと来世を意味する葦の原（Field of Reeds）で農作業に従事しなければならないと考えられていた。

エジプト死者の書　玄室の壁面に描かれた絵やパピルスをひとまとめにしたものが『死者の書』でそこには古代エジプト人の呪文や呪いが記されている。この絵は紀元前1085-945年の作と推定される。

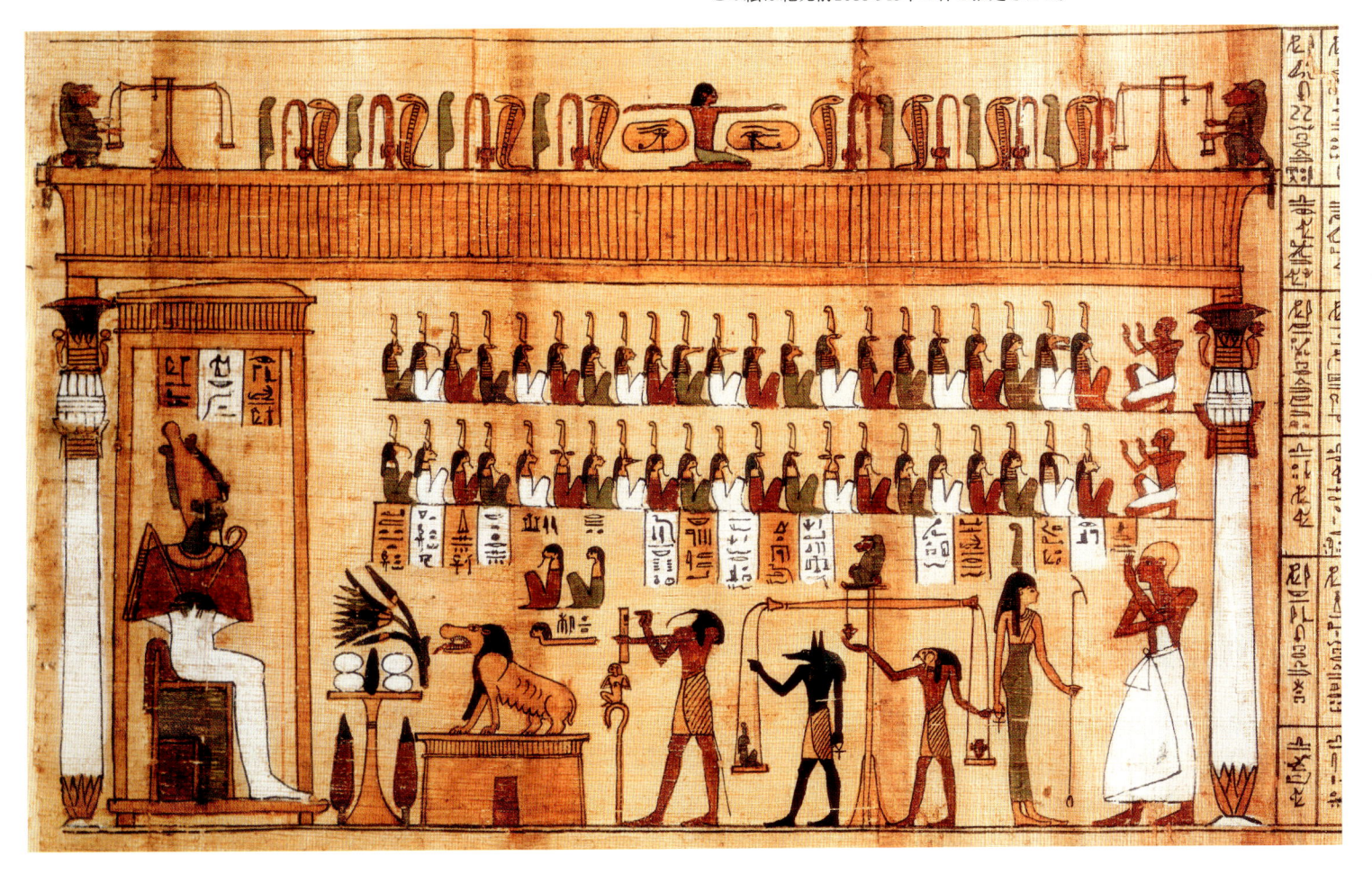

ユダヤ・キリスト教の伝承

ユダヤ・キリスト教の伝承に興味がある場合は以下も参照。
- ユダヤ教、p.186-187
- キリスト教、p.190-191
- カバラ、p.188-189
- 西洋の神秘主義思想、p.184-185
- グノーシス主義の福音書、p.192-193
- テンプル騎士団、p.264-265
- 聖杯、p.282-283
- 女神信仰、p.294-295

西洋の主要な一神教は体系化された教理を持つが、

じつは一つの宗教のなかにも驚くべき多様性

——神秘主義思想、民間伝承、迷信的習慣——が見られる。

古代ユダヤ人に伝わる**契約の箱**、キリスト教黎明期に起源があるとされる**イエスの墓**、

中世の謎とされる**トリノの聖骸布**(せいがいふ)や**黒い聖母**——。

4000年の歴史に登場するこうした伝承は、聖書の教理が地域ごとに独自の発展を

とげた秘教や民間信仰などと相互に影響しあってきたことをものがたっている。

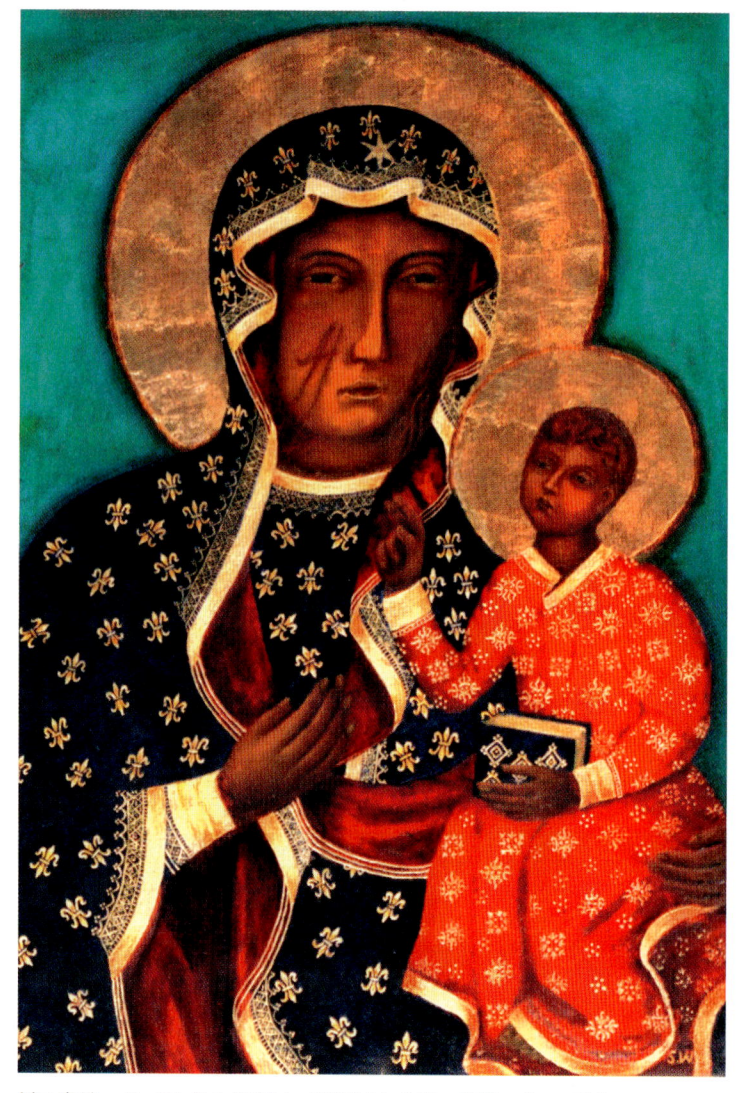

黒い聖母 ポーランドのポズナンで発見された黒い聖母マリアの肖像。赤ん坊のイエスを抱いている。

契約の箱

　旧約聖書に記されている契約の箱にはモーセの十戒を刻んだ2つの平たい石が保管されている。上質の木と黄金でできたその箱はちょうどコーヒーテーブル(縦1.3m、幅76cm)ほどの大きさだ。黄金色の輪が装着されており、そこに棒を通せば持ち運びができるようになっている。また贖いの座(Mercy Seat)と呼ばれる純金製の頑丈な蓋の上には2体のケルビム——スフィンクスに似た翼を持った霊的存在——がいる。ユダヤ人が荒野を放浪していた時代、彼らは契約の箱を幕屋(Tabernacle)と呼ばれる精巧な移動式神殿に納めていた。幕屋はのちにエルサレムのソロモン神殿の至聖所のモデルとなり、最終的に契約の箱はそこに安置された。

　当時の人びとは契約の箱には特別なパワーが宿ると考えていた。シェキーナ(Shekinah)という聖なる存在がケルビムが広げた翼のあいだからあらわれ、それはまるで生きた雲のようであったという。また契約の箱は敵の軍隊や城壁をほろぼし、箱に触れたり非礼をはたらいた者の命を奪ったという。一説によるとこうしたパワーの正体は静電気で、契約の箱と幕屋がライデン瓶に似た一種の蓄電器としての役割を果たし、莫大な静電気を発電、蓄電、放電することができたのではないかと考えられている。

　その後、契約の箱は歴史の表舞台から姿を消し、行方は謎に包まれたままだ。最後に聖書に登場するのは紀元前623年で第一神殿に安置されていると記されている。略奪されたか、紀元前586年にバビロニア人に破壊されたか、エルサレムを通過した多くの征服軍によって破壊されたというのが歴史家の通説となっている。一方でテンプルマウントに隠されていたとか、伝説のエチオピア皇帝メネリクが盗んで現在もエチオピアのアクスムの礼拝堂に安置されているとする説もある。

黒い聖母

　黒っぽい肌をした聖母マリアの像や絵は世界中に分布し、黒い聖母と呼ばれている。黒い聖母マリア像の多くは地域ごとに独自の発展をと

げた彩色法を反映したものと考えられるが、それだけではなぜ黒や褐色であるのかの説明がつかない。じつはヨーロッパには中世初期から、黒っぽい肌をもつ彫像や肖像画を崇拝する民間信仰があったといわれている。スペインのモントセラトやポーランドのチェンストホヴァの黒い聖母などが有名である。

黒い聖母マリア像の起源については、旧約聖書雅歌の"私は黒いけれども美しい"という一節をことさら強調するために黒くしたという説もあれば、黒い聖母はキリスト教とペイガニズムの混交の象徴であるとする説もある。また、イシス信仰（信者は黒っぽい肌をしているといわれていた）に代表される地母神信仰の名残であるとする説もある。このことから黒い聖母を崇拝するキリスト教諸派は古代からの伝統信仰を受け継いでいると考えられる。またグノーシス主義、カタリ派、テンプル騎士団は黒い聖母に特別な地位を与え熱心に崇拝したことで知られる。

イエスの墓

キリスト教正統派の教理によるとイエスの肉体は復活後天国へ昇天したため、イエスの墓は決まった場所にあるわけでない。しかしこれとは異なる伝説もある。古代ヒンドゥー教と中世のイスラム教の文献には、イーサまたはユス・アサフという名のイエスに似た人物が登場し、インドへ渡って布教と研究をおこなったと記されている。そして19世紀には、著名なイスラム教学者グラーム・アフマドはインド、カシミール地方のスリナガルにあるローザ・バルという霊廟がイエスの墓であるという説を唱えた。

マイケル・ベイジェント、リチャード・リー、ヘンリー・リンカーン共著『The Holy Blood and the Holy Grail』(1982)やダン・ブラウン著『The Da Vinci Code』(2003)などの小説やノンフィクションがきっかけとなり、イエスの血脈伝説に対する世間の関心が高まった。こうした作品もイエスの墓はこの世に実在することを示唆している。作品のなかではイエスは十字架にはりつけにされたあとも一命をとりとめ、フランスでメロヴィング朝を創始し、死後、南フランスのレンヌ・ル・シャトーの村に埋葬されたことになっている。しかし、このような説はキリスト教正統派の主張と真っ向から対立する。

トリノの聖骸布

トリノの聖骸布とは髭をはやした男の全身が両面に映った亜麻布で、十字架からおろされたイエスの身体を包み込んだ布といわれる。現在、イタリアのトリノ大聖堂に収蔵されているが、その存在が初めて確認されたのは1353年のフランスにおいてである。状況証拠からすると、マンディリオンというイエスの顔が映し出された布と関係があるようだ。マンディリオンの起源は1世紀のエルサレムにさかのぼり、ビザンティン帝国によって神聖視されていた。

トリノの聖骸布への関心が爆発的に高まったのは、1898年と1931年の写真撮影がきっかけだ。写真にはっきりと映し出された男性の身体には十字架にはりつけられたとみられる傷痕が数箇所あった。聖骸布が本物であると信じる人びとは、布に映ったイエスの姿は、イエスの血と汗が染み込んでできたものか、復活の瞬間に出た放射線、もしくは超常現象によりあらわれたと主張している。

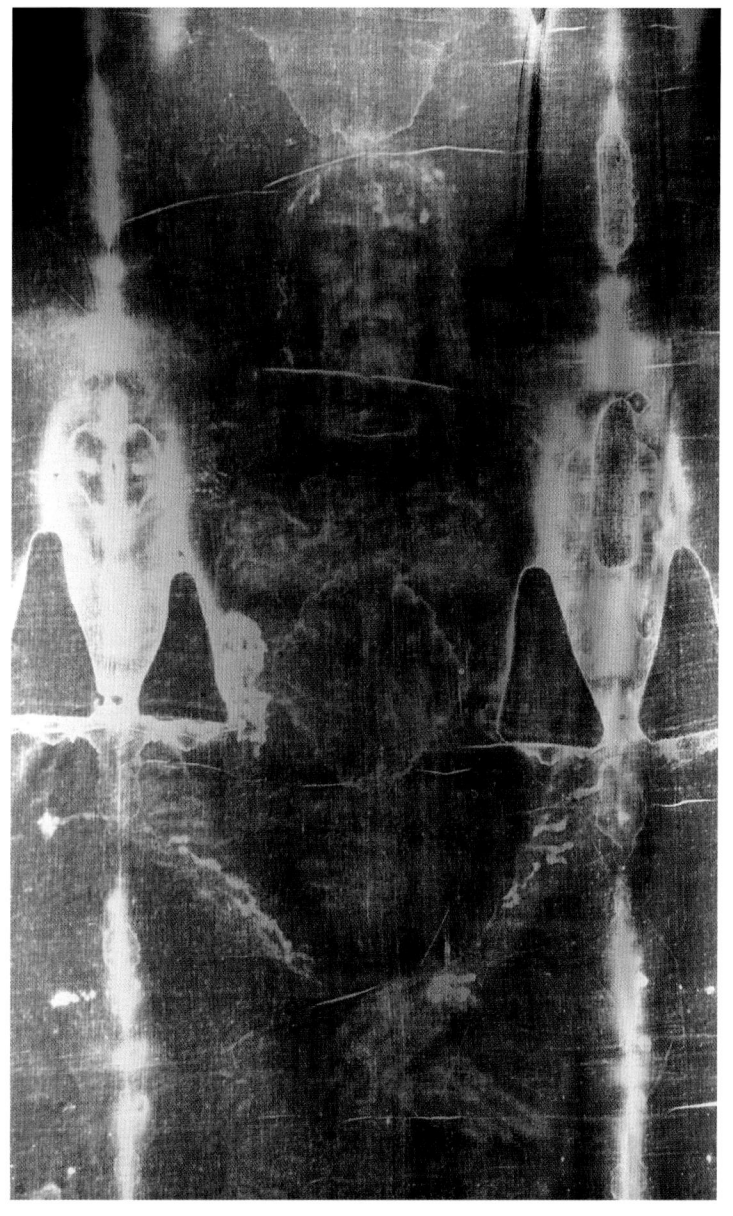

トリノの聖骸布 イタリア、トリノの聖ヨハネ大聖堂に収蔵されているトリノの聖骸布を撮影したフィルム。裸眼で見たときよりもはるかに細部まで見通すことができる。

一方、これに異説を唱える人は聖骸布ができた年代を1260-1390年と断定した1978年の調査結果を引用して、トリノの聖骸布は中世に作られたニセモノであると主張している。ただ、当時の技術水準を考えると、このような精巧なニセモノをどうやって作ったのか自体が謎である。作家のニコラス・アレン、リン・ピクネット、クライブ・プリンスらは、聖骸布は当時の写真技術を使って作られた可能性があると述べ、レオナルド・ダ・ビンチやキリスト教グノーシス派との関連を指摘している。しかし写真で見たときにはじめて男性像がくっきりと浮かび上がることから、中世には現代のようなフィルムや撮影技術がなかったことを考えると、中世に作られたニセモノだという主張にも大きな疑問が残る。また頭部の映像はダ・ビンチが撮った自分の写真だという説もあるが、信憑性に乏しい。なぜなら炭素年代測定の結果、聖骸布が最初にできたのはダ・ビンチが生まれる前であることが判明しているからだ。

聖 杯

聖杯の正体については諸説があるが、キリスト教の聖遺物のなかでもっとも有名であることは間違いない。聖杯の名が知れわたったのはアーサー王伝説や後の時代に広まったイエスの血脈伝説によるところが大きい。しかし、聖杯伝説の起源をめぐる学者間の議論では、信仰を鼓舞する寓話としての聖杯の役割について十分な議論がなされているとはいえない。

聖杯に興味がある場合は以下も参照。
- ユダヤ・キリスト教の伝承、p.280-281
- テンプル騎士団、p.264-265
- グノーシス主義の福音書、p.192-193
- 女神信仰、p.294-295

聖杯の正体

聖杯は十字架にはりつけられたイエス・キリストの身体から流れる血を受けとめた杯であるといわれている。また、イエスが最後の晩餐で使ったとされるカリス（聖杯）と同一視されることもある。聖杯にはケガを癒して不老不死を約束し、飲食物を無尽蔵に生み出し、大地に五穀豊穣をもたらす力があるとされる。

しかし、聖書には聖杯についての記述がみあたらない。カリス（聖杯）の起源は6世紀にさかのぼるとされるが、最古の文献記録はクレチアン・ド・トロワが1180-91年に書いた『聖杯の騎士ペルスヴァル』（別名『ペルスヴァルまたは聖杯の物語』）で、作中では単なる皿もしくはお椀として描かれている。聖杯（Grail）の語源は中世のラテン語*gradali*または*gradale*で、祝宴でごちそうを盛る大皿を意味する。

また聖杯は天から降ってきた石であるとか、堕落した大天使ルシフェルがかぶっていた王冠から落ちたエメラルドであるとする説もある。ところが最近では中世のラテン語*San Greal*は文法的に*Sang Real*、つまり王家の血脈（Royal Blood）を意味するという説が唱えられている。この解釈に従えば、聖杯にはイエスの血脈に関する秘密が隠されていることになる。

一方、聖杯の実物と称されるものは世界中にある。なかでもウェールズにある聖杯（Nanteos Cup）や、ニューヨークのメトロポリタン美術館所蔵のアンテオケの聖杯（the Chalice of Antioch）、イタリアのジェノヴァ大聖堂にある聖杯（Sacro Catino）などが有名である。

アーサー王伝説との関係

聖杯伝説は伝説のアーサー王と円卓の騎士団が活躍する中世の冒険物語のなかであますところなく描かれている。その筆頭がクレチアン・ド・トロワ著『聖杯の騎士ペルスヴァル』（原題は『*Chrétien de Troyes' Perceval, le Conte du Graal*』）で、ほかにもロベール・ド・ボロンの『アリマタヤのヨセフ』（原題は『*Joseph d'Arimathie*』）、ヴォルフラム・フォン・エッシェンバッハの『パルツィヴァール』（原題は『*Parzival*』）など有名な作品がある。こうした物語は12世紀後半から13世紀初めにかけて書かれたもので、聖杯の起源や歴史に焦点を当てたものと、聖杯を探す旅に出る主人公を描いた冒険物語とに大別される。

こうした一連の物語の基調をなしているのは、聖杯はアリマタヤのヨセフによってイギリスにもたらされ、歴代の国王に遺贈されてきたという設定だ。なかでも有名なのがアーサー王物語に登場する手負いの漁夫王（Fisher King）だ。漁夫王の病が原因で一時国は衰退するが、円卓の騎士の一人が聖杯を探し出すことに成功し、聖杯の力によって国王の傷は癒え、国も繁栄を取り戻すという物語である。

『聖杯の騎士ペルスヴァル』の主人公ペルスヴァルは若くて純潔な騎士だ。ある日、聖杯の城へたどり着いたペルスヴァルは聖杯の行列の幻を目にする。しかしそこで行列について適切な質問をすることができず、聖杯を逃してしまう。この物語の続編では聖杯を探し求めるペルスヴァルは完璧なキリスト教徒の騎士ガラハッドに先をこされてしまう。ランスロット卿の非嫡出子であったガラハッドは修道院で育てられ、敬虔で高潔な騎士へと成長していく。アーサー王の宮廷に招かれたガラハッドはシージ・ペリロスと呼ばれる危険な席に座る。それは将来聖杯を探し出す運命にある者以外が座ると命を奪われるという伝説の席だ。聖杯探求の先頭にたつガラハッドはついに聖杯を見つけ、その瞬間天に昇る。

聖杯を探す旅に出る騎士たちを描いた冒険譚は霊的成長と自己実現を主題とする寓話として読まれることが多い。マロリーの『*Morte d'Arthur*』（邦訳はトマス・マロリー著、井村君江訳『アーサー王物語』[筑摩書房、2004]）などはまさにその代表例である。

聖杯伝説の起源

聖杯伝説を主題とする物語は民間の口承伝承を起源とし、特にケルト人の民話や小説でおなじみのモチーフや人物がたくさん登場する。死者が生き返ったり、食べ物がいくらでも出てくるという魔法の大釜、アーサー王や魔法使いマーリンによく似た人物などが登場する。19世紀にはこうしたケルト神話の要素を多く取り入れることが一種の流行となり、聖杯伝説をキリスト教の体裁をつくろったペイガニズムの民間伝承だとする見方が広まった。しかし最近では、中世のキリスト教会が聖餐を普及させるために聖杯伝説を広めたという説が神学者のあいだで支持されている。

イエスの血脈

マイケル・ベイジェント、リチャード・リー、ヘンリー・リンカーン共著『*The Holy Blood and the Holy Grail*』（1982）によって、聖杯はイエスの血脈を象徴するという説が唱えられ、イエスが十字架の刑に処せられたあとも生き延びたという説が広まった。同書では、マグダラのマリアがイエスの子を懐妊し、一家はフランス南部もしくはイギリスへ移り住んだとされている。イエスの子孫はヨーロッパで王朝をたて、キリスト

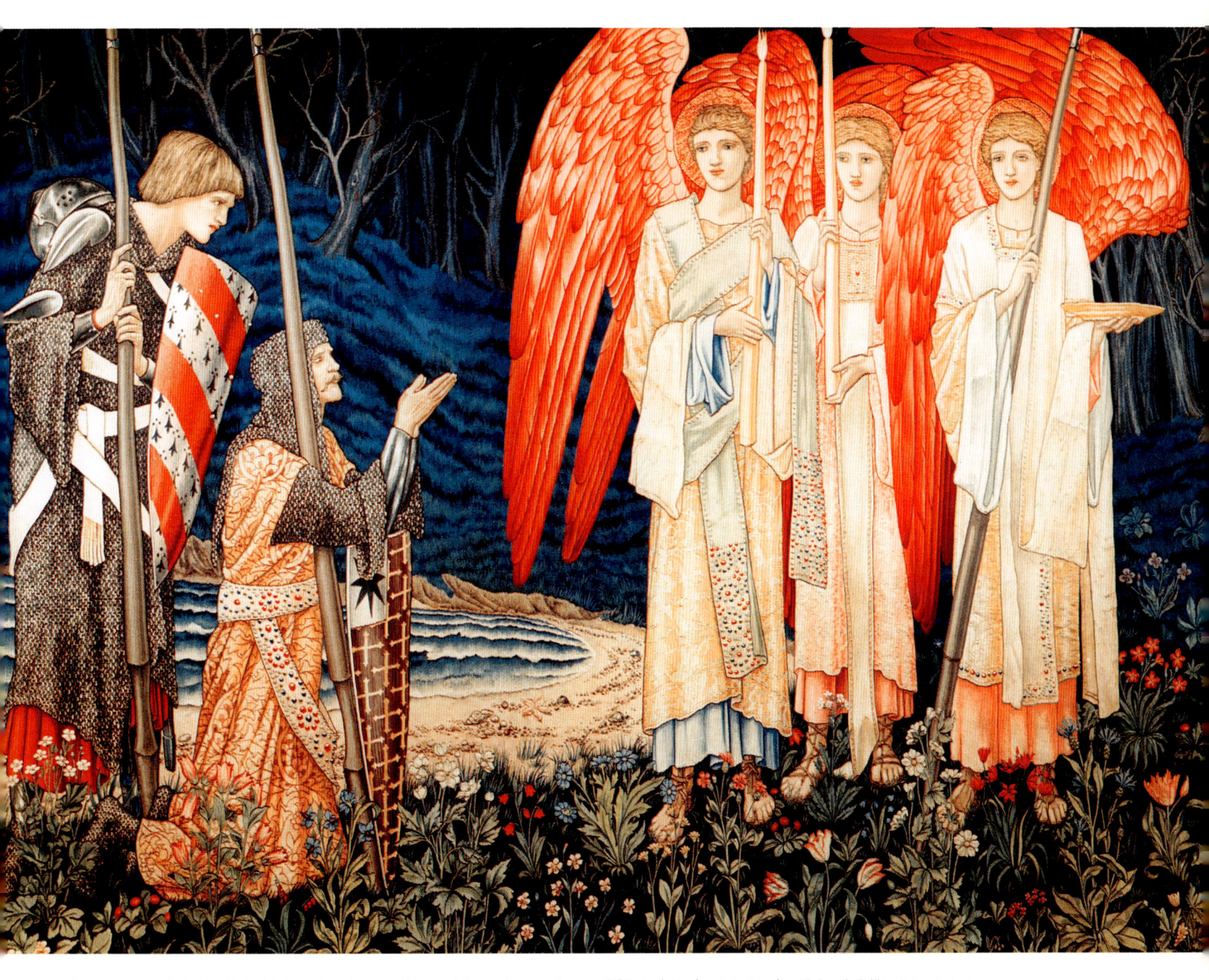

教正統派の教理よりも個人的な霊性を重視するグノーシス主義的な教会を設立した。しかしその存在は正統派教会や既得権層にとって脅威となり、不都合な事実を隠蔽しようとする彼らとイエスの子孫たちのあいだで長い戦いがくりひろげられた。

この作品では聖杯を秘教の象徴ととらえている。その秘教は個々の信者が神との同一性を認識することができると説くグノーシス主義やキリスト教以前の神秘思想を取り入れた信仰で、女神信仰や地母神信仰などもこのなかに含まれる。聖杯の行方をたどっていくと、カタリ派、テンプル騎士団、黒い聖母崇拝、フリーメイソンといった神秘思想教団、それに南フランスのレンヌ・ル・シャトーやスコットランド、エディンバラ近郊のロスリン教会、イングランド、サマセット州のグラストンベリー・トールといった神聖な場所に行きつく。聖杯は──それが実物の杯

聖杯 聖杯を手に入れる円卓の騎士たちを描いたタペストリー。エドワード・バーン＝ジョーンズのデザインをもとにモリス社が1890年代に制作したもの。トマス・マロリー卿の『アーサー王物語』を題材にしたシリーズの一部。

であるにせよイエスの子孫に関する情報を隠し持つ秘教であるにせよ──カタリ派、テンプル騎士団、フリーメイソンが隠し持っていた至宝であることは間違いない。こうした神秘思想教団が富と権力を手にし、キリスト教正統派から敵視された背景には聖杯の存在があったという。また聖杯の秘密を手にした彼らはそれに背中を押されるように反正統派、異教主義的な教義を発展させていった。この作品のなかで著者は聖杯の謎を解く手がかりはレンヌ・ル・シャトー、ロスリン教会、グラストンベリー・トールの構造や地形にあると主張している。

ノストラダムスの予言

ノストラダムスは予言者として名声を博し、**予言の多くは的中していた**といわれるが、その反面、ノストラダムスの言動は再々物議を醸した。はたして**四行詩による予言**は的中したのか、それともすでに起こった出来事とつじつまをあわせただけなのか──。ノストラダムスの予言の真偽をめぐっていまなお激論が交わされている。

ノストラダムスの予言に
興味がある場合は以下も参照。
- 西洋占星術、p.56-57
- その他の占い・預言、p.72-73
- 薬草学、p.152-153

予言

1503年、ミシェル・ド・ノートルダムは南フランスで生まれた。薬剤師であった彼の名を一躍有名にしたのは疫病に効くといわれる"ローズ・ピル"の発明である。1550年、ミシェル・ド・ノートルダムは翌年の出来事を予言した暦書をノストラダムスの名前で執筆。これが評判を呼び、以降、毎年1冊ずつ暦書を出版するようになった。暦書を合計すると予言の数は6,000以上にもおよぶ。1555年、1巻が100篇の四行詩──レ・サンチュリ(百詩篇)──からなる代表作『ミッシェル・ノストラダムス師の予言集』(原題は『Les Propheties』)を暦書の増補版として執筆した。ノストラダムスが数ヶ国語を用いて四行詩を書き、さらに複雑なことば遊びを用いたのは、宗教的迫害を逃れるためと当時の流行に敏感だったためと思われる。このため四行詩は難解で、当時の人びとには理解できなかった。残念ながら現在も状況は同じで、四行詩は様々な解釈が可能なだけにそこに綴られている予言の真偽をめぐっては初版以来激論が交わされている。またノストラダムスがどうやって予言したのかも議論の的で、一説によるとトランス状態で予言をおこなったという。その説が根拠としているのは一通の手紙で、ノストラダムスがロウソクで照らされた薄暗い部屋で、真鍮の三脚に水をはったボウルを載せ、水面に映った幻影をもとに予言したと書き記している。しかし、権威ある研究者らによるとこの手紙の内容は誤訳で、ノストラダムスの空想にすぎないという。

四行詩

四行詩を詳細に分析してみると、その多くは聖書の黙示録やギリシャの歴史家プルタルコスの著作にもとづくものであることがわかる。過去の出来事をもとに未来を予測するという手法である。四行詩は自然・人為的災害、天変地異、さらには反キリストの到来についても詳述しているが、これは四行詩が書かれた時代はちょうど終末思想が流行した時期であったことと関係しているのかもしれない。

四行詩による予言の的中率を数値化することは残念ながら不可能だ。というのはほとんどが古フランス語からの翻訳であるため正確性に欠けるからである。なかには世界的によく知られている事件や出来事とつじつまを合わせようとしたことがひと目でわかる訳文もある。さらにもう一つの難点は、"天の偉大な支配者"、"もう一人のハンニバル"、"偉大な3人兄弟"などが何を意味しているのかについて様々な解釈ができる点である(偉大な3人兄弟についてはジョン、ロバート、エドワードのケネディー家の兄弟をさすという解釈もある)。特に、過去の天変地異に関する予言に照らし合わせてみた場合解釈が難しい。

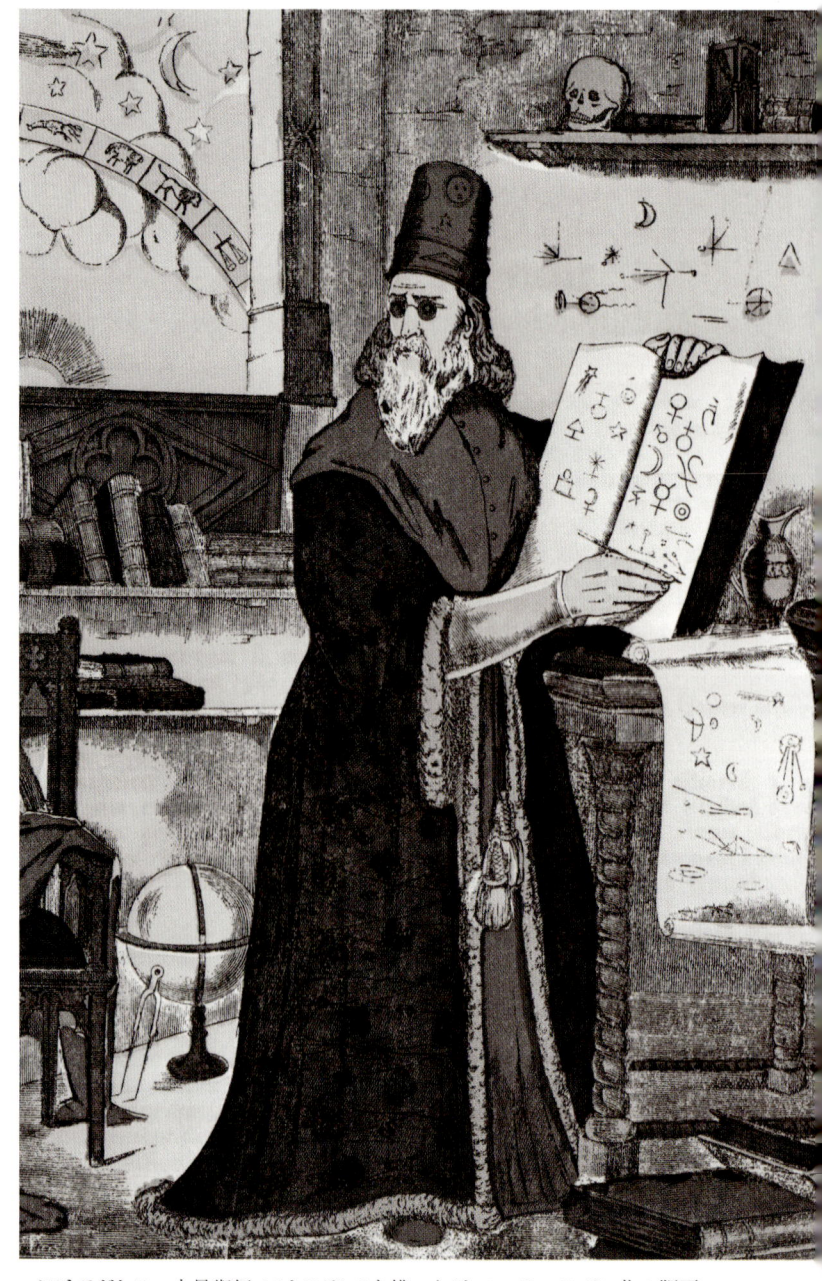

ノストラダムス 占星術師ノストラダムスを描いたジーン・C・ベレリン作の版画。19世紀作。フランス国王アンリ2世に、国王の子どもたちの未来を予言するよう依頼されたノストラダムスが十二宮図を作成している。

284 | 古代のミステリー

マヤの予言

マヤの予言に興味がある場合は以下も参照。
- アメリカ先住民の信仰、p.232-233
- 地表に描かれた直線、p.258-259

マヤの予言は**マヤ文明**が考案した非常に複雑なマヤ暦にもとづいている。

マヤ族にとって**グレートイヤー**の一つの周期の終わりと次の周期のはじまりは人類の霊性が未曾有の進化をとげる時代の幕開けを意味する。

2012年にはじまる次の**周期**は人類にとってあらたな時代の幕開けと考えられている。

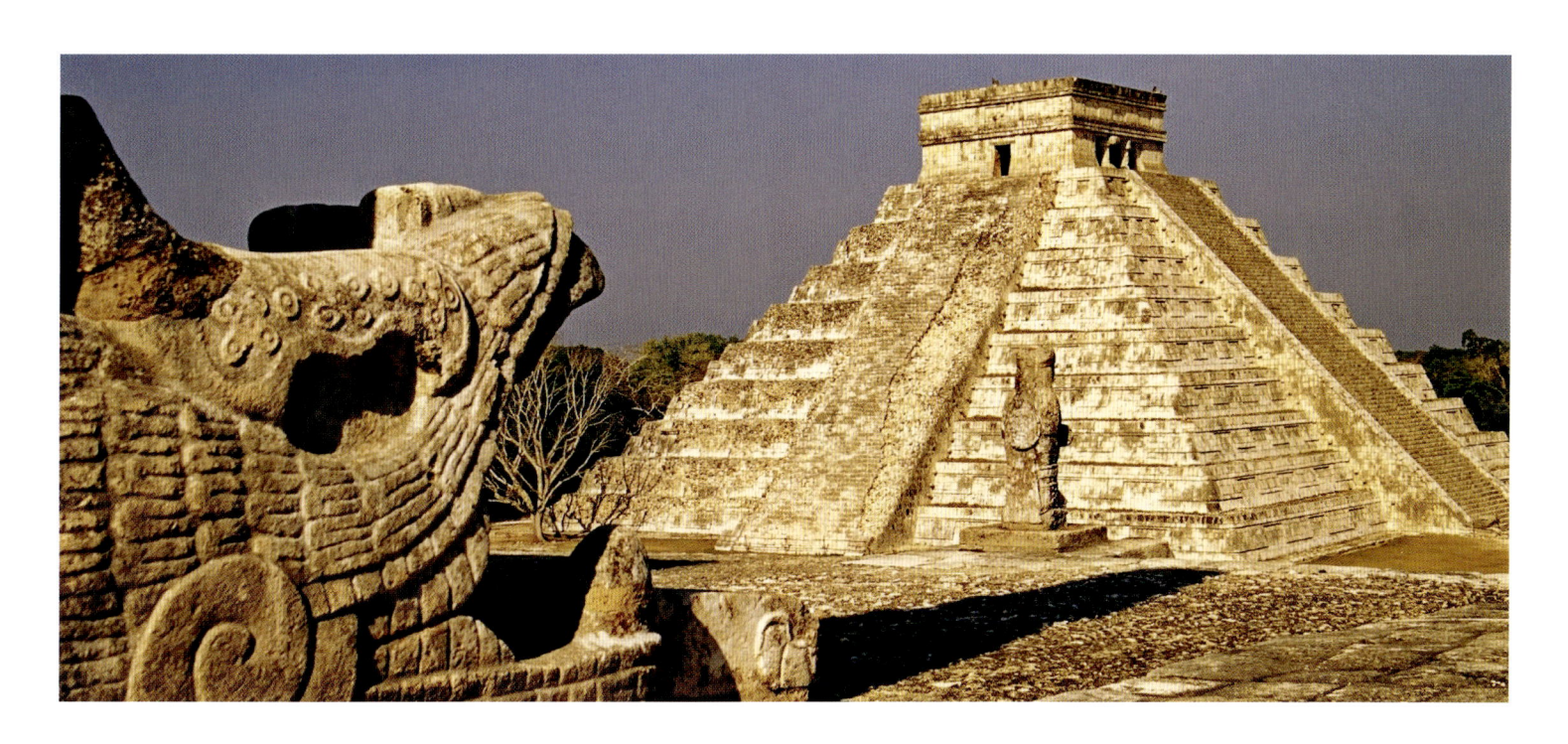

チチェン・イッツアの神殿ピラミッド 春分・秋分に太陽がマヤの最高神ククルカンを祀る神殿に落とす影はまるで大蛇のようにみえる。

マヤ文明

マヤ族は高度に発達したメソアメリカ文明の一つで、紀元前1800年頃~紀元後9世紀に現在のメキシコから中米北部にかけて繁栄した。コロンブスがアメリカ大陸を発見する以前では南北アメリカ大陸で唯一といわれる独自の文字を発達させた。マヤ文明の驚くべき偉業の一つに数えられるのが多くの石碑やピラミッドの造営である。しかも、そうした建造物は夏至・冬至、春分・秋分などを観測するための天文台としての機能も果たしていた。

グレートイヤー

マヤ族は、ほかの古代文明(エジプト人、チベット人、ホピ族など)と同様、グレートイヤーと呼ばれる周期の存在を知っていた。グレートイヤーは約26,000年で、2,100年を一つの周期とした12の時代からなる。この周期は黄道十二宮の数え方とは逆方向に進み、西洋占星術でいうと現在はうお座からみずがめ座の時代に入りつつある。天文学に精通していた古代マヤ族は、26,000年はプレアデス星団の最輝星であるアルシオーネを周回する太陽の公転周期と一致することを知っていたのである。

周期とマヤの予言

マヤ族はグレートイヤーを5つの周期(Creation Cycles)に分割した。彼らの計算によると5番目の太陽の時代と呼ばれる現在の周期は紀元前3113年の8月13日にはじまり、西暦2012年の12月21日に終わる。そしてこの日、人類は進化の過程で大きな転換期を迎えるといわれている。

5つの周期はさらに"13バクトゥン"あるいは"長期周期"と呼ばれる短い周期に分割される。現在のバクトゥンの周期は1618年にはじまったが、マヤの予言によるとこの周期では、人類は自然から遠ざかり、科学技術を過信するようになる。しかし、こうしたアンバランスもあたらしい周期のはじまりとともに是正され、人類全体が生まれ変わるといわれている。

伝説上の動物

世界の神話には魔法の力を持つ伝説上の動物が数多く登場する。

そうした動物はすべての生命には霊魂が宿るとする

古代アニミズムの思想を反映している。

なかでも世界中の人びとの想像をかきたててきたのが、**ユニコーン**と**龍**である。

伝説上の動物に興味がある場合は以下も参照。
- アメリカ先住民の信仰、p.232-233
- チャネリング、p.42-43
- ウィッカ、p.240-241
- 地表に描かれた直線、p.258-259

ユニコーン

　胴体が馬で額に一本のねじれた角がはえたユニコーン。紀元前5世紀にギリシャの歴史家ヘロドトスがアフリカに棲息する"角のはえたロバ"に言及しているが、それがおそらく歴史上初めてのユニコーンに関する記述である。また同時期、ギリシャの歴史家で国王の侍医でもあったクテシアスの著作にも登場する。クテシアスはペルシアへ向う旅の途中、様々な空想物語を耳にしたといわれる。彼が描いたユニコーンは俊足のロバに似た動物で、その角でできた杯で飲むと中毒にならずにすんだといわれる。

　中世初期の動物寓話集の原典『フィジオロゴス』にはユニコーンの象徴的意味に関する記述がある。それによるとユニコーンを捕まえることができるのは処女だけで、ユニコーンは処女を目にすると近寄り、頭を膝の上にのせて眠ってしまうという。これはイエスの受肉を象徴しているといわれる。ユニコーンは東洋の伝承にも登場する。中国では麒麟と呼ばれ、卓越したパワーと英知を有する動物とされている。ユニコーンは縁起の良い動物で聖人君子があらわれる前兆とされていた。中国では麒麟は孔子の母親の前に姿をあらわした後、孔子が誕生したという伝承がある。一方、日本ではキリンまたは一角獣とよばれる。キリンはおとなしい動物で単独行動をするが、一角獣は力強く、獰猛で善悪の区別をする能力にたけていることで知られる。

ユニコーン　"貴婦人とユニコーン"を描いたタペストリー。15世紀の作。処女に捕まえられるユニコーンの伝統的なイメージが描かれている。

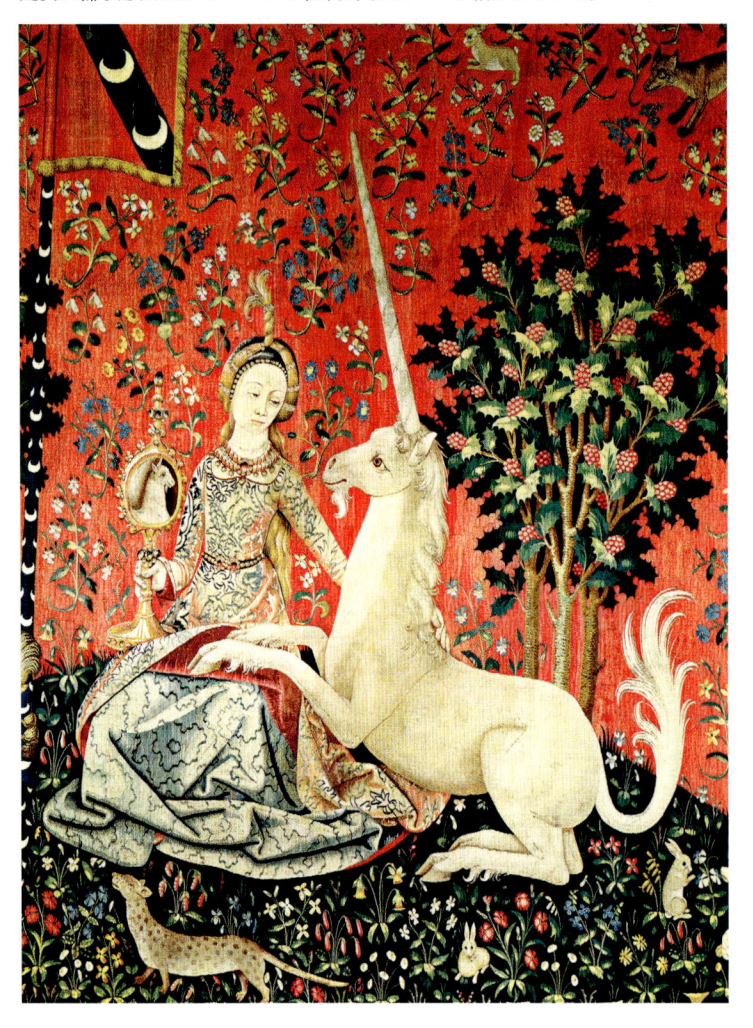

龍

　ユニコーン以外に、世界の神話でおなじみの動物が龍である。本来は大蛇で、大蛇に関係する神話によく登場する。古代文明の創世神話で描かれる宇宙の大蛇には、原初の神、世界に秩序を回復するために退治すべき怪物、豊饒の神、地下世界の守護神などといった様々な側面がある。

　興味深いのは、世界の文化に共通する伝説上の動物であるにもかかわらず、東洋と西洋ではまったく異なる顔をもつという点である。

西洋の龍

　西洋では、龍は陰湿、邪悪で、低俗な伝説上の動物で、洞窟に住み、火を吐き、人間に危害を加えるとされる。龍に言及した最古の記録はエデンの園に忍び込んだ蛇であろう。旧約聖書には主なる神が呪われた蛇に向って語りかける場面が登場するが、その話には新興のユダヤ教にとって脅威であった蛇神崇拝者の威信を傷つけようとする狙いがあったとみる作家もいる。

　西洋でもっとも有名な龍伝説といえば聖ジョージの龍退治である。聖ジョージはリビアのとある村で龍に出会う。大きな湖に棲み、臭い息で空気を汚す龍はある日、王女を生贄に差し出せと要求する。村人が困り果てていたちょうどそのとき、村を通りかかった聖ジョージは龍を

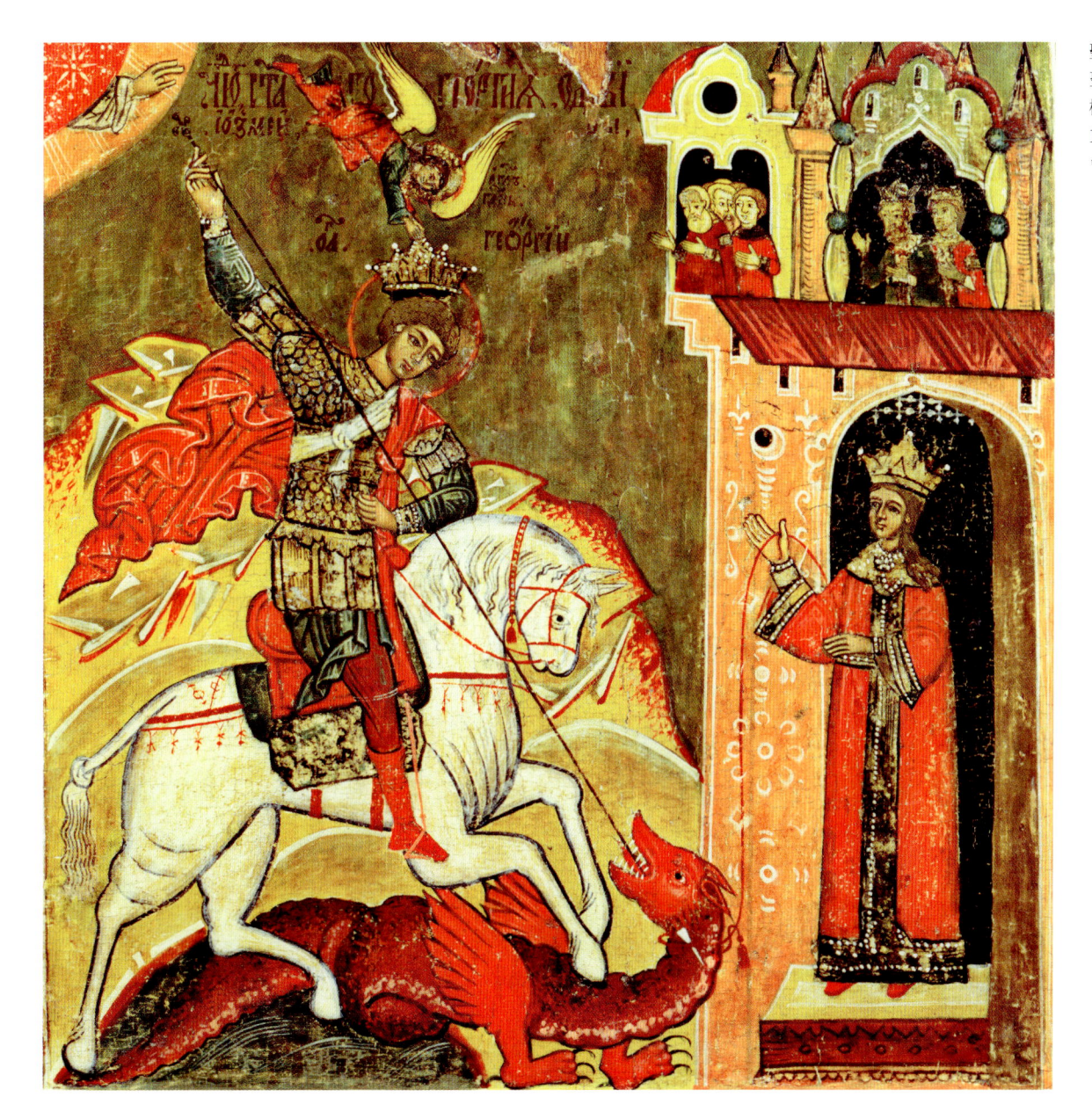

聖ジョージの龍退治
聖ジョージが龍を
槍で仕留める場面を描いた絵。
16世紀後半に
ウクライナで制作されたもの。

槍で仕留める。その一方で殺さずに龍を王女の腰帯でぐるぐる巻きにして町へ連れてかえったという伝説もある。聖ジョージが龍を退治できたのはイエス・キリストのおかげであると村人たちに伝えると、村人は全員キリスト教に改宗したといわれる。この伝説は龍に象徴される異教徒がキリスト教に制圧される話であるというのが一般的な解釈である。いかに獰猛な龍といえどもキリスト教の信仰の力にはかなわない、そして龍との遭遇によってはからずも日頃の信心がいかに大きな力を発揮するかが証明されたとキリスト教徒は信じているのである。

東洋の龍

西洋とは対照的に、東洋では古来、龍は善良な生き物として描かれてきた。古代中国では、龍は神聖な動物とみなされ、歴代王家の紋章に用いられてきた。古代中国の四霊獣（応龍、麒麟、鳳凰、霊亀）の筆頭格である。西洋での邪悪な、火を吐く動物のイメージとは裏腹に、中国の龍は慈善心のある温厚な動物で、湖沼、河川を支配する神としてあがめられてきた。古代中国の民にとって、龍は気が優しくて力持ちで、大地に恵みの雨を降らせ農家に豊作をもたらすありがたい神であった。

現代でも龍は幸運と豊饒を運んでくるとされ、中国の美術工芸品のモチーフとして人気が高い。寺院の石柱に彫られた龍の彫刻や、金糸や絹糸で編んだ龍のタペストリーなどは有名だ。辰年生まれの人は英知、長寿、富、健康といった龍の性質を受け継いでいると考えられているため、尊敬すべき対象とされている。また龍の絵やシンボルを家庭や職場に置いておくと繁栄と幸運をもたらすといわれている。

おもしろいことにイギリスでも中国でも、地球に流れるエネルギーをあらわす言葉に龍が用いられる。レイラインあるいはドラゴンラインと呼ばれるもので、オーストラリア・アボリジニのソングライン（p.229を参照）に近い概念である。これらはいわば大地にはりめぐらされた特別なエネルギーの道筋を示す詳細マップである。

伝説上の動物 | 287

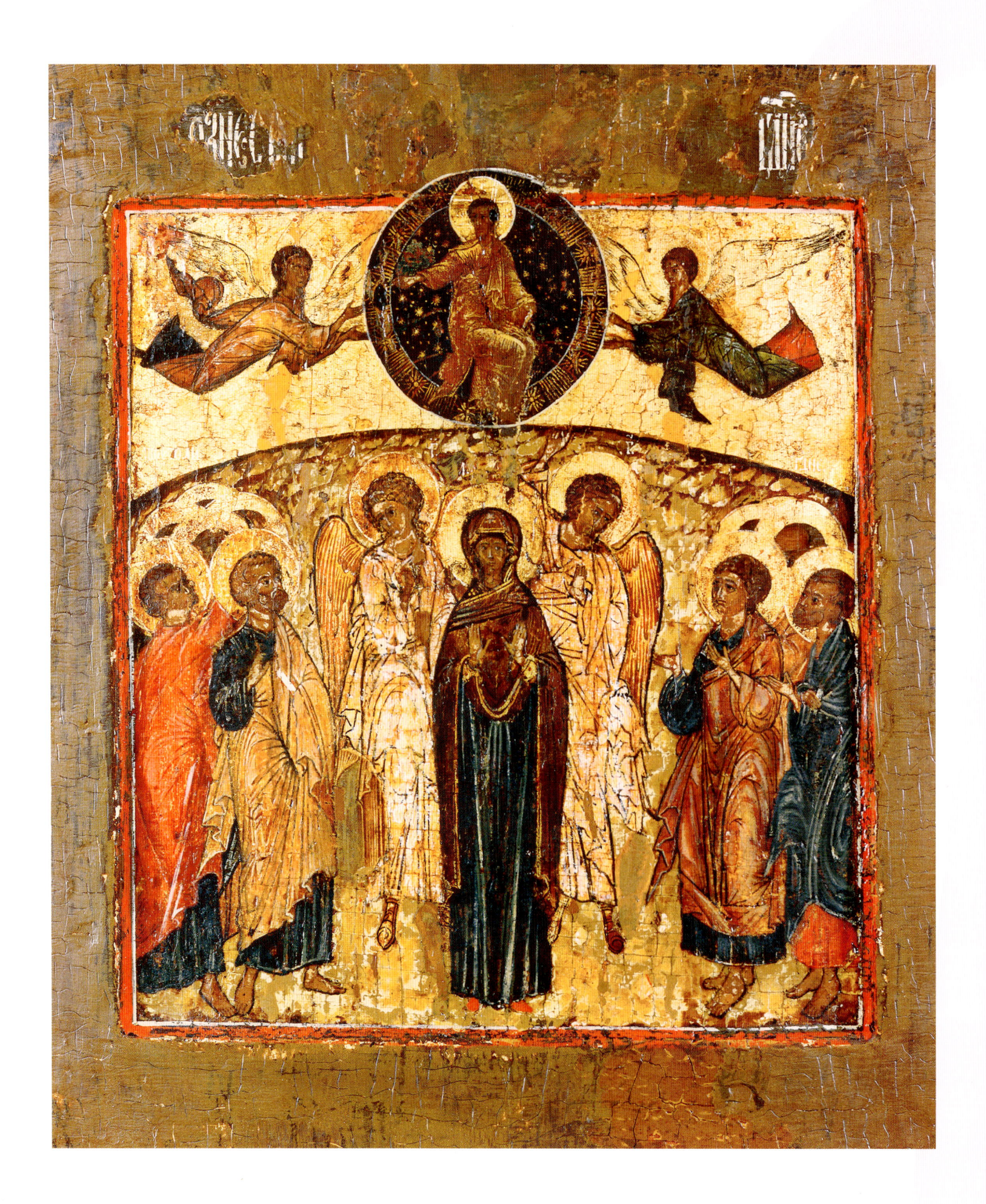

霊的世界の探求

　この物質世界以外にも高次の霊的世界が存在するという思想は、歴史をつうじてどの文化、どの時代にも見られる。各国が輩出した偉大な芸術家、作家、神秘思想家たちは霊的世界の様子を世の中に伝えようとしてきた。しかし、一般の人びとはどうすればそのような世界と接触することができるのであろうか。世界宗教は霊性進化の道を歩む信徒たちに独自の信仰体系を提供してきたが、それ以外にも個人レベルで神との一体感を得るための道はたくさんある。例えば、天使・妖精信仰、巡礼や内観などの宗教的実践、宗教指導者による導きなどである。このセクションでは、霊的世界を知り、霊性に目覚めるためには既存の世界宗教以外にどのような道があるのかを探っていく。

ブレイクが探求した霊的世界

　神秘世界や来世を体験したという芸術家や神秘思想家の話を聞き、自分もそのような世界を体験したいと望む人は多い。神秘思想家のなかでもっとも有名な人物といえば19世紀のイギリスの詩人ウィリアム・ブレイク(1757-1827)である。ブレイクの詩、絵画、書簡には独特の霊的世界が描かれている。幼少の頃からたびたび幻想的な光景を目にしたというブレイクは、8歳のとき"一本の木に天使が群がり、その光り輝く翼で覆われた大枝がまるで星のように輝いている"のを見たと報告している。ブレイクの創造性豊かな作品の多くは大天使からインスピレーションを得たという。ブレイクは伝統的な宗教観を否定し、すべての人間には生来、霊性がそなわっていると信じていた。1790年代の著作『The Marriage of Heaven and Hell』(邦訳はウィリアム・ブレイク著、池下幹彦訳『天国と地獄の結婚』[近代文藝社、1992]ほか)には"人間は自分の心の中に神が宿ることを忘れてしまった"と記されている。ブレイクは自分が理解している霊的世界を絵画、書簡、詩などをつうじて世の中に伝えることに生涯を捧げた。彼は天使から得た深い洞察を世界の何十万という人びとに伝えてきたが、そのおかげで多くの人が自分なりに天使とのつながりを感じはじめている。天使の導きを得てインスピレーションを授かることは、霊性に目覚め、霊的成長をとげるための道であるとして多くの人に支持されている。

キリストの昇天　イエス・キリストの昇天を描いた17世紀後半のロシアの肖像画。

霊的師匠の影響力

　ペルー生まれのアメリカ人カルロス・カスタネダ(1925〜98)は個人が霊性を高めるには霊的師匠(グル)が大きな役割を果たすと主張した作家の一人である。カスタネダの一連の作品にはメキシコ先住民ヤーキ族の呪術師ドン・ファン・マトゥスの教えが詳細に述べられている。そこにはカスタネダが幾多のトランス状態をつうじてドン・ファンの教えを学んだことや、幻想的な光景のなかで神と出会ったこと、カラスになって空を飛び回ったことなどが綴られている。カスタネダの話には信憑性に欠ける部分もあるが、個人レベルで深遠な霊的覚醒を得たという体験談は世界中の何百万という人びとにインスピレーションを与えてきた。

内観と巡礼

　深いレベルで自分の意識と向き合うには喧騒の巷にしばし背を向けることが必要だ。古来、世界の主要な宗教や信仰では、内観や孤独に身をおくことは霊的覚醒を得るための重要な方法とされてきた。巡礼も霊的覚醒へいたるための大切な道とされているが、その目的は単に聖地を訪れるだけにとどまらず、旅の道中で試練を経験したり、啓示を受けることも含む。巡礼といえばイスラム教徒のメッカ巡礼が世界的に有名であるが、最近ではキリスト教徒によるスペインのサンチャゴ・デ・コンポステーラ巡礼なども、アメリカの女優シャーリー・マクレーンの著作がきっかけで、よく知られるようになった。

普遍的な目的地

　霊性に目覚めるためにどのような道を歩もうと、私たちの目的地はただ一つ。それは万物のもととなる究極の実在との一体感を得ることである。この実在の本質をもっとも的確に表現した東洋思想がヒンドゥー教のブラフマン(梵)と道教のタオである。ブラフマン(梵)は宇宙にあまねくいきわたるパワフルなエネルギーで、聖典ウパニシャッドに次のように描かれている。

　　"宇宙の大本である静謐をあがめよ。
　　人間は静謐から生まれ、
　　やがてそのなかに溶け込み、そこで呼吸する"

天使

天使に興味がある場合は
以下も参照。
- ユダヤ教、p.186-187
- キリスト教、p.190-191
- イスラム教、p.196-197
- チャネリング、p.42-43

優雅で、人を守護し、翼を持つ霊的存在。

こうした天使のイメージは私たちにはおなじみだが、**天使の起源**を特定するのは難しい。

純愛にみちた不死の**光の存在**が時空をかけめぐる姿は、世界の文化や伝承に共通だ。

"天使"の語源は使者を意味するギリシャ語の*angelos*。

その名は天使の重要な役目を示唆している。

すなわち神と人間との仲介役となって神からのメッセージを伝え、

神の意志にもとづいて、**窮地に陥った人を救う**のである。

天使の起源

天使は何世紀にもわたって私たちを魅了してきたが、世界中の文化や宗教に登場するため、正確な起源を特定するのは難しい。西洋ではヘブライ語聖典やキリスト教聖書が天使のイメージを作り上げてきた。そこに登場するのは、光りの軍勢を率いて悪魔を倒す大天使ミカエルや、神に仕えて玉座を支えるケルビムやセラピムといった高位の天使である。またコーランにも天使に関して次のような記述がみられる。"神の御座を取り巻く天使たちが、神を美しく照らしだす姿を目にするであろう"

古代スメリア、バビロニア、ペルシア、エジプト、ギリシャの文献にも天使が登場する。古代スメリアの石柱には翼を持つ霊的存在が国王の杯に命の水を注いでいる様子が描かれている。また古代エジプト神話には女神イシスが、殺された兄で夫のオシリスに翼で生命の息吹を吹き込んでよみがえらせた話が登場する。こうした伝承はほんの一部で、世界の宗教、神話、民間伝承には天使に似た霊的存在がほかにも数多く登場する。シャーマニズムを中心に地域ごとに独自の発展をとげてきた先住民の文化からキリスト教、仏教、ヒンドゥー教、イスラム教などの世界宗教にいたるまで、神と人間との仲介役を果たす天使には人間の健やかな成長を支える役目があると考えられてきた。天使には、守護天使、家の守り神、癒しの天使、詩神など様々な顔がある。

光の存在

天使は一般的に"光の存在"として描かれ、その上背、清らかさ、圧倒的なパワーゆえに"怖くて目をあわすことができない"と表現されることもある。普段は霊界に住んでいるが、人間の姿になることもでき、翼と光輪を持った美しくて優雅な霊的存在として描かれる。ニューエイジ思想では、天使の使命は人間は本来善であることに気づかせることにあるとされている。

芸術家が描く天使にはきまって翼と光輪がある。こうしたイメージが古代宗教や神話をつうじてできあがった背景には天使が霊界と地上を自由に往きかえりすることを象徴的に伝える意図があったと考えられる。その証拠に古代の神話に登場する神には鳥の姿をした神や翼を持つ神が多い。聖書では天使は男性として描かれ、大天使ガブリエルという名前は"神の使者"を意味する。

17世紀後半から18世紀におこった啓蒙運動以前には、天使は信仰生活において神秘的な役割を果たすと考えられていた。イタリアの神学者トマス・アクィナス (1225-74)、詩人ダンテ (1265-1321) は幻の天使と天使から受けたインスピレーションについて描写した。その後近代科学の進歩にともない、天使の役割への関心は次第に薄れていくが、スウェーデンの神秘思想家エマヌエル・スウェーデンボルグ (1688-1772) のような例外もある。彼は死者の魂を"天使"と呼び、トランス状態に入ることでたびたび霊界を訪れ、大勢の"天使"に出会ったという。イギリス人の著名な詩人ウィリアム・ブレイク (1757-1827) は彼が実際目にしたという幻の天使を数々の詩や絵画で描いたが、多くの作品を生み出すきっかけとなったのは天使の導きやインスピレーションであると語っている。

天使の正体をめぐってはまだ謎が多い。ニューエイジ思想では天使はエネルギーを持った霊的存在で礼拝や儀式で波長が合ったときにのみ、その姿を目にすることができると考えられている。一方、人間は守護天使に守られているので助けを求めると天使が姿をあらわするとする説や、天使の側からアクションをおこしたときにのみ接触することができるとする説もある。

窮地を救う天使

今日、天使の人気が再び高まっているが、それは霊性面での安心感や導きを心から望む人が増えていることが一因とみられる。困難に直面したときだけでなく、平穏無事に暮らしているときにも天使に助けを求めたり、場合によっては天使に問題解決を委ねる人も増えているという。困っている人のもとにあらわれて救いの手をさしのべ、名前も告げずに去っていく謎の主人公を描いた物語では、そのような主人公をと

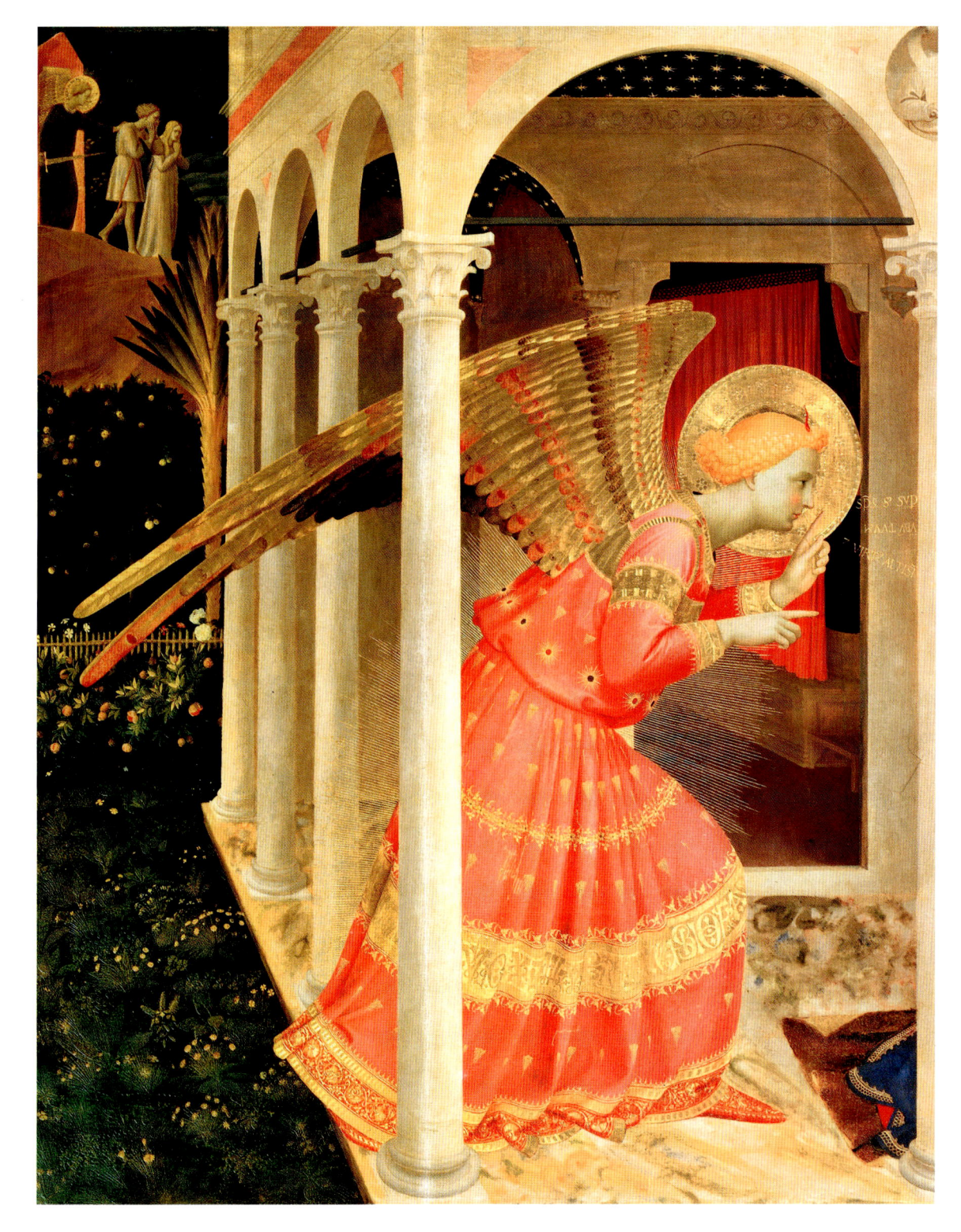

大天使ガブリエル
キリスト教でもっとも有名な
天使といえば
大天使ガブリエルだ。
フラ・アンジェリコ
(1395-1445)作の『受胎告知』。
翼と光輪を持つ大天使
ガブリエルが描かれている。

おして典型的な天使像が描かれる。また、臨終を迎えた人に安らぎを与え、無事冥界へ導く精霊が天使として描かれることが多いが、あとになってじつは昔亡くなった家族や友人の霊だったとわかることもある。天使の目撃事例としては"モンスの天使"が有名である。第1次世界大戦中の1914年、ベルギーのモンスの戦いでドイツ軍の攻撃にさらされ絶体絶命の危機に陥ったイギリス軍とフランス軍の前に天使があらわれ両軍を救ったという。

天使を呼ぶための厳かな儀式もあるが、特別な台詞や呪文を唱えなくても、心の底から助けを求めれば天使を呼ぶことができるといわれる。天使の加護を信じる人は助けを求めれば必ず道は開けると言う。真我の声に耳を傾ければますます直感が研ぎすまされ、不思議な光景──例えば、天使の足跡といわれる白い羽──が目の前にあらわれたり、夢の中で重要なメッセージが伝えられるといわれる。

天使 | 291

妖　精

妖精は、すぐにどこかへ消えてしまう霊妙不可思議な魔法使いの精霊で、地、水、火、風の4大元素とつながっているといわれる。

"妖精"という言葉は多くの文化に浸透しているが、特に北欧の伝承と深い関係がある。

魔法の力を持つ不死身の地の精霊で、地上と霊界の境にあるリンボ界に住むといわれる。

妖精に興味がある場合は以下も参照。
- ヒンドゥー教、p.204-205
- 神道、p.236-237
- 天使、p.290-291
- 伝説上の動物、p.286-287
- アメリカ先住民の信仰、p.232-233

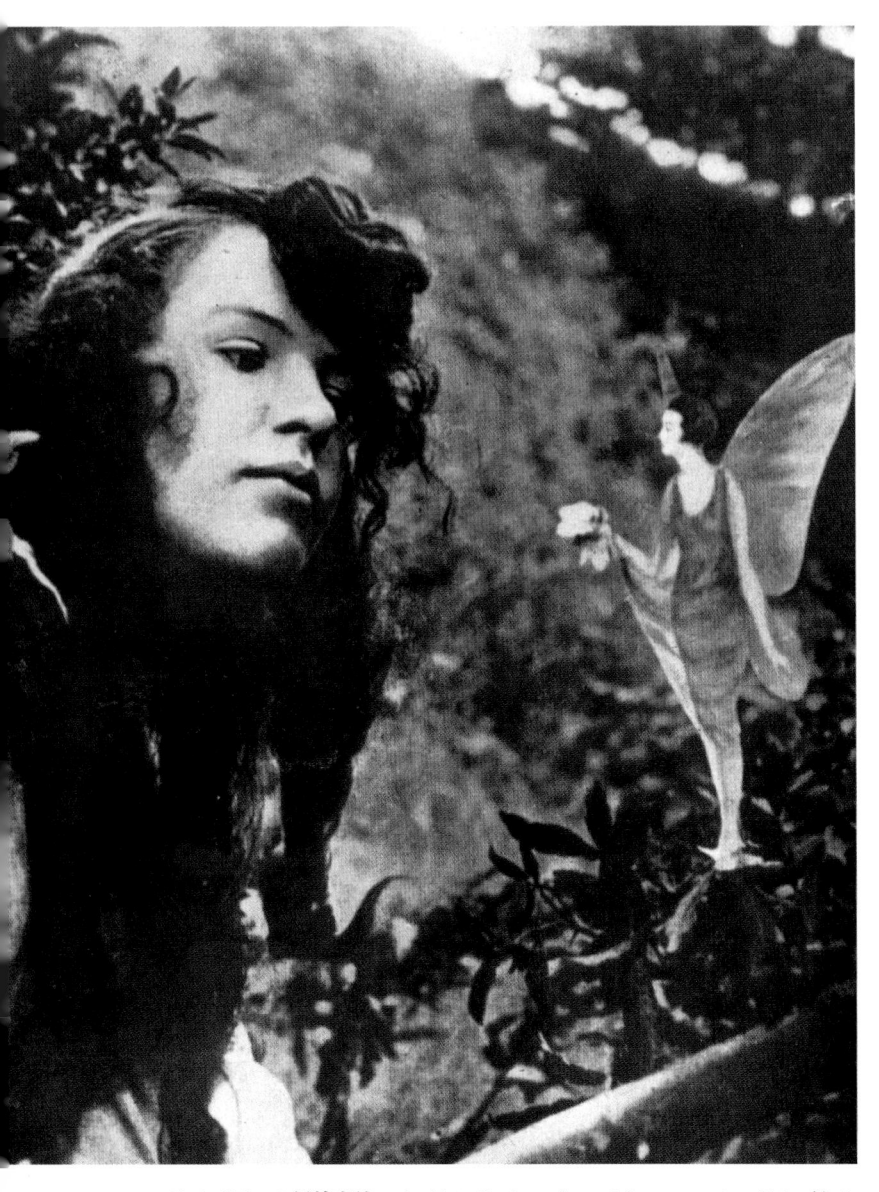

コティングリーの妖精事件　イングランド、ウエストヨークシャーのコティングリー村で1917年の夏にフランシス・グリフィスが撮影したエルシー・ライトと妖精の写真。のちに捏造であることが判明したが、当時のイギリスでは一大センセーションを巻き起こした。

自 然 霊

妖精はとりわけ自然界とのかかわりが深い。自然は地、水、火、風の4元素から構成されていることから、妖精は"4元素の世界"に住むといわれる。どの文化圏でも古代の伝承と神話に登場する精霊はみな自然霊である。ヒンドゥー教の神話には空と雨の神ヴァルナ、嵐の神ルドラなどの4元素の精霊が登場する。一方、日本の神道ではカミという土地の神様あるいは地の精をあがめる。西洋では自然霊を妖精（フェアリー）と呼ぶことが多いが、ブラウニー、デーヴァ、ドリュアス、エルフ、ノーム、レプレホーン、ニンフ、ピクシー、スプライトといった異称もある。

北欧の伝承

翼を持った小さな魔法使いの精霊——。妖精のイメージは北欧文化、とりわけ、アイルランド、ウェールズ、ブルターニュ、コーンウォールに伝わるケルト人の民間伝承と深い関係がある。アイルランドで妖精といえばトゥアーハ・デ・ダナーン（Tuatha de Danaan）というかつてアイルランドを支配したダーナ神族をさす。ダーナ神族は強くて美しく、魔法を自由に操ることができるといわれ、ケルト神話以前の神話にはダーナ神族の武勇伝が数多く伝わる。

一方で妖精の起源については諸説がある。旧約聖書のイブの子どもたちの子孫とする説や、邪悪とはいえないまでも天国にとどまるだけの善をもちあわせていないために天国を追われた堕ちた天使だという説もある。また不幸な出来事や天変地異を説明するために妖精というキャラクターが創作されたという説もある。ほかには死者の浮遊霊であるとか、じつは背の低い人間だという説まである。

起源はさておき、人間と妖精とのかかわりは一筋縄ではいかない。動物や自然を大切にする人には助けをさしのべる一方で、妖精の邪悪な一面をものがたる迷信も数多くある。例えば、赤ん坊を誘拐したり、呪いをかけて人を病気にしたり、家族を困窮させたりする妖精もいる。ある民間伝承によると、妖精と仲良くやっていくには飲食物などの供え物をすると効果があるという。そうすればおかえしに妖精が家族に富と健康を授けてくれるというのだ。

妖精の命と世界

妖精の姿形や大きさは文化によって様々だが、翼があり、人間の姿を

した小さな精霊というのが西洋での伝統的なイメージである。普通は霊視者にしかその姿は見えないが、妖精は自分の姿を誰にでも見えるようにすることもできるといわれる。大きなパワーをもつ怖ろしい妖精もいれば、レプレホーンやブラウニーのように生まれつき人なつっこく、人間に愛される妖精もいる。外見がどうであれ、すべての妖精は自然と深くつながっている。妖精のすみかは妖精の国もしくはエルフランドと呼ばれ、それは時間を超越した地下世界にあるといわれる。夜になるとエルフランドを抜け出した妖精たちが歌や踊りを楽しんだり、人間にいたずらをするという。

また妖精のなかには妖精の王国に属すもの、王国には属さないが非常に位の高いものもいるという。妖精の王国では、妖精たちの代弁者である女王をたてまつる。一方で妖精の不死の側面を強調する伝承もある。妖精は永遠の命を授かっているため時間の概念が人間とは異なるのだという。ある民話にはこんな話も伝わる。ある日、ウェールズ人の若者が妖精たちの輪に入りダンスを踊った。彼は輪に入るやいなや妖精の世界に溶け込みそこで幸せな数年間を過ごした。しかし、その後現実世界に戻った若者は地上ではほんの数分間しか経過していなかったことに気づく。妖精の住む世界ではこの世とは異なる時間が流れていることをものがたる話である。

姿を消した妖精

18世紀以降の民間伝承には妖精は登場しない。その理由として考えられるのが、時代とともに妖精信仰が薄らいできたことや、環境汚染、都市化、科学技術の進歩などである。しかし、地域によっては妖精信仰が根強く残っており、妖精を目撃したという報告がいまなおなされている。

現代では、妖精や4元素の精霊たちが、幻影や自然現象をとおして人間の前に姿をあらわすのは、もっと自然を大切にするよう人間に呼びかけるためであると考えられている。近年、環境保護に寄与する信仰形態を模索する動き、いわゆるエコ・スピリチュアリティによって、私たちは自然霊(地の精)をうやまうことの大切さを再認識しつつあるが、それはまさに私たちが自然に敬意を払うことの大切さを再認識しつつあることを意味する。

窓辺の妖精 ジョン・アンスター・フィッツジェラルド(1832-1906)作の水彩画・グワッシュ。1860年代の作。霊妙で女性的な、翼を持つ精霊という当時の妖精に対するイメージがよくあらわれている。

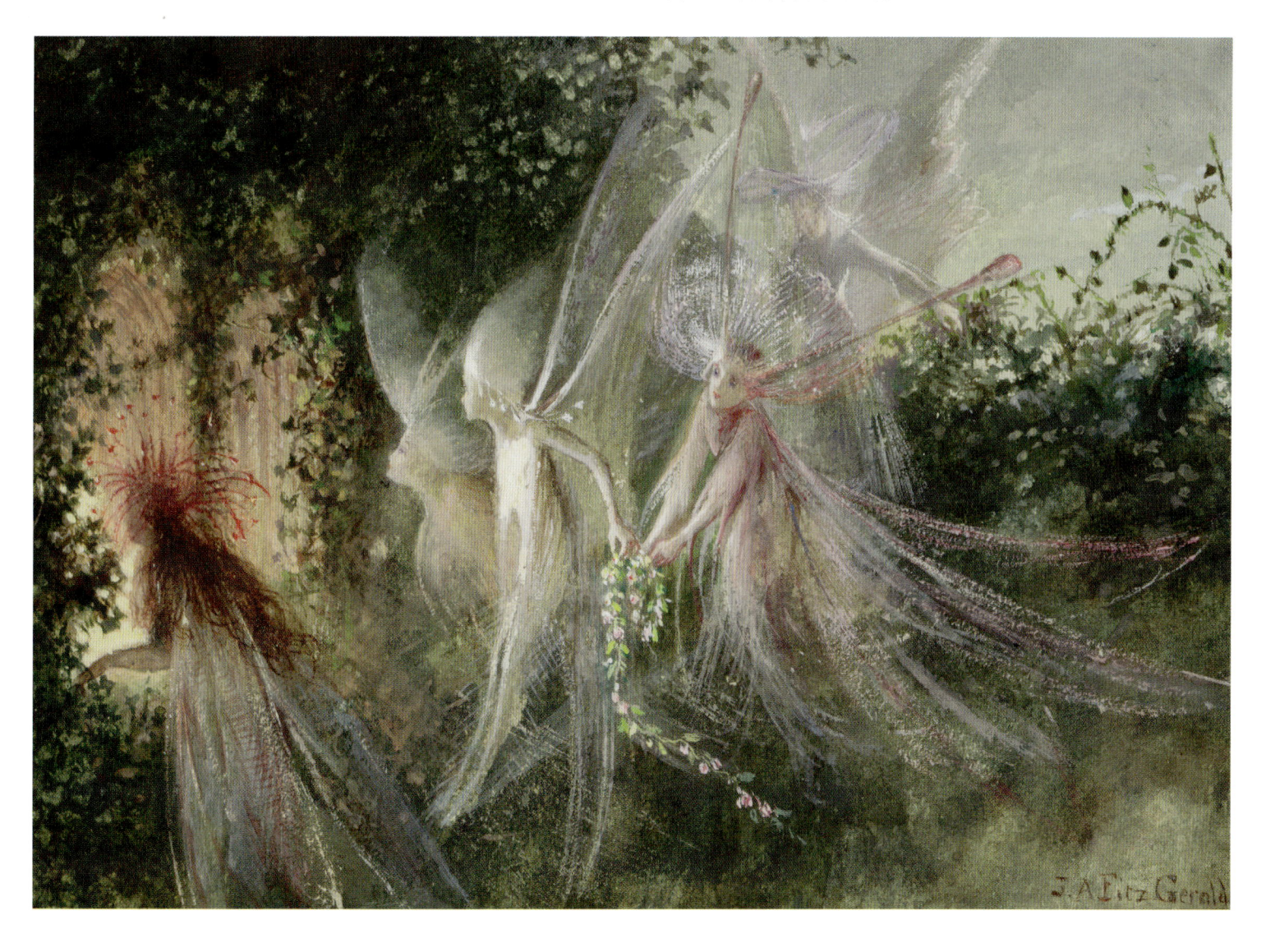

女神信仰

豊饒・多産と神聖な女性原理の普遍的象徴としての女神──。

女神信仰の起源は3万年前にさかのぼる。歴史をつうじて女神は

千の顔と名前を持つ神とされ、母なる自然の象徴としてあがめられてきた。

最近では、女神像は女性原理を力強く擬人化したものであるとの認識が高まっている。

女性原理は男女ともにインスピレーションを与え啓発することができるとされる。

女神信仰に興味がある場合は以下も参照。
- 集団深層意識、p.20-21
- エコロジーと霊性、p.260-261
- 聖地、p.246-247
- ヒンドゥー教、p.204-205
- キリスト教、p.190-191
- ペイガニズム、p.238-239
- ウィッカ、p.240-241

女神信仰

　女神信仰の発祥は石器時代にさかのぼり、男性神信仰よりも古い歴史を持つといわれる。豊作、家畜・野生動物を手に入れることは原始時代の祖先にとっては死活問題であった。したがって、生命をはぐくむ女性原理が神聖視されていたことは容易に想像できる。有名なヴィーレンドルフのビーナス像（紀元前24000-22000頃）などはこの時代の遺物である。

　女神信仰に対する抑圧は紀元前3000年頃にはじまったとするのが定説である。このころ印欧語族が東からヨーロッパに侵入し、近代文明を象徴する馬、戦争、男神信仰、自然の搾取、生産における男性の役割に関する知識などをもたらした。やがて女神崇拝は男神崇拝と融合し、古代ギリシャ人、ローマ人、ケルト人のあいだに異教諸派、多神教が生まれた。紀元前4000年頃からの男神信仰の台頭にともない女神信仰は脇へ追いやられたが、それでも一定の影響力を保ち続け、今日でも多くの信仰で重要な役割を果たしている。例えば、ヒンドゥー教、キリスト教の聖母マリア崇拝、ペイガニズム、ウィッカなどでは女神崇拝がもっとも重視される。

　西洋で女神信仰が再び脚光を浴びだした背景には、1960年代、70年代の考古学的調査によりビーナス像と呼ばれる女性の彫像の発掘が相次いだことがある。ビーナス像は腹部と胸部を誇張した女性の彫像で、神への奉納品として制作されたと推測される。ビーナス像の発見は太古の昔には女性原理を尊ぶ女家長的社会がヨーロッパを支配していたことを示唆している。こうした考古学的な発見がフェミニズムの台頭と時期を同じくしたことによって、女神が象徴する女性原理を謳歌する風潮が女性のあいだに高まった。ジーン・シノダ・ボーレンなどのユング心理学者らは、狩の女神で自立の象徴とされるアルテミス、母性の原型とされる女神デーメーテールなどギリシャ神話に登場する女神が象徴する女性原理の原型を研究した。こうした研究に参加した女性たちは様々な女神が体現する女性原理のなかで自分がもっとも共感を覚える部分を分析し、それぞれのプラス面とマイナス面を問いただしてみることを求められた。

千の顔

　女神は豊饒・多産を象徴するという考え方は世界共通であるが、じつは真実、英知、自然、地球、家、正義、癒し、愛、誕生、死、ロジックや科学では説明不可能な問題、情緒、直感、超能力などを司る神でもある。多くの異なる側面を持つことから、作家や学者のあいだでは女神は千

ヴィーレンドルフのビーナス像　先史時代のものと推定される"女神像"。身長11.5cm、石灰岩で彫られたこの像の起源と制作意図をめぐって現在も各方面で議論が交わされている。

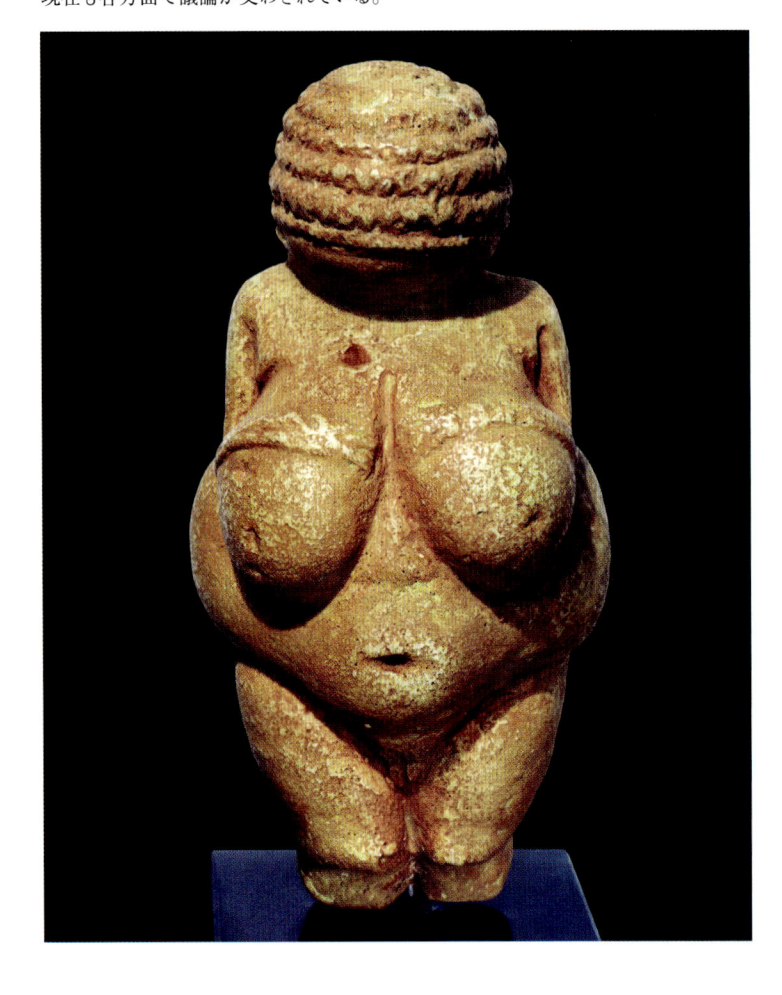

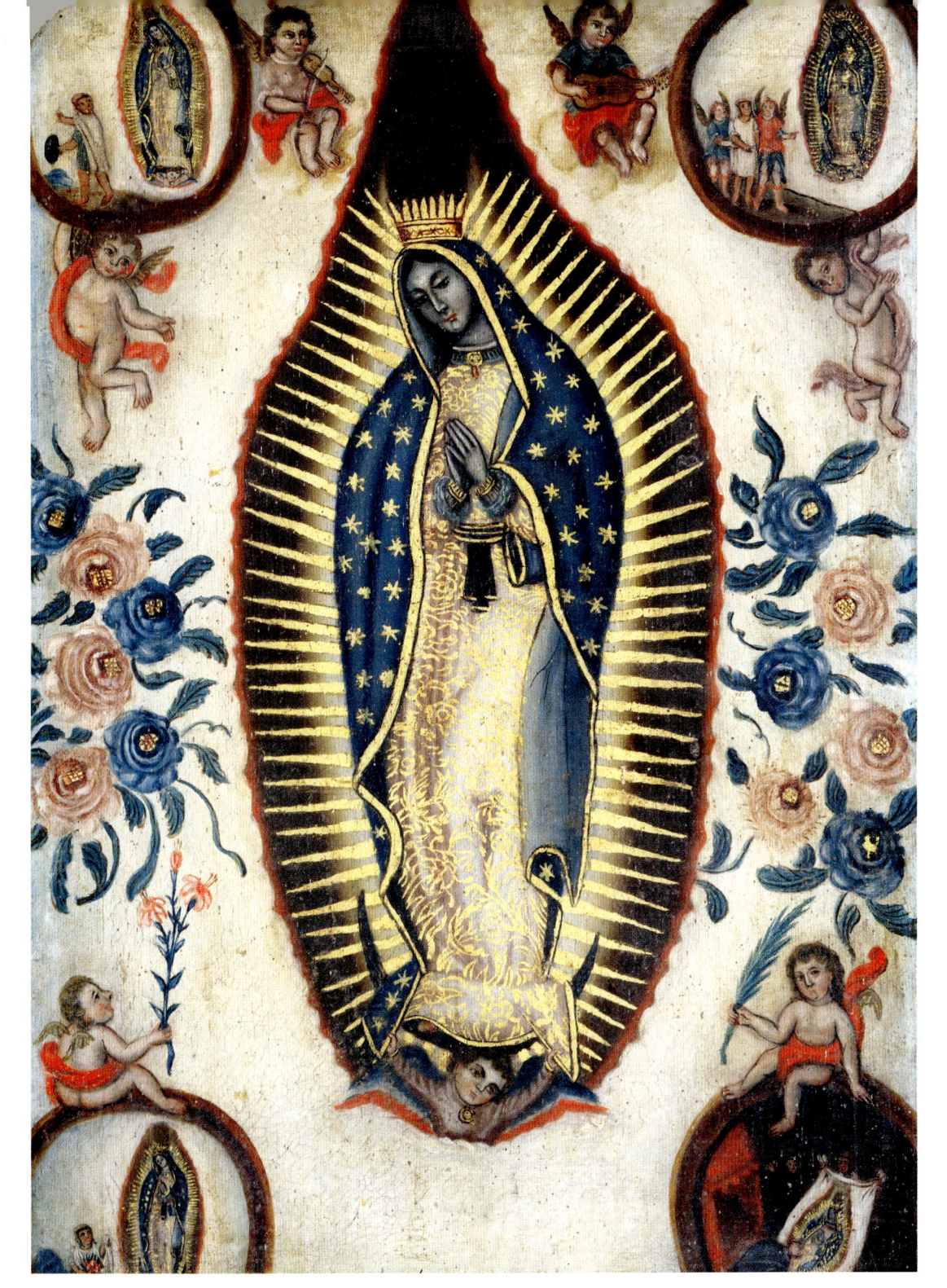

グアダルーペの聖母
1824年、イシドロ・エスカミラ作。
16世紀に最初に描かれたとされる
グアダルーペの聖母は
カトリック教徒には
なじみの深い聖母マリア像である。

の顔を持つといわれる。

　伝統的ネオ・ペイガニズムでは、女神は3つの顔——処女、母、老婆——を持つとされる。これは女性の一生と月の満ち欠けの周期と一致する。処女は若さ、性的魅力、猟犬をしたがえた女性の狩人を象徴し、母は女性特有の力、多産、養育を象徴する。一方で老婆は英知、経験により培われた慈愛、死者を無事冥界へ導く存在の象徴である。女神信仰では、母なる自然、月、創造主、破壊者、天界の女王、魔法や内なるパワーの原初など、様々な顔を持つ女神は近代魔術のエッセンスを擬人化した存在なのである。

近代魔術

　近年、女神信仰はウィッカの再興とともに復活した。ウィッカとは自然崇拝と女神崇拝を基調とするケルト人の異教信仰で、1954年ジェラルド・ガードナー（1884-1964）によって広められた。

錬金術

卑金属を金に変える錬金術という言葉は、
霊的な意味での卑金属を完璧なるものに変える技術という意味でも用いられる。
カール・ユングの心理学研究により、
錬金術の霊的な側面と霊的な完全性の追求への関心が再び高まった。

錬金術に興味がある場合は以下も参照。
- 無意識を暴く、p.18-19
- 超自然的、トランス状態、p.34-35
- 西洋占星術、p.56-57
- 数秘術、p.66-67

卑金属を金に変える錬金術

錬金術という言葉は物質的な意味でも、霊的な意味でもじつに色んな場面で用いられる。例えば、万能薬の開発、不老不死の探求、人工的生命の創造、科学技術の簡潔な描写、占星術や数秘術などの神秘的テクニックを用いた魂の覚醒の追求など、錬金術という言葉は様々な場面に登場する。

霊性面では、錬金術は人間の魂を進化させるための神秘的な技術を意味する。錬金術は、人間は肉体以外にも霊魂を持つとする古くからの思想にもとづく。何世紀も前の錬金術師は、魂を圧縮したり集束する方法が見つかれば、自然界の性質を別の性質に変性させる秘法を発見することができると考えていた。この変性を可能にするといわれるとらえどころのない触媒は賢者の石として知られる。

賢者の石といっても実際は石ではなく、卑金属を金に変える粉末あるいは液状の霊薬のことである。服用すると不老不死の命が授かるといわれる。西洋の錬金術はこの賢者の石を探し出すことを目標にしてきた。霊性面では、賢者の石を発見した錬金術師は霊的覚醒にいたると信じられていた。最近はハリーポッター以外にも、賢者の石は芸術作品、小説、コミック、映画、アニメ、楽曲の主題となっている。またビデオゲームにも人気のアイテムとして登場する。

錬金術の歴史と変遷

錬金術の発祥地は古代エジプトである可能性が高い。当時は神官だけが卑金属を金に変える秘法を守っていたといわれる。一方、古代中国ではこのようにしてできた金には病気を癒し、寿命をのばす力があるとされていた。西洋の錬金術の起源は古代エジプトの神官にさかのぼることができるが、錬金術の基本概念は東洋の神秘思想やアリストテレスの4元素説とも関係している。古代ギリシャの哲学者アリストテレス（紀元前384-322）は地・水・火・空気の4元素が万物を構成していると説いた。自然界に存在するすべての物質にはこの4つの元素が異なる比率で配合されている。適切な処理を加えれば、卑金属を金に変えることができると説いたのである。

8世紀から9世紀にかけて中国、ギリシャ、アレクサンドリアの錬金術に関する科学的知識がアラブ世界に伝わると、アラブ世界の錬金術師たちはすべての金属は4元素ではなく、硫黄と水銀の2つの元素から構成されていると主張した。彼らは賢者の石を不老不死の霊薬と考える

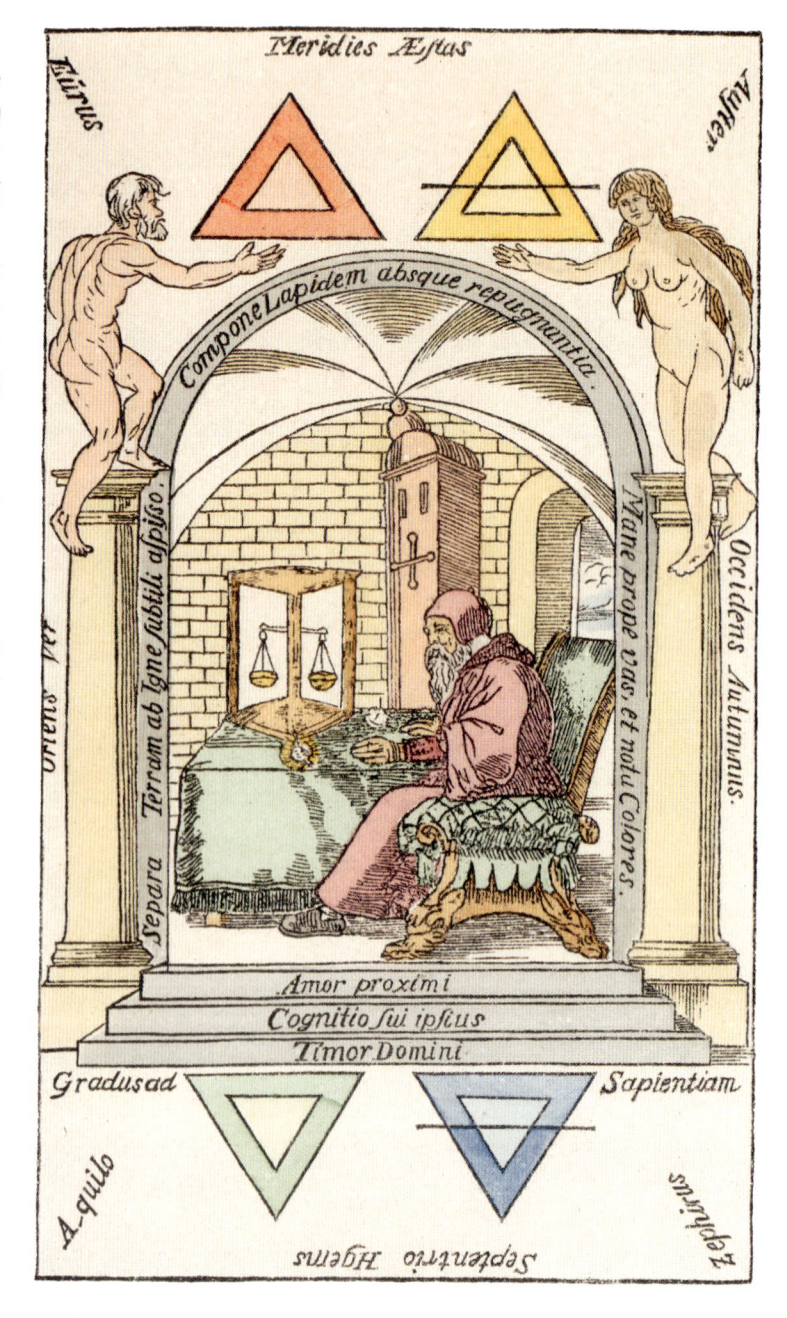

錬金術 秤で物質を計量する錬金術師を描いた1785年作の銅版画。

296　｜　霊的世界の探求

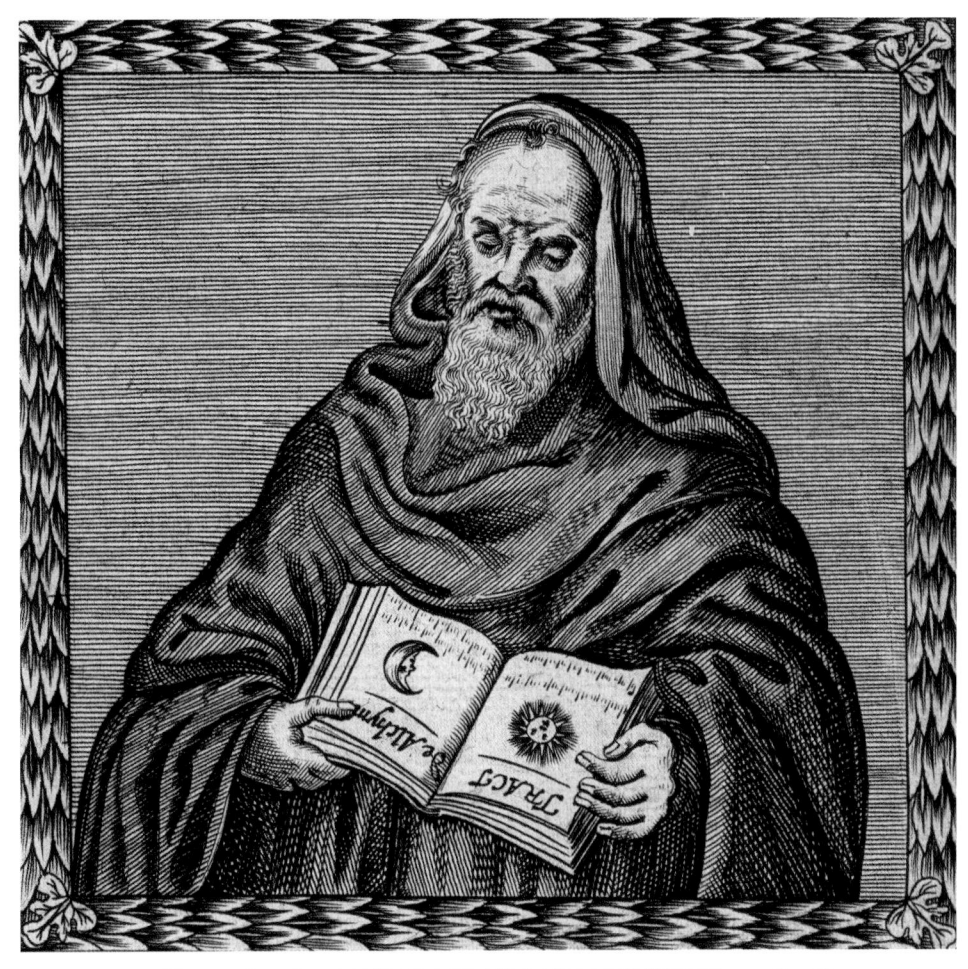

ロジャー・ベーコン　占星術のテキストを開くイギリスの哲学者ロジャー・ベーコン。1650年、フランツ・クレイン作の版画。

中国の錬金術も取り入れ、この触媒を手に入れるべく果てしない探求に乗り出したのである。ギリシャ語の文献はアラビア語を介してラテン語に翻訳され、アルベルトゥス・マグヌス（1200-80頃）やロジャー・ベーコン（1214-94頃）などのヨーロッパの学者による論文は、物質の性質を錬金術の観点から解説した。

中世、アラブ人の書いた錬金術の論文は高い評価を得たが、18世紀になると科学技術の飛躍的進歩によりその存在感は薄れた。以前は、錬金術師はヨーロッパでは尊敬を集め、王侯貴族らは収入が増えることを期待しこぞって錬金術師を経済的に支援した。しかし、錬金術師を名のるニセ者や詐欺師が横行したため錬金術師の名声は地に落ちた。1783年にはジョン・プライスという化学者が水銀を金に変えたと主張。公の場でその実験をおこなうよう英国王立協会に依頼されたプライスはしぶしぶ承諾したが、実験の当日聴衆の目の前で服毒自殺した。

16-17世紀、ヨーロッパ人で初めて亜鉛に言及し、最初に"アルコール"という言葉を使ったのはスイスの医学者で錬金術師のパラケルスス（1493-1541）である。その頃多くの錬金術師は金をつくることをやめて薬の開発に専念するようになった。17世紀には、ある化学者が鉱泉の成分に不老不死の霊薬を発見したと主張したが、この物質はのちに下痢性の硫酸ナトリウムと確認された。

17世紀後半から18世紀には、科学の飛躍的進歩によって錬金術への関心は薄れ、関心を寄せるのは占星術師や数秘術師に限られるようになった。しかし、錬金術師によって蓄積された科学的データや事実は近代化学や医学の基盤となった。

霊的な完全性の探求

20世紀の半ば、スイスの心理学者カール・ユング（1875-1961）の研究により、西洋では錬金術の霊的側面への関心が再び高まった。現代では卑金属を金に変える方法がついに発見されたが、そのプロセスは採算がとれないため、現代の錬金術は霊的な完全さを追求するための手段としての意味合いが強くなっている。その結果、現在では霊的な完全さの探求と神秘的な錬金術の研究が主流となり、てっとりばやく富を手にするための錬金術の研究は下火である。卑金属を金に変えるというプロセスは、瞑想や視覚化などにより自身の霊性を磨くことを象徴している。

巡礼と内観

巡礼とは自らが信仰する宗教の聖地や霊場を巡拝することで、そのような旅に出る人を巡礼者と呼ぶ。巡礼の歴史は文明の歴史そのものといえるほど古く、巡礼や内観は信者に心の休息を与え、人生でほんとうに大切なものは何かをじっくり考える機会を与えてくれる。

巡礼と内観に興味がある場合は以下も参照。
- 瞑想、p.78-79
- キリスト教、p.190-191
- 仏教、p.208-209
- イスラム教、p.196-197

巡拝

巡礼は道徳面、霊性面で非常に重要な意味を持つ旅である。本来は聖地を訪れるという物理的な旅を意味するだけでなく、内面的な心の旅という側面もある。巡礼者は旅をつうじてさらに信仰を深めようとする。巡礼の定義は魂の変革を求めて聖地におもむくことであり、そこに巡礼者と旅行者の大きな違いがある。旅行者にとっては旅自体が目的であるが、巡礼者にとって旅は目的を達成するための手段でしかない。巡礼者は神に一歩でも近づきたいという願いと大きな期待をいだいて聖地を訪れる。イギリスの作家ジョン・バニヤン(1628-88)は名作『The Pilgrim's Progress』(1684)で、ある巡礼者の霊的進化を描いた。

"落胆などありえない。どんな苦難にあおうとも、聖地巡礼の誓願を果たす彼の決意には微塵の迷いもない"

巡礼とは聖なる旅で、巡礼者は旅に出る前の自分とは違う自分を発見することを期待するのだ。

巡礼の歴史

地球上に文明が出現して以来このかた、人間は巡礼をくりかえし、なかには巡礼が歴史を変えた例もある。これまで巡礼は人間の根源的な欲求を満たしてきたが、これからもそうあり続けることは間違いない。

世界宗教の聖地への巡礼の歴史は古い。世界最古の巡礼地として知られるのがエジプトのアビドスだ。そこは幽界の王オシリスが亡くなった後に復活をとげた場所で古代エジプトの民は必ず年に一度は訪れたといわれる。このことから宗教的巡礼の起源は紀元前3000年頃と推測される。世界の主要な宗教には必ず聖地がある。イスラム教徒は預言者ムハンマドの生誕地メッカに巡礼し、ユダヤ人とキリスト教徒はエルサレムへ巡礼する。エルサレムはユダヤ教発祥の地であるとともに、キリスト教徒にとってもイエスの生涯を語るうえできわめて重要な地である。一方、ヒンドゥー教徒にとっての最大の聖地はブリンダーバンである。賛美歌(詩篇)の120-134番は『Psalms of Ascent』と呼ばれ、エルサレムへ向う巡礼者はこの賛美歌を歌いながら聖地を目指す。また、仏教徒が巡礼する聖地は5箇所ある。ブッダ生誕の地カピラ城、悟りを開いたブッダガヤ、ブッダが最初に説教をおこなったベナレス、ブッダ涅槃の地クシナガラ、そして泰山である。泰山は山自体が神聖視され、古代中国では紀元前3000年頃から崇拝の対象となった。

巡礼をつむぐ共通の糸は霊的成長である。病気平癒の祈願、罪の償い、信徒との一体感――。巡礼の目的は人さまざまかもしれないが、大多数の信徒にとって巡礼は神の存在を身近に感じ、達成感を得るための旅なのである。

現代では、巡礼という言葉は宗教的な意味以外でも広く使われる。私たちは人が亡くなった場所や災害現場に巡礼する。例えば、ニューヨークのワールド・トレード・センタービルがあった場所には多くの人が訪れる。イギリス人の著名な科学者リチャード・ドーキンスは無神論者で有名だが、自著のサブタイトル『Pilgrimage to the dawn of evolution』には巡礼(pilgrimage)という言葉を用いている。ドーキンスにとって巡礼とは自分のルーツへの回帰という意味を持つ。巡礼がどのような文脈で用いられようと、人生の目的や意義を見いだすための手段であることにかわりはなさそうだ。

心の休息と内観

聖地や霊場に巡拝するかわりに、一定期間、俗世間からはなれて心静かに自分を見つめる方法に内観がある。一人でおこなう場合もあれば集団でおこなう場合もあり、黙想を中心とすることもあれば長期間会話をおこなう場合もある。内観は人里はなれた場所や修道院でおこなわれることが多い。

内観は仏教徒にとって重要とされ、仏教の開祖ゴータマ・シッダールタ・ブッダ(紀元前560-483頃)がはじめたというヴァッサ(雨季におこなわれる内観)以来の伝統である。キリスト教会でも内観(もしくは静修)はよくおこなわれ、イエスが砂漠で断食した40日間を反映した修行法と考えられている。

内観とは心静かに自分を見つめなおすことであり、何か特定の宗教を信仰しないとできないわけではない。

メッカ "ライラド・ル・カドゥル"と呼ばれるラマダンの27日目の夜はイスラム暦でもきわめて重要な聖夜とされ、預言者ムハンマドにコーランが最初に啓示された夜といわれる。世界中から百万人近くの巡礼者がメッカに集まり、一晩中祈りが捧げられる。

巡礼と内観 | 299

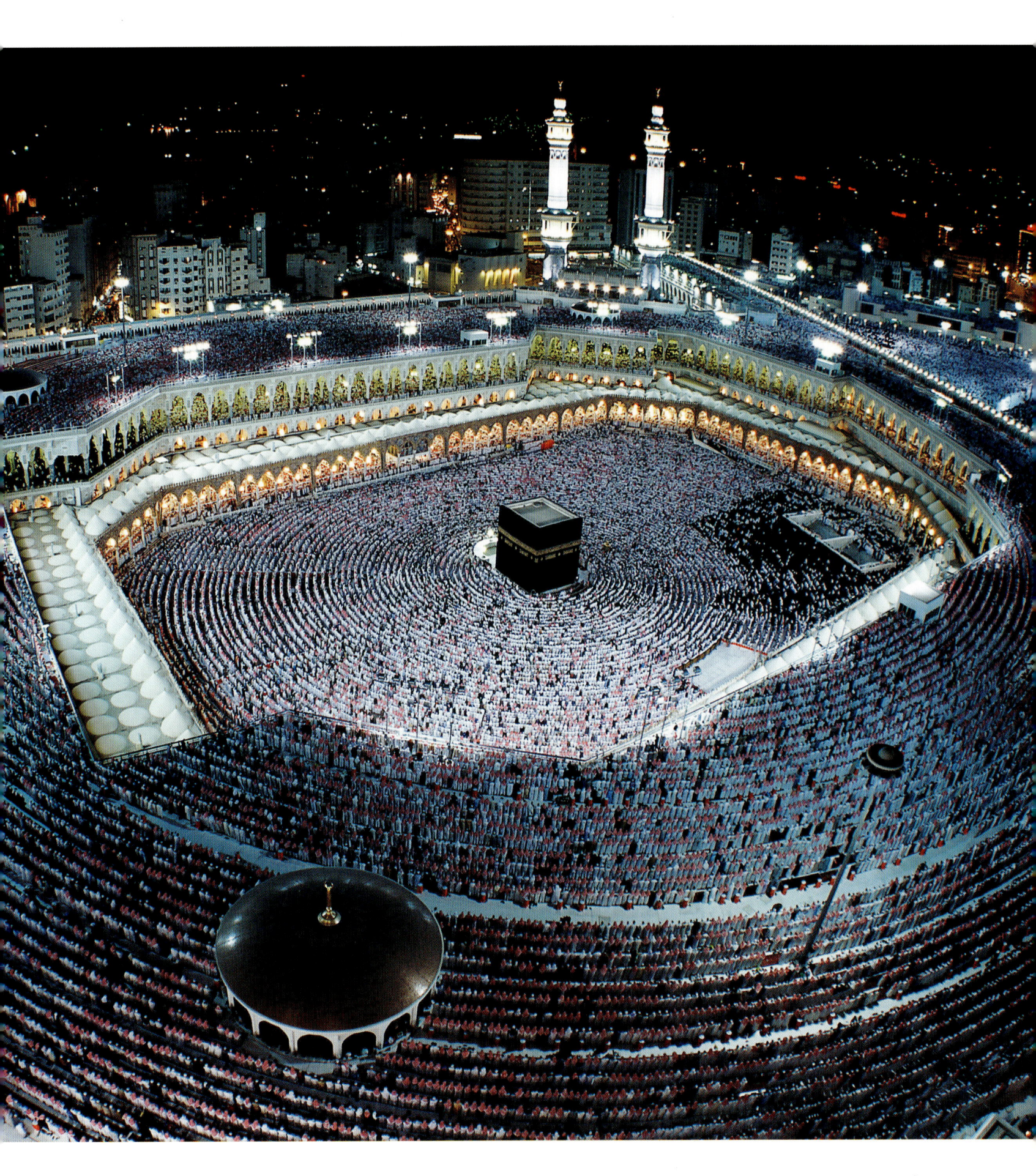

宗教指導者

宗教指導者とは衆生を鼓舞し、霊性の生活に目覚めさせようとする聖者のことをいう。

イエス、ブッダ、ムハンマドらは偉大な宗教指導者で、彼らの教えは何世紀にもわたって受け継がれてきた。世界の主要な宗教には指導者がいるが、

ヒンドゥー教では信徒の魂の成長にとってグル（師匠）の存在は不可欠とされる。

またダライ・ラマも著名な宗教指導者の一人に数えられる。

現代では特定の宗教の教理に縛られずにメッセージを発信する指導者もいる。

宗教指導者に興味がある場合は以下も参照。
- チャネリング、p.42-43
- ヒンドゥー教、p.204-205
- キリスト教、p.190-191
- 仏教、p.208-209
- チベット仏教、p.212
- 禅宗、p.213
- タントラ教、p.214-215
- 神智学、p.270-271

グル

ヒンドゥー教では諸宗派または教団ごとに教師や指導者がいて彼らはグルと呼ばれる。グルは通常その所属する宗派の創始者の子孫だが、崇拝する神の子孫とみなされることもある。グルは宗派の教義を守る権威ある立場にあり、宗派によっては神の顕現とみなされる。このような背景から、自分が選んだグルに帰依することが悟りを開くための方法と考えられている。

タントラ教ではグルの存在は特に重要で、秘儀参入者にはグルをつうじて奥義が解き明かされる。

バグワン・シュリ・ラジニーシ インド人のグル、バグワン・シュリ・ラジニーシと彼の信奉者はアメリカ、オレゴン州の広大な牧場に移り住み、そこを拠点に悟りを開くためのメッセージを発信した。

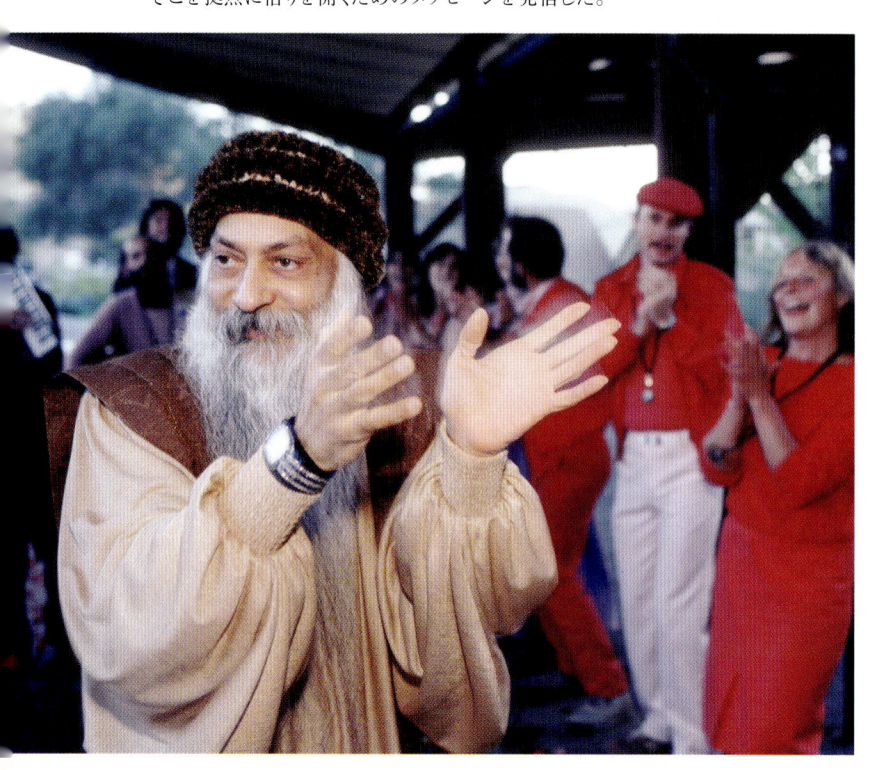

19世紀にブラヴァツキー夫人（1831-91）と神智学協会が初めて西洋に紹介して以来、グルの概念はすっかり浸透した。一方、ヒンドゥー教の宗教指導者も幅広い支持を集めてきた。ジッドゥ・クリシュナムルティ（1895-1986）は神智学協会のアニー・ベサントに教育され世界的な宗教指導者への道を歩み始めたが、教団のトップになることを拒み、結局神智学協会と決別した。しかしその後も純粋な知覚を主題とする教理を広め、最期まで宗教指導者として精力的に活動した。オーロビンド・ゴーシュ（1872-1950）はインドの独立運動に参加し、若い頃テロ行為で投獄された経歴を持つ。彼は獄中で霊的覚醒を経験し、釈放されたあとアーシュラマ（巡礼宿兼修行道場）を開き、そこで"インテグラル・ヨーガ"という霊性進化のための修行法を開発した。タミル人の神秘思想家ラマナ・マハリシ（1879-1950）は自らのアイデンティティを問う一種の瞑想法を広めた。この瞑想法を実践すれば自分の社会的な役割やおもての"顔"がすべて取り去られ、真我が明らかになると主張した。ラマナの名を有名にしたこの教えはインドの学派では智の道(Jnana marga)という秘教に分類されている。

もっと最近では、東洋の瞑想法を西洋の心理療法と融合させたインドの哲学者・宗教家のオショウ（1931-90）（のちにバグワン・シュリ・ラジニーシという名で知られるようになる）、TM瞑想法を開発したマハリシ・マヘッシ・ヨギ（1917-2008）、ヨガの聖地リシュケシュ出身で西洋にヨーガの道場を広めたスワミ・シヴァナンダ（1887-1963）らが有名である。

1960年代と70年代に名を馳せたオショウは亡くなる間際まで信者に教えを説き続けた。彼の修行法はしばしば物議を醸したが、教えを受け継いだオショウ財団が、アシュラム解体後も教義の実践と広宣を続けている。オショウは一元論を展開した。万物には神が宿り、"神"と"神以外"という区別はなく、どんなに醜い面を持った人間でも聖なる存在であることにかわりはないと説いた。オショウは瞑想、知覚、愛、祝、創造性、ユーモアなどの重要性を強調した。現代社会ではこれらは硬直化した信仰形態、伝統的宗教、個が集団に埋没する社会化などによって抑圧されていると彼の目には映っていたのである。

シュリ・サティヤ・サイババはインドのグルである。聖者として多くの

信者からあがめられている反面、何かと議論の的になってきた人物でその奇跡的な力は全部トリックだという批判もある。しかし、世界に必要な宗教はただ一つ、それは愛であるというサイババのメッセージはいまもなお多くの人に勇気と希望を与えている。サイババは人間にとって大切な5つの価値観——サティヤ（真実）、ダーマ（正しい行い、自然の秩序にしたがって生きること）、アヒムサ（非暴力・不殺生）、プレーマ（神と神の創造物への愛）、シャンティ（平和）——を説いた。

1960年インドに生まれたマザー・ミーラは聖なる母（神妃シャクティ）のアバター（化身）であると信じられている。彼女は幼い頃三昧（samadhi）——瞑想により心が一つのものに集中し、安定した精神状態に入ること——を体験し、それは一日中続いたという。現在、様々な宗教の信奉者が一日何千人とダルシャン（darshan）——聖者にまみえること——のためにマザー・ミーラのもとを訪れる。ダルシャンは完全な沈黙のなかでおこなわれる儀式でマザー・ミーラが信者の頭に手を触れ、目をじっとのぞきこむ。この間、信者の精妙なエネルギーの流れを妨げている"結び目がほどけ"そこに霊光が行渡るといわれる。

そのほかの宗教指導者

ヒンドゥー教の伝統ではグルの存在はきわめて重要であるが、ヒンドゥー教以外の宗教や宗教運動も聖者を輩出している。世界でもっとも影響力をもつ宗教指導者の一人にダライ・ラマがいる。ダライ・ラマはチベット人にとっての宗教的・政治的最高指導者であり、チベット仏教では、衆生を救うために菩薩の化身として顕現したトゥルク（化身ラマ）の転生者であると信じられている。非暴力主義を唱え、苦しむ人びとへ惜しみない慈愛をそそぐダライ・ラマは何百万人という信奉者から尊敬を集めている。

1962年、エジプト、アレクサンドリア出身のアイリーン・キャディ（1917-2008）は夫のピーターと友人のドロシー・マクリーンとともに、強風が吹きつけるスコットランド、マリー湾近くのフィンドホーンという場所にトレーラーハウスを置いて住みはじめた。彼らが設立したスピリチュアル共同体は現在ではフィンドホーン財団として"地球環境の保全、自然との共生、万物に宿る神とのアチューメント"をテーマに活動をおこなっている。共同体村には常時100名が生活し、年間14,000人が訪れる。共同体には正式な教理や信条はなく、様々な研修会やイベントを開催するエコ・ビレッジとして成長をとげている。

アンマ　マーター・アムリターナンダマイは1953年生まれで、ヒンドゥー教の聖なる母（神妃シャクティ）の顕現といわれる。また、"抱きしめる聖人"の異称をもち、過去30年間で彼女が純粋な愛で抱きしめた人の数は少なくとも3,000万人にのぼるといわれる。

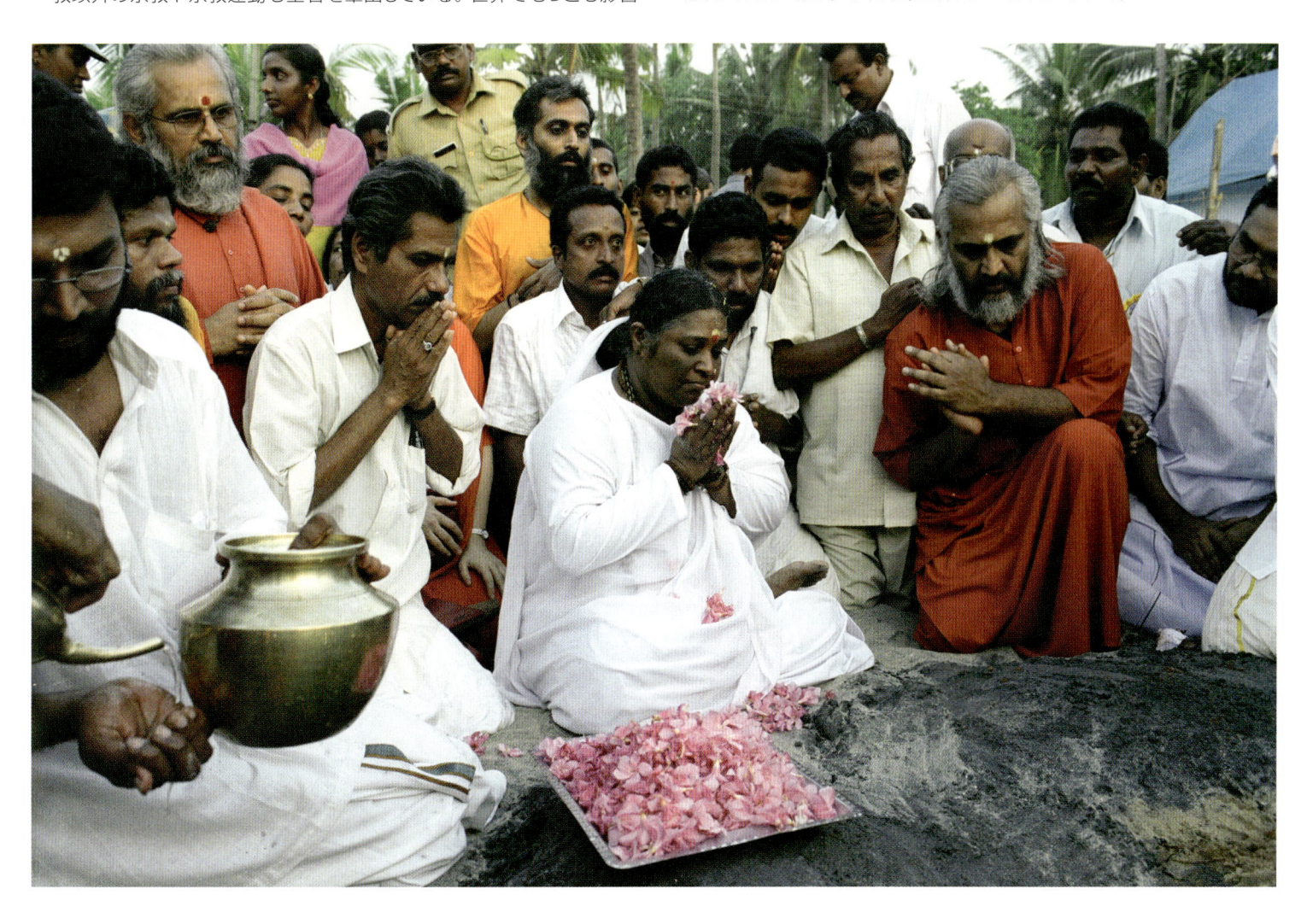

エネルギー

エネルギーに興味がある場合は以下も参照。
- 呼吸法、p.81
- アーユルヴェーダ、p.94-95
- 漢方、p.98-99
- 鍼、p.126
- 指圧、p.127
- エネルギー心理療法、p.87
- ヒンドゥー教、p.204-205
- ヒンドゥー教の聖典、p.206-207
- 仏教、p.208-209
- 道教、p.216-217

エネルギーとは活力に満ちた生命力で、時空を超越してあらゆる現象にみられる。古代の土着信仰や癒しの伝統は、いずれも**普遍的な生命力**の存在を前提にしていた。とりわけ東洋の神秘思想ではこのエネルギーが重視され、インドではプラーナ（生気）、中国や日本では"氣"と呼ばれる。ここ数十年の間に、**量子物理学**と普遍的な生命力という概念には驚くほど共通項があることが発見され、目に見えない**エネルギー場**の理論はニューエイジ運動にも取り上げられるようになった。

普遍的な生命力

古来、その存在が認められてきた普遍的な生命力は、地球上のすべての文化や宗教に共通する概念である。現代物理学もこの世界の本質を支えるエネルギーの存在を認識している。ドイツ生まれのアメリカ人理論物理学者、アルベルト・アインシュタイン（1879-1955）を中心に提唱された"量子場理論"によると、私たちが物質と呼ぶ固体分子とその周囲の空間には隙間がない。つまり両者は一体と考えられている。物質も空間も量子場の一部で、物質は量子場の内部でエネルギーが局所的に集束したものにすぎないのだ。

量子物理学と神秘思想

オーストリア出身でアメリカ人物理学者のフリッチョフ・カプラ博士は1975年に出版し、大ベストセラーとなった『The Tao of Physics: An Exploration of the Parallels Between Modern Physics and Eastern Mysticism』（邦訳はフリッチョフ・カプラ著、吉福伸逸訳『タオ自然学』[工作舎、1979]）で現代物理学（量子論）と伝統的な東洋思想・哲学との関連性を探った。この本でもっとも重要な点は、すべての生命体は絶えずエネルギーを交換しあってダイナミックにつながっているという考え方は現代物理学と東洋の神秘思想に共通するという指摘である。カプラ博士は中国の哲学者で賢人といわれた張載（ちょうさい）（1020-77）の氣の説明と量子場の説明には類似点があると指摘する。"氣が凝縮すると見えるようになり、物の形があらわれる。逆に、氣が分散すると見えなくなり、物の形がなくなる"

また、カプラ博士は量子場と、東洋思想の大いなる虚空（Great Void）——あらゆる現象の根底にある実在——との関係を指摘した。虚空はヒンドゥー教ではブラフマン（梵）、仏教では法身（ほっしん）、道教ではタオと呼ばれる。ブラフマン（梵）が"空"（から）であるといわれるのは、それを描写することも特定することもできないからである。しかし、空は"無"ではなく、むしろすべての生命の源である。ヒンドゥー教の聖典ウパニシャッドで空は次のように描かれている。

"ブラフマンは命であり、歓びであり、空である……。歓びは空そのもの。空、それはまさしく歓びである"

オーストリアの物理学者ウォルター・サーリングは量子場を次のように説明している。"場はつねにどこにでも存在しているので取り除くことはできない。物質界のすべての現象を生みだしているのが場である……。陽子は"虚空"からパイ中間子をつくりだす。分子が見えたり見えなくなったりするのは単に場での分子運動の変化によるものである"。このエネルギー場の説明は前出の張載の氣の説明と驚くほど似ている。張載によると"大いなる虚空は氣からなる。氣が凝縮すると形をもったものができ、形をもったものが分散すると（再び）大いなる虚空ができる"

エネルギー場

最近、現代科学と普遍的な生命力の類似性に再び世間の注目が集まっている。そのきっかけとなったのがイギリス人の生物学者ルパート・シェルドレイクの説である。シェルドレイクによるとすべての生命体はその周囲に目に見えないエネルギー場を持っている。そこにはその生命体の歴史が刻まれており、ほかの生命体のエネルギー場とコミュニケーションをとっている。この理論はニューエイジ運動に支持されており、それには重要な理由がいくつかある。まず、この理論は偶然性と環境に左右される適者生存の進化論に疑問を投げかけている点と、生命には何かもっと深い目的あるいは存在理由があるとする理論が進化論にとってかわる可能性を示唆している点があげられる。2点目はこの現実世界以外にも別の次元が存在するという主張に再び光を当てたこと。3点目が、生命体を取り巻くエネルギー場にはなにがしかの生命と意識が宿ることを示唆している点である。ニューエイジ信奉者のなかにはこの3点目をさらに一歩進め、エネルギー場には天使や守護霊などの霊的存在が住む可能性を指摘する意見が多い。

太極拳 中国では太極拳の人気が高く、早朝の公園や広場では太極拳を楽しむ市民の姿がよくみられる。

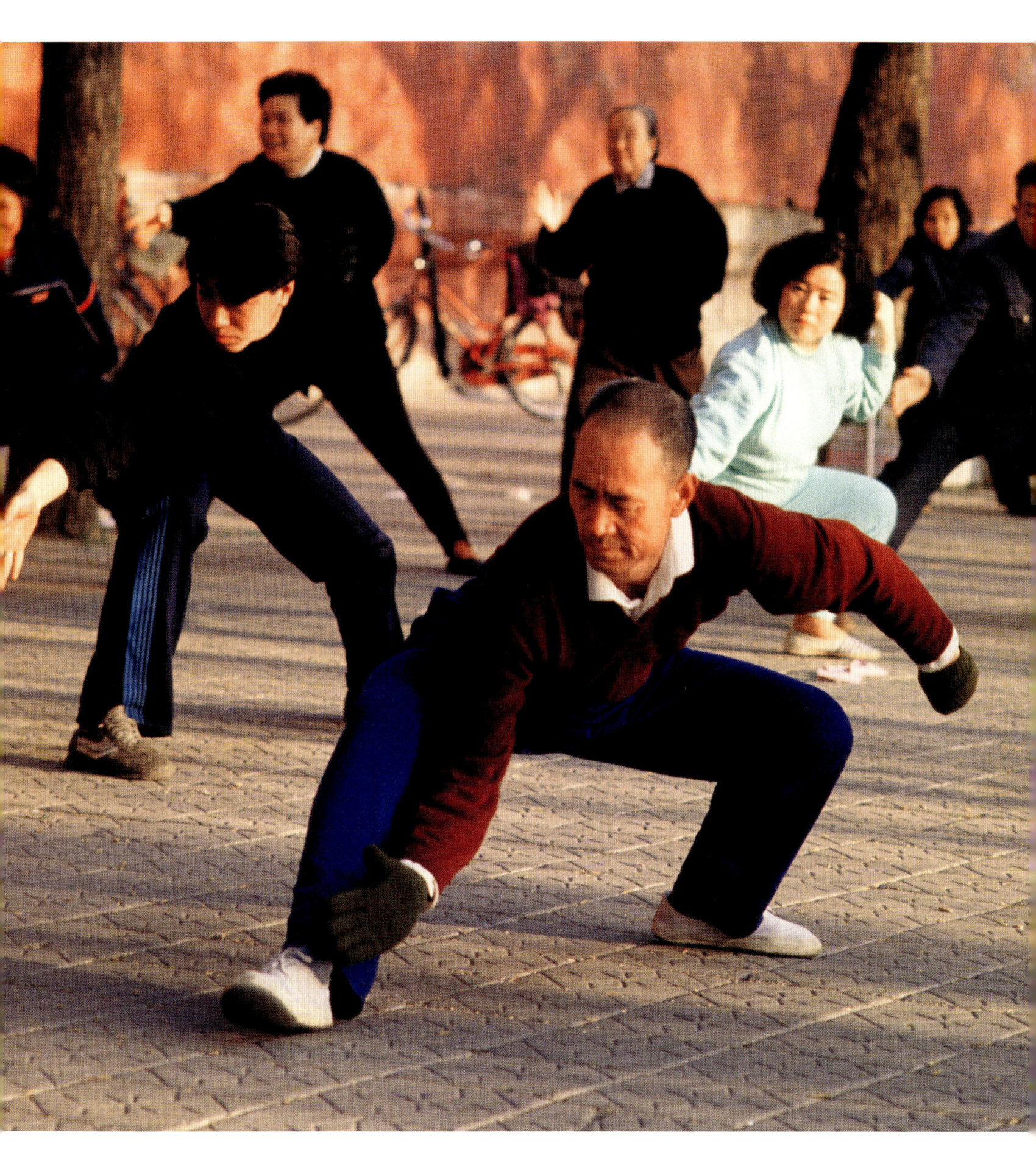

エネルギー | 303

現代の霊性

現代の霊性に興味がある場合は本書のすべての項目を参照のこと。現代社会を理解するうえでいずれも不可欠といえる。

現代の霊性はこの**地球村**に存在する多様な伝統思想を基盤にしている。

文化や**宗教の違いをこえた観点**から霊性をとらえなおし、

霊性と宗教は異なるという認識をもつ。

現代の霊性の探求は**個人的な霊的経験**を基調とする点に特色がある。

地球村と宗教の違いをこえた観点

200年前、世界の伝統的宗教はお互いに孤立して存在していたが、現代では交通・通信手段の発達や識字率の向上によって、以前は未知の存在であった宗教・信仰について誰でも知ることができるようになった。世界の伝統的宗教に関する文献がどこでも手に入り、子どもたちは学校で様々な信仰や崇拝について学ぶ機会が与えられ、地球市民として成長していくための準備を進めている。

世界価値観調査(The World Values Survey)は世界の信仰に関する調査としてはもっとも信頼性が高い。それによると世界の文化に大規模な変化が起こりつつある。多様な価値観を有する近代自由主義社会では、一つの宗教だけを信仰することをやめたと答えた人が全体の70パーセントにのぼる。ただし、彼らは無神論者ではなく、もっと普遍的、包括的な霊性観に立脚する人たちだ。

この包括的霊性観が最初に提唱されたのは1893年、アメリカのシカゴでおこなわれた万国宗教会議である。現在では2年に1回開催され、世界の宗教家たちが一同に会するこの会議でひときわ注目を集めたのがヒンドゥー教の宗教指導者スワミ・ヴィヴェーカーナンダである。彼は聴衆を前に井の中の蛙の寓話を語った。井の中の蛙はある日、海に住む蛙と出会う。しかし井の中の蛙は海の話を聞かされても自分の住む世界以外にもっとすばらしい世界があることを信じようとしない。伝統的宗教もどこかこの井の中の蛙に似たところがありはしないか。もっと視野を広げ大海原(様々な価値観をもった宗教)があることを理解すべきだとスワミ・ヴィヴェーカーナンダは訴えたのである。

現在、宗教の垣根をこえて交流を図ろうとする動きは世界中に広がり、そのロゴマークには主要な宗教のシンボルがあしらわれている。

霊性と宗教の違い

現代の霊性観では宗教と霊性は異なる。宗教は集団による組織化された信仰や習慣であるのに対し、霊性は個人的、私的な経験である。

イギリスの各学校を監視する政府機関であるオフステッドは霊性について次のように述べている。"霊性の探求は内的生活の一面で、それをつうじて生徒は個人的な霊的経験について洞察を得る。その洞察は子どもたちにとって永続的価値をもつ。内観の実践、経験に学ぶ、物質以外のものに価値を見いだす、永遠の実在を感じる——。霊性探求の特徴を並べるとこのようになるかもしれない。'霊性'と'宗教'は同義語ではなく、

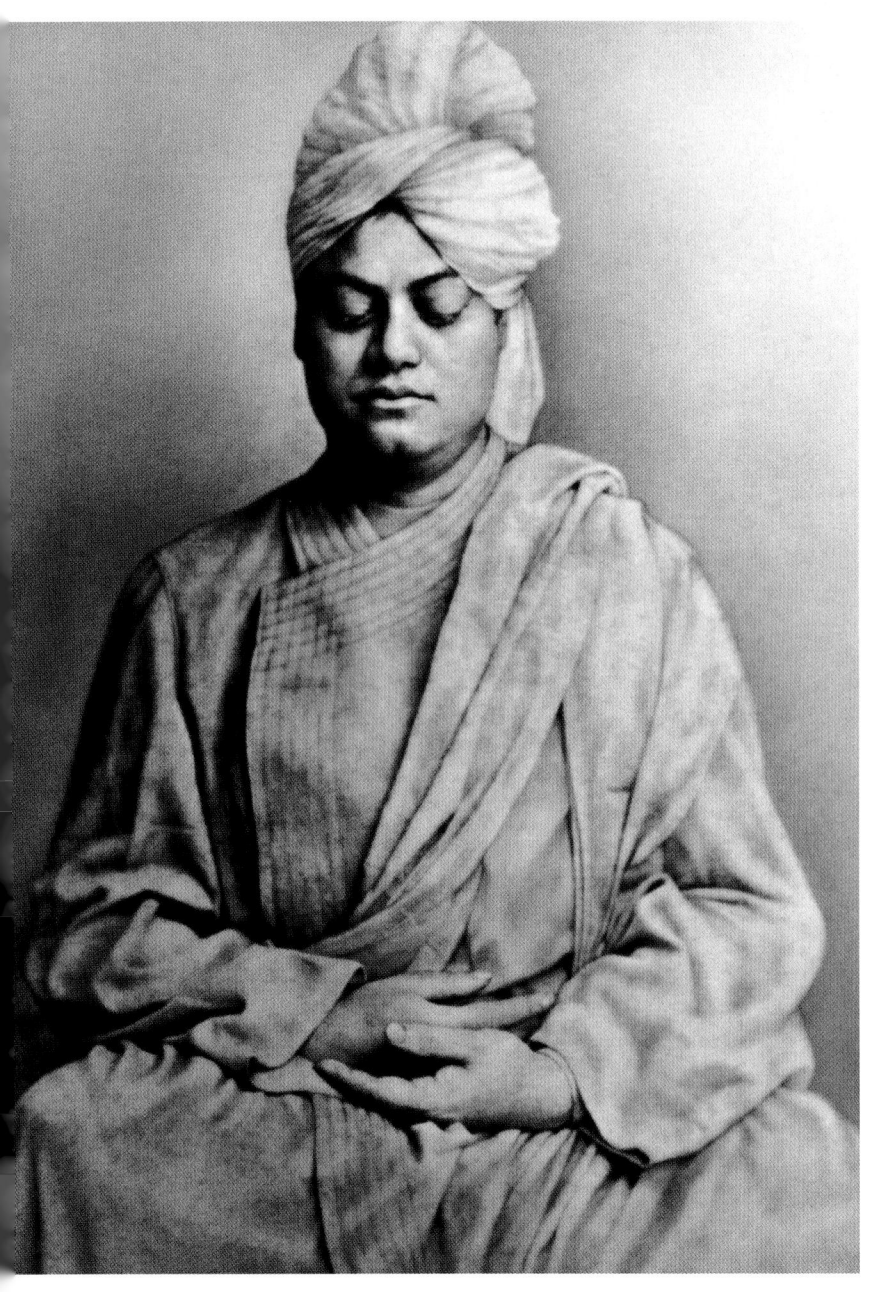

スワミ・ヴィヴェーカーナンダ 南インドのチェンナイにある氷の館で撮影されたヒンドゥー教の指導者スワミ・ヴィヴェーカーナンダの写真。

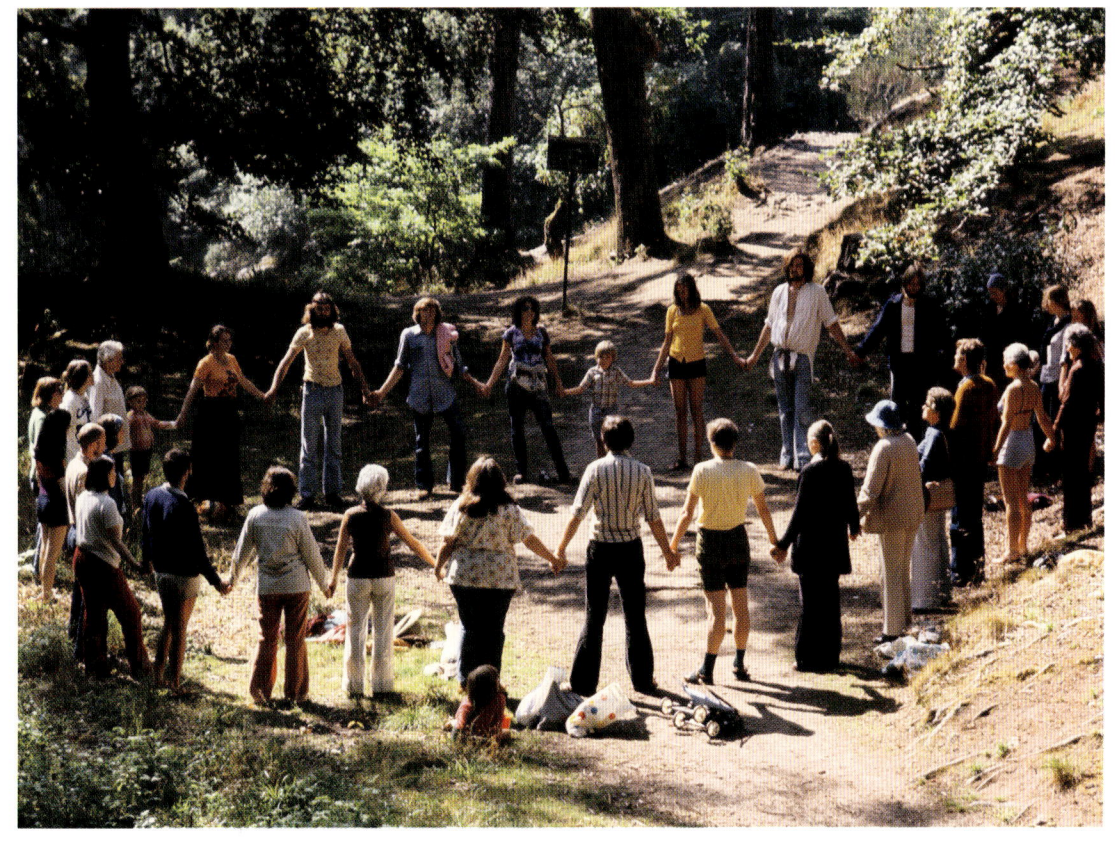

フィンドホーン財団
スコットランド北部にある
このエコ・ビレッジは
ヨーロッパ最大規模を誇り、
もっとも歴史のある
ホリスティックな共同体である。
彼らは霊性の向上、
人間と自然との共存に
取り組んでいる。

教育課程で定められたすべての分野が生徒の霊性の向上に資するのである"

しかし、ほとんどの宗教は個人的な霊的経験をもとに発展してきたのであり、特定の宗教の枠組みのなかで信仰に励む人もまた個人的な霊的経験を有する。現代の霊性は、個人の霊性の向上を支援するが、教祖の教えだけを絶対視する信仰には懐疑的である。

ホリスティック・スピリチュアリティ財団は現代の霊性を"自然、宇宙、万象の驚異やエネルギーと人間との自然なつながりであり、人生の目的や意義を探求し、理解したいという本能的欲求"と定義している。

宗教と価値観——ホリスティックな霊性観

現代の霊性は、寛容的でホリスティックな観点から霊性をとらえ、実在の多様な側面を理解しようとする。伝統的宗教の精髄を尊重する一方で、健康、社会正義、環境問題、市民性といったテーマと霊性との重要な関係も理解しようとする。

現代の霊性は、私たちが伝統的宗教の精髄を尊重しつつ、霊性の向上にむけて日々実践できる3つの方法を提案している。

- **接続** 定期的に心身を休め、万物を生成する天地の気と接続してそれを肌で感じること。
- **内観** 定期的に自己分析をおこなうこと。内観は自身の内面に愛と良識をはぐくむために必要な次のステップを選択するために必要である。
- **奉仕** 他者に奉仕すること。人間には他者へ奉仕する道徳的義務がある。

個人的な霊的経験

現代の霊性の根本には、人間は誰でも生命の驚異、エネルギー、生気と接続しそれを肌で感じることができるとする思想がある。アリスター・ハーディ研究財団は霊的経験に関するデータを集めている。財団によると"霊的経験は人間として生まれたからには必ず経験することで、ある日ある場所で突然、自身の外側や内側からやって来る。私たちの人生に影響を与え、場合によっては人生を変えることもある。信仰心の厚い人、無神論者、霊的探求者、唯物論者、それに年齢、性別、国籍、文化的背景の異なる人びと——。その誰もが経験することである"

霊的経験は様々な状況がきっかけとなるが、キーワードを拾ってみると次のようになる。

忘我	帰依	瞑想	勉強好き
舞踊	美術	風景	巡礼
太鼓	礼拝	音楽	儀式
苦痛	トラウマ	苦悩	危機
育児	天使	ガーデニング	思いやり
隠遁者	福音	外向者	内向者
聖歌	超能力	ヒーリング	聖域

これら以外にも霊的経験の引き金になるものはたくさんあるが、本人にとって有益で、人生を豊かにするものであるという霊的経験の本質は変わらない。霊的経験をした人のなかには人生に対する見方、考え方が変わったと言う人が多い。彼らは万象との一体感、霊性の目覚め、愛、達成感という言葉で自分の気持を表現する。しかし、自らの経験を他者にうまく説明するのは難しい。そもそも霊的経験を言葉で説明すること自体容易ではないからだ。重要なことは経験することであり、それによって自身の霊性観がどのように変わったかという点なのである。

索引

イタリック体はイラスト／キャプション

CBT 参照→"認知行動療法"
CNS 参照→"中枢神経系"
ECG 参照→"心電図"
EEG 参照→"脳波図"
EMDR 参照→"眼球運動による脱感作と再処理法"
ESP 参照→"超感覚的知覚"
GI 参照→"血糖上昇率"
MBII 参照→"マイヤーズ・ブリッグズ・タイプ指標"
MRI 参照→"磁気共鳴映像法"
NLP 参照→"神経言語プログラミング"
OOBE 参照→"体外離脱体験"
PETスキャン 参照→"放射断層撮影法"
PNI 参照→"精神神経免疫学"
PTSD 参照→"心的外傷後ストレス障害"
Platearius, Mattheaus *143*
REM 参照→"急速眼球運動"
TCM 参照→"中国伝統医学"
TFT 参照→"思考場療法"
TM 参照→"超越瞑想"
TM瞑想法 300
UFO 49, 245, 256
　レイライン 258
　VRT 参照→"ヴァーティカル・リフレクソロジー"
　Walton, K.G. 77
　ginkgo biloba 151
　pHバランス 145

あ

アイアム運動 271
アイアンガー 106
合気道 117
ロルフ, アイダ, 博士 139
愛着理論 26
アイテル, エルネスト 249
アインシュタイン, アルベルト 27, 37, 38, 302
アウェアネス
　研ぎ澄まされた 81
アカシックレコード 271, 279
暁の星団 263, 273
アクィナス, トマス 290
アクサコフ, アレクサンダー・N・ 41
アクセプタンス＆コミットメントセラピー 29
アクネ 94, 101, 157
　原因 148
アグリモニーエッセンス 159
アーサー王伝説 282
アサジョーリ, ロベルト 32, *32*
アーサナ 106
アサンプション
　イラショナルアサンプション 28
足
　反射点 *129, 131*
アシュタンガヨーガ 205
アシュモール, エリアス 268
アスクレピウス *23*
アスクレピオン *23*
アステカ文明
　神殿 255
アストラルプロジェクション 46, 47
アスパラガス 153
アスワング 231
アセンデッドマスター 42-3
アゼリンスキー, ユージン 22
アダムスキー, ジョージ 256
アディ・グランス 223
アートセラピー 15, 32
アトランティス 43, 245, 275, 276-7, *277*
アトラントロジスト 277
アナサジ族 259
アニマ 19, 20
アニミズム 225, 230, 232, 236, 238
アニムス 19, 20
アパッチ族 246
アビドス 298
アビヤンガ 97
アフリカ
　信仰 234-5
　ヴードゥー 238
アヴァ 235
アヴァロン, アーサー 172
アヴィラの聖テレサ 34
アプライドキネシオロジー（AK） 168, *168*
　研究 168
アポロ計画 *261*
天照大御神 236-7, *236*
阿弥陀経 210
アメジスト 167
アメリカ先住民 50

シャーマン 42, 47
天文学 255
アメリカ先住民の信仰 225, 232-3
　儀式 232
　守護神 233
　スエットロッジ 233
　スマッジング 233, 256
　トーテム 232, *232*
　パワーアニマル 233
　ビジョンクエスト 233
アメリカンスクール・オブ・オステオパシー 133
アーユルヴェーダ 75, 93, 94-7, 171
　医師 94
　診断 97
　注意 97
　中心原理 93, 94
　治療 97
　薬草療法 97
アリギエーリ, ダンテ 290
アリスター・ハーディ研究財団 305
アリストテレス 296
アリマタヤのヨセフ 282
アルコール中毒 86
アルジュナ王子 206
アルテミス 294
　教団 243
アルパインミントブッシュ 159
アルパート, リチャード
　（ラム・ダス） *34*, 35
アルファベット
　古代 64
アレキサンドリア派ウィッカ 240
アレクサンダーテクニーク 82, 105, 118-19
　研究 119
アレクサンダー, フレデリック 118, *119*
アレルギー 94, 161
アレン, ニコラス 281
アロマセラピー 156-7
アンクマホール 128
アンダーウッド, ガイ 256
アンマ *301*
按摩 124
イェイツ, W・B・ 263
イェシェ, トゥプテン 212

イエス・キリスト
　参照→"キリスト"
硫黄 297
漁夫王 282
胃酸の逆流 148
意識 18
　研究 15
　多次元性 35
　定義 16
　光り輝く 34
　変性意識状態 30
　レベル 16-17
イシス 290
イースター島
　彫刻 *230*, 231, *231*, 252
イスチェル 225
イスラム教 52, 196-7
　啓典 183, 196, 198
　系譜 183
　五行 196-7
　シャリーア 196, 197
　伝統的霊性 183
　ハッジ（メッカ巡礼） 197, 289, 298
　モスク 197
イセリアス協会 271
依存症 87
痛み
　管理 33, 177
　治療 163
　慢性 177
イチャーソ, オスカー 25
胃痛 148
5つの周期 285
イド 18
祈り
　効果 171
祈りの旗 212
意味のある偶然 20
イムホテプ 278
イモーク 241
癒し
　感情 160
　肉体 160
イラショナルアサンプション 28
イルミナティ 267
色
　クリスタルの 166, 167
岩絵 *235*, 246, *247*
陰 58, 98, 112, 216
　食品 149

土地　248
インカ国　149
イングハム, ユーニス　129
インテグレイティブ・ボディ
　心理療法　82, 83
インディアンヘッドマッサージ
　123, *123*
　研究　123
隠遁　35
インド
　ヘルスケア　94
インドネシア
　信仰文化　230
インパチェンスエッセンス　159
陰謀説　267
ウィッカ　225, 238, 240-1, 245, 294, 295
　形態　240-1
　祭儀　241, *241*
　信仰　242, 243
　男神・女神崇拝　241
　魔術教本　241
　魔術を使う　241
　魔法の道具　241
ウィルド　239
ウィルヘルム, リチャード　70
ウェッド, トニー　258
ウォララ族　228
ウォンジナ　228
ウォンバック, ヘレン　50
臼井甕男　174, *174*
宇宙意識　171
ウッドロフ, ジョン　172
ウパニシャッド　50, 172, 204, 206, 289, 302
生まれ変わり　50, 204
占い師　37
ウラリナ族　225, 226
ウルガー, ロジャー　50
ウルル (エアズロック)　225, 228, 229, *229*
ウンクルンクル　234
雲手　*113*
運動　144
運動の実行　93
ウンワバ　234
エアズロック　225, 228, 229, *229*
エイヴバリー　252, 253
栄養
　pHバランス　145
　健康との関係　143
栄養素　146
栄養補助食品　143

栄養療法　143-53
　治療　143
　把握　143
　発達　143
易経　55, 70-1, 98, 220-1
　卦　249
エコ・ペイガニズム　260
エコロジー　261
エコロジーと霊性　245, 260-1
エジプト　52
　古代エジプト人の英知　278-9
エスカミラ, イシドロ
　グアダルーペの聖母　*295*
エチオピア
　立石群　252
エッカンカー　271
X線　155
エッシェンバッハ,
　ヴォルフラム・フォン　282
エッセンシャルオイル
　希釈　157
　吸収　157
　研究　157
　効果　156
　注意　157
　特徴　157
　湯に加える　164
　利用　157
エッダ　238
エニアグラム　15, 24, 25, *25*
エネルギー　155
　アプライドキネシオロジー　168
　クンダリーニ　172, 215
　サイコキネシス　39
　生命力　155, 234, 302
　セラピーとしての　155
　調和　124-5
　低レベル　148
　流れ　37, 82, 87
　バランス　169
　バランス回復　87, 105
　ヒーリング　176
　ヒーリングのためのチャネリング　174
　ブロック　155
　ポラリティセラピー　169
　理論　82
エネルギー心理学　12
エネルギー心理学セラピー　87
エネルギーセラピー　155-69
　原理　155
エネルギーのダウジング　256
エネルギー場　55, 302
エネルギーライン　*258*

エノクの魔術　240
エビングハウス, ヘルマン　15
エフィジーマウンド　253, *253*
エフルラージュ　*121*
エムウェーブ (emWave Personal Stress Reliever)　86
エメラルドタブレット　52, *53*
江本勝博士　164
エリアーデ, ミルチャ　226
エリオット, T・S・　39
エリクソン, ミルトン　30, 31, *31*
エリス, アルバート　28, *28*, 52
エルサレム　298
エールソン, ヘンリック　46
エルダーフサルク　53
エレクショナル占星術　57
エレメント　56
　五行　99
　チベット医学の　103
エンカイ　234
エンシェント・ドルイド・オーダー　243
炎症
　治療　163
炎症性サイトカイン　76
炎症性腸疾患
　禁忌　151
塩素　164
エンドルフィン効果　80, 84
オァー, レナード　81
リフレクソロジー　130
応急処置
　黄金の夜明け団　245, 263, 266, 273
黄金比　250, *250*, 251
オウムガイ　*251*
オウル・アイン・ソフ　188
大いなる虚空　302
オカルト
　意味　263
オカルト教団　263-73
オーガズム　82
オクシュリュンコス　192
押圧法　87, *100*, 127
　研究　127
　自己治療　127
　座って行う　127
オショウ (バグワン・シュリ・ラジニーシ)　300-1, *300*
オシリス　21, 290, 298
オスタラ　241
オステオパシー　90, 132-5
　起源　132-4

　調査　135
　治療　134-5, *134*
　治療できる症状　134
　テクニック　134-5
　分派　135
オーストラリア・アボリジニ　225
　岩絵　247
　信仰　228-9
　聖地　228, 229
　ソングライン　228, 229, 287
　ドリーム・タイム　225, 228-9, *228*, 246
オーストラリアン・ブッシュフラワーエッセンス　158, 159
オズモンド, ハンフリー　35
オセアニア
　信仰文化　230-1
オーディニズム　238
オノヨーコ　50
オフステッド　304-5
オブジェクティブプシケ　20
オブジェクト変形　41
オーブリー, ジョン　243
オペラント条件付け　26
オマハ族　232
オーラ　172, 173, *173*
　ヒーリング　171
オリシャ信仰　234-5, *234*
オルコット, ヘンリー・スティール　270
オルゴン　82
オルロン (オルドゥマレ)　234-5
オレーム, ニコラス　18
オーロビンド, シュリ　204

か
改革する人　25
海水
　治療　164, *165*
海草　149
海馬　84
解剖学
　チベットの絵　103
カイラス山　244
カイログノミー　68
カイロプラクティック　75, 132-5
　起源　132, 133-4
　研究　135
　治療　134-5, *135*
　治療できる症状　134
　テクニック　134-5
　分派　135

カイロマンシー　69
香り
　香りを使った治療　156
過換気　81
覚醒したマインド　16
覚醒状態　16
神楽　236, 237, *237*
影の書　241
花崗岩　256
過去世　50-1
過去世セラピー　50-1
過去世占星術　57
過去世退行　50
過去世リーディング　50, 51
カサグランデ　255
カーサス　253
カスタネダ, カルロス　289
カスティージョ　255
カズンズ, ノーマン　77
風邪　153
カーソン, レイチェル　260
家族療法　32
カタリ派　281, 283
カッスルリッジ・
　ストーンサークル　251
　平面図　*251*
カッワーリー　199, *199*
カトリック　190, 191
　排斥された福音書　192
カバラ　183, 188, 240, 263
　原初の光りの流出　188
　聖典　188
　生命の樹　188, *189*
カパドーシャ　96-7, 102
過敏性大腸症候群　79, 80, 86,
　101, 161
　原因　148
カピラ城　298
カフラ王　278
花粉症　161
カプラ, フリッチョフ　203, 302
カホキア, イリノイ州　255
カーマスートラ　215
カミ　236, 292
神　183
　創造神　234
　女神信仰　225, 238, 239,
　　294-5
神懸かり　39
カモミールオイル　157
カラーセラピー　162
　研究　162
　注意　162
身体（ボディ）
　再教育　118

スピリットと　171-7
スピリットを切り離す　171
空手　116-7
カラヴァッジオ, ミケランジェロ・
　メリージ・ダ・
占い師　*69*
仮庵の祭り　186
カリナ族　225
カルダモンオイル　157
カルナック
　立石群　*252*
カルマ　50, 60, 204
　有害な　222
カルマヨーガ　106
感覚遮断　46
感覚タイプ　24
感覚に過負荷を与える　46
感覚認識　16
カンガルー神の夢見　229
カンガルーポーエッセンス　159
歓喜　34
感情
　神経生物学　84-5
　ネガティブな　158
　抑圧された　15, 81
感情解放テクニック　87, *87*
感情タイプ　24
感情トライアド　25
感情の癒し　160
感情の神経生物学　84-5
感情反応
　構成要素　84
環状列石　246, 250-1
関節炎　153, 156, 163
　リウマチ　177
関節リウマチ　177
乾癬　101, 161
感染症　135
浣腸　151
カンフー　116, 117
肝輸液ポンプ
　禁忌　164
ガイア理論　260
外向　24
学習
　プロセス　15
学習曲線　15
ガットフォセ, ルネ＝モーリス・
　156
ガードナー, ジェラルド　240,
　245, *248*, 295
『高等魔術の効果』　*240*
ガネーシャ　205
ガバ　231
ガーヤトリー・ヤントラ　*214*

ガレノス　75
ガン　143
　禁忌　121
　乳ガン　103
眼球運動による脱感作と再処理法
　（EMDR）　84, 85, 87
ガンツフェルト実験法　41
ガンディー, マハトマ　222
気　37, 98, 155
　過剰　98
　滞留　98
　停滞　98
　流れ　126
　流れをよくする　248
　バランス回復　174
　ヒーリングのための
　　チャネリング　174
氣　参照→"気"
記憶
　影響　175
　研究　15
記憶障害　152
幾何学
　聖なる　245, 250-1, *250*,
　　251
気管支炎　94, 157
気功　101, 112, 114-15
　エネルギー法もしくは呼吸法
　　114
　研究　114
　健康効果　114
　呼吸　114
　姿勢　114
　精神集中　114
　虹を動かす　115
　練習　114
奇跡のコース　195
気息　225
キドニークレンズ　150, 151
キナ皮　160
キニーネ　160
キネシオロジー　168
記念建造物
　巨石　252
　建造物　250-1
機能性食品　143
キャディ, アイリーン　301
キャノン, ウォルター　75
キャラハンテクニック
　参照→"思考場療法"
キャラハン, ロジャー　87
キャンプヒル村　272
キャンベル, ジョセフ　21, 226
灸　101
嗅神経　156

急性の疾病　93
旧石器時代　246
急速眼球運動（REM）　22
教育
　指導法　272
教皇アレクサンデル3世　264
教皇イノケンティウス2世　264
教団神道　237
恐怖症　26, 87, 161
恐怖心
　不合理　19
共鳴周波数　163
虚偽記憶症候群　39
巨石
　天文学　254
巨石記念物　252
キリスト　21, 43, 183, 184-5,
　190-1, 192
　系譜　183
　血脈　282-3
　昇天　*288*
　断食　150
　墓　280, 281
キリスト教　43, 52, 190-1
　イエスの墓　281
　異教徒を制圧する　287
　象徴　250
　巡礼　289, 298
　静修　298
　聖体拝領／ミサ　*190*, 191
　聖典　183, 190
　聖杯　282-3
　伝統的霊性　183, 190, 273
　秘跡　191
　瞑想　78
キリスト教正統派　190, 191
キリスト者共同体　273
キリストとソロモン寺院の
　貧しき騎士修道院
　参照→"テンプル騎士団"
キリン　286
麒麟　286
キルリアン写真（KP）　*154*, 173
キルリアン, セミョン　173
金
　卑金属を金に変える　296-7
筋筋膜系
　再調整　139, *139*
近親者の死
　対処　33
緊張
　首の反射点　131
　治療　86
　払拭　105
筋肉のケガ　163

筋肉の力 168
逆症療法の薬 75, 132
ギャーナヨーガ 205
『ギュー・シ』 102
ギリシャ 52
空中浮揚 41
クエ, エミール 30
クォーツ 167
ククルカン 255, 285
クシナガラ 298
果物 149
　フードコンバイニング 148
クック, グレース 195
クテシアス 286
クナイプ, セバスチャン 144, 144
クノッソス 246
クバティナン 231
首の凝り
　反射点 131
クフ王（ケオプス） 278
組合
　起源 268
クムニェイ 103
クライアント中心療法 27
クライトマン, ナサニエル 22
クラニオセイクラルセラピー 105, 136, 136
　研究 136
　診断 136
　治療 136
クランデロ 227
クリーガー, ドロレス 176
クリシュナ 206
クリシュナムルティ, ジッドゥ 271, 271, 272, 300
クリスタリングリッド 43
クリスタル 44
　色 167
　形 167
　ジェムエッセンス 166, 167
　とチャクラ 166, 167
　身に付ける 166, 167
　瞑想 166, 167
クリスタルセラピー 166-7, 166
　研究 167
　注意 167
『クリスチャン・ローゼンクロイツの化学の結婚』 266
クリチロー, キース 250-1, 251
クリヤマ, I・ 147
クリヤヨーガ 106
クルツ, ロン 83
クレアエイリエンス 40
クレアオーディエンス 40

クレアガスタンス 40
クレアコグニザンス 41
クレアセンシェンス 40
クレアボヤンス 37, 39, 40
クレイグ, ゲアリー 87
クレタ島
　宮殿 246
クレヴォーのベルナール 264
クレマチスエッセンス 159
黒い聖母 274, 275, 280-1, 280, 283
黒い放射線 256
クロウリー, アレイスター 240, 263
クロージングダウン 44, 45
クロノス 21
クンダリーニ 172, 215
クンツ, ドラ 176
クンラート, ハインリッヒ 53
グアダルーペ
　黒い聖母像 274
　聖母 295
偶然
　意味のある 20
グッドハート, ジョージ・J・ 168
グナ 94, 97
グノーシス主義 183, 184-5, 281
　福音書 192, 193
グラストンベリー・トール 246, 283
グラハム主義者 132
グランス・サヒブ 223
グリア, ジョン・マイケル 243
グリッド 42, 43
グリンダー, ジョン 31
グル 204, 205, 300-1
グルジェフ, G・I・ 24, 25, 198
グレートイヤー 285
グレーヴズ, トム 256, 261
グロフ, スタニスラフ 81
グンデストルップの大釜 239
卦
　風水 249
ケイシー, エドガー 37, 277, 279
形而上学 12
啓蒙運動の時代 75, 245, 290
契約の箱 280
経絡 100, 101, 124, 126, 129
　エネルギー 87
　エネルギーを通す 174
経絡の調整 87
血球
　白血球 77

血栓
　禁忌 164
血栓症
　禁忌 121
血糖上昇率（GI値）
　低GI 147
血圧 177
　高い（高血圧） 79, 80, 86, 87, 94, 177
ケード, セシル・マクスウェル 16-17
ケメティズム 238
ケリー, エイダン 240
ケリー, チャールズ 83
ケルト人の信仰 238
ケルヌンノス神 239, 241
ケルビム 290
ケレマン, スタンリー 82, 83
健康と病気の木 92
賢者の石 296, 297
建築
　記念 250-1
　業績 272, 273, 273
夏至・冬至
　測定 255
夏至祭り 241
ゲシュタルト療法 29
月経の不調 153, 161
ゲーテアヌム 273, 273
ゲーテ, ヨハン・ヴォルフガング・フォン 272
ゲラー, ユリ 41, 41
幻覚 81
幻覚剤 35, 46
元型 20
　心理学 21
原質神話 21
厳守派 268
コアストレングス 110
公案 213
抗炎症 157
硬貨
　投げる 71
高血圧　参照→"高血圧症"
高血圧症 79, 80, 86, 87, 94, 177
攻撃
　学習 26
考古学 245
恍惚 34
虹彩学 140
　研究 140
　診察 140
　チャート 140
孔子 58, 70, 220, 220, 286

甲状腺機能異常
　禁忌 121
恒星獣帯 60
告成鎮 255
酵素
　消化 148
抗酸化物質 147
黄帝 58
行動主義 15, 26
行動の修正 103
行動療法
　合理的信条 28
　認知行動療法 28-9, 32
　弁証法的行動療法 29
更年期の不調 153, 161
後脳 16, 17
呼吸
　浄化法 45
呼吸法 81, 84
コギ族 259
国王フィリップ4世 264, 265
穀物 149
コズミックオーダリング 52, 53
個性化 18
個性的な人 25
古代スカンジナビア人 238-9
古代のミステリー 245, 275-87
鼓脹 148
骨折 163
　禁忌 164
骨粗鬆症 143
　禁忌 121, 164
コヒーレンス 86
コフィン・テキスト 279
古墳 252
古ペイガニズム 238
コーメイソンリー 271
コヨーテ 232
コーラン 183, 196, 198, 290
コレステロール
　低下 94, 147
コロニクス 150, 151
　注意 151
コロンブス, クリストファー 43
金剛亥母 246
金剛乗 212, 215
コンプレックス 20
五経 220
五行 98, 99
ゴーシュ, オーロビンド 300
五旬節 186
ゴースエッセンス 159
ゴータマ・シッダールタ 52, 208, 298
ゴディス 239

ゴヴィンダ, アナガリカ　214
五芒星　241
ゴールディング, ウィリアム　260

さ

サイエントロジー　50
サイキックスキル　37-53, 40-1
サイキックセンス　37
サイキック能力　16
サイキック能力強化法　44
サイキック能力者　37
サイキック能力による影響　55
サイキックパワー
　　獲得　37
サイキックプロテクション　44-5
サイケデリックドラッグ　35, 226
サイコキネシス　40, 41
サイコキネシスエネルギー　39
サイコセラピー　15
　　ボディセンタード　82-3
サイコメトリー　40, 41
再体験　81
サイトカイン　76, 77
サイババ　301
サイマティックス　163
　　イメージング　163
催眠　30
　　入る　30
催眠術　30
サイロシブプロジェクト　34, 35
サウンドセラピー　163
　　研究　163
サーオィン　241
サガ　238
搾取的性向　24
桜沢如一　149, 149
サザーランド, ウィリアム, 博士　136
サッカラ　278
サットヴァ　97
サティア, ヴァージニア　31
悟り　203, 204, 210
サトルプロテクション　44
サーバ, ファリボーズ
　　設計した寺院　201
サプリメント　143
サーペント・マウンド, オハイオ州　253
サマンタ-ロートン, マンジール, 博士　12
サリーリカプラクリティ　94
サーリング, ウォルター　302
三脚巴紋　243, 243
サンゴマ　226

酸性食品
　　フードコンバイニング　148
三蔵　34, 210
サンタナ・ダーマ　204
サンダース, アレックス　240
サンチャゴ・デ・コンポステーラ　289
賛美歌　298
座禅　213
指圧　124-5, 124, 125
　　注意　125
　　治療効果　125
　　テクニック　124-5
シーア派　196
シェキーナ　280
シェルドレイク, ルパート　55, 302
塩
　　食生活　151
シク教　223
　　グル　223
　　宗教観　203
　　信仰　223
思考　16
思考タイプ　24
思考伝達　41
思考投影　41
思考トライアド　25
思考場療法（TFT）　87
思考プロセス
　　ネガティブな
　　　対抗する　29
　　　立ち向かう　28-9
『死者の書』　278, 279, 279
　　チベット　35, 210, 211
市場的タイプ
　　マイヤーズ・ブリッグズ・タイプ指標　24
シジル
　　タリズマンとしての　64
姿勢
　　自然な　118
自然
　　模様　250
　　霊　232
自然崇拝　238
自然療法運動　143, 144
自然療法士　132
四諦　208, 210
失禁　86
湿疹　79, 80, 86, 161, 177
　　注意　164
シッディ　37, 41
シトリン　167
シナストリー　57

シネット, A・P・　270
シヴァナンダ, スワミ　300
シヴァ　21, 205, 215
指紋　69
シャー, イドリス　198
釈迦牟尼仏陀　102
シャクティ　215
シャクティズム　172
釈奠　221
シャドウセルフ　19, 20, 22
シャピロ, フランシーン　85
シャーマニズム　225, 226-7, 238, 245
　　世界　226-7
　　ニューエイジ　227
シャーマン　35, 37, 227, 259
　　意識の変容　226
　　呪術　226
　　秘儀参入　226
　　身分を示す　226
シャリーア　196
シャンバラ（至福の王国）　211
宗教間の交流　304
宗教指導者　300-1
周公旦　70
集合的無意識　15, 18, 20-1
集中力
　　増進　80
　　低下　148
手術
　　西欧　93
シュタイナー学校　272
シュタイナー, ルドルフ　50, 263, 266, 272-3, 272, 277
シュタール, G・E・　225
出血性疾患
　　禁忌　152, 164
出現　195
出城　208
出眠時の状態　16
シューマン, ヘレン, 博士　195
シュメール文明　56
シュルツ, ヨハネス　80
シュロスカ方式　144
小アルカナ　62
消化器の不調　94, 153
消化系　156
　　休ませる　150
消化不良
　　押圧法　127
　　原因　148
小乗仏教　208, 209
食餌療法　97, 101, 103
食生活の変更　143

食品
　　陰陽　149
　　機能性　143
　　酸性, フードコンバイニング　148
　　スーパーフード　147
視力
　　改善：ベイツメソッド　141, 141
シルック族　234
シルバメソッド　41
シルヴァ, ホセ　41
シルベリーヒル　253
シロダーラ　96
心眼　40
シンクロニシティ　20, 55
神経科学者　15
神経系　76, 175
　　エネルギーを通す　174
　　自律　76
　　中枢　76
　　免疫系への影響　76
神経言語プログラミング（NLP）　15, 31
神経障害
　　禁忌　164
神経節　173
信仰
信仰　21
　　宗教間の交流　304
　　西洋　183-201
　　超越状態との結びつき　34
　　東洋　203-23
　　霊性　304-5
信仰告白（シャハーダ）　196
信仰心　35
信仰治療　194
シン, ゴビンド　223
心身症　16
心臓血管疾患　87, 143
心臓病
　　禁忌　152
神智学　43, 203, 245, 263, 270-1, 272, 275, 277, 278, 300
心的外傷後ストレス障害　85
心的態度　94, 97
心電図（ECG）　86
震盪　160
神道　225, 236-7, 292
　　神楽　236, 237, 237
　　カミ　236
　　形態　236, 237
　　祭儀　236, 237
心拍数　175

神秘思想
　　量子物理学　302
神秘主義教団　263-73
神秘主義思想
　　西洋　184-5
神秘主義者　37
シンベル　239
新約聖書　183, 190
心理学
　　アプローチ　15-35
　　人間性心理学　27
心理学的条件付け　26
心理的タイプ　24-5
真理の福音　192
心理療法のナンシー派　30
心霊主義
　　教会　194-5
　　出現　195
　　治療　194
　　霊媒　194-5
神話　20, 21
ジェニー, ハンス, 博士　163
ジェノヴァのコチャレリ　265
ジェムエッセンス　166
ジェンドリン, ユージン　83
ジオパシックストレス　256
自家中毒　151
自我（エゴ）　18
磁気共鳴映像法（MRI）　15, 30
磁気療法　133
自己暗示法
　　楽観的　30
自己実現　32
自己治療（自然治癒能力）　105
　　押圧法　127
　　リフレクソロジー　130
自己認識　29
時差ぼけ　80
痔疾
　　禁忌　151
自信
　　向上　80
自尊心
　　喪失　87
実相
　　現実の　16
自発行動　27
ジャイナ教　222
　　5つの大戒　222
　　宗教観　203
　　彫像　222
ジャイナ教徒　222
ジャクソン, ヒューリングス　22
ジャッジ, ウィリアム・Q・　270
ジャブガイ族　229

ジャーメイン, セント　43
ジャメヴ　39
ジャワ
　　信仰文化　231
ジャンガウル　228
柔術　117
柔道　117
十二宮
　　インド　*61*
　　恒星獣帯　60
　　中国　58
　　トロピカル　56
ジュオク　234
儒教　220-1
　　釈奠　*221*
　　宗教としての　221
　　聖典　220-1
術後の回復　163
ジュニパーオイル　156
授乳
　　禁忌　152
呪文
　　影の書　241
受容的タイプ　24
循環器疾患
　　禁忌　164
循環系の問題　80
巡礼　223, 298
　　イスラム教（ハッジ）　197, 289, 298
　　カイラス山への　*245*
　　大切　289
　　定義　298
　　ヒンドゥー教徒　*204*
　　仏教徒　246
　　歴史　298
自由意志　27
自由カトリック教会　271
自由連想法　18
浄化テクニック　44, 45
上気道感染症　161
条件付け　26
情報
　　処理　31
情報処理モデル　84-5
静脈不全
　　慢性　152
除細動器
　　禁忌　164
女性のプシケ
　　男性的側面　19, 20
ジョセル王　278
自律訓練法　80, 84
神社神道　237
人智学　50, 263, 266, 272-3

人類学　245
水銀　297
推拿　101, 124
睡眠
　　REM期　46
　　夢　16
スインギング　141
スウェディッシュマッサージ　105, 120-1, *120*
　　研究　121
　　注意　121
　　治療効果　120
　　テクニック　*121*
　　歴史　120
スウェーデンボルグ, エマヌエル　290
数秘術　66-7
スエットロッジ　233
スカルド　238
スカンジナビア
　　立石群　252
　　ルーン文字が刻まれた石　253
スキナー, B・F・　26
過越際　186
スクライイング　72
スコット＝エリオット, ウィリアム　277
須佐之男命　236, 237
スシュムナーナーディ　172
スシュルタサンヒター　94
スー族　232
スターゲイト計画　47
スティル, アンドリュー　132-3, *133*, 134
ストーラ　34, 106, 210, 212
ストラスマン, リック　49
ストラボン　243
ストレス
　　押圧法　*127*
　　管理　29, 30, 77
　　緩和　79, 152
　　軽減　33, 80
　　ジオパシック　256
　　免疫系への影響　77
ストレスに伴う症状　175
ストロボライト　162
ストーンヘンジ　242, 243, 252, 253, 254, *254*
ストーン, ランドルフ, 博士　169, *169*
砂曼荼羅　212, *212*
スーパーフード　147
　　研究　147
スピリチュアリズム　50, 194-5, 参照→"霊性"

スピリチュアリティ　144
　　東洋　78
　　ヒーリングパワー　171
スピリチュアルな行　93, 223
　　目標　34
スピリチュアルな成長
　　ヨーガ　106
スピリチュアルヒーリング　171, 176, *194*
　　研究　177
　　注意　177
スピリット
　　身体と　171-7
　　身体から切り離された　171
　　ヒーリングパワー　171
スピリットガイド　42, 233
スーフィー教　35, 50, 183, 198-9
スーフィズム
　　カッワーリー　199, *199*
　　啓典　198
　　修行　199
　　太鼓の音や聖歌　180
　　哲学　198-9
　　メヴレヴィー教団　199
スフィンクス　278-9, *278*
スヴェーダナ　97
スプライト　292
スプラッシング　141
スペンス, ルイス　243
スマッジング　233, 256
スーリャナマスカーラ（太陽礼拝）　*108-9*
スワジ族　234
スワトマラマヨ　106
スンニ派　196
頭蓋オステオパシー　135
頭痛　134, 135, 153
　　反射点　*131*
ズールー族　226, 234
聖域　246
西欧の医学　93
性格の鎧　82
制限不二一元論　206
正五角形　250
聖餐　191
星座　56, 61
性質
　　否定　19
聖書　52, 183, 186, 190, 284
精神（マインド）
　　研究　15
　　再教育　118
　　様々な側面　37-53
　　定義　16

哲学　37
　　脳と精神　16
　　パワー　33
精神疾患
　　禁忌　177
精神神経免疫学（PNI）　75, 76-7
精神哲学　37
精神統合療法　32
精神分析　32
清浄な食物　186
聖人　43
生体エネルギー療法　82
生態心理学　260, 261
聖地　246
成長螺旋　250, 251
性的エネルギー　82
性的機能不全　86
聖なるエコロジスト　238
聖なる幾何学　245, 250-1, *250*, *251*
聖杯　282-3, *283*
聖パウロ　171, *184*, 185
聖母マリア　43, 294
生命の樹　188, *189*
生命力　155, 234, 302
　　バランスを取る　93, 94, 96-7
西洋占星術　56-7
西洋の信仰　183-201
性欲　18
聖霊　182
　　自然　292
　　崇拝　225
　　祖先の　234
　　臨終を迎えた人に安らぎを与える　291
世界
　　霊的世界の探求　289-305
世界勝利教会　271
脊椎
　　ニュートラルスパイン　110
　　見つける、ニュートラルスパイン　111
石器時代　56, 246
石工　268, *269*
折衷医学主義者　132
折衷主義派ウィッカ　241
セットフォード, ウィリアム, 博士　195
セネガンビア
　　石　252
セマ　35
セラピム　290
セラピューティックタッチ　176
セリエ, ハンス　75
セン（エネルギー経路）　122

占術　37, 55-73
占星術　55, 263
　　形　56-7
　　西洋　56-7
　　中国　58
　　ヴェーダ　60-1
占星術師　37
占星術チャート　56-7, *57*
セント＝ジェルジ, アルバート　146
聖ジョージ　286-7, *287*
ゼナーカード　40, 41
ゼナー, カール　40
セブアノ族　231
禅宗　208, 209, 213
　　公案　213
　　座禅　213
　　禅師　213
　　僧　213
喘息　79, 86, 87, 94, 161
全体性　21
　　手に入れる　19
前脳　16, *17*
前立腺
　　肥大　152
僧　208, 209
相　56
相剋関係　99, *99*
相生関係　99, *99*
創世神話　286
創造神　234
創造性　16
　　向上　80
創造的ヴィジュアライゼーション　33
相対的　37
祖先神　234
祖先の伝統　230-1
ソーマ
　　対プシケ　75
ソマティックエモーショナルセラピー　82, 83
ソングライン　228, 229, 287
尊者ビード　*48*, 49
ゾハール　188

た
体液　15, *15*, 75, 102, 171
　　バランス　93
体外離脱体験（OBE）　23, 44, 46-7, 48
　　誘発　46
太極拳　93, 101, 112-13, *112*, *303*
　　雲手　*113*

　　起源　112
　　研究　113
　　効果　112-13
　　動作　112
　　練習　112-13
太極のシンボル　98
体現的な心理学　82
泰山　298
体質（プラクリティ）　94
大衆文化　275
タイマッサージ　122, *122*
　　注意　122
　　調査　122
太陽系
　　形成　155
太陽礼拝（スーリャナマスカーラ）　108-9
タイラー, エドワード・バーネット, 卿　225
タオ　216, 289
タガログ族　231
ターグ, ラッセル　47
多血質　15, *15*
多神教　225, 238, 241
助ける人　25
タセオマンシー　72, 73, *73*
タネ　231
多嚢胞卵巣　101
タピラペ族　226
タポットメント　*121*
玉井天碧　124
魂（ソウル）　21
タマス　97
タラソセラピー　164
タリズマン
　　シジル　64
タロット　55, 62-3
　　カードデザイン　62, *63*
　　スプレッド　62
　　リーディング　*54*, 62
タンカ　102
タンガタ・マヌ　231
タンガロア　225, 230, 231
胆汁質　15, *15*
炭水化物
　　フードコンバイニング　148
タントラ教　214-15
　　修行　214-15, *215*
　　信仰　214
　　性的儀式　215
タンパク質
　　フードコンバイニング　148
大アルカナ　62
第3の目　40
大蛇　286

大蛇神の夢見　229
大乗仏教　208, 209
大天使ミカエル　290
第2の視覚　40
大白色同胞団　271
大般若経　212
大ピラミッド　278, *287*
　　玄室　256, 278
第四の道　25
第六感　38-9, 40
ダーウィン, チャールズ　271
ダウジング
　　エネルギー　256
　　古来　256
　　ペンデュラム　72
ダウス　252
ダ・ビンチ, レオナルド　281
『ダ・ヴィンチ・コード』　263
ダーマトグリフィックス　68, 69
ダマリ　229
ダライ・ラマ　203, 212, 300, 301
ダーリング崖　229
ダルウィーシュ　35, *78*, 198, 199
達磨　213
ダン, J・W・　39
断食　150
　　注意　151
断食（サウム）　196
男性のプシケ
　　女性的側面　19, 20
断定的タイプ　24-5
ダンヴァンタリ　*95*
ダンマパダ（法句経）　210, 212
崔泓熙総裁　117
チェロキー族　232
チェンストホヴァ
　　黒い聖母像　281
知覚的タイプ　24-5
地球
　　癒し　261
　　宇宙から見た　261
　　体　260-1
　　曲率：計算　255
　　自己調節機能　260
地球のエネルギー　245, 256-7
地球の神秘　245-61
　　起源　245
　　現代　245
地球村　304
　　象徴的意味を持つ　246
知性　16
地勢
　　占う　248-9

チチェン・イッツァ　255, *285*
父親像　21
地表に描かれた直線　245, 258-9
チベット医学　102-3
　キーコンセプト　93
　研究　103
　健康と病気の木　*92*
　実践　102
　体液　102
　注意　103
　治療　102, 103
　伝統　102
　仏教と　102
『チベット死者の書』　35, 210, *211*
チベットの大師　270, 273
チベット仏教　208, 209, 212, 301
　金剛乗　212
　習慣　212
　仏教図像　212
チャクラ　45, 106
　位置　*83*, *172*
　関連　172
　関連する音　163
　クリスタル　166, 167
　地球　261
　チャクラを通したエネルギーチャネリング　174
　ヒーリング　171
　ブロック　82
　ポラリティセラピーと　169
　理論　172-3
チャネリング　39, 42-3, 44
茶葉
　リーディング　72, 73, *73*
チャラカサンヒター　94
チャン・クオイト, コーンウォール州　*257*
チャント（詠唱）　35
チャンドラナンダーナ　102
中間世退行　50-1
中国
　漢王朝　149
　観星台　255
　文化大革命　114
　四霊獣　287
中国医学　参照→"中国伝統医学"
中国占星術　58-9
中国伝統医学（TCM）　75, 93, 98-101, 124
　キーコンセプト　93
　経絡　98, *100*, 101, 129
　研究　101
　五行　98, 99

診断　101
注意　101
治療　98, 101
八綱弁証　98-9
薬草の利用　152
薬局　*101*
中耳炎　135
忠実な人　25
中枢神経系（CNS）　76
中脳　16, 17
中ペイガニズム　238
『中論』　37
超意識　32
超越状態　34-5
超越瞑想（TM）　79
超感覚的知覚（ESP）　38-9, 40, 41
張載　302
張三峯　112
超自然的状態　34-5
超自然的な能力　41
超自我　18
調和　106, 204
直線　259
貯蔵的　24
直観　16, 38
直観タイプ　24
鎮痛
　エッセンシャルオイル　157
月　295
手
　反射区　*131*
手当て　133, *177*
ティートリーオイル　157
ティラワ　232
ティールタンカラ　222
テオティワカン　255, *255*
テオフラストス　15
敵の首をはねる　225
テコンドー　117
手相占い　68-9
テラ島　277
テレパシー　37, 40, 41
テレポーテーション　37, 41
てんかん　86
　禁忌　121
　コントロール　16
天使　290-1, *291*
　起源　290
　救う　290-1
天使ガブリエル　196, 290, *291*
テンプル騎士団　263, 264, 281, 283
　伝説　264

フリーメイソン　264, 268
没落　264, *265*
天文学　56, 245
　アメリカ先住民　255
　巨石　254
　グレートイヤー　285
　中国の測定器　255
天文考古学　245, 254-5
ディアナ派ウィッカ　241
ディープ・エコロジー運動　261
ディ・ボンドーネ, ジョット
　エジプトへの逃避　*191*
ディラ　231
デカルト, ルネ　12
デカンビチュアチャート　57
デジャセンティ　39
デジャヴ　39
デジャヴィジテ　39
デジャベキュ　39
デトックス　150-1
　研究　151
　注意　151
デトックス法　93
デニケン, エーリッヒ・フォン　245, 259
デーヴァ　204, 205, 292
デヴェルー, ポール　256
デヴ, グル・アルジャン　223
デメテル　21, 294
デメント, ウィリアム・C　22
デュイスブルク市マルクスロー地区
　モスク　197
デルフォイの神託　42, *42*, 55
電磁エネルギースペクトル　155
伝説上の動物　286-7
電波　155
トゥアーハ・デ・ダナーン　292
トゥカーノ族　226
統御サイクル　99
統合失調症
　禁忌　177
凍傷
　注意　164
闘争逃走反応　75, 77, 80
統率する人　25
到達　37
糖尿病　87, 94, 143
　禁忌　121
東方正教会　190, 191
東方聖堂騎士団　273
東方の星の教団　271, *271*
東洋医学　93-103
東洋の信仰　203-23
　起源　203

宗教観　203
西洋への影響　203
東洋のスピリチュアリティ　78
特異体験　16, 48-9
トーテム　232, *232*
トマスによる福音書　192
トム, アレクサンダー　254
トムリンソン, アンディ　50
トーラ　183, 186
トラウマ
　解決　81
トランス状態
　神懸かり　39
　チャネリング　42
トランスパーソナル　32
トランスパーソナル心理学　32
トーランド, ジョン　243
トリノの聖骸布　280, 281, *281*
トール　225
トレーガーワーク　105
トロワ, クレチアン・ド　282
トンプソン主義者　132
ドイツ復興異教主義　238
ドゥーガンズ, インジ　130
動機づける人　25
道教　78, 98, 114, 149, 216-17
　起源　203
　経典　*217*, 218-19
　儀式　*217*
　宗教観　203
　無為　216-17
道徳観　18
動物
　アニマルパワー　233
ドーキンス, リチャード　298
独園承殊　213
ドゴン族　225, 226
　岩絵　235
　暦　235
　信仰　234, 235
　民族舞踊を披露する男　*224*
ドーシャ　93, 94, 96-7, 102
ドッグローズエッセンス　159
ドッシー, ラリー　171
ドネリー, イグナティウス　276
ドムヌ　239
ドムホフ, ウィリアム　23
ドラゴンプロジェクト　256
ドラゴンライン　229, 287
ドラマセラピー　15, 32
ドリーム・タイム　225, 228-9, 246
ドリームワーク　32
ドリュアス　243, 292

土塁　252-3, 255
ドルイド　225, 238, 242-3
　　教団　242, 243
ドルイド教徒　242
　　階級　243
　　儀式　243
　　古代　242, 243
　　再興　243, 245
　　シンボル　243, 243
　　実践　242
ドルメン　252, 256, 257

な

内観　289, 298
内向　24
ナイト, J・Z・　42
内分泌系　76, 173
ナウル共和国の先住民　230
ナーガライン　229
ナグ・ハマディ　192
ナスカの地上絵　245, 258-9, 259
ナチュロパシー　143, 144-5, 150
　　栄養　145
　　基本方針　144-5
　　研究　145
　　診断　145
　　療法　143
ナップ, J・オーガスタス
　　アトランティス　277
ナディ・ショーダナプラナヤーマ　81
ナーナク, グル　223, 223
7本枝の大燭台　187
ナバホ族　232
ナーブルウィンブルウィン　247
ナランホ, クラウディオ　25
ニキラーナンダ, スワミ　214
肉体の癒し　160
二元論　206
虹を動かす　115
瓊瓊杵尊　237
ニューアム, C・A・　254
乳ガン　103
入眠時の状態　16
ニューエイジ運動　271, 275, 302
ニューエイジのアトランティス　276-7
ニューエイジの思想　260-1
ニューエイジのシャーマニズム　226, 227
ニューグレンジ　252, 253
ニュートラルスパイン　110, 111

見つける　111
ニュートン, ジョセフ・フォート　268
ニューロヒプノティズム（神経催眠）　30
ニルヴァーナ（涅槃）　34
人間性心理学　27
人間の潜在能力回復運動　41
妊娠
　　禁忌　121, 122, 125, 126, 151, 152, 164
　　不調　153
人相占い　72, 73
認知行動療法（CBT）　15, 28-9, 32
認知症　152
ニンニク　153
ニンフ　292
ヌーンガ族　229
ネイタルチャート　56-7, 57
ネオ・ペイガニズム　238, 245, 260
ネガティブな感情　158
ネガティブな思考
　　対抗する　29
　　立ち向かう　28-9
ネス, アルネ　261
ネズパース族　232
熱中する人　25
粘液質　15, 15
ノーム　292
脳
　　MRIスキャン　84
　　右脳　38, 41
　　機能　16
　　構造　16, 17
　　磁気刺激　46
　　半球　16
　　皮質　84, 85
　　部分　16, 17
　　辺縁系　84, 85
　　マインドと脳　16-17
農業
　　業績　272
脳波図（EEG）　86
脳波同期　46
脳半球　16
ノストラダムス　37, 284, 284
　　予言　284
　　四行詩　284
ノーランジーロック　247
乗り物酔い
　　押圧法　127
ノンモ　225, 235

は

杯　282-3, 283
ハイジェニスト　132
背痛　163, 165
ハインデル, マックス　273
ハウス
　　占星術　56, 61
ハクスリー, トマス　15
白内障　141
ハコミメソッド　82, 83
走る男　13
ハタヨーガ　106
『ハタヨーガ・プラディピカ』
八幡　237
八卦図　70-1, 70
八綱弁証　98-9
八正道　208, 210
ハッジ（メッカ巡礼）　197, 289, 298
ハートマスシステム　86
波動
　　植物　158, 159
　　病気　166
波動セラピー　163
鼻づまり
　　反射点　131
ハーネマン, サミュエル, 博士　160, 160
母親　21
母なる自然　295
ハーブ
　　アーユルヴェーダ　94
　　採集　153
　　燃やす　233
　　薬剤原料　152
　　薬剤との干渉　152
ハーブサプリメント　143
ハーブ薬　97, 101, 103
　　注意　97
ハモン, ルイ, 伯爵　68
鍼治療　87, 90, 100, 101, 126, 145
　　経穴　104
　　研究　126
　　西欧　126
　　中国　126
　　療法　126
ハワイ
　　信仰文化　230
汎神論　238, 241
般若心経　210
バーブ　200
バイアメの洞窟　229
バイオダイナミック農法　272
バイオフィードバック　86

バイキング時代のペイガニズム　225, 238-9
バイブレーション（マッサージ）　121
バガヴァッド・ギーター　207
バクティヨーガ　205
バジルオイル　156
バタラ　231
抜隊得勝　213
バッチ, エドワード, 博士　158
バッチフラワーレメディ　158, 159
罰　26
バーツヤーヤナ　215
バード・オヴェイト・ドルイド教団　243
バニヤン, ジョン　266, 298
バハー, アブドゥル　200, 201
バハイ教　200-1
　　教理　200, 201
　　ロータス・テンプル　201
バハーウッラー　200-1
バビロニア　52
薔薇十字　266
薔薇十字団　263, 266, 267
　　宣言書　266
　　フリーメイソン　268
薔薇十字団の告白　266
バラブーのマン・マウンド　253
バリ
　　信仰文化　230
バリュエル, オーギュスタン　267
ヴァルドルフ学校　272
ヴァルナ　292
ヴァレンティヌス　185, 192
万国宗教会議　304
バーン＝ジョーンズ, エドワード　36, 283
　　占星術　36
バンデューラ, アルバート　26
バンドラー, リチャード　31
バンヴェニスト, ジャック, 博士　164
バーン, ロンダ　52, 53
パーシンガー, マイケル　46
パーソナリティ（気質）
　　心理的タイプ　24-5
　　タイプ　15, 15
　　無意識の影響　18
　　要素　18
パソフ, ハロルド　47
パタンジャリ　106
パットン, ジョージ・S・, 将軍　50
パーニア, サム博士　49

パニック発作　80
パヴロフ, イワン　15, 26
パーマー, ダニエル・ディヴィッド　133, 134
パーミング　141
パラケルスス　18, 297
パラサイコロジー（超心理学）　39
パラシャラ, マハリシ　60
パラマハンサ・ヨガナンダ　38, *38*
パラムネシア　39
パールズ, フリッツ　22, 31
パワーアニマル　233
パワーヨーガ　106
パンチャカルマ　93, 94, 97
　注意　97
光　155
　ストロボ　162
　セラピーへの応用　162
　存在　290
光り輝く意識　34
光りの存在　290
光の防御バブル　45, *45*
引き寄せの法則　53
ヒーザン　225, 238-9
悲嘆　161
　対処　33
ヒットラー, アドルフ　187
ヒップロール　111
ヒバロ族　225
皮膚炎
　注意　164
皮膚の不調　153, 175
ヒプノセラピー　15, 30
　発達　30
ヒポクラテス　*15, 23, 74*, 75, 76, 160
肥満　143
秘密結社　263-73
ヒル, ナポレオン　52
ヒルマン, ジェイムズ　21
疲労　153
貧血　153
ヒンドゥー教　34, 37, 50, 52, 95, 204-5
　起源　203
　グル　204, 205, 300-1
　悟り　204
　宗教観　203
　進化　203
　巡礼　204, 298
　聖典　203, 204, 206-7
　折衷主義　204
　デーヴァ　204, 205

ヨーガ　204-5
ヒンドゥー教ダーマ　204
ビシュヌ神　205
ビタミン　143, 146
　1日の摂取量　146
　研究　146
　注意　146
　発見　146
ビーチエッセンス　159
ビーチャー, ヘンリー　75
ビートルズ　*205*
ビーナス像　294, *294*
ビヌ　235
病気
　急性　93
　心身症　16
　慢性　93, 94
　予防　93
微量元素　146
ピクシー　292
ピクネット, リン　281
ピタゴラス　66, *67*, 184, *185*, 267
ピタゴラス式　66
ピタゴラスの学説　184
ピーターズ, ロバータ　110
ピッタドーシャ　96, 102
ピュティア　37, *42*
ピラティス　105, 110-11
　インストラクション　111
　研究　111
　コアストレングス　108
　ヒップロール　*111*
　ムーブメント　111
ピラティス, ジョセフ　110, *110*
ピラミッド　251, 278
　階段付き　255
　基準値を超える放射線　256
ピラミッド・テキスト　279
ピリポによる福音書　192
ピール, ノーマン・ヴィンセント・　52
ファテ・アリ・ハーン, ヌスラット　199, *199*
ファー, フローレンス　263
不安　118
　緩和　79, 152, 157
　原因　28
　反射点　*131*
不安障害　87
フィー　251
フィジオロゴス　286
フィッツジェラルド, ウィリアム, 博士　128-9

フィッツジェラルド, ジョン・アンスター
　窓辺の妖精　*293*
フィボナッチの数列　*250*
フィリピン
　信仰文化　231
フィンドフォーン財団　301, *305*
風水　245, 248-9
　現代　248, 249
　巒頭風水　248-9
　理気風水　249
　理論　248-9
フェルキン, ロバート, 博士　273
フェルデンクライスメソッド　82, 105, 137, *137*
　研究　137
　健康効果　137
フェルデンクライス, モーシェ　137
フェルビースト, フェルディナント, 宣教師　59
フェンウィック, ピーター, 博士　49
フォーカシング　82, 83
フォーチュン, ダイアン　258
フォード, ヘンリー　50
副鼻腔炎
　慢性　135
フクロネコ神の夢見　229
2つの認識　18
伏羲　70
フードコンバイニング　148
　研究　148
　注意　148
不二　206
不妊　152, 161
普遍的な生命力　302
フーミ, クート　270, 273
不眠　80, 87, 175
浮揚　37
　空中浮揚　41
フラボノイド　147
フラワーエッセンス　158-9
　研究　158
フランス
　立石　252, *252*
フリクション（マッサージ）　121
フリーメイソン　243, 263, 266, 267, 268, 278, 283
　位階　268
　儀式　268
　団体　268
　テンプル騎士団　264
　ロッジ　*262*

フレイザー, ジェームズ, 卿　240
フロイト, ジークムント　15, 18, *19*, 22, 26, 30
不老不死の霊薬　297
フローテーションセラピー　164
フロム, エーリッヒ　24
フンク, カシミール　146
フント, ゴットヘルフ・フォン, 男爵　268
墳墓　278
ヴァイスハウプト, アダム　267, *267*
ヴァキュフレックス・リフレクソロジー　130
ヴァータドーシャ　96, 102
ヴァーティカル・リフレクソロジー（VRT）　130
ヴィクター, アントン　144
ヴィジュアライゼーション　32, 44
　テクニック　33
ヴィジョンクエスト　22, 233
ヴィヴェーカーナンダ, スワミ　304, *304*
ヴィルヌーヴ, アルノード　269
ヴィーレンドルフのビーナス像　294, *294*
ブイタニ　230
ヴェシカ・パイシス　250, 251
ヴェーダ　203, 204, 206
ヴェーダ占星術　60-1
ヴェーダーンタ　206
ブキャナン, ローズ　41
武術　105, 112, 114, 116-17
　調査　117
　流派　116
部族の伝承　225
ブータン
　寺院　212
ブダペスト, ズザンナ　241
仏教　16, 34, 37, 43, 52, 114, 208-9
　医学　102
　起源　203
　教　208, 209, 212-13
　経典　210
　三宝　208-9
　四諦　208, 210
　宗教観　203
　巡礼する聖地　298
　僧　209, *209*
　チベット　50
　哲学　93
　内観　298
　八正道　208, 210

法　208
ブッシュガーデニアエッセンス　159
仏陀　21, *202*, 208, 209
　瞑想　79
ブッダガヤ　298
物理学　37
ヴードゥー　238
ブラウン, ダン　275, 281
ブラックアイドスーザンエッセンス　159
ブラックペッパーオイル　156
ブラックモア, スーザン, 博士　46
　OBE時の絵　*46*
ブラフマー　60, 205
ブラーフマナ　206
ブラフマン　206, 289, 302
ブラヴァツキー, マダム, エレナ・ペトロヴナ　43, 203, *270*, *270*, 271, 277, 300
ブリギット　239
ブリッグズ, キャサリン・クック　24
ブリンダーバン　298
ブルターニュ
　立石　252, *252*
『ブルーベリル』　102
ブルーム, ウィリアム　80
ブルーラグーン, アイスランド　165
ブルワーリットン, エドワード　275
ブレイク, ウィリアム　289, 290
ブレイド, ジェームズ　30
ブレントール教会, デヴォン州　*258*
ブロット　239
ブワラック, エミール　39
文王　70
文化大革命　114
分析心理学　*20*
ヴント, ヴィルヘルム　15
プシケ
　オブジェクティブ　20
　研究　18-19
　探究　15
プシケ対ソーマ　75
プトレマイオス　56
プライス, ジョン　297
プラクリティ　94
プラシーボ　77
プラシーボ効果　16, 75
プラトン　24, 49, 276, *276*, 277, *277*

プラーナ　7, 155, 225
プラナヤーマ　81, *81*, 97, 106
プリズニツ, ヴィンセント　144
プリンス, クライブ　281
プレアデス　285
プロテスタント　190, 191
プロメテウス　21
ヘイ, ウィリアム・ハワード・　148
平和をもたらす人　25
ヘラーワーク　105
ヘルメス主義　184, 185
ヘルメス哲学者　266
ヘルメス・トリスメギストス　52, 185
ヘルメス文書　185
ヘロドトス　286
辺縁系　84, *85*
変化の書　参照→『易経』
変身　41
偏頭痛　86, 87, 135, 161
変性意識状態　30
扁桃体　84
米国医師会（AMA）　132
ベイジェント, マイケル　281, 282
ベイツ, ウィリアム, 博士　141
ベイツメソッド　83, 105, 141
　研究　141
　注意　141
　テクニック　141
ベイリー, アリス　38, 173, 195
ベイリー, ドリーン　129
ベーコン, フランシス　43
ベーコン, ロジャー　297, *297*
ベサント, アニー　43, *43*, 270, 271, *271*, 272, 300
ベータエンドルフィン　80
β脳波　17
ベック, アーロン・T・　28, 52
ベナレス　298
ベニテングダケ　*161*
ベルテーン　241
ベルネーム, イポリート　30
弁証法的行動療法　29
弁神論　238
便秘　151
　押圧法　*127*
　反射点　*131*
ペイガニズム　225, 238-9, 294
　信仰　238-9
　分類　238
ペクゼリー, イグナッツ・フォン　140
ペクチン　147

ペースメーカー
　禁忌　164
ペトリサージュ　*121*
ペトロフォーム　*233*
ペパーミントオイル　157
ペルセフォネ　21
ペルソナ　19
ペレリン, ジーン・C・の版画　*284*
ペンデュラムダウジング　72
ホイットマン, ウォルト　27
ホイーラー, ジョン・C・　49
法　208
放射感知　256
放射線
　巨石の配置　256, *257*
放射断層撮影（PETスキャン）　15
豊饒・多産
　象徴　294
ホウレン草　147
ホーキンス, ジェラルド　254
法華経　210, 246
星
　形成　155
　施し（ザカート）　196
骨
　投げる　55
ホープウェル族　259
ホホカム族　255
ホメオパシー　75, 90, 132, 160-1, 272
　研究　161
　症状ピクチャー　161
　注意　161
ホラリー占星術　57
ホーリーエッセンス　159
ホリスティックなアプローチ　105
ホール, カルヴィン・S・　22-3
ホール, ジュディ　50
ホルト, ヘンリー　41
ホルモンバランスの乱れ　152
ホロコースト　187
ホロスコープ　参照→"占星術チャート"
ホロトロピックブレスワーク　81
ホワイト, イアン　159
ホワイト・イーグル　195
ホワイト, ジョン・B　254
ホワイト, リア・A・　48
本能トライアド　25
ボウエンテクニック　105, 138, *138*
　研究　138
　健康効果　138

　トリートメント　138
ボウエン, トム　138
ボウルビィ, ジョン　26
菩薩　43, 210
ボディセンタードセラピー　82-3
ボディ-マインドセラピー　82
ボディ-マインド相互作用　16, 155
ボディワーク　105-14
　スピリチュアル的メリット　105
　精神的メリット　105
ボード, ジャネットとコリン　245
ボーレン, ジーン・シノダ　294
ボロン, ロベール・ド　282
ポジティブ思考
　パワー　52-3
ポジティブな態度　44
ポーズ（アーサナ）　106
ポズナン
　黒い聖母像　*280*
ポテンタイゼーション　161
ポラリティセラピー　169
　研究　169
　注意　169
ポリネシア
　信仰文化　230
ポルターガイスト　41

ま

マイヤーズ, W・H・　41
マイヤーズ, イザベル・ブリッグズ　24
マイヤーズ・ブリッグズ・タイプ指標（MBTI）　15
マインドフルネス　28, 29, 80
マインド-ボディ相互作用　16, 155
マインド-ボディ療法　75-87
マウイ　230
マウンテンデビルエッセンス　159
マオリ族　225
　スピリチュアルな文化　30-1
　聖なる場所　231
マクティモニー
　カイロプラクティック　135
マクティモニー, ジョン　135
マクファデン, ベルナール　144
幕屋　280
マクリーン, ドロシー　301
マクレーン, シャーリー　289
マクロビオティック　149
　起源　149
　研究　149

食生活　149
　　注意　149
　　ホリスティックなアプローチ　149
マグヌス，アルベルトゥス　297
マーグリス，リン　260
マサイ族　234
魔術　295
麻酔
　　ハーブによる影響　152
マスタバ　278
マスメディア　275
マズロー，アブラハム　27
マゼラン，フェルディナンド　230
マッケルロイ，マーガレット　42
マッサージ
　　インディアンヘッド　123
　　深部組織　139
　　スウェディッシュ　105，120-1
　　タイ　122
マップ
　　メンタル　31
マトゥス，ドン・ファン　289
マナ　230
マハトマ　43
マハーバーラタ　206
マハーヴィーラ，シュリ　222
マハリシ，ラマナ　300
マヘーシュ・ヨーギー，マハリシ　79，205，*205*，300
魔法円　44
ママ　234
豆類　149
マヤ　225，285
　　サクベ　259
　　神殿　255
マヤのペイガニズム　238
マヤの予言　285
マヤリー　231
マリアアザミ　*150*，151
マーリン　43
マリンディ　228
マルクワット，ハンネ　130
マルドゥーン，シルヴァン　46
マロリー，トマス，卿　283
マンシカプラクリティ　94
慢性静脈不全　152
慢性の症状
　　治療　93，94
曼荼羅　214，*214*
マンディリオン　281
マンデン占星術　57
マントラ　214
ミクロネシア
　　信仰文化　230

ミシシッピ川流域の
　　アメリカ先住民　255
ミステリー
　　古代　275-87
水
　　記憶　164
　　のぞきこむ　55
水治療　144，*145*，164-5
水治療士　132
　　研究　165
　　注意　164
ミッチェル，エドガー　41
ミッチェル，ジョン　245，251，254，*258*，261
ミネラル　143，146
　　1日の摂取量　146
　　研究　146
　　注意　146
耳鳴り　86
ミムラスエッセンス　159
ミラー，ニール　86
ミイラ，マザー　301
ミルトンモデル　31
民族神道　237
無為　216-7
無意識
　　影響　18
　　研究　18-9
　　集合的　15，18，20-1
無意識の共謀　19
ムスーラ　252
無量寿経　210
ムーンストーン　167
目
　　虹彩の研究　140
　　診察　140
明晰夢　23，46，48
瞑想　34，35，78-9，93
　　クリスタル　166，167
　　自律　80
　　中心的対象　172
　　超越瞑想（TM）　79
　　治療効果　78-9
　　本質的特徴　78
　　マントラを唱えながら　214
　　ヤントラを思い浮かべながら　214
瞑想状態　16
メイボン　241
女神アマナ　225
女神の誓約　241
メータ，ナレンドラ　123
メタモデル　31
メタモルフィックテクニック　130

メッカ　197，298，*299*
めまい　161
メラネシア
　　信仰文化　230
メロヴィング朝　281
免疫系
　　CNSの影響　76
　　ストレスの影響　77
　　増強　77
メンタルマップ　31
メンヒル　252
メンフィス・ミスライム儀礼　273
モアイ　231，*231*，252
モーア，ベルベル　53
モーガン，アニー　195
黙祷　35
モーセ　21，183
モデリング　31
モノリス　252
モホーク，ジョン，教授　232
モリヤ大師　270
モンクス・マウンド　255
モンス
　　天使　291
モンスの天使　291
モントセラト
　　黒い聖母像　281

や
薬剤（ドラッグ）
　　幻覚剤　35，46
　　サイケデリックドラッグ　35，226
　　ハーブとの干渉　152
　　ハーブを原料にした　152
薬草療法　*142*，144，*145*，152-3
　　研究　152
　　健康効果　153
　　注意　152
　　伝統　152
薬用ニンジン　152
野菜　149
ヤハウェ　186
ヤブララ族　229
ヤントラ　214，*214*
憂鬱質　15，*15*
誘導イメージ法　参照→"創造的ヴィジュアライゼーション"
幽霊　41
ユーカリオイル　157
ユーグ・ド・パイヤン　264
豊かさ　52
ユダヤ＝フリーメイソン陰謀説　267

ユダヤ教　52，186-7
　　系譜　183
　　祭儀　186
　　信仰の基本原理　186
　　巡礼　298
　　聖典　183，186
　　断食　150
　　伝統的霊性　183
　　ホロコースト　187
　　参照→"カバラ"
ユダヤ・キリスト教の伝承　280-1
ユニコーン　286，*286*
夢　16，22-3
　　解釈　22，55
　　期　22
　　重要性　22
　　定義　22
　　反復夢　23
　　見せない　22
　　見る理由　22-3
　　無意識と夢　18
　　明晰夢　23，46，48
　　予知夢　39
夢見　246
夢を見ている睡眠　16
ユール　241
ユング，カール　38，55，62，203，210，214，296，297
　　心理的タイプ　24
ユング，カール・グスタフ　15，18-19，20-1，*20*，22
陽　58，98，112，216
　　食品　149
　　土地　248
妖精　292-3，*292*，*293*
　　姿を消した　293
腰痛
　　反射点　*131*
予感　38，39
ヨーガ　34，35，78，97，105，106-9，*170*
　　アーサナ　106
　　行法　108
　　効果　108
　　心得　106
　　太陽礼拝（スーリャナマスカーラ）108-9
　　注意　108
　　調査　108
　　派　106
　　プラナヤーマ　81，106
『ヨーガスートラ』　106，204
ヨーガ（ヒンドゥー教）　204-5

ヨーギ　107
抑圧　32
抑うつ　18, 87, 152, 153, 161, 175
　原因　148
　克服　29
　深刻な症状の原因　28
ヨーグルト
　プロバイオティック　143
予言　284
預言者　37
預言者ムハンマド　183, 196, 198, 298
予知　38, 39, 127
欲求のピラミッド　27
4つの谷　200
『4つのタントラ』　102
予防注射　161
ヨルバ族
　信仰　234-5
弱さ
　抑圧　19

ら

ラー
　神官　37
ライト, エルシー　*292*
ライヒ, ウィルヘルム　82
ライン, ジョセフ・B　39, *40*, 41
ライン, ルイーザ　39
ラコジ, マスター　43
ラコタ族　233
ラサヤナ　97
ラショナルビリーフの
　ABCテクニック　28
ラジニーシ,
　バグワン・シュリ　300, *300*
ラジャス　97
ラージャヨーガ　106
楽観的自己暗示法　30
ラディックス　82, 83
羅盤　*249*
ラパ・ヌイ　231
ラブロック, ジェームズ　260, *260*
ラベンダーオイル　156, 157
ラマダン　298
ラーマーヤナ　206, *207*
ラムゼイ, アンドリュー　264
ラム・ダス（リチャード・
　アルパート）　*34*, 35
リアリー, ティモシー　34, 35, *35*
リウマチ　153, 163

リエボー, アンブロワーズ=
　オーギュスト　30
理学療法　103
リシェ, シャルル　38
リシナ, マーヤ・イヴァノヴナ・
　86
立石　252, *252*
リードビーター, チャールズ・W
　43, 172-3, 203, 271
利尿
　食品　151
リバークレンズ　150-1
リバーシング呼吸法　81
リフレクソロジー　128-31
　エジプト　128, *128*
　研究　130
　健康効果　130
　テクニック　130
　反射点　128, 129-30, *129*, 131
　ヴァーティカル・
　　リフレクソロジー（VRT）
　　130
　ヴァリエーション　130
リモートヴューイング　46, 47
龍　286-7, *287*
　西洋　286-7
　東洋の　287
硫酸ナトリウム　297
硫酸マグネシウム　164
量子物理学　37, 53, 203, 302
緑内障　141
リラクゼーション　79
リー, リチャード　281, 282
リンカーン, アブラハム　27
リンカーン, ヘンリー　281, 282
リング, パー・ヘンリック・　120
リンゴ　147
臨死体験　16, 48-9
リンドラー, ヴィクター　143, 144
リンドラー, ヘンリー, 博士　144
輪廻の輪　*51*
ルーナサ　241
ルノルマン, アデレード　68
ルベンフェルド, イラーナ　83
ルベンフェルド・シナジーメソッド
　82, 83
ルーミ　198, *198*, 199
ルーン　64-5
　アルファベット　65
　解釈　64
　キャスティング　64
ルーン文字
　石　253

レイキ　171, 174-5
　起源　174
　研究　175
　注意　175
　トリートメント　175, *175*
　プラクティショナー　174-5
霊性
　現代　304-5
　個人的経験　305
　宗教　304-5
　ホリスティックな霊性観　305
霊的世界　289-305
　探求　289
霊的退行　51
霊的導き　289
レイノー病
　禁忌　164
礼拝（サラー）　196
霊媒　37, 194-5, *195*
霊媒能力　39
　チャネリング　42-3
レイライン　245, 256, 258, 287
　UFO　256
レインボースネーク　228, *228*
レスキューレメディ　159
レスリー, デズモンド　256
レズワンの祝祭　200
列子　218
レッドフィールド, ジェームズ　52
レッドリリーエッセンス　159
レノン, ジョン　50
レヴィ・ブリュル, ルシアン　246
レヴィ, エリファス　263
レプレホーン　292, 293
レベ　235
錬金術　296-7
錬金術師　263, 296
連続仮説　23
レンヌ・ル・シャトー　281, 283
『レンヌ=ル=シャトーの謎―
　イエスの血脈と聖杯』　263
ロイス, テオドール　273
『老子』　*217*, 218
老子　58, 203, 216, 218, *218*, 219
ローエン, アレクサンダー　82
ロジャーズ, カール　27
ロスリン教会　283
ローズクォーツ　167
ローズマリーオイル　156
ローゼンクロイツ, クリスチャン　266

ローゼンバーグ, ジャック　82, 83
ロータス・テンプル　*201*
ロッキャー, ノーマン, 卿　254
ロートン, アーサー　256, 258
ロバーツ, ジェーン　42
ロビソン, ジョン　267
ロマン主義　245
ロルフィング　82, 105, 139, *139*
　研究　139
　トリートメント　139
ロールライト・ストーンズ　256
論理情動行動療法　28
論理的判断　16

わ

ワイス, ブライアン　50
ワカンタンカ　225, 232
惑星
　占星術　56, 60-1
ワティクチャラ　228-9
ワトキンス, アルフレッド　258
ワトソン, ジョン　26
笑い療法　77
ンガリニン族　228

ACKNOWLEDGEMENTS

akg-images 296, 153, 283, 288; British Library, London 48, 74, 297; Erich Lessing 230, 236; **Alamy** Adrian Sherratt 162; Alex Bramwell 229; Ali Kabas 198; ArkReligion.com 223; Barry Lewis 305; Bildarchiv Monheim GmbH 273; Bubbles Photolibrary 30, 136; David Chapman 257; David Lyons 243; dbimages 304; Gavin Hellier 204; Iain Masterton 248; Icelandic photo agency 165; imagebroker 2, 244; Interfoto 54, 205; Jeff Morgan health 138; Jeremy Horner 212; Jochen Tack 97, 197; Jon Arnold Images Ltd 231; Kathy deWitt 260; Martin Harvey 247; Mary Evans Picture Library 14, 39, 42, 43, 47, 150, 200, 220, 267; Masa Uemura 237; Miguel A Munoz Pellicer 134; Mike Goldwater 158; North Wind Picture Archives 195; Oliver Benn 177; Pat Behnke 217; Paul Prince Photography 258; Pavel Filatov 181; Pictorial Press Ltd 26, 35; Radius Images 233; Ruby 213; Sherab 102; Skyscan Photolibrary 254; Steve Allen Travel Photography 222; Steve Skjold 280; The London Art Archive 182, 269; The Print Collector 51; Tim Gainey 170; Westend 61 GmbH 168; Wolfgang Kaehler 303; **American Polarity Therapy Association** 169; **American Museum of Natural History** Anthropology Collection 5, 92; **Bernard Jensen** permission granted by Dr Ellen Tart-Jensen 140; **Bridgeman Art Library** Bibliothèque des Arts Decoratifs, Paris 227; Bibliothèque Nationale, Paris, France/Archives Charmet 132; British Library, London 265; British Museum, London 59; Dreamtime Gallery, London 228; Louvre, Paris 69; Monasterio Real, Guadalupe 274; Musée Guimet, Paris 211; Musée National du Moyen Age et des Thermes de Cluny, Paris 286; National Library, St Petersburg 142; National Museum of India, New Delhi 207; National Palace Museum, Taipei 218; Private Collection/Agnew's, London 36; Private Collection/Ancient Art and Architecture Collection Ltd 219; Private Collection/Dinodia 95, 214; Private Collection/The Maas Gallery, London 293; Private Collection/Richard and Kailas Icons, London 287; Wien Museum Karlsplatz 262: Camera Press Aufdembrinke/Schorr 41; Corbis Adam Woolfitt 242; Bettmann 19, 20, 28, 49, 270, 276, 284; Blue Lantern Studio 185, 277; Brooklyn Museum 295; Carl & Ann Purcell 278; Charles & Josette Lenars 235; Dave Bartruff 187; Fancy/Veer 151; Floris Leeuwenberg/The Cover Story 241; Frederic Soltan 301; Gao Shanyue/Xinhua Press 116; Geoffrey Clements 184; Gianni Dagli Orti 279; Historical Picture Archive 21; Hugh Sitton 224; Hulton-Deutsch Collection 61; Image Source 145; Jeff Albertson 34; Jeremy Horner 202, 255; Jim Zuckerman 201; Jose Luis Pelaez Inc/Blend Images 8; Kazuyoshi Nomachi 299; Keren Su 101; Kerim Okten/epa 78; Leonard de Selva 79; Lester Lefkowitz 84, 86; Luca Tettoni 96, 122, 166; Marilyn Angel Wynn/Nativestock Pictures 232; Michele Westmorland 285; Nathan Benn 221, P Deliss/Godong 281; Pascal Deloche/Godong 190; Richard A Cooke 253; Rungroj Yongrit 209; Stapleton Collection 60, 68; Strauss/Curtis 126; Visuals unlimited 77; Walter Geiersperger 294; **cymatics.org** courtesy Dan Blore & Jan Meinema 163; **DK Images** Russell Sadur 141; **Fotolia** Jean-Yves Foy 249; **George Ohsawa Macrobiotic Foundation** 149; **Getty Images** 24; Andrea Pistolesi 112; Astromujoff 261; Hulton Archive 271; Joe Cornish 252; Matthew Naythons 300; Michael Rougier 110; Pablo Bartholomew/Contributor 199; **Institute for Antiquity and Christianity** 193; courtesy **Istituto di Psicosintesi, Florence** 32; **Kneippbund** http://www.kneippbund.at 144; **Lo Scarabeo** 63; **Lonely Planet Images** Chris Beall 259; **New Forest Observatory** (c) Greg Parker and Noel Carboni 13; **Octopus Publishing Group Ltd** 72, 108, 111, 115, 120, 121, 123, 124, 125, 127, 131, 147, 148, 157, 172, 173, 161, 167; Mike Good 81; Paul Bricknell 29; Peter Pugh-Cook 113; Russell Sadur 44, 45, 71; **Photolibrary Group** Botanica/Matthew Wakem 175; **Photoshot** WpN 52; **Picture Desk** The Art Archive/Ragab Papyrus Institute Cairo/Gianni Dagli Orti 128; The Art Archive/Private Collection/Gianni Dagli Orti 100; Scala photo Scala, Florence 191; Diocesan Museum, Cortona, photo Scala, Florence 291; British Library, London 107; **Science Photo Library** 133; Adam Gault 135; Alex Grey/Peter Arnold Inc 91; Garion Hutchings 154; Mauro Fermariello 137; Pasieka 80; **Shutterstock** Katrina Brown 159 above; letty17 159 below; Marie C Fields 146; Yan Vugenfirer 23; IKO 33; **Society of Teachers of the Alexander Technique** Photograph of F M Alexander © 2009 119; **The Milton H Erickson Foundation, Inc** 31; **Thomas Laird** 215; **TopFoto** 194; Alan Hart-Davis/Fortean 40; Charles Walker 53, 73, 266; Dr Susan Blackmore/Fortean 46; Fortean 272, 292; The Granger Collection 67, 83, 189; **Wellcome Institute Library, London** 103, 104; **Werner Forman Archive** National Museum, Copenhagen 239; Ninja Museum, Uemo 117; Tishman Collection, New York 234

Executive Editor Sandra Rigby
Senior Editor Charlotte Macey
Executive Art Editor Mark Stephens
Designer Janis Utton
Senior Production Controller Amanda Mackie
Picture Researcher Claire Gouldstone

First published in Great Britain in 2009 by Godsfield Press, a division of Octopus Publishing Group Ltd

Copyright © Octopus Publishing Group 2009

All rights reserved. No part of this publication may be reproduced, stored in a retrieval system, or transmitted in any form or by any means, electronic, mechanical, photocopying, recording or otherwise.

監 修

帯津 良一（おびつ りょういち）
帯津三敬病院名誉院長。帯津三敬塾クリニック院長。日本ホリスティック医学協会会長。主な著書に『生きる勇気、死ぬ元気』（平凡社）、『〈万物〉を敬う』（春秋社）『全力往生』（小学館）、監修書に『自然療法百科事典（全3巻）』『関節炎を克服する』（いずれも産調出版）など多数。

翻 訳

鈴木 宏子（すずき ひろこ）
東北学院大学文学部英文学科卒業。訳書に『レイキと瞑想』『感情を癒すレイキ』『風水マニュアル』『ハーブ活用百科事典』（いずれも産調出版）など多数。本書パート1-2翻訳。

福山 良広（ふくやま よしひろ）
関西大学法学部卒業。名古屋学院大学大学院外国語学研究科修士課程修了。訳書に、『聖なるマトリックス』（ナチュラルスピリット）、『新クリスタルバイブル』（産調出版）がある。本書パート3翻訳。

コンサルタントエディター

ウィリアム・ブルーム博士（Dr. William Bloom）
ヒーラーであり、教師および作家でもある。信仰・心理学・ヒーリングについてホリスティックな展望を擁する基盤である、ロンドンのオルタナティブズ・プログラムの共同設立者兼理事。20年以上に渡ってフィンドホーン財団で教師を務め、各国で教鞭を執るとともにワークショップを開催。『Solution: The Holistic Manifesto』、『The Endorphin Effect』など著書多数。『The Penguin Book of New Age and Holistic Writings』の編集者でもある。

ジュディ・ホール（Judy Hall）
ホリスティックなヒーリングとサイキック能力の開発について35年以上の経験を持ち、英国及び世界中でワークショップを開催、講義や指導を行っている。有資格のヒーラーであるとともにカウンセラーでもあり、クリスタル・占星術・過去世・代替療法・サイキックプロテクションに精通する。宗教学の教育学士号と文化的天文学＆占星術に関する文学修士号を持ち、世界の信仰と神話について広範な知識を持つ。『クリスタルバイブル』、『占星術バイブル』、『クリスタル百科事典』、『クリスタルヒーリング』、『前世占星術』（いずれも産調出版）などの他、多数の著書がある。

デーヴィッド・ピーターズ教授（Professor David Peters）
正規の開業医で、経験豊富なホメオパシー医でありオステオパス（整骨療法家）でもある。英国の国営医療サービスによる初期事業の中で家庭医として活動、一般医と補完医療プラクティショナーを統括。ウエストミンスター大学の統合医療科の臨床部長、British Holistic Medical Association教授を勤め、ウェールズ公顧問団の統合健康財団を統轄する。

The Encyclopedia of Mind Body Spirit
マインド・ボディ・スピリット大全

発　　　行　2010年8月1日
発 行 者　平野　陽三
発 行 元　**ガイアブックス**
〒169-0074 東京都新宿区北新宿3-14-8
TEL.03(3366)1411　FAX.03(3366)3503
http://www.gaiajapan.co.jp
発 売 元　産調出版株式会社

Copyright SUNCHOH SHUPPAN INC. JAPAN2010　ISBN978-4-88282-740-5 C0011

落丁本・乱丁本はお取り替えいたします。本書を許可なく複製することは、かたくお断わりします。
Printed in China